Handbuch der inneren Medizin

Begründet von L. Mohr und R. Staehelin
Fortgeführt von H. Schwiegk
Herausgegeben von E. Buchborn

Myokarderkrankungen Perikarderkrankungen Herztumoren

Bearbeitet von

H. Just · F. Kaindl · W. Kasper · K. Kochsiek · H. Kuhn
B. Maisch · T. Meinertz · H. R. Ruser · P. Schanzenbächer
P. Schölmerich · H. Scholz · J. Slanina · U. Theile · H. Zilcher

Herausgegeben von

P. Schölmerich · H. Just · T. Meinertz

Mit 116 Abbildungen in 147 Teilbildern und 48 Tabellen

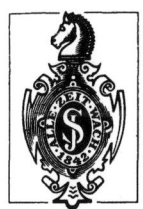

Springer-Verlag
Berlin Heidelberg New York
London Paris Tokyo

Handbuch der inneren Medizin

Band IX: Herz und Kreislauf
Fünfte, völlig neu bearbeitete und erweiterte Auflage
Teil 5: Myokarderkrankungen, Perikarderkrankungen, Herztumoren

ISBN 978-3-642-95518-1   ISBN 978-3-642-95517-4 (eBook)
DOI 10.1007/978-3-642-95517-4

CIP-Titelaufnahme der Deutschen Bibliothek
Handbuch der inneren Medizin / begr. von L. Mohr u. R. Staehelin. Fortgef. von H. Schwiegk. ‑
Hrsg. von E. Buchborn. ‑ Berlin; Heidelberg; New York; London; Paris; Tokyo: Springer
   Teilw. hrsg. von H. Schwiegk u. E. Buchborn. ‑ Teilw. mit d. Erscheinungsorten Berlin, Heidelberg, New
   York ‑ Teilw. mit d. Erscheinungsorten Berlin, Heidelberg, New York, Tokyo
NE: Mohr, Leo [Begr.]; Buchborn, Eberhard [Hrsg.]; Schwiegk, Herbert [Hrsg.]

Bd. 9. Herz und Kreislauf.
   Teil 5. Myokarderkrankungen, Perikarderkrankungen. Herztumoren. ‑ 1989

Myokarderkrankungen, Perikarderkrankungen, Herztumoren / bearb. von H. Just ...
Hrsg. von P. Schölmerich ... ‑ Berlin; Heidelberg; New York; London; Paris; Tokyo: Springer, 1989
   (Handbuch der inneren Medizin; Bd. 9. Herz und Kreislauf, Teil 5)

NE: Just, Hanjörg [Mitverf.]; Schölmerich, Paul [Hrsg.]

Das Werk ist urheberrechtlich geschützt. Die dadurch begründeten Rechte, insbesondere die der Übersetzung, des Nachdrucks, des Vortrags, der Entnahme von Abbildungen und Tabellen, der Funksendung, der Mikroverfilmung oder der Vervielfältigung auf anderen Wegen und der Speicherung in Datenverarbeitungsanlagen, bleiben, auch bei nur auszugsweiser Verwertung, vorbehalten. Eine Vervielfältigung dieses Werkes oder von Teilen dieses Werkes ist auch im Einzelfall nur in den Grenzen der gesetzlichen Bestimmungen des Urheberrechtsgesetzes der Bundesrepublik Deutschland vom 9. September 1965 in der Fassung vom 24. Juni 1985 zulässig. Sie ist grundsätzlich vergütungspflichtig. Zuwiderhandlungen unterliegen den Strafbestimmungen des Urheberrechtsgesetzes.

© Springer-Verlag Berlin Heidelberg 1989
Softcover reprint of the hardcover 5th edition 1989

Die Wiedergabe von Gebrauchsnamen, Handelsnamen, Warenbezeichnungen usw. in diesem Werk berechtigt auch ohne besondere Kennzeichnung nicht zu der Annahme, daß solche Namen im Sinne der Warenzeichen- und Markenschutz-Gesetzgebung als frei zu betrachten wären und daher von jedermann benutzt werden dürften.

Produkthaftung: Für Angaben über Dosierungsanweisungen und Applikationsformen kann vom Verlag keine Gewähr übernommen werden. Derartige Angaben müssen vom jeweiligen Anwender im Einzelfall anhand anderer Literaturstellen auf ihre Richtigkeit überprüft werden.

2122/3130-543210 ‑ Gedruckt auf säurefreiem Papier

Anschriftenverzeichnis

Herausgeber

SCHÖLMERICH, PAUL, Professor (em.) Dr. Dr. h. c., Klinikum der Johannes Gutenberg-Universität, Langenbeckstr. 1, D-6500 Mainz 1

JUST, HANJÖRG, Professor Dr., Medizinische Universitätsklinik, Abteilung Innere Medizin III – Kardiologie –, Hugstetter Str. 55, D-7800 Freiburg

MEINERTZ, THOMAS, Professor Dr., Allgemeines Krankenhaus St. Georg, II. Medizinische Klinik, Lohmühlenstr. 5, D-2000 Hamburg 1

Mitarbeiter

KAINDL, F., Professor Dr., Allgemeines Krankenhaus der Stadt Wien, Kardiologische Universitätsklinik, Garnisongasse 13, A-1097 Wien

KASPER, W., Professor Dr., Medizinische Universitätsklinik, Abteilung Innere Medizin III – Kardiologie –, Hugstetter Str. 55, D-7800 Freiburg

KOCHSIEK, K., Professor Dr., Medizinische Universitätsklinik, Luitpoldkrankenhaus, Josef-Schneider-Str. 2, D-8700 Würzburg

KUHN, H., Professor Dr., Städtische Krankenanstalten Bielefeld-Mitte, II. Medizinische Klinik, Teutoburger Str. 50, D-4800 Bielefeld 1

MAISCH, B., Professor Dr., Abteilung für Innere Medizin – Kardiologie – am Zentrum Innere Medizin der Philipps-Universität, Baldingerstraße, D-3550 Marburg

RUSER, H. R., Dr. sc. med., Akademie der Wissenschaften der DDR, Zentralinstitut für Herz-Kreislauf-Forschung, Wiltbergstr. 50, DDR-1115 Berlin-Buch

SCHANZENBÄCHER, P., Privatdozent Dr., Medizinische Universitätsklinik, Luitpoldkrankenhaus, Josef-Schneider-Str. 2, D-8700 Würzburg

SCHOLZ, H., Professor Dr., Universitäts-Krankenhaus Eppendorf, Abteilung Allgemeine Pharmakologie, Martinistr. 52, D-2000 Hamburg 20

SLANINA, J., Professor Dr., Klinikum der Albert-Ludwigs-Universität, Radiologische Klinik, Abteilung Strahlentherapie, Hugstetter Str. 55, D-7800 Freiburg

THEILE, U., Professor Dr., Genetische Beratungsstelle des Landes Rheinland-Pfalz, Hafenstr. 6, D-6500 Mainz 1

ZILCHER, H.†, Dozent Dr., Allgemeines Krankenhaus der Stadt Wien, Kardiologische Universitätsklinik, Garnisongasse 13, A-1097 Wien

Vorwort

Die letzte Handbuchdarstellung der 3 Themenbereiche dieses Bandes, Myokarderkrankungen, Perikarderkrankungen und Herztumoren liegt 30 Jahre zurück. Zum Zeitpunkt der damaligen Bearbeitung hatte BRIDGEN gerade die erste Mitteilung über Herzmuskelerkrankungen publiziert, die keiner der bisher ätiologisch oder pathogenetisch definierten Myokarderkrankungen zuzuordnen waren. In den folgenden 20 Jahren hat sich das Hauptinteresse der pathologisch-anatomischen und klinischen Forschung auf diese Gruppe von Herzmuskelerkrankungen gerichtet, die zunächst unter der Bezeichnung primäre Kardiomyopathien zusammengefaßt wurden. In den folgenden Jahren wurde deutlich, daß zu dieser Krankheitsgruppe pathologisch-anatomisch und klinisch unterschiedliche Formen gehören, deren erste Systematik wir GOODWIN verdanken. Im deutschen Sprachraum und in noch weit größerem Umfang in der anglo-amerikanischen Literatur sind diesen Krankheitsformen Monographien und Symposiumsberichte gewidmet. Mit sogenannten sekundären Herzmuskelerkrankungen, bei denen Ätiologie und Pathogenese definierbar sind, hat sich die Klinik weit weniger befaßt. Der Hauptakzent der Forschung in diesem Bereich lag auf dem Gebiet der virusbedingten Myokarditiden, die vor allem eine ausgedehnte experimentelle Erforschung fanden. Über die Ergebnisse dieser Untersuchungen und klinische Daten berichten mehrere Symposiumsbände, wobei die bedeutsame Frage des Übergangs von einer akuten Virusmyokarditis in eine chronische dilatative Kardiomyopathie lebhaft diskutiert wurde. Bemerkenswerterweise fehlt aber in der Literatur eine systematische, ausführliche Darstellung aller entzündlichen und vor allem der nichtentzündlichen Myokarderkrankungen mit entsprechendem bibliographischem Nachweis. Myokardbiopsie, Echokardiographie, Computertomographie, Kernspintomographie und weiterentwickelte konventionelle Methoden, darunter auch die Szintigraphie, haben zur Abgrenzung der verschiedenen Formen sowohl unter den primären wie unter den sekundären Herzmuskelerkrankungen beigetragen. Sie führten schließlich zu einer neuen Gliederung dieser Krankheitsgruppe, in der den primären Kardiomyopathien die Bezeichnung Kardiomyopathien schlechthin, den sekundären Kardiomyopathien die Charakterisierung als spezifische Herzmuskelerkrankungen zugeordnet wurde. Der Schwerpunkt der vorliegenden Darstellung der Gesamtheit von Myokarderkrankungen liegt im Bereich der diagnostischen Anwendung der o. g. neuen Verfahren. In der klinischen Darstellung sind diejenigen Bereiche ausführlicher dargestellt worden, über die bisher zusammenfassende Übersichten im deutschen Sprachgebiet nicht vorliegen. Unter pathogenetischen Aspekten stehen Immunprozesse im Vordergrund, die bei den Viruserkrankungen experimentell und klinisch ausführlich bearbeitet sind und als mögliche Ursache chronischer Myokarderkrankungen diskutiert werden. Myokarditiden bei bakteriellen und parasitären Erkrankungen haben demgegenüber eine heterogene Pathogenese, deren Mechanismen, abgesehen von der Chagas-Erkrankung, bisher keine auch nur annähernd gleich intensive Bearbeitung erfahren haben wie die virusbedingten Formen, z. T. wegen der Seltenheit der klinisch beobachteten Fälle, vor allem aber auch aus Mangel an tierexperimentellen Modellen. Hier steht die Darstellung der Klinik ganz im Vordergrund. Der gleiche Gesichtspunkt ist bei den toxischen, strahlenbedingten, genetisch verursachten und bei neurologischen Erkrankungen auftretenden Myokardalterationen angewandt worden. Hier beschränkt sich die Darstellung auf die unmittelbar kardiologische Problematik.

Erkrankungen des Perikards sind im deutschen Sprachraum seit 1960 weder monographisch noch als Kongreßthema ausführlich behandelt worden. Diese Tatsache erklärt sich mit der in den 50er Jahren deutlich abnehmenden Häufigkeit dieser Krankheitsformen, die in der Mehrzahl bis dahin tuberkulöser oder rheumatischer Natur waren. Die Situation hat sich durch 2 Tatsachen in den letzten 20 Jahren gewandelt. Einerseits haben die größere Inzidenz von Herzinfarkten, zum anderen aber auch die zunehmende Häufigkeit herzchirurgischer Eingriffe und die wachsende Zahl von bakteriellen und parasitären Erkrankungen sowie Pilzinfektionen als Folge von immunsuppressiver Therapie das Interesse an Herzbeutelerkrankungen erneut belebt. Zugleich ist der diagnostische Zugang durch die bildgebenden Verfahren, insbesondere durch die Echokardiographie, wesentlich erleichtert worden, so daß zahlreiche Fälle einer Diagnose zugänglich werden, die früher im Gesamtbild einer mehr oder weniger schweren Grunderkrankung unentdeckt geblieben sind. Die zunehmende Bedeutung von Perikardaffektionen spiegelt sich auch in der Tatsache, daß in der anglo-amerikanischen Literatur nicht weniger als 5 monographische Bearbeitungen der Klinik von Perikarderkrankungen vorliegen.

Die Einführung bildgebender Verfahren hat auch die Diagnostik von Herz- und Perikardtumoren wesentlich erleichtert, so daß Frühdiagnosen möglich geworden sind und damit die Aussichten einer operativen Behandlung vor allem bei den benignen Tumoren sich entscheidend verbessert haben.

Die Problematik handbuchmäßiger Darstellungen liegt in der Unmöglichkeit, das ungeheuer angewachsene Schrifttum in seiner Gesamtheit auszuwerten. Während 1960 noch eine fast vollständige Zusammenfassung des Schrifttums möglich war, besteht heute angesichts der Fülle von Publikationen auf allen Einzelgebieten die Notwendigkeit einer Auswahl, die bevorzugt zusammenfassende Darstellungen zur Auswertung bringt, andererseits aber auch seltene Einzelfälle nicht unerwähnt lassen sollte. Die Autoren haben sich bemüht, diesem Anliegen gerecht zu werden, wobei eine Akzentuierung durch die Forschungsinteressen des jeweiligen Autors durchaus toleriert wird. Das gilt vor allem für die Darstellung der Probleme der Immunpathogenese, ebenso wie für die Übersichten über genetische und neurologische Erkrankungen mit Myokardbeteiligung. In weiten Bereichen ist eine strikte Begrenzung auf die klinische Problematik notwendig gewesen, um die Lesbarkeit für den Kliniker zu erhalten. Damit erfüllt sich der Sinn einer Handbuchbearbeitung auch unter den heutigen Bedingungen der wissenschaftlichen Publizistik, von der eine Übersicht über den aktuellen Wissensstand als Basis für Fortschritte auf speziellen Gebieten erwartet werden darf.

Die Herausgeber

Inhaltsverzeichnis

I. Einleitung und Klassifikation
Von P. Schölmerich. Mit 1 Tabelle 1

A. Bemerkungen zur Historie des Begriffes Myokard-
erkrankungen 1
B. Klassifikation der WHO/ISFC-Expertengruppe 1980 2
C. Probleme der Klassifikation 3
Literatur 6

II. Kardiomyopathien

1. Dilatative Kardiomyopathie. Von T. Meinertz und W. Kasper
Mit 8 Abbildungen 9
   A. Definition 9
   B. Häufigkeit 9
   C. Pathologische Anatomie 10
      I. Makroskopischer Befund 10
      II. Histologischer Befund 10
      III. Elektronenmikroskopische Befunde 12
      IV. Befunde der endomyokardialen Biopsie 13
      V. Biochemische Befunde 13
   D. Ätiologie und Pathogenese 13
      I. Genetische (familiäre) Disposition 14
      II. Immunologische Disposition 14
      III. Zirkulierende herzmuskelspezifische Antikörper
gegen Myolemm 15
      IV. Antikörper gegen Myofibrillen (Actomyosin-Typ)
und/oder interfibrilläre Strukturen 16
      V. Lymphozyten-vermittelte Zytotoxizität 16
      VI. Suppressor-Zell-Aktivität 16
      VII. Histokompatibilität 17
      VIII. Virusmyokarditis 17
      IX. „Metabolische Disposition" 18
      X. „Störungen der Mikrozirkulation" 19
      XI. Äthylalkohol 19
      XII. Hypertonie 19
      XIII. Schwangerschaft 20
   E. Hämodynamik und Pathophysiologie 20
   F. Klinisches Bild 21

		I. Anamnese	21
		II. Symptome und klinischer Untersuchungsbefund	21
	G.	Nicht invasive Untersuchungsverfahren	23
		I. Oberflächen-EKG	23
		II. Langzeit-EKG	24
		III. Echokardiographie	24
		IV. Nuklearmedizinische Verfahren	26
	H.	Invasive Verfahren	30
		I. Herzkatheterdiagnostik	30
		II. Intrakardiales EKG und elektrophysiologische Befunde	34
		III. Endomyokardiale Biopsie	36
	J.	Verlauf, Prognose und prognostische Faktoren	38
		I. Verlauf und Prognose	38
		II. Prognostische Faktoren	39
	K.	Therapie	45
		I. Grunderkrankung	45
		II. Verlauf und Prognose	45
		III. Klinische Symptome und Beschwerden	47
		IV. „Direkt" wirkende Vasodilatatoren	48
		V. „Indirekte" Vasodilatantien	49
		VI. ACE-Inhibitoren (Captopril, Enalapril)	49
		VII. Positiv inotrope Substanzen	51
		VIII. β-Rezeptorenstimulantien	51
		IX. Phosphodiesterase-Inhibitoren	52
		X. Thromboembolische Komplikationen	53
		XI. Ventrikuläre Arrhythmie und plötzlicher Herztod	53
		XII. Ungesicherte therapeutische Maßnahmen	54
		XIII. Immunsuppressive Therapie	55
		XIV. Kortikosteroide	55
		XV. Herztransplantation	55
	L.	Differentialdiagnose der dilatativen Kardiomyopathie	57
		I. „Ischämische" dilatative Kardiomyopathie	57
		II. Myokarditis	58
		III. Akutes rheumatisches Fieber	58
		IV. Herzbeteiligung bei extrakardialen Erkrankungen	58
		V. Sarkoidose	59
		VI. Hypertensive Herzerkrankung	59
	Literatur		59

2.	Hypertrophische obstruktive Kardiomyopathie (HOCM) Von H. KUHN. Mit 6 Abbildungen	70
	A. Definition und Terminologie	70
	B. Pathologie	72
	C. Pathophysiologie	74
	D. Vorkommen und Ätiologie	78

E.	Symptomatik	80
F.	Klinische Befunde	80
G.	Nicht invasive Befunde	81
	I. Elektrokardiographie	81
	II. Röntgenbefund	82
	III. Mechanokardiographie und Phonokardiographie	82
	IV. Echokardiogramm	83
	V. Neuere Untersuchungsverfahren	85
H.	Invasive Befunde	86
	I. Hämodynamik	86
	II. Ventrikulographie und Koronarangiographie	87
J.	Diagnose und Differentialdiagnose	89
K.	Natürlicher Verlauf	92
L.	Konservative Therapie und Verlauf	94
	I. Vorbemerkungen	94
	II. Behandlung mit β-Rezeptorenblockern und Kalziumantagonisten	96
	III. Rückbildung der Myokardhypertrophie	99
M.	Andere therapeutische Maßnahmen	100
N.	Chirurgische Therapie	101
	I. Komplikationen und Operationsletalität	101
	II. Klinische, hämodynamische, echokardiographische und mechanokardiographische Ergebnisse	102
	III. Operationsindikation	105
O.	Prognose	106

Literatur nach Kapitel LCM, S. 142

3. Hypertrophische nicht obstruktive Kardiomyopathie (HNCM)
   Von H. KUHN. Mit 5 Abbildungen 110

A.	Definition und Terminologie	110
B.	Pathologie	111
C.	Pathophysiologie	112
D.	Vorkommen und Ätiologie	113
E.	Symptomatik	115
F.	Klinische Befunde	116
G.	Nicht invasive Befunde	116
	I. Elektrokardiogramm	116
	II. Röntgenbefund	117
	III. Phonokardiogramm und Mechanokardiographie	118
	IV. Echokardiographie	118
	V. Neuere Untersuchungsverfahren	120
H.	Invasive Befunde	120
	I. Hämodynamik	120
	II. Ventrikulographie und Koronarangiographie	121
	III. Endomyokardiale Katheterbiopsie	121
J.	Diagnose und Differentialdiagnose	122

K. Konservative Therapie und Verlauf 127
L. Chirurgische Therapie 129
Literatur nach Kapitel LCM, S. 142

4. Latente Kardiomyopathie (LCM). Von H. KUHN
Mit 1 Abbildung 130
A. Definition und Terminologie 130
B. Pathologie 132
C. Pathophysiologie und Ätiologie 133
D. Häufigkeit, Alter und Geschlecht 135
E. Symptomatik 136
F. Nicht invasive Befunde 136
G. Invasive Befunde 137
H. Diagnose und Differentialdiagnose 137
J. Therapie, Verlauf und Prognose 141
Literatur zu den Kapiteln HOCM, HNCM und LCM 142

5. Restriktive (obliterative) Kardiomyopathie. Von K. KOCHSIEK
und P. SCHANZENBÄCHER. Mit 8 Abbildungen 156
A. Einleitung 156
B. Einzelformen restriktiv-(obliterativer) Kardiomyopathien . . 157
I. Tropische Endomyokardfibrose (EMF) 157
1. Pathologie 157
2. Klinik 159
3. Auskultation 160
4. Radiologie 160
5. Elektrokardiographie 161
6. Hämodynamik 161
7. Angiographie 163
8. Echokardiographie 164
9. Endomyokardbiopsie 164
10. Epidemiologie 165
11. Ätiologie 166
12. Therapie 167
II. Beckersche Erkrankung 167
III. Löfflersche Endokarditis 168
1. Pathologie 168
a) Akut nekrotisches Stadium 170
b) Stadium der Thrombose 170
c) Stadium der Fibrose 170
2. Klinik 170
3. Elektrokardiographie 171
4. Echokardiographie 171
5. Hämodynamik 172
6. Angiographie 174
7. Endomyokardbiopsie 174

Inhaltsverzeichnis XIII

    8. Pathophysiologie 174
    9. Löfflersche Endokarditis und tropische
      Endomyokardfibrose (EMF) 175
   10. Therapie 176
  IV. Endokardiale Fibroelastose (EFE) 176
 Literatur 177

III. Entzündliche Herzmuskelerkrankungen

 A. Allgemeine Übersicht. Von P. SCHÖLMERICH
  Mit 6 Abbildungen und 8 Tabellen 183
   I. Definition und Klassifikation 183
   II. Epidemiologische Daten 184
   III. Pathogenese 186
   IV. Pathologisch-anatomische Befunde 187
   V. Endomyokardbiopsie 190
   VI. Klinische Symptomatologie 192
   VII. Untersuchungsbefunde 193
    1. Elektrokardiographische Befunde 193
    2. Echokardiographische Befunde 196
    3. Hämodynamische Befunde 198
    4. Röntgenologische Untersuchungsbefunde . . . 198
    5. Kernspinresonanzverfahren 203
    6. Laborbefunde 203
   VIII. Diagnose und Differentialdiagnose 204
   IX. Verlauf und Prognose 206
   X. Therapie 207
  Literatur nach Kapitel III. B. II, S. 281

 B. Spezielle Formen entzündlicher Herzmuskelerkrankungen . . . 209
  I. Zur Immunpathogenese perimyokardialer
   Erkrankungen. Von B. MAISCH
   Mit 8 Abbildungen und 5 Tabellen 209
    1. Diagnostische, methodische und pathogenetische
     Gesichtspunkte bei immunologischen Reaktionen
     am Herzen 209
    2. Kardiale Mitreaktion bei Anaphylaxie und
     Serumkrankheit 211
    3. Rheumatisches Fieber 211
    4. Zirkulierende antimyokardiale Antikörper bei
     infektiöser Endokarditis 215
    5. Perimyokarditis, Myokarditis, Perikarditis und
     dilatative Kardiomyopathie 215
    6. Postkardiotomiesyndrom 232
    7. Postinfarktsyndrom 234
    8. Radiogene Perikarditis mit sekundärer
     Immunpathogenese 235

9. Immunologische Untersuchungen bei Erkrankungen
des Reizleitungsgewebes 236
Literatur 237

II. Myokarditis bei Infektionskrankheiten
Von P. SCHÖLMERICH. Mit 6 Abbildungen
und 1 Tabelle 244
1. Viruskrankheiten 244
2. Bakterielle Erkrankungen 255
3. Myokardbefall bei Protozoen-Infektionen 267
4. Myokardbefall bei Helminthosen 273
5. Pilzinfektionen des Myokards 278
Literatur zu den Kapiteln III. A. und III. B. I . . . 281

III. Entzündliche Myokardbeteiligung bei Kollagenkrankheiten und weiteren rheumatischen Erkrankungen
Von B. MAISCH
Mit 6 Abbildungen und 10 Tabellen 296
1. Begriffsbestimmung 296
2. Chronische Polyarthritis 296
3. Morbus Still und Herzbeteiligung 300
4. Systemischer Lupus erythematodes (SLE) und
Herzbeteiligung 300
5. Spondylitis ankylosans, Reiter-Syndrom und
Herzbeteiligung 307
6. Progressive systemische Sklerose 313
Literatur 318

IV. Weitere entzündliche Myokarderkrankungen
Von P. SCHÖLMERICH. Mit 4 Tabellen 326
1. Abstoßungsreaktionen nach Herztransplantation . 326
2. Hyperergische Reaktionen des Myokards 328
3. Histomorphologisch definierte
Myokarditisformen 330
4. Myokardbeteiligung bei intestinalen
Erkrankungen 332
5. Mukokutanes Lymphknotensyndrom
(Kawasaki-Krankheit) 333
Literatur 334

V. Sarkoidose des Myokards. Von H. JUST
Mit 6 Abbildungen 337
1. Ätiologie und Vorkommen 337
2. Pathologische Anatomie 337
3. Klinik 339
4. Diagnose 339
5. Therapie 344
Literatur 345

IV. Myokardbeteiligung bei metabolischen, nutritiven, endokrinologischen und hämatologischen Erkrankungen

A. Metabolische Erkrankungen mit vorwiegend restriktiver Funktionsstörung des Myokards
Von K. Kochsiek und P. Schanzenbächer 347
    I. Amyloidose 347
    II. Hämochromatose 355
    III. Karzinoid-Syndrom 357
    Literatur nach Kapitel IV. B., S. 387

B. Myokardbeteiligung bei weiteren Erkrankungen des Stoffwechsels, der Ernährung, des Endokriniums und des hämatologischen Systems. Von H. Just 360
    I. Stoffwechsel- und Ernährungskrankheiten 360
        1. Diabetes mellitus 360
        2. Ernährungsstörungen 363
        3. Urämische Kardiomyopathie 367
        4. Weitere Stoffwechselstörungen,
           s. Kapitel VII, S. 526 ff. 370
    II. Endokrine Erkrankungen 370
        1. Akromegalie 370
        2. Hyperthyreose 372
        3. Hypothyreose 375
        4. Morbus Cushing, Morbus Conn, Morbus Addison 377
        5. Phäochromozytom 378
    III. Nicht-klassifizierbare Myokarderkrankungen 380
        1. Peripartale oder Postpartum-Kardiomyopathie . . 380
    IV. Hämatologische Erkrankungen 383
        1. Polyzythämie 383
        2. Anämie 384
        3. Sichelzellanämie 384
        4. Thalassämie s. S. 546 387
    Literatur zu den Kapiteln IV. A. und IV. B. 387

V. Toxische Myokardschädigung. Von T. Meinertz und H. Scholz . 395

A. Einleitung 395
    I. Mechanismus der Kardiotoxizität 395
    II. Untersuchungsmethoden der kardiovaskulären Toxikologie 396

B. Pharmaka ohne therapeutischen kardiovaskulären Angriffspunkt 396
    I. Adrenerge Bronchodilatatoren 396
    II. Analgetika, Antipyretika, Antirheumatika 398
    III. Anthrazykline und andere Zytostatika 399
    IV. Antibiotika, Fungistatika, Pharmaka gegen Protozoen 402
    V. Antidiabetika 403
    VI. Antihypertensiva 404

VII. Antikoagulantien	405
VIII. Antikonvulsiva	406
IX. Gastrointestinal wirksame Pharmaka	406
X. Glukokortikoide	406
XI. Kontrazeptiva	406
XII. Lithiumsalze	408
XIII. Muskelrelaxantien	408
XIV. Narkotika	409
XV. Neuroleptika	410
XVI. Opiate	411
XVII. Sedativa und Hypnotika	411
XVIII. Trizyklische Antidepressiva	412
XIX. Vitamin D (Calciferol)	414
XX. Zentrale Stimulantien und Appetitzügler	414
C. Pharmaka mit therapeutischem kardiovaskulärem Angriffspunkt	416
I. Antiarrhythmika	416
II. β-Rezeptorenblocker	422
III. Kalziumantagonisten	424
IV. Herzglykoside	425
V. Organische Nitrate	426
VI. Sympathomimetika	426
D. Genuß- und Umweltgifte	428
I. Äthylalkohol, Aldehyde und Glykole	428
II. Kaffee	432
III. Rauschmittel	432
IV. Tabak	433
V. Aerosole, Treibgase, Gefriermittel und Lösungsmittel	435
VI. Spurenelemente	436
Literatur	439

VI. Neuromuskuläre Erkrankungen mit Myokardbeteiligung
Von H. R. RUSER. Mit 6 Abbildungen und 3 Tabellen 453

A. Vorbemerkungen	453
B. Skeletale Myopathien mit Myokardbeteiligung	453
I. Progressive Muskeldystrophien (Erb)	453
II. Myotonische Dystrophie (Curschmann-Steinert-Batten)	464
III. Myotonien und Paramyotonien	467
IV. Paralysis periodica paramyotonica	468
V. Myasthenia gravis pseudoparalytica (Erb-Goldflam)	468
VI. Kongenitale Myopathien	471
VII. Myositiden	477
C. Skelettmuskelbeteiligung bei primär beobachteten Kardiomyopathien	479
D. Atrophisierende Prozesse des Zentralnervensystems mit Myokardbeteiligung	480

	I. Neurologische Kurzcharakteristik	480
	II. Systematische Atrophien der zerebellaren Systeme	480
	III. Atrophisierende Prozesse des pyramidal-motorischen Systems	493
E.	Dystrophische Prozesse des Zentralnervensystems mit Myokardbeteiligung	496
	I. Wernicke Enzephalopathie (Leigh-Syndrom) und Carnavan's disease	496
	II. Juvenile Zeroidlipofuszinose (Spielmeyer-Vogt-Sjögren)	497
F.	Familiäre spastische Paraplegie	497
G.	Polyneuropathien mit Myokardbeteiligung	498
	I. Peroneale Muskelatrophie (Charcot-Marie-Tooth)	498
	II. Idiopathische Polyneuritiden	499
	III. Weitere Polyneuropathien mit Herzbeteiligung	499
	Literatur	499

VII. Genetische Defekte mit Myokardbeteiligung
Von U. THEILE. Mit 9 Tabellen 515

- A. Einführung 515
- B. Hypertrophe Kardiomyopathie 515
- C. Familiäre Muskeldystrophien 519
- D. Familiäre Bindegewebs- und Kollagenkrankheiten 519
    - I. Marfan-Syndrom 519
    - II. Ehlers-Danlos-Syndrom 520
    - III. Pseudoxanthoma elasticum – Grönblad-Strandberg Syndrom (PXE) 522
- E. Familiäre Speicherkrankheiten des Lipidstoffwechsels 526
    - I. Morbus Gaucher 526
    - II. Gangliosidosen, speziell Morbus Sandhoff 528
    - III. Angiokeratoma corporis diffusum universale, Morbus Fabry 529
    - IV. Refsum-Syndrom – Heredopathia atactica polyneuritiformis 531
- F. Familiäre Speicherkrankheiten des Kohlenhydratstoffwechsels 534
    - I. Glykogenose Typ II, Pompe 534
    - II. Glykogenose Typ III, Forbes 535
    - III. Glykogenose Typ IV, Amylopektinose 536
    - IV. Mukopolysaccharidosen (MPS) 537
        - a) Mukopolysaccharidose Typ I, Pfaundler-Hurler . . 538
        - b) Mukopolysaccharidose Typ II, Hunter 540
    - V. Oxalose – primäre Hyperoxalurie 541
- G. Mukoviszidose – zystische Fibrose – zystische Pankreasfibrose 542
- H. Krankheiten mit vermehrter Eisenspeicherung 545
    - I. Idiopathische Hämochromatose 545
    - II. Thalassämie 546
- J. Amyloidose 548
    - I. Portugiesischer Typ 549

II. Amyloidose Typ III (kardialer Typ) 549
III. Familiäres Mittelmeerfieber 550
K. Spezielle Syndrome 550
   I. Noonan-Syndrom – Turner Phänotyp mit normalem
     Karyotyp 550
   II. Leopard-Syndrom – progressive kardiomyopathische
     Lentiginose 552
L. Sonderfälle 554
   I. Hypertrophe Kardiomyopathie in Verbindung mit
     Minderwuchs und endokrinen Störungen 554
   II. Kardiomyopathie mit Genitalfehlbildung, geistiger
     Behinderung und testikulärer Unterfunktion 558
   III. Familiäre Kardiomyopathie, Hypogonadismus und
     Kollagenombildung am behaarten Kopf 558
   IV. Edwards-Syndrom (Trisomie 18) mit diffuser
     Myokardfibrose 559
   V. Mittelgesichtshypoplasie, subvalvuläre Aortenstenose
     und Hornhauttrübung 559
   VI. TBG (Thyroxin-bindendes Globulin)-Mangel und
     hypertrophe obstruktive Kardiomyopathie 559
   VII. Fukosidose 560
   VIII. Hypertrophe Kardiomyopathie bei Albinismus . . . 560
   IX. MADD (Multiple acyl-CoA dehydrogenation
     deficiency) und hypertrophe Kardiomyopathie . . . 560
   X. HOCM (Hypertrophisch-obstruktive Kardiomyopathie)
     bei Neurofibromatose 561
Literatur 561

VIII. Die Wirkung ionisierender Strahlen auf das Myokard
Von J. SLANINA. Mit 7 Abbildungen und 2 Tabellen 573

A. Allgemeiner Teil 573
   I. Einführung 573
   II. Ätiologische Wertigkeit verschiedener Strahlenarten
     und Applikationsformen 574
   III. Beurteilung der Wirksamkeit einer Strahlendosis
     am Herzen 575
     1. Die biologisch effektive Strahlendosis 575
     2. Die topographische Dosisverteilung am Herzen . 576
   IV. Strahlensensibilität und Strahlentoleranz des Herzens 578
     1. Strahlensensibilität 578
     2. Strahlentoleranz 578
   V. Die zeitliche Entwicklung der Strahlenreaktion des
     Herzens 580
     1. Die akute und subakute Phase der Strahlenreaktion 580
     2. Die chronische Phase der Strahlenreaktion . . . 581

VI. Klinische Klassifikation der radiogenen Herzveränderungen 582
VII. Kanzerogenese 583
B. Spezieller Teil 583
I. Myokard 583
1. Die Pathogenese radiogener Myokardveränderungen 583
2. Klinische Symptomatologie und Diagnostik . . . 585
a) Arbeitsmyokard 586
b) Reizbildungs- und Erregungsleitungssystem
des Myokards 589
3. Therapie 590
II. Perikard s. S. 639 591
Literatur 591

IX. Erkrankungen des Perikards. Von P. SCHÖLMERICH
Mit 27 Abbildungen und 5 Tabellen 599

A. Einleitung 599
B. Anatomie 600
C. Perikardflüssigkeit 602
D. Funktion des Perikards 602
I. Physiologische Bedeutung des Perikards 602
II. Funktion des normalen Perikards bei Herz-
erkrankungen 603
III. Beeinflussung der Herzfunktion durch
Perikarderkrankungen 603
E. Akute Perikarditis 604
I. Einleitung 604
II. Ätiologie 605
III. Pathologisch-anatomische Befunde 606
IV. Beschwerdebild 606
V. Untersuchungsbefunde 607
1. Auskultatorische und phonokardiographische
Besonderheiten 607
2. Röntgenologische Befunde 609
3. Elektrokardiographische Befunde bei
Perikarderkrankungen 610
4. Echokardiographie 613
5. Computertomographie 618
VI. Diagnose und Differentialdiagnose 620
VII. Verlaufsformen 621
VIII. Therapie 622
IX. Folgeerscheinungen akuter Perikarditiden 623
X. Spezielle Formen akuter Perikarditis 623
1. Virusperikarditis 623
2. Idiopathische Perikarditis 625

	3. Bakterielle Perikarditis	626
	4. Tuberkulöse Perikarditis	629
	5. Pilzinfektionen	631
	6. Parasitäre Erkrankungen des Perikards	632
	7. Perikarderkrankungen nach Herzinfarkt	634
	8. Traumatische Schädigung des Perikards	635
	9. Tumoröse Perikarditis, s. Kapitel XI. Perikardtumoren, S. 759	638
	10. Strahleninduzierte Perikardreaktionen	639
	11. Urämische Perikarditis	640
	12. Perikardbeteiligung bei rheumatischem Fieber, chronischer Arthritis und Kollagenkrankheiten	643
	13. Einzelfälle mit Perikarditis	646
XI.	Differentialdiagnose verschiedener Formen akuter Perikarditis	647
F. Herztamponade		648
I.	Allgemeines	648
II.	Ätiologie und Pathogenese	648
III.	Beschwerdebild	650
IV.	Untersuchungsbefunde	651
V.	Echokardiographische Befunde bei Herztamponade	652
VI.	Elektrokardiographie	655
VII.	Röntgenologische Befunde	656
VIII.	Pulsus paradoxus	658
IX.	Intrakardiale Druckmessungen	659
X.	Diagnose	660
XI.	Differentialdiagnose	661
XII.	Verlauf und Prognose	661
XIII.	Therapeutische Verfahren bei Herztamponade	661
	1. Perikardiozentese	661
	2. Medikamentöse Therapieversuche bei Tamponade	664
G. Chronische Perikarditis		665
I.	Allgemeines	665
II.	Spezielle Manifestationen	665
	1. Persistierende oder rezidivierende fibrinöse Entzündung	666
	2. Chronisch entzündliche Perikardergüsse	666
III.	Krankheitsbilder	670
	1. Cholesterinperikarditis	670
	2. Perikarderguß bei Myxödem	671
	3. Chyloperikard	672
H. Konstriktive Perikarditis		673
I.	Einleitung	673
II.	Ätiologie	674
III.	Pathologische Anatomie	675
IV.	Experimentelle Constrictio	675
V.	Klinische Symptomatologie	676

		1. Beschwerdebild	676
		2. Untersuchungsbefunde	676
		3. Elektrokardiographie	677
		4. Phonokardiographie	678
		5. Venenpulsregistrierung	679
		6. Spitzenstoß	680
		7. Systolische Zeitintervalle	680
		8. Intrakardiale Drücke	680
		9. Echokardiographische Befunde	682
		10. Röntgenologische Befunde	685
	VI.	Diagnose	687
	VII.	Differentialdiagnose	688
	VIII.	Verlauf und Prognose	689
	IX.	Therapie	690
	X.	Hämodynamische Ergebnisse der Perikardektomie . . .	691
J.	Kongenitale Perikardanomalien		693
	I.	Perikarddefekte und -aplasien	693
	II.	Perikardzysten	694
K.	Pneumoperikard		696
	I.	Allgemeines	696
	II.	Pathogenese und pathologische Anatomie	697
	III.	Klinische Symptomatologie	697
	IV.	Therapie	698
L.	Hydroperikard		699
	Literatur		700

X. Herztumoren. Von F. KAINDL und H. ZILCHER †
Mit 13 Abbildungen 719

A.	Einleitung (geschichtlicher Überblick)		719
B.	Epidemiologie (Häufigkeit primärer und sekundärer Herztumoren)		719
C.	Zur Pathogenese primärer kardialer Tumoren		720
D.	Allgemeine Symptomatologie		722
	I.	Intrakavitäre Symptome	722
	II.	Myokardiale Symptome	722
	III.	Perikardiale Symptome	723
	IV.	Pektanginöse Symptome	723
	V.	Embolisation	723
	VI.	Arrhythmien	724
	VII.	Allgemeine Symptome	724
	VIII.	Immunologie, Laborbefunde	724
	IX.	Hämatologische Symptome	724
E.	Diagnose von kardialen Tumoren		725
	I.	EKG und Thoraxröntgenuntersuchung	725
	II.	Echokardiographie	725
	III.	Radionuklidmethoden	726

        IV. Computertomographie 726
        V. Kardangiographie 726
  F. Therapie von kardialen Tumoren 727
  G. Prognose 728
  H. Systematische Übersicht über kardiale Tumoren 729
       I. Primäre kardiale Tumoren 729
          1. Benigne Tumoren 729
          2. Maligne Tumoren 745
       II. Sekundäre (metastatische) kardiale Tumoren 753
          1. Epidemiologie 753
          2. Klinische Präsentation 755
          3. Diagnostik 757
          4. Therapie 757
  Literatur nach Kapitel XI, S. 764

XI. Perikardtumoren. Von P. Schölmerich. Mit 3 Abbildungen . . . 759

  A. Ätiologie 759
  B. Pathologische Anatomie 759
  C. Klinische Symptomatologie 760
  D. Diagnose 761
  E. Verlauf und Prognose 763
  F. Therapie 763
  Literatur zu den Kapiteln X. und XI. 765

Sachverzeichnis 771

I. Einleitung und Klassifikation

P. Schölmerich

A. Bemerkungen zur Historie des Begriffes Myokarderkrankungen

Definition und Klassifikation von Myokarderkrankungen haben wie die Mehrzahl ätiologisch oder pathogenetisch orientierter Differenzierungen von Krankheiten vorläufigen Charakter. Die Historie des von Sobernheim 1837 eingeführten Terminus Myokarditis ist ein anschaulicher Beleg für den Wandel in den letzten 150 Jahren, der eng mit den sich erweiternden diagnostischen Verfahren in Zusammenhang steht (Schölmerich 1983). Aufgrund histologischer Befunde hat Virchow (1858) eine parenchymatöse von einer interstitiellen Myokarditis differenziert und unter der Bezeichnung chronische Myokarditis zahlreiche Veränderungen des Myokards zusammengefaßt, von denen ein Teil in heutiger Sicht Folgeerscheinungen hämodynamischer Überlastung oder koronarer Perfusionsstörungen war. Doerr (1971) hat die historische Entwicklung im einzelnen analysiert. Bis in die ersten Jahrzehnte dieses Jahrhunderts waren die Diagnosen chronische Myokarditis und Myodegeneratio cordis für das fibrotische Folgestatium sowohl in der pathologischen Anatomie wie in der Klinik geläufig. Mit der in den zwanziger und dreißiger Jahren erfolgten Abgrenzung der Folgewirkungen von Druck- und Volumenbelastung bei Hochdruck und angeborenen sowie erworbenen Klappenfehlern und vor allem der koronaren Herzkrankheit schwand die Diagnose chronische Myokarditis weitgehend aus dem pathologisch-anatomischen und klinischen Repertoire. Dagegen gewann die Diagnose akute Myokarditis aufgrund der Ausweitung elektrokardiographischer Untersuchungsverfahren in der Klinik Gewicht (Saphir 1941), wobei die diagnostischen Kriterien dem heutigen Anspruch keineswegs immer entsprachen. Der von Wuhrmann 1950 eingeführte Begriff Myokardose für einen Teil der nichtentzündlichen Myokardveränderungen hat sich ebensowenig wie der in der französischen Kardiologenschule definierte Begriff der Myokardie eingeführt, zumal die Abgrenzungen zwischen beiden Begriffen unscharf und weitgehend arbiträrisch sind, wie Doerr 1974 betont hat.

Mit der Einführung neuer Untersuchungstechniken, und zwar erweiterten elektrokardiographischen Verfahren, vor allem aber der Herzkatheterisierung mit Erfassung von Kontraktilitätsindizes, später auch der Angiokardio- und Koronarangiographie, konnten Störungen der kontraktilen Funktion unter den verschiedenen Bedingungen sehr viel besser differenziert werden. So entstand das

Bedürfnis nach einer Klassifizierung der verschiedenen Krankheitsgruppen, die mit einer eingeschränkten kontraktilen Funktion einhergehen. Es lag nahe, erworbene und angeborene Klappenfehler bzw. Gefäßmißbildungen, Druck- und Volumenbelastungen, koronare Herzkrankheit, pulmonal bedingte Einschränkungen der Herzleistung dem jeweils erkennbaren pathogenetischen Prinzip zuzuordnen. Übrig blieb eine Gruppe von Erkrankungen des Herzens, für die keine anderen pathogenetischen Faktoren als unmittelbare Struktur- oder Funktionsänderungen des Myokards feststellbar waren. Für diese Gruppe bürgerte sich der Terminus Myokarderkrankungen oder Herzmuskelerkrankungen ein. Die Gruppe der so abgegrenzten Krankheitsformen erwies sich aber als umfangreich und heterogen. Sie umfaßte entzündliche und nichtentzündliche Manifestationen im Bereich des Myokards, wobei die häufigsten Ursachen Infektionskrankheiten, rheumatisches Fieber, Kollagenkrankheiten, metabolische und toxische Einwirkungen darstellten.

Im Jahr 1957 machte BRIDGEN auf Krankheitsformen des Myokards aufmerksam, die hinsichtlich ihrer Ätiologie keine Zuordnung zu bekannten pathogenetischen Mechanismen erkennen ließen. DOERR (1974) betont, daß solche Formen auch schon vor der Jahrhundertwende in kasuistischen Publikationen sowohl für entzündliche wie nichtentzündliche Sonderformen beschrieben wurden. Für diese Gruppe von Myokarderkrankungen unbekannter Ätiologie wurde der Begriff primäre Kardiomyopathien eingeführt. In den sechziger Jahren erschienen zahlreiche Publikationen über diese Krankheitsgruppe, die sich gleichfalls als heterogener Natur erwies. GOODWIN (1970) hat die bemerkenswerten Fortschritte in der Differenzierung der als primäre Kardiomyopathien bezeichneten Krankheitsgruppe dargestellt, die in 3 Sonderformen differenziert wurde: eine kongestive, eine hypertrophische und eine restriktiv-obliterative Kardiomyopathie. Die Kriterien, nach denen die Gliederung erfolgte, waren teils morphologischer, teils funktioneller Natur. Sie ließen sich in weiteren Untersuchungen durch hämodynamische Merkmale ergänzen. Die kongestive Kardiomyopathie konnte als eine systolische Funktionseinschränkung charakterisiert werden, die hypertrophische war in ihrem hämodynamischen Erscheinungsbild durch eine Störung der Compliance infolge der Hypertrophie und in einem Teil der Fälle durch eine Obstruktion gekennzeichnet. Die restriktive Kardiomyopathie ließ eine reduzierte Dehnungsfähigkeit der befallenen Herzanteile erkennen.

Die ausgedehnten klinischen Untersuchungen and Analysen vermochten auch das Interesse an jener Gruppe von Herzmuskelerkrankungen neu zu beleben, bei denen eine ätiologische oder pathogenetische Zuordnung möglich war. Für diese Gruppe wurde die Bezeichnung sekundäre Kardiomyopathien eingeführt.

B. Klassifikation der WHO/ISFC-Expertengruppe 1980

Die Erweiterungen des diagnostischen Repertoirs durch Einführung der Endomyokardbiopsie, die Enwicklung neuer bildgebender Verfahren, die Anwendung immunologischer Nachweismethoden ließen aber bald erkennen, daß vielfache Überschneidungen der Gruppe der primären und sekundären Kardiomyopathien vorhanden waren. Das Bedürfnis nach einer praktikablen Klassifizierung wurde

Einleitung und Klassifikation

Tabelle 1. Klassifikation von Herzmuskelerkrankungen nach WHO/ISFC 1980

I. Kardiomyopathien (Herzmuskelerkrankungen unbekannter Ursache)
  1. Dilatative Kardiomyopathie
  2. Hypertrophische Kardiomyopathie
  3. Restriktive Kardiomyopathie

II. Spezifische Herzmuskelerkrankungen (Herzmuskelerkrankungen mit bekannter Ursache oder in Verbindung mit Erkrankungen anderer Organsysteme)
  1. Infektionskrankheiten
  2. Metabolische Erkrankungen
      a) Endokrine Regulationsstörungen
      b) Familiäre Speicherkrankheiten oder Infiltrationen
      c) Mangelkrankheiten
      d) Amyloidose
  3. Systemerkrankungen
      a) Kollagenkrankheiten
      b) Infiltrative und granulomatöse Erkrankungen
  4. Heredofamiliäre Erkrankungen
      a) Muskuläre Dystrophien
      b) Neuromuskuläre Erkrankungen
  5. Überempfindlichkeitsreaktionen und toxische Einwirkungen

Als nicht klassifizierbare Sonderfälle werden erwähnt: Alkoholkardiomyopathie, peripartale Kardiomyopathie, Fibroelastose, histiozytäre Myokarditis, Fiedlersche Myokarditis

1980 von einer Expertengruppe der WHO/ISFC befriedigt, die in Tabelle 1 in ihren Hauptgruppen aufgelistet ist. Sie reservierte die Bezeichnung Kardiomyopathien für die Herzmuskelerkrankungen unbekannter Ursache, wobei die bisher als kongestiv bezeichnete Sonderform nun als dilatative Kardiomyopathie charakterisiert wurde. Die bisher als sekundäre Herzmuskelerkrankungen bezeichneten Formen wurden unter dem Terminus spezifische Herzmuskelerkrankungen subsumiert.

Es ist leicht erkennbar, daß ätiologische, morphologische und funktionelle Kriterien, z.T. auch rein nosologisch orientierte Zuordnungen dem System zugrunde liegen. In den seither erschienenen größeren Übersichten ist diese Klassifikation im wesentlichen akzeptiert worden (WYNNE u. BRAUNWALD 1984; BOLTE 1984a; CAESAR 1984; RAHLF 1984; WENGER et al. 1986). POCHE (1982) hat eine Einteilung nach morphologisch-hämodynamischen Kriterien und eine weitere Gruppierung nach ätiologischen Gesichtspunkten vorgenommen. Dabei sind 4 Hauptgruppen mit 24 Untergruppen und insgesamt 64 differenten ätiologisch abgrenzbaren Einzelkrankheiten oder Krankheitsgruppen aufgelistet.

C. Probleme der Klassifikation

Die von der WHO/ISFC-Gruppe vorgeschlagene Klassifikation stellt einen wichtigen Schritt zur vorläufigen Orientierung auf dem verwirrend vielfältigen Gebiet der Herzmuskelerkrankungen dar. Die Schwierigkeit einer solchen Einteilung war den Experten durchaus bewußt, worauf GOODWIN (1985, 1987) besonders hingewiesen hat. Sie beziehen sich auf die mögliche Differenzierung nach hämodynamischen, histomorphologischen und pathogenetischen Aspekten.

Unter hämodynamischen Gesichtspunkten liegt die Hauptschwierigkeit darin, daß sowohl Dilatation wie Restriktion keineswegs für die Gruppe der Kardiomyopathien allein charakteristisch sind. Die Mehrzahl der spezifischen Herzmuskelkrankheiten, vor allem entzündlicher Genese, läßt bei schwerer Beeinträchtigung der kontraktilen Funktion des Myokards eine Ventrikeldilatation mit oder ohne Kongestion erkennen. JOHNSON und PALACIOS (1982) haben denn auch in einer Übersicht über dilatative Kardiomyopathien ischämisch ausgelöste neben den aus unbekannter Ursache und als Folge entzündlicher Prozesse zustande gekommenen aufgelistet. Ebenso sind restriktive Funktionsstörungen, die eine Gruppe der Kardiomyopathien charakterisiert, auch bei spezifischen Herzmuskelerkrankungen, z. B. Speicherkrankheiten wie Glykogenose, Hämochromatose oder bei Sarkoidose nachweisbar. WYNNE and BRAUNWALD (1984) bevorzugen deshalb deren Zuordnung zu den restriktiv-obliterativen Krankheitsformen.

Unter histomorphologischen Gesichtspunkten ist die Problematik nicht geringer. Sie bezieht sich einmal auf die Frage der Pathogenität von Zellinfiltraten, die auch ohne jeden Hinweis auf kardiale Grunderkrankungen, z. B. bei Unfallverletzten, in einem nicht geringen Prozentsatz nachweisbar sind (TAZELAAR u. BILLINGHAM 1986; BILLINGHAM 1987). Die schwierigste Frage ist aber die Abgrenzung einer Myokarditis aufgrund histologischer Befunde (MASON 1985). Die höchst unterschiedlichen Angaben über die Häufigkeit von Zellinfiltraten bei Fällen, die als dilatative Kardiomyopathie aufgefaßt wurden, haben schon früh zu Versuchen einer Quantifizierung (EDWARDS et al. 1982) und einer Systematisierung der morphologischen Befunde geführt (FENOGLIO et al. 1983; OLSEN 1984, 1986). 1984 hat eine Expertengruppe in den sog. Dallas-Kriterien einen Vorschlag vorgelegt, der Kriterien für eine aktive Myokarditis, für eine Herzmuskelentzündung im abheilenden Stadium und eine geheilte Myokardentzündung definiert (ARETZ 1987; OLSEN 1987; BILLINGHAM 1987; WEINSTEIN u. FENOGLIO 1987). Es werden erweitertes Interstitium mit entzündlichen Zellansammlungen in engem Kontakt mit benachbarten unregelmäßig begrenzten Myozyten als Hinweis für eine aktive Myokarditis angesehen. Eine abheilende Myokarditis läßt sich danach annehmen, wenn neben den beschriebenen Veränderungen in der Nachbarschaft entzündlicher Infiltrate glatt begrenzte Myokardzellen erkennbar sind mit vereinzelten unregelmäßig konturierten Myozyten. Kollagene Fasern sind dabei vermehrt. Für eine abgeheilte Myokarditis sprechen Vermehrung nekrotischen Gewebes im Interstitium und ein größerer Abstand entzündlicher Restinfiltrate von den Myozyten. Die Autoren betonen den pragmatischen Charakter dieser Bewertung, die keineswegs eine neue Klassifikation darstellen soll. Sie dient vor allem zu Vergleichszwecken bei multizentrischen Studien.

Am stärksten umstritten ist die Frage der Pathogenese der dilatativen Kardiomyopathie. Das Interesse der ausgedehnten experimentellen Forschung (MERTENS u. EGGERS 1983; WEKERLE 1983; KAWAI u. KISHIMOTO 1985) und vor allem der klinischen Forschung (MAISCH et al. 1982; MAISCH 1983; BOLTE et al. 1982; Bolte 1984b, 1985) hat sich in den letzten 15 Jahren ganz vorwiegend mit dem möglichen Übergang einer akuten viralen Myokarditis in eine chronische Form vom Typ der dilatativen Kardiomyopathie befaßt. Es ist dabei eine ungewöhnlich große Fülle von experimentellen und klinischen Befunden erarbeitet worden, die einen solchen Zusammenhang nahelegen. MAISCH (s. S. 209 ff) hat die Ergebnisse der pathologischen Regulator- und Effektorsysteme in diesem Band zusammenfassend dargestellt. Es hat sich mit hohem methodischem Aufwand, der das gesamte moderne Repertoire der Immunologie umfaßt, nachweisen lassen, daß zelluläre wie antikörpergebundene immunologische Reaktionen ablaufen. Die hochaktive Forschung hat immer neue Autoimmunprozesse nachweisen lassen, die sich auch auf mitochondriale Strukturen, insbesondere das energetische Transportsystem (SCHULTHEISS 1987) und auf Antikörper gegen Adrenozeptoren und Kalziumkanäle bezieht.

Die Entwicklung einer chronischen Myokarditis aus einer akuten viralen Entzündung ist auch durch die wichtige Entdeckung viraler RNA-Sequenzen im Tierexperiment (ZÄHRINGER et al. 1985) und im Bioptat beim Menschen (BOWLES et al. 1986; ARCHARD 1988) hochwahrscheinlich geworden. Es kann erwartet werden, daß sich aufgrund dieser Befunde in absehbarer Zeit neue Zuordnungen für einen Teil der dilatativen Kardiomyopathiefälle ergeben, vor allem, wenn es gelingt, die reaktive Potenz der Zellformationen aufgrund ihrer Differenzierung in Lymphozytensubpopulationen und der Zuordnung zu immunmodulatorischen Prozessen zu definieren (CASSLING et al. 1985; TAZELAAR u. BILLINGHAM 1986; OLSEN 1986). Dabei wird allerdings auch der Einfluß genetischer Determinierungen zu bewerten sein.

Die Analyse immunologischer Prozesse bei Myokarditis, vor allem viraler Genese, hat die Pathogenese bis in den molekularbiologischen Bereich deutlich machen können. Die Forschung über pathogenetische Mechanismen, vor allem bei den nicht entzündlichen Myokarderkrankungen, hat diesen Stand bisher nicht erreicht, z. T. weil tierexperimentelle Modelle fehlen, z. T. aber auch aufgrund der Seltenheit der Erkrankungsformen. Am ehesten wird man wahrscheinlich Fortschritte im Bereich der genetisch bedingten Erkrankungen des Herzmuskels erwarten können, die auch bei einem Teil der Kardiomyopathien ganz offensichtlich von Bedeutung sind.

Die Systematik der in den folgenden Kapiteln vorgelegten Übersicht über das Gesamtgebiet der Myokarderkrankungen orientiert sich in der Grobeinteilung an den Vorschlägen der WHO/ISFC 1980. Bei den spezifischen Herzmuskelerkrankungen wird allerdings von der Einteilung der WHO/ISFC aus praktischen Gründen abgewichen, ohne daß damit eine neue Klassifikation vorgeschlagen werden soll. Es erschien aber zweckmäßig, für die Darstellung der neuromuskulären Erkrankungen mit Myokardbefall ebenso wie für die der genetischen Erkrankungen mit myokardialer Beteiligung Autoren zu gewinnen, denen auch die extrakardiale Symptomatologie dieser Krankheitsgruppen geläufig war. Damit war die Verlagerung eines großen Teiles der metabolischen Erkrankungen mit myokardialer Manifestation in das Kapitel genetische Erkrankungen zweckmäßig. Unter den physikalischen Schädigungen des Myokards wurde nur die Strahleneinwirkung auf den Herzmuskel als Sonderform abgehandelt, da nur bei dieser Schädigung unmittelbare Myokardreaktionen ausgelöst werden. Herztraumen werden bei den traumatischen Perikarderkrankungen referiert.

Literatur

Archard L, Freeke C, Richardson P, Meany B, Olsen E, Morgan-Capner P, Rose M, Taylor P, Banner N, Yacoub M, Bowles N (1988) Persistence of enterovirus RNA in dilated cardiomyopathy: a progression from myocarditis. In: Schultheiß HP (Hrsg.) New concepts in viral heart diseases. Springer, Berlin Heidelberg New York Tokyo
Aretz HT (1987) Myocarditis: The Dallas criteria. Hum Pathol 18:619–624
Billingham M (1987) Acute myocarditis: a diagnostic dilemma. Br Heart J 58:6–8
Bolte HD (1984a) Chronische Herzinsuffizienz im Gefolge von Herzmuskelerkrankungen – Herzdynamik, Klinik und Therapie. In: Riecker G (Hrsg) Herzinsuffizienz. Springer, Berlin Heidelberg New York Tokyo (Handbuch der inneren Medizin, Bd IX/4, S 215–266)
Bolte HD (ed) (1984b) Viral heart disease. Springer, Berlin Heidelberg New York Tokyo
Bolte HD (1985) Dilated (congestive) cardiomyopathy – arguments for immunological relevance. In: Goodwin JF (ed) Heart muscle disease. MTP Press Limited, Lancaster Boston The Hague Dordrecht
Bolte HD, Fischer S, Ludwig B (1982) Immunologische Untersuchungsbefunde bei dilativen Kardiomyopathien. Z Kardiol 71:517–21
Bolte HD, Ludwig B, Schultheiss HP (1984) Virusmyokarditis: Symptomatologie, klinische Diagnostik und Haemodynamik. Internist (Berlin) 25:143–149
Bowles NE, Olsen EGJ, Richardson PJ, Archard LV (1986) Detection of Coxsackie-B-virus-specific RNA sequences in myocardial biopsy samples from patients with myocarditis and dilated cardiomyopathy. Lancet I:1120–1123
Bridgen W (1957) Uncommon myocardial diseases. The noncoronary cardiomyopathies. Lancet II:1179–1243
Caesar R (1984) Pathologie. Herz und Gefäße. In: Remmele W (Hrsg) Pathologie. Springer, Berlin Heidelberg New York Tokyo
Cassling RS, Linder J, Sear TD, Waller BF, Rogler WC, Wilson JE, Kugler JD, Kay DH, Dillon JC, Slack JD, McManus BM (1985) Quantitative evaluation of inflammation in biopsy specimens from idiopathically failing or irritable hearts. Am Heart J 110:713–720
Doerr W (1971) Morphologie der Myokarditis. Verh Ges Inn Med 77:301–335
Doerr W (1974) Herz und Gefäße. In: Doerr W (Hrsg) Organpathologie, Bd I. Thieme, Stuttgart
Edwards DW, Holmes DR, Reeder GS (1982) Diagnosis of active lymphocytic myocarditis by endomyocardial biopsy. Mayo Clin Proc 57:419–425
Eggers HJ, Mertens Th (1987) Viruses and myocardium: notes of a virologist. Eur Heart J 8 (Suppl J): 129–134
Fenoglio JJ, Ursell PC, Kellog CF, Drusin RE, Weiss MB (1983) Diagnosis and classification of myocarditis by endomyocardial biopsy. N Engl J Med 308:12–18
Goodwin Jf (1970) Congestive and hypertrophic cardiomyopathies. A decade of study. Lancet I:731
Goodwin JF (1985) Heart muscle disease. MTP Press Limited, Lancaster Boston The Hague Dordrecht
Goodwin JF (1987) Myocarditis and perimyocarditis. Historical survey, epidemiology and clinical features. Eur Heart J 8 (Suppl J):7–9
Inflammatory Heart Disease. Symposium (1987) Eur Heart J 8 (Suppl J)
Johnson RA, Palacios I (1982) Dilated cardiomyopathies of the adult. N Engl J Med 307:1051–1058 and 1119–1126
Kawai C, Kishimoto C (1985) Viral myocarditis and dilated cardiomyopathy-an experimental study with special reference to immunological behaviour of T-and B-lymphocytes. Postgr Med J 61:1125–1126
Maisch B (1983) Humorale immunologische Effektormechanismen bei Perimyokarditis. In: Verhandlungen der Deutschen Gesellschaft für Herz- und Kreislaufforschung 49:107–109, Steinkopff, Darmstadt

Maisch B, Trostel-Soeder R, Stechemesser E, Berg PA, Kochsiek K (1982) Diagnostic relevance of humoral and cell-mediated immune reactions in patients with acute viral myocarditis. Clin Exp Immunol 48:533–545

Mason JW (1985) Endomyocardial biopsy: the balance of success and failure. Circulation 71:185–188

Mertens Th, Eggers HJ (1983) Experimentelle Viruskarditis. In: Verhandlungen der Deutschen Gesellschaft für Herz- und Kreislaufforschung 49:107–109, Steinkopff, Darmstadt

Olsen EGJ (1984) Histomorphological relations between myocarditis and dilated cardiomyopathy. In: Bolte HD (Hrsg) Viral heart disease. Springer, Berlin Heidelberg New York Tokyo

Olsen EGJ (1986) Dilated cardiomyopathy, myocarditis, and the bioptome. Br Med J 293:90–91

Olsen EGJ (1987) Morphological aspects of myocarditis and pericarditis. Eur Heart J 8 (Suppl J):11–16

Poche R (1982) Pathologie der Kardiomyopathien und Myokardiopathien. In: Rosskamm H, Reindell H (Hrsg) Herzkrankheiten. Springer, Berlin Heidelberg New York, S 1055–1104

Rahlf G (1984) Pathologische Anatomie der chronischen Herzinsuffizienz. In: Riecker G (Hrsg) Herzinsuffizienz. Springer, Berlin Heidelberg New York Tokyo (Handbuch der inneren Medizin, Bd IX 14, S 7–37)

Report of the WHO/ISFC task force on the definition and classification of cardiomyopathies (1980) Br Heart J 44:672

Saphir O (1941) Myokarditis. Arch Pathol Lab Med 32:1000–1007

Schölmerich P (1983) Myokarditis-cardiomyopathy: Historic survey and definition. In: Just H, Schuster HP (eds) Myocarditis cardiomyopathy. Springer, Berling Heidelberg New York Tokyo, pp 1–5

Schultheiß HP (1987) The mitochondrium as antigen in inflammatory heart disease. Eur Heart J 8 (Suppl J): 203–210

Schultheiß HP (Hrsg.) (1988) New concepts in viral heart disease. Springer, Berlin Heidelberg New York Tokyo

Sobernheim JF (1837) Praktische Diagnostik der inneren Krankheiten mit vorzüglicher Rücksicht und pathologische Anatomie. Hirschwald, Berlin

Tazelaar HD, Billingham ME (1986) Leucocytic infiltrates in idiopathic dilated cardiomyopathy. Am J Surg Pathol 10:405–412

Virchow R (1858) Die Cellularpathologie in ihrer Begründung auf physiologische und pathologische Gewebslehre. Berlin

Weinstein C, Fenoglio JJ (1987) Myocarditis. Hum Pathol 18:613–618

Wekerle H (1983) Zelluläre Grundlagen und Theorie der immunologischen Autoaggression. In: Verhandlungen der Deutschen Gesellschaft für Herz- und Kreislaufforschung 49:111–115, Steinkopff, Darmstadt

Wenger NK, Abelmann WH, Roberts WC (1986) Myocarditis. In: Hurst JW (ed) The heart. McGraw-Hill, New York

Wuhrmann F (1950) Myokarditis-Myokardose-Myokardie. Schweiz Med Wochenschr 715

Wynne J, Braunwald E (1984) The cardiomyopathies and myocarditides. In: Braunwald E (ed) Heart disease. Saunders, Philadelphia London Toronto Mexico City Rio de Janeiro Sydney Tokyo

Zähringer J, Stangl E, Aschauer W, van der Walt M (1985) Virus myocarditis: molecular hybridization allows the detection of virus-RNA in heart muscle after virus infection. J Mol Cell Cardiol 17:83–5

II. Kardiomyopathien

1. Dilatative Kardiomyopathie

T. Meinertz und W. Kasper

Mit 8 Abbildungen

A. Definition

Der Begriff Kardiomyopathie wurde 1957 von Bridgen als nichtkoronare Herzmuskelerkrankung eingeführt. Sinngemäß wird damit eine Gruppe von Herzerkrankungen beschrieben, die sich ätiologisch weder durch Koronargefäßveränderungen noch durch Herzklappenfehler, kongenitale Herzanomalien oder pulmonale bzw. systemische Hypertension erklären läßt. Schon kurz nach seiner Einführung fand dieser Begriff allgemeine Akzeptanz (Goodwin et al. 1961; Mattingly 1961: Harvey et al. 1964). Wie die anderen Formen der Kardiomyopathien läßt sich auch die dilatative Form zwar anatomisch und funktionell positiv, ätiologisch derzeit jedoch nur negativ – d. h. per exclusionem – definieren (z. B. Brandenburg et al. 1981).

Die dilatative Kardiomyopathie ist demnach definitionsgemäß eine Krankheit unbekannter Ätiologie. Sie stellt wahrscheinlich das gemeinsame Endstadium einer Reihe ätiologisch und pathogenetisch unterschiedlicher Erkrankungen dar (Goodwin 1974). Bevor die Diagnose einer dilatativen Kardiomyopathie gestellt werden kann, müssen eine hypertensive, koronare, valvuläre und pulmonal bedingte Herzerkrankung sowie angeborene Anomalien ausgeschlossen werden. Darüber hinaus muß sichergestellt sein, daß keine spezifischen Herzmuskelerkrankungen wie Myokarditiden, metabolische oder toxische Herzerkrankungen vorliegen. Dieses Krankheitsbild wurde in zahlreichen Übersichtsarbeiten und Monographien dargestellt (z. B. Goodwin 1970, 1982, 1985; Goodwin u. Oakley 1972, Abelmann 1978, 1984; Pierpont et al. 1978; Goodwin et al. 1981; Morganroth u. Chen 1980; Hinrichs et al. 1982; Johnson u. Palacios 1982a, b; Just u. Schuster 1983; Robinson u. O'Connell 1983; Schölmerich 1983; Shabetai 1983; Davies 1984; Gaasch u. Zile 1984; Pantely u. Bristow 1984; Brandenburg 1985; Rudolph 1985; Katz et al. 1985).

B. Häufigkeit

Nach den Erfahrungen der nordamerikanischen Autoren Johnson u. Palacios (1982a) liegt die Inzidenz dieser Erkrankung sowohl in den USA als auch in Europa deutlich unter der der koronaren Herzkrankheit. Nach den Erhebungen von TORP (1981 a, 1981 b) beträgt die Inzidenz in Schweden etwa 5–10 Fälle pro Jahr und 100 000 Einwohner. Nach neueren Befunden liegt die Häufigkeit in Großbritannien in einer ähnlichen Größenordnung. Auf 100 000 Einwohner sollen etwa 4,5 bis 13,5 Erkrankungsfälle kommen (WILLIAMS u. OLSEN 1985). Bei Übertragung dieser Befunde auf die Bundesrepublik ist mit vier- bis fünftausend Neuerkrankungen pro Jahr zu rechnen. In einer retrospektiven, in Dänemark durchgeführten Studie, fand sich eine deutlich geringere Inzidenz (BAGGER et al. 1984).

C. Pathologische Anatomie

I. Makroskopischer Befund

Bei der Sektion finden sich zumeist erheblich übergewichtige Herzen mit einer Dilatation aller Herzhöhlen. Das Ausmaß der Hypertrophie wird dabei häufig durch die Dilatation maskiert. Formal ergeben sich daher zum größten Teil Normalwerte für die Wanddicke des linken Ventrikels. Die Dicke der Kammerwände variiert jedoch deutlich von Patient zu Patient. Das Endokard ist üblicherweise verdickt und zum Teil vernarbt. Diese Endokardverdickungen und -vernarbungen erstrecken sich häufig – wenn auch in milder Form – auf die an sich zarten AV-Klappen. Bei bis zu 60% der Herzen findet sich wandständiges, älteres oder frischeres thrombotisches Material (OLSEN 1973, 1979). Hauptlokalisation dieser thrombotischen Auflagerungen ist der linke Ventrikel, Thromben werden jedoch auch im rechten Ventrikel und in den Vorhöfen gefunden. Die Koronargefäße sind definitionsgemäß unauffällig.

II. Histologischer Befund

Bei dieser Erkrankung gibt es keine spezifischen oder besonders typischen histologischen Veränderungen. Die Faseranordnung der Myozyten ist regelmäßig und der Diameter der Muskelfasern im Normbereich (5–12 µm). Es findet sich interstitielles Narbengewebe, meist durch Vermehrung des interstitiellen Kollagens oder seltener auch durch Bindegewebsersatz von Muskelfasern (OLSEN 1979) (Abb. 1). Im Bereich der Zellkerne zeigen sich die für die Hypertrophie von Herzmuskelzellen typischen Veränderungen. Auch andere Zellorganellen wie z. B. Mitochondrien weisen nichtspezifische, uncharakteristische Veränderungen auf. Die histologisch beurteilbaren kleinen Gefäße sind in der Regel normal, lediglich innerhalb bindegewebig veränderter Areale zeigen die Gefäße z. T. eine Intimaverdickung. Mit großer Wahrscheinlichkeit handelt es sich bei diesen Veränderungen um Sekundärphänomene ohne kausalen Bezug zur Entstehung der Erkrankung.

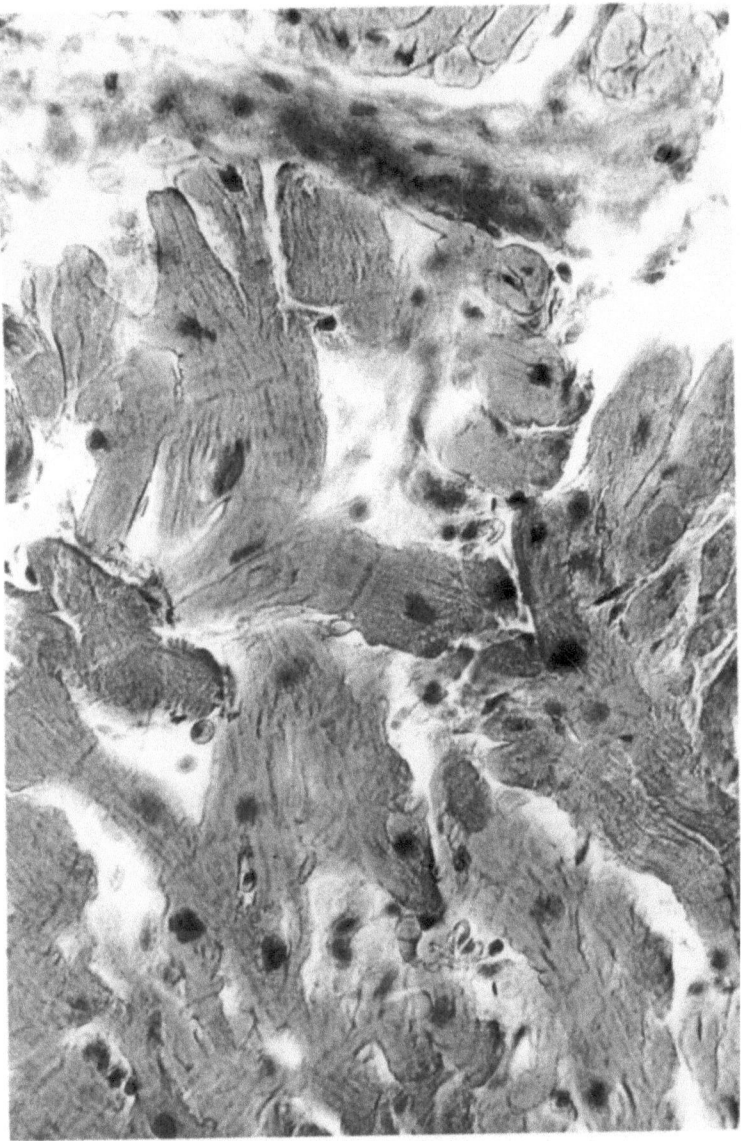

Abb. 1. Dilatative Kardiomyopathie. Dilatative Kardiomyopathie (Myokardbiopsie) mit hypertrophisch verbreiterten Herzmuskelfasern, die in verschiedenen Richtungen verlaufen. Einige Herzmuskelzellen haben große, dunkle polyploide Kerne und verdickte Myofibrillen. Das Interstitium ist aufgelockert und ödematös verbreitert; keine entzündlichen Infiltrate. Hämatoxylin-Eosin, 150 ×

III. Elektronenmikroskopische Befunde

Auch hier finden sich die für die linksventrikuläre Hypertrophie charakteristischen Veränderungen wie Zunahme der Zahl der Mitochondrien und Ribosomen sowie Formvariabilität der Zellorganellen. Zusätzlich werden die typischen Zeichen der Zelldegeneration und des Zellunterganges beobachtet (OLSEN 1973, 1979; MARON et al. 1975). Die Myofibrillen sind in aller Regel normal und nur ausnahmsweise irregulär angeordnet (Abb. 2).

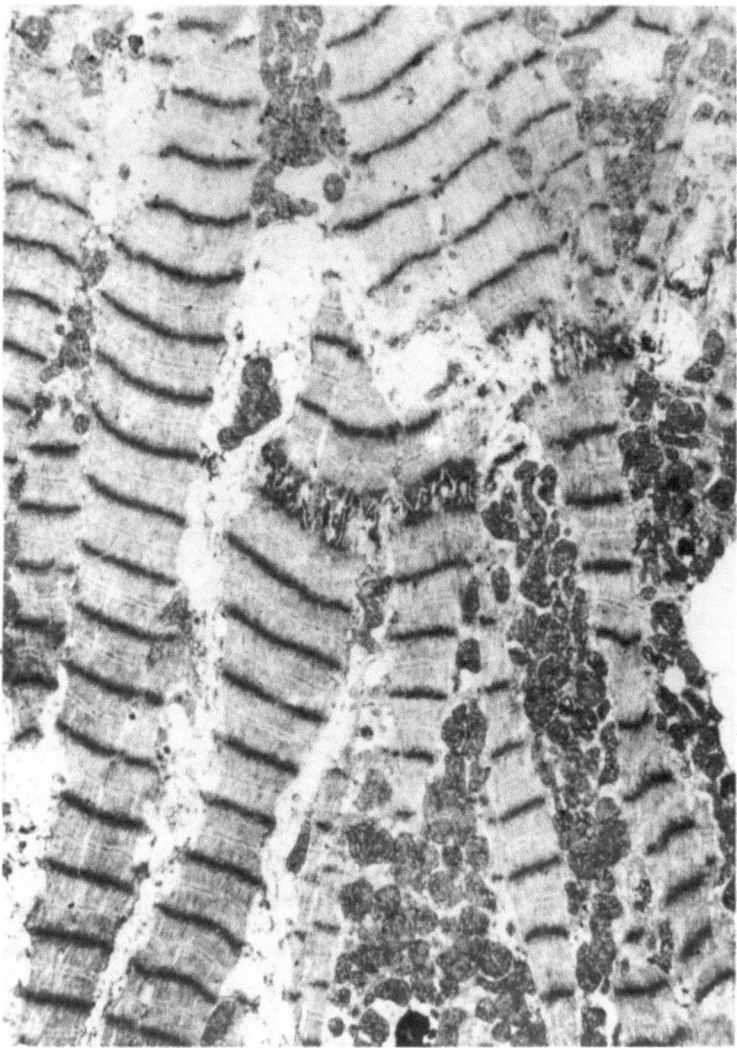

Abb. 2. Elektronenmikroskopischer Befund. Dilatative Kardiomyopathie mit abnorm verzweigten Myofibrillen und Vermehrung der Mitochondrien, Myofibrillen und Glykogengranula. Mitochondrienschwellung, Myelinfiguren und lysosomale Einschlüsse stellen degenerative Veränderungen der Herzmuskelzellen dar

IV. Befunde der endomyokardialen Biopsie

Spezifische histologische Kriterien, nach denen die Diagnose einer dilatativen Kardiomyopathie gestellt werden kann, fehlen (z. B. KUNKEL et al. 1977c). Auch die histologische Diagnose ist im wesentlichen per exclusionem zu stellen. Durch die Untersuchung des Biopsiematerials sollen seltene Herzmuskelerkrankungen wie z. B. Herzbeteiligung bei Stoffwechselerkrankungen, infiltrative oder entzündliche Herzerkrankungen ausgeschlossen werden. Nach einigen Autoren gestatten semiquantitative lichtmikroskopische Auswertungen des Biopsiematerials Aussagen über den Schweregrad der Erkrankung. So beschrieben SCHWARZ et al. (1983), daß es mit zunehmendem Schweregrad der linksventrikulären Funktionsstörung zu einer Reduktion der Volumenfraktion der Myofibrillen und zu einer Zunahme der Fibrose kommt. In ähnlicher Weise konnten FIGULLA et al. (1985) nachweisen, daß eine verminderte myofibrilläre Volumenfraktion ($<60\%$) auf eine ungünstige Prognose hinweist.

V. Biochemische Befunde

Nach Befunden von RICHARDSON et al. (1982) sollen im Biopsiematerial von Patienten mit dilatativer Kardiomyopathie und alkoholtoxischer Herzerkrankung unterschiedliche Aktivitäten bestimmter Enzyme nachweisbar sein. So wiesen Patienten mit dilatativer Kardiomyopathie erheblich geringere Enzymaktivitäten der Kreatinphosphokinase, Laktatdehydrogenase, α-Hydroxybutyratdehydrogenase und der Malatdehydrogenase auf. Daher könnten biochemische Untersuchungen des Biopsiematerials bei der Differenzierung zwischen dilatativer Kardiomyopathie und alkoholischer Herzerkrankung von Nutzen sein.

Auch der klinische und hämodynamische Schweregrad der dilatativen Kardiomyopathie soll mit bestimmten biochemischen Veränderungen, die im Biopsiematerial erfaßt werden können, korrelieren. So fanden SCHULTHEISSS et al. (1980) ein verändertes Isoenzymmuster der Laktatdehydrogenase in Abhängigkeit vom Schweregrad dilatativer Kardiomyopathie. Mit zunehmendem Schweregrad der Erkrankung erhöhte sich die Konzentration des Isoenzyms LDH 5.

Ingesamt haben jedoch quantitative histologische, elektronenmikroskopische, histochemische und biochemische Aufarbeitungen von Biopsiematerial bis heute nur für wissenschaftliche Fragestellungen Bedeutung.

D. Ätiologie und Pathogenese

Definitionsgemäß handelt es sich um eine Erkrankung unklarer bzw. ungeklärter Ätiologie und Pathogenese. Dieser Definition widerspricht nicht, daß verschiedene ätiologische Faktoren und pathogenetische Mechanismen nach heutiger Vorstellung für ihre Entstehung von Bedeutung sind. Bedeutsam können solche Faktoren sowohl im Sinne einer Krankheitsursache oder Teilursache als auch im

Sinne einer Auslösung, Erhaltung oder Verstärkung des Krankheitsgeschehens sein. Die Erkennung solcher Ursachen ist gerade unter dem Aspekt einer ätiologisch orientierten Therapie wichtig. Im weitgehend uniformen Endstadium der Erkrankung ist beim Einzelpatienten eine Identifikation ätiologischer Faktoren normalerweise unmöglich. Es wird daher darauf ankommen, schon im Frühstadium pathogenetische und ätiologische Faktoren zu erkennen, um diese erfolgreich prophylaktisch und therapeutisch beeinflussen zu können.

Die Entstehung der Erkrankung wird üblicherweise mit folgenden ätiologischen Bedingungen in Zusammenhang gebracht; „Genetische (familiäre) Disposition", „immunologische Disposition", häufig unerkannt abgelaufene virale Herzmuskelerkrankungen, arterielle Hypertonie und Schwangerschaft. Für die Pathogenese sollen unter anderem besondere „immunologische Reaktionsmuster", „metabolische Störungen" sowie „Störungen der Mikrozirkulation" des Herzens verantwortlich sein.

I. Genetische (familiäre) Disposition

Familiäre Formen der dilatativen Kardiomyopathie wurden bis heute nur selten und im wesentlichen in kasuistischen Mitteilungen beschrieben (BATTERSBY u. GLENNER 1961; BECKER et al. 1969; ANSELMI et al. 1975; CSANADY u. SZASZ 1976; ROSS et al. 1978; HARTVEIT et al. 1981; O'CONNELL et al. 1984; SCHRÄDER et al. 1985). Eine familiäre Häufung soll bei lediglich etwa 5% aller dilatativen Kardiomyopathie-Erkrankungen nachweisbar sein (LOOGEN u. KUHN 1975). Ein einheitlicher Erbgang läßt sich aus der angeführten Literatur nicht ableiten. Ebenso fehlen Hinweise, daß in den beobachteten Familien zusätzliche ätiologische oder pathogenetische Faktoren eine einheitliche Rolle spielen. Auch unter den Gesichtspunkten klinischer Charakteristika, hämodynamischer Veränderungen und histologischer Befunde unterscheidet sich diese nicht von den übrigen Formen. Dies schließt jedoch keineswegs aus, daß der familiären Form der Erkrankung ein – noch zu definierender – einheitlicher genetischer, molekularbiologischer oder biochemischer Mechanismus zugrunde liegen könnte. In der Literatur finden sich mehrere Fallberichte über besondere Formen familiärer Kardiomyopathien. So beschrieben CONNOM u. HANCOCK (1974) ein Syndrom einer kongenitalen dilatativen Kardiomyopathie mit Mitralinsuffizienz, vollständigem AV-Block und atrialen Rhythmusstörungen. Eine ähnliche Assoziation von ventrikulären Arrhythmien und linksventrikulärer Dysfunktion bei familiärer Kardiomyopathie wurde von LINDVAL et al. (1983) beschrieben. Nach Literaturbefunden soll in Einzelfällen auch die peripartale Kardiomyopathie familiär gehäuft auftreten (VOSS et al. 1984).

II. Immunologische Disposition

Bei der dilatativen Kardiomyopathie wurde eine Reihe von Besonderheiten der zellulären Immunantwort beschrieben (s. LOWRY et al. 1985a). Deren Bedeutung für Ätiologie und Pathogenese ist jedoch durchaus umstritten und letztlich unbestimmt. Der verbreiteten Vorstellung nach soll eine äußere Noxe (z. B. eine virale Infektion) eine Schädigung des Herzmuskelgewebes initiieren, deren Auswirkungen durch eine entsprechende immunologische Antwort perpetuiert und verstärkt werden. Wie bei verschiedenen anderen Erkrankungen kommt es hierbei zum Auftreten von Autoantikörpern gegen Herzmuskelgewebe. Derartige gegen eigenes Herzmuskelgewebe gerichtete Antikörper wurden auch bei anderen kardialen Erkrankungen wie bei akuten rheumatischem Fieber, Postkardiotomie-Syndrom, Perimyokarditis und nach akutem Myokardinfarkt beobachtet. Bei der dilatativen Kardiomyopathie kann derartigen Antikörpern eine ganz unterschiedliche pathogenetische Funktion bzw. Bedeutung zukommen:

a) Die Antikörper sind lediglich diagnostische Marker für die Erkrankung und spielen bei der Pathogenese keine Rolle.
b) Die Antikörper selbst wirken direkt zytotoxisch auf Herzmuskelzellen.
c) Die Antikörper – an sarkolemmale Strukturen gebunden – wirken indirekt über eine durch Lymphozyten vermittelte Zellschädigung zytotoxisch.
d) Die Antikörper blockieren antigene Strukturen von Herzmuskelzellen und schützen diese so vor dem Angriff sensibilisierter Lymphozyten.

III. Zirkulierende herzmuskelspezifische Antikörper gegen Myolemm

Derartige herzmuskelspezifische Antikörper gegen Myolemm (antimyolemmale Antikörper) werden bei einer Reihe von Patienten (20–30%) mit dilatativer Kardiomyopathie beobachtet. Anamnestisch findet man bei diesen Patienten Hinweise für eine abgelaufene Perimyokarditis (MAISCH et al. 1983). Diese Antikörper sind nicht nur im Serum, sondern auch im Biopsiematerial – hier an sarkolemmale Strukturen gebunden – nachweisbar. In Anwesenheit von Komplement induzieren die Antikörper eine Zytolyse vitaler Kardiozyten. Ähnliche muskelspezifische, zytolytisch aktive, antimyolemmale Antikörper fanden sich auch bei tuberkulöser Perikarditis und bei akuter viraler Perimyokarditis durch kardiotrope Viren (MAISCH et al. 1982). Auch von anderen Arbeitsgruppen wurden wiederholt antimyolemmale Antikörper bei Patienten mit dilatativer Kardiomyopathie und entsprechender Anamnese nachgewiesen. Gleiches gilt für die im Biopsiematerial festgestellten an Sarkolemm gebundenen Antikörper und die bei einigen Patienten nachweisbaren zirkulierenden Immunkomplexe (MAISCH et al. 1983). Die Ergebnisse verschiedener Arbeitsgruppen sind jedoch infolge methodischer und technischer Unterschiede der Nachweisverfahren nicht direkt vergleichbar. Insgesamt sprechen die Untersuchungsergebnisse jedoch dafür, daß diesen zytotoxisch wirksamen antimyolemmalen Antikörpern bei Patienten mit dilatativer Kardiomyopathie und anamnestisch nachweisbarer Myokarditis nicht nur diagnostische, sondern auch pathogenetische Bedeutung zukommt. Diese Form der Erkrankung dilatativer Kardiomyopathie stellt demnach eine pathogenetisch und nosologisch einheitliche Erkrankung dar. Hierfür spricht auch, daß derartige Antikörper nur selten ohne entsprechende Anamnese nachweisbar sind.

IV. Antikörper gegen Myofibrillen (Actomyosin-Typ) und/oder interfibrilläre Strukturen

Bei anderen Formen der dilatativen Kardiomyopathie (keine entzündliche Anamnese) werden häufig Antikörper gegen Myofibrillen oder interfibrilläre Strukturen beobachtet. Solche Antikörper finden sich bei etwa 20–60% dieser Patienten. Der Häufigkeitsnachweis korreliert dabei positiv mit dem klinischen Schweregrad der Erkrankung. Beide Antikörpertypen sind nicht spezifisch für die dilatative Kardiomyopathie, sondern werden z. B. auch bei hypertropher Kardiomyopathie gefunden (MAISCH et al. 1980). Für die Pathogenese der dilatativen Kardiomyopathie scheinen diese Antikörper keine Bedeutung zu haben.

V. Lymphozyten-vermittelte Zytotoxizität

Eine weitere Gruppe von Patienten mit dilatativer Kardiomyopathie zeichnet sich serologisch durch den Nachweis einer durch Lymphozyten vermittelten Zytotoxizität gegenüber heterologen Kardiozyten aus. Solche Phänomene finden sich nicht bei postmyokarditischer dilatativer Kardiomyopathie, sondern bei 33% der Patienten mit dilatativer Kardiomyopathie anderer Genese (MAISCH et al. 1983). Unklar ist, ob es sich hierbei um eine unspezifische, ungerichtete Zytotoxizität aktivierter Lymphozyten oder um einen zielgerichteten organspezifischen Angriff handelt.

VI. Suppressor-Zell-Aktivität

Umstritten ist, ob die Antikörper-abhängige Zytolyse bei postmyokarditischer dilatativer Kardiomyopathie oder die veränderte Lymphozytotoxizität gegenüber heterologen Kardiozyten bei bestimmten Formen der dilatativen Kardiomyopathie durch eine veränderte Suppressor-Zell-Aktivität moduliert wird (z. B. FOWLES et al. 1979; ANDERSON et al. 1982; BOLTE et al. 1982; ECKSTEIN et al. 1982, MAISCH et al. 1983; BOLTE 1985). Eine solche Annahme könnte plausibel die Persistenz von Autoantikörpern und zellulärer Immunreaktion erklären.

Die Synthese dieser Antikörper erfolgt durch B-Lymphozyten. Helfer- und Suppressor-T-Zellen können diesen Vorgang quantitativ beeinflussen. So führt eine reduzierte Suppressor-T-Zell-Aktivität zum Beispiel zu einer ungebremsten Antikörper-Produktion. FOWLES et al. (1979) wiesen erstmals in einer systematischen Studie auf eine reduzierte T-Zell-Suppressor-Aktivität bei Patienten mit dilatativer Kardiomyopathie hin. Bei z.T. methodisch unterschiedlichem Vorgehen konnte dieser Befund von ECKSTEIN et al. (1982) bestätigt werden. Auch in einer neueren Untersuchung an afrikanischen Patienten mit dilatativer Kardiomyopathie wurde nachgewiesen, daß bei einer Reihe der Erkrankten der Helfer/Suppressor-Zell-Quotient pathologisch gesteigert ist (SANDERSON et al. 1985). Dies deutet darauf hin, daß auch bei den in Afrika vorkommenden Formen der dilatativen Kardiomyopathie eine veränderte Immunreaktion pathogenetisch von Bedeutung sein könnte. Nach anderen, ebenfalls neueren Befunden sollen

Patienten mit dilatativer Kardiomyopathie keine im Vergleich zu Herzgesunden veränderte zelluläre Immunantwort aufweisen (LOWRY et al. 1985 b).

VII. Histokompatibilität

Die Aktivität der T-Suppressorzellen scheint durch Histokompatibilitätsgene des Chromosoms 6 reguliert zu werden. Nicht unerwartet fanden sich bei Patienten mit reduzierter T-Zell-Suppressoraktivität vermehrt bestimmte HLA-Genkonstellationen A 11, A 28, A 29, B 12, B 15, B 16, B 17 (ECKSTEIN et al. 1984). Nach anderen Autoren (ANDERSON et al. 1984) sollen die HLA B Haplotypen B 27 und B 41 sowie HLA DR Haplotypen DR 4 und DR 6Y besonders mit dem Vorkommen einer dilatativen Kardiomyopathie assoziiert sein. Für die HLA Typen DR 4 und B 27 fand sich bei Patienten mit dilatativer Kardiomyopathie eine deutliche Überrepresentation (54 vs. 32% bzw. 29 vs. 3% der Kontrollpersonen).

VIII. Virusmyokarditis

Es ist heute unbestritten, daß eine dilatative Kardiomyopathie Folgezustand einer anamnestisch häufig nicht nachweisbaren Virusmyokarditis sein kann. Ebenso ist es möglich, daß eine akut verlaufende Virusmyokarditis kontinuierlich in den Zustand einer dilatativen Kardiomyopathie übergeht. Bei konsequenter Handhabung der Definitionskriterien dürfen solche Erkrankungen nicht unter dem Oberbegriff dilatative Kardiomyopathie subsumiert werden. Da die diagnostischen Kriterien für die akute Virusmyokarditis bekanntermaßen problematisch sind, werden diese Erkrankungsverläufe dennoch der dilatativen Kardiomyopathie zugeordnet. Zur Debatte steht auch heute noch, wie häufig eine dilatative Kardiomyopathie Folgezustand einer Virusmyokarditis ist. FUSTER et al. (1981) beschrieben bei 20% ihrer Patienten ein influenzaähnliches Syndrom innerhalb von sechzig Tagen vor Erstmanifestation der Erkrankung. Die Diagnose einer Virusmyokarditis läßt sich aufgrund anamnestischer, klinischer und laborchemischer Parameter nur vermuten und nicht ausreichend sichern. Daher wird unter Anwendung solcher Untersuchungsverfahren nicht zu klären sein, wie häufig eine dilatative Kardiomyopathie Folgezustand einer akuten Myokarditis ist. Die Diagnose einer aktiven myokardialen Entzündung läßt sich nur bioptisch-histologisch oder autoptisch stellen. Unter Berücksichtigung bioptisch-histologischer Befunde finden sich bei 10–65% aller Patienten mit dilatativer Kardiomyopathie Hinweise für eine aktive Entzündung im Sinne einer Myokarditis (MASON et al. 1980; BAANDRUP u. OLSEN 1981; NIPPOLDT et al. 1982; KEREIAKES u. PARMLEY 1984; LEWIS et al. 1985). Die Untersuchungsergebnisse zweier Studien weisen auf eine besonders hohe Häufigkeit derartiger entzündlicher Veränderungen bei Patienten mit dilatativer Kardiomyopathie hin. In diesen Studien fanden sich bei 54 bzw. 33% der konsekutiv untersuchten Patienten mit dilatativer Kardiomyopathie Hinweise für entzündliche Veränderungen (ZEE-CHENG et al. 1984; DEC et al. 1985). Die erheblich unterschiedlichen Häufigkeitsangaben sind wahrscheinlich auf die verschiedenartige Zusammensetzung der untersuchten Patientenkollektive zurückzuführen. Dies trifft besonders auf den Zeitraum zwischen Endomyokardbiopsie und vermutlich durchgemachter Myokarditis zu. Rückschlüsse auf die tatsächliche Häufigkeit einer postmyokarditischen Genese einer dilatativen Kardiomyopathie lassen sich aus den Untersuchungsergebnissen dieser Studien kaum ziehen. Von Wichtigkeit ist diesbezüglich die oben erwähnte Studie von DEC et al. (1985). Sie untersuchten den klinischen Verlauf von 27 Patienten mit dem Bild einer akuten kongestiven Herzinsuffizienz vermutlich entzündlicher Genese (Symptome weniger als 6 Monate). Bei 18 dieser Patienten fanden sich in der endomyokardialen Biopsie typische Zeichen einer Myokarditis. Dies war besonders häufig bei Patienten mit einem weniger als 4 Wochen dauernden Krankheitsverlauf. Der klinische Verlauf erbrachte bei 40% der Patienten eine Besserung der linksventrikulären Funktion, bei den restlichen dagegen eine Funktionsverschlechterung. Alle Patienten boten im Verlauf das klinische Bild einer dilatativen Kardiomyopathie. Dieser Befund zeigt, daß eine akute Myokarditis – häufig nur histologisch nachweisbar – kontinuierlich in eine dilatative Kardiomyopathie übergehen kann. Allerdings bleibt auch aufgrund dieser Studie die Frage offen, wie häufig derartige Übergänge vorkommen. Bei kritischer Wertung der zitierten Literaturbefunde kann man davon ausgehen, daß bei 15–30% aller Patienten mit dilatativer Kardiomyopathie eine postmyokarditische Genese wahrscheinlich ist. Der mögliche Zusammenhang kann im positiven Fall durch den Nachweis entzündlicher Veränderungen in der Myokardbiopsie – insbesondere in den ersten Wochen nach Erkrankungsbeginn – gesichert werden. Ein negatives Ergebnis der Myokardbiopsie – fehlender Nachweis entzündlicher Veränderungen – schließt weder im frühen noch im späten Stadium der dilatativen Kardiomyopathie eine myokarditische Genese aus.

IX. „Metabolische Disposition"

Die relativ hohe Inzidenz dieser Erkrankung in Ländern mit niedrigem Bruttosozialprodukt könnte auf die Bedeutung von Ernährungsgewohnheiten für die Entstehung hinweisen. Die früher häufig geäußerte Ansicht, daß allgemeine Unterernährung oder Proteinmangel per se Ursache einer dilatativen Kardiomyopathie sein könne, hat sich in der Folgezeit weder experimentell noch klinisch bestätigen lassen. Ein handgreifliches Indiz dafür, daß bei bestimmten Formen der dilatativen Kardiomyopathie ein metabolischer Mangelzustand ätiologisch bedeutsam ist, stammt von ursprünglich in China und kürzlich auch in Europa gemachten Beobachtungen. In einer großen Untersuchungsserie in China ergab sich der überraschende Befund, daß sich zahlreiche jugendliche Patienten mit dilatativer Kardiomyopathie in einem offensichtlichen Mangelzustand an Selen befanden (Keshan Disease Research Group of the Chinese Academy of Medical Sciences, Beijing, 1979a, b). Man konnte nachweisen, daß die Zufuhr des essentiellen Spurenelementes Selen durch die Nahrung in dieser Region Chinas (Provinz Keshan) unzureichend war. Auch in Europa fand man bei einer großen Zahl von Patienten mit dilatativer Kardiomyopathie erniedrigte Selen-Plasmakonzentrationen (OSTER et al. 1983). In einer Fallbeschreibung konnte gezeigt werden, daß ein Selenmangel im Verlauf einer parenteralen Ernährung zu einer dilatativen

Kardiomyopathie führen kann (FLEMING et al. 1982). Ungeklärt ist, ob es sich beim Selenmangel tatsächlich um einen Kausalfaktor für die Pathogenese der Erkrankung oder lediglich um ein Epiphänomen handelt.

X. „Störungen der Mikrozirkulation"

In tierexperimentellen Studien an syrischen Hamstern und an der hypertensiv-diabetischen Ratte ergaben sich Anhaltspunkte dafür, daß Spasmen im Bereich der Endstrombahn des Koronargefäßsystems zu Nekrosen und konsekutiver Linksherzhypertrophie führen können (z. B. FACTOR u. SONNENBLICK 1982; FACTOR et al. 1982; SONNENBLICK et al. 1985). Letztendlich resultiert aus solchen Veränderungen eine Linksherzdilatation und damit das tierexperimentelle Äquivalent einer dilatativen Kardiomyopathie. Beim Menschen fehlen bis heute sichere Hinweise dafür, daß derartige Gefäßspasmen für die Pathogenese der dilatativen Kardiomyopathie von Bedeutung sind (MATSUBARA et al. 1984).

XI. Äthylalkohol

Erheblicher Abusus von Äthylalkohol über einen mehrjährigen Zeitraum kann per se zu einer kongestiven Herzinsuffizienz führen, die klinisch nicht von der dilatativen Kardiomyopathie zu unterscheiden ist. Entsprechend der oben genannten Definition sollte diese Form der dilatativen Kardiomyopathie nicht unter dem Begriff der dilatativen Kardiomyopathie subsumiert, sondern als alkoholische Herzerkrankung bezeichnet werden. Andererseits scheint bei einer Reihe von Patienten mäßiger Alkoholkonsum als Kofaktor zur Ausbildung der dilatativen Kardiomyopathie beizutragen. Unter solchen Umständen ist eine Klassifikation dieser Patienten in die Gruppe der dilatativen Kardiomyopathie definitionsgemäß möglich und sinnvoll. Das Problem bei Verwendung derartiger Einteilungskriterien ist offensichtlich: Zum einen sind Menge und Zeitraum des Alkoholkonsums beim Einzelpatienten schwer bestimmbar, zum anderen ist die Grenze zwischen erheblichem Abusus und mäßigem Alkoholkonsum Definitionssache und nicht verbindlich in Zahlen anzugeben. Insgesamt scheint es aus pragmatischen Gesichtspunkten zweckmäßig, dem Vorschlag von GOODWIN zu folgen und Patienten mit einem gewohnheitsmäßigen Alkoholkonsum von mehr als 60–120 g Alkohol täglich nicht in die Diagnosegruppe dilatativer Kardiomyopathie aufzunehmen. In ähnlicher Weise schlossen FUSTER et al. (1981) in ihrer umfangreichen retrospektiven Studie zum natürlichen Verlauf der dilatativen Kardiomyopathie Patienten mit einem „exzessiven", gewohnheitsmäßigen Alkoholkonsum aus.

XII. Hypertonie

Die hypertensive sollte ebenso wie die alkoholische Herzerkrankung definitionsgemäß von der dilatativen Kardiomyopathie unterschieden werden. 15 von 55 von JOHNSON u. PALACIOS (1982a, b) beschriebenen Patienten hatten anamnestisch hypertensive Blutdruckwerte. Eine bereits bekannte erhebliche Hypertonie (Fundus hypertonicus > I) ist mit der Diagnose einer dilatativen Kardiomyopathie nicht vereinbar. Andererseits sprechen anamnestisch gering erhöhte Blutdruckwerte mit fehlenden oder nur geringen Fundusveränderungen durchaus nicht gegen die Diagnose einer dilatativen Kardiomyopathie. Man nimmt an, daß eine derartige Hypertonie als Kofaktor zur Genese beitragen kann.

XIII. Schwangerschaft

Die peripartale dilatative Kardiomyopathie stellt nach betroffenem Personenkreis, geographischem Verteilungsmuster und klinischem Verlauf ein eigenes Krankheitsbild dar und wird gesondert abgehandelt.

E. Hämodynamik und Pathophysiologie

Das Vollbild der Erkrankung ist durch eine Minderung der systolischen Funktion, eine Dilatation des linken Ventrikels und eine Abnahme der linksventrikulären Auswurffraktion gekennzeichnet. Dabei ist die Dilatation des linken Ventrikels zum einen Folge der reduzierten linksventrikulären Funktion, zum anderen ein Kompensationsmechanismus zur Aufrechterhaltung der linksventrikulären Auswurfleistung. Die Minderung der systolischen Funktion und im weiteren Verlauf auch die linksventrikuläre Dilatation sind schon im präklinischen Stadium der Erkrankung nachweisbar. Zu diesem Zeitpunkt liegt die linksventrikuläre Auswurffraktion noch im Normbereich oder nur wenig unterhalb der Normgrenze (etwa im Bereich zwischen 55 und 40%). Im Verlauf der Erkrankung kommt es zu einer weiteren Reduktion der linksventrikulären Ejektionsfraktion auf Werte von weniger als 40%. Erst bei Unterschreiten einer solchen Auswurffraktion treten in der Regel Symptome der Belastungsherzinsuffizienz auf. Es wurde daher vorgeschlagen, den Begriff einer dilatativer Kardiomyopathie erst bei Vorliegen dieses Charakteristikums anzuwenden (JOHNSON u. PALACIOS 1982a, b).

Das fortgeschrittene Stadium der Erkrankung ist neben den beschriebenen Veränderungen der systolischen Funktion, der linksventrikulären Volumina und der linksventrikulären Auswurffraktion zusätzlich durch eine abnormale Beziehung zwischen linksventrikulären Drucken und Volumina (abnormer Verlauf der Frank-Starling-Kurve) gekennzeichnet. Der Verlauf dieser Beziehung ist von Patient zu Patient außerordentlich unterschiedlich, zeigt jedoch insgesamt eine deutliche Rechtsverschiebung und Abflachung. Entsprechend sind die gemessenen diastolischen Druckwerte für ein gegebenes Ventrikelvolumen geringer als normal (sog. supernormaler Verlauf der Frank-Starling-Kurve). Somit charakterisieren die linksventrikulären Volumina und die linksventrikuläre Auswurffraktion den hämodynamischen Zustand eines Patienten besser als die Füllungsdrucke oder der Cardiac-Index.

Im hämodynamisch fortgeschrittenen Stadium der Erkrankung (linksventrikuläre Ejektionsfraktion < 25%) findet sich bei nahezu zwei Dritteln aller Patienten eine Mitralklappeninsuffizienz, meist jedoch von geringer hämodynamischer Bedeutung. Bei gleichzeitigem Vorhandensein einer Mitralinsuffizienz und einer schweren linksventrikulären Funktionsstörung (linksventrikuläre Auswurffraktion < 40%) liegt in der Regel eine dilatative Kardiomyopathie mit begleitender Mitralinsuffizienz und keine primäre Mitralklappenerkrankung vor (JOHNSON u. PALACIOS 1982a, b).

Mit zunehmender kardialer Funktionseinschränkung finden sich auch bei dieser Erkrankung die für die Herzinsuffizienz generell typischen Veränderungen der Hämodynamik im großen und kleinen Kreislauf. Sie unterscheiden sich nicht von Veränderungen, wie sie bei einer Herzinsuffizienz im Rahmen anderer Erkrankungen beobachtet werden.

Über die zusätzliche Beteiligung des rechten Herzens liegen nur relativ wenige Befunde vor. Sicher ist, daß es im Endstadium der Erkrankung zu einer biventrikulären Herzinsuffizienz kommt. Warum bei einigen Patienten auch im frühen Stadium – ohne Druckanstieg im Lungenkreislauf – Zeichen einer Rechtsherzbeteiligung vorhanden sind, ist unbekannt. Der pulmonalvaskuläre Widerstand ist nur bei wenigen dieser Patienten erhöht. Eine Beeinträchtigung der rechtsventrikulären Hämodynamik könnte z. B. durch Verdrängung des interventrikulären Septums in das rechtsventrikuläre Cavum („Bernheim-Effect") zustande kommen. Bei einer anderen Gruppe von Patienten mit dilatativer Kardiomyopathie finden sich zusätzlich zu den oben beschriebenen hämodynamischen Veränderungen Charakteristika wie sie für eine restriktive Kardiomyopathie typisch sind. Über deren Ursache und klinische Relevanz ist nichts bekannt.

F. Klinisches Bild

I. Anamnese

Fieberhafte Viruserkrankungen sollen bei 20% der Patienten einer klinischen Manifestation der dilatativen Kardiomyopathie vorangehen (FUSTER et al. 1981). Anamnestisch faßbares, akutes rheumatisches Fieber fand sich bei 8% aller Patienten mit dilatativer Kardiomyopathie (FUSTER et al. 1981). JOHNSON u. PALACIOS (1982a, b) beobachteten bei 17 von 55 Patienten mit dilatativer Kardiomyopathie hypertensive Blutdruckwerte vor Erkrankungsbeginn. Nach GOODWIN (1970) soll Alkoholabusus nicht als alleinige, sondern als zusätzliche Ursache zur Entstehung einer dilatativen Kardiomyopathie beitragen können. Bei 16 von 74 Patienten fanden sich hierfür Hinweise. Nach Befunden anderer Autoren soll ein z. T. erheblicher Alkoholkonsum bei 30–80% der Patienten mit dilatativer Kardiomyopathie anamnestisch nachweisbar sein. Bei einer relativ kleinen Zahl von Patienten findet sich eine familiäre Häufung der Erkrankung (s. Kap. D.).

II. Symptome und klinischer Untersuchungsbefund

Eine dilatative Kardiomyopathie kann in praktisch jedem Lebensalter auftreten (FOWLER et al. 1962). Eine besondere Häufung findet sich zwischen dem 20. und

60. Lebensjahr mit einem bevorzugten Beginn der Erkrankung etwa um das 40. Lebensjahr. Es ist davon auszugehen, daß die Erkrankung in aller Regel zunächst klinisch stumm verläuft. Erst bei erheblicher linksventrikulärer Funktionsbeeinträchtigung finden sich entsprechende klinische Symptome. Andererseits wird bei einer Reihe von Patienten die Erkrankung im Rahmen elektrokardiographischer, echokardiographischer oder röntgenologischer Routineuntersuchungen praktisch per Zufall entdeckt.

Der klinische Beginn der Erkrankung ist zumeist schwierig zu bestimmen. Häufig berichten die Patienten über monatelang bestehende, uncharakteristische körperliche Leistungsschwäche, kardiale Schmerzen sowie Unregelmäßigkeiten des Herzschlages. Andererseits kann die Erkrankung auch plötzlich unter dem Bild einer akuten Linksherzinsuffizienz beginnen.

Klinisch lassen sich sowohl bezüglich des Beschwerdebildes als auch des Untersuchungsbefundes drei Stadien unterscheiden:

1. Asymptomatisches oder gering symptomatisches Stadium

Typische klinische Symptome zu Beginn der Erkrankung sind Angina pectoris-ähnliche Brustschmerzen, Palpitationen sowie Einschränkung der körperlichen Leistungsfähigkeit und Dyspnoe bei starker körperlicher Belastung. Aufgrund derartig uncharakteristischer Symptome kann lediglich eine Verdachtsdiagnose gestellt werden. Ebenso uncharakteristisch ist der in diesem klinischen Stadium angetroffene Untersuchungsbefund. Ein Großteil dieser Patienten zeigt einen vollständig normalen Befund, bei einigen Patienten fallen lediglich ein abnormer linksventrikulärer Impuls sowie ein 4. und/oder 3. Herzton auf.

2. Symptomatisches Stadium

Neben den oben genannten subjektiven Symptomen wie Brustschmerzen, Palpitationen und uncharakteristischer Leistungsschwäche zeigen die Patienten in diesem Stadium die typischen Symptome der Belastungsherzinsuffizienz bei schwerer bzw. im weiter fortgeschrittenen Stadium auch bei leichter körperlicher Belastung. Bei der Untersuchung der Patienten finden sich eine palpatorisch erfaßbare Vergrößerung des Herzens sowie ein präsystolischer und protodiastolischer Zusatzton, bei etwa 20–30% der Patienten eine absolute Arrhythmie mit Vorhofflimmern, bei etwa dem gleichen Prozentsatz der Patienten ein Linksschenkelblock mit paradoxer Spaltung des II. Herztones. Die häufig beobachtbare Sinustachykardie und der leicht unterdrückbare Puls sind Ausdruck der reduzierten linksventrikulären Auswurffraktion.

3. Fortgeschrittenes Stadium

Dieses Stadium der Erkrankung ist durch das klinische Bild der Belastungsherzinsuffizienz (NYHA III) oder Ruheherzinsuffizienz charakterisiert. Die nahezu bei allen Patienten in diesem Stadium nachweisbaren schweren ventrikulären Rhythmusstörungen führen in Einzelfällen zu Synkopen und nicht selten zum plötzlichen Herztod. Trotz intensiver medikamentöser Maßnahmen entwickelt sich bei vielen dieser Patienten ein chronisches „low-output-Syndrom" mit entsprechender Minderperfusion der Körperperipherie. Im Gegensatz hierzu lassen sich die Zeichen der Rechtsherzinsuffizienz medikamentös beeinflussen. Klinisch faßbare Zeichen systemischer oder pulmonaler Embolien werden bei 20% der Patienten mit einer Häufigkeit von etwa 6% pro Jahr beobachtet (FUSTER et al. 1981).

G. Nichtinvasive Untersuchungsverfahren

I. Oberflächen-EKG

Kaum ein Patient mit dilatativer Kardiomyopathie hat ein vollständig normales Oberflächen-EKG (SEGAL et al. 1978). Lediglich bei 3 von 115 Patienten der von diesen Autoren berichteten Serie ergab sich ein elektrokardiographisch unauffälliger Befund. Andererseits sind alle nachweisbaren Veränderungen des Oberflächen-EKGs unspezifisch und nur in ihrer Kombination diagnostisch wegweisend. Die Veränderungen des Oberflächen-EKGs wurden in einer zusammenfassenden Übersicht der neueren Literatur durch v. MENGDEN et al. (1982) eingehend analysiert und zusammengestellt. Hierbei fanden die Oberflächen-EKG-Daten von 439 Patienten aus 11 Studien Berücksichtigung (HESS et al. 1977; 1981a; KUNKEL et al. 1977a, b); BRISTOW et al. 1978; BAUDET et al. 1979; BEULCKE et al. 1979; DARSEE et al. 1979; PEDERSEN et al. 1979; ALBRECHT u. MÜLLER-OERLINGHAUSEN 1980; SCHUSTER u. BULKLEY 1980; KUHN et al. 1981). Die am häufigsten im Gesamtkollektiv nachweisbaren Veränderungen waren: Veränderungen des ST-T-Segmentes (47,7%), sog. Infarktzeichen insbesondere im Bereich der Vorderwand (35,7%), AV-Blockbildungen I° (35,5%), ventrikuläre Extrasystolen (31,5%), Zeichen der linksventrikulären Hypertrophie (30,6%) sowie ein Linksschenkelblock (29,0%). Eine absolute Arrhythmie mit Vorhofflimmern fand sich in dieser Sammelstatistik bei 22,2% der Patienten.

Nach v. MENGDEN et al. (1982) sind die elektrokardiographischen Zeichen eines abgelaufenen Vorderwandinfarktes in Kombination mit fehlender rechtspräkordialen R-Progression und den Voltagekriterien der linksventrikulären Hypertrophie besonders typisch. Aus dieser Sammelstatistik wird weiterhin deutlich, daß Erregungsleitungsstörungen für diese Erkrankung charakteristisch sind. Besonders häufig wurden AV-Blockierungen I°, linksanteriorer Hemiblock sowie ein Linksschenkelblock beschrieben.

Nach einigen Autoren soll der Linksschenkelblock ein für diese Erkrankung auch im Frühstadium charakteristisches Merkmal sein. Nach LOOGEN u. KUHN (1977, 1982) und KUHN et al. (1978) finden sich bei asymptomischen Patienten mit Linksschenkelblockbild häufig pathologische Veränderungen des intrakardialen EKGs, pathologische Befunde in der endomyokardialen Biopsie und eine pathologische Hämodynamik unter Belastungsbedingungen. Die Autoren schlugen vor, diesen Zustand als latente Kardiomyopathie – Vorstadium oder Frühstadium der dilatativen Kardiomyopathie – zu bezeichnen.

II. Langzeit-EKG

Systematische Studien der letzten Jahre (HUANG et al. 1983; MEINERTZ et al. 1984; v. OLSHAUSEN et al. 1984) haben gezeigt, daß komplexe ventrikuläre Arrhythmien mit einer ungewöhnlichen Häufigkeit nachweisbar sind. Auf nähere Einzelheiten wird später eingegangen (s. Abschn. J.).

III. Echokardiographie

Der erste Verdacht auf das Vorliegen einer dilatativen Kardiomyopathie wird heute meist aufgrund einer echokardiographischen Untersuchung geäußert.

Die im Echokardiogramm zu beobachtenden Veränderungen betreffen in erster Linie den linken Ventrikel. Es kommt zu einer Vergrößerung des linksventrikulären enddiastolischen und endsystolischen Volumens sowie zum Auftreten von Kontraktionsstörungen (Abb. 3). In den meisten Fällen steht eine generalisierte Hypokinesie aller Wandabschnitte im Vordergrund. Regionale Wandbewegungsstörungen schließen jedoch eine dilatative Herzmuskelerkrankung nicht aus. Liegt ein Linksschenkelblock vor, so dominiert eine abnorme Bewegung des Septum interventriculare als Folge der Erregungsausbreitungsstörung (DILLON et al. 1974). Im weiteren Verlauf der Erkrankung kommt es zu einer Erweiterung des linken Vorhofs und schließlich auch des rechten Herzens. Die verminderte Auswurfleistung des linken Ventrikels und der Anstieg des enddiastolischen Ventrikeldruckes führen zu Veränderungen im Bewegungsablauf der Herzklappen.

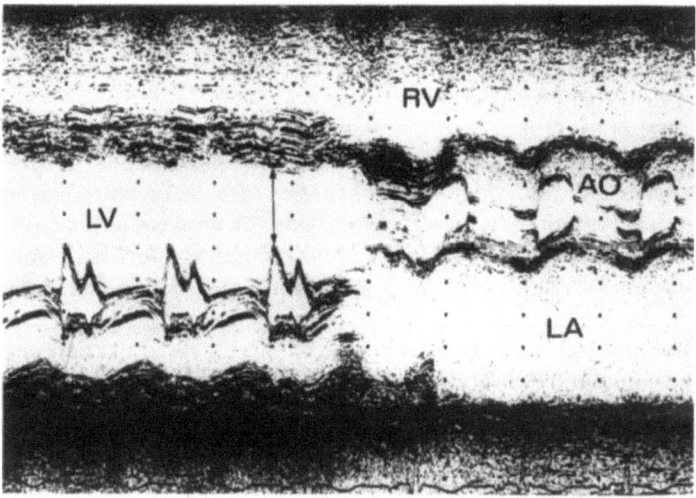

Abb. 3. Eindimensionales Echokardiogramm von parasternal bei einem Patienten mit dilatativer Kardiomyopathie. Der rechte (RV) wie auch der linke Ventrikel (LV) sind erweitert. Der linke Vorhof (LA) ist ebenfalls vergrößert. Als Hinweis auf die verminderte linksventrikuläre Auswurffraktion ist der Abstand des vorderen Mitralsegels zum Septum interventriculare in der frühen Diastole vergrößert (AO)

Dilatative Kardiomyopathie

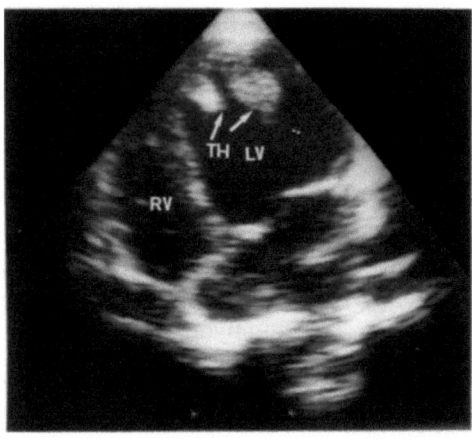

Abb. 4. Apikaler Vierkammerschnitt bei einem Patienten mit dilatativer Kardiomyopathie. Sowohl der linke (*LV*) als auch der rechte Ventrikel (*RV*) sind erweitert. An der Spitze des *LV* finden sich zwei große ins Ventrikelcavum hineinreichende Thromben (*TH*)

Die Aorten- und die Mitralklappe zeigen kleinamplitudige Öffnungsbewegungen. Die Mitralklappe schließt bei deutlich erhöhtem linksventrikulär-enddiastolischem Druck oft verzögert (KONECKE et al. 1973). Der Schluß der Aortenklappe kann vorzeitig erfolgen. Die Dicke des linksventrikulären Myokards liegt häufig im Normbereich, jedoch ist die Dickenzunahme des Myokards während der Systole aufgrund der generalisierten Hypokinesie vermindert.

Das Auftreten einer relativen Mitralinsuffizienz ist in einigen Fällen an einer hyperdynamischen Bewegung des Septum interventriculare, als Folge der Volumenbelastung, bemerkbar. Die Vergrößerung des Ventrikelcavums und die verminderte Auswurfleistung bewirken eine relative Blutstase in den Herzhöhlen. Aufgrund dieser Veränderungen kommt es zum Auftreten intrakavitärer Spontanechos bzw. zur Bildung intrakardialer Thromben (Abb. 4).

Abgesehen von einzelnen Fallbeobachtungen ist wenig über die echographisch nachweisbare Inzidenz intrakardialer Thromben bei dieser Erkrankung bekannt (KRAMER et al. 1978; ARITA et al. 1982). KASPER et al. (1982) beobachteten intrakardiale Thromben bei 7 von 52 Patienten (13%) mit dilatativer Kardiomyopathie, die während eines Zeitraums von 2 Jahren ambulant oder stationär echokardiographisch untersucht wurden.

TALIERCIO et al. (1985) fanden Thromben bei 3 von 13 Patienten (23%) mit dilatativer Kardiomyopathie. Eine bedeutend höhere Inzidenz intrakardialer Thromben fanden GOTTDIENER et al. (1983). In dieser Studie wurden Thromben bei 44 der 123 Patienten (36%) beobachtet. Allerdings schloß diese Studie Patienten mit dilatativer Herzmuskelerkrankung auf dem Boden einer koronaren Herzkrankheit mit ein.

Die Neubildung intrakardialer Thromben bei Patienten mit dilatativer Kardiomyopathie scheint echokardiographisch ein eher selten zu beobachtendes Ereignis zu sein. So kam es in einer Untersuchung von TOBIN und Mitarbeitern an 90 Patienten mit dilatativer Herzmuskelerkrankung über einen Zeitraum von 3,4 Jahren in keinem Fall zur Entwicklung intrakardialer Thromben (TOBIN et al. 1984). Sind allerdings intrakardiale Thromben nachweisbar, so persistieren diese meist über einen längeren Zeitraum (GOTTDIENER et al. 1983). Die Differenzierung einer dilatativen Kardiomyopathie von einer dilatativen Herzmuskelerkrankung auf dem Boden einer koronaren Herzerkrankung ist aus dem echokardiographischen Befund allein nicht mit Sicherheit möglich.

Eine Infarktnarbe ist echokardiographisch durch ein im Vergleich zur normalen Umgebung intensives Reflexionsmuster charakterisiert. Sind Infarktnarben jedoch diffus über den gesamten Herzmuskel verteilt, wie dies bei der dilatativen Herzmuskelerkrankung auf dem Boden einer koronaren Herzkrankheit anzutreffen ist, kann eine Differenzierung zur dilatativen Kardiomyopathie nicht mehr vorgenommen werden, zumal auch die dilatative Kardiomyopathie ein abnormes Echoreflexmuster aufweisen kann (TANAKA et al. 1985). TANAKA und Mitarbeiter konnten bei Patienten mit idiopathischer dilatativer Kardiomyopathie und gesteigerter Echogenität des Ventrikelmyokards auch histologisch in diesem Bereich eine vermehrte Myokarddegeneration und Fibrose feststellen.

Echokardiographische Verlaufsbeobachtungen hinsichtlich der linksventrikulären Funktion bei Patienten mit dilatativer Kardiomyopathie sind selten. HAYAKAWA et al. (1984) untersuchten 50 Patienten mit dilatativer Kardiomyopathie über einen Zeitraum von im Mittel 2,7 Jahren. Es zeigte sich, daß Patienten ohne Linksherzhypertrophiezeichen und mit endsystolischer Wanddicke des linken Ventrikels von weniger als 15 mm eine linksventrikuläre Dilatation entwickelten und eine schlechtere Langzeitprognose hatten. VAN DER HANWAERT et al. (1983) untersuchten 22 Kinder, die mehr als 2 Jahre zurückliegend eine Erkrankungsphase mit der Entwicklung einer kongestiven Herzinsuffizienz überlebt hatten. Bei 8 Kindern bestanden auch weiterhin klinische Zeichen einer dilatativen Kardiomyopathie. Bei 14 Patienten fanden sich dagegen weder röntgenologisch noch elektrokardiographisch Zeichen einer Herzerkrankung. Im Gegensatz dazu wiesen 7 dieser 14 Kinder echokardiographisch weiterhin einen vergrößerten linken Ventrikel und eine verminderte Verkürzungsfraktion auf. CURTIUS et al. (1984) untersuchten 36 Patienten mit einer latenten Kardiomyopathie über einen mittleren Zeitraum von 3,3 Jahren. Eine Größenzunahme des linken Ventrikels wurde bei keinem der Patienten beobachtet. 5 der 9 Patienten mit Linksschenkelblock entwickelten eine linksventrikuläre Kontraktionsstörung, während dies bei keinem Patienten ohne Linksschenkelblock zu beobachten war.

Der intensive Einsatz der Echokardiographie hat sicherlich dazu beigetragen, Frühformen der dilatativen Kardiomyopathie zu entdecken und den Verlauf der Erkrankung und deren Komplikationen besser zu verstehen. Noch sind wir jedoch weit davon entfernt, echokardiographische Parameter an der Hand zu haben, die eine sichere Differenzierung zwischen dilatativer Kardiomyopathie und anderen dilatativen Herzmuskelerkrankungen erlauben.

IV. Nuklearmedizinische Verfahren

1. 99m-Tc-Pyrophosphatszintigraphie

99m-Tc-Pyrophosphat reichert sich im Myokard von Patienten mit Perimyokarditis an (AHMAD u. DUBIEL 1981; MITSUTAKE et al. 1981). Dabei scheint die Anreicherung im wesentlichen im nekrotischen und nicht im entzündlich veränderten Myokardgewebe stattzufinden (MATSUMORI et al. 1980).

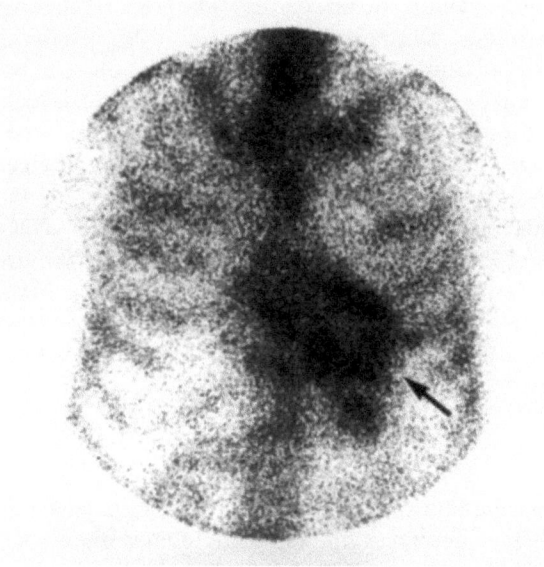

Abb. 5. Technetium-Pyrophosphatszintigramm bei einem Patienten mit Amyloidose. Es kommt zu einer starken Anreicherung von Technetium im Herzmuskel (*Pfeil*). Die Technetiumanreicherung im Skelettsystem ist deutlich geringer. (Die Aufnahme wurde vom Nuklearmedizinischen Institut der Universität Freiburg zur Verfügung gestellt)

Eine vermehrte Aufnahme von 99m-Tc-Pyrophosphat findet sich auch bei dilatativer Kardiomyopathie ohne Hinweis für eine abgelaufene Myokarditis (AHMAD et al. 1977; DUSKA et al. 1979). Diese Untersuchungstechnik läßt daher keine sichere Unterscheidung zwischen dilatativer Kardiomyopathie und Myokarditis zu. Im Vergleich zur kardialen Amyloidose ist die Anreicherung weniger ausgeprägt und heterogener (Abb. 5).

2. 67-Ga-Citratszintigraphie

67-Ga-Citrat reichert sich im entzündlichen Gewebe an und kann daher als radioaktiver Marker für entzündliche Veränderungen benutzt werden. Neben entzündlichen Veränderungen in anderen Organen konnten auch Entzündungserscheinungen des Herzens erfolgreich unter Verwendung dieses Isotops nachgewiesen werden. Bei Patienten mit dem klinischen Bild einer dilatativen Kardiomyopathie und Verdacht auf Myokarditis ließ sich eine entzündliche Ätiologie durch dieses Verfahren wahrscheinlich machen (ROBINSON et al. 1979; O'CONNELL et al. 1980).

O'CONNELL et al. (1984b) untersuchten 68 konsekutive Patienten mit der Zuweisungsdiagnose dilatativer Kardiomyopathie mittels 67-Ga-Citratszintigraphie und endomyokardialer Biopsie. Bei histologisch nachgewiesener Myokarditis zeigte sich zunächst auch eine deutliche 67-Ga-Citratanreicherung. Nach Auffassung der Autoren soll die 67-Ga-Citratszintigraphie ein nützliches Verfahren in der Diagnostik der Myokarditis beziehungsweise bei der Differentialdiagnose zwischen Myokarditis und dilatativer Kardiomyopathie sein. Die Interpretationsschwierigkeiten der mit dieser szintigraphischen Methode erhobenen Befunde sind erheblich (z. B. ELBRIGHT et al. 1982). Von Relevanz sind dabei nicht nur interindividuelle Abweichungen in der Interpretation der szintigraphischen Befunde, sondern auch die Unterschiede in der Aufnahmetechnik. Von einigen Arbeitsgruppen wurde ebenfalls über positive szintigraphische Befunde bei Patienten mit Myokarditis berichtet (z. B. MIKLOZEK u. ABELMANN 1981). Nach Angaben von O'CONNELL et al. (1983) soll die Sensitivität der 67-Ga-Szintigraphie – bezogen auf eine durch endomyokardiale Biopsie nachgewiesene Myokarditis – bei 83% und die Spezifität bei 86% liegen. Bei Bewertung dieser Angaben ist jedoch zu berücksichtigen, daß die Sensitivität der endomyokardialen Biopsie bei der Diagnose einer Myokarditis unter 50% liegt.

3. Radionuklidangiographie

Die Radionuklidangiographie wird heute weit verbreitet in der Diagnostik und Therapiekontrolle dieser Patienten eingesetzt (Abb. 6a–c). Systematische Untersuchungen über den Nutzen dieses Verfahrens zur Beurteilung der rechtsventrikulären und linksventrikulären Funktionsstörungen fehlen jedoch weitgehend.

In einer Studie an 28 Patienten, deren linksventrikuläre Ejektionsfraktion in Ruhe und unter Belastung bestimmt wurde, zeigt sich – in Übereinstimmung mit den entsprechenden angiographischen Befunden –, daß es unter Belastung zu keiner systematischen Änderung der linksventrikulären Ejektionsfraktion kommt. Unabhängig vom jeweiligen Ausgangswert fanden sich sowohl ein geringer Anstieg oder Abfall als auch eine unveränderte Ejektionsfraktion (EISZNER et al. 1984a). Ein Vergleichskollektiv von Patienten mit koronarer Herzkrankheit zeigte kein differentialdiagnostisch nutzbares, unterschiedliches Verhalten. Bei vergleichender Betrachtung der regionalen Wandbewegung kam es in der Gruppe

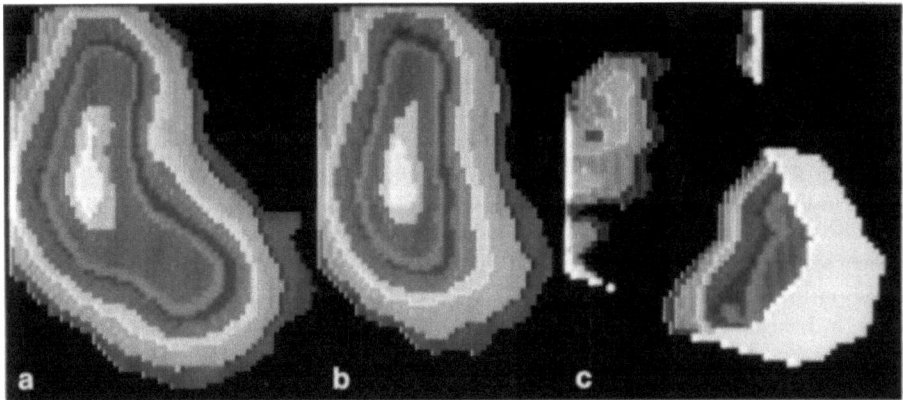

Abb. 6a–c. Normalbefund: globale Ejektionsfraktion 75%. **a** Enddiastolisches Bild des linken Ventrikels, **b** endsystolisches Bild des linken Ventrikels. **c** Regionale Ejektionsfraktion. Farbskala in 10%-Abstufung. Die Wandbewegung entspricht der weißen Zone (100% regionale Ejektionsfraktion). (Aufnahme Prof. Dr. D. EISZNER, Mainz)

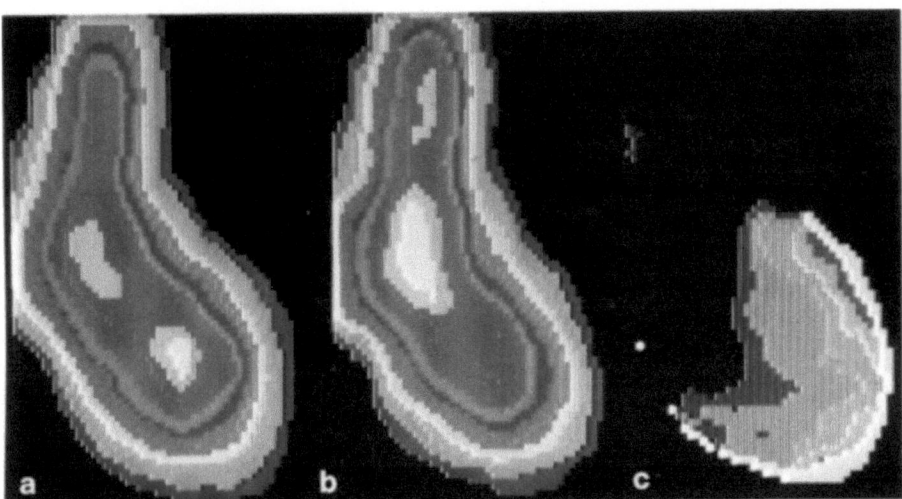

Abb. 7a-c. Dilatative Kardiomyopathie: globale Ejektionsfraktion 29%. **a, b** Dilatierter linker Ventrikel mit großem systolischem Restvolumen, **c** diffus verminderte regionale Ejektionsfraktion. (Aufnahme Prof. Dr. D. EISZNER, Mainz)

der Patienten mit koronarer Herzerkrankung unter Belastung zu einer – im Vergleich zur dilatativen Kardiomyopathie – Zunahme der hypo- und akinetischen Wandabschnitte.

Wie aus Untersuchungen an Patienten mit koronarer Herzkrankheit bekannt, stimmen auch bei dilatativer Kardiomyopathie die angiographisch und die mittels Radionuklidangiographie bestimmten Werte für die globale linksventrikuläre Ejektionsfraktion gut überein (EISSNER et al. 1984b). Ein Vergleich der mittels Radionuklidangiographie bestimmten linksventrikulären und rechtsventrikulären Ejektionsfraktion beim gleichen Patienten hilft die bis heute ungeklärte Frage beantworten, in welcher Beziehung rechts- und linksventrikuläre Funktionsstörung zueinander stehen (JOHNSON u. PALACIOS 1982a, b). Hierzu wurden die linksventrikuläre und rechtsventrikuläre Ejektionsfraktion bei 76 Patienten mit dilatativer Kardiomyopathie in Ruhe bestimmt (EISSNER et al. 1984b). Eine isolierte Funktionsstörung des rechten Ventrikels fand sich bei nur 3% der Patienten. Bei den übrigen zeigte sich eine insgesamt proportionale Reduktion der Ejektionsfraktion beider Ventrikel. Allerdings wies etwa die Hälfte aller Herzen mit reduzierter linksventrikulärer Ejektionsfraktion (< 55%) eine noch normale rechtsventrikuläre Ejektionsfraktion (> 45%) auf. Dieser Befund deutet darauf hin, daß die dilatative Kardiomyopathie – wie allgemein vermutet – primär eine Erkrankung des linken Ventrikels ist. Erst mit fortschreitendem Krankheitsprozeß kommt es auch zu einer Rechtsherzbeteiligung mit Abnahme der rechtsventrikulären Ejektionsfraktion (Abb. 7a-c).

GREENBERG et al. (1985) untersuchten die Frage, ob die Radionuklidangiographie in Ruhe geeignet ist, eine linksventrikuläre Funktionsstörung (linksventrikuläre Ejektionsfraktion < 40%) bezüglich ihrer Ätiologie (dilatative Kardiomyopathie versus koronare Herzkrankheit) zu differenzieren. Es wurden zahlreiche

Parameter der globalen und regionalen Funktion – allein oder in Kombination – geprüft. Die Autoren schlossen aus dem Ergebnis dieser Studie, daß die Radionuklidangiographie keine sichere Unterscheidung bezüglich der Ätiologie einer schweren linksventrikulären Funktionsstörung gestattet. Am ehesten war ein Bewertungssystem, das die Symmetrie der linksventrikulären Kontraktion berücksichtigt, in der Lage, gewisse Anhaltspunkte für eine solche Unterscheidung zu liefern.

4. Thalliumszintigraphie mit Belastung

DUNN et al. (1982) untersuchten, ob sich mit Hilfe dieses Verfahres koronare Herzkrankheit und dilatative Kardiomyopathie – mit jeweils schwerer linksventrikulärer Funktionsstörung – unterscheiden lassen. Lediglich vollständige Perfusionsdefekte, die sich bei 9 von 15 Patienten mit koronarer Herzkrankheit und bei 1 von 10 Patienten mit dilatativer Kardiomyopathie nachweisen ließen, trugen zur Unterscheidung beider Gruppen bei. In allen übrigen szintigraphischen Parametern (Ausdehnung der Defekte, Anzahl der betroffenen Segmente, Redistributionsverhalten und Ventrikelgröße) fanden sich keine Unterschiede zwischen Koronarkranken und Patienten mit dilatativer Kardiomyopathie.

5. Positronenemissionstomographie

Noch im experimentellen Stadium befindet sich der Einsatz der Positronenemissionstomographie bei dieser Erkrankung. Bei Verwendung markierter Fettsäuren (^{14}C-Palmitat) zeigten Normalpersonen eine homogene Anreicherung dieses Markers im linksventrikulären Myokard. Bei Patienten mit dilatativer Kardiomyopathie reicherte sich dieses Isotop dagegen räumlich inhomogen und diffus an (GELTMAN et al. 1983). Dieser für die dilatative Kardiomyopathie typischen Verteilungsstörung steht eine regionale Verteilungsstörung bei koronarer Herzkrankheit mit Zustand nach Myokardinfarkt gegenüber. Die Autoren schlossen aus ihrer Studie, daß eine heterogene, diffuse und regional diffus unterschiedliche myokardiale Akkumulation von ^{14}-C-Palmitat – meßbar mittels Positronenemissionstomographie – charakteristisch für das Vorliegen einer dilatativen Kardiomyopathie sei.

H. Invasive Verfahren

I. Herzkatheterdiagnostik

Zur sicheren Diagnostik und Einstufung des Schweregrades der Erkrankung ist eine genaue Abklärung mittels Linksherz- und Rechtsherzkatheter einschließlich Angiokardiographie und Koronarangiographie unerläßlich. Ohne Darstellung der „per definitionem" normalen Herzkranzgefäße läßt sich die Diagnose einer dilatativen Kardiomyopathie nicht sichern. Das Spektrum der bei der Herzkatheteruntersuchung beobachtbaren Veränderungen reicht in Abhängigkeit vom

Dilatative Kardiomyopathie 31

Stadium der Erkrankung vom nahezu normalen bis zum hochgradig pathologischen Befund (z. B. FEILD et al. 1973; MATHES et al. 1976; KOBER et al. 1977; SAUER et al. 1977; BUSSMANN et al. 1978, 1981; HESS et al. 1978, 1981 b; GROSSMAN et al. 1979; SHIREY et al., 1980; PACHINGER et al. 1982; TEBBE et al. 1982).

1. Gering eingeschränkte Ventrikelfunktion

Bei der linksventrikulären Angiographie findet sich eine nur mäßiggradige Reduktion der Auswurffraktion mit Werten zwischen 55 und 40%. Das linksventrikuläre Kammervolumen liegt mit einem Index von 90 bis 110 ml/m^2 Körperoberfläche oberhalb der Norm. Neben der global reduzierten systolischen Funktion sind häufig (bei mehr als 50% der Patienten) regionale Wandbewegungsstörungen mit Hypo- und Akinesien nachweisbar. Die Druckwerte in allen Abschnitten des Herzens und des kleinen Kreislaufs sind in Ruhe normal, ebenso der Cardiac-Index. Die Kontraktilitätsindizes sind ebenfalls normal, liegen an der unteren Normgrenze oder sind nur geringgradig erniedrigt. Unter Belastungsbedingungen zeigen die Ventrikelvolumina und die Ejektionsfraktion ein variables Verhalten mit jeweils geringen Zu- oder Abnahmen oder praktisch unveränderten Meßwerten (TEBBE et al. 1982). Die Drucke im Lungenkreislauf sowie der Cardiac-Index verhalten sich dagegen unter körperlicher Belastung pathologisch.

2. Deutlich eingeschränkte Ventrikelfunktion

In diesem Stadium der Erkrankung liegt die linksventrikuläre Ejektionsfraktion definitionsgemäß etwa zwischen 40 und 25% (REGITZ u. RUDOLPH 1985). Die oben genannten Parameter der linksventrikulären Funktion sind in diesem Krankheitsstadium pathologisch verändert. Besonders charakteristische Veränderungen sind neben der Erhöhung der Ventrikelvolumina und der Abnahme der Kontraktilitätsindizes die gleichzeitig vorhandene – aber häufig schwer nachweisbare – linksventrikuläre Hypertrophie und die Zunahme der Wandspannung des linken Ventrikels. Durch Zunahme der Wanddicke kann die Steigerung der linksventrikulären Wandspannung teilweise kompensiert werden, ein Kompensationsmechanismus, der im Spätstadium der Erkrankung zunehmend unwirksam wird. Häufig übersehen wird, daß bei der Mehrzahl der Patienten keine gleichmäßige globale Hypokinesie des linken Ventrikels nachweisbar ist. Schon 1976 wiesen MATHES et al. darauf hin, daß sich bei mehr als 50% der Patienten akinetische Bezirke finden, die zwischen 20 und 50% des Ventrikelumfanges ausmachen. Trotz massiver Erhöhung der linksventrikulären Volumina liegt der linksventrikuläre enddiastolische Druck häufig noch im Normbereich. Eine solche Druck-Volumen-Beziehung kann zum einen Ausdruck der Grunderkrankung, zum anderen aber auch Folge der Therapie mit Diuretika und Vasodilatantien sein.

3. Hochgradig eingeschränkte Ventrikelfunktion

Bei Patienten mit einer linksventrikulären Auswurffraktion unter 25% finden sich extrem erhöhte endsystolische und enddiastolische Kammervolumina, die zum Teil auf das Mehrfache der Normalwerte ansteigen können (REGITZ u. RUDOLPH 1985). Nach diesen Autoren liegen die Wanddicken des linken Ventrikels dieser Patientengruppe deutlich niedriger als bei Patienten mit gering oder deutlich eingeschränkter Ventrikelfunktion. Außerdem fanden sich in dieser Patientengruppe Hinweise für eine erhöhte Steifigkeit der Kammerwand (REGITZ u. RUDOLPH 1985).

4. Diastolische Funktionsstörung

Während in der Beurteilung der Störungen der systolischen Ventrikelfunktion weitgehend Übereinstimmung besteht (Literatur s. o.), sind die Angaben über diastolische Funktionsstörungen uneinheitlich (MATHES u. JUST 1973; SAUER et al. 1977; HESS et al. 1978). Je nach Methode der Compliancebestimmung wurden eine normale, verminderte oder vermehrte Dehnbarkeit des linken Ventrikels beschrieben. Nach der Mehrzahl der Befunde ist die Relaxationsgeschwindigkeit des linken Ventrikels bei dieser Erkrankung verlangsamt (z. B. GROSSMAN et al. 1979; TEBBE et al. 1982). Nach SAUER et al. (1977) besteht zwischen der systolischen und diastolischen Ventrikelfunktionsstörung keine gerichtete Beziehung. Lediglich im Endstadium der Erkrankung kommt es nach diesen Autoren zu einer Abnahme der myokardialen Dehnbarkeit. HESS et al. (1978) haben darauf hingewiesen, daß bei einer Reihe von Patienten keine – wie normal – logarithmisch lineare Beziehung zwischen diastolischem Druck und Volumen, sondern eine biphasische Beziehung besteht. Entsprechend fanden sich ein „scheinbar" erniedrigter Füllungswiderstand in der frühen und ein erhöhter Füllungswiderstand in der späten Diastole. Offensichtlich handelt es sich nach der Interpretation der Autoren nicht um spezifische Veränderungen der Muskeleigenschaften, sondern lediglich um eine Folge der unter diesen Bedingungen verzögerten Muskelrelaxation.

5. Hämodynamik unter Belastung

Da Patienten trotz schwerster linkventrikulärer Funktionsstörung häufig noch eine relativ gute körperliche Leistungsfähigkeit aufweisen, ist das Verhalten der hämodynamischen und angiographischen Parameter unter Belastung von Interesse (BUSSMANN et al. 1978; SAUER et al. 1979, TEBBE et al. 1982). Die linksventrikuläre Auswurffraktion blieb unter Belastung – im Vergleich zum Ruhewert vor Belastung – im Mittel unverändert, jedoch war das Verhalten deutlich uneinheitlicher als in einem Kontrollkollektiv (TEBBE et al. 1982). Im Einzelfall kam es in dieser Studie zu einer Zunahme ebenso wie zu einer Abnahme der linksventrikulären Auswurffraktion, wobei offenbar keine Beziehung zum Ausgangswert bestand. Bei Volumenbelastung fanden BUSSMANN et al. (1981) dagegen bei Patienten mit „leichter" Kardiomyopathie eine Verbesserung, bei Patienten mit mittelschwerer und schwerer Kardiomyopathie eine Verschlechterung der Auswurffraktion. Ebenso fand sich in der Studie von TEBBE et al. (1982) keine gerichtete Beziehung zwischen Veränderungen der Auswurffraktion unter Belastung und der tatsächlichen klinischen Belastbarkeit der Patienten. Die Ventrikelvolumina nahmen im Mittel unter Belastung geringfügig, statistisch nicht signifikant zu (BUSSMANN et al. 1981). Im Einzelfall fanden sich sowohl geringe Abnahmen als auch Zunahmen dieses Parameters. In dieser Beziehung unterscheidet sich die linksventrikuläre Hämodynamik bei dilatativer Kardiomyopathie nicht von der Herzgesunder. Unter Belastung kommt es zu einer scheinbaren Relaxationsstörung des linken Ventrikels, die wahrscheinlich nicht durch eine Änderung der Muskelmechanik, sondern durch einen Anstieg des Perikarddruckes unter Belastung bedingt ist (TEBBE et al. 1982).

6. Koronare Hämodynamik und Energetik

Trotz normaler oder auffällig „weitlumiger" Koronargefäße (LEWIS u. GOTSMAN 1973) berichten etwa 50% der Patienten über atypische Brustschmerzen. Mit dem Ziel, die Pathogenese dieser Schmerzsymptomatik zu klären, wurden von mehreren Arbeitsgruppen koronare Hämodynamik und Energetik des Myokards untersucht (PASTERNAC u. BOURASSA 1982; PASTERNAC et al. 1982; THOMPSON et al. 1982; OPHERK et al. 1983). Unter Ruhebedingungen fand sich ein normaler koronarer Blutfluß, der durch pharmakologisch induzierte koronare Vasodilatation deutlich geringer gesteigert werden konnte als bei Kontrollpersonen. Entsprechend war der so induzierbare minimale koronare Gefäßwiderstand bei dilatativer Kardiomyopathie unter Belastung etwa doppelt so hoch wie in der Kontrollgruppe. Zwischen dieser Größe und dem linksventrikulären enddiastolischen Druck bestand eine signifikante positive Korrelation. Die Autoren schlossen aus ihrem Befund, daß bei Patienten mit dilatativer Kardiomyopathie die Fähigkeit zur koronaren Vasodilatation erniedrigt sei und daß dies z.T. auf einem Anstieg der extravasalen Komponente des koronaren Gefäßwiderstandes beruhe (OPHERK et al. 1983). PASTERNAC et al. (1982) berichteten über einen reduzierten koronaren Blutfluß in Ruhe und eine verminderte Koronarreserve während einer durch Elektrostimulation induzierten Tachykardie. Keine systematischen Veränderungen fanden sich dagegen im Laktatgehalt des Koronarsinusblutes. Nach diesen Befunden ist die myokardiale Perfusion bei Patienten mit dilatativer Kardiomyopathie sowohl in Ruhe als auch unter Belastung reduziert. Nach der Interpretation der Autoren soll eine subendokardiale Ischämie – trotz unveränderter Laktatextraktion – am ehesten für die bei dieser Erkrankung häufig auftretenden atypischen Thoraxschmerzen verantwortlich sein (PASTERNAC et al. 1982; PASTERNAC u. BOURASSA 1983). THOMPSON et al. (1982) untersuchten 10 Patienten mit dilatativer Kardiomyopathie mit vergleichbarer Methodik und fanden, daß sich koronarer Blutfluß und myokardialer Sauerstoffverbrauch unter Berücksichtigung der linksventrikulären Muskelmasse normal verhielten. Verschiedene, im Koronarsinusblut gemessene Parmeter des myokardialen Stoffwechsels (z.B. Laktatgehalt und Gehalt freier Fettsäuren) zeigten ebenfalls keine Besonderheiten. Insbesondere fanden sich auch unter Belastungsbedingungen keine Zeichen einer vermehrten Energiegewinnung durch anaerobe Glykolyse. Andererseits kam es unter Belastungsbedingungen bei den meisten Patienten nicht zu einem adäquaten Anstieg des koronaren Blutflusses.

Zusammenfassend zeigen die vorgenannten Studien, daß Patienten mit dilatativer Kardiomyopathie in Einzelfällen schon in Ruhe, insbesondere aber bei Belastung, eine reduzierte Koronardurchblutung aufweisen. Diese ist bei normaler Koronaranatomie am ehesten Folge der Erhöhung des extramuralen Gefäßwiderstandes. Für die Erkrankung spezifische, metabolische Veränderungen finden sich nicht. Die Ursache des auch in Ruhe häufig vorhandenen Brustschmerzes kann mit den vorgenannten Befunden nicht ausreichend erklärt werden.

7. Beziehung zwischen Hämodynamik und klinischen Befunden

In der Literatur finden sich nur spärlich systematisch erhobene Befunde über die Beziehung zwischen hämodynamischen Veränderungen und dem Gesamtspektrum der klinischen Symptome und Befunde. Es besteht jedoch dahingehend Übereinstimmung, daß Patienten mit wenig erniedrigter Auswurffraktion (etwa zwischen 55 und 40%) häufig klinisch asymptomatisch oder nur gering symptomatisch sind. Bei einer Patientengruppe fanden REGITZ u. RUDOLPH (1985) einen im Mittel auf das Doppelte vergrößerten linksventrikulären enddiastolischen Volumenindex bei normaler linksventrikulärer Wanddicke. Abgesehen von einem gering erhöhten Wandsteifigkeitsindex lagen alle übrigen Indizes der Kontraktilität, der Förderleistung und der pulmonalen sowie auch der peripheren Hämodynamik im Normalbereich. Obwohl eine Reihe dieser Patienten über Belastungsdyspnoe, Palpitationen oder untypische Thoraxschmerzen berichtete, kann die Erkrankung in diesem hämodynamischen Stadium leicht übersehen oder fehlgedeutet werden (JOHNSON u. PALACIOS 1982a, b).

Bei Abfall der linksventrikulären Auswurffraktion unter 40% fanden sich in der obengenannten Studie deutlich erhöhte linksventrikuläre enddiastolische und endsystolische Kammervolumina. Der mittlere Pulmonalarteriendruck und der linksventrikuläre enddiastolische Druck lagen im oberen Normbereich oder waren gering erhöht. Klinisch hatten nahezu alle Patienten eine belastungsabhängige oder eine Ruhedyspnoe. Etwa die Hälfte klagte über Palpitationen. Die meisten waren mit Digitalis (60%), Diuretika (42%) und Vasodilatantien (26%) behandelt. Bei 60% fand sich ein 3. Herzton und bei 45% ein Holosystolikum über der Herzspitze als Ausdruck einer relativen Mitralinsuffizienz. Bei einem Drittel bestand Vorhofflimmern. Bei hochgradig eingeschränkter linksventrikulärer Funktion (Auswurffraktion < 25%) bestanden zum Teil extrem erhöhte endsystolische und enddiastolische Kammervolumina des linken Ventrikels (REGITZ u. RUDOLPH 1985). Die Wanddicke war im Vergleich zur vorgenannten Patientengruppe deutlich vermindert. Auch unter medikamentöser Therapie waren die Pulmonalarterien- und Füllungsdrucke des linken Ventrikels deutlich erhöht. Der Cardiac-Index war in Ruhe reduziert und der periphere sowie der Lungengefäßwiderstand erhöht. Alle Patienten berichteten über Atemnot, bei zwei Dritteln fanden sich eine Mitralinsuffizienz, bei mehr als der Hälfte der Patienten eine Stauungsleber und bei 15% Ödeme.

II. Intrakardiales EKG und elektrophysiologische Befunde

In der Literatur finden sich zahlreiche Hinweise (Literatur s. vorangehender Abschnitt) darauf, daß Leitungsstörungen bei dieser Erkrankung besonders häufig sind. Demgegenüber gibt es nur wenige Berichte über intrakardiale EKG-

Ableitungen bei diesen Patienten (BEKHEIT et al. 1972; KUHN et al. 1974; WAISSER et al. 1976; HESS et al. 1977). Entsprechende, an einem umfangreicheren Patientengut gewonnene Befunde wurden von PROBST et al. (1979) vorgelegt. Diese Autoren untersuchten 54 Patienten und verglichen das intrakardiale EKG mit dem vergleichbarer Patienten mit ischämischer Herzmuskelerkrankung. Bei 41% der Patienten fand sich ein Schenkelblock, der nahezu immer mit einer verlängerten HV-Zeit bzw. HQ-Zeit einherging. Dieser Befund zeigt an, daß das gesamte Reizleitungssystem in den Erkrankungsprozeß involviert ist. Der Linksschenkelblock ist danach lediglich Ausdruck einer Bevorzugung des entsprechenden Schenkels des Reizleitungssystems. Auch bei Patienten ohne Schenkelblockkonfiguration im Oberflächen-EKG fand sich häufig (etwa bei 50%) eine Verlängerung der HQ-Zeit, ein Befund, der ebenfalls Ausdruck der ubiquitären Beteiligung des Reizleitungssystems bei dieser Erkrankung ist. Zwischen dem Ausmaß der HQ-Verlängerung und der Reduktion der linksventrikulären Ejektionsfraktion bestand eine direkte positive Beziehung. Dieser Befund kann so gedeutet werden, daß mit zunehmender Schwere des Krankheitsbildes (gemessen an der Abnahme der linksventrikulären Auswurffraktion) auch der Schweregrad der Erkrankung des Reizleitungssystems zunimmt. Demgegenüber zeigen Patienten mit „ischämischer" dilatativer Kardiomyopathie sehr viel seltener eine Verlängerung des HQ- bzw. HV-Intervalls. Dieser Befund spricht dafür, daß die Erkrankung des Reizleitungssystems – bis zu einem gewissen Grade – spezifisch und typisch für die dilatative Kardiomyopathie ist und nicht überwiegend oder ausschließlich als Folge der Linksherzschädigung angesehen werden kann. Ähnlich wie bei koronarer Herzkrankeit lassen sich auch bei dilatativer Kardiomyopathie klinisch dokumentierte anhaltende monomorphe ventrikuläre Tachykardien durch programmierte Elektrostimulation auslösen.

POLL et al. (1984) untersuchten 11 solcher Patienten vor und während antiarrhythmischer Therapie. Bei sämtlichen Patienten war die klinisch dokumentierte, anhaltende ventrikuläre Tachykardie durch programmierte Elektrostimulation auslösbar, zum Teil jedoch unter Anwendung aggressiver Stimulationstechniken, wie Stimulation mit 3 Extrastimuli bei rechtsventrikulärer Basisstimulation oder Stimulation im linken Ventrikel.

Derartige anhaltende ventrikuläre Tachykardien scheinen – im Vergleich zur Häufigkeit nichtanhaltender ventrikulärer Tachykardien – bei dilatativer Kardiomyopathie vergleichsweise selten vorzukommen. Andererseits verstarben auch Patienten mit häufigen nichtanhaltenden ventrikulären Tachykardien nicht selten durch einen plötzlichen Herztod. Der Tod wird dabei wahrscheinlich durch Kammerflimmern verursacht, das aus einer ventrikulären Tachykardie durch Degeneration der geordneten rhythmischen Aktivität entsteht. Hierfür spricht die Analyse der zum Todeszeitpunkt registrierten Langzeit-EKGs solcher Patienten (HOFMANN et al. 1984).

Anhaltende monomorphe ventrikuläre Tachykardien lassen sich jedoch bei Patienten, bei denen lediglich nichtanhaltende ventrikuläre Tachykardien im Langzeit-EKG dokumentiert werden konnten, durch programmierte Elektrostimulation nicht induzieren (MEINERTZ et al. 1985). Dies gilt zumindest dann, wenn ein nur mäßig „aggressives" Stimulationsprotokoll mit bis zu 2 ventrikulären Zusatzstimuli angewandt wird. Mit einem solchen Protokoll konnten bei Patienten mit dilatativer Kardiomyopathie ohne anamnestischen Hinweis auf anhaltende ventrikuläre Tachykardien nur unspezifische ventrikuläre Antwortphänomene ausgelöst werden (MEINERTZ et al. 1985).

III. Endomyokardiale Biopsie

Die endomyokardiale Biopsie gehört heute zu den Standardverfahren in der Diagnostik der dilatativen Kardiomyopathie. Die Komplikationsrate dieses Verfahrens ist niedrig, nach einer weltweiten Übersicht kam es lediglich bei 2 von 6500 Katheterbiopsien zu tödlichen Zwischenfällen (SEKIGUCHI u. TAKE 1980). Die histologischen Befunde bei dilatativer Kardiomyopathie sind unspezifisch und können nur wenig zur Sicherung der Diagnose beitragen. Die Ergebnisse der endomyokardialen Biopsie sind jedoch insofern von diagnostischer Bedeutung, als allein durch sie andere, differentialdiagnostisch wichtige Erkrankungen ausgeschlossen werden können. MASON et al. (1980) wiesen nachdrücklich auf die Bedeutung dieses Verfahrens zum Ausschluß einer Myokarditis bei Patienten mit dem klinischen Bild einer dilatativen Kardiomyopathie hin. Zahlreiche Arbeitsgruppen kamen übereinstimmend zu dem Ergebnis, daß bei 6–12% aller Patienten mit dilatativer Kardiomyopathie eine histologisch mittels endomyokardialer Biopsie nachweisbare entzündliche Herzerkrankung vorliegt (OKADA 1971; KUNKEL et al. 1977a, b; WEISS et al. 1979; DALY et al. 1981; NIPPOLDT et al. 1982). Üblicherweise werden die Biopsien dem rechten Ventrikel entnommen. Bei linksventrikulärer Biopsie scheint die Häufigkeit des Myokarditisnachweises niedriger zu liegen (SHIREY et al. 1972). Autoptische Befunde zeigen, daß entzündliche Veränderungen des Myokards sogar bei 25% aller Patienten, die an einer dilatativen Kardiomyopathie versterben, gefunden werden (SEGAL et al. 1978). Auf diese Diskrepanz zwischen mittels endomyokardialer Biopsie erfaßbarer und autoptisch nachweisbarer Myokarditis wurde wiederholt hingewiesen (O'CONNELL et al. 1983). Die endomyokardiale Biopsie ist demnach ein zwar spezifisches, aber wenig sensitives Verfahren zur Sicherung der Diagnose einer Myokarditis bei Patienten mit dem klinischen Bild einer dilatativen Kardiomyopathie. Die mangelnde Sensitivität beruht unter anderem auf technischen – z.T. behebbaren – Mängeln (FERRANS et al. 1978). Neben dem Ort der Probenentnahme (rechter versus linker Ventrikel) ist besonders die Zahl der entnommenen Biopsien von entscheidender Bedeutung. Bei Entnahme von 1–2 Proben ist die Trefferquote gering. Es wird daher empfohlen, jeweils mindestens 4–5 Biopsien zu gewinnen. Ursache für die geringe Trefferquote singulärer Biopsien ist die in der Regel nicht diffuse, sondern fleckförmige Ausbreitung der Erkrankung. Neben diesen technischen Gesichtspunkten muß bei Angabe der Sensitivität der Methode das jeweils untersuchte Krankengut berücksichtigt werden. Die oben gemachten Angaben gelten für den Nachweis einer Myokarditis bei Vorliegen einer klinisch manifesten dilatativen Kardiomyopathie. Der Nachweis einer Myokarditis im Akutstadium der Erkrankung gelingt ähnlich wie der Nachweis der Abstoßungsreaktion nach Herztransplantation mit höherer Sensitivität. Ebenso wie die Sensitivität bereitet auch die Spezifität des Verfahrens – positive histologische Diagnose einer Myokarditis – bis heute ungelöste Probleme. Allgemein anerkannte verbindliche Kriterien zur histologischen Diagnose der Erkrankung – aus dem Material von endomyokardialen Biopsien – fehlen. Dieser Mangel trägt dazu bei, daß die Angaben über die Häufigkeit einer mittels endomyokardialer Biopsie erfaßbaren Myokarditis unterschiedlich und in einigen Zentren auffallend niedrig sind (z. B. BAANDRUP et al. 1981; KUHN et al. 1982).

Die bekannten klassischen pathologisch-anatomischen Kriterien der akuten oder chronischen Myokarditis lassen sich nicht ohne weiteres auf die mittels endomyokardialer Biopsie diagnostizierbare aktive lymphozytische Myokarditis anwenden (EDWARDS et al. 1982; SUBRAMANIAN 1983). Zentrales histologisches Kriterium ist der Nachweis einer lymphomononukleären Zellinfiltration (SUBRAMANIAN 1983). Um die häufig schwierige histologische Diagnose zu stellen, sollten alle gewonnenen Gewebeproben – neben der immunologischen, biochemischen und elektronenmikroskopischen Untersuchung – auch lichtmikroskopisch analysiert werden. Im typischen Fall, d. h. bei Vorliegen einer ausgeprägten lymphomononukleären Zellinfiltration und fokaler Nekrosen von Kardiozyten, beide umgeben von proliferierenden Fibroblasten, bereitet die histologische Diagnose keine Schwierigkeiten (SUBRAMANIAN 1983). Meist liegen jedoch nicht alle diese Merkmale vor. Qualitative und quantitative Aspekte dieser Merkmale oder zusätzliche Befunde werden von einzelnen Arbeitsgruppen unterschiedlich beurteilt. EDWARDS et al. (1982) schlugen vor, die histologische Diagnose einer Myokarditis auf quantitativen Befunden der Lichtmikroskopie – Häufigkeit von Lymphozyten im Gesichtsfeld bei 400facher Vergrößerung – aufzubauen. Mittelwerte von mehr als 5 Lymphozyten pro Gesichtsfeld sollen charakteristisch für eine lymphomononukleäre Zellinfiltration bei Myokarditis sein. Es erscheint fraglich, ob ein derart fixes quantitatives Kriterium – in Abwesenheit der obengenannten zusätzlichen Kriterien – tatsächlich alleinige Grundlage für die Diagnose einer Myokarditis sein kann. FENOGLIO et al. (1982) unternahmen den Versuch, Patienten mit Myokarditis auf der Basis klinischer und histologischer Befunde in drei Gruppen einzuteilen: akute, chronische und rasch progrediente Formen der Myokarditis. Als histologisches Merkmal galt das Ausmaß von Zellschädigung und Fibrose. Diese Einteilung hat bis heute keine Verbreitung oder allgemeine Akzeptanz gefunden. Der histologischen Diagnose einer Myokarditis mittels endomyokardialer Biopsie stehen auch heute noch ungelöste Probleme entgegen:

1. Der klassische, typische Befund mit Erfüllung aller genannten Kriterien ist vergleichsweise selten.
2. Die Bewertung jedes der drei Kriterien wird unterschiedlich gehandhabt. Dies gilt insbesondere dann, wenn jeweils nur einzelne dieser Kriterien erfüllt sind.
3. Quantitative Kriterien zur Bewertung der histologischen Veränderungen haben sich bis heute nicht durchgesetzt.
4. Die exakte Identifikation lymphomononukleärer Zellen bereitet durchaus Probleme. So lassen sich andere Zellen des Intersitiums wie z. B. Endothelzellen, Perizyten und Fibroblasten nicht immer sicher von lymphomonozytären Zellen abgrenzen.
5. Es ist umstritten, ob der Nachweis von Zellnekrosen (Myozytolysen) eine „conditio sine qua non" für die histologische Diagnose einer Myokarditis ist.

J. Verlauf, Prognose und prognostische Faktoren

I. Verlauf und Prognose

Man muß annehmen, daß der klinischen Manifestation der Erkrankung eine beim Einzelpatienten unterschiedlich lange Latenzperiode vorangeht. Daher lassen sich der Verlauf und die Prognose der Erkrankung nur unter Berücksichtigung des Zeitpunktes der Krankheitsentdeckung und der zu diesem Zeitpunkt nachweisbaren klinischen und hämodynamischen Veränderungen beurteilen. Bei einem kleinen Patientenkollektiv asymptomatischer Patienten, die mittels Herzkatheteruntersuchung und endomyokardialer Biopsie untersucht worden waren, betrug die 5-Jahres-Mortalität 12,5% (SHIREY et al. 1980). In einer japanischen Untersuchung, in der geringe Symptome oder typische EKG-Veränderungen Anlaß zur Verlaufsbeobachtung waren, lag die 5-Jahres-Mortalität mit 10–20% in einer ähnlichen Größenordnung (KOIDE et al. 1980). Eine gleichfalls relativ niedrige 5-Jahres-Mortalität (16,4%) fand sich in der Studie der Cleveland-Klinik, in die symptomatische Patienten ohne Zeichen der manifesten Herzinsuffizienz eingeschlossen wurden (SHIREY et al. 1980). Bei Vorliegen einer manifesten Herzinsuffizienz stieg dagegen die 5-Jahres-Mortalität in dieser Studie auf 57% an. In der in der Düsseldorfer Medizinischen Klinik durchgeführten Studie lag die 5-Jahres-Mortalität symptomatischer Patienten bei etwa 35% und die 10-Jahres-Mortalität bei 70% (KUHN et al. 1978).

Die Ergebnisse verschiedener Studien zur Prognose der dilatativen Kardiomyopathie bieten ein relativ einheitliches Bild, wenn die Diagnose und die hämodynamische Charakteristik der Patienten auf einer invasiven angiographischen Untersuchung basierte und vergleichbare Stadien im Krankheitsverlauf betrachtet wurden (z. B. FEILD et al. 1973; HATLE et al. 1976; FUSTER et al. 1981; MEINERTZ et al. 1984). Nach den obengenannten Untersuchungsbefunden liegt die 5-Jahres- Mortalität asymptomatischer oder wenig symptomatischer Patienten bei 10–20%, die von Patienten mit deutlicher klinischer Symptomatik bei 40–80% (z. B. FUSTER et al. 1981). Insgesamt muß man davon ausgehen, daß die Erkrankung in der Regel von Beginn der klinischen Symptome an progredient verläuft und über einen mehrjährigen Zeitraum zum Tode führt. Bei einer kleinen Zahl von Patienten (23 von 104 Patienten der Studie von FUSTER) blieb die klinische Situation jedoch über einen mehr als sechsjährigen Verlauf stabil. Die Ergebnisse der Studie von FIGULLA et al. (1985) unterscheiden sich diesbezüglich von nahezu allen anderen Untersuchungsergebnissen. Diese Autoren fanden unter 42 Patienten, die über im Mittel 32 Monate verfolgt wurden, bei etwa 50% eine Stabilisierung oder Besserung der hämodynamischen Situation. Diese Befunde sowie die Ergebnisse der Mayo-Klinik-Studie machen deutlich, daß es einzelne Patienten mit günstigem Krankheitsverlauf gibt, und weisen damit auch indirekt auf die heterogene Pathogenese dieses Krankheitsbildes hin.

Unmittelbare Todesursache sind die therapierefraktäre Herzinsuffizienz bei 40–50% und ein plötzlicher Herztod bei 30–45% der Patienten (z. B. SEGAL et al. 1978; JOHNSON u. PALACIOS 1982a, b; MEINERTZ et al. 1984). Nur relativ wenige Patienten versterben an den Folgen thromboembolischer Komplikationen. Nach KUHN et al. (1982) sollen 64% der Patienten an einer therapierefraktären Herzinsuffizienz, 25% an einen plötzlichem Herztod und 12% an thromboembolischen Komplikationen ad exitum kommen.

II. Prognostische Faktoren

Die Prognose der Erkrankung wird durch zahlreiche, z. T. voneinander abhängige, Faktoren bestimmt. Ein entscheidender, häufig aber nicht ausreichend berücksichtigter, Faktor ist dabei das jeweilige Stadium der Erkrankung. Sinnvoll lassen sich prognostisch bedeutsame Variable nur dann herausarbeiten, wenn Patienten mit jeweils vergleichbaren Krankheitsstadien zusammengefaßt und verglichen werden.

1. Lebensalter

Das Lebensalter der Patienten ist insofern für die Prognose bedeutsam, als ältere Patienten (über 40 Jahre) nach einigen Literaturberichten eine ungünstigere Prognose zu haben scheinen als jüngere (SEGAL et al. 1978; FUSTER et al. 1981). Das Geschlecht hat dagegen für die Prognose keine Bedeutung.

2. Röntgen-Thoraxbild

Es ist einleuchtend, daß der Schweregrad der Symptome sowie die hämodynamische Beeinträchtigung zum Zeitpunkt der Diagnosestellung die Prognose richtungsweisend mitbestimmen. Dies findet sogar in einem so relativ groben und einfachen Maß wie der Herzgröße im Röntgen-Thoraxbild oder dem CT-Quotienten seinen Ausdruck. So fanden SEGAL et al. (1978), daß eine erhebliche Kardiomegalie im Röntgen-Thoraxbild mit einer 50%-Mortalität innerhalb von 2 und einer 90%-Mortalität innerhalb von 5 Jahren einhergeht. Dagegen lag die 5-Jahres-Mortalität bei geringfügiger röntgenologischer Kardiomegalie bei nur 11%. Entsprechende Befunde liegen auch für die Bewertung des CT-Quotienten vor (FUSTER et al. 1981).

3. Oberflächen-EKG

Zur möglichen prognostischen Bedeutung von Veränderungen des Oberflächen-EKGs gibt es zahlreiche Untersuchungsbefunde. Nach SEGAL et al. (1978) sollen im Oberflächen-EKG nachweisbare häufige und multifokale ventrikuläre Extrasystolen, Episoden von ventrikulärer Tachykardie sowie Vorhofflimmern auf eine ungünstige Prognose hinweisen. Diesen Befunden zufolge haben Patienten mit Vorhofflimmern eine 2-Jahres-Mortalität von 28% und eine 5-Jahres-Mortalität von 60%. Nach CONVERT et al. (1980) haben Patienten mit Vorhofflimmern dagegen eine eher günstige Prognose. Die prognostische Bedeutung von im Oberflächen-EKG nachweisbarer Episoden nichtanhaltender ventrikulärer Tachykardien ist nach den Befunden von SEGAL und Mitarbeitern erheblich, die 3-Jahres-Mortalität solcher Patienten soll bei 50% liegen. Nach anderen Autoren sind

Oberflächen-EKG-Veränderungen wie Linksschenkelblock, Niederspannung und Vorhandensein pathologischer Q-Wellen Indikatoren für eine ungünstige Prognose (ANTIA et al. 1968; HATLE et al. 1976; LENGYEL u. KOKENY 1981). Ähnliches soll für AV-Überleitungsstörungen gelten (CONVERT et al. 1980). Im Gegensatz hierzu scheint das Vorhandensein linksventrikulärer Hypertrophiezeichen eher auf eine günstige Prognose hinzuweisen (GOODWIN 1970). FUSTER et al. (1981) kamen aufgrund einer univariaten Diskriminanzanalyse zu dem Schluß, daß eine Dauer der P-Welle von mehr als 100 msec für eine ungünstige Prognose spreche, eine Schlußfolgerung, die durch die Daten der übrigen Literatur nicht gestützt wird.

4. Langzeit-EKG

Es ist umstritten, ob die bei dilatativer Kardiomyopathie regelmäßig zu beobachtenden ventrikulären Herzrhythmusstörungen Indikator einer Gefährdung der Patienten durch einen plötzlichen Herztod sind. Die Ergebnisse der bisher zu diesem Problem vorliegenden Studien sind widersprüchlich. In zahlreichen, auch neueren Untersuchungen finden sich keine Hinweise auf Art und Häufigkeit ventrikulärer Herzrhythmusstörungen. So beschrieben FUSTER et al. (1981) eingehend den klinischen Langzeitverlauf und die Prognose dieser Patienten. In dieser Arbeit werden weder die Häufigkeit und Art ventrikulärer Arrhythmien noch die Todesumstände erwähnt. SWEDBERG et al. (1980a, b) verfolgten den Verlauf bei 28 Patienten über 2 bis 62 Monate. Es verstarben 10 Patienten, 7 davon durch einen plötzlichen Herztod. Auch in dieser Arbeit findet sich kein Hinweis auf Häufigkeit und Art ventrikulärer Arrhythmien. SEGAL et al. (1978) beschrieben eine 50%ige 3-Jahres-Mortalität bei Patienten mit idiopathischer dilatativer Kardiomyopathie und Kammertachykardien. In ähnlicher Weise kamen FOLLANSBEE et al. (1980) aufgrund ihrer Untersuchung an Patienten mit kongestiver Herzinsuffizienz bei dilatativer Kardiomyopathie zu dem Schluß, daß Patienten mit im 24-Stunden-EKG nachweisbaren nichtanhaltenden Kammertachykardien durch einen plötzlichen Herztod gefährdet seien.

In den jüngsten Jahren wurde wiederholt systematisch die Beziehung zwischen Rhythmusstörungen und plötzlichem Herztod bei dieser Erkrankung untersucht.

HUANG et al. (1983) verfolgten den Verlauf von 35 Patienten mit angiographisch gesicherter dilatativer Kardiomyopathie. Während einer im Mittel 43monatigen (4–74) Verlaufsbeobachtung verstarben zwei Patienten durch einen plötzlichen Herztod, ein dritter Patient durch eine Herzinsuffizienz und ein vierter infolge einer Sepsis. Bei einem der plötzlich verstorbenen Patienten ließen sich im Langzeit-EKG Episoden nichtanhaltender ventrikulärer Tachykardien nachweisen. Die Autoren kamen aufgrund ihrer Ergebnisse zu dem Schluß, daß der Befund des Langzeit-EKGs keine Aussagen zur Prognose bzw. zur Häufigkeit des plötzlichen Herztodes zulasse. Die Wertigkeit dieser Schlußfolgerung wird durch das relativ kleine Patientenkollektiv, durch den kurzen Beobachtungszeitraum und durch die außergewöhnlich niedrige Gesamtmortalität der Patientengruppe eingeschränkt. Außerdem handelt es sich um eine retrospektive Studie, in der therapeutische Interventionen – z. B. antiarrhythmische Therapie – nicht systematisch erfaßt werden konnten.

Dilatative Kardiomyopathie

VON OLSHAUSEN et al. (1984) untersuchten 60 Patienten mittels 24-Stunden-Langzeit-EKG sowie klinischen und hämodynamischen Verfahren. Während einer 5-12monatigen Verlaufsperiode verstarben 7 Patienten, vier davon an therapierefraktärer Herzinsuffizienz. Der überwiegende Teil der verstorbenen Patienten zeigte im Langzeit-EKG Episoden nichtanhaltender ventrikulärer Tachykardien. Es bestand kein Unterschied zwischen den plötzlich und den an chronischer Herzinsuffizienz Verstorbenen. VON OLSHAUSEN et al. (1984) kamen daher zu der Schlußfolgerung, daß das Vorhandensein nichtanhaltender ventrikulärer Tachykardien im Langzeit-EKG keine prognostische Aussage hinsichtlich der Gefährdung der Patienten durch einen plötzlichen Herztod zulasse.

CONSTANZO-NORDIN et al. (1984) untersuchten 55 Patienten mit dilatativer Kardiomyopathie mittels 24stündiger Langzeit-EKG-Registrierung, Echokardiographie, Radionuklidangiographie sowie angiographischen Untersuchungsverfahren und endomyokardialer Biopsie. 22 der Patienten hatten im Langzeit-EKG Episoden nichtanhaltender ventrikulärer Tachykardien. Sie unterschieden sich hämodynamisch nicht von Patienten ohne Tachykardien. 9 Patienten dieser Untersuchung verstarben während der Verlaufsbeobachtung, vier davon ohne und fünf mit ventrikulären Tachykardien. Auch nach den Befunden dieser Studie läßt das Vorhandensein ventrikulärer Tachykardien im 24-Stunden-Langzeit-EKG keine prognostischen Rückschlüsse zu. MEINERTZ et al. (1984) untersuchten ebenfalls die Bedeutung ventrikulärer Arrhythmien für die Prognose von Patienten mit dieser Erkrankung (Abb. 8). Der Krankheitsverlauf aller 74 in die Studie aufgenommenen Patienten wurde prospektiv über 2 bis 21 Monate (im Mittel 11) verfolgt. 19 Patienten verstarben während der Verlaufsbeobachtung, sieben infolge einer therapierefraktären Herzinsuffizienz und 12 durch einen plötzlichen Herztod. Patienten, die plötzlich verstarben, hatten insgesamt erheblich mehr

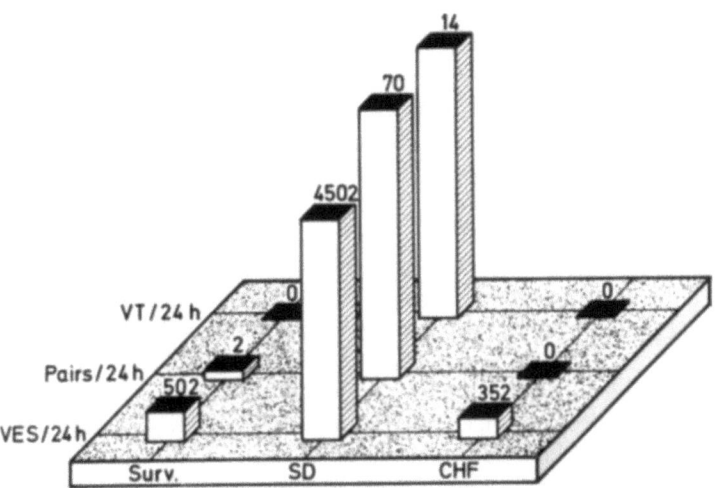

Abb. 8. Mittlere Häufigkeit der Episoden ventrikulärer Tachykardien (*VT*), ventrikulärer Paare und ventrikulärer Extrasystolen (*VES*) (Medianwerte) bei Überlebenden (*Surv.*) und solchen Patienten, die durch plötzlichen Herztod (*SD*) oder chronische Herzinsuffizienz (*CHF*) verstarben, bei 105 Patienten mit dilatativer Kardiomyopathie

Episoden ventrikulärer Tachykardien und eine größere Zahl ventrikulärer Paare im 24-Stunden-EKG als Überlebende oder solche, die an kongestiver Herzinsuffizienz verstarben. Eine stufenweise lineare Diskriminanzanalyse unter Benutzung hämodynamischer (linksventrikuläre Ejektionsfraktion und Cardiac-Index) und arrhythmischer Variabler (Anzahl der ventrikulären Tachykardien und ventrikulären Paare in 24 Stunden) erbrachte eine klinisch aussagekräftige Unterscheidung zwischen Überlebenden und solchen Patienten, die plötzlich oder an kongestiver Herzinsuffizienz verstarben. Demnach hatten Patienten mit einer reduzierten linksventrikulären Ejektionsfraktion (< 40%), bei denen häufige Episoden ventrikulärer Tachykardien oder ventrikulärer Paare (> 10–20 in 24 Stunden) im Langzeit-EKG nachweisbar waren, ein deutlich erhöhtes Risiko, am plötzlichen Herztod zu versterben. Nach diesen Befunden gestatten die hämodynamische Charakterisierung und die quantitative Analyse der Arrhythmien im 24-Stunden EKG eine Aussage bezüglich der Gefährdung dieser Patienten durch einen plötzlichen Herztod. Auf die Bedeutung ventrikulärer Arrhythmien für die Prognose weisen auch die Ergebnisse einer Studie von UNVERFERTH et al. (1984) hin. Sie untersuchten in prospektiver Form die für die Einjahresletalität wesentlichen Faktoren. Als diesbezüglich wichtigste Determinanten fanden sich eine linksventrikuläre Erregungsausbreitungsstörung (QRS-Dauer gleich oder größer als 100 msec), ventrikuläre Herzrhythmusstörungen und erhöhte mittlere rechtsatriale Drucke. Mit Zunahme der Malignität ventrikulärer Arrhythmien beobachteten diese Autoren auch eine Verschlechterung der Prognose. Auch die kürzlich publizierten Befunde von HOLMES et al. (1985) lassen sich in ähnlicher Richtung interpretieren. Diese Autoren verfolgten den Verlauf von 31 Patienten mit „ischämischer" oder „idiopathischer" dilatativer Kardiomyopathie. Insgesamt fand sich eine positive Beziehung zwischen dem Vorhandensein komplexer Arrhythmien und der Mortalität. 12 der Patienten verstarben plötzlich, zwei Patienten an kongestiver Herzinsuffizienz. Die Autoren kamen zu der Schlußfolgerung, daß neben der hämodynamischen Charakterisierung auch das Ergebnis des Langzeit-EKGs zur prognostischen Stratifizierung solcher Patienten beitrage. Komplexe ventrikuläre Arrhythmien sind demnach auch nach diesen Befunden eine unabhängige Variable für die Prognose dieser Patienten.

5. Hämodynamische Befunde

Nach den oben erwähnten Befunden soll eine elektrokardiographisch nachweisbare linksventrikuläre Hypertrophie ein prognostisch günstiges Zeichen sein (z. B. GOODWIN 1970). Echokardiographische, angiographische und pathologisch-anatomische Befunde scheinen dies zu bestätigen. Nach DAS et al. (1980) haben Patienten mit einer Hinterwanddicke von < 0.9 cm eine hohe Mortalität, während solche mit einer Hinterwanddicke > 1,2 cm günstig auf eine Therapie mit Vasodilatatoren reagierten. Nach autoptischen Befunden soll das Verhältnis von linksventrikulärer Wanddicke zum Durchmesser des linksventrikulären Cavums prognostische Rückschlüsse erlauben (BENJAMIN et al. 1981). Nach einer etwa einjährigen Verlaufsbeobachtung lag dieses Verhältnis bei Verstorbenen im Mittel deutlich niedriger (0,17) als bei Überlebenden (0,21). In gleiche Richtung weisen ältere angiographische Befunde. Nach FEILD et al. (1973) haben Patienten mit einer relativ großen linksventrikulären Muskelmasse (gemessen am Verhältnis Muskelmasse zu linksventrikulärem Kammervolumen) eine deutlich bessere 3-Jahres-Überlebensquote (54%) als solche mit einer niedrigeren linksventrikulären Muskelmasse (12%).

Es ist einleuchtend, daß die Prognose entscheidend durch das Ausmaß der linksventrikulären Funktionsstörung bestimmt wird. Dementsprechend wurden zahlreiche Parameter, die direkt oder indirekt Ausdruck der linksventrikulären Funktionsstörung sind, hinsichtlich ihrer prognostischen Aussagekraft geprüft. In verschiedenen Untersuchungen konnte übereinstimmend gezeigt werden, daß eine deutliche Erhöhung des linksventrikulären enddiastolischen Druckes, des pulmonalkapillären Druckes und des linksventrikulären enddiastolischen Volumens mit einer ungünstigen Prognose einhergeht. Gleiches gilt für eine deutliche Erniedrigung des Cardiac-Index und der linksventrikulären Auswurffraktion. Wenn gleichzeitig eine Vielzahl derartiger hämodynamischer Veränderungen beim Einzelpatienten vorliegt, soll die Einjahresmortalität bei etwa 50% liegen (z. B. HAMBY 1970; HATLE et al 1976). Unterschiedlich wird von verschiedenen Untersuchern beurteilt, welchen dieser oder anderer hämodynamischer Variablen die größte prognostische Aussagekraft zukommt. Ein endgültiges Urteil fällt schwer, da in verschiedenen Studien jeweils nicht alle hämodynamischen Parameter verfolgt oder in die statistische Analyse einbezogen wurden. Als von unabhängiger prognostischer Aussagekraft erwies sich ein linksventrikulärer enddiastolischer Druck von mehr als 20 mm Hg. Er ging nach der Studie der Mayo-Klinik mit einer 2-Jahres-Mortalität von 50% und einer 6-Jahres-Mortalität von 87% einher (FUSTER et al. 1981). Eine holodiastolische Druckerhöhung – als Hinweis für eine zusätzliche restriktive Komponente der Kammerfunktionsstörung – soll noch ungünstiger sein als eine alleinige enddiastolische Druckerhöhung (HAMBY 1970). Nach der Verlaufsbeobachtung der Mayo-Klinik-Studie soll auch der Cardiac-Index prognostisch aussagekräftig sein. Bei Patienten mit einem Cardiac-Index von weniger als 3 lag die 6-Jahres-Mortalität bei 89%, bei solchen mit einem Cardiac-Index von größer als 3 dagegen bei nur 35% (FUSTER et al. 1981). Nach älteren Befunden haben Patienten mit einer Erniedrigung der linksventrikulären Auswurffraktion von unter 20% kaum eine Chance, die nachfolgenden drei Jahre zu überleben (FEILD et al. 1973). Nach den Untersuchungsergebnissen von DELIUS et al. (1976) sind Herzindex, linksventrikulärer enddiastolischer Druck, linksventrikuläre Auswurffraktion und Pulmonalarterien-Mitteldruck die für die Prognose entscheidenden hämodynamischen Variablen. Zusätzlich zu diesen Parametern soll nach GOODWIN (1970) eine Erhöhung des linksventrikulären Kammervolumens über 200 ml/m^2 Körperoberfläche ein Indikator für eine außerordentlich ungünstige Langzeitprognose sein. Der angiographische Nachweis einer relativen Mitralklappeninsuffizienz deutet ebenfalls auf eine ungünstige Prognose hin (KOIDE et al. 1950).

Weit weniger umfangreiche Ergebnisse liegen zur prognostischen Bedeutung von Belastungsuntersuchungen im Frühstadium der Erkrankung vor. Prinzipiell lassen sich diese Patienten im Frühstadium der Erkrankung durch Bestimmung der ergometrischen Arbeitskapazität und linksventrikulären Hämodynamik von solchen mit fortgeschrittener oder terminaler Erkrankung unterscheiden. Ein diesbezüglich geeignetes Verfahren scheint auch die Belastungsechokardiographie zu sein (CURTIUS et al. 1982). FIGULLA et al. (1985) verfolgten den Verlauf der Erkrankung bei 56 Patienten mittels hämodynamischer, belastungshämodynamischer und bioptischer Untersuchungsmethoden. Überraschenderweise fand sich unter 42 Patienten bei etwa 50% eine Stabilisierung oder Besserung der Hämodynamik. Die retrospektive Analyse hämodynamischer Parameter gestattete ebensowenig wie die ergometrisch bestimmte Arbeitskapazität eine prognostische Aussage.

In einer neueren Untersuchung wurden anamnestische, klinische, nichtinvasive und invasive hämodynamische Untersuchungsbefunde, die beim gleichen Patientenkollektiv erhoben wurden, bezüglich ihrer prognostischen Aussagekraft überprüft (UNVERFERTH et al. 1984). Allerdings wurde der Krankheitsverlauf in dieser Studie lediglich über ein Jahr beobachtet. Als wichtigste prognostische Faktoren fanden sich eine im EKG nachweisbare intraventrikuläre Erregungsausbreitungsstörung, eine Erhöhung des pulmonalkapillären Druckes, das Vorhandensein komplexer ventrikulärer Arrhythmien im 24-Stunden-EKG und eine Erhöhung des rechtsatrialen Druckes.

6. Endomyokardiale Biopsie

Das histologische Bild der dilatativen Kardiomyopathie ist unspezifisch und keinesfalls pathognomonisch (FERRANS u. ROBERTS 1978; OLSEN 1978; KUNKEL et al. 1982). Es ist daher fraglich, ob derartige unspezifische Veränderungen eine prognostische Aussage über den Verlauf der Erkrankung beim Einzelpatienten erlauben. Nicht verwunderlich sind daher die widersprüchlichen Befunde der Literatur. LOOGEN u. KUHN (1978) konnten unter Benutzung eines morphologischen Index zeigen, daß Patienten mit ausgedehnteren myokardialen Veränderungen eine ungünstigere Prognose haben. Dieser Befund konnte von MALL et al. (1982) bestätigt werden. Gleichzeitig konnten diese Autoren zeigen, daß die myofibrilläre Volumenfraktion mit der linksventrikulären Auswurffraktion positiv korreliert. Auch SHIREY et al. (1980) fanden eine positive Beziehung zwischen dem Ausmaß der histologischen Veränderungen und der ungünstigen Prognose. Dagegen konnten BAANDRUP et al. (1981) keine Korrelation zwischen dem Schweregrad der histologischen Veränderungen und der Prognose nachweisen.

Quantitative morphologische und biochemische Analysen des Biopsiematerials – evtl. mit Wiederholung im Verlauf der Erkrankung – dürften eher als die oben genannten Untersuchungsverfahren verläßliche Aussagen zur Prognose gestatten. So fanden FIGULLA et al. bei 38 Patienten, daß eine um mehr als 60% reduzierte myofibrilläre Volumenfraktion prognostische Aussagen durchaus zuläßt. Eine derartige Verminderung der histologisch semiquantitativ bestimmten myofibrillären Masse ging mit einer Progredienz der Erkrankung einher. Andererseits fand sich bei einem mehr als 60%igen myofibrillären Volumenanteil eine Regredienz bzw. Stabilität der Erkrankung. FISCHER u. BOLTE (1982) kamen zu dem Schluß, daß der Kollagengehalt des Biopsie-Materials deutlicher mit dem Schweregrad des klinischen Bildes korreliert als die histologischen Veränderungen. Es erscheint daher möglich, daß dieser biochemische Parameter prognostische Aussagen erlaubt.

7. Schlußfolgerung

Patienten mit ungünstiger Prognose lassen sich mit klinisch brauchbarer Zuverlässigkeit von solchen mit günstiger Prognose unterscheiden. Sie zeichnen sich durch folgende Charakteristika aus:
Deutliche klinische Symptomatik (NYHA III–IV).
Klinisch, echokardiographisch oder röntgenologisch erfaßbare deutliche Vergrößerung des linken Ventrikels.
Elektrokardiographisch fehlende Zeichen der linksventrikulären Hypertrophie bei deutlicher intraventrikulärer Erregungsausbreitungsstörung.
Im Langzeit-EKG nachweisbare häufige Episoden nichtanhaltender ventrikulärer Tachykardien und/oder ventrikulärer Paare.
Echokardiographische Zeichen einer verminderten linksventrikulären Wanddicke.
Cardiac-Index $< 3 \, l/min/m^2$.
Linksventrikulärer enddiastolischer Druck $> 20 \, mm \, Hg$.
Linksventrikulärer enddiastolischer Volumenindex $> 200 \, ml/m^2$.
Linksventrikuläre Auswurffraktion $< 40\%$.
Deutliche morphologische Veränderungen im Biopsie-Material.

K. Therapie

Ziele der Therapie sind die Beseitigung der Grunderkrankung, die Beeinflussung des Verlaufes und der Prognose, die Besserung der klinischen Symptome und Beschwerden sowie die Vermeidung von Komplikationen.

I. Grunderkrankung

Naturgemäß läßt sich die Grunderkrankung nicht heilen. In jedem Fall ist es wichtig, eine differentialdiagnostisch mögliche andere Erkrankung, die evtl. einer kausalen Therapie zugänglich ist, auszuschließen. Hierzu sollte man im Einzelfall die gesamte invasive kardiologische Diagnostik einschließlich endomyokardialer Biopsie einsetzen. Liegt eine dilatative Kardiomyopathie vor, ist zu prüfen, ob auslösende bzw. aggravierende Faktoren wie z. B. Äthylalkoholkonsum oder Hypertonie vorliegen. In solchen Fällen ist strikte Alkoholkarenz bzw. eine konsequente Behandlung der Hypertonie indiziert.

II. Verlauf und Prognose

Bei der Mehrzahl der Patienten ist der Verlauf der Erkrankung progredient, nur wenige bleiben über einen längeren Zeitraum klinisch und hämodynamisch stabil (FUSTER et al. 1981). Ein derart günstiger klinischer Verlauf mit längerdauernder Stabilität ist keine Folge einer spezifischen Therapie, sondern wahrscheinlich durch eine besondere Genese der Grunderkrankung bedingt. Da die Prognose der Patienten im fortgeschrittenen Stadium außerordentlich ungünstig ist, müssen die therapeutischen Anstrengungen darauf gerichtet sein, den Verlauf der Erkrankung schon im präklinischen Stadium zu beeinflussen. Hierzu liegen bis heute weder systematische Untersuchungen noch verläßliche klinische Befunde vor. Unter theoretischen und praktischen Aspekten läßt sich jedoch die Therapie mit β-Rezeptorenblockern hier einordnen.

WAAGSTEIN et al. berichteten erstmals 1975 über die günstigen klinischen und hämodynamischen Effekte einer Therapie mit β-Rezeptorenblockern bei Patienten mit dilatativer Kardiomyopathie. Bei diesen durch eine Ruhetachykardie charakterisierten Patienten kam es zu einer Besserung der NYHA-Funktionsklasse, zu einer meßbaren Zunahme der körperlichen Belastbarkeit, zu einer Verkleinerung der röntgenologischen Herzgröße, zu einer Besserung des klinischen Untersuchungsbefundes und zu einer Normalisierung des vor Therapie pathologischen Apexkardiogramms. In nachfolgenden Untersuchungen wurden diese Befunde auch an Patienten ohne vorbestehende Ruhetachykardie bestätigt und erweitert (SWEDBERG et al. 1979, 1980a). Absetzen der β-Rezeptorenblocker führte bei der Mehrzahl der Patienten zu einer klinischen Verschlechterung und zu einer Abnahme der linksventrikulären Auswurffraktion (SWEDBERG et al. 1980b). Verglichen mit einer zugeordneten Patientengruppe mit ähnlichen Ausgangsbedingungen hatten Patienten, die mit β-Rezeptorenblockern behandelt wurden, eine bessere Lebenserwartung (WAAGSTEIN et al. 1975).

Diese Ergebnisse der Göteborger Arbeitsgruppe sind wiederholt kritisiert und insgesamt skeptisch beurteilt worden. Die Kritik richtet sich dabei sowohl auf den unkontrollierten Charakter der Studien als auch auf die zur Beurteilung des therapeutischen Effektes herangezogenen Meßverfahren.

IKRAM u. FITZPATRICK (1981) untersuchten in einer plazebokontrollierten, randomisierten Crossover Studie die Wirkung von Acebutolol bei 15 Patienten mit dilatativer Kardiomyopathie. Während einer einmonatigen Verlaufsbeobachtung kam es unter Acebutolol im Vergleich zu Plazebo zu einer Verschlechterung der körperlichen Belastbarkeit und der linksventrikulären Funktion. In einer weiteren plazebokontrollierten Studie mit Metoprolol (mittlere Dosis 130 mg täglich) konnten CURRIE et al. (1984) ebenfalls keine Besserung der Symptome und der Hämodynamik nachweisen.

Die beiden vorgenannten Studien umfaßten kleine Patientenkollektive, außerdem wurde die Therapie nur über einen relativ kurzen Zeitraum durchgeführt. Günstige Effekte einer Behandlung mit β-Rezeptorenblockern sollen aber erst etwa 3 Monate nach Therapiebeginn nachweisbar sein (WAAGSTEIN et al. 1983). Von größerer Aussagekraft als die vorgenannten Studien ist daher eine von ANDERSON et al. (1985) durchgeführte plazebokontrollierte Studie an 50 Patienten mit dilatativer Kardiomyopathie. Die Verlaufsbeobachtung betrug im Mittel 19 (1–38) Monate. Die Dosis von Metoprolol wurde individuell bis zur höchsten tolerierten Dosis (im Mittel 61 mg täglich) gesteigert. Funktionell – gemessen an der klinischen Symptomatik und an der körperlichen Belastbarkeit – ging es Patienten unter β-Blockertherapie besser als unter Plazebobedingungen.

Die Ergebnisse bezüglich der Prognose lassen den Schluß zu, daß Patienten, die β-Rezeptorenblocker tolerierten, möglicherweise eine bessere Prognose haben als Patienten, die β-Rezeptorenblocker nicht tolerieren oder nicht erhalten. Die verbesserte Prognose von Patienten unter β-Rezeptorenblockern könnte sowohl durch einen Selektionsprozeß – leichter kranke Patienten tolerieren β-Rezeptorenblocker besser – als auch durch einen echten protektiven Effekt zustandekommen.

Die Frage, ob β-Rezeptorenblocker bei der Therapie der dilatativen Kardiomyopathie von Nutzen sind, läßt sich angesichts dieser widersprüchlichen Befunde derzeit nicht eindeutig beantworten. Es könnte jedoch durchaus sein, daß bestimmte Untergruppen von Patienten mit dilatativer Kardiomyopathie von einer solchen Therapie klinisch, hämodynamisch und prognostisch profitieren (ALDERMAN u. GROSSMAN 1985). Erst die Ergebnisse größerer multizentrisch angelegter Studien werden die Frage beantworten helfen, ob Patienten mit dilatativer Kardiomyopathie – und wenn ja, welche – mit β-Rezeptorenblockern behandelt werden sollen (IKRAM u. FITZPATRICK 1983; ALDERMAN und GROSSMAN 1985; ANDERSON et al. 1985). Bis zum Vorliegen solcher Ergebnisse sollten β-Rezeptorenblocker in der klinischen Routine nicht zur Behandlung der dilatativen Kardiomyopathie eingesetzt werden.

III. Klinische Symptome und Beschwerden

Da therapeutische Maßnahmen nicht in der Lage sind, Verlauf und Prognose asymptomatischer Patienten zu verbessern, sind Kranke in diesem Stadium grundsätzlich nicht behandlungsbedürftig. Obwohl entsprechende kontrollierte Studien nicht vorliegen, wird allgemein aufgrund pathophysiologischer Erwägungen empfohlen, daß auch asymptomatische Patienten starke körperliche Belastungen vermeiden sollten. Dies gilt insbesondere für Patienten mit deutlich eingeschränkter linksventrikulärer Funktion. Zur Besserung der Beschwerden und der körperlichen Leistungsfähigkeit werden die Symptome der chronischen Herzinsuffizienz in üblicher Weise behandelt. Dabei vollzieht sich die Therapie – in Abhängigkeit vom Schweregrad der Symptome – nach folgendem Stufenplan:

Kochsalzrestriktion ist die allgemein akzeptierte erste therapeutische Maßnahme. Die manchmal empfohlene strenge Bettruhe über Monate – früher als kurative Maßnahme angesehen – ist nicht indiziert. Als erste pharmakotherapeutische Maßnahme sollten in aller Regel Diuretika verabreicht werden. Bei schwerer linksventrikulärer Insuffizienz führt eine Einmaldosis von Digitalis nur zur geringgradiger und vorübergehender Besserung der Hämodynamik. Ebenso soll ein Absetzen einer Digitalistherapie bei zahlreichen Patienten zu keinem der Symptome einer Linksherzinsuffizienz führen. Während an der günstigen Wirkung von Digitalis bei Patienten mit Herzinsuffizienz und Vorhofflimmern kein Zweifel besteht, stellen diese und andere Befunde die Wirksamkeit von Digitalis bei Patienten mit Herzinsuffizienz im Sinusrhythmus in Frage. Durch zwei Studien wird jedoch belegt, daß Verabreichung von Digitalis bei Patienten mit chronischer Herzinsuffizienz (z. T. auf dem Boden einer dilatativen Kardiomyopathie) zu günstigen klinischen und hämodynamischen Effekten führt (LEE et al. 1982; ARNOLD et al. 1980). Am generellen Nutzen einer Digitalistherapie bei Patienten mit Ruheherzinsuffizienz im Rahmen einer dilatativen Kardiomyopathie besteht daher kein Zweifel. Gleiches gilt für die kochsalzarme Diät und den Einsatz von Diuretika.

Haben Patienten trotz der genannten therapeutischen Maßnahmen typische Beschwerden und Zeichen einer Herzinsuffizienz, muß der zusätzliche Einsatz von Vasodilatantien erwogen werden. Diese werden seit Beginn der 70er Jahre auch zur Behandlung der Herzinsuffizienz eingesetzt. Der Nutzen einer solchen Therapie kann heute für die akute Herzinsuffizienz bzw. die akute Intervention bei chronischer Herzinsuffizienz als gesichert gelten. Dies gilt für die klinische Symptomatik und die hämodynamischen Effekte in Ruhe und bei Belastung. Weniger gut dokumentiert ist der Nutzen dieser Substanzen auch in der Langzeittherapie der chronischen Herzinsuffizienz.

An eine erfolgreiche Therapie der chronischen Herzinsuffizienz mit Vasodilatantien müssen folgende Anforderungen gestellt werden:

1. Die akut nachweisbaren günstigen hämodynamischen Effekte sollen sowohl in Ruhe als auch unter körperlicher Belastung erhalten bleiben.
2. Die günstigen Veränderungen der Hämodynamik sollen mit entsprechender Zunahme der körperlichen Leistungsfähigkeit und des subjektiven Wohlbefindens einhergehen.
3. Die hohe Morbidität und Mortalität der Patienten in diesem Stadium der Erkrankung sollen gesenkt werden.
4. Alle drei genannten Ziele sollen mit möglichst geringen Nebenwirkungen und Risiken erreicht werden.

Die adjuvante Therapie der chronischen Herzinsuffizienz mit Vasodilatantien hat in den letzten Jahren große Popularität erreicht. Die in zahlreichen Therapiestudien gewonnenen Daten stammen dabei von Patienten mit kongestiver Herzinsuffizienz unterschiedlicher Ätiologie – zumeist jedoch solchen mit koronarer Herzkrankheit oder dilatativer Kardiomyopathie.

Die derzeit zur Therapie der kongestiven Herzinsuffizienz verfügbaren Vasodilatantien lassen sich in folgende Substanzgruppen unterteilen:

1. „Direkt" an der glatten Gefäßmuskulatur angreifende Substanzen:
   z. B. Nitrate, Hydralazin bzw. Dihydralazin.
2. „Indirekt" über bekannte Rezeptorensysteme angreifende Substanzen:
   z. B. Prazosin, Trimazosin, Terazosin.
3. ACE-Inhibitoren.

IV. „Direkt" wirkende Vasodilatatoren

1. Nitrate

Die hämodynamisch günstigen Effekte dieser Substanzgruppe lassen sich nicht nur in Ruhe, sondern auch unter körperlicher Belastung nachweisen. Klinisch kommt es zu einer Besserung der Dyspnoe, der kardialen Leistungsschwäche und der körperlichen Belastbarkeit. In ausreichend kontrollierten Studien konnte nachgewiesen werden, daß diese günstigen Effekte über Monate anhalten. Bei einigen Patienten entwickelt sich eine Toleranz unter Langzeittherapie (PACKER

1983). Nach Ansicht der meisten Autoren und nach eigenen Erfahrungen sind die Effekte der Nitrate bei kongestiver Herzinsuffizienz zumeist jedoch klinisch nicht ausreichend und denen der ACE-Inhibitoren unterlegen.

2. Hydralazin (Dihydralazin)

Hydralazin senkt den peripheren Widerstand bzw. den Auswurfwiderstand des rechten und linken Ventrikels und steigert damit bei Patienten mit kongestiver Herzinsuffizienz den Cardiac-Index. In kontrollierten Studien konnten keine anhaltenden günstigen Effekte unter Dauertherapie mit Hydralazin bzw. Dihydralazin nachgewiesen werden. Zusätzlich behindern insbesondere bei höherer Dosierung unerwünschte extrakardiale und kardiale Nebenwirkungen die Therapie. Trotz guter Wirksamkeit im Akutversuch und günstiger Effekte bei einzelnen Patienten unter Dauertherapie ist Hydralazin als Vasodilatator zur Therapie der kongestiven Herzinsuffizienz wenig geeignet.

V. „Indirekte" Vasodilatantien

1. Prazosin

Die günstigen hämodynamischen und klinischen Wirkungen von Prazosin im Akutversuch sind unbestritten. Nach wiederholter Gabe kommt es jedoch innerhalb von zwei bis drei Tagen nach Therapiebeginn zu einer „Kurzzeittoleranz". In kontrollierten Studien konnten günstige Effekte von Prazosin unter Langzeitbedingungen nicht nachgewiesen werden (MARKHAM et al. 1983), Prazosin mag daher durchaus bei einzelnen Patienten mit Herzinsuffizienz auch unter Dauertherapie wirksam sein, infolge der bei zahlreichen Patienten nachweisbaren Toleranz ist Prazosin derzeit jedoch keine Substanz der ersten Wahl zur Therapie der kongestiven Herzinsuffizienz.

2. Terazosin, Trimazosin

Beide Substanzen sind in ihrer chemischen Struktur und ihrem pharmakologischen Wirkungsprofil prazosinähnlich und daher ähnlich zu beurteilen wie Prazosin.

VI. ACE-Inhibitoren (Captopril, Enalapril)

Beide Substanzen führen unter Dauertherapie zu einer Verbesserung der Hämodynamik in Ruhe und unter Belastung sowie zu einer Verbesserung der körperlichen Leistungsfähigkeit. Diese Wirkungen konnten in unkontrollierten, aber auch in mehreren kontrollierten Studien – z. B. gegen Plazebo – nachgewiesen werden (z. B. Captopril Multicenter Research Group 1983; KRAMER et al. 1983; SHARPE et al. 1984; CLELAND et al. 1985; CREAGER et al., 1985; FRANCIOSA et al. 1985).

Von besonderer Aussagekraft ist dabei die kontrollierte multizentrische Studie mit Captopril versus Plazebo bei 92 Patienten im Stadium III und IV nach der NYHA. Wichtigstes Ergebnis dieser Studie ist, daß Patienten unter Captopril im Vergleich zu Plazebo eine deutliche Besserung der klinischen Symptome und der körperlichen Leistungsfähigkeit zeigten. Art und Ausmaß des Akuteffektes scheinen keinerlei Voraussage bezüglich der chronischen Wirksamkeit zu gestatten. Erst nach einer 3–6wöchigen Beobachtungsphase kann die therapeutische Effektivität der ACE-Inhibitoren bei Herzinsuffizienz beurteilt werden (PACKER 1983). Nach PACKER (1985a, b) zeigen etwa 70% der mit ACE-Inhibitoren behandelten Patienten mit kongestiver Herzinsuffizienz eine günstige Wirkung, nur 10–15% müssen dagegen als „Nonresponder" eingestuft werden. Solche „Nonresponder" sollen im Einzelfall durchaus auf andere Vasodilatantien ansprechen (PACKER 1985a, b). Bei Beachtung der Kontraindikationen können subjektive und objektive Nebenwirkungen der Therapie mit ACE-Inhibitoren, die bei kongestiver Herzinsuffizienz in niedriger Dosierung angewandt werden, den Einsatz dieser Substanzgruppe nur bei wenigen Patienten limitieren. ACE-Inhibitoren sind demnach unter den Vasodilatantien die Substanzen der ersten Wahl zur adjuvanten Therapie einer kongestiven Herzinsuffizienz.

Die im Vergleich zu anderen Vasodilatantien günstigen klinischen hämodynamischen Wirkungen von ACE-Inhibitoren können durch neuere Untersuchungsergebnisse zumindest z. T. erklärt werden. In einigen plazebokontrollierten Studien hat man nicht nur die Hämodynamik und das klinische Befinden, sondern auch die Muskeldurchblutung, Nierendurchblutung, den Elektrolytstoffwechsel sowie die Plasmakonzentration bestimmter Hormone unter ACE-Inhibitoren untersucht (z. B. CLELAND et al. 1985; CREAGER et al. 1985). Insgesamt fanden sich erwünschte Veränderungen wie Zunahme der Muskeldurchblutung, Verbesserung der maximalen Sauerstoffaufnahme der Muskulatur unter Belastung, Zunahme des Nierenblutflusses, Anstieg des Serum- und Körperkaliums sowie Abnahme der Plasmakonzentrationen von Noradrenalin, Vasopressin und Aldosteron.

1. Einfluß von ACE-Inhibitoren auf die Prognose

Durch Therapie mit „direkten" oder „indirekten" Vasodilatantien kann eine Verbesserung der Prognose im allgemeinen nicht erreicht werden. Lediglich mit der Kombinationstherapie von hochdosiertem Hydralazin und Isosorbiddinitrat konnte ein solcher Effekt in einer kontrollierten Studie nachgewiesen werden (COHN et al. 1986). Allerdings kam es bei einer großen Zahl von Patienten unter dieser Therapie (im Mittel 300 mg Hydralazin tgl.) zu Therapieabbrüchen oder zu erheblichen Nebenwirkungen.

Auch für ACE-Inhibitoren fehlte bis vor kurzem der eindeutige Nachweis, daß eine Verbesserung der Prognose durch diese Substanzgruppe erreichbar ist. Das Datenmaterial älterer Studien (Analyse von 17 publizierten und nichtpublizierten Studien mit verschiedenen Vasodilatantien und ACE-Inhibitoren) zeigte zwar eine Tendenz zugunsten der ACE-Inhibitoren, gestattete jedoch keine zuverlässige Analyse des Effektes dieser Substanzgruppe auf die Mortalität (FURBERG u. YUSUF 1985). Ein Mangel dieser Studien bestand in jeweils zu kleinen

Patientenzahlen und zu kurzen Beobachtungsperioden. In keiner der Studien konnte durch den Vasodilatator eine signifikante Reduktion der Mortalität erreicht werden. Auch bei Zusammenfassung aller Daten der Studien mit „direkten" und „indirekten" Vasodilatantien ergab sich kein entsprechender Trend. Die Kombination der Daten aus Studien mit ACE-Inhibitoren zeigte dagegen eine Tendenz zugunsten einer Prognoseverbesserung. Unter Placebobedingungen fand sich in dem o.g. Zeitraum eine Mortalität von 8%, unter Behandlung mit ACE-Inhibitoren dagegen nur von 4% (Literatur bei FURBERG u. YUSUF 1985). Diese Beobachtungen werden durch Studienergebnisse einer großen kontrollierten Studie mit Enalapril auf festen Boden gestellt (Consensus-Studie 1987). In dieser Studie konnte nachgewiesen werden, daß Enalapril – zusätzlich zu Digitalis und Diuretika, und z. T. auch zu Vasodilatantien verabreicht – die Prognose von Patienten mit Herzinsuffizienz im klinischen Stadium NYHA III und IV deutlich verbessert. Somit wirken sich ACE-Inhibitoren bei Herzinsuffizienz nicht nur günstig auf die klinische Symptomatik, sondern auch auf die Lebenserwartung der Patienten aus.

VII. Positiv inotrope Substanzen

In den letzten Jahren hat man eine Reihe positiv inotroper Substanzen entwickelt, die über einen „nichtdigitalisähnlichen" Wirkungsmechanismus die Kontraktionskraft des Herzmuskels steigern. Es handelt sich um chemisch und pharmakologisch unterschiedliche Substanzklassen:

β-Rezeptorenstimulantien, Phosphodiesterase-Hemmstoffe und um Substanzen mit direktem Angriffspunkt an den kontraktilen Proteinen.

Aufgrund ihres Wirkungsmechanismus können sich – zumindest theoretisch – auch positiv inotrope Effekte von Digitalis und Pharmaka dieser Substanzklassen addieren. Nahezu alle Pharmaka dieser drei Substanzklassen haben neben den direkten stimulierenden Wirkungen auf die Kontraktionskraft zusätzlich relaxierende Wirkungen auf die glatte Muskulatur der Gefäße. Diese Wirkung äußert sich therapeutisch in der erwünschten Senkung des Auswurfwiderstandes des rechten und linken Ventrikels. Beim Menschen gelingt es häufig nicht, zu differenzieren, ob günstige klinische oder hämodynamische Wirkungen direkte Folge einer positiven Inotropie oder einer arteriellen Vasodilatation sind. Die meisten dieser Substanzen sind derzeit noch im klinischen Versuchsstadium.

VIII. β-Rezeptorenstimulantien

Für die intravenöse Behandlung der Herzinsuffizienz ist unter hämodynamischen Aspekten *Dobutamin* die Substanz der Wahl und im allgemeinen Dopamin überlegen. Im Gegensatz zu Dopamin kommt es nämlich unter Dobutamin bei vergleichbarer positiv inotroper Wirkung zu keinem unerwünschten Anstieg des linksventrikulären enddiastolischen Druckes. Außerdem scheint bei ebenfalls vergleichbarer positiv inotroper Wirkung der Herzfrequenz-steigernde Effekt von

Dobutamin geringer als der von Dopamin zu sein. Dobutamin kann daher als Standard- und Vergleichssubstanz für andere positiv inotrope Pharmaka gelten. Eine Infusion von Dobutamin über 3 Tage soll bei Patienten mit dilatativer Kardiomyopathie günstige klinische, hämodynamische und metabolische Wirkungen haben (UNVERFERTH et al. 1983). Anders als Dopamin und Dobutamin ist *Prenalterol* (nach pharmakologischen Befunden ein β-Rezeptorenblocker mit hoher intrinsischer Wirksamkeit) auch oral verfügbar und mit deutlich längerer pharmakokinetischer und pharmakodynamischer Halbwertzeit am ehesten in seinen hämodynamischen Wirkungen mit Dobutamin vergleichbar. Günstige hämodynamische Effekte dieser Substanz wurden sowohl nach intravenöser als auch nach oraler Gabe beschrieben (z. B. ERBEL et al. 1982).

Pirbuterol unterscheidet sich von Dobutamin und Prenalterol durch seine zusätzliche β-2-Rezeptoren-stimulierende Wirkung. Bei vergleichbarer Zunahme des Cardiac-Index und Abnahme des linksventrikulären enddiastolischen Druckes kommt es zu einer im Vergleich zu Dobutamin deutlich stärkeren Senkung des peripheren Gefäßwiderstandes. Diese Substanz hat also eine auch klinisch nachweisbare zusätzliche vasodilatierende Wirkung. Pirbuterol ist ebenfalls oral verfügbar und hat eine längere pharmakokinetische und pharmakodynamische Halbwertzeit als Dobutamin. Günstige klinische und hämodynamische Effekte wurden auch bei Patienten mit dilatativer Kardiomyopathie unter akuter und chronischer oraler Therapie mit Pirbuterol nachgewiesen (AWAN et al. 1981).

Ein ähnliches Wirkungsspektrum wie Pirbuterol hat *Salbutamol*. Günstige Effekte wurden ebenfalls von dieser Substanz bei Herzinsuffizienz beschrieben.

Das entscheidende Hemmnis für eine erfolgreiche Langzeittherapie mit dieser Substanzgruppe ist die sich rasch entwickelnde hämodynamische Toleranz (z. B UNVERFERTH et al. 1980; COLUCCI et al. 1981; KLEIN et al. 1981). Nach neueren Befunden kommt es innerhalb weniger Tage bei β-Rezeptorenstimulantien zu einer Wirkungsminderung von 30–40%, innerhalb von Wochen zum kompletten Wirkungsverlust. Eine Kompensation ist wahrscheinlich durch Dosissteigerung zumindest teilweise möglich, eine erneute volle Wirksamkeit jedoch erst nach mehrtägiger Therapiepause erreichbar. Entsprechend konnten in einer plazebokontrollierten Studie praktisch keine günstigen hämodynamischen Effekte bei wiederholter Gabe z. B. von Pirbuterol nachgewiesen werden (WEBER et al. 1982). Auch unter Therapie mit *L-Dopa* (2–3 g täglich) kam es bei der Mehrzahl der Patienten zu keiner anhaltenden klinischen und hämodynamischen Besserung der Herzinsuffizienz (HASENFUSS et al. 1985).

IX. Phosphodiesterase-Inhibitoren

Wichtige Vertreter dieser Substanzklasse sind Amrinon, Milrinon und Enoximon. Es ist durchaus umstritten, ob alle hämodynamischen Effekte dieser drei Substanzen auf einer Phosphodiesterase-Inhibition beruhen. Gemeinsam ist allen drei Substanzen eine direkte positiv inotrope und eine gleichzeitige vasodilatierende Wirkung im Bereich der arteriellen Strombahn. Alle drei Substanzen bewirken bei Akutgabe eine Besserung der Hämodynamik (Steigerung des Cardiac-Index sowie Abnahme der Füllungsdrucke) und eine Besserung der Belastungstoleranz.

Eine Besserung der Belastungstoleranz konnte für Amrinon auch unter Dauertherapie nachgewiesen werden (WEBER et al. 1981; LEIER et al. 1982; MASKIN et al. 1982). Vergleichbare Befunde liegen für die noch weniger ausführlich untersuchten Substanzen Milrinon und Enoximon noch nicht vor.

Der Therapie mit positiv inotropen Substanzen stehen heute – und mit Wahrscheinlichkeit auch in Zukunft – folgende Limitationen entgegen:

1. Bis heute steht kein dem Dobutamin vergleichbares orales Präparat zur Verfügung.
2. Derzeit in der klinischen Prüfung befindliche Substanzen haben eine Reihe von Nebenwirkungen, die wahrscheinlich von der Hauptwirkung nicht zu trennen sind wie Herzfrequenzsteigerung und Auslösung ventrikulärer Herzrhythmusstörungen.
3. Bei wahrscheinlich allen Substanzen muß mit einer Toleranzentwicklung mit deutlicher Abschwächung der initial beobachteten günstigen hämodynamischen Wirkung gerechnet werden.
4. Es besteht die Möglichkeit, daß es gerade durch inotrope Stimulation unter Langzeitbedingungen zu einer Progression der linksventrikulären Funktionsstörung und zu einer Akzeleration des Krankheitsverlaufes mit Verschlechterung der Prognose kommt (KATZ 1978).

X. Thromboembolische Komplikationen

Nach der Studie der Mayo-Klinik kommt es unter Langzeitbeobachtung bei etwa 18% aller Patienten mit dilatativer Kardiomyopathie zu thromboembolischen Komplikationen (FUSTER et al. 1981). Diese führen häufig auf direktem (z.B. schwere Lungenembolie) oder indirektem (z.B. Hemisymptomatik durch Hirnembolie mit konsekutiver Immobilisation) Wege zum Tode. Durch eine Behandlung mit oralen Antikoagulantien lassen sich thromboembolische Komplikationen weitgehend vermeiden bzw. reduzieren (z.B. FUSTER et al. 1981). Es handelt sich hierbei um retrospektiv erhobene Ergebnisse einer unkontrollierten Langzeitstudie. Diese Ergebnisse sind jedoch so eindeutig, daß sich weitere kontrollierte Studien zu dieser Fragestellung verbieten. Eine Therapie mit oralen Antikoagulantien ist bei allen Patienten mit fortgeschrittener Belastungsherzinsuffizienz (z.B. linksventrikuläre Ejektionsfraktion unter 40%) und solchen mit Ruheherzinsuffizienz angezeigt. Dies gilt nicht nur für Patienten mit absoluter Arrhythmie und Vorhofflimmern, sondern auch für solche mit Sinusrhythmus.

XI. Ventrikuläre Arrhythmie und plötzlicher Herztod

Tachykarde ventrikuläre Herzrhythmusstörungen gehören zum charakteristischen klinischen Bild dieser Erkrankung. Insbesondere häufige Episoden ventrikulärer Tachykardien und häufige Paarbildungen (Richtwert etwa mehr als 10 bis 20 derartige Episoden in 24 Stunden) zeigen eine besondere Gefährdung durch einen plötzlichen Herztod an (MEINERTZ et al. 1984). Durch eine antiarrhythmische

Therapie lassen sich Quantität und Qualität derartiger ventrikulärer Rhythmusstörungen günstig beeinflussen. Die Frage, ob hierdurch auch die Häufigkeit des plötzlichen Herztodes vermindert werden kann, läßt sich derzeit nur spekulativ beantworten. Bis zum Vorliegen solcher Studienergebnisse ist der Einsatz von Antiarrhythmika mit dem Ziel der Verbesserung der Prognose Ermessenssache. Obligat behandlungsbedürftig sind lediglich Patienten mit arrhythmiebedingten schwerwiegenden klinischen Symptomen, wie z. B. Synkopen oder arrhythmiebedingter Beeinträchtigung der Hämodynamik.

Erste Erfahrungen mit dem Einsatz von Antiarrhythmika bei Patienten mit häufigen und prognostisch bedeutsamen Rhythmusstörungen gerade bei dieser Erkrankung sind enttäuschend. So untersuchten CHAKKO u. GHEORGHIADE (1985) die Wirksamkeit von Procainamid und Chinidin bei 43 Patienten mit kongestiver Herzinsuffizienz (Genese 28 mal ischämisch und 15 mal durch idiopathische dilatative Kardiomyopathie). Auch in dieser Studie fand sich eine ausgesprochen hohe Mortalität durch plötzlichen Herztod und Pumpversagen. Therapeutische Plasmakonzentrationen der obengenannten Antiarrhythmika waren nicht in der Lage, den plötzlichen Herztod zu verhindern. Ebensowenig ermutigend sind die Ergebnisse bei Patienten mit anhaltenden ventrikulären Tachykardien auf dem Boden dieser Erkrankung. POLL et al. (1984) untersuchten 11 konsekutive Patienten mit dilatativer Kardiomyopathie und spontan anhaltenden ventrikulären Tachykardien mittels programmierter Elektrostimulation und serieller Testung von Antiarrhythmika. Auch unter antiarrhythmischer Therapie blieb die ventrikuläre Tachykardie bei den meisten Patienten induzierbar. Trotz Verlangsamung der Tachykardiefrequenz und verbesserter hämodynamischer Bedingungen blieb die Prognose der Patienten ungünstig und die Häufigkeit des plötzlichen Herztodes hoch. Auch durch eine Therapie mit Amiodaron ließ sich der plötzliche Herztod bei diesen Patienten nicht zuverlässig verhindern.

XII. Ungesicherte therapeutische Maßnahmen

1. Langdauernde Bettruhe

Nach älteren, unkontrollierten Studien soll eine langdauernde Bettruhe sowohl bei „idiopathischer" als auch bei „alkoholtoxischer" und „postpartaler" Kardiomyopathie den Verlauf günstig beeinflussen (z. B. BURCH et al. 1971; MCDONALD et al. 1971). Mangels kontrollierter Studien und überzeugender klinischer Resultate wird diese Behandlungsmethode heute nicht mehr praktiziert.

2. Mitralklappenersatz

Eine Mitralklappeninsuffizienz findet sich bei nahezu zwei Dritteln aller Patienten mit fortgeschrittener Erkrankung. Das Ausmaß der Insuffizienz ist gewöhnlich gering oder mäßiggradig (FEILD et al. 1973). Bei einigen Patienten mit ausgeprägter linksventrikulärer Reduktion der Ejektionsfraktion findet sich eine schwere Mitralklappeninsuffizienz. Wegen der hohen perioperativen Mortalität und der fehlenden Auswirkung eines Klappenersatzes auf die Prognose ist ein prothetischer Mitralklappenersatz bei diesen Patienten nicht indiziert (PHILLIPS et al. 1981; JOHNSON u. PALACIOS 1982a, b).

XIII. Immunsuppressive Therapie

Häufigkeit und Prognose einer dilatativen Kardiomyopathie, die sich im Anschluß an eine akute Myokarditis entwickelt, sind unklar. Eine febril verlaufende Viruserkrankung soll bei etwa 20% der Patienten mit dilatativer Kardiomyopathie dem Krankheitsbeginn vorangehen. Neuere Untersuchungen mittels endomyokardialer Katheterbiopsie haben gezeigt, daß sich bei einer Reihe dieser Patienten histologisch Zeichen einer chronisch-entzündlichen Myokardveränderung nachweisen lassen. Gleiches gilt für Patienten mit akuter Myokarditis. Hinweise auf eine entzündliche Genese einer dilatativen Kardiomyopathie lassen sich auch durch 67-Ga-Citratszintigraphie des Myokards gewinnen. Nach einer Untersuchung sollen Patienten mit positivem 67-Ga-Citrat-Scan bezüglich der Prognose von einer immunsuppressiven Therapie mit Azathioprin und Prednison profitieren (O'CONNELL et al. 1984a). Dieser interessante therapeutische Ansatz hat jedoch zur Zeit experimentellen Charakter und sollte nicht in der klinischen Routine praktiziert werden. In einer anderen Untersuchung konnte keine Verbesserung der linksventrikulären Funktion bei Patienten mit einer bioptisch gesicherten Myokarditis durch eine kombinierte Therapie mit Azathioprin und Prednison erzielt werden (HOSENPUD et al. 1985).

XIV. Kortikosteroide

Seit vielen Jahren werden Kortikosteroide von zahlreichen Ärzten in der Vorstellung eingesetzt, die einer dilatativen Kardiomyopathie zugrundeliegende entzündliche Reaktion zu unterdrücken. SEGAL et al. berichteten schon 1965, daß eine derartige Therapie die Prognose der dilatativen Kardiomyopathie nicht zu bessern in der Lage ist. GOODWIN kam aufgrund einer eigenen Untersuchung zu der Auffassung, daß eine Therapie mit Kortikosteroiden nicht effektiv ist. Es besteht derzeit daher keine Indikation, Kortikosteroide zur Behandlung der dilatativen Kardiomyopathie einzusetzen.

XV. Herztransplantation

Die Herztransplantation stellt die sicherlich extremste und aufwendigste Form der Behandlung der dilatativen Kardiomyopathie dar. Ohne Zweifel ist sie die einzige Therapieform, die erwiesenermaßen in der Lage ist, die ungünstige Prognose dieser Patienten im fortgeschrittenen und terminalen Stadium der Erkrankung zu verbessern. Voraussetzung für die Einbeziehung der Herztransplantation in die therapeutischen Überlegungen sind Entwicklungen der letzten Jahre: Erfolgreiche Transplantation mit vertretbarem und kalkulierbarem Risiko, bessere Beherrschung der Folgeprobleme, Zunahme der Operationsmöglichkeiten, sowie

Verbesserungen der perioperativen Logistik. Weltweit haben hierzu die Ergebnisse der Arbeitsgruppe an der Stanford University ebenso beigetragen wie in Deutschland die der Arbeitsgruppe an der Medizinischen Hochschule Hannover. In Stanford wurden bis Anfang 1985 etwa 360 Herztransplantationen durchgeführt. Nach dem derzeitigen Ergebnisstand liegt die Ein-Jahres-Überlebensrate bei 80% und die kalkulierte Fünf-Jahres-Überlebensrate bei etwa 60% (OYER et al. 1983). Ähnlich günstige Ergebnisse hinsichtlich der Ein-Jahres-Überlebensrate konnte die Hannoveraner Arbeitsgruppe vorlegen (HETZER et al. 1985). Das in Stanford operierte Krankengut setzt sich etwa zu gleichen Teilen aus Patienten mit dilatativer Kardiomyopathie und koronarer Herzkrankheit zusammen. Nur etwa 10% der Patienten hatten andere Herzerkrankungen. In Hannover war der Prozentsatz der transplantierten Patienten mit dilatativer Kardiomyopathie noch deutlich höher: bei 38 der 50 herztransplantierten Patienten lag eine dilatative Kardiomyopathie vor.

Nach älteren Befunden aus der Arbeitsgruppe von BARNARD überlebten nur 5 von 35 Patienten, die wegen einer dilatativen Kardiomyopathie im Endstadium transplantiert worden waren. Dies schien darauf hinzuweisen, daß Patienten mit dieser Erkrankung weniger als solche mit koronarer Herzkrankheit für eine Herztransplantation geeignet sind. Neuere systematisch erhobene Befunde sprechen jedoch dafür, daß Patienten mit dilatativer Kardiomyopathie keinesfalls weniger für einen solchen Eingriff geeignet sind als Koronarkranke. HASSELL et al. (1981) verglichen in einer systematischen Untersuchung beide Patientengruppen nach Herztransplantation und gelangten zu der Schlußfolgerung, daß die Ergebnisse bei beiden Patientengruppen ähnlich sind. Auch HETZER et al. (1985) kamen aufgrund ihrer Operationsergebnisse zu dem Schluß, daß Patienten mit idiopathischer dilatativer Kardiomyopathie insgesamt eher günstige Voraussetzungen für eine Herztransplantation bieten.

Auch in der Häufigkeit von Abstoßungsreaktionen und postoperativen Infektionen fand sich kein Unterschied zwischen beiden Patientengruppen (FOWLES 1983). Auffällig ist sowohl in den Ergebnissen der Stanford- als auch der Hannoveraner Arbeitsgruppe, daß sich erfolgreich transplantierte Patienten mit dilatativer Kardiomyopathie relativ rasch erholen und an „Lebensqualität" zurückgewinnen. Ein größerer Teil dieser Patienten war schon relativ bald nach der Operation in der Lage, ein normales soziales Leben aufzunehmen (z. B. HETZER et al. 1985). Dies mag neben anderem – günstigerer Gefäßstatus im Vergleich zu Koronarkranken – auch auf das relativ jugendliche Alter der Patienten zum Zeitpunkt der Transplantation zurückzuführen sein.

Zusammenfassend bessert die Herztransplantation nicht nur die Prognose, sondern auch die Lebensqualität im Terminalstadium der dilatativen Kardiomyopathie. Nachteile dieses Verfahrens sind der große organisatorische und finanzielle Aufwand, die für den Patienten unangenehmen und zeitaufwendigen Kontrolluntersuchungen (z. B. wiederholte Durchführung endomyokardialer Biopsien), die unsichere Langzeitlebenserwartung, die ungünstigen Folgen einer Langzeittherapie mit Immunsuppressiva (mögliches vermehrtes Auftreten maligner Tumoren) und nicht zuletzt die enormen psychischen Belastungen. Man wird sich daher sicherlich erst nach reiflichen Überlegungen und entsprechender Verlaufsbeobachtung des Patienten zur Indikationsstellung einer Transplantation durchringen. Die Möglichkeit einer solchen Maßnahme muß aber – unter strikter Beachtung von Indikation und Kontraindikation – immer in die therapeutischen Überlegungen einbezogen werden.

L. Differentialdiagnose der dilatativen Kardiomyopathie

Die Diagnose einer dilatativen Kardiomyopathie kann zwar aufgrund klinischer und nichtinvasiver Untersuchungsbefunde vermutet, aber nur durch eine Herzkatheteruntersuchung mit Koronarangiographie gesichert werden.

I. „Ischämische" dilatative Kardiomyopathie

Grundsätzlich – und per definitionem – finden sich bei dilatativer Kardiomyopathie normale Koronargefäße. Sie ist daher abzugrenzen von der „ischämischen" dilatativen Kardiomyopathie, bei der die linksventrikuläre Funktionsstörung Folge hämodynamisch wirksamer Koronargefäßveränderungen ist. Von einigen Autoren wird diese „ischämische" Form der dilatativen Kardiomyopathie mit der „idiopathischen" unter dem Oberbegriff dilatative Kardiomyopathie subsumiert. Leitgedanke dieser Einteilung ist die Vorstellung, daß sich klinisches Bild, Prognose und Therapie beider Formen der dilatativen Kardiomyopathie nicht wesentlich unterscheiden (JOHNSON u. PALACIOS 1982a, b). Dies mag für die Endstadien dieses Syndroms zutreffen, gilt jedoch nicht für frühere Stadien. Schwierigkeiten bereitet die Diagnose der dilatativen Kardiomyopathie, wenn sich bei der Koronarangiographie zwar deutlich wandveränderte Koronargefäße, jedoch keine hämodynamisch wirksamen Koronargefäßstenosen, finden. Es ist Ermessenssache, ob man unter solchen Umständen von einer dilatativen Kardiomyopathie sprechen darf. Im allgemeinen gilt die Regel, daß das Ausmaß der Koronargefäßveränderungen und der Schweregrad der linksventrikulären Funktionsstörung in deutlichem Mißverhältnis stehen sollten. Man wird jedoch auch dann, wenn die nachweisbaren Koronargefäßstenosen hämodynamisch nicht wirksam sind, mit der Diagnose dilatative Kardiomyopathie zurückhaltend sein müssen. Es ist offensichtlich, daß in Einzelfällen eine Unterscheidung zwischen dilatativer Kardiomyopathie und „ischämischer" dilatativer Kardiomyopathie trotz Vorliegen des Koronar- und linksventrikulären Angiogramms nicht mit letzter Sicherheit möglich ist. Wie bekannt, finden sich bei einem kleinen Prozentsatz der Patienten mit abgelaufenen Infarkten normale oder nur minimal veränderte Koronargefäße. Verlaufen diese Infarkte unter dem entsprechenden klinischen Bild, sowie mit entsprechenden Veränderungen des Oberflächen-EKGs und der Laborparameter, wird man solche Erkrankungen auch bei Vorliegen eines auf eine dilatative Kardiomyopathie hinweisenden angiographischen Befundes nicht unter dem Oberbegriff der dilatativen Kardiomyopathie einordnen. Bei unbemerktem klinischem Verlauf läßt sich dagegen eine derartige Unterscheidung nicht treffen, dies umsomehr als ein erheblicher Teil der linksventrikulären Funktionsstörung bei dilatativer Kardiomyopathie nicht nur global, sondern zusätzlich oder ausschließlich regional lokalisiert ist. Erschwert wird die Differenzierung zwischen dilatativer Kardiomyopathie und „ischämischer" dilatativer Kardiomyopathie weiterhin dadurch, daß in seltenen Fällen beide Erkrankungen gleichzeitig vorliegen können. Bei solchen Patienten liegen hämodynamisch wirksame Koronargefäßstenosen vor, der Schweregrad und das Ausmaß der linksventrikulären Funktionsstörung läßt sich jedoch nicht durch diese Koronargefäßstenosen erklären.

II. Myokarditis

Auf die Schwierigkeit bzw. Unmöglichkeit, eine Myokarditis retrospektiv differentialdiagnostisch von einer dilatativen Kardiomyopathie zu unterscheiden, wurde bereits früher hingewiesen. Selbst in der akuten klinischen Situation gelingt es manchmal auch unter Zuhilfenahme der endomyokardialen Biopsie und serologischer Parameter nicht, sicher zwischen dem klinischen Initialstadium einer dilatativen Kardiomyopathie und einer Myokarditis zu unterscheiden. Wichtige differentialdiagnostische Parameter sind: klinisches Bild – z. B. akuter, mit Fieber einhergehender Beginn mit Infekt der oberen Atemwege –, Ergebnis der endomyokardialen Biopsie, positiver kultureller Virusnachweis, mehr als vierfacher Anstieg des Titers entsprechender IgM-Antikörper, szintigraphischer Nachweis einer deutlich entzündlichen Myokardveränderung.

III. Akutes rheumatisches Fieber

Bei 8% der von FUSTER et al. (1982) beschriebenen Patienten mit dilatativer Kardiomyopathie der Mayo-Klinik-Studie ließ sich anamnestisch ein akutes rheumatisches Fieber nachweisen. Ob die Inzidenz größer als erwartet ist und ob ein ätiologischer Zusammenhang mit der dilatativen Kardiomyopathie besteht, ist unbekannt (z. B. JOHNSON u. PALACIOS 1982a, b).

IV. Herzbeteiligung bei extrakardialen Erkrankungen

Eine Herzbeteiligung bei extrakardialen Erkrankungen spielt für die Differentialdiagnose, insbesondere seit der routinemäßigen Anwendung der endomyokardialen Biopsie, eine wichtige Rolle. In Südamerika stellt die Chagas-Erkrankung die häufigste und wichtigste Differentialdiagnose zur idiopathisch dilatativen Kardiomyopathie dar. Auch sie ist gekennzeichnet durch eine linksventrikuläre Funktionsstörung, schwerwiegende ventrikuläre Arrhythmien und faszikuläre Blockbilder im Oberflächen-EKG. Neben der geographischen Bevorzugung spielen für die Diagnose bzw. Differentialdiagnose der serologische Nachweis (komplementbindende Antikörper) oder (selten) der Nachweis einer Parasitämie eine wesentliche Rolle.

V. Sarkoidose

Das klinische Bild der Herzbeteiligung bei Sarkoidose ähnelt in einigen Aspekten dem der Chagas-Erkrankung: häufig kommt es zu faszikulären Blockbildungen, rezidivierenden lebensbedrohlichen tachykarden ventrikulären Herzrhythmusstörungen, sowie Ausbildung von Aneurysmata im Bereich des rechten oder linken Ventrikels. Die Diagnose ist oft schwierig. Nicht selten fehlen die typischen Zeichen einer extrakardialen Manifestation der Grunderkrankung. Die Symptome der Herzbeteiligung sind andererseits manchmal durch eine zusätzliche andere Herzerkrankung – wie z. B. koronare Herzkrankheit – maskiert. Wichtigste Verfahren in der Differentialdiagnose zur dilatativen Kardiomyopathie sind die Szintigraphie (TI bzw. 67-Ga-Citratszintigraphie) und die endomyokardiale Biopsie.

VI. Hypertensive Herzerkrankung

Diese läßt sich von der dilatativen Kardiomyopathie nur aufgrund formaler Parameter abgrenzen. Finden sich bei Patienten mit entsprechender linksventrikulärer Funktionsstörung und normalem Koronarangiogramm klinische Hinweise für eine Hypertonie, so muß eine hypertensive Herzerkrankung immer dann angenommen werden, wenn längerandauernde (mehrjährige) deutlich erhöhte Blutdruckwerte (> 100 mm Hg diastolisch) vorhanden waren. Als diesbezüglich bester und einfachster Maßstab hat sich die Beurteilung des Augenhintergrundes bewährt. Ein Fundus hypertonicus > I macht die Diagnose einer dilatativen Kardiomyopathie unwahrscheinlich.

Literatur

Abelmann WH (1978) Treatment of congestive cardiomyopathy. Postgrad Med J 54:477–484

Abelmann WH (1984) Classification and natural history of primary myocardial disease. Prog Cardiovasc Dis 27:73–94

Ahmad M, Dubiel JP (1981) Tc-99m pyrophosphate myocardial imaging in perimyocarditis. J Nucl Med 22:452–454

Ahmad M, Dubiel JP, Logan KW et al. (1977) Limited clinical diagnostic specifity of technetium-99m stannous pyrophosphate myocardial imaging in acute myocardial infarction. Am J Cardiol 39:50–54

Albrecht J, Müller-Oerlinghausen B (1980) Kardiovaskuläre Nebenwirkungen von Lithium. Dtsch Med Wochenschr 105:651

Alderman J, Grossman W (1985) Are β-adrenergic-blocking drugs useful in the treatment of dilated cardiomyopathy? Circulation 5:854–857

Anderson JL, Carlquist JF, Hammond EH (1982) Deficient natural killer cell activity in patients with idiopathic dilated cardiomyopathy. Lancet II:1124–1127

Anderson JL, Carlquist JF, Lutz JR, DeWitt CW, Hammond EH (1984) HLA, A, B and DR typing in idiopathic dilated cardiomyopathy: research for immune response factors. Am J Cardiol 53:1326–1330

Anderson JL, Lutz JR, Gilbert EN, Sorensen SG, Yanowitz FG, Menlove RL, Bartholomew M (1985) A randomized trial of low-dose beta-blockade therapy for idiopathic dilated cardiomyopathy. Am J Cardiol 55:471–475

Anselmi A, Suarez JA, Anselmi G, Moleiro F, De Suarez C, Ruesta V (1975) Primary cardiomyopathy in identical twins. Am J Cardiol 35:97

Antia A, Ashcrost MT, Barrios HG et al. (1968) Idiopathic cardiomegaly. Bull WHO 38:979–992

Arita M, Ueno Y, Masuyama Y (1982) Detection of intracardiac thrombi in a case of cardiomyopathy by two dimensional echocardiography. Br Heart J 47:397–399

Arnold SB, Byrd RC, Meister W et al. (1980) Long-term digitalis therapy improves left ventricular function in heart failure. N Engl J Med 303:1443–1448

Awan NA, Evenson MK, Needham KE et al. (1981) Hemodynamic effects of oral pirburterol in chronic severe congestive heart failure. Circulation 63:96–101

Baandrup U, Olsen EGJ (1981) Critical Analysis of endomyocardial biopsies from patients suspected of having cardiomyopathy: I Morphological and morphometric aspects. Br Heart J 45:475–486

Baandrup U, Florio RA, Roters F, Olsen EGJ (1981) Electron microscopic investigation of endomyocardial biopsy samples in hypertrophy and cardiomyopathy. A semiquantitative study in 48 patients. Circulation 63:1289–1298

Bagger JP, Baandrup U, Rasmussen K, Møller M, Vesterlund T (1984) Cardiomyopathy in western Denmark. Br Heart J 52:327–331

Battersby EJ, Glenner GG (1961) Familial cardiomyopathy. Am J Med 30:382

Baudet M, Rigaud M, Rocha P et al. (1979) Reversibility of alcoholic cardiomyopathy with abstention from alcohol. Cardiology 64:317

Becker HJ, Kaltenbach M, Khan H, Martin H, Schollmeyer P (1969) Zur familiären Kardiomyopathie. Z Kreisl Forsch 59:242

Bekheit S, Murtag JG, Morton P, Flechter E (1972) Studies of heart block with His-bundle electrograms. Br Heart J 34:717

Benjamin IJ, Schuster EH, Bulkley BH (1981) Cardiac hypertrophy in idiopathic dilated congestive cardiomyopathy: A clinicopathologic study. Circulation 64:442–447

Beulcke G, Casazza F, Colombo B (1979) On some cardiological aspects of Steinert's disease (Myotonic dystrophy). Z Kardiol 68:848

Bolte HD (1985) Immunological defects precursors of myocarditis and dilated cardiomyopathy? J Mol Cell Cardiol 17:69–71

Bolte HD, Fischer S, Ludwig B (1982) Immunological examinations in dilated cardiomyopathies. Z Kardiol 71:517–521

Brandenburg RO (1985) Cardiomyopathies and their role in sudden death. J Am Coll Cardiol 5:185 B–189 B

Brandenburg RO, Chazow E, Cherian G et al. (1981) Report of WHO/ISFC task force on definition and classification of cardiomyopathies. Circulation 64:437 A–438 B

Brigden W (1957) Uncommon myocardial diseases. The noncoronary cardiomyopathies. Lancet II:1179–1184

Bristow MR, Thompson PJ, Martin RP, Mason JW, Billingham DC, Harrison MC (1978) Early anthracycline cardiotoxicity. Am J Med 65:823

Bussmann WD, Heeger J, Kaltenbach M (1978) Kontraktilitäts- und Relaxationsreserve des linken Ventrikels. III Patienten mit Kardiomyopathie. Z Kardiol 67:18

Bussmann WD, Schmidt W, Kaltenbach M (1981) Linksventrikuläre Funktion in Ruhe und nach Volumenbelastung bei Patienten mit Kardiomyopathien. Z Kardiol 70:45–51

Cannom SD, Hancock EW (1974) A syndrome of congenital cardiomyopathy with mitral regurgitation, complete heart block and atrial arrhythmia. Am J Med 56:261–268

Captopril Multicenter Research Group (1983) A placebo-controlled trial of captopril in refractory chronic congestive heart failure. J Am Coll Cardiol 2:755–763

Chakko CS, Gheorghiade M (1985) Ventricular arrhythmias in severe heart failure: incidence, significance, and effectiveness of antiarrhythmic therapy. Am Heart J 109:505–513

Cleland JGF, Dargie HJ, Ball SG, Gillon G, Hodsman GP, Morton JJ, East BW, Robertson I, Ford I, Robertson JIS (1985) Effects of enalapril in heart failure: a double blind

study of effects on exercise performance, renal function, hormones, and metabolic state. Br Heart J 54:305–312
Cohn JN et al. (1986) Effect of vasodilator therapy on mortality in chronic congestive heart failure: Results of a Veterans Administration Cooperative Study. N Engl J Med 314:1547–1552
Collucci WS, Alexander RW, Williams GH et al. (1981) Decreased lymphocyte beta-adrenergic receptor density in patients with heart failure and tolerance to the beta-adrenergic against pirbuterol. N Engl J Med 305:185–190
Consensus Trial Study Group (1987) Effects of enalapril on mortality in severe congestive heart failure: Results of the Cooperative North Scandinavian Enalapril Survival Study. N Engl J Med 316:1429–1434
Constanzo-Nordin MR, O'CONNELL JB, Engelmeier RS, Moran JF, Scanlon PJ (1984) Ventricular tachycardia in dilated cardiomyopathy: a variable independent of hemodynamic, morphology, and prognosis (abstr.). J Am Coll Cardiol 3:594
Convert G, Delaye J, Beaune J et al. (1980) Étude prognostique des myocardiopathies primitives non obstructives. Arch Mal Cœur 73:227–237
Creager, MA, Massie BM, Faxon DP, Friedman SD, Kramer BL, Weiner DA, Ryan TJ, Topic N, Melidossian CD (1985) Acute and long-term effects of enalapril on the cardiovascular response to exercise and exercise tolerance in patients with congestive heart failure. J Am Coll Cardiol 6:163–170
Csanady M, Szasz K (1976) Familial cardiomyopathy. Cardiology 61:22
Currie PJ, Kelly MJ, McKenzie A, Harper RW, Lim YL, Federman J, Anderson ST, Pitt A (1984) Oral beta-adrenergic blockade with metoprolol in chronic severe dilated cardiomyopathy. J Am Coll Cardiol 3:203–209
Curtius, JM, Freimuth M, Kuhn H, Köhler E, Loogen F (1982) Belastungsechokardiographie bei dilatativer Kardiomyopathie. Z Kardiol 71:727–735
Curtius JM, Stechern V, Kuhn H, Loogen F (1984) Echokardiographische Verlaufsbeobachtung bei latenter Kardiomyopathie. Z Kardiol 73:695–700
Daly K, Richardson PJ, Olsen EGJ et al. (1981) Immunosuppressive therapy in acute inflammatory myocarditis Circulation (Suppl IV) 64:27
Darsee JR, Heymsfield SB (1979) Mitral valve prolapse progressing to congestive cardiomyopathy with myocardial taurine depletion. Circulation (Suppl II) 60:157
Das SK, Randall OS, Steffens TG (1980) Ventricular wall thickness: A predictor of response to vasodilators in cardiomyopathy. Eur J Cardiol 12:103–106
Davies MJ (1984) The cardiomyopathies: a review of terminology, pathology and pathogenesis. Histopathology 8:363–393
Dec GW Jr, Palacios IF, Fallon JT, Aretz HT, Mills J, Lee DC-S, Johnson RA (1985) Active myocarditis in the spectrum of acute dilated cardiomyopathies. N Engl J Med 312:885–890
Delius W, Sebening H, Weghmann N, Oversohl K, Wirtzfeld A, Mathes P (1976) Klinik und Verlauf der kongestiven Kardiomyopathie ungeklärter Ätiologie. Dtsch Med Wochenschr 101:635–641
Dillon JC, Chang S, Feigenbaum H (1974) Echocardiographic manifestation of left bundle branch block. Circulation 49:876
Dunn RF, Uren RF, Sadick N, Bautovich G, McLaughlin A, Hiroe M, Kelly DT (1982) Comparison of thallium-201 scanning in idiopathic dilated cardiomyopathy and severe coronary artery disease. Circulation 66:804–810
Duska F, Vizda J, Kubicek J et al. (1979) The sensitivity of scintigraphic myocardial imaging by the use of Tc-99m-labeled pyrophosphate in the diagnosis of cardiomyopathy of various etiology. Eur J Nucl Med 4:87–90
Eckstein R, Mempel W, Bolte HD (1982) Reduced suppressor cell activity in congestive cardiomyopathy and in myocarditis. Circulation 65:1224–1229
Eckstein R, Mempel W, Heim M, Bolte HD (1984) The role of human leucocyte antigen genes and low suppressor cell activity in the pathogenesis of myocarditis and dilated cardiomyopathy. In: Bolte HD (ed) Viral heart disease. Springer, Berlin Heidelberg New York Tokyo, pp 150–161

Edwards WD, Holmer DR jr., Reeder GS (1982) Diagnosis of active lymphocytic myocarditis by endomyocardial biopsy – quantitative criteria for light microscopy. Mayo Clin Proc 57:419–425

Eißner, D, Meinertz T, Hahn K, Hartmüller E (1984a) Linksventrikuläre Funktion in Ruhe und unter Belastung bei Patienten mit dilativer Kardiomoypathie. Radioaktive Isotope in Klinik und Forschung 16:457–462

Eißner, D, Meinertz T, Hofmann K, Kasper W (1984b) Ist die rechtsventrikuläre Funktionsstörung ein primäres oder sekundäres Phänomen der dilativen Kardiomyopathie (DCM)? Radioaktive Isotope in Klinik und Forschung 16:451–456

Elbright JR, Soin JS, Manoli RS (1982) The gallium scan. Problems and misuse in examination of patients with suspected infection. Arch Intern Med 142:246–254

Erbel R, Meyer J, Lambertz H, Schweizer P, Voelker W, Krebs W, Braun G, Effert S (1982) Hemodynamic effects of prenalterol in patients with ischemic heart disease and congestive cardiomyopathy. Circulation 66:361–369

Factor SM, Sonnenblick EH (1982) Hypothesis: Is congestive cardiomyopathy caused by hyperreactive myocardial microcirculation (microvascular spasm)? Am J Cardiol 50:1149–1152

Factor SM, Minase T, Cho S, Dominitz R, Sonnenblick EH (1982) Microvascular spasm in the cardiomyopathic Syrian hamster: A preventable cause of focal myocardial necrosis. Circulation 66:342–354

Feild, BJ, Baxlex WA, Russell RO, Hood WP, Holt JH, Dowling JT, Rackley CE (1973) Left ventricular function and hypertrophy in cardiomyopathy with depressed ejection fraction. Circulation 47:1022–1031

Fenoglio JJ jr. (ed) (1982) Endomyocardial Biopsy: Techniques and Applications. CRC, Boca Raton, pp 80–85

Ferrans VJ, Roberts WC (1978) Myocardial biopsy: A useful diagnostic procedure or only a research tool? Am J Cardiol 41:965–967

Figulla HR, Rahlf G, Nieger M, Luig H, Kreuzer H (1985) Spontaneous hemodynamic improvement or stabilization and associated biopsy findings in patients with congestive cardiomyopathy. Circulation 71:1095–1104

Fischer S, Bolte HD (1982) Collagen content of myocardial biopsies related to cardiac function of patients with myocardial diseases Circulation (Suppl II) 22:117

Fleming CR, Lie JT, McCall JT, O'Brien JF, Baillie EE, Thistle JL (1982) Selenium deficiency and fatal cardiomyopathy in a patient on home parenteral nutrition. Gastroenterology 83:689–693

Follansbee WP, Michelson EL, Morganroth J (1980) Nonsustained ventricular tachycardia in ambulatory patients: characteristics and association with sudden cardiac death. Ann Intern Med 92:741–747

Fowler NO, Gueron M, Rowlands DT (1962) Primary myocardial disease. Chest 41:593–602

Fowles RE (1983) Cardiac transplantation for dilated cardiomyopathy and myocarditis. In: Robinson IA, O'Connell JB (eds) Myocarditis: Precursor of cardiomyopathy; Collamore, Lexington Toronto

Fowles RE, Bieber CP, Sinson EB (1979) Defective in vitro suppressor cell function in idiopathic congestive cardiomyopathy. Circulation 59:483–491

Franciosa JA, Wilen MM, Jordan RA (1985) Effects of Enalapril, a new angiotensin-converting enzyme inhibitor, in a controlled trial in heart failure. J Am Coll Cardiol 5:101–106

Furberg CD, Yusuf S (1985) Effect of vasodilators on survival in chronic congestive heart failure. Am J Cardiol 55:1110–1113

Fuster V, Gersh BJ, Giuliani ER, Tajik AJ, Brandenburg RO, Frye RL (1981) The natural history of idiopathic dilated cardiomyopathy. Am J Cardiol 47:525–531

Gaasch WH, Zile MR (1984) Evaluation of myocardial function in cardiomyopathic states. Prog Cardiovasc Dis 27:115–132

Geltman EM, Smith JL, Beecher D, Ludbrook PA, Ter-Pogossian, Sobel BE (1983) Altered regional myocardial metabolism in congestive cardiomyopathy detected by positron tomography. Am J Med 74:773–785

Goodwin JF (1970) Congestive and hypertophic cardiomyopathies. Lancet I:731–739

Goodwin JF (1973) Treatment of cardiomyopathies. Am J Cardiol 32:341–351
Goodwin JF (1974) Prospects and predictions for the cardiomyopathies. Circulation 50:210–219
Goodwin JF (1982) The frontiers of cardiomyopathy. Br Heart J 48:1–18
Goodwin JF (1985) Mechanisms in cardiomyopathies. J Mol Cell Cardiol 17:5–9
Goodwin JF, Oakley CM (1972) The cardiomyopathies. Br Heart J 43:545–552
Goodwin JF, Hollmann GH, Gordon H, Bishop A (1961) Clinical aspects of cardiomyopathy. Br Med J 2:69–79
Goodwin JF, Hjalmarsson Å, Olsen EGJ (eds) (1981) Congestive cardiomyopathy. Kiruna, Schweden 1980.
Gottdiener JS, Gay JA, Voorhess L van, Dibianco R, Fletcher RD (1983) Frequency and embolic potential of left ventricular thrombus in dilated cardiomyopathy: assessment by 2-dimensional echocardiography. Am J Cardiol 52:1281–1285
Greenberg JM, Murphy JH, Okada RD, Pohost GM, Strauss HW, Boucher CA (1985) Value and limitations of radionuclide angiography in determining the cause of reduced left ventricular ejection fraction: Comparison of idiopathic dilated cardiomyopathy and coronary artery disease. Am J Cardiol 55:541–544
Grossman W, McLaurin LP, Rolett EL (1979) Alterations in left ventricular relaxation and diastolic compliance in congestive cardiomyopathy. Cardiovasc Res 13:514–522
Hamby RI (1970) Primary myocardial disease. A prospective clinical and hemodynamic evaluation in 100 patients. Medicine 59:55–78
Hartveit F, Maehle BO, Pihl T (1981) A family with congestive cardiomyopathy. Cardiology 68:193
Harvey WP, Segal JP, Gurel T (1964) The clinical spectrum of primary myocardial disease. Mod. Concepts Cardiovasc Dis 30:677–682
Hasenfuß G, Kasper W, Meinertz T, Busch W, Hofmann T, Krause T, Holubarsch C, Lehmann M, Just H (1985) Does long term oral levodopa therapy improve cardiac function in congestive heart failure Circulation (Suppl III) 72
Hassel LA, Fowles RE, Stinson EB (1981) Patients with congestive cardiomyopathy as cardiac transplant recipients. Indications for and results of cardiac transplantation and comparison with patients with coronary artery disease. Am J Cardiol 47:1205–1209
Hatle L, Stake G, Storstein O (1976) Chronic myocardial disease: II. Haemodynamic findings related to long-term prognosis. Acta Med Scand 199:407:411
Hauwaert LG van der, Denef B, Dumouling M (1983) Long-term echocardiographic assessment of dilated cardiomyopathy in children. Am J Cardiol 52:1066–1071
Hayakawa M, Inoh T, Fukuzaki H (1984) Dilated cardiomyopathy. An echocardiographic follow-up of 50 patients. Jpn Heart J 25:955–968
Hess OM, Turina J, Goebel NH, Grob P, Krayenbühl HP (1977) Zur Prognose der kongestiven Kardiomyopathie. Z Kardiol 66:351–360
Hess OM, Grimm J, Krayenbühl HP (1978) Diastolische Druck-Längen-Beziehung des linken Ventrikels bei chronischer Volumenbelastung und Kardiomyopathie. Schweiz Med Wochenschr 108:166–173
Hess OM, Schneider J, Koch R, Bamert C, Grimm H, Krayenbühl P (1981a) Diastolic function and myocardial structure in patients with myocardial hypertrophy. Circulation 63:360–371
Hess OM, Turina G, Krayenbühl HP (1981b) Latente Kardiomyopathie – Frühform der kongestiven Kardiomyopathie. Schweiz Med Wochenschr 111:1959
Hetzer R, Schüler S, Warnecke H et al. (1985) Herztransplantation bei Kardiomyopathie: Herz 10 (3):149–156
Hinrichs A, Kremer P, Bleifeld W (1982) Nicht-invasive Diagnostik der Kardiomyopathien. Dtsch Med Wochenschr 197:1357–1360
Hofmann T, Meinertz T, Hartmüller E, Treese N, Kasper W, Pop T, Meyer J (1984) Plötzlicher Herztod bei dilativer Kardiomyopathie – Dokumentation im 24Stunden-Langzeit-EKG. Internist 25:510–513
Holmes J, Kubo SH, Cody RJ, Kligfield P (1985) Arrhythmias in ischemic and nonischemic dilated cardiomyopathy: prediction of mortality by ambulatory electrocardiography. Am J Cardiol 55:146–151

Hosenpud JD, McAnulty JH, Niles NR (1985) Lack of objective improvement in ventricular systolic function in patients with myocarditis treated with azathioprine and prednisone. J Am Coll Cardiol 4:797–801

Huang SH, Messer JV, Denes P (1983) Significance of ventricular tachycardia in idiopathic dilated cardiomyopathy: Observations in 35 patients. Am J Cardiol 51:507–512

Ikram H, Fitzpatrick D (1981) Double-blind trial of chronic beta-blockade in congestive cardiomyopathy. Lancet II:490–493

Ikram H, Fitzpatrick MA (1983) Beta blockade for dilated cardiomyopathy: the evidence against therapeutic benefit. Eur Heart J 4:179–180

Johnson RA, Palacios I (1982a) Dilated cardiomyopathies of the adult (first of two parts). N Engl J Med 307:1051–1058

Johnson RA, Palacios I (1982b) Dilated cardiomyopathies of the adult (second of two parts). N Engl J Med 307:1119–1126

Just H, Schuster HP (eds) (1983) Myocarditis cardiomyopathy. Selected problems of pathogenesis and clinic. Springer, Berlin Heidelberg New York Tokyo

Kasper W, Hofmann T, Bechtold H, Treese N, Pop T, Meinertz T (1982) Bedeutung der Echokardiographie für die Beurteilung der linksventrikulären Funktion und kardialer Komplikationen bei dilativer Kardiomyopathie. Dtsch Med Wochenschr 107:1961–1965

Katz AM (1978) A new inotropic drug: its promise and a caution. N Engl J Med 299:1409–1410

Katz AM, Freston JW, Messineo FC, Herbette LG (1985) Membrane damage and the pathogenesis of cardiomyopathies. J Mol Cell Cardiol 17:11–20

Kereiakes DJ, Parmley WW (1984) Myocarditis and cardiomyopathy. Am Heart J 108:1318–1326

Keshan Disease Research Group of the Chinese Academy of Medical Sciences, Beijing; Antiepidemic Station of Sichuan Province, Chengdu; Antiepidemic Station of Xichang District, Sichuan; Antiepidemic Station of Mianning County, Sichuan. (1979a) Observations on effect of sodium selenite in prevention of Keshan disease. Chin Med J (Engl) 92:471–476

Keshan Disease Research Group of the Chinese Academy of Medical Sciences, Beijing (1979b) Epidemologic studies on the etiologic relationship of selenium and Keshan disease. Chin Med J (Engl) 72:477–482

Klein NA, Siskind SI, Frishman WH, Sonnenblick EH, Le Jemtel T (1981) Hemodynamic comparison of intravenous amrinon and dobutamin in patients with chronic heart failure. Am J Cardiol 305:185–190

Kober G, Guldner N, Schäfer G, Bussmann WD, Krehan L, Kaltenbach M (1977) Das Verhalten der links- und rechtsventrikulären Volumenparameter bei Kardiomyopathien. Z Kardiol 66:641–647

Koide T, Kato A, Takabatake Y et al. (1980) Variable prognosis in congestive cardiomyopathy. Role of left ventricular function, alcoholism, and pulmonary thrombosis. Jpn Heart J 21:451–463

Konecke LL, Feigenbaum H, Chang S, Corya BC, Fischer JC (1973) Abnormal mitral valve motion in patients with elevated leftventricular diastolic pressures. Circulation 47:989

Kramer BL, Massie BM, Topic RN (1983) Controlled trial of captopril in chronic heart failure: a rest and exercise hemodynamic study. Circulation 70:271–278

Kramer NE, Rathod R, Chawla KK, Patel R, Towne WD (1978) Echocardiographic diagnosis of left ventricular mural thrombi occurring in cardiomyopathy. Am Heart J 96:381–383

Kuhn H, Breithardt L-L, Breithardt G, Seipel L, Loogen F (1974) Die Bedeutung des Elektrokardiogramms für die Diagnose und Verlaufsbeobachtung von Patienten mit kongestiver Kardiomyopathie. Z Kardiol 63:916–927

Kuhn H, Knieriem H, Losse B et al. (1978) Prognosis and possible presymptomatic manifestations of congestive cardiomyopathy. Postgrad Med J 54:451–459

Kuhn H, Lösse B, Becker R, Curties JM, Köhler E, Loogen F (1981) Die congestive (dilatative) Kardiomyopathie aus allgemein klinischer Sicht. Z Kardiol 70:604

Kuhn H, Becker R, Fischer J et al. (1982) Untersuchungen zur Ätiologie, zum Verlauf und zur Prognose der dilatativen Kardiomoypathie (DCM). Z Kardiol 71:497–508

Kunkel B, Kober G, Lapp K, Leuscher U, Kaltenbach M (1977a) Klinische, licht- und elektronenmikoskopische Befunde bei frühen und fortgeschrittenen Formen kongestiver Kardiomyopathien. Z Kardiol 66:198–202

Kunkel B, Lapp G, Kober G, Kaltenbach M, (1977b) Light-microscopic evaluation of myocardial biopsies. In: Kaltenbach M, Loogen F, Olsen EGJ (eds) Cardiomyopathy and myocardial biopsy. Springer, New York Berlin Heidelberg, pp 62–70

Kunkel B, Schneider M, Kober G, Bussmann WD, Hopf R, Kaltenbach M (1982) Myocardial biopsy: morphological analysis and clinical implications. Z Kardiol 71:787

Lee DC-S, Johnson RA, Bringham JB et al. (1982) Heart failure in outpatients: a randomized trial of digoxin versus placebo. N Engl J Med 306:699–705

Leier CV, Dalpinz K, Huss P, Hermiller J, Magorie RD, Unverferth DV (1982) Amrinone in the outpatient management of congestive heart failure (abstr.). Clin Res 30:710A

Lengyel M, Kokeny M (1981) Follow-up study in congestive (dilated) cardiomyopathy. Acta Cardiol (Brux) 36:35–48

Lewis AB, Neustein HB, Takahashi M, Lurie PR (1985) Findings on endomyocardial biopsy in infants and children with dilated cardiomyopathy. Am J Cardiol 55:143–145

Lewis BS, Gotsman MS (1973) Selective coronary angiography in primary disease. Br Heart J 35:165

Lindvall K, Lundman T, Möller E (1983) Ventricular arrhythmias and left ventricular dysfunktion in familial cardiomyopathy. Acta Med Scand 214:135–143

Loogen F, Kuhn H (1975) Kardiomyopathien ungeklärter Ätiologie (sog. Primäre Kardiomyopathien). Internist (Berlin) 16:540

Loogen F, Kuhn H (1977) Classification and natural history of primary cardiomyopathies. In: Riecker G, Wever A, Goodwin J (eds) Myocardial failure. Springer, Berlin Heidelberg New York, pp 232–250

Loogen F, Knieriem H, Lösse B et al. (1978) Prognosis and possible presymptomatic manifestations of congestive cardiomyopathy (COCM). Postgrad Med J 54:451–459

Lowry PJ, Thompson RA, Littler WA (1985a) Cellular immunity in congestive cardiomyopathy. The normal cellular immune response. Br Heart J 53:394–399

Lowry PJ, Thompson RA, Littler WA (1985b) Cellular immunity in congestive cardiomyopathy. Hypersensitivity to cardiac antigens. Br Heart J 53:400–404

Maisch B, Berg PA, Kochsiek K (1980) Immunological parameters in patients with congestive cardiomyopathy. Basic Res Cardiol 75:221–222

Maisch B, Maisch S, Kochsiek K (1982) Immune reactions in tuberculous and chronic constrictive pericarditis. Clinical data and diagnostic significance of antimyocardial antibodies. Am J Cardiol 50:1007–1013

Maisch B, Deeg P, Liebau G, Kochsiek K (1983) Diagnostic relevance of humoral and cytotoxic immune reactions in primary and secondary dilated cardiomyopathy. Am J Cardiol 52:1072–1078

Mall G, Schwarz F, Derks H (1982) Clinicopathologic correlations in congestive cardiomyopathy: a study on endocardial biopsies. Virchows Arch [B] 397:67

Markham RV, Corbett JR, Gilmore A, Pettinger WA, Firth BG (1983) Efficacy of prazosin in the management of chronic congestive heart failure: A 6-month randomized double-blind, placebo-controlled study. Am J Cardiol 51:1346–1352

Maron BJ, Ferrans VJ, Roberts WC (1975) Ultrastructural features of degenerated cardiac muscle cells in patients with cardiac hypertrophy. Am J Pathol 79:387

Maskin CS, Forman R, Klein NA, Sonnenblick EH, Le Jemtel TH (1982) Long-term amrinone therapy in patients with severe heart failure. Drug dependent hemodynamic benefits despite progression of the disease. Am J Med 72:113–118

Mason JW, Billingham ME, Ricci DR (1980) Treatment of acute inflammatory myocarditis assisted by endomyocardial biopsy. Am J Cardiol 45:1037–1044

Mathes P, Just H (1973) Die diastolische Dehnbarkeit des linken Ventrikels bei Kardiomyopathie. Verh Dtsch Ges Kreislaufforsch 39:137

Mathes P, Delius W, Sebening H, Wirtzfeld A, Blömer H (1976) Das regionale Kontraktionsverhalten der linken Herzkammer bei kongestiver Kardiomyopathie. Dtsch Med Wochenschr 101:995–999

Matsubara O, Tanaka M, Kasuga T, Ishi T, Chino M (1984) Idiopathic cardiomyopathy: The pathologic roles of arteriolopathy. Hum Pathol 15:39–47

Matsumori A, Kadota K, Kawai C (1980) Technetium-99m-pyrophosphate uptake in experimental viral myocarditis – seqential study of myocardial uptake and pathologic correlates. Circulation 61:802–807

Mattingly TW (1961) Clinical features and diagnosis of primary myocardial disease. Mod Concepts Cardiovasc Dis 30:677–682

McDonald CD, Burch GE, Walsh JJ (1971) Alcoholic cardiomyopathy managed with prolonged bed rest. Ann Intern Med 74:681–691

Meinertz T, Hofmann T, Kasper W, Treese N, Bechtold H, Stienen U, Pop T, Leitner E-RV, Andersen D, Meyer J (1984) Significance of ventricular arrhythmias in idiopathic dilated cardiomyopathy. Am J Cardiol 53:902–907

Meinertz T, Treese N, Kasper W, Geibel A, Hofmann T, Zehender M, Bohn D, Pop T, Just H (1985) Determinants of prognosis in idiopathic dilated cardiomyopathy as determined by programmed electrical stimulation. Am J Cardiol 56:337–341

Mengden H-J v, Reck R, Lorey-Ammann, Strasser R (1982) Das Elektrokardiogramm bei Kardiomyopathien. Herz/Kreislauf 12:631–638

Miklozek CL, Abelmann WH (1981) Viral myopericarditis presenting as acute myocardial infarction (abstract). Circulation (Suppl IV) 64:27

Mitsutake A, Makamura M, Inou T et al. (1981) Intense persistent myocardial avid technetium-99m-pyrophosphate scintigraphy in acute myocarditis. Am Heart J 101:683–684

Morganroth J, Chen CC (1980) Noninvasive diagnosis of the cardiomyopathies. Med Clin North Am 64:33–60

Nippoldt TB, Edwards WD, Holmes DR, Reeder GS, Hartzler GO, Smith HC (1982) Right ventricular endomyocardial biopsy. Clinicopathologic correlates in 100 consecutive patients. Mayo Clin Proc 57:407–418

O'Connell JB, Robinson JA, Henkin RE, Gunnar RM (1980) Gallium-67 citrate scanning for noninvasive detection of inflammation in pericardial diseases. Am J Cardiol 46:879–884

O'Connell JB, Henkin RE, Fowles RE (1983) Modes of inflammation in the cardiomyopathic heart. In: Robinson JA, O'Connell JB (eds) Myokarditis: Precursor of cardiomyopathy. Collamore, Lexington Toronto, pp 109–127

O'Connell JB, Fowles RE, Robinson JA, Subramanian R, Henkin RE, Gunnar RM (1984a) Clinical and pathologic findings of myocarditis in two families with dilated cardiomyopathy. Am Heart J 197:127–135

O'Connell JB, Henkin RE, Robinson JA, Subramanian R, Path MRC, Patrick PJ, Gunnar RM (1984b) Gallium-67 imaging in patients with dilated cardiomyopathy und biopsy-proven myocarditis. Circulation 70:58–62

Okada R (1971) A morphological classification of the idiopathic myocardiopathy and allied cardiac diseases. Jpn Circ J 35:755–763

Olsen EGJ (1973) The pathology of the heart. Intercontinental Medical Book, New York

Olsen EGJ (1978) Endomyocardial biopsy. Invest Cell Pathol 1:139–157

Olsen EGJ (1979) The pathology of cardiomyopathies. A critical analysis. Am Heart J 98:385–292

Olshausen K v, Schäfer, Mehmel HC, Schwartz F, Senger J, Kübler W (1984) Ventricular arrhythmia in idiopathic dilated cardiomyoapathy. Br Heart J 51:195–201

Opherk D, Schwarz F, Mall G, Manthey, J, Baller D, Kübler W (1983) Coronary dilatory capacity in idiopathic dilated cardiomyopathy: Analysis of 16 patients. Am J Cardiol 51:1657–1662

Oster O, Prellwitz W, Kasper W, Meinertz T (1983) Congestive cardiomyopathy and the selenium content of serum. Clin Chim Acta 128:125–132

Oyer PE, Stinson SW, Jamieson SW et al. (1983) Cyclosporin in cardiac transplantation. A 2½ year follow-up. Transplant Proc 15:2546

Pachinger O, Klicpera M, Sochor H, Probst P, Kaliman J, Glogar D, Mayr H, Mlczoch J, Kaindl F (1982) Hämodynamik der kongestiven Kardiomyopathie. Z Kardiol 71:509–516

Packer M (1983) Vasodilator and inotropic therapy for severe chronic heart failure: passion and skepticism. J Am Coll Cardiol 2:841–852

Packer M (1985a) Converting-enzyme inhibition for severe chronic heart failure: views from a skeptic. Int J Cardiol 7:111–120

Packer M (1985b) Is the renin-angiotensin system really unnecessary in patients with severe chronic heart failure: The price we pay for interfering with evolution. J Am Coll Cardiol 6:171–173

Pantely GA, Bristow JD (1984) Ischemic cardiomyopathy. Prog Cardiovasc Dis 27:95–114

Pasternac A, Bourassa MG (1983) Pathogenesis of chest pain in patients with cardiomyopathies and normal coronary arteries. Int J Cardiol 3:273–280

Pasternac A, Noble J, Streulens Y, Elie R, Henschke C, Bourassa MG (1982) Pathophysiology of chest pain in patients with cardiomyopathies and normal coronary arteries. Circulation 65:778–789

Pedersen DH, Zipes DP, Foster PR, Troup PJ (1979) Ventricular tachycardia and ventricular fibrillation in a young population. Circulation 60:988

Phillips HR, Levine FH, Carter JE et al. (1981) Mitral valve replacement for isolated mitral regurgitation: analysis of clinical course and late postoperative left ventricular ejection fraction. Am J Cardiol 48:647–654

Pierpont GL, Cohn JN, Franciosa JA (1978) Congestive cardiomyopathy. Pathophysiology and response to therapy. Arch Intern Med 138:1847–1850

Poll DS, Marchlinski FE, Buxton AE, Doherty JU, Waxman HL, Josephson ME (1984) Sustained ventricular tachycardia in patients with idiopathic dilated cardiomyopathy: electrophysiologic testing and lack of response to antiarrhythmic drug therapy. Circulation 70:451–456

Probst P, Pachinger O, Murad AA, Leisch F, Kaindl F (1979) The HQ in congestive cardiomyopathies. Am Heart J 97:436–441

Regitz V, Rudolph W (1985) Dilative Kardiomyopathie: Charakterisierung durch klinische und hämodynamische Befunde. Herz 10:125–133

Richardson PJ, Atkinson L, Wodak A (1982) The measurement of enzyme activities in endomyocardial biopsies from patients with congestive (dilated) cardiomyopathy and specific heart muscle disease. Z Kardiol 71:522–526

Robinson JA, O'Connell JB (eds) (1983) Myocarditis: Precursor of cardiomyopathy. Callamore, Lexington Toronto

Robinson J, O'Connell J, Henkin RE, Gunnar RM (1979) Gallium-67 imaging in cardiomyopathy. Ann Intern Med 90:198–199

Ross RS, Bulkley BH, Hutchins GM, Harshley JS, Jones RA, Kraus H, Liebman J, Thorne CM, Weinberg SB, Weech AA Weech Jr. AA (1978) Idiopathic familial myocardiopathy in three generations. A clinical and pathologic study. Am Heart J 96:170

Rudolph W (Hrsg) (1985) Dilatative Kardiomyopathie. Herz 10:125–182

Sanderson JE, Koech D, Iha D, Ojiambo HP (1985) T-lymphocyte in congestive cardiomyopathy. Hypersensitivity to cardiac antigens. Br Heart J 53:400–404

Sauer G, Benn M, Kottutz H-U, Leuhaus KL, Loogen F (1977) Systolische und diastolische Ventrikel- und Myokardfunktion bei kongestiven Kardiomyopathien. Z Kardiol 66:361–367

Schölmerich P (1983) Kardiomyopathien, I. Dilatative (kongestive) Kardiomyopathie. Arzneimittelforschung 1:11–21

Schräder R, Kunkel B, Schneider M, Kaltenbach M (1985) Zwei Familien mit dilatativer Kardiomyopathie. Dtsch Med Wochenschr 110:377–380

Schultheiss HP, Bolte MD, Fischer S, Cyran J (1980) Enzymatic analysis and collagen content in endomyocardial biopsy samples of patients with congestive cardiomyopathy of unknown etiology. Clin Cardiol 3:329–334

Schuster EH, Bulkley BH (1980) Ischemic cardiomyopathy: A clinicopathologic study of fourteen patients. Am Heart J 100:506

Schwartz B, Mall G, Zebe H, Blickle J, Derks H, Manthey J, Kübler W (1983) Quantitative morphologic findings of the myocardium in idiopathic dilated cardiomyopathy. Am J Cardiol 51:501–506

Segal J, Harvey W, Gurel T (1965) Diagnosis and treatment of primary myocardial disease. Circulation 32:837–844

Segal JP, Stapleton JF, McClellan JR et al. (1978) Idiopathic cardiomyopathy: Clinical features, prognosis and therapy. Curr Probl Cardiol 3(6):1–48

Sekiguchi M, Take M (1980) World survey of catheter biopsy of the heart. In: Sekiguchi M, Olsen EGJ (eds) Cardiomyopathy – clinical pathological, and theoretical aspects. University Park Press, Baltimore, pp 217:225

Shabetai R (1983) Cardiomyopathy: How far we have come in 25 years, how far yet to go? J Am Coll Cardiol 1:252–263

Sharpe DN, Murphy J, Coxon R, Hannan SF (1984) Enalapril in patients with chronic heart failure: a placebo-controlled, randomized double-blind study. Circulation 70:271–278

Shirey EK, Hawk WA, Mukerji D, Effler DB (1972) Percutaneous myocardial biopsy of the left ventricle-experience in 198 patients. Circulation 46:112–122

Shirey EK, Proudfit WL, Hawk WA (1980) Primary myocardial disease. Correlation with clinical findings, angiographic and biopsy diagnosis. Am Heart J 99:198–207

Sonnenblick EH, Fein F, Capasso JM, Factor SM (1985) Microvascular spasm as a cause of cardiomyopathies and the calcium-blocking agent verapamil as potential primary therapy. Am J Cardiol 55:179B–184B

Subramanian R (1983) The pathology of myocarditis and cardiomyopathy. In: Robinson JA, O'Connell JB (eds) Myocarditis: Precursor of cardiomyopathy. Collamore, Lexington Toronto, pp 129–140

Swedberg K, Hjalmarsson Å, Waagstein F, Wallentin I (1979) Prolongation of survival in congestive cardiomyopathy during treatment with beta-receptor blockade. Lancet I:1374–1376

Swedberg K, Hjalmarsson Å, Waagstein F, Wallentin I (1980a) Beneficial effects of long-term beta-blockade in congestive cardiomyopathy. Br Heart J 44:117–133

Swedberg K, Hjalmarsson Å, Waagstein F, Wallentin I (1980b) Adverse effects of beta-blockade withdrawal in patients with congestive cardiomyopathy. Br Heart J 44:134–142

Taliercio CP, Seward JB, Driscoll DJ, Fisher LD, Gersh BJ, Tajik AJ (1985) Idiopathic dilated cardiomyopathy in the young: clinical profile and natural history. J Am Coll Cardiol 6:1126–1131

Tanaka M, Nitta S, Nitta K, Soga Y, Yamamoto A, Katashira Y, Sato N, Ohkawai H, Tezuka F (1985) Non-invasive estimation by cross sectional echocardiography of myocardial damage in cardiomyopathy. Br Heart J 53:137–152

Tebbe U, Sauer G, Kreuzer H, Neuhaus KL (1982) Linksventrikuläre Kontraktion und Relaxation bei kongestiver Kardiomyopathie unter Belastung. Z Kardiol 71:406–412

Thompson DS, Naqui N, Juul SM, Swanton RH, Wilmshurst P, Coltart DJ, Jenkins BS, Webb-Peploe MM (1982) Cardiac and myocardial substrate extraction in congestive cardiomyopathy. Br Heart J 47:130–136

Tobin R, Slutsky RA, Higgins CB (1984) Serial echocardiograms in patients with congestive cardiomyopathies: Lack of evidence for thrombus formation. Clin Cardiol 7:99

Torp A (1981a) Incidence of congesative cardiomyopathy. Postgrad Med J 54:435–437

Torp A (1981b) Incidence of congestive cardiomyopathy. In: Goodwin JF, Hjalmarsson Å, Olsen EGJ (eds) „Congestive cardiomyopathy: Proceedings of a symposium held in Kiruna Sweden, 1980". AB Haessle, Mölndal, pp 18–22

Unverferth DV, Blannford H, Kates RE, Leier CV (1980) Tolerance to dobutamine after 72-hour continuous infusion. Am J Med 69:262–266

Unverferth DV, Magorien RD, Altschuld R, Kolibash AJ, Lewis RP, Leier CV (1983) The hemodynamic and metabolic advantages gained by a three-day infusion of dobutamine in patients with congestive cardiomyopathy. Am Heart J 106:29–34

Unverferth DV, Magorien RD, Moeschberger ML, Baker PB, Fetters JK, Leier CV (1984) Factors influencing the one year mortality of dilated cardiomyopathy. Am J Cardiol 54:147–152

Voss EG, Reddy CVR, Detrano R, Virmani R, Zabriskie JB, Fotino M (1984) Familial dilated cardiomyopathy. Am J Cardiol 54:456–457

Waagstein F, Hjalmarsson Å, Varnauskas E, Wallentin I (1975) Effect of chronic beta-adrenergic receptor blockade in congestive cardiomyopathy. Br Heart J 37:1022–1036

Waagstein F, Hjalmarsson Å, Swedberg K, Wallentin I (1983) Beta-blockers in dilated cardiomyoathies: they work. Eur Heart J 4:173–178

Waisser E, Gaasch WH, Quinones MA, Alexander JK (1976) His bundle electrograms in patients with congestive cardiomyopathy. Eur J Cardiol 2(3):343–350

Weber KT, Andrews V, Janicki JS, Wilson JR, Fishman AP (1981) Amrinon and exercise performance in patients with chronic heart failure. Am J Cardiol 48:164–169

Weiss M, Drusin R, Fenoglio JJ Jr. (1979) Chronic myocarditis and cardiomyopathy: A clinical-pathologic study (abstract). Circulation (Suppl II) 60:156

Williams DG, Olsen EGJ (1985) Prevalence of overt dilated cardiomyopathy in two regions of England. Br Heart J 54:153–155

Zee-Cheng C-S, Tsai CC, Palmer DC, Codd JE, Pennington DG, Williams GA (1984) High incidence of myocarditis by endomyocardial biopsy in patients with idiopathic congestive cardiomyopathy. Am J Cardiol 55:143–145

2. Hypertrophische obstruktive Kardiomyopathie (HOCM)

H. KUHN

Mit 6 Abbildungen

A. Definition und Terminologie

Die HOCM sollte nach übereinstimmenden Untersuchungen verschiedener Arbeitsgruppen (s. nachfolgendes Kap. Hypertrophische nicht obstruktive Kardiomyopathie, HNCM) heute streng von der HNCM getrennt werden. Die HOCM ist zum einen durch eine ätiologisch unklare hypertrophiebedingte Verdickung der Ventrikelmuskulatur charakterisiert, die mit einer Obstruktion des Ventrikelcavums im Sinne eines systolischen Druckgradienten einhergeht, zum anderen durch ein normal großes oder verkleinertes enddiastolisches und endsystolisches Kammervolumen. Die in der Definition enthaltene unklare Ätiologie gilt mit einer gewissen Einschränkung in der Form, daß das Ausmaß der Hypertrophie bei weitem nicht durch die systolische Druckbelastung infolge der intraventrikulären Stenosierung erklärt werden kann (s. Abschn. D).

Die HOCM wird unterteilt in die häufig vorkommende subaortale (sog. typische) und die „mittventrikuläre" (sog. atypische) HOCM, bei der im Gegensatz zur subaortalen HOCM die intraventrikuläre Stenose mehr in Ventrikelmitte oder nach apikal verlagert vorkommt. Bezüglich der intraventrikulären Obstruktion bzw. nachweisbaren Druckdifferenz gilt, daß sie entweder bereits in Ruhe besteht oder erst nach Provokation nachweisbar ist. Allgemein akzeptierte Kriterien darüber, welche Art von Provokation der Definition zugrunde zu legen ist, existieren nicht. Im allgemeinen werden zur Provokation des Druckgradienten ventrikuläre Extrasystolen (Überprüfung des postextrasystolischen Druckverhaltens), der Valsalva Preßversuch, sowie die Anwendung von Isoproterenol oder Orciprenalin verwendet. In der Abgrenzung gegenüber der HNCM gibt es ferner einen gewissen „Graubereich" in der Form, daß z.T. von einer HOCM erst gesprochen wird, wenn die intraventrikuläre Druckdifferenz nach Provokation 30 mm überschreitet. Im Sinne einer klaren Abgrenzung sollte davon jedoch abgesehen werden, es sollten auch diese – relativ seltenen – Fälle der HOCM und nicht der HNCM zugeordnet werden (s. Abschn. A) (Abb. 1). Neuere, insbesondere von Japan ausgehende Terminologien unterscheiden innerhalb der hypertrophischen Kardiomyopathie noch die sog. apikale hypertrophische Kardiomyopathie von der typischen subaortalen HOCM. Hierbei handelt es sich jedoch um nichts anderes als um die HNCM, die in der ganz überwiegenden Zahl mit überwiegend apikaler Manifestation des Hypertrophieprozesses auftritt, seltener mit dem relativ typischen ventrikulographischen und echokardiographischen

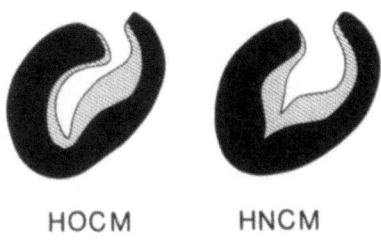
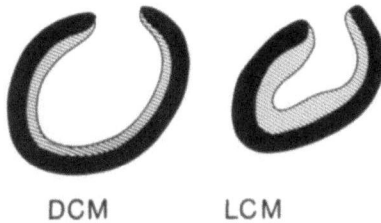

Abb. 1. Schematische Darstellung der seitlichen Projektion des linken Ventrikels bei den 4 verschiedenen Formen von idiopathischen Kardiomyopathien. *HOCM* hypertrophische obstruktive Kardiomyopathie; *HNCM* hypertrophische nichtobstruktive Kardiomyopathie; *DCM* dilatative Kardiomyopathie (kongestive Kardiomyopathie); *LCM* latente Kardiomyopathie; *Schraffiert* Systole; *Schwarz* Diastole

Bild der HOCM, ohne daß allerdings in Ruhe oder nach Provokation eine Druckdifferenz meßbar wäre (YAMAGUCHI et al. 1979; KUHN et al. 1980c, 1983a).

Wegen der in der Regel (bei typischer HOCM stets vorhandenen) überproportionalen Verdickung des Septums gegenüber der freien Wand wurde früher für die Bezeichnung HOCM auch die Bezeichnung asymmetrische Septumhypertrophie (ASH) mit Obstruktion verwendet. Diese Bezeichnung geht vor allem auf die Arbeitsgruppe um EPSTEIN zurück (EPSTEIN et al. 1974). Die Bezeichnung hatte mehrere Jahre – und tut dies z. T. auch heute noch – für diagnostische Verwirrung gesorgt, da kurz nach diesem Vorschlag bereits eine Fülle von Krankheitsbildern beschrieben wurde, die entgegen der ursprünglichen Ansicht der Autoren ebenfalls mit einer asymmetrischen Septumverdickung einhergingen (z. B. verschiedene Vitien). Nachdem sich herausgestellt hatte, daß die sog. ASH keineswegs eine spezifische Veränderung der HOCM war (und bei atypischer HOCM oder auch bei HNCM völlig fehlen kann) und verschiedene Arbeitsgruppen diese Bezeichnung ablehnten, wurde die Bezeichnung asymmetrische Septumhypertrophie für die Gruppe der hypertrophischen Kardiomyopathien und insbesondere für die HOCM von den gleichen Autoren wieder zurückgenommen (EPSTEIN 1982; MARON et al. 1985).

Die Bezeichnung ASH erwies sich auch insofern als verfänglich, als sie praktisch ausschließlich das Ergebnis eindimensionaler Messungen war und sich bei der heute ganz überwiegend gebräuchlichen zweidimensionalen echokardiographischen Untersuchung des Herzens in vielen Fällen als nicht mehr haltbar, sondern als Folge einer Schrägbeschallung des Septums herausstellte.

Dies ändert selbstverständlich nichts daran, daß im Gegensatz zu den mit einer Hypertrophie einhergehenden Herzerkrankungen, bei denen der Hypertrophieprozess durch eine Adaptation an eine Mehrbelastung der linken Herzkammer zustande kommt (arterielle Hypertonie, Aortenstenose), das Hypertrophiemuster bei den hypertrophischen Kardiomyopathien häufig (und bei der typischen HOCM z. B. stets) einer asymmetrischen Septumverdickung entspricht.

Eine früher ganz überwiegend gebräuchliche Bezeichnung war idiopathische hypertrophische Subaortenstenose (IHSS) (Braunwald et al. 1964), die heute praktisch ebenfalls aufgegeben ist, da die Obstruktion auch den rechten Ventrikel betreffen kann und nicht nur subaortal, sondern auch in Ventrikelmitte und im apikalen Bereich des Ventrikels auftreten kann.

B. Pathologie

Pathologisch anatomisch findet sich eine Verdickung der Kammerwände, die meist überwiegend das Ventrikelseptum betrifft. Das Ventrikelcavum ist normal oder verkleinert (Abb. 2). Das Endokard des Septums ist im subaortalen Bereich oft verdickt, offenbar als Folge des obstruktionsbedingten Kontaktes mit der gegenüberliegenden Wand oder mit dem freien Rand des vorderen Mitralsegels. Dementsprechend kann das vordere Mitralsegel ebenfalls verdickt sein, z.T. schrumpft es und zeigt dann eine eingeschränkte Beweglichkeit (ROBERTS 1973; OLSEN 1972). Dies kann so weit führen, daß es zu einer zunehmenden Mitralinsuffizienz kommt. Andererseits wird als Ursache der bei der HOCM häufig beobachteten meist geringen Mitralinsuffizienz eine funktionsbedingte Deformierung des

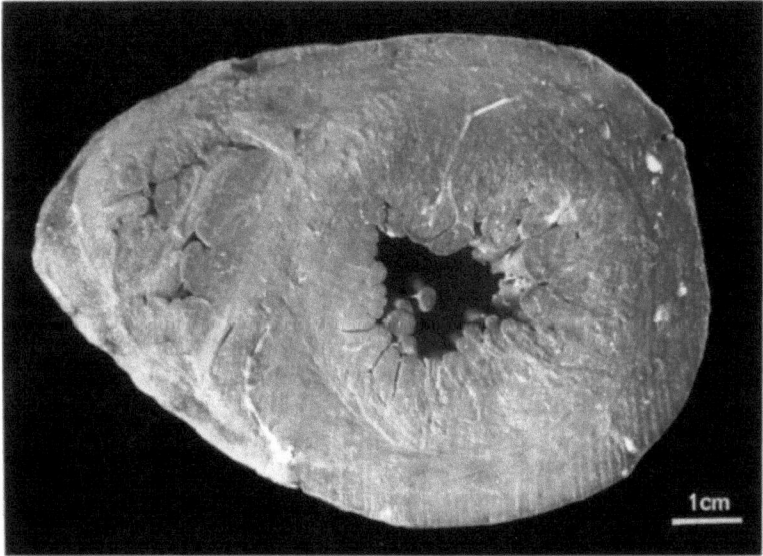

Abb. 2. Pathologisch anatomisches Bild (Querschnitt) eines 56jährigen Patienten mit HOCM. Man erkennt die erhebliche Hypertrophie und Verkleinerung des linken Ventrikels (*rechts* im Bild) sowie die Hypertrophie bedingte weitgehende Obliteration des rechten Ventrikels (*links* im Bild). Die pathologisch-anatomischen und mikroskopischen Abbildungen der Kapitel HOCM, HNCM und LCM wurden freundlicherweise von Prof. Hort, Universität Düsseldorf zur Verfügung gestellt

Mitralklappenapparates angenommen (LOOGEN et al. 1971). Das Herzgewicht bei HOCM ist stets erhöht (ROBERTS 1973; OLSEN 1972). In diesem Zusammenhang sei darauf hingewiesen, daß Beschreibungen des pathologisch anatomischen Bildes sich heute ganz überwiegend auf die HOCM beziehen, und daß aus morphologischer Sicht bisher nur wenig Erfahrungen über das pathologisch anatomische sowie histologische Bild bei atypischer HOCM und bei HNCM vorliegen (OLSEN 1983).

Das histologische Bild zeigt neben normal angeordneten Muskelfasern eine im Gegensatz zur HNCM nach Untersuchung von MARON et al. (1974) offenbar vorwiegend auf das Ventrikelseptum konzentrierte Fehlanordnung der Myokardfasern und Myofibrillen, die z. T. wirbelförmig, rechtwinkelig oder sternförmig verlaufen können, also die normalerweise vorhandene parallele Anordnung vermissen lassen (FERRANS et al. 1972; MARON et al. 1974; POCHE u. MEESSEN 1967).

Nach Untersuchungen anderer Autoren findet sich die Fehlanordnung der Myofibrillen über das gesamte Myokard verteilt (WIGLE u. SILVER 1978). Diese Störung der Myokardstruktur ist im Gegensatz zu früheren Ansichten jedoch keineswegs spezifisch. Sie wird z. B. auch bei der dilatativen Kardiomyopathie, in Randgebieten von Infarkten, in der Crista supraventricularis angeborener Vitien mit Druckerhöhung im rechten Ventrikel, tierexperimentell und ferner ohne das gleichzeitige Vorkommen von hypertrophierten Muskelfasern auch bei Normalpersonen beobachtet (MARON u. ROBERTS 1979; WIGLE u. SILVER 1978; BULKLEY et al. 1983). Hierbei handelt es sich jedoch nur um fokale Veränderungen, die nicht in solch ausgedehntem Maße wie bei der HOCM auftreten.

Das histologisch sicherste Unterscheidungsmerkmal zwischen Patienten ohne und mit hypertrophischer Kardiomyopathie ist nach Untersuchungen von MARON u. ROBERTS (1979) ein bei den hypertrophischen Kardiomyopathien vorhandener besonders hoher Anteil fehlangeordneter Myokardfasern (innerhalb des Septums mehr als 5%). Erst dieser quantitative Aspekt soll das histologische Bild der hypertrophischen Kardiomyopathie relativ spezifisch machen. Wesentlich für die ätiologische Beurteilung der HOCM ist jedoch, daß die Fehlanordnung der Muskelfasern in einigen Fällen von HOCM entweder völlig fehlt oder nur minimal ist (unter 5%) (MARON u. ROBERTS 1979). Einschränkend muß ferner festgestellt werden, daß in den Untersuchungen von MARON u. ROBERTS als Vergleichskollektiv nur im geringen Ausmaß Hypertrophieprozesse anderer Ätiologie untersucht wurden. In systematischen Untersuchungen konnten BULKLEY et al. (1983) die Ergebnisse von MARON nicht bestätigen. In diesem Zusammenhang mag interessant sein, daß bei einigen Fällen von hypertrophischen Kardiomyopathien, [dies gilt insbesondere für die HNCM (s. Abschn. B des nachfolgenden Kap. HNCM)] offensichtlich die Myokardfasern nicht nur völlig regulär angeordnet sind, sondern auch jegliche Verdickung vermissen lassen (s. Abschn. D). Insgesamt kann heute festgestellt werden, daß die Fehlanordnung der Myofibrillen (sog. Texturstörung), die über viele Jahre in entsprechenden Publikationen und auf Symposien zunächst sehr akzeptiert war, dann auf zunehmende Skepsis stieß und Anlaß für intensive sehr kontrovers geführte Diskussionen war, heute als relativ häufiger Befund bei HOCM, jedoch als keineswegs spezifischer Befund akzeptiert ist.

Lichtmikroskopisch findet sich neben der bereits erwähnten Fehlanordnung der Myokardzellen vor allem eine interstitielle Fibrose. Die Myokardfasern sind z. T. massiv hypertrophiert mit entsprechender Veränderung der Zellkerne. Die kleinen Gefäße zeigen z. T. eine deutliche Verdickung (vor allem der Intima) mit Einengung des Lumens (sog. small vessel disease) (MARON et al. 1979 a, b, 1987). Möglicherweise handelt es sich jedoch auch hier um einen unspezifischen Befund, da bei allen erheblich ausgeprägten Hypertrophieprozessen aus unklarer Ursache derartige Veränderungen der kleinen Gefäße vorkommen können.

Elektronenmikroskopisch erkennt man zusätzlich eine Fehlanordnung der Myofibrillen sowie vor allem geringe bis erhebliche, unspezifische degenerative Veränderungen, wie sie bei verschiedenen Herzerkrankungen auftreten können. Dabei ist es von wesentlicher Bedeutung, daß bei der HOCM ähnlich wie bei der HNCM die Verbreiterung der Muskelfasern ganz unterschiedliche Ursachen haben kann. Zum einen kann sie durch eine z. T. ganz beträchtliche Zunahme des Zytoplasmas hervorgerufen sein, in anderen Fällen durch eine Vermehrung kontraktiler Proteine bzw. der Myofibrillen. Auch das Ausmaß degenerativer Veränderungen kann bei Myokardzellen, die in gleicher Weise verdickt sind, ganz beträchtlich schwanken (ROBERTS u. FERRANS 1973; KUHN 1982 a, b, c; FRENZEL et al. 1983).

C. Pathophysiologie

Im Vordergrund der Veränderungen steht in der Systole die durch die Obstruktion hervorgerufene Druckbelastung des Ventrikels. Diastolisch ist vor allem eine reduzierte Dehnbarkeit der Ventrikelmuskulatur von Bedeutung. Dementsprechend sind der prästenotische systolische Spitzendruck und meist auch der enddiastolische Druck erhöht. Im Vergleich zu früheren Untersuchungen rückte in den letzten Jahren die diastolisch gestörte Funktion des linken Ventrikels im Sinne einer verminderten Dehnbarkeit in den Vordergrund pathophysiologischer Untersuchungen und medikamentöser Interventionen (HANRATH et al. 1983; BONOW et al. 1983; HESS et al. 1983).

Als Folge der z. T. erheblich herabgesetzten Dehnbarkeitsstörung kommt bei der HOCM der Kontraktion des Vorhofs zur Aufrechterhaltung einer adäquaten Füllung eine große Bedeutung zu. Der Übergang in Vorhofflimmern ist dementsprechend häufig von einer klinischen Verschlechterung der Symptomatik begleitet (BRAUNWALD et al. 1964; BONOW et al. 1983 a, b).

Das endsystolische und enddiastolische Ventrikelvolumen ist nach quantitativer Ventrikulographie sowie nach subjektiver Beurteilung des Ventrikulogramms im Normalbereich oder verkleinert. Dementsprechend sind Ejektionsfraktion des linken Ventrikels, Herzminutenvolumen bzw. Herzindex und Schlagvolumen in Ruhe normal (SPILLER et al. 1977; HESS et al. 1983). Unter Belastung kann es zu einer z. T. erheblichen Abnahme des Schlagvolumens bzw. des Herzminutenvolumens kommen (LÖSSE et al. 1980 a, b, 1983).

Bezüglich der ventrikulographischen Werte gilt die Einschränkung, daß es hier aus meßtechnischer Sicht zu beträchtlichen Fehlern kommen kann. Dies gilt in gleicher Weise für die HOCM wie für die HNCM. Es sei daran erinnert, daß für die Messung der Volumina ein Rotationsellipsoid angenommen wird, dem der normale Ventrikel zwar noch annähernd gleicht, während die z. T. ganz bizarre Deformierung des Ventrikelcavums bei hypertrophischen Kardiomyopathien in der Regel diese Vereinfachung nicht zuläßt (DUMESNIL u. SHOUCK 1982). Aufgrund dieser Überlegung ist es deshalb praktisch auch sehr problematisch, die Ventrikelmasse mittels ventrikulographischer Methoden mit ausreichender Genauigkeit anzugeben oder als Basis für Interventionsstudien zu benützen (KUHN 1985a).

Eine Besonderheit der HOCM (sowie der HNCM) ist es, daß im Gegensatz zu anderen Myokarderkrankungen bekannter und unbekannter Ätiologie trotz zunehmender kardialer Dekompensation nie eine Dilatation des linken Ventrikels im Sinne einer Zunahme des enddiastolischen und endsystolischen Volumenindex wie üblicherweise bei Herzerkrankungen, die mit einer Herzinsuffizienz einhergehen, beobachtet wird. Eine solche Dilatation wurde bis auf sehr seltene Ausnahmen (CIRO et al. 1984) praktisch nur postoperativ nach Myektomie und nach mehrfacher Myotomie des Ventrikelseptums in Einzelfällen beobachtet (s. Abschn. K).

Der Mechanismus der Ausflußbahnobstruktion ist nicht völlig geklärt. Einerseits (und evtl. ganz überwiegend) kommt die Stenosierung des diastolisch bereits engen Ausflußtraktes durch eine übermäßige systolische Annäherung zwischen hypertrophiertem Septum und der Hinterwand zustande (MARTIN et al. 1979; NIMURA et al. 1980). Andererseits wird vor allem aufgrund echokardiographischer Beobachtungen angenommen, daß die Obstruktion durch eine Einengung als Folge einer systolischen Vorwärtsbewegung des vorderen Mitralsegels hervorgerufen wird (SAM = systolic anterior motion), die z. T. als Venturi-Effekt gedeutet wird (HENRY et al. 1975). Der Mechanismus der Ausflußbahnobstruktion wurde als so faszinierend empfunden, daß es hierzu eine kaum noch überschaubare Fülle an Literatur gibt, die die sog. SAM untersuchte. Heute kann wohl davon ausgegangen werden, daß offensichtlich nicht die systolische Vorwärtsbewegung des vorderen Mitralsegels als Ursache für die Einengung angesehen werden muß, sondern daß das anatomische Substrat für die intraventrikuläre Stenose Septum, freier Rand des Mitralsegels bzw. Sehnenfaden und Hinterwand des linken Ventrikels sind, während das Mitralsegel selbst zwischen freiem Rand und Basis nach angiographischen Beobachtungen eher eine Dorsalbewegung zeigt und die echokardiographisch beschriebene Vorwärtsbewegung dem freien Rand der Mitralsegel entspricht. Sie werden jedoch offenbar nicht im Sinne eines Venturi-Effektes nach ventral bewegt, sondern als Folge der insbesondere systolisch ausgeprägten Abknickung der Ventrikellängsachse mit entsprechender Zugrichtung des Ansatzpunktes der Mitralsegel (NIMURA et al. 1980). Gegen eine ganz überwiegend oder ausschließlich SAM bedingte Obstruktion früherer Vorstellung spricht auch, daß ein SAM bei verschiedenen anderen Herzerkrankungen ohne nachweisbare Obstruktion beschrieben wurde, ferner bei HOCM ohne Ruhegradienten, und daß gleichzeitig eine SAM mit einem Mitralklappenprolaps bei HOCM einhergehen kann (ROSSEN et al. 1974; GARDIN et al. 1981; BÖCKER et al. 1981). Aus pathophysiologischer und klinischer Sicht mag die Beobachtung bedeutsam sein, daß eine beträchtliche intraventrikuläre Stenosierung auch zustande kommen kann, wenn nur eine sehr geringe Verdickung des Ventrikelseptums vorliegt (MARON et al. 1984a, b). In diesen Fällen muß davon ausgegangen werden, daß der Stimulus für die intraventrikuläre Obstruktion mehr als bei den üblichen Fällen einer HOCM durch eine übermäßige subaortale Kontraktion des Ventrikels zustande kommt (s. Abschn. D).

Zu ausgedehnten Diskussionen hat in jüngster Zeit die Frage geführt, welche pathophysiologische Bedeutung der Obstruktion im Vergleich zur HNCM überhaupt zukommt. Die Diskussion ging von Untersuchungen von MURGO et al. (1980, 1983) aus, die unabhängig von einer intraventrikulären Stenosierung bei HOCM wie bei HNCM in gleicher Weise feststellten, daß die Ejektionszeit bei beiden Formen hypertrophischer Kardiomyopathien im Mittel identisch ist und die Entleerung des Ventrikels ganz überwiegend vor dem Ende der Systole zustande kommt. Dies führte soweit, daß MURGO et al. (1980, 1983) der Ausflußbahnobstruktion jegliche Bedeutung für die Pathophysiologie der HOCM absprachen und sogar die praktische Konsequenz daraus zogen, aufgrund ihrer Ergebnisse Patienten keiner Operation zuzuführen (BINET et al. 1983). Andere Autoren, die z. T. unterschiedliche Methoden verwendeten, konnten jedoch die Untersuchungen von MURGO et al. (1980) nicht bestätigen (POLLICK et al. 1982; JENNI et al. 1985; KUHN et al. 1985; GARDIN et al. 1985).

Häufig findet sich bei der HOCM eine Mitralinsuffizienz, die in seltenen Fällen erheblich sein kann. Die Ursache dürfte z. T. in einer obstruktionsbedingten Schrumpfung des vorderen Mitralsegels zu suchen sein (s. Abschn. B), z. T. die funktionelle Folge einer Deformierung des Klappenapparates während der Obstruktion darstellen. Beseitigt man durch Anheben des Blutdrucks, z. B. mit Angiotensin, die Obstruktion, so verschwindet auch die Mitralinsuffizienz (WIGLE et al. 1969). Auch nach erfolgreicher Beseitigung der Obstruktion durch eine Operation ist in den meisten Fällen eine Mitralinsuffizienz nicht mehr oder nur noch in geringem Ausmaße nachweisbar.

Eine wichtige Beobachtung vor allem im ein- und zweidimensionalen Echokardiogramm ist eine Schließungsbewegung der Aortenklappen während der Systole. Aus pathophysiologischer Sicht liegt die Ursache evtl. in einer starken mesosystolischen Reduzierung des Blutstroms als Folge der Obstruktion (MURGO et al. 1980). Möglicherweise spiegelt diesen Mechanismus auch die bei der HOCM typische zweigipfelige Karotispulskurve sowie der bei der Herzkatheteruntersuchung nicht selten beobachtete zweigipfelige Verlauf der Aortendruckkurve wider. Andererseits kann davon ausgegangen werden, daß die sog. Schließungsbewegung der Aortenklappe möglicherweise lediglich eine während der gesamten Auswurfphase bei HOCM teilweise nachweisbaren Flatterbewegung der Aortenklappen darstellt, die z. T. sehr ausgeprägt sein kann und poststenotischen Turbulenzen des Blutstroms zuzuordnen ist (s. Abschn. G. IV).

Eine verstärkte Kontraktion führt zu einer Zunahme der intrakavitären Druckdifferenz des linken Ventrikels. Das läßt sich im postextrasystolischen Schlag und nach Verabreichung positiv inotrop wirksamer Substanzen nachweisen. Ferner wird die Obstruktion durch einen verminderten venösen Rückstrom verstärkt, z. B. durch Verabreichung von Nitraten, durch Aufrichten des Oberkörpers oder den Valsalva-Versuch (BRAUNWALD et al. 1964). Die Abhängigkeit der Obstruktion vom venösen Rückstrom dürfte durch ein dabei verkleinertes enddiastolisches und endsystolisches Ventrikelvolumen zu erklären sein, das zu einer endsystolisch besonders starken Engstellung des Ausflußtraktes des linken Ventrikels führt. Über einen ähnlichen Mechanismus ist auch die Zunahme der Obstruktion bei steigender Herzfrequenz zu erklären.

Auch durch ventrikuläre Elektro-Stimulation läßt sich offenbar in Abhängigkeit von der Lokalisation des Stimulationskatheters und der Art des dadurch geänderten Kontraktionsablaufs die Obstruktion reduzieren oder verstärken (HASSENSTEIN et al. 1975; SPILLER et al. 1977). Ein weiterer Faktor, der zu einer Zu- bzw. Abnahme der Obstruktion führt, ist die Änderung des peripheren Widerstandes. So kommt es mit steigender Nachbelastung z. B. unter Angiotensin zu einer Reduktion der Obstruktion und umgekehrt unter einer Drucksenkung zu einer Zunahme der Obstruktion (WIGLE et al. 1969). Nach sublingualer Verabreichung von Nifedipine mit entsprechender Veränderung des peripheren Widerstandes beobachteten BETOCCHI et al. (1985) eine z. T. erhebliche Verschlechterung der linksventrikulären Funktion. Im Falle einer Zunahme des poststenotischen Druckes werden offensichtlich mechanische Kräfte (die ihrerseits möglicherweise eine reduzierte subaortale Kontraktion bewirken) wirksam, die zu einer Weitstellung des Ausflußtraktes des linken Ventrikels führen und dadurch eine höhere systolische Abschnürung verhindern.

Unter Belastung findet sich neben einer wahrscheinlichen Zunahme der Druckdifferenz meist auch ein sehr ausgeprägter pathologischer Anstieg des Pulmonalarteriendruckes und des Pulmonalarterienkapillardruckes (LÖSSE et al. 1980a, b). Die Ursache ist z. T. in der vermehrten Nachlast, z. T. in der bei HOCM verminderten diastolischen Dehnbarkeit des Ventrikels zu suchen (s. Abschn. L).

Die Koronardurchblutung ist bei HOCM im Mittel in Ruhe normal (STRAUER 1975) und kann unter Belastung offenbar nicht ausreichend gesteigert werden, so daß es dabei zu einer negativen Laktatextraktion als Ausdruck einer Hypoxie des Myokards kommt (STRAUER 1975; CANNON et al. 1985a, b; CANNON 1987). Als Ursache können die erwähnte Erkrankung der kleinen Gefäße (Intimaverdikkung), ein reduzierter Koronarfluß während der Systole im Bereich des Septums (KOSTIS et al. 1979, BRUGADA et al. 1982) sowie ein aus elektronenmikroskopischer Sicht gestörter Zellstoffwechsel (Degeneration von Mitochondrien) im Sinne einer gestörten oxydativen Phosphorylierung angesehen werden (s. Abschn. B).

Der Sauerstoffverbrauch ist in Ruhe im Mittel normal. Offenbar wird die obstruktionsbedingte Steigerung des Sauerstoffbedarfs durch eine Verringerung des Sauerstoffverbrauches als Folge der wahrscheinlich geringeren Wandspannung bei kleinem oder normalem Ventrikelvolumen und erhöhter Wanddicke kompensiert (STRAUER 1975).

In weit fortgeschrittenen Stadien und hier insbesondere bei Patienten mit Vorhofflimmern kann es im Bereich des dann meist stark dilatierten linken Vorhofs zum Auftreten wandständiger Thromben kommen, die ihrerseits wiederum verantwortlich für arterielle Embolien bei Patienten mit HOCM sein können (HAMADA et al. 1985).

In weiteren seltenen Fällen findet sich bei HOCM sogar eine Abnahme der Septumdicke als Folge starker Vernarbungsprozesse, deren Ätiologie noch unklar ist. Sie können familiär auftreten (WARNES et al. 1984). Schließlich sei noch darauf hingewiesen, daß selbstverständlich bei Patienten mit HOCM auch eine koronare Herzerkrankung (KHK) gefunden werden kann, so daß bei pektanginösen Beschwerden, insbesondere wenn sie in einer für die koronare Herzerkrankung charakteristischen Form angegeben werden, auf jeden Fall auch eine Koronarangiographie zum Ausschluß einer KHK durchzuführen ist (s. Abschn. J).

D. Vorkommen und Ätiologie

Gesicherte Erkenntnisse über die tatsächliche Häufigkeit der HOCM innerhalb aller Herzerkrankungen gibt es bis heute nicht. Grobe Schätzungen anhand des Krankengutes der Düsseldorfer Universitätsklinik ergaben einen Anteil von etwa 1–2%, wobei es sich selbstverständlich hier nicht um ein allgemein internistisches Krankengut handelt, sondern um selektierte Patienten. Dabei sind insbesondere jene Patienten nicht einbezogen, bei denen beispielsweise aufgrund eines Cor pulmonale oder einer arteriellen Hypertonie vor allem im fortgeschrittenen Lebensalter ebenfalls von einer kardialen Erkrankung ausgegangen werden kann. In Anbetracht der absolut hohen Zahl von Herzpatienten ist ein Anteil von 1–2% ausgesprochen hoch. Zur Häufigkeit der Erkrankung ist ferner zu sagen, daß nach einer Analyse der Diagnosen seit 1959 die Anzahl diagnostizierter Fälle pro Jahr zunahm, ein Gleichgewicht noch nicht erreicht war und die Relation HOCM/HNCM in den letzten Jahren zugunsten der Diagnose HNCM verschoben wurde (KUHN et al. 1983a, b). Zweifellos kann man davon ausgehen, daß die diagnostische Dunkelziffer der HOCM in Anbetracht der möglichen Fehldiagnosen und der offenbar nicht geringen Anzahl asymptomatischer Patienten nach wie vor groß ist, auch wenn durch die zunehmenden Kenntnisse die Erkrankung sicherlich weit häufiger diagnostiziert wird als dies noch vor wenigen Jahren der Fall war.

Der Anteil der atypischen HOCM an der Gesamtzahl aller Patienten mit HOCM beträgt etwa 10% (KUHN et al. 1983a, b).

Das Alter zum Zeitpunkt der Diagnosestellung betrug bei 268 diagnostizierten Fällen mit HOCM im Mittel 37 Jahre (KUHN et al. 1983a, b) und reicht vom Säuglingsalter (MARON et al. 1982a, b; KRELHAUS et al. 1978) bis zum Greisenalter (KRASNOW et al. 1981). Zum Zeitpunkt der Diagnosestellung wird anamnestisch nicht selten eruiert, daß bereits im Kindesalter also z. T. Jahrzehnte vorher, ein systolisches Geräusch diagnostiziert worden ist. Die Geschlechtsverteilung zeigt ein Überwiegen der Männer gegenüber den Frauen im Verhältnis von etwa 70/30% (KÖHLER et al. 1979; KUHN et al. 1983a, b).

Zweifelsfrei ist, daß bei Patienten mit HOCM die Vererbung der Erkrankung eine erhebliche Rolle spielt. So findet sich eine familiäre Verbreitung der HOCM mit klinisch manifester Erkrankung in etwa 20% der Fälle (KÖHLER et al. 1979; KUHN et al. 1983a, b; MARON et al. 1984a). MARON et al. (1984a) vermuten, daß aufgrund ihres Krankengutes eine Vererbung der Erkrankung in 56% angenommen werden kann. Frühere Untersuchungen gingen davon aus, daß nach echokardiographischen Familienuntersuchungen in nahe 100% der sog. Indexpatienten mindestens ein Familienangehöriger 1. oder 2. Grades mit einer abnormen Verdickung des Ventrikelseptums (asymmetrische Septumhypertrophie, ASH, s. Abschn. B) gefunden wird (CLARK et al. 1973; EPSTEIN et al. 1974).

Die Häufigkeit der ASH bei Familienangehörigen 1. Grades liegt bei 30–50 % (CLARK et al. 1973; EPSTEIN et al. 1974; HANRATH et al. 1977; VAN DORP et al. 1976; KÖHLER et al. 1979). Allerdings muß aus heutiger Sicht der echokardiographischen Diagnostik der HOCM davon ausgegangen werden, daß offensichtlich bei einer nicht geringen Anzahl der Patienten, die in den genannten Studien untersucht wurden, eine abnorme Verdickung des Septums durch Schrägbeschallung vorgetäuscht wurde, die bei den damaligen Untersuchungstechniken (fast ausschließlich eindimensionale Echokardiographie) nicht mit der heutigen möglichen Sicherheit auszuschließen war.

Aufgrund der hohen Häufigkeit in Form einer klinisch manifesten Erkrankung oder in Form einer asymmetrischen Septumverdickung wurden von EPSTEIN et al. (1974) ein autosomal dominant vererbtes Leiden angenommen, das die Ursache der geschilderten Fehlanordnung der Myokardfasern sei, die ihrerseits wiederum durch die gegenläufig ansetzenden Kräfte während des Kontraktionsvorganges den Hypertrophieprozess in Gang setzen und dadurch die allmähliche Progredienz der Erkrankung hervorrufen würden. Gegen diese häufig akzeptierte Meinung spricht jedoch, daß die Fehlanordnung der Myokardfasern bei HOCM fehlen kann, relativ häufig bei postmortalen Untersuchungen nur sehr gering ausgeprägt ist und keine Beziehung zum Herzgewicht und zum Grad der Ausflußbahnobstruktion aufweist (MARON und ROBERTS 1979; LOOGEN u. KUHN 1977).

Eine andere Theorie ist, daß die Fehlanordnung der Myokardzellen primär keine ursächliche Rolle spielt, sondern daß sie erst sekundär durch einen aus unklaren Gründen in Gang gesetzten Hypertrophieprozeß hervorgerufen wird, oder durch eine adrenerge Fehlinnervation zustande kommt (GOODWIN 1974):

Klinische Hinweise für eine neurogene Komponente in der Ätiologie der HOCM liefern neuromuskuläre Erkrankungen, insbesondere die Friedreichsche Ataxie, die relativ häufig mit einer der hypertrophischen Kardiomyopathie entsprechenden Erkrankung kombiniert ist (GACH et al. 1971; SMITH et al. 1976; RUSER 1982) (s. Kap. VI RUSER in diesem Band) sowie das kardiomyopathische Lentiginosissyndrom (POLANI u. MOYNAHAN 1972, KUHN et al. 1977). Letzteres ist durch eine HOCM, eine Pigmentstörung der Haut in Form einer Lentiginosis (als Hinweis auf die neurogen-ektodermale Störung), Kleinwuchs und ein vermindertes Intelligenzniveau charakterisiert (s. Kap. VII THEILE in diesem Band).

Eine weitere interessante Überlegung zur Ätiologie der HOCM basiert auf der Vorstellung, daß es sich auf dem Boden einer genetischen Störung um die Persistenz einer bei Neugeborenen physiologischerweise meist vorhandenen asymmetrischen Verdickung des Ventrikelseptums handelt (MARON et al. 1978b). Weitere Theorien sind eine Herzbeteiligung bei generalisierter Muskelerkrankung (SMITH et al. 1976), eine unterschiedliche Spannungsentwicklung in einzelnen Sarkomeren der Herzmuskelzelle sowie eine Synchronisationsstörung beim Kontraktionsablauf (GOODWIN 1974) und ein gestörter myokardialer Katecholaminstoffwechsel (KAWAI 1983). Eine immunologische Ursache konnte in Untersuchungen von HAGER et al. (1979) nicht wahrscheinlich gemacht werden. MATSUMORI et al. (1981) wiesen auf die Möglichkeit spezifischer lymphozytärer Antigene hin. Andere Autoren fanden allerdings keine Unterschiede in der Gewebstypisierung gegenüber Normalpersonen (BECKERS et al. 1985). Bilanziert man die heutige Situation, so muß nach wie vor festgestellt werden, daß auch heute die Ätiologie der HOCM noch als unklar angesehen werden muß, wobei insbesondere auch das Problem besteht, daß nach wie vor kein für größere experimentelle Studien vorhandenes Tiermodell der HOCM vorliegt. Bisherige Beobachtungen stützen sich im wesentlichen auf das seltene spontane Auftreten von Erkrankungen bei verschiedenen Tierspezies, die dann jedoch auch nur meist mit großer Einschränkung auf die tatsächliche Problematik der HOCM beim Menschen übertragbar sind. Zu diesem Problem liegen Untersuchungen von KOBAYASHI et al. (1984) vor, die entsprechende Beobachtungen bei Ratten machten, während das Auftreten der Herzerkrankung beim syrischen Goldhamster bezüglich eines tierexperimentellen Modells der HOCM (wie auch der dilatativen Kardiomyopathie) nach den bisher vorliegenden Untersuchungen enttäuscht hat.

E. Symptomatik

Im Vordergrund der Beschwerden zum Zeitpunkt der Diagnosestellung und beim subjektiven Beginn der Erkrankung stehen Belastungsdyspnoe, gefolgt von teils typischen teils atypischen pektanginösen Beschwerden, Palpitationen, Synkopen und Schwindelerscheinungen (KUHN et al. 1983 a, b).

Das Fortschreiten der Erkrankung ist klinisch vor allem durch eine Zunahme der Dyspnoe charakterisiert. Ein plötzlicher Leistungsabfall ist häufig Folge einer akut einsetzenden absoluten Arrhythmie bei Vorhofflimmern. Das bedeutet einerseits den Fortfall der Vorhofkontraktion, was sich bei dehnbarkeitsgestörten Ventrikeln hämodynamisch besonders ungünstig auswirken kann (s. Abschn. B). Zum anderen resultiert daraus vor allem nach einer langen Diastole infolge einer verstärkten Vordehnung der Myokardfasern eine verstärkte Kontraktion und damit auch eine ausgeprägtere Obstruktion mit Anstieg des enddiastolischen Druckes und evtl. mit Abfall des Herzminutenvolumens. Dies gilt auch für Patienten mit gehäuften ventrikulären Extrasystolen oder Tachykardien.

Grundsätzlich sollte bezüglich der Symptome davon ausgegangen werden, daß es wie bei vielen anderen Herzerkrankungen auch bei der HOCM keine chrakteristische Beschwerdesymptomatik gibt. Sicherlich ist dies eine wesentliche Ursache für die diagnostische Dunkelziffer, insbesondere wenn man bedenkt, daß der klinische Untersuchungsbefund (systolisches Geräusch laut, leise oder völlig fehlend bei ein und demselben Patienten) sehr variabel sein kann.

F. Klinische Befunde

Der wichtigste Befund bei der klinischen Untersuchung bei Patienten mit HOCM ist ohne Zweifel das obstruktionsbedingte systolische Geräusch. Es ist meist mittel- bis hochfrequent, vom ersten Herzton abgrenzbar und hat seinen punctum maximum zwischen Sternum und Herzspitze. Eine Fortleitung in die Karotiden ist meist nicht feststellbar. Findet sich eine Ausbreitung nach axillar, so ist an eine begleitende Mitralinsuffizienz zu denken.

In der Mehrzahl der diagnostizierten Fälle ist das durch die Obstruktion hervorgerufene Systolikum mittellaut oder laut. Von erheblicher Bedeutung ist, daß es infolge eines momentan nur geringen Sympathikotonus bzw. einer nur geringen Obstruktion auch nur sehr leise sein oder sogar völlig fehlen kann (s. Abschn. J).

Weitere, diagnostisch aber weniger wichtige Untersuchungsbefunde bei Patienten mit HOCM sind in einem Teil der Fälle ein verbreiterter, hebender Herzspitzenstoß, bei dem mitunter die Vorhofkontraktionswelle abgrenzbar ist, ein vor allem in Fällen mit starker Obstruktion paradox gespaltener zweiter Herzton und manchmal ein Austreibungsklick. Auch ein diastolisches Geräusch kann vorkommen, ohne daß eine Aorteninsuffizienz nachweisbar ist. BRACHFELD u. GORLIN (1961) vermuteten als Ursache einen Rückfluß des Blutes vom Ausflußtrakt in das prästenotische Ventrikelcavum. Wahrscheinlicher dürften Turbulenzen des Blutstroms sein, die diastolisch an dem vorderen, bei HOCM häufig verdickten und sklerosierten Mitralsegel entstehen. Bei atypischer HOCM kann das Systolikum ausgesprochen leise sein, ein Diastolikum wurde bisher nicht beobachtet (KUHN et al. 1983a, b).

G. Nicht invasive Befunde

I. Elektrokardiographie

Elektrokardiographische Veränderungen bei HOCM im Sinne eines beweisenden Befundes gibt es nicht. Ein in seltenen Fällen beobachteter Normalbefund im EKG schließt eine HOCM nicht aus. Zusammenstellungen in der Literatur (LOOGEN et al. 1971) ergaben in der überwiegenden Zahl der Patienten einen Norm- bis Steiltyp oder Linkstyp, weniger als ein Viertel der Patienten zeigte einen Rechtstyp, einen überdrehten Rechtstyp oder einen überdrehten Linkstyp, ohne daß ein Zusammenhang mit der Druckdifferenz im linken Ventrikel feststellbar war. In etwa einem Drittel der Fälle zeigten sich Vorhofleitungsstörungen in Form eines P sinistro- oder dextro-cardiale oder eines P cardiale. Eine sog. δ-Welle, meist ohne schenkelblockartige Verbreiterung des QRS-Komplexes, wird in 20–40% gefunden. Ein kompletter Rechts- oder Linksschenkelblock ist selten.

Die diagnostisch größte Bedeutung kommt betonten bzw. abnormen Q-Zacken zu, die in etwa 20–50% der Fälle beobachtet werden und mit einem R-Verlust und einer geringen Hebung der ST-Strecke kombiniert sein können, so daß das Bild eines abgelaufenen Infarktes vorgetäuscht wird. Als ebenso diagnostisch bedeutsam sind Veränderungen der Kammerendteile zu bewerten, insbesondere, wenn sie sich nicht anderen aufgrund der Anamnese oder des übrigen Untersuchungsbefundes wahrscheinlicheren Herzerkrankungen zuordnen lassen. Es handelt sich hier insbesondere um horizontale bis deszendierende ST-Streckensenkungen und insbesondere eine abnorme Negativität der T-Welle. Diese Veränderungen können mit, aber auch ohne Hypertrophiezeichen im Sinne einer Überschreitung des Sokolow-Lyon Index für Linkshypertrophie kombiniert sein. Eine interessante Beobachtung dabei ist, daß die beschriebenen Kammerendteilveränderungen vor allem in Form einer gleichschenkligen symmetrischen Negativität abnormer T-Wellen eine gewisse Korrelation zum Schwerpunkt des Hypertrophieprozesses bei hypertrophischen Kardiomyopathien in der Form aufweisen, daß sie am häufigsten bei HNCM beobachtet werden (Muskelhypertrophie überwiegend auf den Spitzenbereich konzentriert) und am zweithäufigsten bei atypischer HOCM (systolische Belastung des linken Ventrikels bis zur Ventrikelmitte), gefolgt von der typischen HOCM (Häufigkeit bei HNCM etwa 80%, bei atypischer HOCM 60% und bei der HOCM etwa 35%). Im Mittel betrug der Sokolow-Lyon-Index bei etwa 68 Patienten mit HOCM 3,8 mV (KUHN et al. 1983 a, b).

Bradykarde Herzrhythmusstörungen sind selten. Innerhalb des weiten Spektrums von Herzrhythmusstörungen haben in den letzten Jahren insbesondere tachykarde Herzrhythmusstörungen (supraventrikuläre und ventrikuläre Tachykardien) sowie das Auftreten komplexer ventrikulärer Herzrhythmusstörungen in Form ventrikulärer Couplets oder Salven zunehmend an Bedeutung gewonnen und sind Gegenstand einer Vielzahl von Arbeiten, die in den letzten Jahren publiziert wurden (KRELHAUS et al. 1978; MARON et al. 1978 a, b, c; SAVAGE et al. 1979; MCKENNA et al. 1981, 1982; MARON et al. 1981; KUCK et al. 1984; BORGGREFE et al. 1983). Bezüglich ihrer Bedeutung wird auf den Abschnitt L. Therapie und O. Prognose verwiesen. Die Häufigkeit komplexer ventrikulärer Herzrhythmusstörungen einschließlich ventrikulärer Tachykardien liegt je nach Dauer der Langzeit-EKG-Registrierung bei etwa 50%.

II. Röntgenbefund

Auf der Thoraxaufnahme sind keine typischen röntgenologischen Veränderungen der HOCM nachzuweisen. Etwa die Hälfte der Patienten zeigt einen Herzthoraxquotient unter 0.5. In fortgeschrittenen Stadien kommt es zu Stauungszeichen. Wie aus echokardiographischen und angiokardiographischen Vergleichsuntersuchungen hervorgeht, ist auch eine röntgenologisch erhebliche Vergrößerung des Herzens nicht Folge einer Dilatation der Ventrikel, sondern durch die Hypertrophie der Muskulatur einerseits und insbesondere durch die als Folge der verminderten ventrikulären Dehnbarkeit zunehmende Dilatation der Vorhöfe verursacht (s. Abschn. C).

Eine gewisse auffallende Komponente des Röntgenbefundes ist eine betonte Rundung der linken Herzkontur, die bei einigen Patienten feststellbar ist, z. T. in Kombination mit einer offensichtlich muskulär bedingten Vorwölbung unterhalb der üblicherweise dem linken Herzohr zuzuordnenden Vorwölbung, worauf insbesondere BRAUNWALD et al. (1964) hingewiesen haben.

III. Mechanokardiographie und Phonokardiographie

Das Phonokardiogramm zeigt ein meist vom ersten Herzton abgesetztes, spindelförmiges Geräusch, das nicht selten einen Doppelgipfel aufweist, und dessen Amplitude entsprechend dem Auskultationsbefund nach Belastung oder nach Extrasystolen deutlich zunimmt (s. Abschn. J). Je nach Auskultationsbefund kann ferner ein gespaltener zweiter Herzton oder ein Vorhofton registriert werden.

Wichtigster mechanokardiographischer Befund ist der systolische Doppelgipfel in der Karotispulskurve (sog. spike and dome Phänomen). Einem meist hohen, schmalen ersten Gipfel folgt ein etwas breiterer zweiter Gipfel, das Tal dazwischen fällt in etwa mit der echokardiographisch erfaßbaren Schließungsbewegung der Aortenklappen und meist mit dem Maximum des Geräuschbefundes im Phonokardiogramm zusammen und entspricht der nach dem Beginn der Systole entstehenden Ausflußbahnstenosierung. Zu beachten ist, daß auch normalerweise insbesondere bei jüngeren Patienten eine doppelgipfelige Karotispulskurve vorkommen kann. Dieser Doppelgipfel ist dann jedoch meist nicht so ausgeprägt, d. h. der erste Gipfel ist im Vergleich zum zweiten nicht so hoch und nicht so schmal, ferner fehlt das Systolikum (s. Abschn. J). Ist die Karotispulskurve im Falle einer HOCM normal, so findet sich meist nur ein leises Geräusch, ferner weist dies auf einen fehlenden oder nur geringen Ruhegradienten im linken Ventrikel oder eine möglicherweise höhergradige Obstruktion im Bereich der Ventrikelmitte oder Herzspitze des linken Ventrikels hin. Nach körperlicher Belastung (Kniebeugen), Extrasystolen, Amylnitrit, Valsalva-Preßversuch oder im Stehen kommt es bei subaortaler Obstruktion meist zu einer Verstärkung des Geräusches mit typischer Deformierung der Karotispulskurve. Die in Verbindung mit einem entsprechenden Systolikum für die Erkrankung praktisch pathognomonische Deformierung der Karotispulskurve findet sich bei HOCM in Ruhe in etwa 50%, bei Patienten mit atypischer HOCM oder HNCM ist sie in dieser Form in keinem Fall nachweisbar (KUHN et al. 1983a, b).

Im Apexkardiogramm findet sich als Hinweis auf den erhöhten Vorhofdruck bzw. enddiastolischen Druck im linken Ventrikel meist eine erhöhte a-Welle, ferner auch ein systolischer Doppelgipfel, wobei der zweite Gipfel im Gegensatz zum häufigen Befund bei Normalpersonen meist ebenso hoch oder noch höher als der erste Gipfel ist (LOOGEN et al. 1971).

Die systolischen Zeitintervalle zeigen im Gegensatz zur valvulären Aortenstenose eine normale Dauer der Präejektionsperiode (PEP) sowie eine Zunahme der linksventrikulären Ejektionszeit, deren Dauer nach Verabreichung von Epinephrin wesentlich stärker ansteigt als bei Normalpersonen (WHITE u. ZIMMERMANN 1975).

IV. Echokardiogramm

Bei typischer subaortaler HOCM, meist auch bei HNCM, findet sich subaortal eine asymmetrische Verdickung des Septums, so daß die Septumdicke gegenüber der Hinterwand überwiegt. Soweit die Dicke insbesondere der Hinterwand genau abgrenzbar ist, beträgt der Quotient von Septumdicke zu Hinterwanddicke dann meist mehr als 1,3. Zusätzliche Veränderungen sind die in der Literatur in kaum noch einem überschaubaren Maße bearbeitete und diagnostisch sicherlich weit überschätzte, als systolische Vorwärtsbewegung des vorderen Mitralsegels interpretierbare Kontur [SAM = systolic anterior motion (s. Abschn. C und J)], ein enger linksventrikulärer Ausflußtrakt, ein als Folge der reduzierten Dehnbarkeit nicht selten verminderter EF-slope bei diastolisch gegensinniger Bewegung der Mitraklappensegel sowie eine sog. mittsystolische Schließungsbewegung der Aortenklappen. Bei letzterer Veränderung ist es allerdings durchaus möglich, daß es sich hier nicht um ein mittsystolisches Phänomen handelt, sondern um ein während der gesamten Systole bzw. Ejektion beobachteten Flatterbewegung der Aortenklappen (KUHN u. LOOGEN 1981 a, b).

Das Ventrikelseptum ist, zumindest wenn es erheblich verdickt ist, bewegungsarm, die Verkürzung des Ventrikeldurchmessers während der Systole wird vor allem durch die Bewegungen der freien Wand des linken Ventrikels hervorgerufen und ist nicht selten verstärkt (HENRY et al. 1975; EPSTEIN et al. 1974; KÖHLER et al. 1979).

Der linke Vorhof kann normal sein, eine Zunahme seines Durchmessers findet sich bei klinisch fortgeschrittenen, z.T. aber auch bei klinisch noch weitgehend unauffälligen Patienten.

Wesentlich ist, daß keiner der genannten Befunde für die HOCM spezifisch ist (s. Abschn. J). Aus alleiniger echokardiographischer Sicht kommt der Kombination einer ASH mit einem deutlichen SAM und einer sog. systolischen Schließungsbewegung der Aortenklappen die größte diagnostische Treffsicherheit zu (Chahine et al. 1979). Von praktisch größter Bedeutung für die Diagnose der Erkrankung ist sicherlich der Nachweis der abnormen Verdickung des Septums in Verbindung mit einer normalen oder gesteigerten Kontraktion des linken Ventrikels sowie dem in Ruhe oder unter Belastung nachweisbaren systolischen Geräusch (s. Abschn. J), während die übrigen echokardiographischen Veränderungen, insbesondere der sog. SAM, die sog. Schließungsbewegung der Aortenklappen und die asymmetrische Septumverdickung zumindest als isolierter Befund bei weitem nicht jene diagnostische Bedeutung haben, wie sie insbesondere zu den Zeiten, als noch ganz überwiegend mittels eindimensionaler Echokardiographie beschallt wurde, diesen Veränderungen zugeschrieben wurde (s. Abschn. J).

Das Ausmaß des SAM, insbesondere die Dauer des Kontaktes mit dem Septum, zeigt eine relativ enge Korrelation zur Höhe der invasiv gemessenen Druckdifferenz im linken Ventrikel (EPSTEIN et al. 1974). Im Einzelfall ist jedoch eine genaue Aussage über den Gradienten nicht möglich, ja es kann sogar ein deutlicher SAM ohne nachweisbare Druckdifferenz im linken Ventrikel vorliegen (ROSSEN et al. 1974). Septum und freie Wand des linken Ventrikels können trotz eines SAM und invasiv nachweisbarer Obstruktion normal (MINTZ et al. 1978) oder symmetrisch verdickt sein (ROSSEN et al. 1974), MARON et al. 1978 a, b, c; KÖHLER et al. 1979). Allerdings gilt dies nach eigenen Erfahrungen sicherlich nur für die atypische HOCM oder die HNCM, ferner für sehr seltene Fälle einer typischen HOCM, möglicherweise vor allem, wenn es sich um junge Patienten handelt (MARON et al. 1984 b).

Zur nicht invasiven Beurteilung des Ausmaßes der intrakavitären Obstruktion bei HOCM wird die dopplerechokardiographische Untersuchung der Patienten in Zukunft eine größere Rolle spielen (COOPER et al. 1985).

Bezüglich der zweidimensionalen Echokardiographie sollte noch hervorgehoben werden, daß eine sichere Unterscheidung zwischen typischer und atypischer HOCM sowie HNCM grundsätzlich aus alleiniger echokardiographischer Sicht nicht möglich ist. Vergleicht man die Befunde der drei Formen hypertrophischer Kardiomyopathien, so ist es insbesondere bei typischer HOCM nicht möglich, im

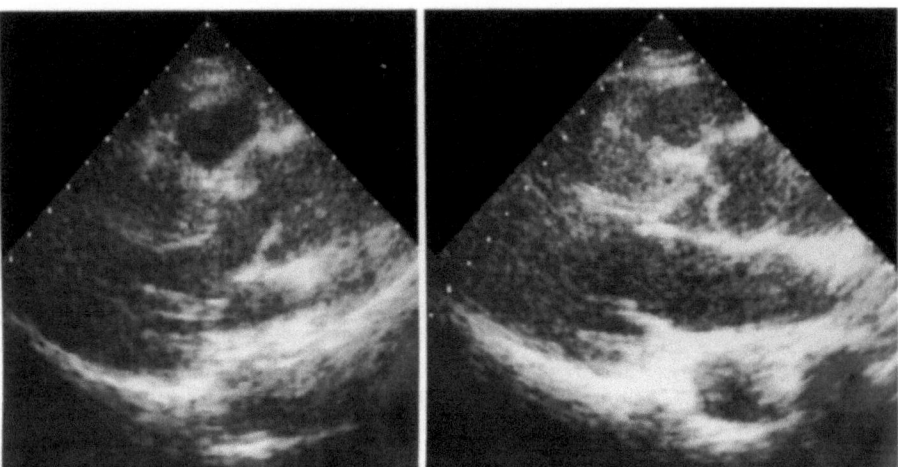

Abb. 3. Zweidimensionales echokardiographisches Bild einer 62jährigen Patientin mit HOCM (parasternaler Längsschnitt, *links* Systole, *rechts* Diastole). Man erkennt die erhebliche asymmetrische Septumhypertrophie mit deutlicher Einengung des Ausflußtraktes. Diastolisch berührt das vordere Mitralsegel breitflächig das Septum

zweidimensionalen Schnittbild definitiv anatomische Strukturen nachzuweisen, die bei HNCM und atypischer HOCM nicht vorhanden sind und die andererseits einer subaortalen Stenosierung bei HOCM zugeordnet werden könnten. Wichtigste Veränderungen im zweidimensionalen Bild sind sicherlich die Verdickung des Septums, die nicht selten erheblich verdickten Papillarmuskeln, der systolisch enge Ausflußtrakt und die oft breitflächige diastolische Berührung des vorderen Mitralsegels am Septum (HENRY et al. 1975; NIMURA et al. 1980) (Abb. 3). Bezüglich des Problems der Darstellbarkeit der Spitze des linken Ventrikel im zweidimensionalen Echokardiogramm wird auf den entsprechenden Abschnitt im nachfolgenden Kapitel HNCM verwiesen.

Die T-Negativität im EKG bei HOCM kann außerordentlich stark wechseln. Dies gilt für Veränderungen von Tag zu Tag, in Ruhe und unter Belastung in der Form, daß sie gering ausgeprägt, stark ausgeprägt oder nicht mehr nachweisbar sein können (CHEN et al. 1981; KUHN et al. 1980).

Beim klinischen Bild ist ferner auf Hautveränderungen in Form einer Lentiginosis zu achten, da in seltenen Fällen die HOCM in Verbindung mit einem sog. kardiopathischen Lentiginosissyndrom auftreten kann (s. Abschn. D) (POLANI u. MOYNAHAN 1972; KUHN et al. 1977; SUTTON et al. 1981).

V. Neuere Untersuchungsverfahren

Neue nicht invasive Untersuchungsverfahren zur Diagnose und zur Quantifizierung des Ausmaßes der HOCM betreffen vor allem die echokardiographische Dopplersonographie (COOPER et al. 1985; KRUCK et al. 1987), die Thallium-201-

Computeremissionstomographie (SUZUKI et al. 1984), die Kardiocomputertomographie (JANSON et al. 1979; THELEN 1982; KUHN et al. 1985, 1987) sowie die Kardiokernspintomographie (HIGGINS et al. 1985; SCHNEIDER et al. 1985; FARMER et al. 1985). Der klinische Stellenwert dieser Methoden gewinnt zunehmend an Bedeutung. Dabei dürfte der echokardiographischen Dopplersonographie insbesondere Bedeutung für die Abschätzung des intraventrikulären Druckgradienten zukommen, der Thallium-201-Emissionscomputertomographie zur Diagnose der atypischen HOCM und der HNCM und der Kardiokernspintomographie zur Erfassung zusätzlicher rechtsventrikulärer Hypertrophieprozesse, zur Diagnose von Thromben und evtl. zur Diagnose atypischer Fälle sowie der HNCM. Überraschend gute Korrelationen ergaben sich zwischen kardiocomputertomographischen Untersuchungsergebnissen und solchen, die mittels Echokardiographie (insbesondere Bestimmung der Septumdicke) und Angiokardiographie (Erkennung der Ventrikelgeometrie insbesondere zur Unterscheidung von HOCM und HNCM) gewonnen wurden (GIETZEN et al. 1985; KUHN et al. 1987). Die Methode scheint sich insbesondere bei Patienten zu bewähren, die echokardiographisch schlecht beschallbar sind und bei denen andererseits der Verdacht auf eine hypertrophische Kardiomyopathie besteht.

H. Invasive Befunde

I. Hämodynamik

Wichtigster Befund bei der Druckmessung ist der Nachweis einer systolischen Druckdifferenz im linken Ventrikel. Sie liegt im Durchschnitt bei 50 mm Hg (LOOGEN et al. 1971). Bei Patienten mit deutlichen Beschwerden (Schweregrad III und IV) war der Druckgradient signifikant größer als bei Patienten mit geringerem Schweregrad (LOOGEN et al. 1978; EMERIAU et al. 1976). Andere Autoren fanden ähnliche Werte, jedoch ohne diese enge Beziehung zur Symptomatik (GOODWIN u. OAKLEY 1972). In seltenen Fällen kann die Druckdifferenz in Ruhe Werte über 200 mm/Hg erreichen, auch Druckschwankungen zwischen 0 und 100 mm können auftreten.

Der intraventrikuläre Drucksprung findet sich meist am Übergang zwischen subaortalem und mittlerem Drittel des linken Ventrikel, in etwa 10% der Fälle medioventrikular weiter apikal (sog. atypische HOCM). Sondiert man den linken Ventrikel auf transseptalem Weg, so erreicht man im Gegensatz zur typischen subaortalen HOCM bei atypischer HOCM stets zunächst den poststenotischen Bereich des linken Ventrikels und erst bei weiterem Vorschieben des Katheters wird der prästenotische Bereich sondiert (KUHN et al. 1983a, b). Mitunter muß der Katheter erst ganz in die Spitze verlagert werden, um einen entsprechenden Druckgradienten zu erfassen. Dabei ist selbstverständlich auf eine Artefaktmessung in der Form zu achten, daß eine Stenose durch Einklemmen des Katheters in das Trabekelwerk des linken Ventrikels vorgetäuscht wird. (Insbesondere Beachtung eines diastolisch im Vergleich zu den poststenotischen Druckkurven verzögerten Druckabfalls sowie Beachtung einer nicht auf das gleiche diastolische Niveau zurückgehenden Druckkurve wie im poststenotischen Bereich.) Bei einwandfreier Druckmessung ist jedoch auch das angiographische Bild in diesen ganz apikal gelegenen Fällen völlig unterschiedlich im Vergleich zur typischen HOCM (s. Abschn. H II).

Relativ typisch für das Druckverhalten ist, daß es bei gesteigerter Kontraktionskraft, also z. B. nach einer spontanen oder induzierten Extrasystole oder im Falle einer absoluten Arrhythmie bei Vorhofflimmern nach langer Diastole, zu einem im Gegensatz zur valvulären Aortenstenose meist besonders starken prästenotischen Druckanstieg und gleichzeitig zu einem Abfall der Höhe und Amplitude des Aortendrucks bzw. des poststenotischen Ventrikeldruckes kommt. Wesentlich ist, daß dieses sog. paradoxe Druckverhalten (Brockenbrough-Phänomen) (BROCKENBROUGH et al. 1961), d. h. also der gleichzeitige Abfall des Aortendrucks bei Anstieg des Ventrikeldruckes keineswegs stets nachweisbar ist oder nur sehr gering ausgeprägt sein kann und dennoch eine deutliche Druckdifferenz nachweisbar ist (WHITE u. ZIMMERMANN 1975). Weitere Provokationsmaßnahmen bei der Herzkatheteruntersuchung sind ein Valsalva-Versuch und die Anwendung von Isoproterenol oder Amylnitrit, die aber meist lediglich den Effekt einer ventrikulären Extrasystole bestätigen. In den seltenen Fällen eines fehlenden Ruhegradienten ohne postextrasystolischen Druckanstieg und mit negativer Valsalva-Reaktion wird man auf die Infusion von Isoproterenol bzw. Orciprenalin zurückgreifen, evtl. mit zusätzlicher simultaner Provokation durch das Valsalva-Manöver. Als Richtlinie mag dabei gelten, daß die Infusion abgebrochen werden sollte, wenn die Herzfrequenz um 50% ihres Ausgangswertes zugenommen hat. Erfahrungsgemäß kündigt sich die beginnende Obstruktion durch eine der Form der Karotispulskurve (spike and dome Phänomen) entsprechende Deformierung der Aortendruckkurve an, wie sie – zumindest bei deutlicher Ruhedruckdifferenz – fast immer nachweisbar ist. Die Form der Ventrikeldruckkurve ist in diesen Fällen ebenfalls abnorm in Form einer systolischen Knotung des aszendierenden Schenkels.

Der enddiastolische Druck ist meist erhöht und beträgt im Mittel 19 mm Hg (LOOGEN et al. 1971). Die Vorhofdruckkurve des rechten und/oder linken Ventrikels zeigt eine überhöhte a-Welle, die zweite Welle kann als Folge der verringerten Dehnbarkeit des linken Ventrikels einen nur langsamen Abfall des Druckes wie bei Mitralstenose aufweisen.

In fortgeschrittenen Stadien ist der Pulmonalarteriendruck meist erhöht. Das Herzminutenvolumen kann dann deutlich reduziert sein, insbesondere wenn es zu Vorhofflimmern kommt. In etwa 45% der Fälle findet sich ein rechtsventrikulärer Druckgradient, die Druckdifferenz schwankt zwischen 10 und etwa 100 mm Hg (LOOGEN et al. 1971). Wesentlich ist dabei, daß sich die Druckdifferenz praktisch nie im Ausflußtrakt, sondern im Spitzenbereich des rechten Ventrikels nachweisen läßt.

II. Ventrikulographie und Koronarangiographie

Die deutlichsten Veränderungen im Cineventrikulogramm des linken Ventrikels erkennt man bei streng seitlicher Projektion im Gegensatz zur üblichen Darstellung des Ventrikelseptums ohne HOCM, bei der in der Regel die LAO Projektion bevorzugt wird.

Systolisch sieht man eine ausgeprägte Vorwölbung des Septums in den Ausflußtrakt des linken Ventrikels. Die Ventrikellängsachse ist meist deutlich nach ventral abgeknickt. Das angiographische Bild ähnelt dann einer herausgestreckten Zunge. Im Bereich der Stenose kann es zu einer Kontrastmittelaussparung kommen. Mitunter ist das prästenotische Ventrikelcavum endsystolisch fast vollständig säbelscheidenförmig obliteriert, das vordere Mitralsegel wölbt sich deutlich nach hinten (s. Abschn. C, SAM). Nicht selten kann man beobachten, daß die Spitze des vorderen Mitralsegels entsprechend der Abknickung der Ventrikelachse nach ventral abweicht, was möglicherweise der systolischen Vorwärtsbewegung im Ultraschallkardiogramm entspricht.

In frontaler Projektion erkennt man die subaortale Obstruktion meist an einer querverlaufenden Aufhellung des Kontrastmittels, eine engumschriebene Stenose ist nur selten erkennbar. Bei der relativ häufig deutlich nachweisbaren, umschriebenen und mehr in Ventrikelmitte befindlichen Einengung des Ventrikelcavums handelt es sich um die durch die hypertrophierten Papillarmuskeln bedingte Einengung des Ventrikellumens, nicht – wie irrtümlich häufig angenommen wird – um die den Drucksprung hervorrufende Stenosierung. Sieht man von Ventrikulogrammen, die während Extrasystolen zustandekommen, ab, ist systolisch wie diastolisch das Ventrikelcavum im Spitzenbereich im Gegensatz zur HNCM weit

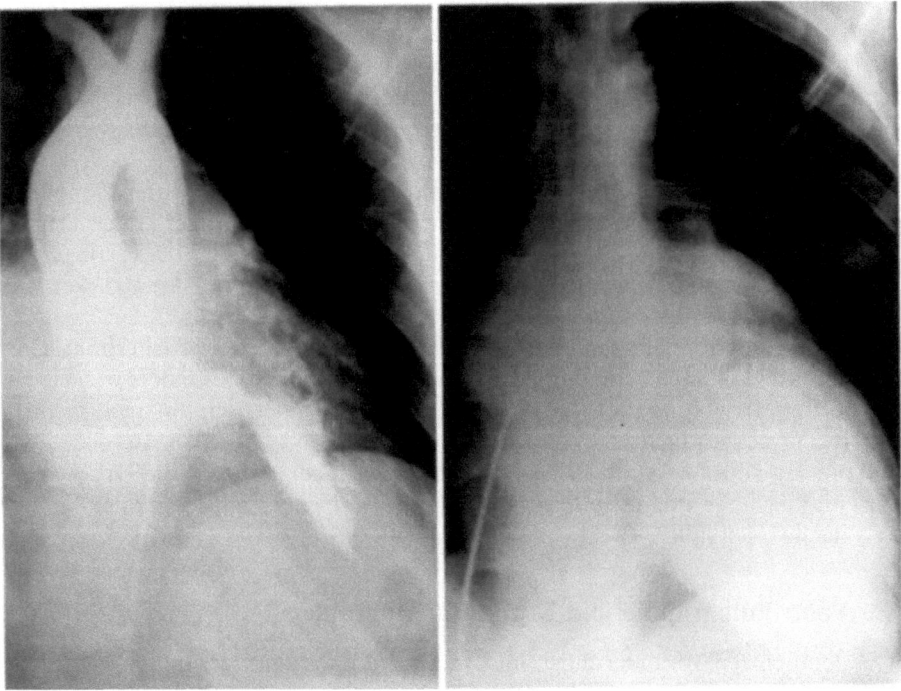

Abb. 4. Vergleichende Gegenüberstellung des linksventrikulären angiographischen Bildes bei HOCM (*links*) und DCM (*rechts*)

und meist abgerundet. Mitunter kommen apikal thrombenbedingte Kontrastmittelaussparungen vor (KUHN u. LOOGEN 1981 a, b).

Bei der atypischen (mittventrikulären) oder apikalen HOCM findet sich ein völlig unterschiedliches ventrikulographisches Bild, so daß insbesondere im Seitenbild nunmehr in Ventrikelmitte oder im Spitzenbereich eine häufig relativ eng umschriebene Stenosierung nachweisbar ist (FALIKOV et al. 1976; KUHN u. LOOGEN 1985 a, b; SHEIKHZADEH et al. 1985). Dabei kann es zu einer totalen Abschnürung des Ventrikelcavums kommen.

Die Koronararterien sind signifikant weiter als bei Normalpersonen (MCALPIN et al. 1973). Während der Systole läßt sich manchmal eine völlige Abschnürung der septalen Äste des Ramus interventricularis anterior beobachten (KOSTIS et al. 1979; BRUGADA et al. 1982). Bei älteren Patienten muß selbstverständlich an das zusätzliche Vorkommen einer koronaren Herzerkrankung gedacht werden, so daß man sich insbesondere bei gleichzeitigen deutlichen pektanginösen Beschwerden zu einer Koronarangiographie entschließen sollte, auch wenn sicherlich in der ganz überwiegenden Zahl der Patienten mit HOCM die pektanginösen Beschwerden nicht von einer koronaren Herzerkrankung begleitet sind. COKKINOS et al. (1985) fordern grundsätzlich in diesen Fällen eine Koronarangiographie ab dem 45. Lebensjahr.

J. Diagnose und Differentialdiagnose

In etwa 50% der Fälle mit einer typischen HOCM (nicht bei Patienten mit atypischer HOCM oder mit HNCM) läßt sich die Diagnose bereits mittels der Auskultation des Herzens in Ruhe oder nach Belastung (Kniebeugen, Nachweis eines systolischen Geräusches, das unter Belastung abnorm stark zunimmt) sowie bei Schreibung der Karotispulskurve (Nachweis des sog. spike and dome Phänomens) stellen. Die Kombination beider Befunde (Systolikum und Deformierung der Karotispulskurve) sind derart pathognomonisch, daß man bereits mit ausreichender Sicherheit von der definitiven Diagnose einer typischen HOCM ausgehen kann (s. Abschn. F und G. IV.). Zeigt das EKG ferner abnorme Q-Zacken und/ oder Hypertrophiezeichen mit Senkung der ST-Strecke oder abnorm negativen T-Wellen (s. Abschn. G. I.), so erfährt die bereits gestellte Diagnose eine weitere Absicherung. Im anderen Falle (bei Fehlen eines lauten Geräuschbefundes in Ruhe oder unter Belastung sowie bei Fehlen einer in typischer Weise deformierten Karotispulskurve) werden die EKG-Veränderungen Anlaß sein, besonders intensiv nach der Möglichkeit einer HCM zu suchen. Bei atypischer HOCM und HNCM findet sich nie ein spike und dome Phänomen der Karotispulskurve.

Die Echokardiographie dient der weiteren Absicherung der Diagnose, der Diagnostik in Zweifelsfällen und der Abschätzung des Schweregrades der Erkrankung aus echokardiographischer Sicht (Ausmaß der Dilatation des Vorhofs, Ausmaß der Septumverdickung, Frage der Dehnbarkeitsstörung des linken Ventrikels, Frage struktureller Veränderungen, insbesondere im Sinne einer Verdickung des vorderen Mitralsegels, Frage der Thrombenbildung im Vorhof oder Spitzenbereich des linken Ventrikels) (s. Abschn. G. IV.). Wichtigster echokardiographischer Befund ist dabei zweifellos der Nachweis einer Verdickung des Ventrikelseptums bei normalen oder gesteigerten Kontraktionen des linken Ventrikels sowie normalem oder verkleinertem Ventrikelcavum.

Diagnostische Schwierigkeiten bestehen vor allem, wenn das Elektrokardiogramm normal oder nur gering verändert ist, das Systolikum auch unter Belastung nur relativ leise ist und insbesondere echokardiographisch aufgrund einer reduzierten Beschallbarkeit keine zuverlässige Information zu erhalten ist. In diesen Fällen hat sich nach bisherigen Untersuchungen bereits an größeren Patientenzahlen die Kardiocomputertomographie bewährt (s. Abschn. G. V.). Dabei ist es möglich, die Verdickung des Septums sowie die für HOCM sowie für die HNCM relativ typische Form des Ventrikelcavums zu erfassen.

Im Vorfeld der Diagnostik weist auf eine atypische HOCM oder auf eine HNCM die Tatsache hin, daß das EKG auffällig ist (insbesondere abnorme Q-Zacken sowie Kammerendteilveränderungen, die sich durch eine andere Herzerkrankung nicht erklären lassen (s. Abschn. G. I.), und daß zusätzlich ein nur leises systolisches Geräusch vorliegt, das unter Belastung keine wesentliche Zunahme zeigt. Auch in diesen Fällen ist das Septum häufig verdickt, andererseits kann jedoch subaortal eine völlig normale Septumdicke bestehen.

In diesen Fällen wird man zur weiteren Klärung der Diagnose nach unseren bisherigen Erfahrungen auf die Kardiocomputertomographie zurückgreifen müssen, mit der es offensichtlich gelingt, den diagnostisch bedeutsamen Spitzenbereich genauer zu erfassen, oder man wird eine Herzkatheteruntersuchung durchführen müssen (s. Abschn. J des nachfolgenden Kap. HNCM).

Eine Herzkatheteruntersuchung sollte bei HOCM in Anbetracht der vielfältigen nicht invasiven Möglichkeiten und hier selbstverständlich der Echokardiographie heute nur noch in den genannten diagnostischen Zweifelsfällen durchgeführt werden, ferner bei Verdacht auf koronare Herzerkrankung. Sie erlaubt, das Ausmaß einer begleitenden Mitralinsuffizienz genauer zu erfassen, falls dies mit echokardiographischer Dopplersonographie nicht in ausreichender Weise möglich war. Ferner sollte eine Herzkatheteruntersuchung selbstverständlich bei allen Fällen durchgeführt werden, bei denen eine Operation geplant ist, da es hierdurch am zuverlässigsten möglich ist (streng seitliche Projektion), die Obstruktion im ventrikulographischen Bild sowie evtl. mittels zusätzlicher transseptaler Untersuchung des linken Ventrikels zu lokalisieren. Dies ist für ein operatives Vorgehen von Bedeutung, da im Falle einer mittventrikulären Obstruktion eine in der Regel wesentlich ausgedehntere Myektomie in Richtung Herzspitze erforderlich ist als bei typischer subaortaler HOCM.

Schließlich ermöglicht die Herzkatheteruntersuchung, die genaue Höhe der Druckdifferenz in Ruhe und nach Provokation sowie den enddiastolischen Druck zu messen, Informationen, die bei fraglichen Operationsindikationen von Bedeutung sein können, und die bei Kontrolluntersuchungen die Verlaufsbeurteilung der Erkrankung erleichtern (s. Abschn. N. III.). Auch eine überwiegende Obstruktion des rechten Ventrikels kann ermittelt werden, was im Fall einer Operation evtl. auch eine rechtsventrikuläre Myektomie erfordern kann (KUHN 1981).

Neben der bereits erwähnten HNCM (s. Abschn. J des nachfolgenden Kap. HNCM) umfaßt die Differentialdiagnose der HOCM insbesondere alle jene kardialen Erkrankungen, die ebenfalls mit einer abnormen Verdickung des Septums in Form einer asymmetrischen Septumverdickung, also mit gleichzeitig weniger ausgeprägter Verdickung oder normaler Dicke der Hinterwand einhergehen können. Es handelt sich vor allem um Patienten mit arterieller Hypertonie, mit valvulärer Aortenstenose, um Leistungssportler sowie um chronisch hämodialysierte Patienten mit evtl. nur geringer arterieller Hypertonie. Bei diesen Patientengruppen findet sich normalerweise entweder keine Verdickung des Myokards oder je nach Ausmaß der systolischen Belastung des linken Ventrikels eine geringe oder deutliche, aber in der Regel symmetrische Verdickung in Form einer etwa gleich stark ausgeprägten Verdickung von Septum und Hinterwand. Dabei sollte beachtet werden, daß mit Ausnahme schwerer valvulärer Aortenstenosen und schwerer arterieller Hypertonien die Septumverdickungen nicht massiv sind. (s. Abschn. J des nachfolgenden Kap. HNCM)

Insbesondere bei Patienten mit arterieller Hypertonie wird bei der Hälfte der Patienten keine Septumverdickung gefunden oder eine nur mäßig ausgeprägte, es sei denn, daß eine erhebliche arterielle Hypertonie über viele Jahre vorliegt. Findet sich bei diesen Patienten eine asymmetrische Septumverdickung sowie eine erhebliche Septumverdickung, die durch die systolische Belastung des Ventrikels nicht erklärt werden kann, so muß nach heutiger Kenntnis der Problematik zumindest der dringende Verdacht geäußert werden, daß zusätzlich eine hypertrophische Kardiomyopathie anzunehmen ist. Dies gilt selbstverständlich insbesondere für die Differentialdiagnose der HNCM (s. Abschn. J des nachfolgenden Kap.). Bisher ist ungeklärt, in wieweit die zusätzliche systolische Belastung des Ventrikels durch ein Hypertonie oder durch den Sport möglicherweise die HOCM in ihrem Ausmaß beeinflußt hat und im Sinne einer überschießenden Adaptation des Ventrikels durch einen zunehmenden Hypertrophieprozeß bei ursprünglich nur latent vorhandener HOCM ausgelöst hat (KUHN 1982a).

Die differentialdiagnostische Abgrenzung von Erkrankungen, die ebenfalls mit einem Geräuschbefund einhergehen und im Vorfeld der Diagnostik zu erwägen sind, betrifft den Ventrikelseptumdefekt (evtl. in Verbindung mit einer konsekutiven subaortalen Stenose (VOGEL et al. 1983), die supravalvuläre, valvuläre und subvalvuläre Aortenstenose, die Mitralinsuffizienz und den Mitralklappenprolaps, ein akzidentelles Herzgeräusch und eine infundibuläre Pulmonalstenose.

Keine dieser Erkrankungen führt zu einer Deformierung der Karotispulskurve wie bei HOCM oder einer asymmetrischen Septumhypertrophie (es sei denn, daß, wie oben näher ausgeführt, eine zusätzliche HOCM zu erwägen ist). Andererseits haben alle jene Erkrankungen typische eigenständige Veränderungen, die allgemein bekannt sind.

Besondere Schwierigkeiten können in den seltenen Fällen einer supravalvulären Aortenstenose mit zusätzlicher asymmetrischer Septumhypertrophie bestehen. Nach eigenen Erfahrungen fehlt dabei jedoch die subaortale Abschnürung des Ventrikelcavums, zumindest läßt sich ein ausgeprägter SAM nicht nachweisen, ferner fehlt die sog. mesosystolische Schließungsbewegung der Aortenklappen. Auch die Karotispulskurve zeigte nicht den für die HOCM charakteristischen Doppelgipfel.

Bei der subvalvulären membranösen Aortenstenose kann neben einer ASH vor allem auch eine mesosystolische Schließungsbewegung der Aortenklappen bestehen. Eine subvalvuläre Membran läßt sich nur in relativ wenigen Fällen nachweisen. Differentialdiagnostisch wesentlich scheint zu sein, daß nicht gleichzeitig ein SAM echokardiographisch vorliegt (KRÜGER et al. 1979).

Ein besonderes diagnostisches und klinisches Problem stellt die Kombination einer valvulären, supra- oder subvalvulären Aortenstenose (evtl. mit Insuffizienzanteil) mit einer HOCM dar, auf die in der Literatur mehrfach hingewiesen wurde (JOHNSON et al. 1975; FEIZI et al. 1978; HESS et al. 1982). Wird eine derartige Kombination von Vitien übersehen, so kann es postoperativ zu einer bedrohlichen kardialen Dekompensation kommen, die durch positiv inotrope Substanzen weiter verstärkt werden kann (eigene Beobachtung einer 16jährigen Patientin mit Korrektur einer supravalvulären Aortenstenose und erheblicher postoperativer Dekompensation, wobei sich postoperativ das Bild einer typischen HOCM bot mit einer intraventrikulären Druckdifferenz von 200 mm Hg. Etwa 1 Jahr postoperativ war kein intraventrikulärer Druckgradient mehr nachweisbar. Eine Myektomie erfolgte nicht). Insbesondere sollte bei Patienten mit erheblicher Septumverdickung sowie ST-Streckenveränderungen und T-Wellenveränderungen sowie Q-Zacken im EKG, die nicht zum Schweregrad des jeweiligen Vitiums passen, bei einer Herzkatheteruntersuchung sowie postoperativ an die Möglichkeit einer zusätzlichen HOCM gedacht werden. Wie der beobachtete eigene Fall zeigt, kann in diesen Fällen offensichtlich davon ausgegangen werden, daß durch das primäre Aortenvitium eine überschießende Hypertrophie sowie eine postoperativ offensichtlich nicht ausreichend reduzierte Überkontraktion der Basis für das postoperative Bild einer HOCM verantwortlich ist.

Eine übermäßige Adaptation des Myokards wird auch bei Kombination einer HOCM mit schwerer arterieller Hypertonie (ALDAY et al. 1972) (s. auch nachfolgendes Kap. HNCM) oder mit einem Phäochromozytom (SHUB et al. 1981) diskutiert.

Schließlich sei hier noch erwähnt, daß zur Diagnostik einer HOCM auch die Durchführung eines Langzeitelektrokardiogramms zu zählen hat. Hier sei auf den Abschnitt L. Therapie und auf das Problem des plötzlichen Herztods verwiesen.

K. Natürlicher Verlauf

Nach übereinstimmenden Langzeitbeobachtungen handelt es sich bei der HOCM um eine langsam progrediente Herzerkrankung (FRANK et al. 1978; SHAH et al. 1974; LOOGEN et al. 1971, 1978; KUHN et al. 1983a,b). Spontane Besserungen kommen praktisch nicht vor. In Langzeituntersuchungen über 6, 7 Jahre bei 47 unbehandelten Patienten mit HOCM betrug die Rate der Patienten mit gebesserten Beschwerden 2%, unverändert waren 60%, verschlechtert hatten sich von den noch lebenden Patienten 15%, 23% waren verstorben, z.T. plötzlich, z.T. vor allem nach zunehmender Herzinsuffizienz (LOOGEN et al. 1978). Zu ähnlichen Ergebnissen kamen auch andere Autoren (SHAH et al. 1974; FRANK u. BRAUNWALD 1968). Eine Analyse von 23 Todesfällen zeigt, daß es in jungen Jahren überwiegend zum plötzlichen Herztod kommt. Bei zahlreichen plötzlich verstorbenen Patienten trat der Tod in engem zeitlichen Zusammenhang mit starken körperlichen Anstrengungen auf (KRELHAUS et al. 1978; MARON et al. 1978c, 1982a, b).

Auch in jüngster Zeit konzentrierten sich in zunehmendem Maße verschiedene Arbeitsgruppen auf das Problem des plötzlichen Herztods bei Patienten mit HOCM. Dabei zeigte sich, daß es eine sichere Identifikation von Patienten mit deletärem Verlauf nicht gibt. Statistisch signifikante Korrelationen bei plötzlich verstorbenen Patienten ergaben sich bezüglich des Vorkommens komplexer ventrikulärer Herzrhythmusstörungen, einer familiären Verbreitung der Erkrankung, einer klinischen Manifestation der Erkrankung bereits im jungen Alter (KRELHAUS et al. 1978; MARON et al. 1982a, b; MCKENNA et al. 1981). Der Versuch, Risikopatienten für einen plötzlichen Herztod durch programmierte Ventrikelstimulation zu identifizieren, führte bedauerlicherweise zu keinem positiven Ergebnis (KUCK et al. 1988).

Einzelbeobachtungen bei Langzeit-EKG Kontrollen sprechen dafür, daß tatsächlich der plötzliche Herztod durch das akute Auftreten maligner Arrhythmien hervorgerufen wird (DOI et al. 1984). Dabei scheint von wesentlicher Bedeutung zu sein, daß primär keineswegs maligne ventrikuläre Herzrhythmusstörungen in Form ventrikulärer Tachykardien oder von Kammerflimmern vorliegen müssen, sondern daß sich diese möglicherweise erst sekundär aus primär supraventrikulären Tachykardien entwickeln (WELLENS et al. 1982).

Der Zeitpunkt des Beginns der Erkrankung ist bisher noch unklar. Insbesondere ist nicht geklärt, ob die durch echokardiographische Untersuchungen bei Familienangehörigen von Patienten mit HOCM häufig gefundene asymmetrische Septumhypertrophie ein Frühstadium der Erkrankung darstellt. Die Diagnose der Erkrankung im Säuglingsalter (MARON et al. 1982a, b) sowie die Tatsache, daß bei Feststellung der Diagnose im Erwachsenenalter nicht selten angegeben wird, daß ein Herzfehler bereits seit der Kindheit bekannt ist, sowie die bekannte familiäre Verbreitung im Sinne einer genetischen Übertragung sprechen dafür, daß möglicherweise bei allen Patienten mit HOCM die Erkrankung bereits von Geburt an besteht. Verlaufsbeobachtungen, die erst in späteren Jahren den Beginn der Erkrankung dokumentieren bei zuvor völlig normalem Bild, stehen bisher nicht zur Verfügung (s. auch Abschn. L.III.). Echokardiographische Langzeitbeobachtungen zeigten keine signifikante Veränderung der Septumdicke bei unbehandelten Patienten. (Ähnliches gilt bei behandelten Patienten, s. Abschn. L) (KUHN 1985a).

Komplikationen im Krankheitsverlauf betreffen relativ seltene Fälle einer arteriellen Embolie (vor allem bei Vorhofflimmern mit erheblich dilatiertem linken Vorhof), einer bakteriellen Endokarditis (0,6 pro 100 Patientenjahre, KUHN et al. 1983b) sowie einer zunehmenden Mitralinsuffizienz. Eine Schwangerschaft verläuft in der Regel komplikationslos (GOODWIN u. OAKLEY 1972; WIGLE et al. 1974).

Ein wesentliches Merkmal der HOCM (wie auch der HNCM) im Vergleich zu anderen Herzerkrankungen ist sicherlich, daß es mit zunehmender Krankheitsdauer zwar zu einer Dilatation der Vorhöfe, nicht jedoch zu einer zunehmenden Ausweitung der Herzkammern kommt. Es wird eher das Gegenteil beobachtet. Die eigenen Erfahrungen stützen sich dabei auf regelmäßige klinische und echokardiographische Verlaufsbeobachtungen bei bisher mehr als 600 Patienten mit hypertrophischer Kardiomyopathie (Düsseldorfer und Bielefelder Krankengut). Dies gilt auch für operierte Patienten, während bei diesen von einigen Autoren, vor allem wenn zusätzlich zur Myektomie eine mehrfache Myotomie vorgenommen wurde, in seltenen Fällen eine postoperative Dilatation, verbunden mit einer z. T. erheblichen Herzinsuffizienz, beschrieben wurde (s. Abschn. N). Nach eigenen Beobachtungen bisher in keinem Fall, nach Meinung anderer Autoren äußerst selten, wird der Übergang einer HOCM in eine HNCM gefunden (CIRO et al. 1984).

L. Konservative Therapie und Verlauf

I. Vorbemerkungen

Allgemeinmaßnahmen bei der konservativen Therapie der HOCM entsprechen je nach Schweregrad der Erkrankung grundsätzlich denen der Behandlung einer Herzinsuffizienz bei anderen Erkrankungen. Abweichend davon ist eine Besonderheit der HOCM, daß bereits bei gering ausgeprägten Beschwerden, z. B. in Form einer Dyspnoe oder bei völlig fehlenden Beschwerden der Patient unbedingt darauf hingewiesen werden sollte, daß insbesondere plötzliche starke körperliche Anstrengungen vermieden werden sollten, da sich nach Analysen der Umstände plötzlich verstorbener Patienten zeigte, daß häufig der plötzliche Herztod im Zusammenhang mit plötzlichen starken Anstrengungen einherging (KRELHAUS et al. 1978; MARON et al. 1982 a, b). Dies gilt insbesondere für – häufig beschwerdefreie – jüngere Patienten.

Ziel der medikamentösen Therapie ist es, eine Besserung oder Beseitigung von Dyspnoe, pektanginösen Beschwerden, Häufigkeit synkopaler Anfälle, Schwindelerscheinungen und Herzrhythmusstörungen zu erzielen. Hauptangriffspunkt ist dabei zweifellos die Dyspnoe. Bei diesem Symptom handelt es sich auch um das am besten faßbare und quantifizierbare. Dabei gilt im Vergleich zu anderen Herzerkrankungen für die HOCM in besonderer Weise, daß nicht selten infolge der Vermischung verschiedener Beschwerdesymptome eine klare Festlegung des klinischen Schweregrades nach den Kriterien der New York Heart Association nur bedingt möglich ist. Eine in den verschiedenen Publikationen angegebene klinische Besserung oder Verschlechterung bezieht sich in der Regel auf das Ausmaß der Dyspnoe. Nicht selten ist allerdings unklar, ob eine Besserung oder Verschlechterung durch eine primäre Verbesserung der Ventrikelfunktion (Verbesserung der Dehnbarkeit, Beseitigung der Ausflußbahnobstruktion) oder primär durch eine Änderung bezüglich der Häufigkeit von Herzrhythmusstörungen zustande kommt. Relativ gut beurteilbar ist in der Regel das Ausmaß pektanginöser Beschwerden.

Eine weitere Einschränkung bezüglich der medikamentösen Therapie der HOCM betrifft die Tatsache, daß trotz Kenntnis der Erkrankung seit etwa 30 Jahren und medikamentösen Erfahrungen seit etwa 20 Jahren (1965 Einführung der β-Rezeptorenblockertherapie) bis heute praktisch keine plazebokontrollierten Langzeitstudien zur Verfügung stehen. Eine Bewertung medikamentöser Maßnahmen ist deshalb nur mit Einschränkung möglich.

Neben dem Fehlen plazebokontrollierter Langzeitstudien und vergleichbarer Kontrollgruppen in der medikamentösen Therapie der HOCM sollte ferner berücksichtigt werden, daß in der ganz überwiegenden Zahl der Studien (dies gilt für die Verabreichung von Propranolol wie für Verapamil) keine klare Differenzierung der verschiedenen Formen hypertrophischer Kardiomyopathien vorgenommen wird. Erst in den letzten Jahren wird zunehmend zwischen typischer HOCM und HNCM unterschieden, nachdem die HNCM zunehmend diagnostiziert wird. Vor dem Hintergrund der heutigen Kenntnis der anatomischen Bedingungen sowie der pathophysiologischen Voraussetzungen bei HNCM ist eine entsprechend differenzierte Betrachtung zweifellos erforderlich (s. nachfolgendes Kap. HNCM).

Ferner sei als Vorbemerkung zur nicht chirurgischen Behandlung der HOCM noch darauf hingewiesen, daß bekanntermaßen die Verabreichung von positiv inotrop wirksamen Substanzen sowie von Nitropräparaten (s. Abschn. C) in der Regel als kontraindiziert anzusehen ist.

In besonders gelagerten Einzelfällen (z. B. Vorhofflimmern bei fortgeschrittenem Krankheitsstadium und fehlender Bereitschaft des Patienten zu einem operativen Eingriff), ist es durchaus gerechtfertigt, zusätzlich zur Behandlung mit β-Rezeptorenblockern bei Vorhofflimmern mit schneller Überleitung versuchsweise eine Digitalisierung einzuleiten. Dies wird von den Patienten nicht selten gut vertragen. Gleiches gilt auch für jene Patienten, bei denen Vorhofflimmern in einem relativ frühen Krankheitsstadium nur intermittierend auftritt und die sich in diesen Phasen erheblich beeinträchtigt fühlen (s. Abschn. C). In diesen Fällen überwiegt offensichtlich der bradykardisierende Effekt des Herzglykosids gegenüber dem ungünstigen Effekt der Zunahme der Obstruktion. Nach systematischen Untersuchungen von STORSTEIN et al. (1981) ist ferner auch bei Patienten mit Sinusrhythmus, zumindest soweit eine akute Interventionsstudie in Form einer Verabreichung von Strophanthin Auskunft geben kann, nur in Einzelfällen mit einer eindeutigen Verschlechterung der Hämodynamik zu rechnen. Ähnliche Ausnahmen gelten für die Verabreichung von Nitropräparaten vor allem im Falle pektanginöser Beschwerden. Es ist durchaus zu beobachten (auch wenn keine koronare Herzerkrankung zusätzlich besteht), daß entgegen hämodynamischer Akutversuche unter dieser Behandlung keine Verschlechterung der Dyspnoe, bezüglich der pektanginösen Beschwerden jedoch eine Verbesserung eintritt. Geht man derartige, grundsätzlich kontraindizierte medikamentöse Wege, so muß man sich allerdings darauf einstellen, daß es immer wieder Patienten geben wird, die eine erhebliche Verschlechterung der Symptomatik angeben.

Schließlich sei noch darauf hingewiesen, daß zur Beurteilung des medikamentösen Stellenwertes der Behandlung einer HOCM ausreichende Studien praktisch nur für die Verabreichung von Propranolol und Verapamil zur Verfügung stehen, während der Einsatz anderer β-Rezeptorenblocker oder von anderen Kalziumantagonisten noch nicht ausreichend beurteilt werden kann (s. hierzu auch Abschn. M).

II. Behandlung mit β-Rezeptorenblockern und Kalziumantagonisten

Wie bereits erwähnt, liegen die weitaus größten Erfahrungen mit Propranolol vor. Belege dafür, daß andere β-Rezeptorenblocker einen günstigeren Effekt als Propranolol zeigen, gibt es bisher nicht.

Im allgemeinen wird so verfahren, daß sich die Dosierung in erster Linie nach der klinischen Symptomatik und nach der Herzfrequenz richtet, deren Abfall auf 50–60 Schläge/min als Indikator für die obere Grenze der Dosierung angesehen werden kann. Man beginnt einschleichend mit $3 \times 10 - 3 \times 20$ mg/Tag und steigert dann allmählich die Dosis. Die Dauermedikation liegt in der Regel zwischen 120 und 240 mg pro Tag. Von einigen Autoren wurden wesentlich höhere Dosen verabreicht (Frank et al. 1978, 1983). Einheitliche oder allgemein akzeptierte Richtlinien für die Einleitung einer Therapie mit Propranolol liegen bisher nicht vor.

Die Beurteilung des Therapieerfolges orientiert sich in erster Linie an der Änderung der Beschwerden, während EKG und Echokardiogramm meist keine Änderung zeigen. Ähnlich wie mit Verapamil kann es allerdings auch unter Propranolol in sehr seltenen Einzelfällen zu einer erheblichen Besserung oder sogar Normalisierung (der Kammerendteilveränderungen) kommen (Loogen et al. 1971). Die Intensität des Systolikums kann abnehmen, die Karotispulskurve kann sich normalisieren, nach eigenen Erfahrungen betrifft auch dies jedoch nur seltene Fälle.

Der Einführung von β-Rezeptorenblockern zur Behandlung der HOCM lag vor allem die Beobachtung im Akutversuch zugrunde, daß die durch Verabreichung von β-Rezeptorenstimulatoren (vor allem durch Isoproterenol) vermehrte Obstruktion durch β-Rezeptorenblocker verhindert oder zumindest deutlich reduziert werden kann. Die günstige klinische Wirkung wurde vor allem auf die Eigenschaft der β-Rezeptorenblocker zurückgeführt, die Herzfrequenz zu senken und die Kontraktilität zu reduzieren, d. h. auf Wirkungen, die experimentell eine Reduktion der Druckdifferenz im linken Ventrikel hervorrufen. Die therapeutische Idealforderung verfolgte folgende Vorstellungen:

1. Die β-Rezeptorenblocker sollten den zumindest z. T. unabhängig von der Obstruktion fortschreitenden Hypertrophieprozeß zum Stillstand bringen und eine Rückbildung der bereits vorhandenen Hypertrophie bewirken (s. Abschn. L. III).
2. Die systolische Druckbelastung des linken Ventrikels sollte durch Aufhebung der Obstruktion beseitigt werden.
3. Die diastolische Dehnbarkeit sollte normalisiert werden. Das klinische Ergebnis der Propranololwirkung schließlich sollte eine Beseitigung der Beschwerden und eine Verbesserung der Prognose der Erkrankung sein.

Zieht man unter Berücksichtigung der heute zur Verfügung stehenden Langzeitergebnisse Bilanz, so läßt sich feststellen, daß zwar zu Beginn einer Therapie mit β-Rezeptorenblockern in etwa 50% der Patienten eine Besserung der Symptomatik beobachtet wurde (Wigle et al. 1974; Sowton 1976), in Langzeitstudien, die über mehrere Jahre gehen, aber nur etwa 20% der Patienten eine Besserung der Beschwerden angeben. (Zusammenstellung der Literatur bei Kuhn u.

LOOGEN 1978). Lediglich bei strenger Selektion von Patienten [Eliminierung von Patienten, die sehr hohe Dosen (bis 680 mg) täglich nicht vertragen, die die Geduld verlieren, bis ein günstiger Effekt von Propranolol angenommen wurde (1–6 Jahre im Mittel 2,75 Jahre) und solcher Patienten, bei denen ein ungünstiges Ergebnis auf eine unzuverlässige Medikamenteneinnahme zurückgeführt wurde] sind die Therapieergebnisse mit Propranolol wesentlich besser (FRANK et al. 1978, 1983, 1984; CANEDO et al. 1980). Allerdings handelt es sich auch hier nicht um plazebokontrollierte Studien, und die Besserung bezieht sich auf die Angabe ergometrischer Belastungstests. Die Ergebnisse entsprechen zumindest in ihrem Ausmaß nicht den klinischen und hämodynamischen Erfahrungen anderer Arbeitsgruppen. Dies betrifft auch die – im Gegensatz zu den Ergebnissen anderer Arbeitsgruppen ungünstigen – Ergebnisse bezüglich einer Behandlung von Synkopen und Herzrhythmusstörungen mit β-Rezeptorenblockern (WIGLE et al. 1974; SHAH et al. 1974; LOOGEN et al. 1978; KUHN u. LOOGEN 1978, 1983; SPEISER u. KRAYENBÜHL 1981; HIROTA et al. 1982; LÖSSE et al. 1983).

Bei im Mittel 6,5% der Patienten kam es in einer Literaturübersicht zu einer Zunahme der Beschwerden. Eine Verbesserung der Prognose wurde nicht erzielt (McKENNA et al. 1981; ROTHLIN et al. 1983; KUHN et al. 1983b). Allerdings könnte hier zumindest aus theoretischer Sicht eingewendet werden, daß die Verabreichung von Propranolol immerhin dazu geführt hat, daß nicht in einer noch größeren Zahl eine Verschlechterung eingetreten ist und die Rate plötzlich verstorbener Patienten ohne Propranolol noch höher gewesen wäre. Hierzu wäre festzustellen, daß vergleichbare Kontrollgruppen zur Überprüfung dieser Möglichkeit nicht zur Verfügung stehen und daß aus den Langzeitergebnissen jener Patienten, die unbehandelt blieben, derartige Hinweise nicht ableitbar sind.

Von der erhofften Langzeitwirkung der β-Rezeptorenblocker auf die Dehnbarkeit des linken Ventrikels und die Ausflußbahnobstruktion konnte bisher nur – und dies nur bei einem Teil der Patienten – ein sicherer Einfluß auf die Obstruktion nachgewiesen werden. Dieser betraf dann stets klinisch gebesserte Patienten (LOOGEN et al. 1978). Der enddiastolische Druck steigt im Verlauf an, was für eine unabhängig von der Obstruktion und unbeeinflußt von der Propranololtherapie fortschreitende Dehnbarkeitsminderung des linken Ventrikels sprechen könnte (MARON et al. 1978a, b, c; KUHN u. LOOGEN 1978).

Im Mittel ungünstige hämodynamische Ergebnisse, unter anderem unter Belastung, erscheinen aus pathophysiologischer Sicht verständlich. So wird durch β-Rezeptorenblocker einerseits der Anstieg der Herzfrequenz reduziert, andererseits ist der linke Ventrikel bei HOCM aufgrund seiner verminderten Dehnbarkeit und bei eher kleinem Ventrikelvolumen so wie normaler oder bereits gesteigerter Austreibungsfraktion in Ruhe nicht mehr in der Lage, sein enddiastolisches Volumen wesentlich zu erhöhen bzw. sein endsystolisches Volumen noch mehr zu verkleinern und sein Schlagvolumen entsprechend zu steigern. Vor diesen pathophysiologischen Überlegungen sowie den klinischen Langzeitergebnissen erscheint es deshalb durchaus nicht überraschend, daß Langzeituntersuchungen mit Propranolol (allerdings auch hier keine Kontrollgruppe) insbesondere unter Belastung im Mittel eine Verschlechterung der hämodynamischen Situation ergaben (Anstieg des Pulmonalarterienmitteldruckes und Abfall des Herzminutenvolumens) (LÖSSE et al. 1983).

Die hochdosierte Anwendung von Verapamil als Alternative zur β-Rezeptorenblockertherapie geht auf einen Vorschlag von KALTENBACH et al. (1978) zurück. Einheitliche Richtlinien für die Einleitung der Therapie sowie das Maximum der Dosierung gibt es bisher nicht. Der Effekt orientiert sich an der Änderung der Symptomatik einerseits bzw. am Auftreten von Nebenwirkungen andererseits. Grundsätzlich sollten nicht retardierte Formen von Verapamil verwendet werden, um ausreichend hohe Plasmaspiegel zu erzielen (KALTENBACH et al. 1978). Wir gehen seit mehreren Jahren so vor, daß wir über drei Tage 3 × 40 mg verabreichen, dann die Dosierung auf 3 × 80 mg steigern und nach drei Tagen diese auf 3 × 160 mg erhöhen. Höhere Dosierungen werden nur in Ausnahmefällen angewendet. Diese Enddosierung entspricht auch im wesentlichen den in der Literatur angewendeten Dosierungen.

Ähnlich wie für das Propranolol gelten auch für Verapamil die Einschränkungen zur Bewertung des Therapieerfolges, wie sie oben zusammengestellt wurden.

In akuten Interventionsstudien wurde hämodynamisch zumindest bei einem Teil der Patienten eine Reduktion der intraventrikulären Druckdifferenz festgestellt (HOPF u. KALTENBACH 1982), ferner fand sich im Mittel eine Verbesserung der verminderten Dehnbarkeit des linken Ventrikels (HANRATH et al. 1983; BONOW et al. 1983a, b; HESS et al. 1983). Dies gilt nach neuesten Ergebnissen auch bei einem Teil der Patienten nach Verabreichung von Verapamil über mehrere Jahre (BONOW et al. 1985). In Akutversuchen sowie in Langzeituntersuchungen findet sich ferner unter Belastung im Mittel eine Reduktion des Pulmonalarterienmitteldruckes (HANRATH et al. 1983; LÖSSE et al. 1983). Von anderen Autoren konnte allerdings eine Verbesserung der Dehnbarkeit nach intravenöser Verabreichung von Verapamil nicht gefunden werden (TEN CATE et al. 1983).

Bezüglich des enddiastolischen Druckes und des enddiastolischen Volumens sowie der Ejektionsfraktion fanden KALTENBACH et al. (1979) bei einer Behandlungsdauer von 19 Monaten keine signifikante Änderung von enddiastolischem Druck, Ejektionsfraktion, enddiastolischem Volumen und intraventrikulärem Gradient. Vergleichbare Untersuchungen von ANDERSON wurden 1984 publiziert. Er fand einen signifikanten Anstieg des enddiastolischen Volumens bei gleichbleibender Ejektionsfraktion, gleichbleibendem enddiastolischem Druck und geringem Abfall des Druckgradienten. Die Verlaufsdauer betrug in dieser Studie 6 Monate. In den beiden Studien wurden 10 bzw. 11 Patienten untersucht.

Bezüglich der klinischen Langzeitergebnisse ergibt sich ebenfalls ein relativ uneinheitliches Bild. Bilanziert man bisher zur Verfügung stehende Langzeitstudien (Behandlungsdauer 5–47 Monate, Anzahl der insgesamt behandelten Patienten 173), so zeigt sich eine Rate gebesserter Patienten von im Mittel 48% mit Schwankungen zwischen 23 und 83% (KUHN et al. 1983b; ROSING et al. 1981; KOBER et al. 1983; LÖSSE et al. 1983; SPICER et al. 1984; ANDERSON et al. 1984; KOBER et al. 1987). In jüngster Zeit vorgelegte Befunde von LÖSSE et al. (1985) zeigten in einem Zeitraum von im Mittel etwa 3 Jahren einen allmählichen Rückgang der Rate gebesserter Patienten von ursprünglich etwa 60% auf 30%, ein Verlauf, der an eine vergleichbare Problematik bei Patienten mit β-Rezeptorenblockertherapie erinnert.

Eine vergleichende Studie (Propranolol, Verapamil, keine Medikation bzw. Plazebo) ergab gegenüber Plazebo eine etwa gleich große Verbesserung der ergometrischen Belastungsdauer unter Propranolol und Verapamil (ROSING et al. 1979). Die gleiche Arbeitsgruppe zeigte bei unterschiedlicher Behandlungsdauer in einer 1981 publizierten Studie zwischen Propranolol und keiner Medikation keinen Unterschied, dagegen einen deutlichen zwischen Verapamil und Propranolol sowie Verapamil und keiner Medikation (ROSING et al. 1981). (Zunahme der ergometrischen Belastungsdauer um 32 bzw. 53%). Das Ergebnis einer deutschen multizentrischen Studie zeigte bei einer Behandlungsdauer von 2 Jahren (nicht plazebokontrollierte Studie) eine Verbesserung der Dyspnoe unter Verapamil in 52% und unter Propranolol in 33%. (KOBER et al. 1983).

Die Ergebnisse sind vor dem Hintergrund zu sehen, daß es sich um Patienten handelt, bei denen die Therapie nicht wegen Nebenwirkungen abgesetzt werden mußte. In einem Zeitraum von maximal 14 Monaten nach Entlassung aus dem Krankenhaus einschließlich jener Patienten, bei denen bereits während der Einleitung der Therapie in der Klinik Nebenwirkungen auftraten, betrug die Rate der Patienten mit Beendigung der Behandlung in einer Studie von ROSING et al. (1981) 46%. Gründe für das Absetzen waren Auftreten von Arrhythmien vor allem in Form von AV-Blockierungen, Herzinsuffizienz, gastrointestinale Nebenwirkungen, ein Wiederauftreten der Symptomatik sowie drei Todesfälle, bei denen von den Autoren zumindest nicht ausgeschlossen werden konnte, daß ein möglicher kausaler Zusammenhang mit der Verapamiltherapie anzunehmen war. Nach eigenen Erfahrungen sowie denen von KALTENBACH et al. (1979) dürfte die zitierte Rate der Patienten, bei denen die Therapie abgesetzt werden mußte, allerdings relativ hoch sein. Bezüglich plötzlicher Todesfälle wurde ein Fall von PERROT et al. (1984) publiziert, bei dem es nach einer Behandlung von 4 Tagen mit einer Dosis von 360 mg Verapamil zu einem tödlichen Zwischenfall kam.

Andere Arbeitsgruppen (KOBER et al. 1983) sowie unsere eigenen Erfahrungen zeigen bisher keine Komplikationen durch tödliche Zwischenfälle, bei denen die Möglichkeit einer deletären Nebenwirkung des Verapamil als gesichert anzunehmen oder zu vermuten war. Auch das Auftreten eines akuten Lungenödems wurde von uns bisher noch nicht beobachtet. An Komplikationen sahen wir bisher erst einen Fall. Es handelte sich um eine Patientin, bei der nach etwa 4 Tage langer Behandlung ein totaler AV-Block auftrat. Offensichtlich scheint es so zu sein, daß bei einschleichender Dosierung nur mit einer relativ geringen Nebenwirkungsrate bezüglich ernsthafter Komplikationen zu rechnen ist.

III. Rückbildung der Myokardhypertrophie

Als Methode zur Untersuchung der Rückbildung der Myokardhypertrophie bei HOCM dienen Echokardiographie, Angiokardiographie, Elektrokardiogramm (Sokolow-Lyon-Index) und Herzmuskelbiopsie. Die bisherigen Untersuchungen erstrecken sich auf die Beurteilung von Veränderungen im Spontanverlauf sowie nach therapeutischer Anwendung von Propranolol, Verapamil und nach einer Operation. Nach dem Ergebnis der bisher vorliegenden Studien (KUHN 1985a) ist eine Rückbildung der Hypertrophie weder im Spontanverlauf noch nach medikamentöser oder operativer Behandlung (mit Ausnahme der Abnahme der Wanddicke im Bereich der Myektomie) als erwiesen anzusehen. Untersuchungen von

DOMENICUCCI et al. (1985) sprechen für eine im Gegensatz zu einer konservativen Therapie nach operativer Behandlung nicht fortschreitende Hypertrophie. Therapiebedingte klinische und hämodynamische Verbesserungen sind danach nicht Folge einer globalen oder regionalen Abnahme der Myokardhypertrophie, sondern Folge von unabhängig von der Hypertrophie induzierbaren Veränderungen der systolischen und diastolischen Ventrikelfunktion (Zunahme der Dehnbarkeit, Reduzierung oder Beseitigung der systolischen Belastung).

Versucht man die medikamentöse Therapie mit Propranolol und Verapamil zusammenfassend zu bewerten, so läßt sich feststellen, daß in Langzeitstudien die Verabreichung von Propranolol sowohl in klinischer als auch hämodynamischer Sicht sicherlich enttäuscht hat. Die medikamentöse Therapie der Wahl stellt heute bezüglich des Beginns einer Behandlung die Verabreichung von Verapamil dar. Sowohl in hämodynamischer, insbesondere aber vor allem in klinischer Hinsicht ist der endgültige klinische Stellenwert dieser Medikation heute noch nicht zu bewerten. Es zeichnet sich ab, daß die Rate der Patienten, die auf Dauer von dieser Behandlung profitiert, mit zunehmender Behandlungsdauer geringer wird und insgesamt nicht als allzu hoch einzustufen ist. Das Fehlen plazebokontrollierter Langzeitstudien sei in diesem Zusammenhang nochmals erwähnt.

M. Andere therapeutische Maßnahmen

Während sich bisher innerhalb der Anwendung von Kalziumantagonisten die Erfahrung ganz überwiegend auf Verapamil bezieht, wurden in jüngster Zeit auch einige Arbeiten über die Verabreichung von Nifedipine publiziert. Dabei fanden sich, meist bezogen auf einzelne bzw. kasuistische Fälle, in akuten Versuchen günstige Effekte (LORELL et al. 1982; LANDMARK et al. 1982; STRAUER et al. 1984) oder eine z. T. erhebliche Verschlechterung der linksventrikulären Funktion (Betocchi et al. 1985). Die verfügbare Literatur reicht nicht annähernd, um bezüglich einer Dauerbehandlung eine Bewertung der Substanz abgeben zu können.

Auf den Einsatz von Digitalispräparaten und Nitropräparaten wurde eingangs bereits verwiesen.

Eine Antikoagulantienbehandlung wurde vor allem im fortgeschrittenen Stadien bei Vorhofflimmern empfohlen, da es hier zu arteriellen Embolien kommen kann. Insgesamt handelt es sich dabei jedoch um seltene Fälle. Bisher stehen keine kontrollierten oder retrospektiven Studien zur Verfügung, die den günstigen Effekt einer Antikoagulantienbehandlung belegen. Ähnliches gilt für den prophylaktischen Einsatz von Antibiotika wegen der bei HOCM nicht selten beobachteten bakteriellen Endokarditis (WIGLE et al. 1974; FRANK u. BRAUNWALD 1968; MARON et al. 1979; VECHT u. OAKLEY 1968; KISHEL et al. 1982).

Schließlich sei noch auf die medikamentöse Behandlung der HOCM mit Disopyramid verwiesen (Abnahme der intraventrikulären Druckdifferenz in Akutversuchen) (POLLICK et al. 1982). Eine Bewertung dieser Substanz bezüglich ihres therapeutischen Nutzens ist bisher nicht möglich.

Die Behandlung der HOCM mittels Implantation eines Herzschrittmachers wurde versuchsweise durchgeführt (s. Abschn. C). Langzeitbeobachtungen beziehen sich nur auf kasuistische Mitteilungen und zeigen äußerst unterschiedliche Ergebnisse. In den günstigen Fällen kommt es zu einer Beseitigung der Ausflußbahnobstruktion. An der Dehnbarkeit des linken Ventrikels, die pathophysiologisch offensichtlich die dominierende Rolle spielt, dürfte dabei jedoch keine Änderung erfolgen.

N. Chirurgische Therapie

Die Methode der Wahl stellt heute zweifelsfrei die transaortale Myektomie im subaortalen Septumbereich dar (MORROW et al. 1975). Andere Verfahren, die z.T. in der Anfangszeit der operativen Behandlung durchgeführt wurden oder sich nur auf wenige Fälle erstrecken, betreffen (BIRCKS u. SCHULTE 1983) den Mitralklappenersatz, die linksventrikuläre Ausflußtrakterweiterung mittels Ventrikulotomie, den apikoaortalen Conduit, die transatriale Myektomie, die rechtstransventrikuläre Myektomie sowie in neuerer Zeit die intraoperative Laser Myoplastie (ISSNER et al. 1984). Ein Mitralklappenersatz (COOLEY et al. 1973) sollte nur in den seltenen Fällen mit erheblicher Mitralinsuffizienz erfolgen. Dabei ist jedoch zu berücksichtigen, daß die Indikation präoperativ nur sehr bedingt und mit Sicherheit oft nur intraoperativ gestellt werden kann, da auch ausgeprägte Mitralinsuffizienzen nach Beseitigung der Obstruktion durch die Myektomie meist verschwinden.

I. Komplikationen und Operationsletalität

Durch die zunehmende Erfahrung und den Übergang auf die transaortale Myektomie ist die Operationsletalität zunehmend geringer geworden. Sie lag in verschiedenen Zentren in der Anfangszeit zwischen 12% und 33% und liegt in den letzten Jahren bei den entsprechenden Zentren, die sich schwerpunktmäßig mit der operativen Behandlung der HOCM beschäftigten zwischen 0% und 11,7%. Die entsprechenden Zahlen im Düsseldorfer Krankengut betragen 14,6% und heute 3,1%. Die Rate der perioperativen spezifisch auf die HOCM bezogenen und der unspezifischen Veränderungen (z.B. thorakale Nachblutung) sind am besten im eigenen Krankengut überschaubar. Eine Analyse von 137 operierten Patienten (einschließlich jener der Anfangszeit 1961) ergab eine Rate von 12,4% spezifischer Komplikationen (Mitral- und Aortenklappenverletzung, Ventrikelseptumdefekt, Septuminfarkt, totaler AV-Block und Hirnembolien) und eine Rate von unspezifischen perioperativen Komplikationen von 7,3% entsprechend einer Gesamtkomplikationsrate von 19,7%. Hierbei ist allerdings zu berücksichtigen, daß ein Ventrikelseptumdefekt bei entsprechender Größe selbstverständlich intraoperativ ohne Komplikationen wieder zu verschließen war oder bei Verletzung des Mitralklappenapparates der Schaden durch Implantation einer Prothese zu beheben war. Ähnliches gilt für den totalen AV-Block, der durch eine Schrittmacherimplantation zu behandeln oder nur passagerer Natur war. Insgesamt wird die Komplikationsrate der operativen Behandlung der HOCM aus herzchirurgischer Sicht als nicht höher als üblicherweise bei herzchirurgischen Eingriffen beurteilt (SCHULTE et al. 1981; BIRCKS u. SCHULTE 1983; KÖRFER et al. 1983; KUHN et al. 1983).

Spätpostoperativ wird in seltenen Fällen eine zunehmende Dilatation des Ventrikelcavums gefunden, möglicherweise als Folge einer zu ausgedehnten Myektomie und einer zusätzlichen Myotomie (MARON et al. 1978 a, b, c; TEN CATE u. ROELANDT 1979; KOCH et al. 1980). Im Düsseldorfer Krankengut konnten wir derartige Fälle bisher noch nicht beobachten (KUHN et al. 1983 a, b).

Innerhalb der operativen Behandlung der HOCM nimmt die atypische mittventrikuläre HOCM ebenso eine Sonderstellung ein wie unter diagnostischen Aspekten. Die Erfahrungen erstrecken sich bisher im Vergleich zur typischen HOCM auf nur relativ wenige Fälle. Dabei ergeben sich Hinweise, daß die Operationsletalität möglicherweise bei diesen Patienten als höher einzustufen ist im Vergleich zur typischen subaortalen HOCM (SCHULTE et al. 1981; KUHN et al. 1983 b).

II. Klinische, hämodynamische, echokardiographische und mechanokardiographische Ergebnisse

Völlig übereinstimmend wird von sämtlichen Zentren, die sich mit der operativen Behandlung der HOCM befaßt haben, über günstige klinische und – soweit entsprechende Messungen durchgeführt wurden – hämodynamische Ergebnisse berichtet (BIGELOW et al. 1974; MORROW et al. 1975, 1980; KOCH et al. 1980; SCHULTE et al. 1981; JONES et al. 1982; BIRCKS u. SCHULTE 1983; BINET et al. 1983; ROTHLIN et al. 1983; LOOGEN et al. 1983; BEAHRS et al. 1983; SPIRITO et al. 1984; VON DER LOHE et al. 1984; LÖSSE et al. 1985; KUHN et al. 1983 b). Soweit innerhalb dieser Ergebnisse Vergleiche mit nicht operierten Patienten zur Verfügung stehen, läßt sich – auch wenn ähnlich wie bei medikamentöser Behandlung randomisierte Studien bisher nicht vorliegen – feststellen, daß die klinischen und hämodynamischen Langzeitergebnisse im Vergleich zu einer konservativen Behandlung der HOCM bei weitem günstiger sind (s. auch Abschn. O). Dies betrifft insbesondere eine Reduktion oder Beseitigung der Belastungsdyspnoe, der pektanginösen Beschwerden und Synkopen bzw. eine im Mittel ganz erhebliche Reduktion des präoperativ vor allem unter Belastung stark erhöhten Pulmonalarterienmitteldruckes, (s. Abschn. N. III.) (LÖSSE et al. 1983). Bei einem nur geringen Prozentsatz – er liegt im eigenen Krankengut unter 5% – ist nach langjährigem Verlauf wieder mit einer Verschlechterung der Symptomatik auf den präoperativen Ausgangsbefund zu rechnen (MARON et al. 1978; KUHN et al. 1983 b).

Zusammenstellungen der Literatur 1975 ergaben bei einer Gesamtzahl von 304 operierten Patienten, 168 mit Propranolol und 81 nicht behandelten Patienten nach einer Verlaufszeit von im Mittel etwa 5 Jahren eine klinische Besserungsrate der Operierten von knapp 80%, der mit Propranolol Behandelten von 20% und im natürlichen Verlauf von 3% (KUHN u. LOOGEN 1978). Diese Daten aus Zusammenstellung der Literatur entsprechen den inzwischen an großen Patientenzahlen erhobenen eigenen Daten, die vor kurzem näher analysiert wurden (KUHN et al. 1983 b) sowie hämodynamischen Ergebnissen.

So findet sich postoperativ neben dem starken Abfall des Pulmonalarterienmitteldrucks unter Belastung bei der ganz überwiegenden Zahl der Patienten in Ruhe keine Druckdifferenz mehr im linken Ventrikel. In einer Literaturübersicht betrug die Rate dieser Patienten 76%, 16% hatten maximal eine Ruhedruckdifferenz von 30 mm Hg, nur in 8% lag sie höher als 30 mm (LOOGEN et al. 1978). Ähnliches gilt für den enddiastolischen Druck. Hierbei besteht offenbar eine Abhängigkeit von den präoperativen Werten. Bei Patienten mit erhöhtem Druck kommt es postoperativ im Mittel zu einer Abnahme von etwa 6 mm als Ausdruck einer verbesserten diastolischen Dehnbarkeit des linken Ventrikels. Patienten mit präoperativ normalem Druck zeigten z.T. eine allmähliche Zunahme unter Langzeitbeobachtung.

Der Mechanismus, der der Beseitigung der Obstruktion zugrunde liegt, ist keineswegs völlig klar. Da in verschiedenen Fällen auch ein alleiniger Mitralklappenersatz, evtl. in Verbindung mit einer Myotomie (COOLEY et al. 1973) zu einer Beseitigung der Obstruktion führen kann, ist die Myektomie offensichtlich nicht der allein entscheidende Faktor. Insbesondere die Befunde von COOLEY belegen, daß offensichtlich Mitralklappenanteilen eine wesentliche pathophysiologische Rolle als einengendes Substrat zukommt (s. Abschn. C). Ferner ist es fraglich, ob die Beseitigung der systolischen Belastung des linken Ventrikels allein für die im Mittel erhebliche klinische und hämodynamische Besserung der Patienten, insbesondere, was den Rückgang der Lungenstauung bzw. den Abfall des enddiastolischen Druckes im linken Ventrikel betrifft, verantwortlich gemacht werden kann. Wahrscheinlich ist, daß es zusätzlich durch die Myektomie zu einer Verbesserung der reduzierten Dehnbarkeit kommt. Dabei wäre es vorstellbar, daß dies durch eine Durchtrennung adrenerger Nerven insbesondere im Bereich des Ventrikelseptums erreicht wird.

Der Sokolow-Lyon-Index für Linksherzhypertrophie nimmt postoperativ signifikant ab (KUHN et al. 1983b). Postoperativ auffallendster EKG-Befund ist das häufige Auftreten eines Linksschenkelblocks. Er lag bei Untersuchungen von MARON et al. (1978d) zwischen 31 und 47% bei einer präoperativen Häufigkeit von 13% (typischer kompletter Linksschenkelblock und atypischer Linksschenkelblock). Im eigenen Krankengut lag die Rate des postoperativen Linksschenkelblocks bei 24%. Eine Beziehung zum klinischen Ergebnis ließ sich nicht herstellen, was gegen eine lediglich durch die Änderung des Kontraktionsablaufes bei Linksschenkelblock hervorgerufene postoperative Besserung des klinischen Bildes spricht (Reduktion der Druckdifferenz durch geänderten Kontraktionsablauf, wie dies in einigen Fällen durch Hervorrufen eines Schenkelblockbildes mittels Herzschrittmacherimplantation möglich ist) (s. Abschn. C). Der EKG-Befund der im Verlauf verstorbenen Patienten unterscheidet sich nicht von dem der noch lebenden Patienten (KRELHAUS et al. 1978; MARON et al. 1982b).

Relativ wenige Befunde liegen bisher über echokardiographische Langzeitbeobachtungen nach Operation vor. Als regelmäßiger Befund läßt sich ein entsprechender muskulärer Defekt im Bereich der Myektomiestelle mit Ausweitung des Ausflußtraktes und erheblicher Abnahme der Septumdicke in dieser Region nachweisen (Abb. 5a, b). Das Ausmaß der Myokardverdickung in den anderen Muskelregionen sowie im Bereich der Hinterwand bleibt postoperativ offensichtlich unbeeinflußt (SCHAPIRA et al. 1978; KUHN 1985).

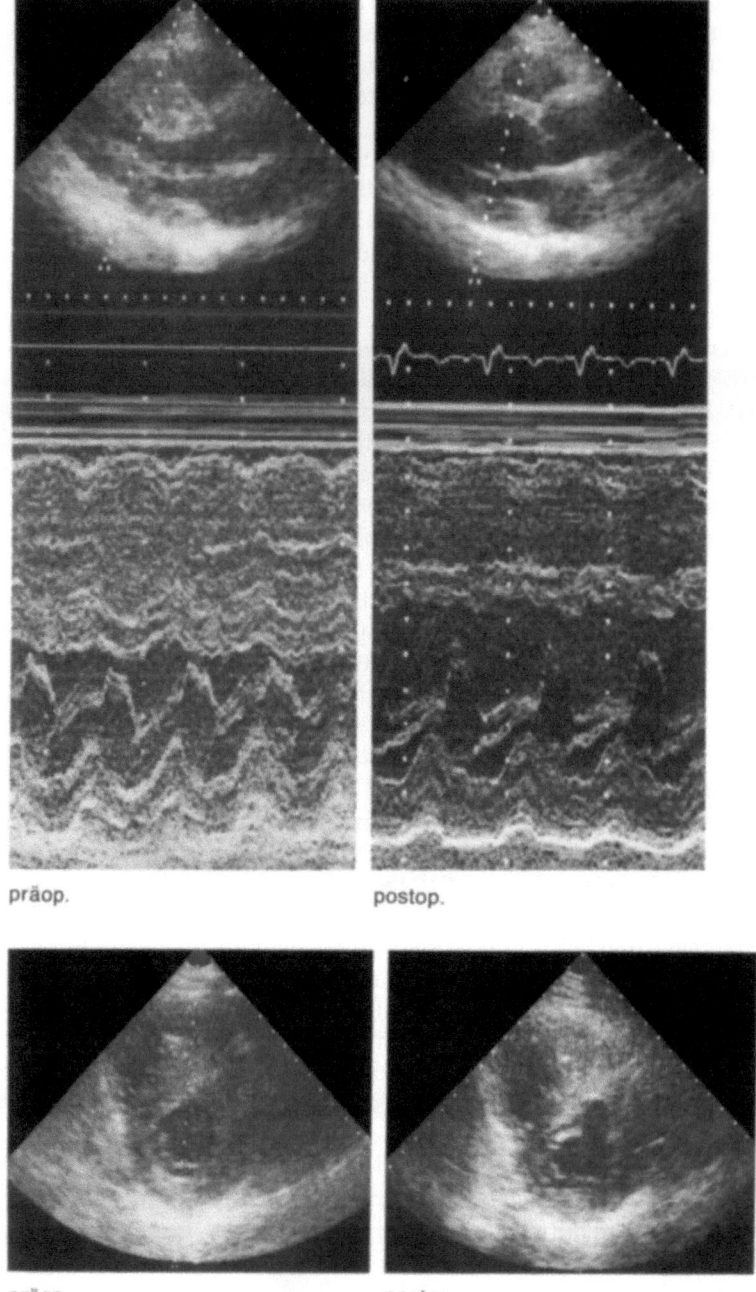

Abb. 5a, b. Prä- und postoperatives zweidimensionales Echokardiogramm eines Patienten mit HOCM mit simultaner Registrierung des eindimensionalen Bildes. **a** Parasternaler Längsschnitt, **b** zeigt den parasternalen Querschnitt. Man erkennt die erhebliche postoperative Abnahme der Septumdicke mit Ausweitung der subaortalen Region

Das systolische Geräusch ist postoperativ in der Regel nicht mehr oder nur in geringer Ausprägung nachweisbar, die Karotispulskurve normalisiert sich.

III. Operationsindikation

Die Operationsindikation wird in den verschiedenen Zentren relativ einheitlich gehandhabt. Sie richtet sich wesentlich mehr nach klinischen als nach hämodynamischen Kriterien. Grundsätzlich ist sie bei allen Patienten mit dem klinischen Schweregrad III gegeben, deren Beschwerden nicht oder nur unzureichend durch eine medikamentöse Behandlung (Verabreichung von Verapamil, versuchsweise von Propranolol) zu beeinflussen sind. Ferner sollte in Anbetracht der günstigen Operationsergebnisse sowie der hohen Letalität bei allen kardial dekompensierten Patienten (Schweregrad IV) eine operative Behandlung angestrebt werden.

Über die Dauer der medikamentösen Therapie gibt es keine allgemeinen Richtlinien. Sie reicht von einigen Monaten bis zu mehreren Jahren (FRANK et al. 1978). Eine Behandlungsdauer von etwa 6 Monaten dürfte in den meisten Fällen ausreichen. Die Indikationsstellung zur Operation ist weitgehend unabhängig von dem Ausmaß der intrakavitären Druckdifferenz, die nur grob mit dem klinischen Schweregrad korreliert. Patienten mit sehr hohen Drucken zeigen ferner keine besonders rasche Progredienz ihrer Symptomatik, auch ist das Risiko des plötzlichen Herztods bei diesen Patienten nicht erhöht (s. Abschn. O).

Entscheidende Argumente für ein operatives Vorgehen bei entsprechend fortgeschrittener klinischer Symptomatik sind einerseits eine hohe Wahrscheinlichkeit für eine wesentliche und dauerhafte klinische Besserung, ein relativ geringes Operationsrisiko und eine geringe Rate schwerwiegender Komplikationen. Ein wichtiger Aspekt für die Operationsindikation, der in Zukunft möglicherweise eine zunehmende Rolle spielen dürfte, ist ferner der eindeutige Hinweis aus dem Ergebnis mehrerer Langzeituntersuchungen, die dafür sprechen, daß durch die Operation auch die Prognose der Erkrankung verbessert wird (s. Abschn. 0). Sollten sich diese Ergebnisse durch weitere Verlaufskontrollen bestätigen, so wäre dies ein wesentliches Argument, bereits bei Patienten mit geringem Schweregrad eine operative Behandlung zu empfehlen. Dies gilt insbesondere für junge Patienten, da bei diesen Verlaufsbeobachtungen dafür sprechen, daß es wesentlich häufiger zum plötzlichen Herztod kommt als bei älteren Patienten. Bei letzteren findet sich häufiger eine allmählich zunehmende Herzinsuffizienz vor dem plötzlichen Herztod; d. h. es besteht im Gegensatz zu den jungen, oft relativ beschwerdefreien Patienten während der allmählichen Progredienz der Erkrankung meist ausreichen Zeit, ein operatives Vorgehen zu erwägen.

Soweit die bisherigen Langzeitergebnisse an noch relativ geringen Patientenzahlen Auskunft geben, gelten bezüglich des zu erwartenden klinischen Langzeitergebnisses und der Überlegung zur Operationsindikation bei der atypischen HOCM die gleichen Aspekte wie bei der typischen HOCM (KUHN et al. 1978c, 1983b; SCHULTE et al. 1981). Wesentlich bei dieser Patientengruppe ist allerdings, daß präoperativ eine subtile Diagnostik erfolgt, um die Stenose zu lokalisieren (angiographisch sowie mittels Druckmessung, evtl. mittels transseptaler Katheteruntersuchung des Herzens), da operationstechnisch ein anderes Vorgehen erforderlich ist (s. Abschn. J und N).

Wesentlich für die Überlegungen zur Operation ist ferner, daß die durch die Operation erzielte Besserung der Symptomatik nach den bisherigen Beobachtungen offenbar unabhängig davon ist, ob die Obstruktion bereits in Ruhe besteht oder erst nach Provokation auftritt.

Abschließend sei nochmals auf das Problem vergleichender Studien hingewiesen. In Anbetracht der von den verschiedenen Zentren völlig übereinstimmend erhobenen günstigen klinischen und hämodynamischen Langzeitergebnisse erscheint eine randomisierte Langzeitstudie heute bei operierten und nicht operierten Patienten kaum noch vertretbar. Dies gilt zumindest für Patienten mit klinisch weit fortgeschrittenem Krankheitsstadium, also der bisherigen klassischen Indikation für eine operative Behandlung. Notwendig erscheint sie allerdings bei Patienten mit geringer Symptomatik und insbesondere jungem Alter (s. Abschn. O, evtl. Erweiterung der Operationsindikation aus prognostischen Gründen) (KUHN et al. 1978c, 1982c).

O. Prognose

Am meisten gefürchtet ist bei Patienten mit HOCM der ohne irgendwelche Vorankündigungen – häufig in Verbindung mit plötzlichen körperlichen Anstrengungen auftretende – plötzliche Herztod, wobei es meist nur bei älteren Patienten vorher zu einer zunehmenden Herzinsuffizienz kommt (KRELHAUS et al. 1978; MARON et al. 1982b; MCKENNA et al. 1981; KOGA et al. 1984).

Prognostisch bedeutsam sind selbstverständlich auch letale Ausgänge nach Klappenendokarditis (s. Abschn. L), je nach therapeutischem Vorgehen evtl. letale Ausgänge nach Einleiten einer medikamentösen Therapie (s. Abschn. L.II.) sowie intra- oder postoperativ an entsprechenden Komplikationen oder aufgrund einer zu lange hinausgezögerten Operationsindikation verstorbene Patienten. Nach heutiger Kenntnis der Problematik einer antiarrhythmischen Therapie ist ferner möglich, daß es zu Todesfällen als Folge einer paradoxen Nebenwirkung bei antiarrhythmischer Behandlung kommt (VELEBIT et al. 1982).

Grundsätzlich kann man davon ausgehen, daß die Prognose unbehandelter Patienten signifikant schlechter ist als die medikamentös behandelter Patienten (jährliche Mortalität 5,7% bzw. 3,2%) (MCKENNA et al. 1981; KOGA et al. 1984; KUHN et al. 1983b; SHAH et al. 1974). Dabei ist es durchaus fraglich, ob die Ursache der verbesserten Prognose in der medikamentösen Therapie selbst liegt. Es ist eher vorstellbar, daß medikamentös behandelte Patienten unter entsprechender ärztlicher Aufsicht krankheitsbewußter leben und sich mehr schonen. Ferner sind die unbehandelten Patienten signifikant jünger, so daß die verschiedenen Patientengruppen nicht vergleichbar sind. Es muß auch davon ausgegangen werden, daß bei jüngeren Patienten die Prognose offensichtlich signifikant schlechter ist als bei älteren Patienten (KRELHAUS et al. 1978; MCKENNA et al. 1981). In diesem Zusammenhang sei darauf verwiesen, daß ähnlich wie für die Beurteilung des klinischen Erfolges einer medikamentösen oder operativen Behandlung auch für die prognostische Beurteilung selbstverständlich nicht das Ergebnis randomisierter Studien zur Verfügung steht. In der Regel handelt es sich um das Ergebnis prospektiver und in diesem Sinne durchaus kontrollierter Langzeitstudien, wobei die verschiedenen Patientengruppen jedoch nur bedingt vergleichbar sind.

Aus der verfügbaren Literatur ergeben sich – unter Berücksichtigung dieser Einschränkungen – eindeutige Hinweise dafür, daß durch eine operative Behandlung der HOCM die Prognose der Patienten verbessert werden kann. So betrug in einer Literaturzusammenstellung im Mittel 6 Jahre postoperativ die Mortalität 8%, während sie bei konservativ behandelten Patienten (vor allem Propranolol Therapie) nach einer Behandlungsdauer von im Mittel 5,2 Jahren 16,5% betrug (KUHN u. LOOGEN 1978). Diese deutliche Tendenz ergab sich auch in vergleichenden Einzelstudien (SHAH et al. 1974; GERBAUX et al. 1976; LOOGEN et al. 1978; KUHN et al. 1983b; ROTHLIN et al. 1983; KOGA et al. 1984; BINET et al. 1983) (jährliche Mortalität spätpostoperativ 2,3%, ohne Operation 5,9% (KUHN et al. 1983b) (Abb. 6).

Noch deutlicher wird der Unterschied, wenn selektiv Patienten mit typischer subaortaler HOCM (Ausschluß von Patienten mit HNCM und atypischer HOCM) und ausschließlich mit Schweregrad III und IV (Ausschluß von unbehandelten Patienten) einer gesonderten Betrachtung unterzogen werden. Dabei ergab sich eine jährliche Mortalität in der operierten Gruppe von 0% und in der konservativ behandelten von 4,5% (KUHN et al. 1983b; LOOGEN et al. 1983). Es dürfte sich in dieser Studie um Vergleichsbedingungen handeln, die den Kriterien einer randomisierten Studie am nächsten kommen.

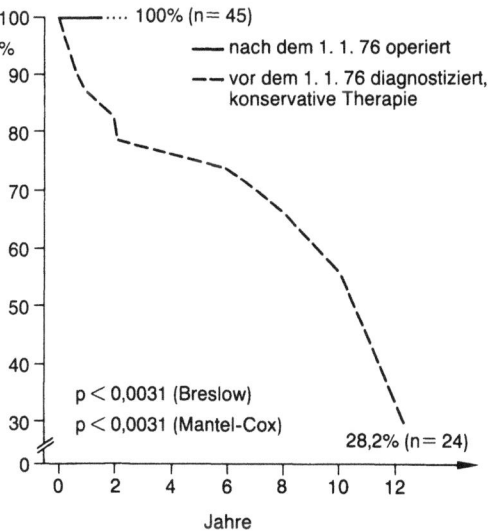

Abb. 6. Kumulative Überlebensrate bei Patienten mit typischer subaortaler HOCM, klinischer Schweregrad III und IV. Im Vergleich zu operierten Patienten ist die Prognose nicht operierter Patienten hochsignifikant schlechter

Diesen Ergebnissen entspricht eine postoperativ beobachtete signifikante Abnahme von Synkopen (KUHN et al. 1983 a, b; MORROW et al. 1980; VON DER LOHE et al. 1984).

Bei allen Angaben der verschiedenen Studien zur günstigen postoperativen Prognose ist zu berücksichtigen, daß es sich um spätpostoperative Ergebnisse handelt, die die vor allem in früheren Jahren noch hohe Operationsmortalität nicht berücksichtigen.

Verschiedene Arbeiten konzentrierten sich in den letzten Jahren auf das Problem des plötzlichen Herztodes. Nach übereinstimmenden Untersuchungen kann dabei offensichtlich davon ausgegangen werden, daß als Ursache plötzlich auftretende maligne ventrikuläre Rhythmusstörungen ursächlich verantwortlich gemacht werden müssen. Ferner ist es durchaus möglich, daß primär supraventrikuläre Tachykardien auftreten, die sekundär erst – möglicherweise als Folge einer zunehmenden Hypoxie des Myokards – in entsprechende maligne Tachykardien übergehen (KRELHAUS et al. 1978; MCKENNA et al. 1981; MARON et al. 1981, 1982 a, b; WELLENS et al. 1982).

Ähnlich wie bei anderen Herzerkrankungen ist eine sichere Identifikation gefährdeter Patienten im individuellen Fall bisher nicht möglich. Ein hohes Risiko besteht offensichtlich bei früher klinischer Manifestation und familiärer Verbreitung der Erkrankung sowie bei synkopalen Ereignissen und gehäuftem Auftreten komplexer ventrikulärer Herzrhythmusstörungen (KRELHAUS et al. 1978; MCKENNA et al. 1981; MARON et al. 1982b; KUHN et al. 1983b). Alle anderen Kriterien (hämodynamische Befunde, elektrokardiographische Kriterien mit Ausnahme ventrikulärer Herzrhythmusstörungen) haben zu keiner sicheren Unterscheidung zwischen verstorbenen und noch lebenden Patienten in entsprechenden Langzeitstudien geführt.

Vergleichbar mit der noch nicht geklärten Situation bei Patienten mit koronarer Herzerkrankung hat nach den bisherigen Ergebnissen offensichtlich auch die programmierte Ventrikelstimulation in der Identifikation gefährdeter Patienten versagt (KUCK et al. 1988).

Nur sehr wenige Untersuchungen stehen bisher zur Verfügung, die eine Beurteilung der prognostischen Wirkung einer antiarrhythmischen Therapie zulassen. Ähnlich wie bei Patienten mit koronarer Herzerkrankung scheint bei dokumentierten ventrikulären Tachykardien und Synkopen eine – evtl. mittels programmierter Elektrostimulation kontrollierte – antiarrhythmische Therapie prognostisch sinnvoll zu sein. Die Anzahl behandelter Patienten ist allerdings noch äußerst gering (KOWEY et al. 1984). Dabei scheint von Bedeutung zu sein, daß durchaus herkömmliche Antiarrhythmika und nicht primär eine antiarrhythmische Therapie mit dem sehr nebenwirkungsreichen Amiodarone indiziert ist, das von MCKENNA (1983) propagiert wird, dessen Wirkung allerdings nur im Vergleich zu Verapamil und Propranolol überprüft wurde (MC KENNA 1983). Verapamil und Propranolol haben offensichtlich auf das Auftreten ventrikulärer Herzrhythmusstörungen bei HOCM keinen Einfluß (MCKENNA 1983).

Von anderen Arbeitsgruppen konnten Ergebnisse von FRANK et al. (1984) bisher nicht bestätigt werden, die unter einer sog. kompletten β-Blockade nicht nur eine in hohem Prozentsatz beobachtete Besserung der Beschwerden, sondern auch Hinweise für eine Besserung der Prognose fanden (CANEDO et al. 1980;

FRANK et al. 1984). Die Zahl behandelter Patienten ist allerdings auch hier bisher noch sehr gering (13 Patienten).

Letztlich wird ähnlich wie bei Patienten mit koronarer Herzerkrankung auch bei Patienten mit HOCM abzuwarten sein, in wieweit die prophylaktische antiarrhythmische Therapie insbesondere komplexer ventrikulärer Herzrhythmusstörungen einen günstigen Einfluß auf die Prognose der Patienten mit HOCM hat.

Literatur

siehe nach Kapitel LCM, S. 142.

3. Hypertrophische nicht obstruktive Kardiomyopathie (HNCM)

H. Kuhn

Mit 5 Abbildungen

A. Definition und Terminologie

Die hypertrophische nicht obstruktive Kardiomyopathie (HNCM) wird als ätiologisch unklare Hypertrophie der Ventrikelmuskulatur bei normalem oder verkleinertem Ventrikelvolumen und normaler oder erhöhter Austreibungsfraktion sowie fehlender intraventrikulärer Obstruktion im Sinne einer Druckdifferenz definiert. Unter Hypertrophie des Myokards, für die es keine allgemein akzeptierte Definition gibt (Kuhn 1982a, b), wird dabei eine Verbreiterung der Ventrikelwand bzw. des Ventrikelseptums verstanden. Dabei wird berücksichtigt, daß nach lichtmikroskopischen Kriterien der Durchmesser der Herzmuskelfasern bei HNCM wie bei HOCM völlig normal sein kann (s. Abschn. B).

Die Abkürzung HNCM wurde erstmals von Loogen et al. (1976) vorgeschlagen. Im Englischen fand sich die widersprüchliche Bezeichnung HOCM without obstruction. Heute wird meist von obstructive and non obstructive cardiomyopathy gesprochen.

Die genannte Definition und Terminologie vermeidet den von Henry et al. (1973) vorgeschlagenen Begriff der ASH (asymmetric septal hypertrophy) ohne Obstruktion. Die Bezeichnung ASH wurde inzwischen von den ursprünglichen Autoren wieder zurückgenommen (s. Kap. HOCM). Insbesondere im deutschsprachigen Raum stieß die Bezeichnung ASH von Anfang an auf Skepsis und fand kaum Verbreitung (Kuhn u. Loogen 1981 b). Ein Argument war vor allem, daß eine ASH bei Patienten mit HOCM und HNCM zwar ein sehr häufiger Befund ist. Bei den Erkrankungen finden sich jedoch auch Fälle ohne ASH, z. T. überwiegt bei der HNCM sogar die Dicke der Hinterwand. Ferner präjudizierte der Begriff ASH z. T. eine Ätiologie im Sinne einer Muskelfaserhypertrophie, die nicht als erwiesen anzusehen ist (s. Abschn. D). Es wäre bei diesen Fällen allenfalls angebracht gewesen, von einer asymmetrischen Septumverdickung zu sprechen. Weitere Verwirrung in der Terminologie hatte sich dadurch ergeben, daß die Bezeichnung ASH mit dem Zusatz nicht obstruktiv symptomatisch und nicht obstruktiv asymptomatisch versehen wurde (Epstein et al. 1974). Diese Unterscheidung fand schon damals kaum Verbreitung und wird auch von den ursprünglichen Autoren heute nicht mehr benützt.

In früheren Jahren wurde die HNCM lediglich als Variante der HOCM angesehen, der kein eigenständiges Krankheitsbild zugeordnet wurde. Die Bedeutung der Obstruktion bei der hypertrophischen Kardiomyopathie wird z. T. noch kontrovers diskutiert (CRILEY u. SIEGEL 1985; KUHN 1985 b,; WIGLE 1985; MURGO u. MILLER 1985) (s. Abschn. C).

Die Abgrenzung der HNCM von der HOCM und die entsprechende Analyse klinischer, ventrikulographischer und vor allem auch elektrokardiographischer Befunde bei Patienten mit hypertrophischen Kardiomyopathien hat jedoch dazu geführt, daß insbesondere in Japan (YAMAGUCHI et al. 1976) und unabhängig davon im deutschen Sprachraum (KUHN et al. 1980c) die HNCM als gesondertes Krankheitsbild herausgestellt wurde und heute weitgehend diesbezüglich akzeptiert ist. Die Erfahrungen stützen sich heute dabei auf bereits relativ große Patientenzahlen (KUHN et al. 1983a, b). Erstmals wurde offenbar von BRAUNWALD u. AYGEN (1963) anhand kasuistischer Beobachtungen auf die HNCM hingewiesen.

Ihrer Abgrenzung innerhalb der hypertrophischen Kardiomyopathien als eigenständiges Krankheitsbild kommt sicherlich erhebliche praktische Bedeutung zu. Dies betrifft in erster Linie die Diagnose der Erkrankung und die daraus resultierenden Konsequenzen für den Patienten. Die Rate der Fehldiagnosen in der Vorfelddiagnostik lag bei der HNCM bis vor wenigen Jahren noch bei 90 % (KUHN et al. 1980c).

Bezüglich der Terminologie sei noch darauf verwiesen, daß im japanischen Sprachgebrauch, der z.T. vom amerikanischen und in geringerem Maße auch vom deutschen Schrifttum übernommen wurde, innerhalb der nicht obstruktiven hypertrophischen Kardiomyopathie noch eine Unterscheidung vorgenommen wird in apikale hypertrophische Kardiomyopathie und HNCM. Dabei kann man nach heutiger Kenntnis der Problematik davon ausgehen, daß die sog. apikale Form der hypertrophischen Kardiomyopathie in der ganz überwiegenden Zahl von Patienten mit HNCM vorliegt, so daß es sich hier nicht um eine Sonderform, sondern um einen charakteristischen Befund, der in der Mehrzahl der Patienten nachweisbar ist, handelt (s. auch Abschn. B).

B. Pathologie

Das pathologisch anatomische Bild der HNCM wird von einer z.T. massiven Hypertrophie der Muskulatur eines nicht dilatierten oder sogar verkleinerten linken Ventrikels beherrscht. Pathologisch anatomische Untersuchungen der Herzen verstorbener Patienten beziehen sich meist nur auf kasuistische Beobachtungen (ROBERTS u. FERRANS 1973; KNIERIEM et al. 1975) oder fehlen im Sinne einer gesonderten Betrachtung völlig (OLSEN et al. 1983). Nach dem ventrikulographischen und echokardiographischen Bild muß man davon ausgehen, daß es dabei ein besonderes Charakteristikum ist, daß der Hypertrophieprozeß zusätzlich zur asymmetrischen Septumverdickung überwiegend auf die Ventrikelspitze konzentriert ist. Pathologisch-anatomische und ventrikulographische Vergleichsuntersuchungen, die eine Analyse des genauen anatomischen Substrates zulassen, stehen dabei heute noch nicht zur Verfügung. Ferner muß man davon ausgehen, daß nach angiographischen und echokardiographischen Untersuchungen offensichtlich auch ein ungewöhnlicher Verteilungstyp des Hypertrophieprozesses gefunden werden kann. Bei diesen Patienten findet sich die Myokardverdickung mit ganz überwiegender Lokalisation im Bereich der Papillarmuskeln, der Hinterwand im Bereich der Spitze oder auch der Basis (MARON 1983; TILMANT et al. 1980 (s. Abschn. K). Das Herzgewicht ist offensichtlich stets erhöht und kann bei über 1000 g liegen (KUHN et al. 1980c).

Das licht- und elektronenmikroskopische Bild der HNCM ist wie bei allen Kardiomyopathien bei isolierter Betrachtung einzelner Herzmuskelbiopsieproben unspezifisch. Wesentlicher quantitativer Unterschied zur HOCM ist der, daß die Fehlanordnung der Myokardfasern oft nicht auf das Septum beschränkt sein soll (s. Abschn. B des Kap. HOCM), sondern nach den bisherigen Untersuchungen auch in der freien Wand des linken Ventrikels in ausgeprägter Form vorliegt. Dieser Aspekt wird allerdings kontrovers diskutiert (s. Kap. HOCM). Auch der rechte Ventrikel ist vom Hypertrophieprozeß betroffen (MARON et al. 1974). Andere Autoren finden eine generalisierte Strukturstörung des Herzmuskelgewebes (WIGLE u. SILVER 1978). Auch bei der HNCM wurde ähnlich wie bei der HOCM eine z. T. erhebliche Verdickung der Endaufzweigung der intramuralen Koronararterien beobachtet (KNIERIEM et al. 1975).

Aus der Sicht des postmortalen Obduktionsbefundes ist die Kenntnis der HNCM sicherlich von erheblicher Bedeutung. Es kann kein Zweifel bestehen, daß die Tatsache, daß die HNCM erst in den letzten Jahren zunehmend bekannt wurde, eine Erklärung dafür ist, daß in früheren Jahren postmortal die Diagnose nur in äußerst seltenen Fällen gestellt wurde und erst heute zumindest differentialdiagnostisch zunehmend erwogen werden dürfte. In diesem Zusammenhang sei auch auf den Abschnitt J. Differentialdiagnose verwiesen und auf die Hinweise dafür, daß ein eigenständiger Krankheitsprozeß im Sinne einer HNCM bei verschiedenen anderen Krankheitsbildern oder Hypertrophieformen möglicherweise eine wesentliche zusätzliche Rolle spielt (myokardiale Speicherkrankheiten, Sportherz, Hypertonie, Aortenvitien, Herzhypertrophie bei Dialysepatienten).

Bedeutsam für bioptische und postmortale Untersuchungen ist ferner, daß nach angiographischen und echokardiographischen Kriterien das Bild einer HNCM völlig dem vom myokardialen Speicherkrankheiten verschiedener Art entsprechen kann, die bei der Obduktion und lichtmikroskopischen Aufarbeitung evtl. übersehen werden könnte (Phospholipidspeicherkrankheit im Sinne eines Morbus Fabry, Glykogenose vom Erwachsenentyp, Amyloidose) (s. Abschn. J).

C. Pathophysiologie

Verschiedene Arbeitsgruppen beschäftigten sich in den letzten Jahren mit pathophysiologischen Veränderungen bei HNCM (FESTER u. SAMET 1974; HESS et al. 1979, 1983; KUHN et al. 1980c; HIROTA et al. 1982; LÖSSE et al. 1983; MURGO et al. 1983; STIERLE et al. 1985; KUHN 1985a, b; CRILEY u. SIEGELL 1985; WIGLE et al. 1985; GARDIN et al. 1985; JENNI et al. 1985).

Übereinstimmung besteht darin, daß im Vordergrund der pathophysiologischen Veränderungen eine Dehnbarkeitsstörung des linken Ventrikels steht. Dementsprechend kommt es unter Belastung zu einer Lungenstauung mit entsprechendem Anstieg des Pulmonalarterienkapillardrucks, bzw. Pulmonalarterienmitteldrucks (LÖSSE et al. 1983).

Die Bedeutung der systolischen Obstruktion im Vergleich von HOCM und HNCM wird z.T. noch kontrovers diskutiert. Untersuchungen, nach denen der Obstruktion bei HOCM im Vergleich zur HNCM keine Bedeutung beigemessen wurde und nach denen diesbezüglich zwischen HOCM und HNCM z.T. sogar mit therapeutischen Schlußfolgerungen (keine Operation bei HOCM) kein Unterschied gesehen wurde, konnten in jüngster Zeit von verschiedenen Arbeitsgruppen nicht bestätigt werden (s. Abschn. C des Kap. HOCM).

Entsprechend der Dehnbarkeitsstörung ist der enddiastolische Druck bei HNCM im Mittel deutlich erhöht. Das Herzminutenvolumen ist in Ruhe im Mittel normal, unter Belastung kann das Schlagvolumen oft nur unzureichend gesteigert werden (KUHN et al. 1980c; LÖSSE et al. 1983).

Der enddiastolische Volumenindex kann normal oder verkleinert sein, die Austreibungsfraktion wird meist erhöht gemessen (HESS et al. 1979, 1983).

Nach echokardiographischen Untersuchungen zeigt sich im Bereich der Basis eine verminderte systolische Dickenzunahme des Septums. Die Hinterwandbasis verdickt sich um etwa das gleiche Ausmaß wie bei Normalpersonen (KÖHLER et al. 1979).

Es ist einerseits vorstellbar, daß eine gesteigerte Austreibungsfraktion Folge des hypertrophiebedingt verkleinerten enddiastolischen Volumens und zur Aufrechterhaltung eines normalen Herzminutenvolumens bei normaler Herzfrequenz erforderlich ist. Andererseits muß bei der angiographischen Berechnung der Volumina bei HNCM (wie bei HOCM) berücksichtigt werden, daß es sich hier um z.T. erheblich deformierte linke Ventrikel handelt, so daß die übliche Anwendung der Flächenlängenmethode zur Berechnung der Ventrikelvolumina sehr problematisch ist. Bei obliterierter Spitzenregion könnten zudem die endsystolischen Volumina zu klein und damit die Austreibungsfraktion eher zu groß bestimmt sein.

In fortgeschrittenen Stadien mit erheblicher Myokardhypertrophie findet sich nicht selten eine unvollständige Ausbildung des systolischen Gipfels in der Karotispulskurve, wobei das pathophysiologische Korrelat möglicherweise darin zu suchen ist, daß das Schlagvolumen des linken Ventrikels im Gegensatz zu Normalpersonen ganz überwiegend bereits bis zur Mitte der Systole ausgeworfen wird, während in der übrigen Zeit der Systole möglicherweise als Folge einer Selbstbehinderung der Ejektion durch den fortgeschrittenen Hypertrophieprozeß kaum noch Blut gefördert wird.

D. Vorkommen und Ätiologie

Über die absolute Häufigkeit der HNCM besteht heute noch Unklarheit. Zweifellos kann man davon ausgehen, daß die diagnostische Dunkelziffer auch heute noch beträchtlich ist (s. Abschn. J). Innerhalb der Gruppe von Patienten mit HOCM und HNCM lag in früheren Jahren der Anteil der HNCM zwischen 14 und 26% (GOODWIN 1970; HESS et al. 1979; KUHN et al. 1980c). In den letzten Jahren fand die Erkrankung zunehmende Beachtung mit entsprechender Zunahme der Publikationen (s. Abschn. J). Eine Analyse des Krankengutes der Düssel-

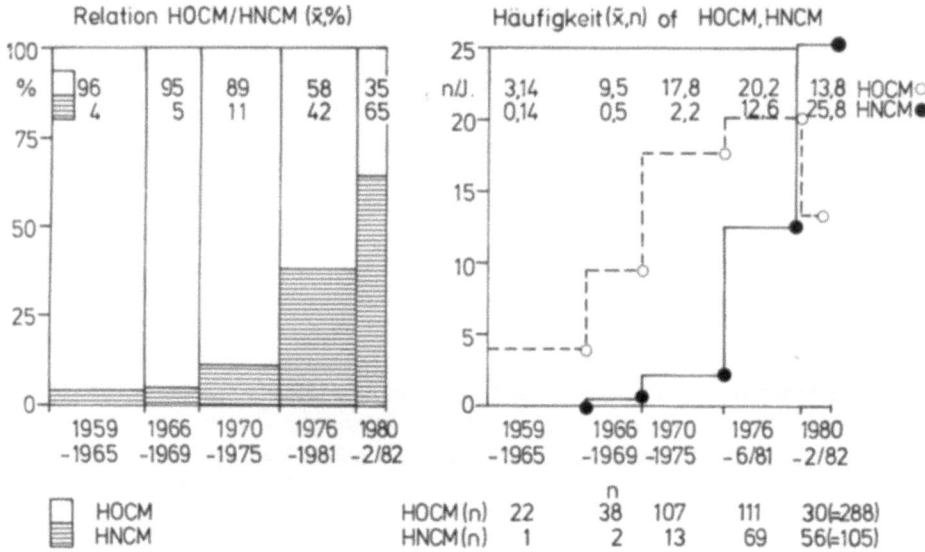

Abb. 1. Häufigkeit der Diagnose einer HOCM und einer HNCM an der Medizinischen Klinik B der Universität Düsseldorf. Deutliche absolute (*rechts*) und relative (*links*) Zunahme der Diagnose einer HNCM, insbesondere seit 1975, als durch vergleichende Untersuchungen die diagnostischen Kriterien der HNCM zunehmend erkannt wurden

dorfer Klinik zeigte seit 1959 eine zunehmende Zahl diagnostizierter Fälle, insbesondere seit 1976, als der Erkrankung besondere Beachtung geschenkt wurde (Abb. 1). Die Relation HOCM zu HNCM änderte sich von 96:4% auf 35:65% Anfang der 80er Jahre. Von 353 bis dahin diagnostizierten Fällen mit hypertrophischer Kardiomyopathie lag bei 85 Patienten eine HNCM vor. Das Alter betrug im Mittel 40,0 Jahre, 74% waren Männer, 26% Frauen (KUHN et al. 1983a, b). YAMAGUCHI et al. (1983) berichten, daß zwischen 1973 und 1981 bei 144 Patienten von insgesamt 2100 koronarangiographisch untersuchten Patienten die Diagnose einer hypertrophischen Kardiomyopathie gestellt wurde. In 124 Fällen lag dabei eine HNCM, in 20 Fällen eine HOCM vor. KAWAI et al. (1983) berichten innerhalb einer multizentrischen Studie von 57 Patienten mit HNCM und 52 Patienten mit HOCM.

Die familiäre Verbreitung der Erkrankung lag im eigenen Krankengut bei 15%, wobei in Einzelfällen zahlreiche Familienangehörige erkrankt sein können. Die Eigenständigkeit der Erkrankung wird dadurch betont, daß bisher von uns in keinem Fall beobachtet wurde, daß HOCM und HNCM innerhalb einer Familie auftraten (KUHN et al. 1980c).

Für die Ätiologie der HNCM gelten ähnliche Überlegungen wie bei der HOCM (s. Kap. HOCM). Wie aus den genannten Familienuntersuchungen hervorgeht, spielt zumindest bei einem Teil der Fälle sicherlich ein genetischer Faktor eine wesentliche Rolle. Die Möglichkeit einer übermäßigen Hypertrophie als Folge einer obstruktionsbedingten Druckbelastung des linken Ventrikels fällt bei der HNCM jedoch weg, zumal aus Verlaufsbeobachtungen bei Patienten mit

HOCM und HNCM hervorgeht, daß die HNCM nicht lediglich ein Spätstadium der HOCM darstellt (s. Abschn. K).

Ein interessanter ätiologischer Aspekt ergibt sich durch die Beobachtung, daß es bei Patienten mit Akromegalie offenbar relativ häufig zum Auftreten eines klinischen und pathologisch anatomischen Bildes kommt, das einer hypertrophischen Kardiomyopathie mit asymmetrischer Septumverdickung oder einer konzentrischen Hypertrophie des Myokards im Sinne einer HNCM entspricht (HEARNE et al. 1975; MARTINS et al. 1977; BODEN et al. 1978), so daß hier ein die Hypertrophie stimulierender Effekt des somatotropen Hormons diskutiert werden kann. Dies veranlaßt zu der spekulativen Überlegung, daß bei Patienten ohne Akromegalie möglicherweise eine abnorme Affinität des somatotropen Hormons zum Myokardgewebe besteht. Bei Untersuchungen endokriner Organe wurde eine solche Affinität des Wachstumshormons z. B. zur Leber festgestellt (CARR u. FRIESEN 1976):

Auf eine neurogene Ätiologie weist die Beobachtung hin, daß das Bild einer HNCM bei Friedreichscher Ataxie beobachtet wird (s. Abschn. J).

Eine wesentliche Beobachtung ist ferner, daß es bei Druckbelastung des linken Ventrikels bekannter Ätiologie (arterielle Hypertonie, Aortenstenose, Sportherz) offensichtlich bei einigen Patienten zu einer überschießenden Hypertrophie des Myokards mit asymmetrischer Septumverdickung im Sinne einer HNCM kommen kann, die durch das Ausmaß der systolischen Belastung bekannter Ätiologie nicht zu erklären ist. Bezüglich der Ätiologie der HNCM ergibt sich daraus die Überlegung, daß möglicherweise eine – genetisch bedingte – Überempfindlichkeit des Myokards gegenüber positiv inotropen Reizen vorliegt, die innerhalb größerer Zeiträume zu einer überschießenden Adaptation des Myokards im Sinne einer übermäßigen Myokardhypertrophie führt (s. Abschn. J).

Ähnlich wie bei Patienten mit HOCM fanden BECKER et al. (1985) gegenüber Normalpersonen keine Unterschiede in der HLA Gewebstypisierung bei Patienten mit HNCM. Das spontane Auftreten einer hypertrophischen Kardiomyopathie bei Tieren lieferte keine ätiologischen Hinweise (TILLEY et al. 1977).

E. Symptomatik

Die meisten Patienten klagen zum Zeitpunkt der Diagnosestellung über eine Belastungsdyspnoe (58%) und/oder uncharakteristische pektanginöse Beschwerden (55%). Einzelne Patienten klagen über eine Angina pectoris wie Patienten mit koronarer Herzerkrankung. 24% geben ein zeitweises Schwindelgefühl, ebensoviele Synkopen an. In 21% besteht eine rasche Ermüdbarkeit bei körperlichen Anstrengungen, 50% der Patienten fiel ein unregelmäßiger Herzschlag auf. Zumindest retrospektiv gaben nur 5% keine Beschwerden an (KUHN et al. 1980c).

Belastungsdyspnoe und pektanginöse Beschwerden waren mit je 23% auch die ersten Beschwerden, die die Patienten auf eine Herzerkrankung aufmerksam machten, bei 15% waren es Synkopen, bei 18% ein unregelmäßiger Herzschlag. Bei 8% fiel bei einer Routineuntersuchung ein leises Systolikum und in 13% ein abnormer EKG-Befund auf. Der Zeitraum zwischen dem Auftreten erster Beschwerden und der Diagnose einer HNCM betrug 0,5–20 Jahre, im Mittel 5,3 Jahre (KUHN et al. 1980c).

Aus dem relativ häufigen Vorkommen der Erkrankung bei verstorbenen Sportlern (s. Abschn. J) kann geschlossen werden, daß die Erkrankung möglicherweise in größerem Ausmaße ohne Beschwerdesymptomatik verläuft.

F. Klinische Befunde

Der Untersuchungsbefund ist uncharakteristisch, er kann sogar völlig unauffällig sein. Je nach Krankheitsstadium können die Zeichen einer Rechts- und/oder Linksherzdekompensation vorliegen. Der Herzspitzenstoß ist in diesen Fällen deutlich verbreitert und nach links verlagert, z.T. ist die Vorhofkontraktionswelle abgrenzbar.

In der Mehrzahl der Fälle findet sich ein leises mittel- bis hochfrequentes Systolikum, das meist im Bereich der Herzspitze liegt und sich zum Sternum hin ausbreitet. Die Ursache des Systolikums ist möglicherweise in einer starken, durch die hypertrophierten Trabekel hervorgerufenen Turbulenz des Blutstroms zu sehen. Besteht eine absolute Arrhythmie oder eine Extrasystolie, so fällt auf, daß nach einer langen Diastole oder postextrasystolisch die Geräuschintensität im Gegensatz zur HOCM nur relativ gering zunimmt. Dies entspricht auch dem Auskultationsbefund nach dem Valsalva Versuch und insbesondere nach körperlicher Belastung. Ein diastolisches Geräusch wird im Gegensatz zu einigen Fällen mit HOCM nicht beobachtet.

G. Nicht invasive Befunde

I. Elektrokardiogramm

Wichtigster EKG Befund, der nach bisherigen Untersuchungen mit außerordentlich hoher Spezifität auf eine HNCM hinweist, sind abnorm negative T-Wellen, wobei die Negativität in Ableitung V4 häufig am ausgeprägtesten und hier auch fast immer mit der höchsten R-Amplitude kombiniert ist. Unter Belastung kann die T-Welle positiv werden. Nicht selten weist ein abnorm negatives T in Ableitung aVL als einzige elektrokardiographische Abnormität auf eine HNCM hin. Weitere, damit kombinierte EKG-Veränderungen sind abnorme Q-Zacken, Linkshypertrophiezeichen sowie ein Linkstyp oder ein überdrehter Linkstyp. Seltener finden sich ein kompletter Links- und Rechtsschenkelblock, eine Rechtsherzhypertrophie oder eine Rechtsverspätung der Erregungsausbreitung, ein AV-Block ersten Grades, eine absolute Arrhythmie bei Vorhofflimmern und die Kombination von abnormen Q-Zacken mit einem R-Verlust in den Brustwandableitungen als Hinweis auf einen abgelaufenen Myokardinfarkt. Die ST-Strecke ist in Verbindung mit den abnorm negativen T-Wellen (Abb. 2) (gleichschenklig negative oder symmetrisch negative T-Wellen der Brustwandableitungen) nicht

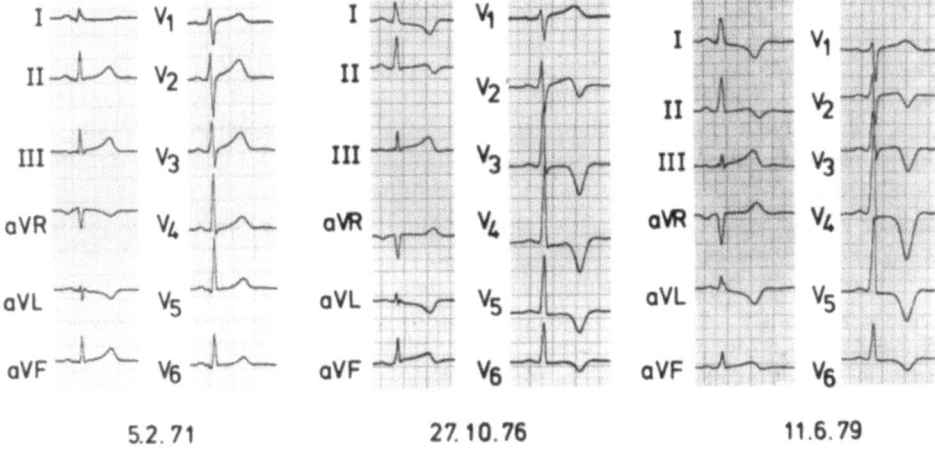

Abb. 2. EKG-Befund eines Patienten mit HNCM. Man erkennt die zunehmenden Kammerendteilveränderungen zwischen 1971 und 1979 in Form weitgehend charakteristischer gleichschenklig negativer T-Wellen

verändert, meist jedoch – und dann mit entsprechender Deformierung der T-Wellen – horizontal oder descendierend gesenkt.

Zweifellos ist es diesen Kammerendteilveränderungen und hier insbesondere der abnormen T-Negativität und ihrer außerordentlichen hohen diagnostischen Spezifität zuzuschreiben, daß die Erkrankung in den letzten Jahren zunehmend diagnostiziert wurde.

Langzeit EKG Untersuchungen deckten in mehr als 50% ventrikuläre Extrasystolen auf, in seltenen Fällen ventrikuläre und supraventrikuläre Tachykardien (SAVAGE et al. 1979). DOI et al. (1984) berichten in kasuistischen Beobachtungen über das Auftreten maligner ventrikulärer Arrhythmien bei HNCM. MARON et al. (1981) sowie MCKENNA et al. (1983) weisen auf die potentiell prognostisch ungünstige Bedeutung im Sinne eines Risikos für einen plötzlichen Herztod bei Patienten mit hypertrophischen Kardiomyopathien und komplexen ventrikulären Herzrhythmusstörungen hin. Allerdings wird hierbei keine klare Unterscheidung zwischen der obstruktiven und der nichtobstruktiven Form vorgenommen.

II. Röntgenbefund

Das Röntgenbild bei HNCM zeigt keine charakteristischen Veränderungen. Das Herz kann normal groß oder z. T. auch deutlich vergrößert sein. Zu beachten ist, daß die Herzvergrößerung ebenso wie bei der HOCM im Gegensatz zu den meisten anderen Herzerkrankungen durch die Myokardhypertrophie der Ventrikel und eine Ausweitung der Vorhöfe und nicht durch eine Dilatation der Herzkammern bedingt ist.

Zum Teil findet sich bei HNCM ähnlich wie bei HOCM eine betonte Rundung der linken Herzkontur in Ventrikelhöhe als Folge der Myokardhypertrophie (KUHN u. LOOGEN 1981 b).

III. Phonokardiogramm und Mechanokardiographie

Bei entsprechenden Fällen finden sich in Übereinstimmung mit dem Auskultationsbefund im Phonokardiogramm ein dritter und/oder vierter Herzton und ein leises, vom ersten Herzton meist abgesetztes Systolikum, dessen punctum maximum meist über der Herzspitze liegt. Wichtigster Befund im Apexkardiogramm ist eine hohe a-Welle als Hinweis auf einen erhöhten enddiastolischen Druck im linken Ventrikel bzw. auf die reduzierte Dehnbarkeit. Dieser Befund ist jedoch keineswegs obligatorisch.

Ähnliches gilt für die Karotispulskurve. Der für die HOCM charakteristische, häufig beobachtet, typische Doppelgipfel fehlt hier. In fortgeschrittenen Stadien kann der systolische Gipfel frühzeitig einen Abfall bzw. eine unvollständige Ausbildung aufweisen (KUHN u. LOOGEN 1981 b).

IV. Echokardiographie

Patienten mit HNCM weisen bis auf seltene Ausnahmen mit ausschließlich apikaler Hypertrophie im eindimensionalen Echokardiogramm zusätzlich zur apikalen Hypertrophie eine deutliche Verdickung des intraventrikulären Septums und häufig auch der Hinterwand des linken Ventrikels auf (Abb. 3). In der Mehrzahl der Fälle findet sich eine asymmetrische Septumhypertrophie (HENRY et al. 1974; ABBASI et al. 1976; HESS et al. 1979; CHAHINE et al. 1979; KUHN et al. 1980c; KÖHLER et al. 1979). In den übrigen Fällen sind Septum und Hinterwand etwa gleich dick, oder die Hinterwand ist sogar stärker verbreitert als das Septum (NIMURA et al. 1980).

Entsprechend der unterschiedlichen Verteilung des Hypertrophieprozesses bei HNCM (s. Abschn. B) kann das Septum mehr im mittleren, dorsalen oder ventralen Anteil verdickt sein, z. T. weist echokardiographisch ein prominenter abnorm verdickter Papillarmuskel als einziger Befund auf eine HNCM hin.

Die systolische Zunahme der Dicke des Septums ist ebenso wie bei der HOCM deutlich vermindert. Weitere echokardiographische Befunde sind ein im Mittel verminderter enddiastolischer und endsystolischer Durchmesser des linken Ventrikels, eine nicht selten verminderte frühdiastolische Rückschlagbewegung des vorderen Mitralsegels und ein häufig vergrößerter Durchmesser des linken Vorhofs als Ausdruck einer verminderten Dehnbarkeit des linken Ventrikels.

Eine meist geringe systolische Vorwärtsbewegung des vorderen Mitralsegels läßt sich nicht selten nachweisen. In keinem Fall reicht diese jedoch bis an das Ventrikelseptum heran. Eine früh- bis mesosystolische Schließung der Aortenklappen wird nur in seltenen Fällen beobachtet, weshalb diesem echokardiographischen Befund im positiven Fall in der Abgrenzung gegenüber der HOCM eine besondere diagnostische Bedeutung zukommt (CHAHINE et al. 1979).

Viel mehr noch als für die Diagnose der HOCM gilt aus echokardiographischer Sicht für die HNCM, daß in vielen Fällen eine eindimensionale Darstellung auf Grund des sehr unterschiedlichen Verteilungsmusters des Hypertrophieprozesses nicht ausreicht bzw. eine abnorme Myokardverdickung übersehen werden

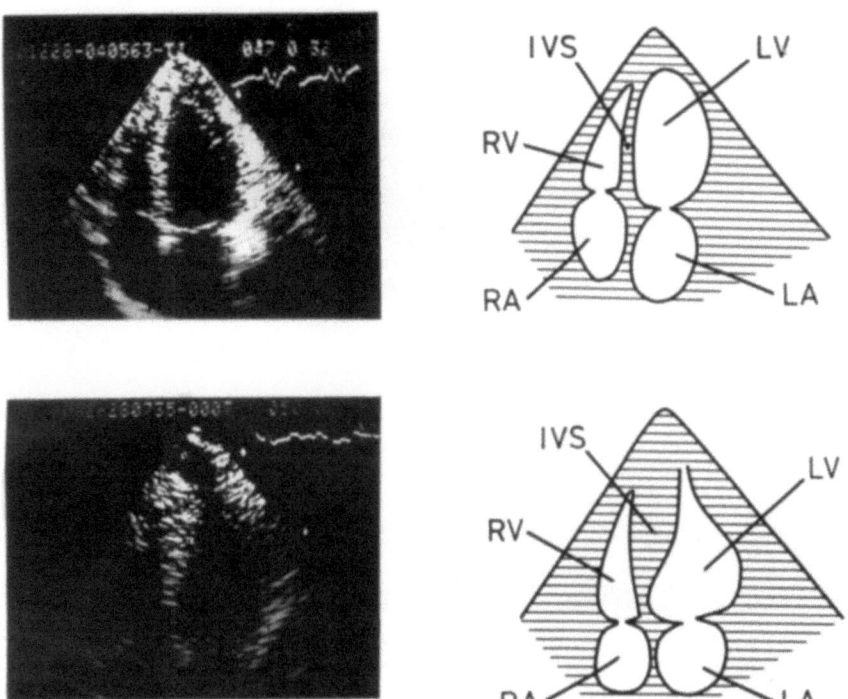

Abb. 3. Zweidimensionales echokardiographisches Bild bei einem Patienten mit HNCM (unten) im Vergleich zu einer Normalperson (oben). Zunehmende Verdickung des Septums zur Herzspitze hin und entsprechend trichterförmige Deformierung des Ventrikelcavums sind charakteristische Befunde einer HNCM, die sich echokardiographisch allerdings häufig nicht darstellen lassen

kann. Ferner sollte bedacht werden, daß sowohl bei Normalpersonen insbesondere infolge der z. T. bizarren Deformierung des Ventrikelcavums bei Patienten mit HNCM der tatsächliche anatomische Spitzenbereich nicht oder nur sehr unzureichend darstellbar ist. Dies kann insbesondere bei Patienten mit HNCM, bei denen basal im gut darstellbaren Bereich keine Myokardhypertrophie nachweisbar ist, dazu führen, daß der diagnostisch wichtige Spitzenbereich nicht erfaßt wird und echokardiographisch die Fehldiagnose einer nicht nachweisbaren HNCM gestellt wird. In diesen Fällen, wie in den echokardiographisch auf Grund einer grundsätzlich reduzierten Beschallbarkeit nicht ausreichend darstellbaren Fällen, stellt die Kardiocomputertomographie heute sicherlich eine wesentliche Bereicherung des nicht invasiven diagnostischen Spektrums dar (s. Abschn. G V).

Die diagnostische Spezifität der Echokardiographie bezüglich der Unterscheidung zwischen HOCM und HNCM sowie atypischer HOCM ist sicherlich gering. Häufig wird infolge tangentialer Beschallung bei entsprechend deformiertem Ventrikelcavum eine Obstruktion in Ventrikelmitte vorgetäuscht, die sich bei invasiver Untersuchung dann nicht bestätigen läßt (s. Abschn. J).

V. Neuere Untersuchungsverfahren

Bezüglich neuerer Untersuchungsverfahren sei auf den entsprechenden Abschnitt im Kapitel HOCM verwiesen. Insbesondere zur Erfassung apikaler Hypertrophieprozesse kommt der Kardiocomputertomographie offensichtlich eine besondere Bedeutung zu, wenn echokardiographisch keine ausreichende Darstellbarkeit infolge reduzierter Beschallbarkeit oder eines ganz auf den apikalen Bereich konzentrierten Hypertrophieprozeßes möglich ist (Abb. 4a, b).

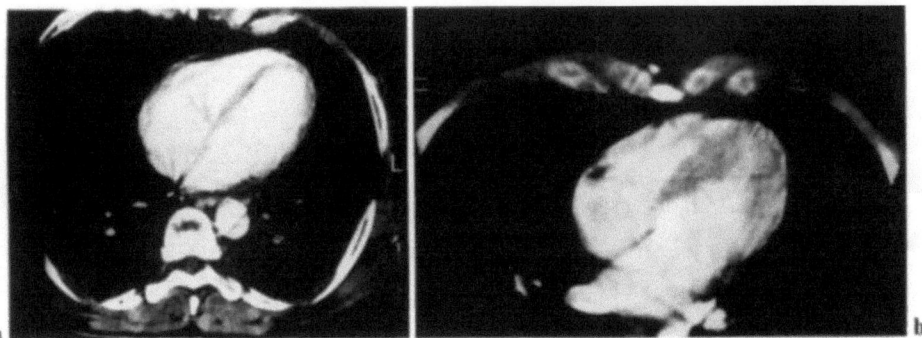

Abb. 4. Nicht EKG-gesteuertes, kardiocomputertomographisches Bild einer Normalperson (**a**) und eines Patienten mit HNCM (**b**). Die Abbildung zeigt eine erhebliche, echokardiographisch oft nicht erfaßbare, nach apikal zunehmende Hypertrophie von Septum und freier Wand bei HNCM im Vergleich zur normalen Situation

H. Invasive Befunde

I. Hämodynamik

Die Druckmessung bei der Herzkatheteruntersuchung dient vor allem dazu, in diagnostischen Zweifelsfällen und hier insbesondere, wenn eine operative Behandlung zur Diskussion steht, eine HOCM auszuschließen. Dies gilt insbesondere für die atypische HOCM oder für die typische HOCM ohne Ruhegradienten, da diese Formen klinisch und echokardiographisch eine HNCM vortäuschen können.

Als Provokationsmaßnahmen zum Ausschluß einer latenten Obstruktion sind bei der Herzkatheteruntersuchung die Druckmessung nach ventrikulären Extrasystolen, während des Valsalva Versuches und unter Isoproterenol oder einer Infusion von Alupent anzusehen (s. Kap. HOCM). Diagnostische Verwirrung entstand dadurch, daß von einigen Autoren eine geringe Druckdifferenz im linken Ventrikel (maximal 30 mm Hg) noch im Sinne einer fehlenden Obstruktion interpretiert wurde, also bei deren Nachweis eine HNCM diagnostiziert wurde (BRAUNWALD u. AYGEN 1963; HENRY et al. 1974; MARON u. ROBERTS 1979; SAVAGE et al. 1979; KUHN et al. 1980c; KOGA et al. 1984; KEREN et al. 1985). Die obere Grenze von 30 mm Hg basiert vor allem auf der Beobachtung, daß bei der typischen und atypischen HOCM praktisch immer wesentlich höhere Gradienten nach einer der genannten Interventionen auftreten. Dennoch ist die Bezeichnung

HNCM in diesen Fällen mit geringer Druckdifferenz nicht konsequent. Es sollte dann von einer HOCM mit nur geringer Obstruktion unter Provokation gesprochen werden und nicht von einer HNCM.

Der enddiastolische Druck des linken Ventrikels ist im Mittel erhöht, dementsprechend findet sich häufig eine hohe a-Welle in der Druckkurve des linken Ventrikels, z. T. auch des rechten Ventrikels bei entsprechend erhöhtem enddiastolischem Druck im rechten Ventrikel. (KUHN et al. 1980c). Bezüglich der Messung von Kontraktilitätsparametern sowie der Bestimmung der Dehnbarkeit sei auf den Abschnitt G. Pathophysiologie verwiesen (HESS et al. 1983).

II. Ventrikulographie und Koronarangiographie

Das Ventrikulogramm der HNCM unterscheidet sich, wie aus übereinstimmenden Darstellungen verschiedener Autoren hervorgeht, meist deutlich von dem der HOCM (BRAUNWALD u. AYGEN 1963; SIMON 1972; OAKLEY 1972; CHAHINE et al. 1979; HESS et al. 1979; YAMAGUCHI et al. 1979; KUHN et al. 1980c; KUHN u. LOOGEN 1981b; KEREN et al. 1985).

Die ventrikulographischen Veränderungen sind vor allem auf die Ventrikelmitte und den Spitzenbereich konzentriert. Es findet sich bei entsprechend verdickter Wand systolisch und meist auch diastolisch eine in der Regel trichterförmige Einengung der Spitzenregion, die auch im zweidimensionalen Echokardiogramm nachweisbar sein kann und die durch das hypertrophierte Septum und die Papillarmuskeln einerseits und die zur Spitze hin zunehmende Verdickung der freien Wand andererseits zustande kommt. Im Seitenbild sieht man subaortal die abnorme Vorwölbung des Ventrikelseptums, wobei in Verbindung mit den Kontraktionen der Hinterwand ein deutlich geringer eingeengter Ausflußtrakt zu erkennen ist als bei HOCM.

Bei Patienten mit fortgeschrittener Erkrankung ließ sich ein signifikant kleineres Ventrikelcavum als bei Patienten mit geringen Beschwerden feststellen (KUHN et al. 1980c).

Je nach Verteilungstyp der Hypertrophie kann die Geometrie des Cavums des linken Ventrikels entsprechend variieren. In der Mehrzahl der Fälle – in eigenen Untersuchungen in etwa 90%, bei anderen Autoren in etwa 60% (YAMAGUCHI et al. 1983) – findet sich jedoch die beschriebene trichterförmige Einengung des Spitzenbereiches mit konvexbogig zum Ventrikelcavum hin vorgewölbtem Septumanteil und freier Wand. Diese Einengung kann z. T. ganz erheblich oder gering ausgeprägt sein.

Eine Mitralinsuffizienz ist im Gegensatz zur HOCM nur in seltenen Fällen nachweisbar. Die Koronararterien sind meist auffallend weit, wie bei der HOCM kann es angiographisch zu der erwähnten systolischen Kompression der septalen Äste des Ramus interventricularis anterior kommen (s. Abschn. C).

III. Endomyokardiale Katheterbiopsie

Die endomyokardiale Katheterbiopsie hat sich in den letzten Jahren als diagnostisch bedeutsam erwiesen, nachdem sich herausstellte, daß myokardiale Speicherkrankheiten das Bild einer HNCM einschließlich des relativ charakteristischen EKG Befundes in Form abnorm negativer T-Wellen vortäuschen können (Phospholipidspeicherkrankheit in Form eines Morbus Fabry, Amyloidose, Glykogenose vom Erwachsenentyp) (KUHN et al. 1982b, 1983a; MALL 1988; COLUCCI et al. 1982; FRITZ et al. 1978) (Abb. 5).

Mittels Herzmuskelbiopsie kann auch eine Unterscheidung bei Patienten mit HNCM vorgenommen werden zwischen solchen mit mikroskopisch verbreiterten Herzmuskelzellen und ohne diesen Befund. In wieweit diese Unterscheidung jedoch klinisch relevant ist (evtl. unterschiedliche Progredienz der Erkrankung), muß zunächst noch von Verlaufsbeobachtungen abhängig gemacht werden (s. Abschn. B).

J. Diagnose und Differentialdiagnose

Die Diagnose einer HNCM beruht auf folgenden Kriterien: Ätiologisch unklare teilweise oder generalisierte Verdickung der Wände des linken Ventrikels (Septum, freie Wand, Papillarmuskeln), normal großes oder verkleinertes enddiastolisches Ventrikelvolumen bei normaler oder gesteigerter Austreibungsfraktion, keine intraventrikuläre Druckdifferenz in Ruhe und nach Provokation (s. Abschn. H I).

Als diagnostische Methoden dienen neben der Echokardiographie die Ventrikulographie, die Druckmessung mittels Herzkatheter und die Herzmuskelbiopsie, wobei sich in der Regel die Echokardiographie in Verbindung mit dem relativ typischen elektrokardiographischen Befund und die rechtsventrikuläre septale Herzmuskelbiopsie als ausreichend erweisen.

Der Diagnose liegen folgende häufige Befundkombinationen zugrunde: Abnormer EKG Befund (vor allem abnorm negative gleichschenklige oder symmetrische T-Wellen, asymmetrische Septumverdickung oder konzentrische Verdickung der Ventrikelwände bei trichterförmiger Einengung der Ventrikelspitze, fehlender oder nur geringer SAM im Echokardiogramm, fehlende systolische Schließungsbewegung der Aortenklappen, apikale Einengung des Ventrikelcavums bei relativ weitem Ausflußtrakt im Ventrikulogramm. Die Herzmuskelbiopsie, die stcts durchgefürt werden sollte, dient zum Ausschluß einer versteckten myokardialen Speicherkrankheit, die in 10–20% der Fälle nachweisbar ist (s. Abschn. H III).

In der Vorfelddiagnostik ist der dringende Verdacht auf eine HNCM bereits berechtigt, wenn im EKG gleichschenklig negative abnorme T-Wellen vorliegen und nach der Anamnese keine koronare Herzerkrankung, keine arterielle Hypertonie sowie auskultatorisch kein Hinweis auf ein Vitium mit Druckbelastung des linken Ventrikels (vor allem Aortenstenose und HOCM) bestehen. Die diagnostische Spezifität dieses EKG-Befundes liegt dann bei etwa 90% (KUHN et al. 1980c, 1983a).

Die weitere Diagnostik sieht zunächst die Auskultation unter Belastung vor (10–15 Kniebeugen), um eine starke Zunahme eines evtl. leisen Systolikums auszuschließen, die auf eine HOCM hinweisen würde. Diesbezüglich ist auch auf eine deutliche Zunahme des Geräuschbefundes in einem postextrasystolischen Schlag oder im Falle einer absoluten Arrhythmie bei Vorhofflimmern nach einer langen Diastole zu achten.

Die Diagnostik kann fortgesetzt werden mit der Ableitung der Karotispulskurve, die normal ist oder einen raschen Abfall des systolischen Gipfels zeigt, ferner mit dem Apexkardiogramm, das eine erhöhte a-Welle aufweisen kann.

Für die nicht invasive Diagnose der HNCM kommt die größte Bedeutung dem Echokardiogramm zu. Damit läßt sich vor allem die – meist asymmetrische – Verdickung des Ventrikelseptums nachweisen, in seltenen Fällen kann allerdings im Basisbereich die Dicke von Septum und Hinterwand normal sein, was insbesonders bei ausschließlicher Verwendung der eindimensionalen Echokardiographie dazu führen kann, daß eine HNCM übersehen wird. Bei gut beschallbaren Patienten läßt sich die zur Spitze hin zunehmende Einengung des Ventrikelcavums echokardiographisch belegen. Ist sie nicht nachweisbar, so sollte nicht vergessen werden, daß mittels Echokardiogramm in der Regel nicht die tatsächliche anatomische Spitze des linken Ventrikels darstellbar ist (s. Abschn. G IV). Echokardiographisch von erheblicher Bedeutung ist ferner, daß bei verdicktem Myokard die Kontraktionen normal oder gesteigert sind und daß keine Dilatation des Ventrikelcavums vorliegt. Die übrigen echokardiographischen Kriterien helfen diagnostisch weiter, wurden in der Vergangenheit sicherlich jedoch viel zu sehr in den Vordergrund gestellt (s. Absch. G IV).

Bei schlecht beschallbaren Patienten bietet sich innerhalb der nicht invasiven Möglichkeiten die Kardiocomputertomographie an, eine weitere Möglichkeit wäre die digitale Subtraktionsangiographie, die allerdings kein schichtweises Erfassen der Myokarddicke ermöglicht, andererseits jedoch eine Beurteilung der Ventrikelgeometrie ermöglicht (Abb. 4).

Finden sich mit diesen nicht invasiven diagnostischen Maßnahmen Veränderungen im Sinne einer HNCM, ist zur Vervollständigung der Diagnostik eine Herzmuskelbiopsie erforderlich, um versteckte myokardiale Speicherkrankheiten, die monosymptomatisch insbesondere im Falle einer Phospholipidspeicherkrankheit (Morbus Fabry) das Herz betreffen können, auszuschließen. Verzichtet man auf die Herzmuskelbiopsie, so kann das Krankheitsbild einerseits zwar als nicht definitiv geklärt angesehen werden, andererseits spricht die ganz überwiegende Wahrscheinlichkeit für eine HNCM (Wahrscheinlichkeit einer Speicherkrankheit nur 10%), und die Kenntnis einer myokardialen Speicherkrankheit würde nach bisherigen Erfahrungen keine therapeutischen Konsequenzen nach sich ziehen. Ausgenommen hiervon ist selbstverständlich, daß man im Falle einer Speicherkrankheit auf eine evtl. langjährige hochdosierte Verapamiltherapie verzichten würde, da die Wirksamkeit von Verapamil bei Speicherkrankheiten selbstverständlich nicht im Sinne einer Verbesserung der Dehnbarkeit des Ventrikels als erwiesen angesehen werden kann.

Bei fehlendem Systolikum in Ruhe oder unter Belastung bzw. bei fehlender erheblicher Lautstärkenzunahme unter Belastung im Falle eines leisen Systolikums in Ruhe, typischem EKG Befund und gut beschallbaren Patienten mit eindeutigem Nachweis einer abnormen Wandverdickung wird man heute auf eine Linksherzkatheteruntersuchung verzichten können. Sie dient dazu, in diagnostischen Zweifelsfällen eine fragliche und hier insbesondere atypische HOCM mittels Druckmessung auszuschließen sowie durch einen entsprechenden ventrikulographischen Befund die Diagnose einer HNCM abzusichern.

Bezüglich des Ausschlusses einer HOCM sollte berücksichtigt werden, daß der typische Doppelgipfel, ein deutlicher SAM, eine mesosystolische Schließungsbewegung der Aortenklappen und ein lautes Systolikum in Ruhe und unter Belastung durchaus fehlen können (s. Abschn. J des Kap. HOCM).

Differentialdiagnostisch sind neben der erwähnten typischen und atypischen HOCM noch folgende Erkrankungen auszuschließen: Koronare Herzerkrankung, Perikarditis, myokardiale Speicherkrankheiten, Herztumoren, Myokardbeteiligung bei neurologischen Grunderkrankungen, Hypertrophieprozesse bei bekannter Ursache wie arterieller Hypertonie, Aortenvitium, terminaler Niereninsuffizienz und Sportherz.

An eine koronare Herzerkrankung und eine Perikarditis ist bei entsprechender Beschwerdesymptomatik vor allem zu denken, wenn der EKG Befund noch nicht durch eine echokardiographische Untersuchung weiter abgeklärt worden ist. Bei Patienten mit akut aufgetretenen instabilen Angina pectoris Beschwerden, evtl. in Verbindung mit einer typischen Belastungsangina in der Anamnese, können EKG Veränderungen auftreten, die absolut identisch mit denen einer HNCM sind (gleichschenklig negative bzw. abnorme, symmetrisch negative T-Wellen in den Brustwandableitungen, in Ableitung I, II und aVL, evtl. nur in den Brustwandableitungen). Hierbei handelt es sich häufig um hochgradige Stenosen des Ramus interventricularis anterior. Ein Echokardiogramm stellt schnell Klarheit her, indem eine Myokardverdickung ausgeschlossen wird. Problematisch ist selbstverständlich die Situation dann, wenn – wie zwei eigene Beobachtungen in jüngster Zeit zeigen – nach dem Ergebnis weiterer Untersuchungen davon ausgegangen werden muß, daß eine HNCM primär vorlag und zusätzlich eine koronare Herzerkrankung bestand.

Derartige Patienten sollten stets unter dem Aspekt einer Präinfarktangina therapiert und mittels invasiver Diagnostik genau abgeklärt werden (Koronarangiographie). Bezüglich der Differentialdiagnose einer koronaren Herzerkrankung ist wesentlich, daß offenbar im Sinne einer kompensatorischen Hypertrophie im Septumbereich nach abgelaufenem Myokardinfarkt im Vorderwand- wie im Hinterwandbereich bei koronarer Herzerkrankung infolge der entsprechenden Septumverdickung eine HNCM vorgetäuscht sein kann. Umgekehrt kann eine HNCM durch abnorme Q-Zacken in den Extremitätenableitungen und einen R-Verlust in den Brustwandableitungen einen abgelaufenen Myokardinfarkt nachahmen. In beiden Fällen bringen die Echokardiographie mit Nachweis einer regionalen Kontraktionsstörung, die bei HNCM fehlt, sowie eine evtl. erforderliche Koronarangiographie die notwendige diagnostische Absicherung.

Von einer Perikarditis sollte nur ausgegangen werden, wenn ein akut entzündliches Krankheitsbild vorliegt, auskultatorisch eindeutiges Perikardreiben nachweisbar ist und/oder echokardiographisch ein reversibler Perikarderguß evtl. mit dem Zeichen einer bindegewebigen Verwachsung zwischen Perikard und Epikard echokardiographisch vorliegt. Eine Perikarditis bzw. ein Zustand nach Perikarditis oder Myokarditis gehört zu den häufigsten Fehldiagnosen, bevor das Krankheitsbild der HNCM zunehmend bekannt wurde (KUHN et al. 1980c).

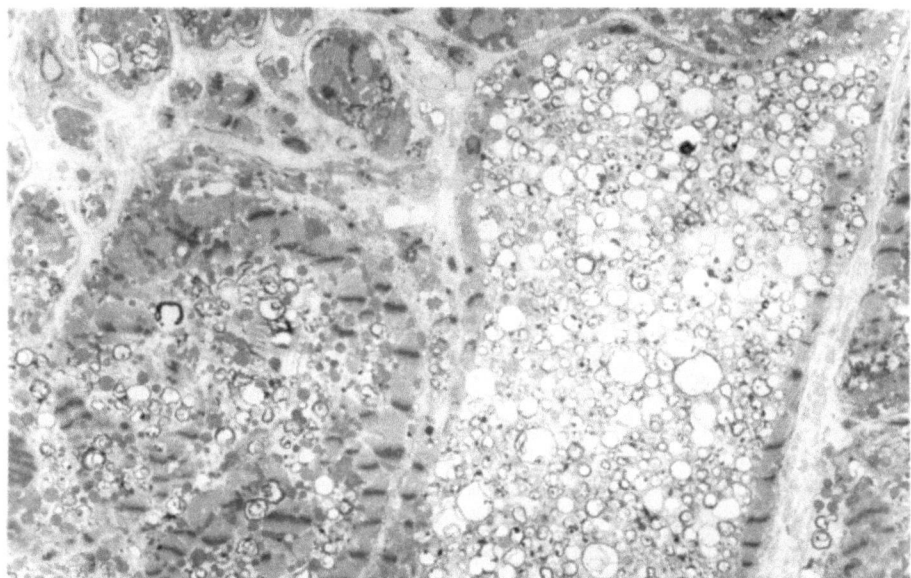

Abb. 5. Elektronenmikroskopisches Bild einer rechtsventrikulären septalen Herzmuskelbiopsie bei einem Patienten mit myokardialer Speicherkrankheit (Morbus Fabry). Die Abbildung zeigt die ausgedehnte intrazelluläre Ablagerung von Phospholipiden mit Auseinanderdrängung der Myofibrillen. Elektrokardiographisches und echokardiographisches Bild des Patienten entsprachen dem einer HNCM.

Beim diagnostischen Vollbild der HNCM ist – wie bereits erwähnt – stets eine endomyokardiale Katheterbiopsie zum Ausschluß einer myokardialen Speicherkrankheit durchzuführen (s. Abschn. H III). Als meist völlig unerwarteter Befund wurden bisher eine Phospholipidspeichererkrankung (Morbus Fabry) (Abb. 5) mit monosymptomatischem Befall des Herzens (keine Hautveränderungen im Sinne eines Angioceratoma corporis diffusum, keine Kornea-Einlagerungen, keine neurologische Symptomatik, keine Veränderungen in der Rektumbiopsie, keine Niereninsuffizienz und kein Hinweis auf Lebererkrankung), die Amyloidose des Herzens sowie die Glykogenspeicherkrankheit des Herzens im Erwachsenenalter und die Hämochromatose beschrieben. Dementsprechend beschäftigten sich in jüngster Zeit eine Vielzahl von Publikationen mit myokardialen Speicherkrankheiten und der differentialdiagnostischen Abgrenzung von der HNCM (Brandt et al. 1968; Ferrans et al. 1969; Juillet u. Grosgogeat 1971; Becker et al. 1975; Desnick et al. 1978; Bulkeey u. Hutchins 1978; Schmitz et al. 1981; Colucci et al. 1982; Sutton et al. 1982; Kuhn et al. 1983a, b; Sedlis et al. 1984; Nicolosi et al. 1984; Blumenstein et al. 1985; Sheth u. Thomas 1982).

Bei diesen Erkrankungen handelt es sich meist, wie erwähnt, um einen unerwarteten Befund in der Herzmuskelbiopsie (Kuhn et al. 1982b, 1983c). Eine gewisse Ausnahme scheint die Amyloidose zu bilden. Obwohl systematische Untersuchungen zu diesem Problem bisher fehlen, scheint es so zu sein, daß die Rektumbiopsie bei diesen Patienten positiv ist und monosymptomatische Formen des Herzens eher die Ausnahme darstellen. Wichtigster elektrokardiographischer Befund ist eine Niedervoltage, seltene Befunde sind das Bild eines abgelaufenen Infarktes, ein Links- oder Rechtsschenkelblock, paroxysmale Vorhoftachykardien, ein av Block III. Grades sowie ein Linkstyp. Echokardiographisch findet sich eher eine konzentrische als eine asymmetrische Hypertrophie, häufig ist ein Perikarderguß. Weitere Hinweise sind eine evtl. familiäre Verbreitung der Erkrankung, ferner der Befall anderer Organe (Haut, Niere, Leber, Milz, Darm und Lunge) sowie eine Neuropathie. Bei der Herzkatheteruntersuchung kann eine ausgeprägte Dip- und Plateaubildung der Ventrikeldruckkurve vorliegen, weshalb früher die Amyloidose zu den sog. restriktiven Kardiomyopathien gezählt wurde, unter denen man heute jedoch ausschließlich die Endomyokardfibrosen versteht (GOODWIN u. OAKLEY 1972; Report of the WHO/ISFC 1980).

Eine seltene, aber differentialdiagnostisch zu beachtende Situation sind Patienten mit primären Tumoren des Myokards, die voll das Bild der HNCM vortäuschen können (KÖHLER et al. 1981). An eine derartige Möglichkeit wird man relativ leicht denken, wenn das klinische Bild eines Primärtumors mit einem metastasierenden Prozeß besteht. An eine tumoröse Manifestation innerhalb des Myokards wird man denken, wenn der Hypertrophieprozeß in ganz ungewöhnlicher Weise ausgeprägt ist und eine ganz überwiegend regionale Betonung zeigt. Invasive Katheteruntersuchung mit exakter Darstellung der Ventrikelgeometrie und dem Vergleich mit der üblicherweise bei HNCM beobachteten Deformierung des Ventrikelcavums, evtl. die Kardiocomputertomographie und in sicherlich sehr seltenen Fällen evtl. auch eine Probethorakotomie mit Exploration des Myokards sind als diagnostische Maßnahmen zur weiteren Abklärung in Erwägung zu ziehen.

Eine differentialdiagnostisch besonders wichtige Gruppe von Herzerkrankungen bzw. Veränderungen des Herzens sind jene, bei denen eine bekannte Ursache im Sinne einer Mehrbelastung des linken Ventrikels und entsprechender Adaptation durch Muskelhypertrophie vorliegt, bei der jedoch ein zusätzlicher eigenständiger Hypertrophieprozeß im Sinne einer HNCM nicht auszuschließen ist. Dazu zählen Patienten mit arterieller Hypertonie (SAVAGE et al, 1979; DOI et el. 1980; COHEN et al. 1981; KUHN et al. 1982a; HESS et al. 1983; KOGA et al. 1984; TOPOL et al. 1985), Aortenvitien (s. Abschn. J des Kap. HOCM), Myokardveränderungen bei Leistungssportlern (KUHN et al. 1982a, b; BIENMÜLLER et al. 1982; OAKLEY u. OAKLEY 1982; ECTOR et al. 1984; SHAPIRO et al. 1985; BALADY et al. 1984; MENAPACE et al. 1977; TURCOT et al. 1977), sowie Patienten mit terminaler Niereninsuffizienz (ABBASI et al. 1976; WIZEMANN et al. 1986). Aus Sicht der klinischen Problematik wird allerdings die Situation eher so sein, daß bei Nachweis einer Myokardverdickung bekannter Ursache differentialdiagnostisch an eine HNCM zu denken ist und nicht, daß primär eine HNCM diagnostiziert wird und sekundär differentialdiagnostisch ein Myokardhypertrophieprozeß bekannter Ätiologie auszuschließen ist. An eine HNCM wird man vor allem denken, wenn bei den genannten Krankheiten eine überwiegende Hypertrophie des Septums besteht, das Ausmaß der Muskelverdickung mit den üblicherweise bei den genannten Erkrankungen bekannten Myokardverdickungen nicht vereinbar ist und EKG Veränderungen vorliegen, wie sie nicht zum üblichen Bild gehören (durchgehend gleichschenklig negative T-Wellen in den Brustwandableitungen mit Maximum in den Ableitungen V3 und V4, abnorme Q-Zacken oder R-Verlust). Bisher fehlen systematische Untersuchungen, die eine ausreichende Beurteilung zulassen würden, ob in den genannten Situationen ätiologisch unbeeinflußt zwei parallele Hypertrophieprozesse innerhalb eines Patienten vorliegen, primär also eine HNCM bestand, oder ob durch die Mehrbelastung des Myokards bekannter Ätiologie ein zuvor latenter Hypertrophiestimulus aktiviert wurde und eine überschießende Myokardhypertrophie hervorrief. Befunde von HESS et al. (1979) sprechen dafür, daß sich die asymmetrische Septumhypertrophie nach operativer Korrektur des Aortenvitiums wieder zurückbildet. Bei Leistungssportlern mit Verdacht auf zusätzliche HNCM liegen bisher keine Verlaufsbeobachtungen nach Unterbrechung der sportlichen Aktivitäten vor, die weiteren differentialdiagnostischen Aufschluß liefern würden. Zweifellos kommt diesem Aspekt jedoch große klinische Bedeutung zu, nachdem bei verstorbenen Leistungssportlern eine Hypertrophie des Myokards gefunden wurde, die nicht mit einem Sportherz, wohl aber voll mit der Diagose einer HNCM vereinbar war (MARON et al. 1983. Dies gilt auch für postmortale Beschreibungen des Autopsiebefundes in Form einer erheblichen Herzmuskelhypertrophie bei Leistungssportlern, bei denen aus heutiger Sicht der Kenntnis einer HNCM zumindest der dringende Verdacht geäußert werden muß, daß eine hypertrophische Kardiomyopathie mit großer Wahrscheinlichkeit vorgelegen hat. (MUNSCHECK 1976; JUNG u. SCHÄFER-NOLTE 1982; HAASIS u. JESCHKE 1972).

Problematisch hinsichtlich der differentialdiagnostischen Zuordnung und des weiteren diagnostischen Vorgehens ist die Situation bei Personen mit fraglich kardial bedingten Beschwerden, normal großem Herzen und normalem EKG, jedoch echokardiographisch mäßig verdicktem Ventrikelseptum mit fraglichem Krankheitswert (asymmetrische Septumverdickung bzw. Hypertrophie?). Um Hinweise dafür zu erhalten, daß der echokardiographische Befund potentiell pathologisch ist, wird man vor allem zunächst Untersuchungen von Familienangehörigen ersten Grades durchführen. Findet sich eine familiäre Verbreitung der asymmetrischen Septumverdickung oder sogar ein Familienmitglied mit dem Vollbild einer hypertrophischen Kardiomyopathie, so wird man dem abnormen echokardiographischen Befund einen potentiellen Krankheitswert beizumessen haben und weitere echokardiographische Kontrollen im Hinblick auf eine Progredienz der Verdickung der Muskulatur veranlassen. Bereits von einer Herzerkrankung bzw. einer hypertrophischen nicht obstruktiven Kardiomyopathie zu sprechen, scheint in diesen Fällen nicht berechtigt, da bisher nicht bekannt ist, ob es sich um einen progredienten Befund bzw. ein Frühstadium des Vollbildes einer HOCM oder HNCM handelt, und ob eine solche Septumverdickung tatsächlich Beschwerden hervorruft oder die Prognose gegenüber Normalpersonen verschlechtert. Bei diesen Personen geht es also darum, ob überhaupt eine Herzerkrankung vorliegt oder möglicherweise nur eine Normvariante ohne Krankheitswert in Form eines verdickten Septums.

K. Konservative Therapie und Verlauf

Bezüglich der konservativen Therapie sei insbesondere auch auf den entsprechenden Abschnitt im Kapitel HOCM verwiesen. Bisher liegen keine Studien vor, die einen eindeutigen Effekt einer medikamentösen Behandlung auf Symptomatik, Komplikationen, klinischen Verlauf und die Prognose der Erkrankung belegen. Dies gilt auch für die Regression der Muskelhypertrophie insbesondere unter dem Einfluß einer kalziumantagonistischen Behandlung mit Verapamil.

Wie bereits im Kapitel HOCM erwähnt, wird meist in den entsprechenden Studien eine Vermischung von Patienten mit HOCM und HNCM vorgenommen. Nicht randomisierte Langzeitstudien mit Verapamil ausschließlich bei Patienten mit HNCM führten zu keinen überzeugenden Ergebnissen im Sinne eines günstigen Effektes. Dies gilt auch für die Rückbildung der Myokardhypertrophie (KUHN 1985a). STRAUER et al. (1984) untersuchten den Einfluß von Nifedipine auf die Rückbildung der Muskelmasse bei HNCM und fanden Hinweise für einen günstigen Effekt. Die Patientenzahl ist allerdings klein und die Bestimmung der Muskelmasse bei hypertrophischen Kardiomyopathien problematisch (s. Abschn. C).

Der heute allgemein übliche probatorische Einsatz und eine entsprechende Langzeittherapie der HNCM mit Verapamil wie bei HOCM basieren demnach nicht auf gesicherten Ergebnissen klinischer Langzeitstudien, sondern mehr auf deduktiven Überlegungen, die von einer Verbesserung der Dehnbarkeit in akuten Interventionsstudien bei HNCM (s. Abschn. C) und von Langzeitergebnissen nach Verabreichung von Verapamil bei Patienten mit HOCM ausgehen. Auch eine klinische Wirksamkeit von Propranolol ist nicht als erwiesen anzusehen.

Bezüglich des Verlaufes ist festzustellen, daß die Vermutung des Überganges einer HOCM in eine HNCM und der umgekehrte Fall erwogen wurden (OAKLEY 1972). Zweifelsfrei dokumentiert ist er in der Literatur bisher jedoch noch nicht. Dies gilt auch für den Übergang einer HNCM in das Bild einer dilatativen Kardiomyopathie (DCM).

Nach retrospektiven klinischen und elektrokardiographischen Untersuchungen kann sich das Frühstadium der Krankheit offenbar bereits in der Kindheit manifestieren (BRAUNWALD u. AYGEN 1963; KUHN et al. 1980c). So findet sich ein abnormer und im weiteren Verlauf zunehmender EKG-Befund vor allem in Form einer zunächst nur geringfügig negativen T-Welle z.T. viele Jahre vor der ersten klinischen Symptomatik. Dieser EKG-Befund sowie eine asymmetrische Septumverdickung stellen bisher den einzigen Hinweis auf ein mögliches Frühstadium der Erkrankung dar. Besondere Bedeutung kommt dabei nach eigenen Erfahrungen offensichtlich einer ausschließlichen T-Negativität in Ableitung aVL zu (Abb. 2).

Der klinische Verlauf ist über viele Jahre offensichtlich stabil und nur in einigen Fällen langsam progredient. HESS et al. (1979) beobachteten 13 Patienten im Mittel 3 Jahre. 8 Patienten blieben stabil, 5 verschlechterten sich. Wir beobachteten 37 Patienten im Mittel 5,1 Jahre. Bei 68% der Patienten blieb die Beschwerdesymptomatik stabil, 19% verschlechterten sich. 2 Patienten verstarben an einem plötzlichen Herztod. Die Langzeitprognose von Patienten mit HNCM – soweit bisher allerdings nur bedingt vergleichbare Studien eine Beurteilung ermöglichen – ist offensichtlich günstiger als bei HOCM. Dafür sprechen auch in jüngster Zeit publizierte Untersuchungen von KAWAI et al. (1983) sowie KOGA et al. (1984). Eine Ausnahme hiervon bilden sicherlich jedoch Patienten mit sehr ausgeprägter klinischer Manifestation im Kindesalter, familiärer Verbreitung der

Erkrankung und Nachweis komplexer ventrikulärer Herzrhythmusstörungen (s. Kap. HOCM).

Ähnlich wie bei HOCM besteht eine therapeutisch sehr problematische Situation, wenn im Langzeitelektrokardiogramm prognostisch potentiell maligne ventrikuläre Herzrhythmusstörungen festgestellt wurden (insbesondere Nachweis länger anhaltender ventrikulärer Salven), ohne daß es bisher zu synkopalen Ereignissen gekommen ist oder daß bei Synkopen entsprechende ventrikuläre oder auch atriale Tachykardien dokumentiert werden konnten. Problematisch bezüglich des weiteren therapeutischen Vorgehens ist auch die Situation, wenn im Falle von synkopalen Ereignissen durch die programmierte Elektrostimulation des Herzens kein pathologischer Befund ausgelöst wurde oder im Falle fehlender Synkopen ein solcher nachweisbar ist. Eine zweifelsfreie Indikation für eine antiarrhythmische Dauerbehandlung ist bisher wohl nur bei den Patienten gegeben, bei denen in Verbindung mit synkopalen Ereignissen domumentierte ventrikuläre oder atriale Tachykardien nachgewiesen wurden. Langzeitstudien über den therapeutischen Stellenwert antiarrhythmischer Maßnahmen zur Verbesserung der Prognose dieser Patienten liegen bisher noch nicht vor. Dies gilt auch für die Beurteilung der Therapiekontrolle einer antiarrhythmischen Therapie durch programmierte Elektrostimulation des Herzens (s. Kap. HOCM).

Der plötzliche Herztod bei Patienten mit HNCM stellt zweifellos das zentrale Problem dar und ist, ähnlich wie bei HOCM, offensichtlich Folge akut auftretender maligner Herzrhythmusstörungen (s. Kap. HOCM). In wieweit bei Patienten mit HNCM dabei die Problematik von Patienten mit HOCM abzugrenzen ist, ist bisher unklar.

Bezüglich von Komplikationen kann man – soweit dies Langzeitbeobachtungen verschiedener Studien zu entnehmen ist und soweit die eigenen Erfahrungen der letzten Jahre dazu herangezogen werden können – nicht davon ausgehen, daß eine bakterielle Endokarditis ähnlich wie bei HOCM vermehrt auftritt. Aus dieser Sicht erscheint eine prophylaktische Verabreichung von Antibiotika bei entsprechenden operativen Risikoeingriffen auch nicht indiziert.

L. Chirurgische Therapie

Eine gesicherte chirurgische Therapie der HNCM gibt es bisher nicht. EPSTEIN et al. (1974) berichteten von zwei erfolglosen Versuchen einer septalen Myektomie und Myotomie in der Vorstellung, dadurch eine Verbesserung der reduzierten Dehnbarkeit des linken Ventrikels zu erzielen. Nach eigenen Erfahrungen an über 200 Patienten mit HNCM stellt sich nur in seltenen Fällen das Problem, ein spekulatives operatives Vorgehen zu erwägen, da sich mit medikamentösen Maßnahmen (Verabreichung von Diuretika zur kardialen Rekompensation, probatorische Verabreichung von Verapamil) das Krankheitsbild nicht ausreichend beeinflussen ließ. Ferner kann man davon ausgehen, daß derart fortgeschrittene Stadien bei HNCM im Vergleich zur HOCM selten sind.

Literatur

siehe nach Kapitel LCM, S. 142.

4. Latente Kardiomyopathie (LCM)

H. KUHN

Mit 1 Abbildung

A. Definition und Terminologie

Geht man davon aus, daß es sich bei den Kardiomyopathien definitionsgemäß um Erkrankungen des Herzmuskels unklarer (oder allenfalls in Teilaspekten z. B. in Form einer genetischen Komponente bei den hypertrophischen Kardiomyopathien geklärter) Ätiologie handelt, so muß man feststellen, daß sich eine Gruppe von Patienten den Formen der hypertrophischen obstruktiven Kardiomyopathie (HOCM), der hypertrophischen nicht obstruktiven Kardiomyopathie (HNCM) und der dilatativen Kardiomyopathie (DCM) nicht zuordnen läßt. Zu diesen Patienten gehören beispielsweise jene mit ätiologisch unklaren Herzrhythmusstörungen und sonst normaler Funktion und Größe des Herzens, Patienten mit ventrikulären Dysplasien (sog. Uhl's disease) und jene Gruppe von Patienten, bei denen trotz koronarangiographisch unauffälliger Gefäße pektanginöse Beschwerden bestehen, gleichzeitig eine Funktionsstörung des linken Ventrikels unter Belastung nachweisbar und das EKG in Ruhe oder unter Belastung pathologisch ist. Über die letztere Gruppe von Patienten stehen bisher meist unter dem Gesichtspunkt pectanginöser Beschwerden bei normal großem Herzen und normalen Koronararterien zahlreiche Publikationen zur Verfügung (z. B. BEMILLER et al. 1973; KREULEN et al. 1973; BOUDOULAS et al. 1974; MIRSKI et al. 1974; FROELICHER et al. 1973; HERMAN et al. 1973; KEMP et al. 1973; MAMMOHANSINGH u. PARKER 1975, LOOGEN et al. 1976, KUHN et al. 1975, 1978a, b, 1979, 1980a, b, 1986; SEKIGUCHI et al. 1985; OPHERK et al. 1981a, b; BERGER et al. 1983; BASS et al. 1983; CURTIUS et al. 1984a, b; Müller et al. 1984; LASLETT et al. 1984; CANNON et al. 1985a, b; LÖSSE u. KUHN 1982; FRENZEL et al. 1985, LETAC et al. 1981; MORGERA et al. 1985, LIPPE et al. 1981, SÉVÈRE et al. 1986).

Eine Fülle von Bezeichnungen für die Erkrankung dieser Patienten wurde, je nachdem welcher klinische, hämodynamische oder elektrokardiographische Aspekt im Vordergrund stand, bisher verwendet: Falsch positives Belastungs-EKG (insbesondere bei Frauen), Verdacht auf small vessel disease, Verdacht auf Zustand nach Myokarditis, Latente Kardiomyopatie (LCM), Syndrom der Angina pectoris bei normalen Koronararterien oder Syndrom X (Literatur s. KUHN u. LOOGEN 1981a). Eine exakte Definition als Basis einer klinischen, hämodynamischen sowie therapeutisch und prognostisch zu charakterisierenden Erkrankung wurde dabei – soweit nicht bereits die Bezeichnung LCM verwendet wurde – meist nicht verwendet. Insbesondere wurden bei vielen Publikationen der Umfang der auszuschließenden Erkrankungen des Herzens bekannter Ätiologie und die genaue Abgrenzung gegenüber den übrigen Kardiomyopathien nicht in erforderlicher Weise vorgenommen (z. T. keine genaue Abgrenzung gegenüber den hypertrophischen Kardiomyopathien durch Ausschluß einer abnormen Wandverdickung, keine exakte Abgrenzung gegenüber den dilatativen Kardiomyopathien mit mäßiger bzw. niedrig normaler Kontraktion des linken Ventrikels, Ausschluß von Schädigungen des Myokards durch Hypertonie, Alkohol, Psychopharmaka, früher Hyper- oder Hypothyreose (s. Abschn. H).

Nachdem Mitte der siebziger Jahre in Übereinstimmung mit Untersuchungsergebnissen anderer Autoren feststand, daß keineswegs ein „falsch positives Belastungs-EKG" (sondern tatsächlich eine deutliche Hypoxie des Myokards unter Belastung trotz normaler Koronararterien) und auch kein normaler Herzmuskel (sondern trotz normal großer Ventrikel z. T. ganz ausgeprägte Veränderungen der Herzmuskelzellen und eine deutliche Funktionsstörung des linken Ventrikels unter Belastung) vorlagen, wurde die Bezeichnung latente Kardiomyopathie (LCM) vorgeschlagen (KUHN et al. 1975, 1978a; LOOGEN et al. 1976; KUHN u. LOOGEN 1981a). Es bestand dabei das Ziel, eine Erkrankung zu charakterisieren, die bezüglich Definition und Diagnostik klar festgelegt ist und die terminologisch bezüglich der zugrunde liegenden klinischen, morphologischen und pathophysiologischen Veränderungen möglichst gut beschrieben sein sollte.

Die Bezeichnung latent erfolgte dabei in Anlehnung an die Bezeichnung latente Herzinsuffizienz und soll zum Ausdruck bringen, daß im Gegensatz zu den anderen Kardiomyopathien die Herzerkrankung bzw. die gestörte Myokardfunktion erst unter Belastung zu diagnostizieren ist. Latent soll also nicht besagen, daß die LCM ein Frühstadium der DCM darstellt. Die Zuordnung der Patienten mit LCM zur Gruppe der Patienten mit Kardiomyopathien erschien sinnvoll, da eine ätiologisch unklare Erkrankung des Herzmuskels, also definitionsgemäß eine Kardiomyopathie vorliegt.

Eine nicht selten benutzte Bezeichnung anstelle von latenter Kardiomyopathie ist die Bezeichnung Syndrom X. Sie erscheint aus klinischer Sicht problematisch, da sie wenig deskriptiv ist, von einem nicht exakt objektivierbaren diagnostischen Kriterium (nitratpositive typische Angina pectoris) abhängig ist und die gleichen abnormen Befunde (Funktionsstörung des Ventrikels unter Belastung, abnorme Laktatextraktion) auch bei zahlreichen Patienten ohne typische Angina pectoris gefunden werden.

Definitionsgemäß handelt es sich bei der LCM also um eine ätiologisch unklare Erkrankung des Herzmuskels bei normal großem Herzen (normale Größe der Herzkammern, normale Dicke des Ventrikelseptums und der freien Wand des Ventrikels, normales Kontraktionsverhalten in Ruhe) mit einer Funktionsstörung der Herzkammern unter Belastung bei angiographisch normalen Koronararterien. Unter der Bezeichnung Herzmuskel wird hierbei die Gesamtheit des Myokards verstanden, also die Gesamtheit von Herzmuskelfasern und Interstitium einschließlich der kleinen Gefäße. Bezüglich der definitionsgemäßen Festlegung einer unklaren Ätiologie wird auf den Abschnitt H. Diagnose und Differentialdiagnose und hier insbesondere auf den erforderlichen Ausschluß einer Vielzahl von Erkrankungen des Herzens bekannter Ätiologie, die ebenfalls zu einer Funktionsstörung unter Belastung führen können, verwiesen.

B. Pathologie

Postmortale, pathologisch anatomische Befunde bei der LCM liegen in Anbetracht der guten Prognose der Erkrankung bisher nicht vor. Nach den koronarangiographischen und ventrikulographischen Befunden müßte man erwarten, daß sich für den Pathologen ein völlig normales Herz darstellt.

Licht- und elektronenmikroskopische Untersuchungen von endomyokardialen Herzmuskelbiopsien zeigen neben normalem Herzmuskelgewebe z.T. deutliche und stets fokale unspezifische Veränderungen der Herzmuskelzellen (Abb. 1). So fanden sich eine interstitielle Fibrose und/oder eine Hypertrophie der Herzmuskelfasern, degenerative Veränderungen der Herzmuskelzellen mit Auflösung der Myofibrillen und degenerierte Mitochondrien, eine abnorme Vermehrung der Mitochondrien in Form einer sog. Mitochondriose sowie eine Fehlanordnung der Myofibrillen und z.T. auch der Myokardfasern.

Systematische vergleichende Untersuchungen von Biopsien der Patienten mit LCM und DCM entsprechen der licht- und elektronenmikroskopischen Einteilung, wie sie dem frühen und späten Stadium einer Herzinsuffizienz zuzuordnen

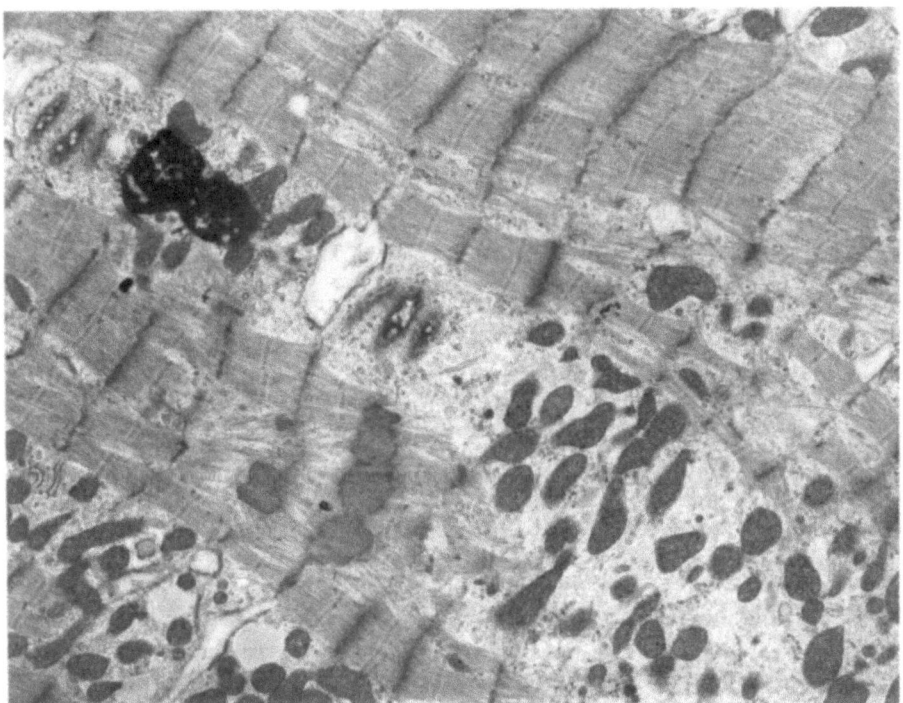

Abb. 1. Rechtsventrikuläre septale Herzmuskelbiopsie einer 32jährigen Patientin mit LCM, elektronenmikroskopisches Bild. Es finden sich ausgeprägte fokale Veränderungen mit degenerativ veränderten Mitochondrien, Auflösung der Myofibrillen, Verklumpung von Z-Streifen.

Die elektonenmikroskopischen Abbildungen der Kapitel HOCM, HNCM und LCM wurden freundlicherweise von Prof. Hort, Universität Düsseldorf, zur Verfügung gestellt

ist (FRENZEL et al. 1985). Insbesondere zeigte sich bei diesem Vergleich, daß es innerhalb der Herzmuskelbiopsie ähnlich wie bei den übrigen Kardiomyopathien, aber auch bei praktisch allen anderen Herzerkrankungen bekannter Ätiologie (ausgenommen sind natürlich spezifische Erkrankungen z. B. in Form von Speicherkrankheiten oder einer eindeutigen Myokarditis) keine diagnostisch beweisenden Veränderungen gibt, d. h. Veränderungen der LCM lassen sich bei praktisch allen Herzerkrankungen mit Funktionsstörung des Ventrikels sowie in frühen oder fortgeschrittenen Stadien einer Herzmuskelinsuffizienz unterschiedlicher Ätiologie nachweisen. Ferner ergaben die genannten vergleichenden Untersuchungen, daß die LCM morphologisch als diffuse Myokarderkrankung einzuordnen ist.

Eine small vessel disease oder Anhaltspunkte für eine abgelaufene Myokarditis ergaben sich in keinem Fall. Ferner zeigte sich, daß DCM und LCM histologisch in der Quantität, nicht jedoch in der Qualität der Muskelzellveränderungen zu unterscheiden sind (FRENZEL et al. 1985).

Die Muskelfaserdicke lag im Normbereich. Danach scheidet aus, daß die feinstrukturellen intrazellulären Veränderungen Ausdruck einer Degeneration bei erheblicher Hypertrophie des Herzens (und damit z. B. als Folge einer klinisch „übersehenen" arteriellen Hypertonie) sind. Die mitochondrialen Veränderungen kennzeichnen eher ein frühes Stadium einer Funktionsstörung der Herzmuskulatur (FRENZEL et al. 1985).

Die Untersuchungsergebnisse früherer Arbeiten und die anderer Arbeitsgruppen stimmen mit diesen Ergebnissen systematischer Untersuchungen voll überein (KUHN et al. 1975, 1978a, 1979; KUNKEL et al. 1977; DEEG et al. 1981; OPHERK et al. 1981a, b, 1983; MORGERA et al. 1985).

C. Pathophysiologie und Ätiologie

Die pathophysiologischen Veränderungen der LCM konzentrieren sich auf drei unter Belastung nachweisbare Befunde: 1. Abnormer Anstieg des linksventrikulären enddiastolischen Druckes (KUHN 1980; MIRSKI et al. 1974; LOOGEN et al. 1976; TRIEB et al. 1979; THAULOW et al. 1980; OPHERK et al. 1981a, b; LÖSSE u. KUHN 1982. BUSH et al. 1982; CURTIUS et al. 1984). 2. Metabolische Funktionsstörung in Form einer abnormen Laktatextraktion als Ausdruck einer Hypoxie des Myokards (BOUDOULAS et al. 1974; MAMMOHANSINGH u. PARKER 1975; JACKSON et al. 1978; KUHN et al. 1980b, 1981, 1986; OPHERK et al. 1981a, b; LÖSSE et al. 1980a, b). 3. Abfall der Austreibungsfraktion des linken Ventrikels (TRIEB et al. 1979; THAULOW et al. 1980; OPHERK et al. 1981a, b; GLEICHMANN et al. 1981; CANNON et al. 1985a, b). Weitere Veränderungen betreffen Perfusionsdefekte in der Thalliumszintigraphie in Ruhe und unter Belastung, z. T. mit Redistribution in Ruhe (LÖSSE et al. 1980a); OPHERK et al. 1981a, b; UHL et al. 1981; JOHNSON et al. 1981) und eine eingeschränkte Koronarreserve nach Verabreichung von Dipyridamol (TAUCHERT et al. 1978, OPHERK et al. 1981a, b). Dabei wurde z. T. gleichzeitig eine abnorme Laktatextraktion festgestellt, so daß eine primär vaskuläre Ursache der Hypoxie des Myokards möglich erschien. LETAC et al. (1981) konnten allerdings trotz Nachweis einer Myokardhypoxie in Form einer abnormen Laktatextraktion keine Störung der Koronardurchblutung nachweisen.

Die Problematik in der Beurteilung der pathophysiologischen Veränderungen ist darin zu sehen, daß je nach durchgeführter Studie nur einige, in keinem Fall naturgemäß vor dem Hintergrund der Zumutbarkeit für den Patienten alle genannten Untersuchungen durchführbar waren, so daß nicht zu unterscheiden ist, in welcher Häufigkeit welche Kombination von Veränderungen vorzufinden ist. Ferner bestehen insbesondere vor dem Hintergrund einer offensichtlich uneinheitlich gehandhabten Ausschlußdiagnostik (s. Abschn. A) in den Patientengruppen der verschiedenen Studien kein völlig einheitliches diagnostisches Profil und keine ganz einheitliche klinische Charakterisierung der Erkrankung. Nach den genannten Ergebnissen der eigenen Arbeitsgruppe kann man offensichtlich davon ausgehen, daß Veränderungen der Herzmuskelbiopsie und Speicherdefekte im Thalliumszintigramm praktisch immer nachweisbar sind. Dies gilt definitionsgemäß auch für den abnormen Anstieg des Pulmonalarterienmitteldruckes bzw. Pulmonalarterienkapillardrucks unter Belastung, der zumindest in der ganz überwiegenden Zahl der Patienten mit einer abnormen Laktatextraktion als Ausdruck einer Hypoxie unter Belastung kombiniert ist. Nach Untersuchungen von OPHERK et al. (1981) muß man ferner offensichtlich davon ausgehen, daß in der Mehrzahl der Fälle mit abnormem Anstieg des Pulmonalarterienmitteldruckes bzw. des enddiastolischen Druckes im linken Ventrikel unter Belastung diese pathophysiologische Veränderung als Folge einer unter Belastung nachlassenden Kontraktionskraft im Sinne einer Abnahme der Austreibungsfraktion des linken Ventrikels anzusehen ist. Die untersuchten Patientenzahlen sind allerdings noch relativ gering. Auf jeden Fall besteht zusätzlich die Möglichkeit, daß bei einer nicht geringen Anzahl von Patienten mit LCM der Anstieg des enddiastolischen Druckes unter Belastung Folge einer Dehnbarkeitsstörung des linken Ventrikels und nicht einer unter Belastung manifest werdenden Kontraktionsstörung ist.

Eine erhöhte Thrombozytenaktivität mit daraus resultierender Mikrozirkulationsstörung ließ sich in Untersuchungen von CURTIUS et al. (1984b) nicht nachweisen. In Untersuchungen von HIRSH et al. (1981) ließ sich ferner im Gegensatz zu Patienten mit Angina pectoris bei koronarer Herzerkrankung keine vermehrte Konzentration von 6-Keto-Prostaglandin F_{1a} und von Thromboxan B_2 im Koronarsinus nachweisen, was ebenfalls gegen eine vermehrte Thrombozytenaggregation und einen erhöhten vasculären Tonus im Sinne einer Mikrozirkulationsstörung spricht.

Nach Untersuchungen von GERTZ et al. (1980) wäre es grundsätzlich möglich, daß die Hypoxie des Myokards bei koronarer Herzerkrankung zumindest bei einigen Patienten in einer pathologischen Utilisation von freien Fettsäuren im Vergleich zur Utilisation von Laktat und Glukose zu sehen ist. Die Bestimmung dieser Substrate für die Deckung des Energiebedarfs bei Patienten mit LCM ergab jedoch im Vergleich zu Patienten mit koronarer Herzerkrankung keinen Unterschied (KUHN et al. 1980b, 1981).

Insgesamt kann man davon ausgehen, daß einerseits eine Vielzahl pathophysiologischer Veränderungen bei Patienten mit LCM und bei Patientengruppen, die mit großer Wahrscheinlichkeit der LCM zuzuordnen sind, beschrieben wurden, daß andererseits jedoch daraus nicht abgeleitet werden kann, daß dem

Krankheitsbild der LCM pathophysiologische Veränderungen zugrunde liegen, die auf einen einheitlichen pathophysiologischen Mechanismus hinweisen.

Die Ätiologie der Erkrankung ist unklar. Auch aus den genannten pathophysiologischen Veränderungen lassen sich keine definitiven ätiologischen Rückschlüsse ziehen. Aus klinischer Sicht dürfte wesentlich sein, daß weder aus der Anamnese der Patienten, aus blutchemischen Untersuchungen sowie aus dem genannten Ergebnis der Untersuchung von Herzmuskelbiopsieproben ein Anhalt für eine entzündliche Ätiologie resultiert.

Aus retrospektiven Untersuchungen ließ sich auch nicht wahrscheinlich machen, daß eine in früheren Jahren möglicherweise vorhandene und unerkannt gebliebene arterielle Hypertonie als Ursache der linksventrikulären Funktionsstörung in Betracht kommt. Der Vergleich von klinischen, hämodynamischen, myokardszintigraphischen und herzmuskelbioptischen Befunden bei Patienten mit LCM und bei Patienten mit hypertensiver Herzkrankheit bei noch normal großem Herzen und normalen Ventrikelvolumina sowie normaler Wanddicke weist eher darauf hin, daß bei einer Vielzahl von Patienten mit arterieller Hypertonie und Funktionsstörung des linken Ventrikels unter Belastung eine LCM als Ursache der abnormen Befunde möglich ist und nicht eine Schädigung des linksventrikulären Myokards als Folge einer arteriellen Hypertonie (JANSEN 1988).

Wie bei den pathophysiologischen Überlegungen bereits ausgeführt, kann auch nicht davon ausgegangen werden, daß primär eine Mikrozirkulationsstörung (CURTIUS et al. 1984 b) oder eine Utilisationsstörung von Substraten besteht, die für die Deckung des Energiebedarfes erforderlich sind (GERTZ et al. 1980; KUHN et al. 1980 b). Danach kann ähnlich wie bezüglich der pathophysiologischen Veränderungen nicht ausgeschlossen werden, daß auch die Ätiologie möglicherweise uneinheitlich ist.

D. Häufigkeit, Alter und Geschlecht

Es gibt bisher keine ausreichend genauen Vorstellungen über die Häufigkeit der LCM innerhalb aller Herzerkrankungen. In einer eigenen Studie (KUHN et al. 1986; JANSEN 1988) zeigte sich, daß die LCM sicherlich dann eine relativ seltene Erkrankung darstellt, wenn sehr kritische Ausschlußkriterien angewendet werden, d. h. alle Patienten ausgeschlossen werden, bei denen Begleiterkrankungen und ätiologische Einwirkungen vorliegen, die zumindest nach theoretischen Überlegungen als Ursache der myokardialen Veränderungen angesehen werden können. So zeigte sich, daß bei 391 konsekutiven Patienten der Jahre 1976–1981 an der Düsseldorfer Universitätsklinik in Übereinstimmung mit der Definition einer LCM normale Kammervolumina, eine normale Ejektionsfraktion und normale Wanddicken des linken Ventrikels einschließlich des Ventrikelseptums sowie ein normales Koronarangiogramm vorlagen. Bei 135 dieser 391 Patienten ließ sich nicht ausschließen, daß die Veränderungen, die sonst einer LCM zuzuordnen wären, Folge von Begleiterkrankungen waren (z. B. hoher habitueller Alkoholkonsum, Medikamentenabusus, frühere Hyperthyreose, Diabetes mellitus, obstruktive oder restriktive Atemwegserkrankung). Schloß man von den verbliebenen 256 Patienten zusätzlich noch jene aus, die nach der Anamnese oder anhand der augenblicklichen Befunde eine arterielle Hypertonie aufwiesen und schloß man jene Patienten aus, bei denen zwar die angiographischen Kriterien einer LCM vorlagen, bei denen jedoch unter Belastung kein pathologischer Anstieg des Pulmonalarterienmitteldruckes bzw. des Pulmonalarterienkapillardruckes nachweisbar war, so reduzierte sich diese Zahl wiederum auf letztlich nur noch 42 Patienten mit definitiver LCM. Andererseits ergab die Studie, daß zumindest nicht auszuschließen war, daß bei allen 391 Patienten primär eine LCM vorlag und nicht die zunächst angenommene Erkrankung bekannter Ätiologie mit sekundärer Veränderung des Myokards.

Bei Anwendung ähnlicher Ausschlußkriterien verblieben in einer Studie von SÉVÈRE et al. (1986) von ursprünglich 268 Patienten 25 mit definitiver LCM.

Das Alter dieser Patienten lag zwischen 35 und 55 Jahren. Im eigenen Krankengut betrug das Alter im Mittel 47 Jahre, 55% waren Männer, 45% Frauen.

E. Symptomatik

Am häufigsten finden sich in der Anamnese der Patienten pektanginöse Beschwerden (88%), die nur zum geringeren Teil (33%) als typisch im Sinne einer koronaren Herzerkrankung angegeben werden. Weitere Beschwerden sind eine Belastungsdyspnoe, allgemeiner Leistungsmangel oder Palpitationen. Auffallend ist auch eine relativ häufige psychische Überlagerung der Beschwerdesymptomatik. Bei Patienten, bei denen sehr wahrscheinlich eine LCM vorlag, fand sich in Untersuchungen von BASS et al. (1983) z. T. ein chronisch neurotisches Krankheitsbild.

F. Nicht invasive Befunde

Der klinische Untersuchungsbefund ist unauffällig. Häufigster EKG-Befund sind Kammerendteilveränderungen vornehmlich in den Ableitungen I, II, V5 und V6 mit signifikanten horizontalen oder deszendierenden Senkungen der ST-Strecke unter Belastung. In 30% der Patienten unseres Krankengutes lag ein kompletter Linksschenkelblock vor. Auch in der Mehrzahl der eingangs zitierten Publikationen fanden sich in Ruhe oder unter Belastung Veränderungen der ST-Strecke, soweit in den Veröffentlichungen entsprechende Angaben gemacht werden. Zusätzlich zu den genannten EKG-Veränderungen können Herzrhythmusstörungen in Form ventrikulärer oder supraventrikulärer Extrasystolen vorliegen. Problematisch dabei ist, in wieweit Patienten mit komplexen ventrikulären oder supraventrikulären tachykarden oder bradykarden Herzrhythmusstörungen eine eigene Krankheitsgruppe darstellen und wo gegebenenfalls die Grenze zwischen Patienten mit LCM zu ziehen ist. Dies gilt insbesondere dann, wenn bereits eine intensive antiarrhythmische Therapie erforderlich war oder zur Zeit noch durchgeführt wird und nicht auszuschließen ist, daß Funktionsstörungen des

Myokards unter Belastung möglicherweise Folge des negativ inotropen Effektes von Antiarrhythmika sind.

Der Röntgenbefund des Herzens, das ein- und zweidimensionale Echokardiogramm sowie das Apex- und Phonokardiogramm einschließlich der systolischen Zeitintervalle sind unauffällig.

In der Thallium 201 Myokardszintigraphie finden sich praktisch immer fein- bis grobfleckige fokale oder diffuse Speicherdefekte, die völlig das Bild einer koronaren Herzerkrankung vortäuschen können (LÖSSE et al. 1979, 1980).

Die minimalen kardialen Transitzeiten unter Belastung sind offenbar nur in den Fällen verlängert, in denen die Funktionsstörung des linken Ventrikels nicht auf eine Störung der Ventrikeldehnbarkeit zurückzuführen ist (LÖSSE et al. 1979).

Die Radionuklidventrikulographie zeigt bei einem Teil der Patienten eine Abnahme der Austreibungsfraktion des linken Ventrikels unter Belastung (s. Abschn. C).

G. Invasive Befunde

Der hämodynamisch wichtigste Befund ist zweifellos ein abnormer Anstieg des Pulmonalarterienkapillardrucks und des Pulmonalarterienmitteldrucks unter Belastung als Folge einer Funktionsstörung des linken Ventrikels. Dabei kann es sich um eine Dehnbarkeitsstörung oder um eine Pumpstörung des linken Ventrikels handeln. Letztere ließ sich nicht invasiv mittels Radionuklidventrikulographie oder mittels Ventrikulographie unter Belastung nach invasiver Untersuchung des Herzens nachweisen (s. Abschn. C).

Das Koronarangiogramm und das Ventrikulogramm in Ruhe sind definitionsgemäß normal.

Mittels der endomyokardialen Katheterbiopsie mit licht- und elektronenmikroskopischer Untersuchung des Herzmuskelgewebes finden sich z. T. deutliche, aber unspezifische Veränderungen (s. Abschn. C).

H. Diagnose und Differentialdiagnose

Die Diagnose der LCM beruht auf dem Nachweis einer Funktionsstörung des Herzmuskels unter Belastung unbekannter Ätiologie bei im übrigen normal großem Herzen in Ruhe, d.h. normal großem linken und rechten Ventrikel, normaler Dicke von Ventrikelseptum und freier Wand der Herzkammern. Die Funktionsstörung besteht in Form eines abnormen Anstiegs des linksventrikulären enddiastolischen Druckes im linken Ventrikel (in der Regel indirekt gemessen durch die Erfassung des Pulmonalarterienkapillardrucks und/oder Pulmonalarterienmitteldrucks) und/oder eines abnormen Verhaltens der Austreibungsfraktion des linken Ventrikels im Sinne einer Störung der Pumpfunktion oder in metabolischer Hinsicht z. B. in Form einer abnormen Laktatextraktion.

Die Patienten suchen den Arzt meist wegen ihrer pektanginösen Beschwerden auf, die, wie bereits erwähnt, teils typisch im Sinn einer koronaren Herzerkrankung, meist jedoch als uncharakteristische pektanginöse Beschwerden angegeben werden, ferner wegen eines allgemeinen Leistungsmangels oder einer Belastungsdyspnoe. Ein anderer Anlaß für weitere Untersuchungen kann ein anläßlich einer Routineuntersuchung festgestellter abnormer EKG Befund (vor allem ischämieverdächtige ST-Streckensenkungen in Ruhe oder unter Belastung) oder ein Schenkelblockbild sein. Nicht selten findet sich auch eine psychische Überlagerung des Krankheitsbildes.

Aus Sicht des praktischen Vorgehens ergeben sich folgende diagnostische Schritte:

Anamnese
Werden die pektangionösen Beschwerden typisch im Sinne einer koronaren Herzerkrankung geschildert, d. h sind sie eindeutig belastungsabhängig und nitropositiv, liegen entsprechende Risikofaktoren vor und ist der Patient nicht mehr relativ jung, so ist nach wie vor die wahrscheinlichste Diagnose eine koronare Herzerkrankung. Werden jedoch die Beschwerden eher in uncharakteristischer Weise angegeben, so sollte unter anderem eine LCM erwogen werden. Von erheblicher Bedeutung innerhalb der Anamnese ist auch die Frage, ob sich möglicherweise Hinweise für eine sekundäre Ursache der Herzerkrankung finden (z. B. hoher Alkoholkonsum, Psychopharmakaabusus, Hyperthyreose, arterielle Hypertonie (s. auch Abschn. H).

Elektrokardiogramm
In Anbetracht der Beschwerdesymptomatik wird man ein EKG ableiten, das im Falle einer LCM insbesondere ischämieverdächtige ST-Streckensenkungen unter Belastung oder einen Linksschenkelblock zeigen kann.

Echokardiographie
Die ein- und zweidimensionale Echokardiographie dient insbesondere zum Ausschluß einer Verdickung des Herzmuskels bzw. eines Hypertrophieprozesses unklarer Ätiologie im Sinne einer hypertrophischen Kardiomyopathie, ferner zum Ausschluß regionaler Kontraktionsstörungen wie bei koronarer Herzerkrankung Definitionsgemäß muß das Echokardiogramm bei LCM normal sein.

Koronarangiographie und Ventrikulographie
In Anbetracht der genannten Beschwerdesymptomatik und der elektrokardiographischen Veränderungen sollte heute grundsätzlich davon ausgegangen werden, daß weniger zum Nachweis als zum Ausschluß einer koronaren Herzerkrankung eine Koronarangiographie durchzuführen ist.

Thallium 201 Myokardszintigraphie
Eine Myokardszintigraphie zum Ausschluß einer koronaren Herzerkrankung genügt in Anbetracht der unzureichenden diagnostischen Spezifität der Methode sicherlich nicht. Da sie andererseits bei Patienten mit Beschwerden und EKG-Veränderungen wie bei LCM in der Regel ein abnormes Ergebnis liefert, stellt sie meist einen diagnostischen kostenintensiven Umweg dar (s. Abschn. F).

Einschwemmkathetheruntersuchung

Zur Aufdeckung der latenten Funktionsstörung dient die Einschwemmkatheteruntersuchung. Nach wie vor ist es dabei heute problematisch, definitive Normwerte in Abhängigkeit von Blutdruck, Herzfrequenz, Alter, Geschlecht, Trainingszustand, Tageszeit und Belastungsstufe anzugeben. (BUCHWALSKY 1985). Als oberen Normwert benutzen wir bei einer Belastungsstufe von 60 Watt einen Wert von 30 mm Hg des Pulmonalarterienmitteldrucks (KUHN et al. 1980; JANSEN 1988).

Bestimmung der arteriokoronarvenösen Differenz von Laktat

Zur weiteren diagnostischen Information sowie im Falle eines normalen Druckverhaltens im kleinen Kreislauf, jedoch deutlichen pektanginösen Beschwerden und vorher festgestelltem normalem Koronarogramm, kann eine Bestimmung der arteriokoronarvenösen Differenz von Laktat in Ruhe und unter Belastung, z. B. in Form einer hochfrequenten Vorhofstimulation über 10 Minuten, vorgenommen werden (s. Abschn. C). Hierbei handelt es sich bisher um den wohl wichtigsten Funktionstest, um einen sicheren Hinweis für einen Sauerstoffmangel des Herzmuskels bei angiographisch normalen Koronararterien zu erhalten (weitere Möglichkeiten wären z. B. die Bestimmung der arteriokoronarvenösen Differenz von Kalium und Hypoxanthin, evtl. in Verbindung mit direkter Messung der Koronardurchblutung). Als eindeutig pathologisch sind dabei die Fälle zu bewerten, bei denen unter Vorhofstimulation die Konzentration von Laktat im Koronarsinus höher wird als arteriell (negative Laktatextraktion). Nach Untersuchungen von JACKSON et al. (1978) muß man davon ausgehen, daß offensichtlich bereits eine Abnahme der arteriokoronarvenösen Differenz von Laktat unter Vorhofstimulation von 0,1 mmol/L als abnorm anzusehen ist.

Zusätzlich kann die Koronarreserve unter Ruhebedingungen und nach Verabreichung von Dipyridamol bestimmt werden. Nach Untersuchungen von OPHERK et al. (1981 a, b) erfaßt man dabei jedoch nicht mehr Patienten als mittels der wesentlich einfacher durchführbaren Laktatbestimmung. Ferner gibt es nach den Untersuchungen von LETAC et al. (1981) offensichtlich nicht wenige Patienten, bei denen eine Hypoxie des Myokards mittels Laktatbestimmung nachweisbar ist, jedoch im Gegensatz zu den Untersuchungen von OPHERK et al. (1981 a, b) sowie TAUCHERT et al. (1978) die Koronardurchblutung völlig normal ist. Für die Bestimmung der Koronarreserve gilt ferner, daß es sich hierbei um eine durch Dipyridamol induzierte Veränderung handelt, die mit dem eigentlichen pathologischen Mechanismus nur fraglich identisch ist. Allerdings gilt dies in gewissem Grade auch für die Belastung des Herzens mittels hochfrequenter Vorhofstimulation, die ebenfalls keine physiologische Belastung darstellt.

Grundsätzlich kann man bezüglich der Bestimmung der arteriokoronarvenösen Differenz von Laktat, Kalium oder Xanthinderivaten sowie der Koronardurchblutung vor und nach Verabreichung von Dipyridamol davon ausgehen, daß sie für die Routinediagnostik zu aufwendig ist. Ferner kann auf die Information dieser Testverfahren bei bereits nachgewiesenen normalen Koronararterien in der Regel verzichtet werden, da bereits ein abnormer Befund in Form eines pathologischen Anstiegs des enddiastolischen Druckes unter Belastung nachgewiesen wurde. War dies trotz pektanginöser Beschwerden und ischämieverdächtiger EKG-Veränderungen unter Belastung nicht möglich, so wird man sich in diesen Fällen in der Regel auf die Verdachtsdiagnose einer LCM beschränken und zur definitiven Bestätigung nicht noch die aufwendigen Testverfahren der Messung der Koronardurchblutung sowie der Lactatbestimmung durchführen.

Radionuklidventrikulographie
Der Radionuklidventrikulographie kommt sicherlich eine wesentliche Bedeutung zur Erfassung einer gestörten Funktion des Herzens insbesondere unter Belastung und damit für die Diagnostik der LCM zu. Man sollte dabei jedoch berücksichtigen, daß es dadurch lediglich möglich ist, ein abnormes Verhalten unter Belastung nachzuweisen. Ein negatives Ergebnis der Radionuklidventrikulographie beinhaltet keineswegs, daß die Ventrikelfunktion normal ist. Insbesondere werden damit nicht die Dehnbarkeitsstörungen des linken Ventrikels erfaßt. Unter diesem Gesichtspunkt erscheint es durchaus ratsam, primär bei diesen Patienten auf eine Radionuklidventrikulographie zu verzichten und eine Einschwemmkatheteruntersuchung, mit der beide Funktionsstörungen nachweisbar sind (Störung der Pumpfunktion und Störung der Dehnbarkeit), zu veranlassen.

Differentialdiagnose
Sie umfaßt wegen der beschriebenen EKG Veränderungen und der pektangionösen Beschwerden vor allem die koronare Herzerkrankung, ferner alle Funktionsstörungen des linken Ventrikels bekannter Ursache bei im übrigen normal großem Herzen, die im Rahmen des diagnostischen Vorgehens einer LCM auszuschließen sind (s. Abschn. H). Dazu gehören vor allem Patienten mit alkoholischer Herzerkrankung, arterieller Hypertonie, Herzbeteiligung der Hyper- und Hypothyreose, Myokarditis, Pericarditis constrictiva calcarea und non calcarea. Ferner ist bei intermittierenden ischämischen EKG-Veränderungen sowie selbstverständlich bei Ruheangina an die Prinzmetalangina zu denken. Zumindest klinisch auszuschließen sind ferner alle Lungenerkrankungen, die mit einer Widerstandserhöhung im kleinen Kreislauf einhergehen und einen Pulmonalarteriendruckanstieg im Sinne einer Funktionsstörung des linken Ventrikels vortäuschen können. Ferner sollte auch an die hypertrophische nicht obstruktive Kardiomyopathie gedacht werden, insbesondere wenn nicht das Vollbild mit ausgeprägten spitz negativen T-Wellen besteht. Hierbei ist von besonderer diagnostischer Bedeutung, daß das eindimensionale Echokardiogramm normal sein kann, da sich der Hypertrophieprozeß überwiegend im Spitzenbereich des linken Ventrikels befindet, der mittels ein- und z. T. auch zweidimensionaler Echokardiographie nicht erfaßbar sein kann. Eine sichere diagnostische Beurteilung ist in entsprechenden Zweifelsfällen nur mittels Ventrikulographie möglich.

Ein besonderes differentialdiagnostisches Problem stellen Patienten mit komplettem typischen Linksschenkelblock dar. Nach unseren Erfahrungen beträgt der Anteil von Patienten mit koronarer Herzerkrankung innerhalb dieser Patientengruppe weniger als 10%. Dabei kann man davon ausgehen, daß in der Mehrzahl der Patienten mit Linksschenkelblock bereits ein dilatierter Ventrikel im Sinne einer dilatativen Kardiomyopathie vorliegt oder daß der Linksschenkelblock (insbesodere bei Frauen) kombiniert mit einer arteriellen Hypertonie bei normalen Ventrikelvolumina auftritt. Bei einem großen Teil der Patienten fehlt auch die arterielle Hypertonie, und der Linksschenkelblock ist zunächst der einzige abnorme Befund. In der Mehrzahl der Patienten dieser letzten Gruppe findet sich dann eine deutliche Funktionsstörung des Ventrikels im Sinne einer latenten Kardiomyopathie. Von VASEY et al. (1985) wurde vor kurzem darauf hingewiesen, daß im Falle eines frequenzabhängigen Linksschenkelblocks das Auftreten des Linksschenkelblocks jenseits einer Frequenz von 125 mit hoher Spezifität gegen eine koronare Herzerkrankung spricht.

J. Therapie, Verlauf und Prognose

Systematische Untersuchungen über die therapeutischen Möglichkeiten bei der LCM liegen bisher zumindest an größeren Patientenzahlen nicht vor. Probatorisch ist nach eigenen Erfahrungen die Verabreichung von Nitropräparaten, Kalziumantagonisten, β-Rezeptorenblockern oder Carbochromenpräparaten indiziert. Das Ausmaß eines Plazeboeffektes ist dabei meist nicht sicher beurteilbar. Verapamil hat sich in einer Doppelblindstudie als ineffektiv erwiesen (LIPPE et al. 1981).

Bezüglich des Verlaufes der LCM ist festzustellen, daß die Prognose der Erkrankung gut ist, wahrscheinlich keine Unterschiede gegenüber einem Normalkollektiv vorliegen und nicht davon auszugehen ist, daß mit einer progredienten Herzinsuffizienz und dem Übergang einer latenten Kardiomyopathie in eine dilatative Kardiomyopathie gerechnet werden muß (BEMILLER et al. 1973; SCHNEIDER et al. 1978; KUHN et al. 1981; OPHERK et al. 1981 a,b; CURTIUS et al. 1984 a,b; SÉVÈRE et al. 1986). Lediglich bei Patienten mit Linksschenkelblock beobachteten SCHULER et al. (1986) in mehreren Fällen die allmähliche Entwicklung des Bildes einer dilatativen Kardiomyopathie. Dies entspricht nicht den bisher gemachten eigenen Erfahrungen. Wir konnten lediglich nachweisen, daß ein Linksschenkelblock viele Jahre vor klinischer Manifestation einer DCM nachweisbar sein kann (nach bisherigen Beobachtungen bis zu 22 Jahre) (KUHN et al. 1978a). In diesen Fällen ist jedoch nicht ausgeschlossen, daß trotz fehlender klinischer Symptomatik und eines röntgenologisch normal großen Herzens bereits ein dilatierter und kontraktionsgestörter linker Ventrikel vorhanden war. Eine Ausnahme stellen möglicherweise jene Patienten dar, bei denen der komplette Linksschenkelblock vermutlich nach früherer Diphtherie mit Myokardbeteiligung auftrat (KUHN et al. 1978a). Jedoch kann auch in diesen Fällen von Anfang an bereits ein dilatierter Ventrikel vorgelegen haben.

Einen interessanten Aspekt stellt die Beobachtung dar, daß bei einem Teil der Patienten mit ehemals deutlich erhöhtem Pulmonalarteriendruck unter Belastung Verlaufskontrollen nach mehreren Jahren gezeigt haben, daß nunmehr eine Normalisierung der Pulmonalarteriendrucke gefunden wird (GLEICHMANN et al. 1981; SÉVÈRE et al. 1986). Dies spricht für einen schubweisen Verlauf der Erkrankung. Medikamentöse Einflüsse sind dabei jedoch nicht auszuschließen. Systematische Untersuchungen zu diesem Problem liegen bisher nicht vor.

Literatur zu den Kapiteln HOCM, HNCM und LCM

Abbasi AS, Slaughter JC, Allen MW (1976) Asymmetric septal hypertophy in chronic hemodialysis patients. Circulation 54:II-190

Alday LE, Wagner HR, Vlad P (1972) Severe systemic hypertension and muscular subaortic stenosis. Am Heart J 83:395

Anderson DM, Raff GL, Ports TA, Brundage BH, Parmley WW, Chatterjee K (1987) Hypertrophic obstructive cardiomyopathy. Effects of acute and chronic varapamil treatment on left ventricular systolic and diastolic function. Br Heart J 51:523

Balady GJ, Cadigan JB, Ryan TJ (1984) Electrocardiogram of the athlete: An analysis of 289 professional football players. Am J Cardiol 53:1339

Bass CH, Wade C, Hand D, Jackson G (1983) Patients with angina with normal and near normal coronary arteries: Clinical and psychosocial state 12 months after angiography. Br Med J 287:1505

Beahrs MM, Tajik AJ, Seward JB, Giulian ER, McGoon DC (1983) Hypertrophic obstructive cardiomyopathy. Ten-to 21-year follow-up after partial septal myektomy. Am J Cardiol 51:1160

Becker AE, Schoorl R, Balk AG, Heide RM (1975) Cardiac manifestations of Fabry's disease. Am J Cardiol 36:829

Beckers I, Vandeputte R, Geboers I, Geest H de (1985) HLA complex and hypertrophic cardiomyopathy in an European population. Eur Heart J 6:963

Bemiller CE, Pepine CJ, Rogers AK (1973) Long term observations in patients with angina and normal coronary arteriograms. Circulation 47:36

Berger BC, Abramowitz R, Park CH, Desai AG, Madsen MT, Chung EK, Brest AN (1983) Abnormal Thallium 201 scans in patients with chest pain and angiographically normal coronary arteries. Am J Cardiol 52:365

Betocchi S, Cannon III RO, Watson RM, Bonow RO, Ostrow AG, Epstein SE, Rosing DR (1985) Effects of sublingual nifedipine on hemodynamics and systolic and diastolic function in patients with hypertrophic cardiomyopathy. Circulation 72:1001

Bienmüller H, Ebner H, Hilpert P (1982) Echokardographische Untersuchungen vor und während des Trainings von Hochleistungssportlern (Skilangläufer). Z Kardiol 71:754

Bigelow W, Trimble AS, Wigle D, Adelman AG, Felderhof C (1974) The treatment of muscular subaortic stenosis. J Thorac Cardiovasc Surg 68:384

Binet JP, David Ph, Piot JD (1983) Surgical treatment of hypertrophic obstructive cardiomyopathies. Eur Heart J (Suppl F) 4:191

Bircks W, Schulte Hd (1983) Surgical treatment of hypertrophic cardiomyopathy with special reference to complications and to atypical hypertrophic obstructive cardiomyopathy. Heart J (Suppl F) 4:187

Blumenstein M, Burkardt R, Hübner G, Schultheis HP, Strauer BE (1985) Belastungsdyspnoe bei einem 56jährigen Mann. Internist 26:701

Boden R, Albig M, Barwich D (1978) Kardiale Befunde bei Patienten mit Akromegalie: Eine echokardiographische Studie. Z Kardiol 67:163

Böcker K, Köhler E, Kuhn H, Körfer R (1981) Holosystolischer Mitralklappenprolaps und „SAM" nach operativer Behandlung einer hypertophisch obstruktiven Kardiomyopathie. Z Kardiol 70:403

Bonow RO, Rosing DR, Epstein SE (1983a) The acute and chronic effects of verapamil on left ventricular function in patients with hypertrophic cardiomyopathy. Eur Heart J (Suppl F) 4:57

Bonow RO, Frederick TM, Bacharach SL, Green MV, Goose PW, Maron BJ, Rosing DR (1983b) Atrial systole and left ventricular filling in hypertrophic cardiomyopathy: effect of verapamil. Am J Cardiol 51:1386

Bonow RO, Dilsizian V, Rosing DR, Maron BJ, Bacharach SL, Green MV (1985) Verapamil-induced improvement in left ventricular diastolic filling and increased exercise tolerance in patients with hypertrophic cardiomyopathy: Short- and long-term effect. Circulation 72:853

Borggrefe M, Kuhn H, Königer HH, Stöter H, Breithardt G, Loogen F, Schulte HD, Bircks W (1983) Arrhythmics in hypertrophic obstructive and non-obstructive cardiomyopathy. Eur Heart J (Suppl F) 4:245

Boudoulas H, Cobb TC, Leighton RF, Wilt SM (1974) Myocardial lactate production in patients with angina-like chest pain and angiographically normal coronary arteries of left ventricle. Am J Cardiol 34:501

Brachfeld N, Gorlin R (1961) Functional subaortic stenosis. Ann Intern Med 54:1

Brandt K, Cathcart E, Cohen A (1968) A clinical analysis of the course and prognosis of fourty-two patients with amyloidosis. Am J Med 44:955

Braunwald E, Aygen M (1963) Idiopathic myocardial hypertrophy without congestive heart failure or obstruction to blood flow. Am J Med 35:7

Braunwald E, Oldham HN, Linhar JW, Mason DT, Fort L (1964) The circulatory response of patients with idiopathic hypertrophic subaortic stenosis to nitroglycerin and to the Valsalva maneuver. Circulation 29:422

Brockenbrough EC, Braunwald E, Morrow AG (1961) A hemodynamic technic for the detection of hypertrophic subaortic stenosis. Circulation 23:189

Brugada P, Bär F, Zwaan C de, Roy D, Green M, Wellens H (1982) Sawfish systolic narrowing of the left anterior descending coronary artery: an angiographic sign of hypertrophic cardiomyopathy. Circulation 66:800

Buchwalsky R (1985) Einschwemmkatheter. perimed, Erlangen

Bulkley BH, Hutchins GM (1978) Pompe's disease presenting as hypertrophic myocardiopathy with Wolff-Parkinson-White Syndrom. Am Heart J 96:246

Bulkley BH, D'Amico B, Taylor AL (1983) Extensive myocardial fiber disarray in aortic and pulmonary atresia-relevance to hypertrophic cardiomyopathy. Circulation 67:191

Bush CA, Fanning W, Kolibash AJ, Leier CV (1982) Elevated left ventricular filling pressure as a cause of angina in patients with normal coronary arteries. Am J Cardiol 49:950

Canedo IM, Frank MJ, Abdulla AM (1980) Rhythm disturbances in hypertrophic cardiomyopathy: Prevalence, relation to symptoms and management. Am J Cardiol 45:848

Cannon RO (1987) Myocardial ischemia in hypertrophic cardiomyopathy. Z Kardiol (Suppl 3) 76:101

Cannon RO, Bonow RO, Bacharach L, Green MV, Rosing DR, Leon MB, Watson RM, Epstein SE (1985a) Left ventricular disfunction in patients with angina pectoris, normal epicardial coronary arteries and abnormal vasodilator reserve. Circulation 71:218

Cannon RO, Rosing DR, Maron BJ, Leon MB, Bonow RO, Watson RM, Epstein SE (1985b) Myocardial ischemia in patients with hypertrophic cardiomyopathy: Contribution of inadaequate vasodilator reserve and elevated left ventricular filling pressures. Circulation 71:234

Carr D, Friesen HG (1976) Growth hormone and insuline binding to human liver. J Clin Endocrinol Metab 42:484

Chahine RA, Raizner AE, Nelson J, Winters WL, Miller RR, Luchi RJ (1979) Mid systolic closure of aortic valve in hypertrophic cardiomyopathy. Echocardiographic and angiographic correlation. Am J Cardiol 43:17

Chen C, Sakurai, T, Fujta M, Nobuyoshi M, Kawai C (1981) Transient intraventricular conduction disturbances in hypertrophic obstructive cardiomyopathy. Am Heart J 101:672

Ciro E, Maron BJ, Bonow RO, Cannon RO, Epstein SE (1984) Relation between marked changes in left ventricular outflow tract gradient and disease progression in hypertrophic cardiomyopathy. Am J Cardiol 53:1103

Clark CE, Henry WL, Epstein SE (1973) Familial prevalence and genetic transmission of idiopathic hypertrophic subaortic stenosis. N Engl J Med 289:709–714

Cohen A, Hagan AD, Watkins J, Mitas J, Schwartzman M, Mazzoleni A, Cohen IM, Warren SE, Vieweg WV (1981) Clinical correlates in hypertensive patients with left ventricular hypertrophy diagnosed with echocardiography. Am J Cardiol 47:335

Cokkinos DV, Krajcer Z, Leachman RD (1985) Coronary artery diesease in hypertrophic cardiomyopathy. Am J Cardiol 55:1437

Colucci WS, Lorell BH, Schoen FJ, Warhol IM, Grossman W (1982) Hypertrophic obstructive cardiomyopathy due to Fabry's disease. N Engl J Med 307:926

Cooley DA, Leachman RD, Wukasch DC (1973) Diffuse muscular subaortic stenosis: Surgical treatment, Am J Cardiol 31:1

Cooper M, Shaddy R, Silverman N, Enderlein M (1985) Usefulness of Doppler echocardiography for determining hemodynamic improvement with introvenous verapamil in hypertrophic cardiomyopathy. Am J Cardiol 56:201

Criley JM, Siegell RJ (1985) Has obstruction hindered our understanding of hypertrophic cardiomyopathy? Circulation 72:1148

Curtius JM, Stechern V, Kuhn H, Loogen F (1984a) Echokardiographische Verlaufsbeobachtung bei latenter Kardiomyopathie. Z Kardiol 73:695

Curtius JM, Scharf RE, Freund U, Kuhn H (1984b) Thrombozytenaktivität bei dilatativer und latenter Kardiomyopathie im Vergleich zur koronaren Herzkrankheit. Z Kardiol 73:224

Deeg P, Becker W, Romen W, Haubitz I (1981) Lichtmikroskopische und angiographische Befunde von Patienten mit Angina pectoris und normalen Koronararterien. Z Kardiol 70:629

Desnick RJ, Klionsky B, Sweeley CC (1978) Fabry's disease (a-galactosidase A deficiency) In: Stanbury JB, Wyngaarden JP, Fredrickson DS (eds) The metabolic basis of inherited disease, 4th edn. Mc Graw-Hill, New York, p 810

Doi YL, Deanfield JE, McKenna WI, Dargie HJ, Oakley CM, Goodwin JF (1980) Echocardiographic differentiation of hypertensive heart disease and hypertrophic cardiomyopathy. Br Heart J 44:395

Doi YL, Hamashige N, Youczawa Y, Ozawa T (1984) Apical hypertrophic cardiomyopathy and ventricular tachycardia. Eur Heart J 5:824

Domenicucci S, Lazzerone E, Roelandt J, Ten Cate FJ, Vletter WB, Arntzenius AC, Das SK (1985) Progression of hypertrophic cardiomyopathy – a cross sectional echocardiographic study. Br Heart J 53:405

Dorp WG van, Ten Cate FJ, Vletter WB, Dohmen H, Roelandt J (1976) Familial prevalence of asymmetric septal hypertrophy. Eur J Cardiol 4:3

Dumesnil JG, Shocr RM (1982) Effect of the geometry of the left ventricle on the calculation of ejection-fraction. Circulation 65–91

Ector H, Bourgois J, Verlinden M, Hermans L, Vanden Eynde E, Fagard R, Geest H de (1984) Bradycardia, ventricular pauses, syncope, and sports. Lancet II:591

Emeriau JP, Fontan F, Besse P, Chauve A, Coqueran E, Bricaud H (1976) Prognostic value of preoperative left ventricular performance in idiopathic hypertrophic subaortic stenosis. 7th European Congress of Cardiology, Amsterdam

Epstein SE, Maron BI (1982) Hypertrophic cardiomyopathy: An overwiev. In: Kaltenbach M, Epstein SE (eds) Hypertrophic cardiomyopathy. Springer, Berlin Heidelberg New York, p 5

Epstein SE, Henry WL, Clark CE, Roberts WC, Maron BI (1974) Asymmetric septal hypertrophy. Ann Intern Med 81:650

Falicov E, Resnekov, L, Bharati S, Lev M (1976) Mid-ventricular obstruction: A variant of obstructive cardiomyopathy. Am J Cardiol 37:432

Farmer D, Hoggins C, Yee E, Lipton M, Wahr D, Ports T (1985) Tissue characterization by magnetic resonance imaging in hypertrophic cardiomyopathy. Am J Cardiol 55:230

Feizi Ö, Farrer-Brown G, Emanuel R (1978) Familial study of hypertrophic cardiomyopathy and congenital aortic valve disease. Am J Cardiol 41:956

Ferrans VJ, Hibbs RG, Burda CD (1969) The heart in Fabry's disease. A histochemical and electronmicroscopic study. Am J Cardiol 24:95

Ferrans VJ, Morrow AG, Roberts WC (1972) Myocardial ultrastructure in idiopathic hypertrophic subaortic stenosis. Circulation 45:769

Fester A, Samet P (1974) Passive elasticity of the human left ventricle: the parallel elastic element. Circulation 50:609

Fishbein MC, Blaufuß AH, Zamboni L, Criley JM, Laks MM (1975) Myocardial arterioles in syndrom X. Circulation (Suppl II) 51 and 52:90

Frank MJ, Abdulla FAM, Canedo MI, Saylors RE (1978) Long-term medical management of hypertrophic obstructive cardiomyopathy. Am J Cardiol 42:993

Frank MJ, Abdulla AM, Watkins LO, Prisant L, Stefadouros MA (1983) Long-term medical management of hypertrophic cardiomyopathy: usefulness of propranolol. Eur Heart J (Suppl F) 4:155

Frank MJ, Watkins LO, Prisant LM, Stefadouros MA, Abdulla AM (1984) Potentially lethal arrhythmias and their management in hypertrophic cardiomyopathy. Am J Cardiol 53:1608

Frank S, Braunwald E (1968) Idiopathic hypertrophic subaortic stenosis: Clinical analysis of 126 patients with emphasis on the natural history. Circulation 37:759

Frenzel H, Kuhn H, Hort W (1983) Die diagnostische Bedeutung der Endomyokardbiopsie (EMCB) bei hypertrophischer nicht obstruktiver Kardiomyopathie (HNCM). Z Kardiol 72:8

Frenzel H, Kasper M, Kuhn H, Lösse B, Reifschneider G, Hort W (1985) Licht- und elektronenmikroskopische Befunde in Früh- und Spätstadien der Herzinsuffizienz. Untersuchungen an Endomyokardbiopsien von Patienten mit latenter (LMC) und dilatativer (DCM) Kardiomyopathie. Z Kardiol 74:135

Frenzel H, Schwartzkopff B, Kuhn H, Lösse B, Thormann I, Hort W, Linke R (1986) Cardiac amyloid deposits in endomyocardial biopsies. Am J Clin Pathol 85:674

Fritz P, Schneider H, Heimburg P, Wegner G (1978) Sekundäre hypertrophe obstruktive Kardiomyopathie bei Morbus Fabry. Med Welt 29:1851

Froelicher VF, Yanowitz FG, Thompson AJ, Lancaster MC (1973) The correlation of coronary angiography and the electrocardiographic response to maximal treadmill testing in 76 asymptomatic men. Circulation 48:597

Gach IV, Andriange M, Frank G (1971) Hypertrophic obstructive cardiomyopathy and Friedreichs ataxia. Am J Cardiol 27:436

Gardin JM, Talano JV, Stepanides L, Fizzano J, Lesch M (1981) Systolic anterior motion on the absence of asymmetric septal hypertrophy. A buckling phenomenon of the chordae tendineae. Circulation 63:181

Gardin JM, Dabestani A, Glasgow GA, Butman S, Burn CS, Henry WL (1985) Echocardiographic and Doppler flow observations in obstructed and non obstructed hypertrophic cardiomyopathy. Am J Cardiol 56:614

Gerbaux A, Hanania G, Godefroid A, Barajan J, Maoudad I, Gay I (1976) Résultats à long terme du traitement chirurgical de la myocardiopathie obstructive par intervention sur le septum interventriculaire. Arch Mal Coeur 69:791

Gertz EW, Wisneski JA, Neese R, Houser A, Korte R, Bristow JD (1980) Myocardial lactate extraction: Multidetermined metabolic function. Circulation 61:256

Gietzen F, Blümm R, Frenzel H, Kuhn H (1985) Diagnose der hypertrophischen Kardiomyopathien mittels Kardiocomputertomographie. Z Kardiol (Suppl 3) 74:63

Gleichmann U, Ohlmeier H, Trieb G, Nannebach H (1981) Exercise induced angina pectoris due to abnormal left ventricular compliance. Acta Med Scand (Suppl) 644:23

Goodwin JF (1970) Congestive und hypertrophic cardiomyopathies. Lancet II:731

Goodwin JF (1974) ?IHSS.?HOCM.? ASH. A plea for unity. Am Heart J 89:269

Goodwin JF, Oakley CM (1972) The cardiomyopathies. Br Heart J 34:545

Haasis R, Jeschke D (1972) Ursachen des akuten Herztodes beim Jugendlichen. Verh Dtsch Ges Inn Med 78:1048

Hager W, Wilhelms W, Hierholzer E, Brass R, Dohmen K, Kuwert E (1979) Zur Frage der Immungenese der obstruktiven Kardiomyopathien. Z Kardiol 68:527

Hamada M, Matsubara W, Tomita N, Miyauchi Y, Kokubu T (1985) Left atrial mobile thrombus in hypertrophic cardiomyopathy. Am J Cardiol 56:812

Hanrath P, Schweitzer P, Bleifeld W, Essen R von, Effert S (1977) Familiäre asymmetrische Septumhypertrophie mit und ohne Obstruktion. Dtsch Med Wochenschr 102:751

Hanrath P, Schlüter M, Sonntag F, Diemert G, Bleifeld W (1983) Influence of verapamil therapy on left ventricular performance at rest and during exercise in hypertrophic cardiomyopathy. Am J Cardiol 52:544

Harmjanz D, Böttcher D, Schertlein (1971) Correlations of electrocardiographic pattern, shape of ventricular septum and isovolumetric relaxation time in irregular hypertrophic cardiomyopathy. Br Heart J 23:928

Hassenstein P, Storch HH, Schmitz W (1975) Erfahrungen mit der Schrittmacherdauerbehandlung bei Patienten mit obstruktiver Kardiomyopathie. Thoraxchirurgie 23:496

Hearne MI, Sherber HS, Leon AC de (1975) Asymmetric septal hypertrophy in acromegaly. An echocardiographic study. Circulation (Suppl II) 52:35

Henry WL, Chester EC, Epstein SE (1973) Asymmetric septal hypertrophy: The unifying link in the IHSS disease spectrum: Observation regarding its pathogenesis, pathophysiology and course. Cirlculation 47:827

Henry L, Clark CE, Griffith JM, Epstein SE (1975) Mechanism of left ventricular outflow obstruction in patients with obstructive asymmetric septal hypertrophy (IHSS). Am J Cardiol 35:337

Herman MV, Cohn PF, Golin R (1973) Angina-like chest pain without identificable cause. Ann Intern Med 79:445

Hess OM, Göbel NH, Luescher H, Schneider J, Angehrn W, Krayenbühl HP (1979) Left ventricular function in patients with hypertrophic nonobstructive cardiomyopathy. Eur J Cardiol 9:129

Hess OM, Schneider J, Turina M, Dieth K, Krayenbühl HP (1982) Asymmetric septal hypertrophy in patients with aortic stenosis: An adaptive mechanism or a co-existence of hypertrophic cardiomyopathy? Am J Cardiol 49:923

Hess OM, Grimm J, Krayenbühl HP (1983) Diastolic function in hypertrophic cardiomyopathy: effects of propranolol and verapamil on diastolic stiffness. Eur Heart J (Suppl 4) 4:47

Higgins CM, Byrd BF, Stark D, McNamary M, Lanzer P, Lipton M, Botvinick E, Chatterjee K (1985) Magnetic resonance imaging in hypertrophic cardiomyopathy. Am J Cardiol 55:1121

Hirota Y, Furubayashi K, Kaku K, Shinizu G, Kino M, Kawamura K, Takatsu T (1982) Hypertrophic non obstructive cardiomyopathy: a precise assessment of hemodynamic characteristics and clinical implications. Am J Cardiol 50:990

Hirsh PD, Hillis LD, Campbell WB, Firth BG, Willerson JT (1981) Release of prostaglandines and thromboxane into the coronary circulation in patients with ischemic heart disease. N Engl J Med 304:685

Hopf R, Kaltenbach M (1982) Die hypertrophische Kardiomyopathie. Möglichkeiten der kalciumantagonistischen Behandlung. Thieme, Stuttgart New York

Isner JM, Cherke RH, Pandian NG, Donaldson DN, Konstam MA, Payne DD, Cleveland RJ (1984) Laser myoplasty for hypertrophic cardiomyopathy. Am J Cardiol 53:1620

Jackson G, Richardson PJ, Atkinson L, Armstrong P, Oram S (1978) Angina with normal coronary arteriograms, value of coronary sinus lactate estimation in diagnosis and treatment. Br Heart J 40:976

Jansen A (1988) Angina pectoris und normales Koronarangiogramm. Untersuchungen zum Krankheitsbild der latenten Kardiomyopathie (LCM). Promotionsschrift, Universität Düsseldorf

Janson R, Lackner K, Grube E, Thurn P (1979) Nicht invasive Diagnostik der idiopathischen hypertrophischen subvalvulären Aortenstenose (IHSS) mit der Computertomographie (CT) (Abstr.). Z Kardiol 68:270

Jenni R, Ruffmann K, Vieli, A, Anliker M, Krayenbühl HP (1985) Dynamics of aortic flow in hypertrophic cardiomyopathy. Eur Heart J 6:391

Johnson AD, Lonky SA, Carleton RA (1975) Combined hypertrophic subaortic stenosis and calcific aortic valvular stenosis. Am J Cardiol 35:709

Johnson RE, Williams BR, Liberman HA, Morris DC, Logue RB (1981) Stress Thallium szintigraphy in patients with left bundle branch block. Circulation (Suppl IV) 64:105

Jones M, Barnhardt GR, Morrow AG (1982) Late results after operations for left ventricular outflowtract obstruction. Am J Cardiol 50:569

Juillet Y, Grosgogeat Y (1971) L'amyloidose cardiaque: Aspects cliniques, radiologiques, electriques, hemodynamiques, evolutifs et anatomiques. Arch Mal Coeur 4:361

Jung K, Schäfter-Nolte W (1982) Todesfälle in Zusammenhang mit Sport. Dtsch Z Sport Med 1:5

Kaltenbach M, Hopf R, Kober G, Bussmann WD, Keller M, Petersen Y (1979) Treatment of hypertrophic obstructive cardiomyopathy with verapamil. Br Heart J 42:35

Kawai C, Sakurai T, Fujiwara H, Matsumori A, Yui Y (1983a) Hypertrophic obstructive and non obstructive cardiomyopathy in Japan. Diagnosis of the disease with special reference to endomyocardial catheter biopsy. Eur Heart J (Suppl F) 4:121

Kawai C, Yui Y, Hoshino T, Sasayama S, Matsumori A (1983b) Myocardial catecholamines in hypertrophic and dilated (congestive) cardiomyopathy: a biopsy study. J Am Coll Cardiol 2:834

Kemp HG, Vokonas S, Cohn PF, Gorlin R (1973) The anginal syndrom associated with normal coronary arteriograms. Am J Med 54:735

Keren G, Belhassen B, Sherez J, Miller HI, Megidish R, Berenfeld D, Laniado S (1985) Apical hypertrophic cardiomyopathy: Evaluation by non invasive and invasive techniques in 23 patients. Circulation 71:45

Kishel JC, Chavez AM, Baron CJ, Roberts WC (1982) Infective endocarditis in hypertrophic cardiomyopathy: Analysis of 5 patients requiring mitral valve replacement. Am J Cardiol 49:949

Knieriem HJ, Stroobandt R, Meyer H, Bourgeois M (1975) Hypertrophic non obstructive cardiomyopathy caused by disorder of the myofiber texture. Virchow Arch [A] 367:209

Kobayashi K, Tarazi RC, Lovenberg W, Rakusan K (1984) Coronary blood flow in genetic cardiac hypertrophy. Am J Cardiol 53:1360

Kober G, Schmidt-Moritz A, Hopf R, Kaltenbach M (1983) Long-term treatment of hypertrophic obstructive cardiomyopathy – usefulness of verapamil. Eur Heart J (Suppl F) 4:165

Kober G, Hopf R, Miamino G, Bubenheimer P, Förster K, Kuck KH, Hanrath P, v. Olshausen KE, Schlepper M, Kaltenbach M (1987) Long-term treatment of hypertrophic cardiomyopathy with verapamil or propranolol in matched pairs of patients: results of a multicenter study. Z Kardiol (Suppl 3) 76:113

Koch JP, Maron BJ, Epstein SE, Morrow AG (1980) Results of operation for obstructive hypertrophic cardiomyopathy in the elderly. Am J Cardiol 46:963

Köhler E, Thurow J, Kuhn H, Neuhaus Ch, Bluschke V, Bosilj M (1979) Klinische und echokardiographische Untersuchungen zur familiären Verbreitung der hypertrophisch obstruktiven (HOCM) und hypertrophisch nicht obstruktiven (HNCM) Kardiomyopathie. Z Kardiol 68:511

Köhler E, Böcker K, Leuner CH, Jungblut R, Schoppe W, Nessler L, Minami K, Loogen F (1981) Die diagnostische Wertigkeit von M-mode, zweidimensionalem Echokardiogramm und Computertomographie im Vergleich zur Herzkatheteruntersuchung bei der Erkennnung kardialer Tumoren. Z Kardiol 70:571

Körfer R, Bausch H, Kuhn H, Schulte HD, Bircks W (1983) Hypertrophisch obstruktive Kardiomyopathie (HOCM). Z Allg Med 59:634

Koga Y, Itaya K, Toshima H (1984) Prognosis in hypertrophic cardiomyopathy. Am Heart J 108:315

Kostis JB, Moreyra AE, Natarajan N, Hosler M, Kuo PT, Conn HL (1979) Pathophysiology and diverse etiology of septal perforator compression. Circulation 59:913

Kowey PR, Eisenberg R, Engel TR (1984) Sustained arrhythmias in hypertrophic obstructive cardiomyopathy. N Engl J Med 310:1566

Krasnow N, Stein RA (1978) Hypertrophic cardiomyopathy in the aged. Am Heart J 96:326

Krasnow N, Stein R, Liebermann A, Shanta N, Summers DN, Nacht R (1981) Hypertrophic cardiomyopathy in old age: A comparison of severity and natural history with younger patients. Circulation (Suppl IV) 64:26

Krelhaus W, Kuhn H, Loogen F (1978) Analysis of deaths in the course of hypertrophic obstructive cardiomyopathy. In: Kaltenbach M, Loogen F, Olsen EGJ (eds) Cardiomyopathy and myocardial biopsy. Springer, Berlin Heidelberg New York, p 300

Kreulen TH, Gorlin R, Herman MV (1973) Ventriculographic patterns and hemodynamics in primary myocardial disease. Circulation 47:299

Kruck I, Andreas S, Berhöfer G, Schröder R, Biamino G (1987) Dopplerechokardiographische Befunde bei hypertropher Kardiomyopathie. Herz 12:226

Krüger SK, French JW, Forker AD, Caudill CC, Popp RL (1979) Echocardiography in discrete subaortic stenosis. Circulation 59:506

Kuck KH, Hanrath, P, Kunze KP, Dernedde, J, Geiger M, Bleifeld W (1984) Elektrophysiologische Untersuchungen bei Patienten mit hypertropher Kardiomyopathie – Erkennung von Risikopatienten für den plötzlichen Herztod? Z Kardiol 73:43

Kuck KH, Kunze KP, Schlüter M, Nienaber CA, Costard A (1988) Programmed electrical stimulation in hypertrophic cardiomyopathy. Results in patients with and without cardiac arrest or syncope. Eur Heart J 9:177

Kuhn H (1980) Die latente Kardiomyopathie (LCM). Intern Welt 10:373

Kuhn H (1981) Invasive Diagnostik bei Kardiomyopathien. Verh Dtsch Ges Herz Kreislaufforsch 47:217

Kuhn H (1982a) Left ventricular hypertrophy in clinical practice: cardiomyopathies. Eur Heart J 3:287

Kuhn H (1982b) The definition of ventricular hypertrophy. Eur Heart J (Suppl A) 3:5

Kuhn H (1982c) Treatment of hypertrophic cardiomyopathies, Synopsis. In: Epstein SE, Kaltenbach (eds) Verapamil treatment of hypertrophic cardiomyopathy. Springer, Berlin Heidelberg New York, p 160

Kuhn H (1985a) Myokardhypertrophie: Rückbildung bei hypertrophischen Kardiomyopathien? Z Kardiol (Suppl 7) 74:179

Kuhn H (1985b) Evidence for the importance of obstruction in hypertrophic cardiomyopathy. In: Goodwin JF (ed) Heart muscle disease. MTP Press, Lancester, p 213

Kuhn H (1985c) Kardiovaskuläre Erkrankungen und Nervensystem. Verh Dtsch Ges Neurol 5:20

Kuhn H, Loogen F (1978) Die Anwendung von Betarezeptorenblockern bei hypertrophischer obstruktiver Kardiomyopathie (HOCM). Internist 10:527

Kuhn H, Loogen F (1981a) Latente Kardiomyopathie. In: Krayenbühl P, Kübler W (Hrsg) Kardiologie in Klinik und Praxis. Thieme, Stuttgart New York, S 38

Kuhn H, Loogen F (1981b) Die Erkrankungen des Myokards. In: Krayenbühl HP, Kübler W (Hrsg) Kardiologie in Klinik und Praxis. Thieme, Stuttgart New York, S 48

Kuhn H, Breithardt G, Knieriem HJ, Seipel L, Loogen F (1975) Linksschenkelblock bei congestiver Kardiomyopathie. Z Kardiol (Suppl II) 64:30

Kuhn H, Haensch R, Jehle J (1977) Hypertrophisch obstruktive Kardiomyopathie und Lentiginosis. Dtsch Med Wochenschr 102:679

Kuhn H, Breithardt G, Knieriem HJ, Köhler E, Lösse B, Seipel L, Loogen F (1978a) Prognosis and possible presymptomatic manifestations of congestive cardiomyopathy. Postgrad Med J 54:451

Kuhn H, Breithardt G, Knieriem HJ, Loogen F (1978b) Endomyocardial catheter biopsy in heart disease of unknown etiology. In: Kaltenbach M, Loogen F, Olsen EGJ (eds) Cardiomyopathy and myocardial biopsy. Springer, Berlin Heidelberg New York, p 121

Kuhn H, Krelhaus W, Bircks W, Schulte HD, Loogen F (1978c) Indication for surgical treatment in patients with hypertrophic obstructive cardiomyopathy. In: Kaltenbach M, Loogen F, Olsen EGJ (eds) Cardiomyopathy and myocardial biopsy. Springer, Berlin Heidelberg New York, p 308

Kuhn H, Köhler E, Krelhaus W, Bircks W, Loogen F (1978d) Die hypertrophischen Kardiomyopathien. Diagnostische und therapeutische Möglichkeiten. Therapiewoche 28:9956

Kuhn H, Lösse B, Hort W, Loogen F (1979) Studies for the early detection of congestive cardiomyopathy in patients with left bundle branch block. Circulation (Suppl II) 59 and 60:37

Kuhn H, Knieriem HJ, Breithardt G, Hort W, Loogen F (1980a) Diagnostic aspects of endomyocardial catheter biopsy. – clinical and electromicroscopic correlations. In: Bolte HD (ed) Myocardial biopsy – diagnostic significance. Springer, Berlin Heidelberg New York, p 22.

Kuhn H, Lösse B, Hort W (1980b) Studies in patients with abnormal electrocardiogram of unknown etiology. In: Kübler W, Tillmanns H, Zebe H (eds) Microcirculation of the heart, theoretical and clinical problems. Springer, Berlin Heidelberg New York, p 288

Kuhn H, Thelen U, Köhler E, Lösse B (1980c) Die hypertrophische nicht obstruktive Kardiomyopathie (HNCM) – klinische, hämodynamische, elektro- echo- und angiokardiographische Untersuchungen. Z Kardiol 69:457

Kuhn H, Lösse B, Boch H, Becker R, Hort W (1981) Prognosis of patients with congestive cardiomyopathy (CCM) – therapeutic, hemodynamic, morphologic and metabolic aspects. In: Goodwin JF, Hjalmarson A, Olsen EGF (eds) Congestive cardiomyopathy. Hässle, Mölndal (Sweden), p 213

Kuhn H, Becker R, Fischer J, Curtius JM, Lösse B, Loogen F (1982a) Untersuchungen zur Ätiologie, zum Verlauf und zur Prognose der dilatativen Kardiomyopathie (DCM) Z Kardiol 71:497

Kuhn H, Köhler E, Hort W, Frenzel H (1982b) Concealed myocardial storage disease (Fabry's disease): Pitfalls in the diagnosis of hypertrophic non obstructive cardiomyopathy. Circulation (Suppl II) 66:117

Kuhn H, Mercier J, Köhler E, Frenzel H, Hort W, Loogen F (1983a) Differential diagnosis of hypertrophic cardiomyopathies: typical (subaortic) hypertrophic obstructive cardiomyopathy, atypical (midventricular) hypertrophic obstructive cardiomyopathy and hypertrophic non-obstructice cardiomyopathy. Eur Heart J (Suppl F) 4:93

Kuhn H, Gietzen F, Mercier J, Lösse B, Köhler E, Schulte HD, Bircks W, Loogen F (1983b) Untersuchungen zur Klinik, zum Verlauf und zur Prognose verschiedener Formen der hypertrophischen Kardiomyopathie. Z Kardiol 72:83

Kuhn H, Gietzen F, Blümm R, Waßmuth E, Pfeiffer K (1985) Klinische Bedeutung der Kardiocomputertomographie bei Kardiomyopathien. Z Kardiol (Suppl 5) 74:107

Kuhn H, Jansen A, Steeger M, Lösse B, Kladetzky R, Frenzel H (1986) Angina pectoris und normales Koronarangiogramm, Untersuchungen zum Krankheitsbild der latenten Kardiomyopathie (LCM). Z Kardiol 75 (Suppl 1) 1:41

Kuhn H, Blümm R, Gietzen F, Böcker K, Waßmuth E (1987) Diagnosis of hypertrophic cardiomyopathies by non-ECG-gated cardiac computed tomography (CCT). Z Kardiol (Suppl 3) 76:53

Kunkel B, Kober G, Lapp H, Leuschner U, Kaltenbach M (1977) Klinische, licht- und elektronenmikroskopische Befunde bei frühen und fortgeschrittenen Formen congestiver Kardiomyopathien. Z Kardiol 66:198

Kunkel B, Schneider M, Kober G, Kaltenbach M (1984) Bioptische Befunde bei Patienten mit normalen Kranzarterien. Herz Kreislauf 9:451

Landmark K, Sire S, Thanlow E, Pamlie I, Nitter-Hauge S (1982) Hemodynamic effects of nifedipine and propranolol in patients with hypertrophic obstructive cardiomyopathy. Br Heart J 48:19

Laslett LJ (1984) Management of the asymptomatic patients with an abnormal exercise ECG. JAMA 252:1744

Letac B, Berland J, Cribier A, Cazor JL (1981) Clinical, electrocardiographic, hemodynamic and metabolic data in patients with angina like chest paint. Circulation (Suppl IV) 64:305

Lippe A von der, Storstein L, Akre S (1981) Double blind intravenous trial of Verapamil and placebo in angina pectoris without obstructive coronary artery disease. Eur Heart J (Suppl A) 2:55

Lösse B, Kuhn H (1982) Belastungsuntersuchungen bei Patienten mit Kardiomyopathie. Herz 7:91

Lösse B, Kuhn H, Krönert H, Rafflenbeul D, Köhler E, Schicha H, Feinendegen LE (1979) Hämodynamische und radiokardiographische Belastungsuntersuchungen bei Patienten mit komplettem Linksschenkelblock und normal großem Herzen. Z Kardiol 68:304

Lösse B, Kuhn H, Rafflenbeul D, Krönert H, Hort W, Feinendegen LE, Loogen F (1980a) Thallium 201 Myokardszintigraphie bei Patienten mit normalen Koronararterien und normalem Ventriculogramm – Vergleich mit hämodynamischen, metabolischen und morphologischen Befunden. Z Kardiol 69:523

Lösse B, Kuhn H, Krönert H, Rafflenbeul D, Kirschner P, Schulte HD, Loogen F (1980b) Hämodynamische Auswirkungen konservativer und operativer Therapie bei hypertrophischer obstruktiver Kardiomyopathie. Z Kardiol 69:466

Lösse B, Kuhn H, Loogen F, Schulte HD (1983) Exercise performance in hypertrophic cardiomyopathies. Eur Heart J (Suppl F) 4:197

Lösse B, Heinold F, Curtius JM, Loogen F (1985) Klinische und hömodynamische Früh- und Langzeiteffekte von Verapamil bei hypertrophischer obstruktiver Kardiomyopathie (HOCM). Z Kardiol (Suppl 5) 74:52

Lohe E van der, Müller-Haake C, Minale C, Essen R von, Effert S, Messemer BJ (1984) Septumresektion bei hypertropher obstruktiver Kardiomyopathie. Dtsch Med Wochenschr 109:1749

Loogen F, Kuhn H (1977) Classification and natural history of primary cardiomyopathy. In: Riecker G, Weber A, Goodwin J (eds) Myocardial failure. Springer, Berlin Heidelberg New York, p 232

Loogen F, Gleichmann U, Krelhaus W (1971) Die obstruktive Myokardiopathie. Z Kardiol 60:1044

Loogen F, Kuhn H, Neuhaus L (1976) Störungen der Ventrikelfunktion bei Kardiomyopathien. Verh Dtsch Ges Herz Kreislaufforsch 42:63

Loogen F, Kuhn H, Krelhaus W (1978) Natural history of hypertrophic obstructive cardiomyopathy and the effect of therapy. In: Kaltenbach M, Loogen F, Olsen EGJ (eds) Cardiomyopathy and myocardial biopsy. Springer, Berlin Heidelberg New York, p 286

Loogen F, Kuhn H, Gietzen F, Lösse B, Schulte HD, Bircks W (1983) Clinical course and prognosis of patients with typical and atypical hypertrophic obstructive and with hypertrophic non obstructive cardiomyopathy. Eur Heart J (Suppl F) 4:145

Lorell BH, Paulus WG, Grossmann W, Wynne J, Cohn PF (1982) Modification of abnormal left ventricular diastolic properties by nifedipine in patients with hypertrophic cardiomyopathy. Circulation 65:499

MacAlpin RN, Abbasi AS (1973) Human coronary artery size during life. A cinearteriographic study. Diagn Radiol 108:567

Mall G (1988) Kardiomyopathien aus der Sicht des Pathologen. Therapiewoche (im Druck)

Mammohansingh P, Parker JO (1975) Angina pectoris with normal coronary arteriograms: Hemodynamic and metabolic response to atrial pacing. Am Heart J 90:555

Maron BJ (1983) Echocardiographic assessment of left ventricular hypertrophy in patients with obstructive or non-obstructive hypertrophic cardiomyopathy. Eur Heart J (Suppl F) 4:73

Maron BJ (1985) Asymmetry in hypertrophic cardiomyopathy: The septal to free wall thickness ratio revisited. Am J Cardiol 55:835

Maron BJ, Roberts WC (1979) Quantitative analysis of cardiac muscle cell disorganization in the ventricular septum of patients with hypertrophic cardiomyopathy. Circulation 59:689

Maron BJ, Ferrans VJ, Henry WL, Clark CE, Redwood DR, Roberts WC, Morrow AG, Epstein SE (1974) Differences in distribution of myocardial abnormalities in patients with obstructive and nonobstructive asymmetric septal hypertrophy (ASH): Light- and electronmicroscopic findings. Circulation 50:436

Maron BJ, Savage DD, Clark CE, Henry WL, Vlodaver Z, Edwards JE, Epstein SE (1978a) Prevalence and characteristics of disproportionate ventricular septal thickening in patients with coronary artery disease. Circulation 57:250

Maron BJ, Verter J, Kapur S (1978b) Disproportionate ventricular septal thickening in the developing normal human heart. Circulation 57:520

Maron BJ, Roberts WC, Edwards JE, MacAllister HA, Foley DD, Epstein SE (1978c) Sudden death in patients with hypertrophic cardiomyopathy: Characterization of 26 patients without functional limitation. Am J Cardiol 41:803

Maron BJ, Merrill WH, Freier PA, Kent KM, Epstein SE, Morrow AG (1978d) Long term chinical course and symptomatic status of patients after operation for hypertrophic subaortic stenosis. Circulation 57:1205

Maron BJ, Epstein SE, Roberts WC (1979a) Hypertrophic cardiomyopathy and transmural myocardial infarction without significant atherosclerosis of the extramural coronary arteries. Circulation 43:1086

Maron BJ, Sato N, Roberts WC, Edwards JE, Chandra RS (1979b) Quantitative analysis of cardial muscle cell disorganization in the ventricular septum. Comparison of fetuses and infants with and without congenital heart disease and patients with hypertrophic cardiomyopathy. Circulation 60:685

Maron BJ, Savage DD, Wolfson J, Epstein SE (1981) Prognostic significance of 24-hour ambulatory electrocardiographic monitoring in patients with hypertrophic cardiomyopathy. Am J Cardiol 48:252

Maron BJ, Tajik AS, Ruttenberg HD, Graham TP, Atwood GF, Victorica BE, Lie JT, Roberts WC (1982a) Hypertrophic cardiomyopathy in infants: clinical features and natural history. Circulation 65:7

Maron BJ, Roberts WC, Epstein SE (1982b) Sudden death in hypertrophic cardiomyopathy: a profile of 78 patients. Circulation 65:1388

Maron BJ, Epstein SE, Roberts WC (1983) Hypertrophic cardiomyopathy: a common cause of sudden death in the young competitive athlete. Eur Heart J (Suppl F) 4:135

Maron BJ, Nichols PF, Pickle LW, Weseley YE, Mulvihill JJ (1984a) Patterns of inheritance in hypertrophic cardiomyopathy: assessment by M-mode and two-dimensional echocardiography. Am J Cardiol 53:1087

Maron BJ, Epstein SE, Bonow RO, Wyngearden MK, Wesley YE (1984b) Obstructive hypertrophic cardiomyopathy associated with minimal left ventricle hypertrophy. Am J Cardiol 53:377

Maron BJ, Wolfson IK, Epstein SE, Roberts WC (1987) Morphologic evidence for "small vessel disease" in patients with hypertrophic cardiomyopathy. Z Kardiol (Suppl 3) 76:91

Martin RP, Rakowski H, French J, Popp R (1979) Idiopathic hypertrophic subaortic stenosis viewed by wide-angle, phased-array echocardiography. Circulation 59:1206

Martins J, Kerber R, Sherman B, Marcus M, Erhardt R (1977) Cardiac size and function in acromegaly. Circulation 56:863

Matsumori A, Kawai C, Wakabayashi A, Terasaki PT, Prk MS, Sakurami T, Keno Y (1981) HLA-DRW 4 antigen linkage in patients with hypertrophic obstructive cardiomyopathy. Am Heart J 101:14

McKenna WJ (1983) Arrhythmia and prognosis in hypertrophic cardiomyopathy. Eur Heart J (Suppl F) 4:225

McKenna W, Deanfield J, Faruqui A, England D, Oakley C, Goodwin J (1981) Prognosis in hypertrophic cardiomyopathy: role of age and clinical, electrocardiographic and hemodynamic features. Am J Cardiol 47:532

Meesen H, Poche R (1967) Beiträge zur pathologischen Anatomie der Fallotschen Fehler und zur idiopathischen Herzhypertrophie. Anglo-German Med Rev 4:73

Menapace FI, Hammer WJ, Kessler KK, Ritzer T, Bove AA, Warner HH, Span JF (1977) Echocardiographic measurements of left ventricular wall thickness in weight lifters: A problem with the definition of ASH. Am J Cardiol 39:276

Mintz GS, Korler MN, Segal BL, Parry WR (1978) Systolic anterior motion of the mitral valve in the absence of asymmetric septal hypertrophy. Circulation 57:256

Mirski J, Cohn PF, Levinde JA, Gorlin R, Herman MV, Kreulen TH, Sonnenblick EH (1974) Assessment of left ventricular stiffness in primary myocardial disease and coronary artery disease. Circulation 50:128

Morgera T, Salvi A, Alberti E, Silvestri F, Cammerini F (1985) Morphological findings in apparently idiopathic ventricular tachycardia. An echocardiographic, hemodynamic and histologic study. Eur Heart J 6:323

Morrow AG, Reitz BA, Epstein SE, Henry WL, Conkle DM, Itscoitz SB, Redwood DR (1975) Operative treatment in hypertrophic subaortic stenosis. Circulation 52:88

Morrow AG, Koch JP, Maron BJ, Kent KM, Epstein SE (1980) Left ventricular myotomy and myectomy in patients with obstructive hypertrophic cardiomyopathy and previous cardiac arrest. Am J Cardiol 46:313

Müller S, Müller P, Volkmann H, Meyer R, Pocher K, Zinner G (1984) Thallium 201 imaging in correlation to right ventricular biopsy findings and hemodynamic parameters in patients with latent forms of cardiomyopathy. Eur Heart J (Abstract (Suppl I) 5:65

Munscheck H (1976) Der plötzliche Tod beim Sport infolge Myokarditis. Sportarzt Sportmed 9:201

Murgo JP, Miller JW (1985) Hemodynamic, angiographic and echocardiographic evidence against impeded ejection in hypertrophic cardiomyopathy. In: Goodwin JF (ed) Heart muscle disease. MTP Press, New York, p 187

Murgo JP, Alter BR, Dorethy JF, Altobelli SA, McGraham GM (1980) Dynamics of left ventricular ejection in obstructive and non obstructive hypertrophic cardiomyopathy. J Clin Invest 66:1369

Murgo JP, Alter BR, Dorethy JF, Altobelli SA, Craig WE, McGraham GM (1983) The effects of intraventricular gradients on left ventricular ejection dynamics. Eur Heart J (Suppl F) 4:23

Nicolosi GL, Pavan D, Lestuzzi C, Burelli C, Zardo F, Zanuttini D (1984) Prospective identification of patients with amyloid heart disease by two-dimensional echocardiography. Circulation 70:432

Nimura Y, Nagata S, Sakakibara, H, Beppu S, Park YD, Kinoshita N, Miyatake K (1980) Newer aspects in hypertrophic cardiomyopathy, studied with cross-sectional echcardiography. In: Sekiguchi M, Olsen EGJ (eds) Cardiomyopathy, clinical, pathological and theoretical aspects. University Park Press, Baltimore, p 13

Oakley CM (1972) Clinical definitions and classification of cardiomyopathies. Postgrad Med J 48:703

Oakley DG, Oakley CM (1982) Significance of abnormal electrocardiograms in highly trained athletes. Am J Cardiol 50:985

Olsen EGJ (1972) Pathology of primary cardiomyopathies. Postgrad Med J 48:732

Olsen EGJ (1983) Anatomic and light-microscopic characterization of hypertrophic obstructive and non-obstructive cardiomyopathy. Eur Heart J (Suppl F) 4:1

Opherk D, Zebe H, Weihe E, Mall G, Durr C, Gravert B, Mehmel HC, Schwarz F, Kübler W (1981a) Reduced coronary dilatory capacity and ultrastructural changes of the myocardium in patients with angina pectoris but normal coronary angiograms. Circulation 63:817

Opherk D, Zebe H, Weihe E, Mall G, Mäurer W, Gravert B, Mehmel HC, Schuler G, Kübler W (1981b) Das Syndrom pectanginöser Beschwerden bei Patienten mit normalem Koronarogramm (Syndrom X). Dtsch Med Wochenschr 106:1686

Perrot B, Dandin N, Chaise AT de la (1984) Verapamil: A cause of sudden death in a patient with hypertrophic cardiomyopathy. Br Heart J 51:352

Polani PE, Moynahan EJ (1972) Progressive cardiomyopathic lentiginosis. Q J Med 42:205

Pollick C (1982) Muscular subaortic stenosis. Hemodynamic and clinical improvement after disopyramide. N Engl J Med 307:997

Pollick C, Morgan CD, Gilbert BW, Rakowski H, Wigle ED (1982) Muscular subaortic stenosis: The temporal relationship between systolic anterior motion of the anterior mitral leaflet and the pressure gradient. Circulation 66:1087

Rahlf G (1984) Die intramyokardiale Mikroarteriopathie und das Syndrom X. Herz Kreislauf 9:441

Report of the WHO/ISFC task force on the definition and classification of cardiomyopathies (1980). Br Heart J 44:672

Roberts WC (1973) Valvular, subvalvular and supravalvular aortic stenosis: Morphologic features. Cardiovasc Clin 5:104

Roberts WC, Ferrans VJ (1973) Morphologic observations in the cardiomyopathy. In: Fowler NO (ed) Myokardial disease. Grune & Stratton, New York

Rosing DR, Kent KM, Borer JS, Seides SF, Maron BJ, Epstein SE (1979) Verapamil Therapy: A new approach to the pharmacologic treatment of hypertrophic cardiomyopathy. I. Circulation 60:1201

Rosing DR, Condit JR, Maron BJ, Kent KM, Leon MB, Bonow RO, Lipson LC, Epstein SE (1981) Verapamil therapy: A new approach to the pharmacologic treatment of hypertrophic cardiomyopathy: III. Effects of long-term, administration. Am J Cardiol 48:545

Rosing DR, Idänpään-Heikkilä U, Maron BJ, Bonow RO, Epstein SE (1985) Use of calcium-channel blocking drugs in hypertrophic cardiomyopathy. Am J Cardiol 55:185B

Rossen RM, Goodman DJ, Ingham RE, Popp RL (1974) Echocardiographic criteria in the diagnosis of idiopathic hypertrophic subaortic stenosis. Circulation 50:747

Rothlin ME, Gobet D, Haberer T, Krayenbühl HP, Turina M, Senning A (1983) Surgical treatment versus medical treatment in hypertrophic obstructive cardiomyopathy. Eur Heart J (Suppl F) 4:215

Ruser HR (1982) Morbus Friedreich als neurokardiologische Krankheit. Herz Kreislauf 10:558

Ruskin JN, McGovern B, Garan H, DiMarco JP, Kelly E (1983) Antiarrhythmic drugs: A possible cause of out-of hospital cardiac arrest. N Engl J Med 309:1302

Sajkiewicz K, Meyer R, Becker H, Schröder G (1983) Demonstration seltener Erkrankungen des Myokards bei klinischer Fragestellung Kardiomyopathie. Symposium Kardiomyopathien, Abstract Nr. 55, p 52, Jena

Savage DD, Seides SF, Maron BJ, Myers DJ, Epstein SE (1979) Prevalence of arrhythmias during 24-hour electrocardiographic monitoring and exercise testing in patients with obstructive and non-obstructive hypertrophic cardiomyopathy. Circulation 59:866

Schapira JM, Stemple DR, Martin RP, Rakowski H, Stinson EB, Popp RL (1978) Single and two dimensional echocardiographic visualization of the effects of septal myectomy in idiopathic hypertrophic subaortic stenosis. Circulation 58:850

Schmitz H, Krüger K, Walther B, Schattenkirchner M, Oxenham R, Parker K (1981) Hypertrophe nicht obstruktive Kardiomyopathie bei Hämochromatose. Z Kardiol 70:347

Schneider JF, Emerson TH, Kreger BE, McNamara PM, Kannel WB (1978) Newly acquired left bundle branch block: the Framingham Study. Ann Intern Med 90:303

Schneider R, Köhler D, Berghöfer G, Paeprer H, Felix R, Thormann J, Schörner W, Schmutzler H (1985) Nachweis der regionalen Hypertrophie bei hypertrophischer Kardiomyopathie mit der EKG-getriggerten Kernspintomographie – Vergleich mit Hypertonikern und Herzgesunden. Z Kardiol 74:144

Schuler G, Opherk D, Schwarz F, Görlich I, Manthey I (1986) Prognostic significance of concomitant left bundle branch block in patients with reduced coronary dilatory capacity with syndrome X. Circulation (Suppl II) 449

Schulte HD, Bircks W, Körfer R, Kuhn H (1981) Surgical aspects of typical subaortic and atypical midventricular hypertrophic obstructive cardiomyopathy (HOCM). Thorac Cardiovasc Surg 475:380

Sedlis SP, Saffritz JE, Schwob VS, Jaffe AS (1984) Cardiac amyloidosis simulating hypertrophic cardiomyopathy. Am J Cardiol 53:679

Sekiguchi M, Hasumi M, Hiroe M, Kasanuki H, Ohnishi S, Hirosawa K (1985) On the existence of non hypertrophic, non dilated cardiomyopathy as assessed by endomyocardial biopsy and a proposal for the term "electric disturbance type of cardiomyopathy". Circulation (Suppl III) 72:156

Sévère GR, Donnowan T, Grodzinski E, Blümchen G (1986) Verlaufsbeobachtungen (4,6 Jahre) bei Patienten mit latenter Kardiomyopathie. Z Kardiol 75:496

Shah M, Adelman AG, Wigle ED, Gobel FL, Burchel HB (1974) The natural (and unnatural) history of hypertrophic obstructive cardiomyopathy. Circ Res (Suppl II) 34 + 35:179

Shapiro LM, Kleinebenne A, McKenna WI (1985) The distribution of left ventricular hypertrophy in hypertrophic cardiomyopathy: Comparison to athletes and hypertensives. Eur Heart J 6:967

Sheikhzadeh A, Stierle U, Diederich KW (1985) Nicht invasive und invasive Untersuchungsverfahren bei hypertrophischer Kardiomyopathie. Herz 10:59

Sheth KJ, Thomas JP (1982) Electrocardiograms in Fabry's disease. J Electrocardiol 15:153

Shub C, Williamson MD, Tajik AJ, Eubanks DR (1981) Dynamik left ventricular outflow tract obstruction associated with pheochromocytoma. Am Heart J 102:286

Simon AL (1972) Angiographic appearance of idiopathic hypertrophic subaortic stenosis. Circulation 46:614

Smith ER, Heffermenn LP, Saugalang VE, Vaughan LM, Flemington CS (1976) Voluntary muscle involvement in hypertrophic cardiomyopathy. Ann Intern Med 85:566

Sowton E (1976) Betarezeptorenblocker bei hypertropher Kardiomyopathie. In: Schweizer W (Hrsg) Die Betablocker, Gegenwart und Zukunft. Huber, Bern, S 239

Speiser KW, Krayenbühl HP (1981) Reappraisal of the effect of acute betablockade on left ventricular filling dynamics in hypertrophic obstructive cardiomyopathy. Eur Heart J 2:21

Spicer RL, Rocchini AP, Crowley IC, Rosenthal A (1984) Chronic verapamil therapy in pediatric and young adult patients with hypertrophic cardiomyopathy. Am J Cardiol 53:1614

Spiller P, Brenner C, Karsch KR, Loogen F, Neuhaus KL (1977) Systolische und diastolische Funktion des linken Ventrikels bei hypertropischer obstruktiver Kardiomyopathie. Z Kardiol 66:483

Spirito P, Maron BJ, Rosing DR (1984) Morphologic determinants of hemodynamic state after ventricular septal myotomy – myectomy in patients with obstructive hypertrophic cardiomyopathy: M-Mode and two-dimensional echocardiographic assessment. Circulation 70:984

Stierle U, Sheikhzadeh A, Diederich KW, Langbehn AF, Fröschlin R (1985) Linksventrikuläre Ejektionsdynamik bei apikaler Hypertrophie, einer Form der hypertrophischen nicht obstruktiven Kardiomyopathie. Herz 10:72

Storstein L, Abrahamsen AM, Storstein O (1981) Hemodynamic effects of strophanthin and pindolol in patients with hypertrophic cardiomyopathy. Eur Heart J 2:297

Strauer BE (1975) Die hypertrophisch obstruktive Kardiomyopathie. Internist 16:530

Strauer BE, Mahmoud, Bayer F, Bohn I, Motz U (1984) Reversal of left ventricular hypertrophy and improvement of cardiac function in man by nifedipine. Eur Heart J (Suppl 5) 5:53

Sutton MGStJ, Tajik AJ, Giuliani ER, Gordon H, Suw PD (1981) Hypertrophic obstructive cardiomyopathy and lentiginosis a little known neural ectodermal syndrom. Am J Cardiol 47:214

Sutton MG, Reichek N, Kastor JA, Giuliani ER (1982) Computerized M-mode echocardiographic analysis of left ventricular disfunction in cardiac amyloid. Circulation 66:790

Suzuki Y, Kadota K, Nohara R, Tamaki S, Kambara H, Yoshida A, Murakami T, Osakada G, Kawai C, Tamaki N, Mukai T, Torizuka K (1984) Recognition of regional hypertrophy in hypertrophic cardiomyopathy using Thallium-201 emission-computed tomography: Comparison with two dimensional echocardiography. Am J Cardiol 53:1095

Tauchert N, Behrenbeck DW, Hoetzel J, Hombach V, Jansen W, Niehus B, Obst HP, Hilger HH (1978) Funktioneller Nachweis der small vessel disease. Verh Dtsch Ges Herz Kreislaufforsch 44:172

ten Cate FJ, Roelandt J (1979) Progression of left ventricular dilatation in patients with hypertrophic obstructive cardiomyopathy. Am Heart J 97:762

ten Cate FJ, Serruys PW, Mey S, Roelandt J (1983) Effects of short term administration of verapamil of left ventricular relaxation and filling dynamics measured by a combined hemodynamic-ultrasonic technique in patients with hypertrophic cardiomyopathy. Circulation 68:1274

Thaulow E, Eriksson J, Nitter-Hauge S, Rootwelt K (1980) False positive exercise test – a sign of cardiomyopathy? Eur Congr Kardiol Paris, Abstract Book p 127

Thelen M (1982) Kardiocomputertomographie bei Kardiomyopathien. Dtsch Med Wochenschr 107:1859

Tilley LP, Liu SK, Gilbertson SR, Wagner BM, Lord PF (1977) Primary myocardial disease in the cat. Am J Pathol 86:493

Tilmant PY, Lablanche JM, Laurent JM, Hethuin JP, Folliot JP, Bertrand ME (1980) Myocardiopathie hypertrophique apicale non obstructive. Arch Mal Coeur 73:1269

Topol EJ, Traill TA, Fortuin NJ (1985) Hypertensive hypertrophic cardiomyopathy of the elderly. N Engl J Med 312:277

Trieb G, Sigwart H, Mannebach H, Gleichmann U (1979) Segmentale frühzeitige Relaxation (SERP) des linken Ventrikels in Ruhe vs. ischämieinduzierter Hypokinesie im Belastungsangiogramm – eine Korrelationsstudie. Z Kardiol 68:520

Turcot J, Laurencean JL, Dumesnil JG (1977) Echocardiographic findings in olympic athletes (Abstr). Proceedings of the 30th annual meeting of the Canadian Cardiovascular Society, Toronto, Oct 19–22, p 40

Uhl GS, Kay NT, Hickman JR (1981) Computer enhanced Thallium scintigrams in asymptomatic men with abnormal exercise tests. Am J Kardiol 48:1037

Vasey C, O'Donnell J, Morris S, McHenry P (1985) Exercise induced left bundle branch block and its relation to coronary artery disease. Am J Kardiol 56:892

Vecht RJ, Oakley CM (1968) Infective endocarditis in three patients with hypertrophic obstructive cardiomyopathy. Br Med J 2:455

Velebit V, Podrid PJ, Lown B, Cohen BH, Graboys TB (1982) Aggravation of ventricular arrhythmia by antiarrhythmic drugs. Circulation 65:886

Vogel M, Freedom RM, Brand A, Trusler GA, Williams WG, Rowe RD (1983) Ventricular septal defect and subaortic stenosis: An analysis of 41 patients. Am J Cardiol 52:1258

Warnes CA, Maron BJ, Roberts WC (1984) Massive cardiac ventricular scarring in first degree relatives with hypertrophic cardiomyopathy. Am J Cardiol 54:1377

Wellens HJ, Bär FW, Vanagt EJ, Brugada P (1982) Medical treatment of ventricular tachycardia: considerations in the selection of patients for surgical treatment. Am J Cardiol 49:190

White CW, Zimmermann TJ (1975) Prolonged left ventricular ejection time in the post premature beat: A sensitive sign of idiopathic hypertrophic subaortic stenosis. Circulation 52:306

Wigle ED, Silver MD (1978) Myocardial fibre disarray and ventricular septal hypertrophy in asymmetrical hypertrophy of the heart. Circulation 58:398

Wigle ED, Adelman AG, Anger P, Marquis Y (1969) Mitral regurgitation in muscular subaortic stenosis. Am J Cardiol 24:698

Wigle ED, Adelman AG, Felderhof CH (1974) Medical and surgical treatment of the cardiomyopathies. Circ Res (Suppl II) 34 + 35:196

Wigle ED, Henderson M, Pollick C, Sasson Z, Rakowski H (1985) Muscular subaortic stenosis (hypertrophic obstructive cardiomyopathy) the evidence for obstruction to left ventricular outflow. In: JF Goodwin (ed) Heart muscle disease. MTP Press, Lancester, p 217

Wizemann V, Kramer W, Kindler M, Thormann I (1986) Kardiale Befunde bei chronischen Dialysepatienten. Klinikarzt 15:318

Yamaguchi H, Ischimura T, Nishiyama S, Nagasaki F, Nakanishi S, Takatsu F, Nishija T, Umeda T, Machii K (1979) Hypertrophic non-obstructive cardiomyopathy with giant negative T waves (apical hypertrophy): Ventriculographic and echocardiographic features in 30 patients. Am J Cardiol 44:401

Yamaguchi H, Nishijama S, Nakanishi S, Nishimura S (1983) Elektrocardiographic, echocardiographic and ventriculographic characterization of hypertrophic non obstructive cardiomyopathy. Eur Heart J (Suppl F) 4:105

Zeppilli P, Pirrami MM, Sassara M, Fenici R (1980) T-wave abnormalities in top-ranking athletes: Effects of isoproterenol, atropine, and physical exercise. Am Heart J 100:213

5. Restriktive (obliterative) Kardiomyopathie

K. Kochsiek und P. Schanzenbächer

Mit 8 Abbildungen

A. Einleitung

Im Gegensatz zur dilatativen und hypertrophischen Kardiomyopathie ist die restriktiv-obliterative Kardiomyopathie die seltenste Form in der westlichen Welt (Goodwin 1982). Die restriktive Kardiomyopathie ist charakterisiert durch eine überwiegende diastolische Füllungsbehinderung des rechten, linken oder beider Ventrikel bei weitgehend normaler systolischer Funktion (Goodwin 1983). Hämodynamisch ähnelt die restriktive Kardiomyopathie der konstriktiven Perikarditis, deren wichtigste Differentialdiagnose sie darstellt und von der sie oftmals nur sehr schwer abzugrenzen ist (Chew et al. 1977). Die diastolische Füllungsbehinderung resultiert aus einer Verminderung der Dehnbarkeit des Subendokards und angrenzender Myokardabschnitte, so daß man im deutschen Sprachgebrauch auch vom inneren Panzerherz gesprochen hat.

Die diastolische Dehnbarkeitsminderung resultiert aus einer fortgeschrittenen Fibrosierung der subendokardialen Schichten. Stehen diese Veränderungen mit überwiegender diastolischer Dehnbarkeitsminderung und weitgehend erhaltenem Ventrikelcavum im Vordergrund, spricht man von restriktiver Kardiomyopathie. Kommt es dann mit fortschreitender Erkrankung zur Ablagerung von thrombotischem Material und konsekutiver Obliteration des Ventrikelcavums, spricht man von restriktiv-obliterativer Kardiomyopathie. Charakteristischer Weise spielt sich dieser Prozeß überwiegend im Bereich der Einflußbahn des rechten, bzw. des linken Ventrikels ab, so daß sich angiographisch eine Schrumpfung und ein Verlust der Ventrikelspitze zeigt. Da der Prozeß auf die Papillarmuskel übergreift, kommt cs zur funktionellen Beeinträchtigung der AV-Klappen mit uberwiegender Trikuspidal- bzw. Mitralinsuffizienz.

Hauptvertreter ist die tropische Endomyokardfibrose (EMF), die 1948 von Davies erstmals beschrieben wurde und vorwiegend in Uganda und Nigeria beobachtet wird, wo sie 20–30% der kardiovaskulären Todesursache ausmacht (Hutt 1970; Falase 1983). In ihrem pathologisch-anatomischen Bild ähnelt die tropische EMF im Endstadium der erstmals 1936 von Löffler beschriebenen Endocarditis parietalis fibroplastica. Die Löfflersche Endokarditis ist ein sehr seltenes Krankheitsbild, von der bis heute weniger als 200 Fälle dokumentiert sind und die unter dem Begriff des Eosinophilen Syndroms eingeordnet wird (Olsen u. Spry 1979; Spry 1982).

Schließlich wird unter dem Begriff der restriktiven Kardiomyopathien von manchen Autoren eine Reihe von Systemerkrankungen eingeordnet, die von der

WHO/ISFC Tasc Force (1980) zur Gruppe der spezifischen Herzmuskelerkrankungen gerechnet werden. Bei diesen metabolischen und systemischen Erkrankungen führt die Myokardbeteiligung zu einer erhöhten Ventrikelsteifigkeit und diastolischen Füllungsbehinderung. Hauptvertreter sind hier die Amyloidose, Hämochromatose, das Karzinoid-Syndrom sowie die nur im Kindesalter beobachtete endokardiale Fibroelastose (EFE). Im fortgeschrittenen Stadium dieser Erkrankungen kann es allerdings auch zu einer Beeinträchtigung der systolischen Pumpfunktion kommen, so daß der dilatativen Kardiomyopathie ähnelnde Bilder entstehen. Läßt sich eine Erkrankung nicht eindeutig in einer dieser Gruppen einordnen, so ist auch der Begriff der idiopathischen restriktiv-obliterativen Kardiomyopathie gebräuchlich (GOODWIN 1978; SIEGEL et al. 1984).

B. Einzelformen restriktiv-(obliterativer) Kardiomyopathien

I. Tropische Endomyokardfibrose (EMF)

BEDFORD u. KONSTAM (1946) berichteten erstmals über Endomyokardfibrosen. Sie beobachteten die Erkrankung unter afrikanischen Soldaten, die während des Zweiten Weltkrieges im mittleren Osten dienten und aus Westafrika stammten. 1948 legte DAVIES eine umfassende Beschreibung der Erkrankung in Uganda vor. Sie wird bei Kleinkindern im Alter zwischen ein und vier Jahren beobachtet (PARRY 1964; SHAPER 1972). Ein Häufigkeitsgipfel findet sich in der Altersgruppe zwischen 25 und 34 Jahren, wobei das weibliche Geschlecht leicht überwiegt (CONNOR et al. 1968; SHAPER et al. 1968; SHAPER 1972). Der älteste, in der Literatur mitgeteilte Patient war 64 Jahre alt (SHAPER 1972).

1. Pathologie

Die tropische Endomyokardfibrose ist im chronischen Stadium durch eine ausgedehnte Narbenbildung und Verschwielung des Endokards mit Übergreifen auf das innere Drittel des Myokards charakterisiert. Die Fibrose befällt vorwiegend die Einflußbahn des rechten oder linken Ventrikels oder auch beider Kammern. Gelegentlich sind die Vorhöfe befallen, wobei hier überwiegend die Fibrose im rechten Herzohr vorgefunden wird. Die ventrikuläre Ausflußbahn ist meist nicht betroffen (DAVIES u. BALL 1955; DAVIES 1962; CONNOR et al. 1968; SHAPER et al. 1968).

Makroskopisch erscheint das Herz hypertrophiert. Die Kammern sind dilatiert oder an Größe reduziert. Herzgewichte von über 700 g sind beschrieben, aber es wurden auch vereinzelt Fälle beobachtet, bei denen das Herzgewicht unter dem Normalwert lag (DAVIES u. BALL 1955). Die Endokardverdickung kann mehrere Millimeter betragen und schimmert makroskopisch perlenartig weiß. Die Oberfläche kann glatt oder rauh sein (OLSEN u. SPRY 1979).

Die Fibrosierung beginnt meist in der Ventrikelspitze und greift auf die Papillarmuskeln und die Chordae tendineae über. Hierbei ist bei linksventrikulärem Befall überwiegend der hintere Papillarmuskel von der Fibrose ummauert, was zu einer meist ausgeprägten Mitralinsuffizienz führt. Umgekehrt führt der rechtsventrikuläre Befall zur Trikuspidalinsuffizienz. Die pathologisch-anatomischen Veränderungen wurden neuerdings ausführlich von OLSEN u. SPRY (1979) sowie FALASE (1983) beschrieben. Abbildung 1 zeigt eine schematische Darstellung der pathologisch-anatomischen Befunde.

SHAPER et al. (1968) und SHAPER (1970) haben auf Grund des unterschiedlichen Verteilungsmusters der Fibrose fünf verschiedene Typen der tropischen EMF unterschieden (s. Abb. 2).

Typ 1: Fibrose ausschließlich in der Ventrikelspitze.
Typ 2: Fibrose in der Ventrikelspitze mit kontinuierlicher Ausdehnung auf die AV-Klappenebene.
Typ 3: Nur die Klappenebene ist befallen.
Typ 4: Isolierter Befall der Ventrikelspitze und der AV-Klappenebene.
Typ 5: Ungleichmäßige und fleckige Verteilung der Fibrose mit Aussparung der Ventrikelspitze und der AV-Region.

In einer Übersicht von 173 Fällen fanden SHAPER et al. (1968) eine alleinige rechtsventrikuläre Manifestation in nur 11% der Fälle. Ein isolierter linksventrikulärer Befall lag in 38% vor und ein biventrikulärer Befall wurde in 51% gefunden.

Gewöhnlich finden sich auf der Fibrose Fibrinablagerungen und Thromben in verschiedenen Organisationsstufen. In 43% der 173 Autopsiefälle von SHAPER et al. (1968) waren intraatriale oder intraventrikuläre Thromben nachweisbar. Hinweise auf eine Embolisierung fanden sich nur in 16% der Fälle.

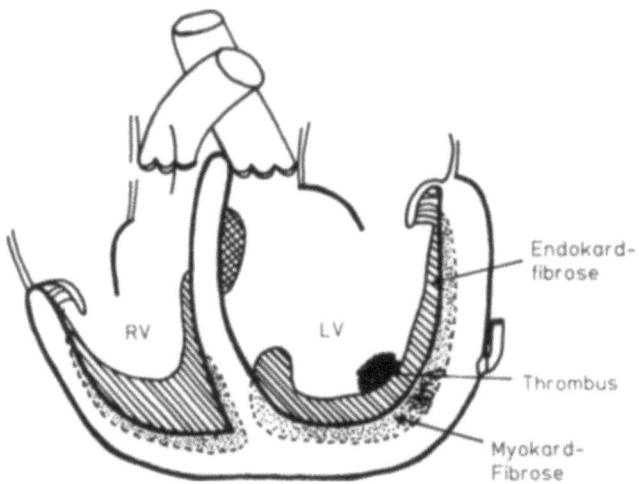

Abb. 1. Schematische Darstellung der pathologisch-anatomischen Veränderungen bei Endomyokardfibrose. Die Endomyokardfibrose greift auf das innere Drittel des Myokardgewebes über. Wandständige intrakavitäre Thromben finden sich bei etwa 41 % der Patienten (DAVIES 1963). Die Fibrose zeigt eine scharfe Begrenzung am Übergang der Einfluß- in die Ausflußbahn des linken Ventrikels. Fixierung des posterioren Mitralsegels durch fibrotisches Gewebe. Ausgedehnte Fibrosierung des rechten Ventrikels mit Obliteration der Ventrikelspitze. Einbeziehung des posterioren Segels der Trikuspidalklappe in den fibrotischen Prozeß. Normale Taschenklappen

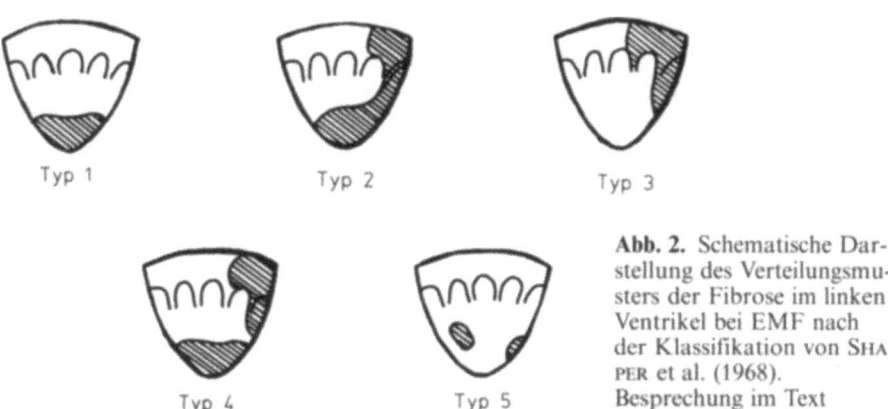

Abb. 2. Schematische Darstellung des Verteilungsmusters der Fibrose im linken Ventrikel bei EMF nach der Klassifikation von SHAPER et al. (1968). Besprechung im Text

Die histologischen Veränderungen sind bei der tropischen EMF einheitlich ausgebildet. Das verdickte Endokard ist schichtweise aufgebaut. Oberflächlich findet man eine avaskuläre Hyalinschicht. Hierunter folgt eine Zellschicht. In der tiefsten Schicht – auch Granulationsschicht genannt – findet man dilatierte Blutgefäße umgeben von locker angeordnetem Bindegewebe. Von dieser tiefsten Granulationsschicht ziehen Stränge und Septen in das darunterliegende Myokardgewebe. Oftmals finden sich Rundzellinfiltrate in dieser Schicht (DAVIES 1962) und häufig auch Fibrin- und Thrombenauflagerungen. Die intramyokardialen Gefäße zeigen eine Intimaproliferation und eventuell organisierte Thromben. Die histologischen Veränderungen wurden von OLSEN u. SPRY (1979) in einer Übersichtsarbeit zusammengestellt.

2. Klinik

Frühsymptome sind schwierig zu eruieren, da die Patienten meist im chronischen Stadium gesehen werden. Anamnestisch werden rezidivierende Fieberschübe angegeben. Die Fieberattacken können mit retrosternalen Schmerzen und Herzklopfen (Palpitationen) einhergehen, das durch passageres Vorhofflimmern verursacht wird (GOODWIN 1983). Husten, Nachtschweiß, allgemeines Schwächegefühl, Hämoptysen gehören ebenfalls zu den Akutsymptomen (DAVIES 1962; PARRY u. ABRAHAMS 1965; DAVIES et al. 1983a, b). Es ist allerdings sehr schwierig, bei Patienten mit manifester EMF im chonischen Stadium Symptome zu erfragen, die auf den Beginn der Erkrankung hindeuten. Fieberschübe, besonders zur Regenzeit, werden in den Tropen sehr häufig beobachtet (FALASE 1983).

Im chronischen Stadium hängen die Symptome und das klinische Bild davon ab, ob es sich um eine rechts-, links- oder biventrikuläre Manifestation handelt. Bei der rechtsventrikulären Form ist fast immer die Trias aus Halsvenenstauung, Aszites und nur geringgradigen Unterschenkelödemen verhanden (DAVIES 1962). Eine Hepatosplenomegalie ist fast stets nachweisbar, und gelegentlich werden Schmerzen unter dem rechten Rippenbogen infolge der Leberkapselspannung angegeben (SHILLINGFORD u. SOMERS 1961). Bei extremer Erhöhung des Venendruckes kann es zu periorbitalen Gesichtsödemen mit Exophthalmus kommen.

Periorbitale Hyperpigmentation, als Ausdruck kleiner Blutungen aus gestauten Venen, sowie orale und gingivale Hyperpigmentationen unklarer Ätiologie können ebenfalls vorhanden sein (FALASE 1983). Andere Zeichen sind zentrale Zyanose, Trommelschlegelfinger, Schwellung der Parotis als sekundäres Zeichen der kardialen Stauungszirrhose sowie Wachstumshemmungen im Kindesalter. Bei linksventrikulärem Befall stehen die Zeichen der Linksherzinsuffizienz mit Dyspnoe, Orthopnoe und rezidivierenden Lungenödemen sowie gelegentlichen Hämoptysen im Vordergrund (GOODWIN 1983; DAVIES et al. 1982).

3. Auskultation

Auskultatorisch findet sich häufig ein 3. Herzton. Dieser ist bei linksventrikulärem Ursprung am besten über der Herzspitze und bei rechtsventrikulärem Ursprung mit punctum maximum im 4. oder 5. Interkostalraum links und rechts parasternal zu auskultieren. Der 3. Herzton erklärt sich aus der raschen frühdiastolischen Füllung der Kammern ohne weitere Expansionsmöglichkeit im weiteren Verlauf der Diastole (CHEW et al. 1977).

Beim Vorliegen einer Mitralinsuffizienz findet sich ein lautes holosystolisches Geräusch über der Herzspitze unter Fortleitung in die Axilla (SHILLINGFORD u. SOMERS 1961). Liegt eine Trikuspidalinsuffizienz vor, so ist ein systolisches Geräusch nur inkonstant nachweisbar. Dies ist darauf zurückzuführen, daß der rechte Ventrikel oftmals vollständig obliteriert ist, so daß er keine hämodynamisch wirksamen Kontraktionen mehr aufbringt. Die Förderfunktion des Blutes wird dann ausschließlich vom rechten Vorhof übernommen, der das Blut in eine dilatierte rechtsventrikuläre Ausflußbahn leitet (FALASE 1983). Besteht bei den Patienten mit Mitralinsuffizienz eine pulmonale Hypertonie, so ist der 2. Herzton betont (SHILLINGFORD u. SOMERS 1961).

4. Radiologie

Wenn keine Insuffizienz der AV-Klappen vorliegt, kann die Röntgenaufnahme des Thorax mitunter eine normale Herzsilhouette zeigen, da die Restriktion und Fibrose eine Ventrikeldilatation verhindern (BALAKRISHNAN et al. 1982; GOODWIN 1983). Häufig findet sich allerdings eine Kardiomegalie, wobei sich keine für die tropische EMF typische Herzkonfiguration zeigt. Die Kardiomegalie wird überwiegend durch eine Dilatation der Vorhöfe verursacht, die in Einzelfällen ein extremes Ausmaß annimmt. Der rechte Vorhof und die pulmonale Ausflußbahn können gelegentlich aneurysmatisch erweitert sein (DAVIES 1963). Ein Perikarderguß findet sich vorwiegend bei der rechtsventrikulären Form der EMF.

Bei überwiegend linksventrikulärer Manifestation mit Mitralinsuffizienz finden sich die Zeichen der akuten bzw. chronischen Lungenstauung mit Hypervolaemie der apikalen Lungenfelder und interstitiellem Ödem (GOODWIN 1983). Manchmal lassen sich schalenartige Verkalkungen in Projektion auf die Herzspitze nachweisen, die verkalkten Thromben oder Endokardverkalkungen entsprechen (FALASE 1983; GOODWIN 1983; KOESTHER et al. 1978).

5. Elektrokardiographie

Elektrokardiographisch gibt es keine für die EMF spezifischen Veränderungen. Bei überwiegend linksventrikulärer Manifestation finden sich eine Sinustachykardie, ein P-sinistrokardiale und Zeichen der Linkshypertrophie sowie T-Welleninversion in den präkordialen Ableitungen. Bei überwiegend rechtsventrikulärem Befall lassen sich Rechtsherzhypertrophiezeichen, Rechtsschenkelblock und, falls ein Sinusrhythmus vorliegt, eine P-Wellenerhöhung im Sinne eines P-dextrokardiale als Hinweis auf eine Dilatation des rechten Vorhofes nachweisen (JAIYESIMI 1982 a, b, c). Bei fortgeschrittenen Fällen besteht Vorhofflimmern. Liegt ein Perikarderguß vor, ist eine Niedervoltage nachweisbar. Eine zusammenfassende Beschreibung der EKG-Veränderungen finden sich bei WILLIAMS u. SOMERS (1960), SHILLINGFORD u. SOMERS (1961) sowie GOODWIN (1983) und FALASE (1983).

6. Hämodynamik

Hämodynamisch ist die tropische EMF charakterisiert durch eine diastolische Füllungsbehinderung des rechten oder linken Ventrikels oder beider Kammern. Bei biventrikulärer EMF stehen meist die Zeichen der rechtsventrikulären EMF im Vordergrund, so daß die klinischen Zeichen der linksventrikulären Beteiligung schwerer zu erkennen sind (COCKSHOTT 1965). Die Füllungsbehinderung infolge der Dehnbarkeitsminderung wirkt sich hierbei ähnlich aus wie eine konstriktive Perikarditis. Die Ventrikelfüllung erfolgt zunächst rasch und verlangsamt sich dann in der späten Diastole, da die Endokardfibrose eine weitere Expansion der Kammern verhindert. Dies führt zu charakteristischen Druckkurven mit einem frühdiastolischen Dip, Plateaubildung und hohen enddiastolischen Drücken. Diese „Dip und Plateau" Konfiguration, im angloamerikanischen Sprachgebrauch auch als „Square root" Zeichen benannt, ist ein konstanter Befund (CLARK et al. 1956; ABRAHAMS 1962; SHILLINGFORD u. SOMERS 1961; PARRY u. ABRAHAMS 1965). Der enddiastolische Druck ist hierbei sehr stark erhöht und kann Werte bis über 50% des systolischen Ventrikeldruckes erreichen (PARRY u. ABRAHAMS 1965).

Der zentrale Venendruck und die Vorhofdruckkurve zeigen eine typische M- und W-Form mit hohen A- und V-Wellen und tiefen X- und Y-Wellen. Inspiratorisch kann es zum Anstieg des zentralvenösen Druckes kommen (PARRY u. ABRAHAMS 1965; GOODWIN 1983). Steht die Trikuspidalinsuffizienz im Vordergrund, ist die X-Welle nicht mehr nachweisbar, es dominiert die systolische V-Welle, und die Vorhofdruckkurve ähnelt der Ventrikeldruckkurve (PARRY u. ABRAHAMS 1965). In fortgeschrittenen Fällen kann der rechte Ventrikel soweit obliteriert sein, daß nur ein kleiner Ausflußsinus bestehen bleibt und die Füllung der Pulmonalarterie vom rechten Vorhof übernommen wird. In diesen Fällen entspricht die Druckkurve im rechten Ventrikel der im rechten Vorhof (SHILLINGFORD u. SOMERS 1961). Abbildung 3 zeigt repräsentative Beispiele von Druckkurven im rechten Ventrikel, die entsprechend dem Erkrankungsstadium sehr variabel sein können.

Bei linksventrikulärer EMF ist der Pulmonalkapillardruck meist erhöht, und bei Mitralinsuffizienz findet sich eine hohe V-Welle. Ebenso sind die Pulmonalarteriendrucke erhöht. Pulmonale Hypertonien mit systolischen Druckwerten bis

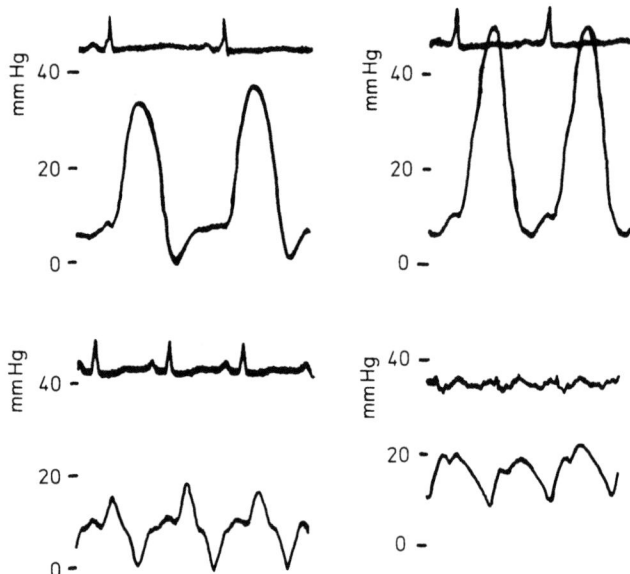

Abb. 3. Repräsentative Druckkurven im rechten Ventrikel bei Patienten mit rechtsventrikulärer Endomyokardfibrose. Formanalytisch zeigt sich eine erhebliche Variation der Druckkurven von nahezu normalen bis erheblich veränderten Formen. Alle Druckkurven zeigen einen erhöhten enddiastolischen Druck und einen frühdiastolischen Dip. Mit fortschreitendem Schweregrad (von *rechts oben* nach *links unten*) zeigt sich eine Akzentuierung des frühdiastolischen Dips mit einer Abnahme des systolischen Spitzendruckes. Bei der schwersten Form ähnelt die Druckkurve im rechten Ventrikel der im rechten Vorhof. (Mod. nach SHILLINGFORD u. SOMERS 1961)

90 mm Hg wurden mitgeteilt (ABRAHAMS 1959; SHILLINGFORD u. SOMERS 1961). Das Vorliegen einer pulmonalen Hypertonie kann als differentialdiagnostisches Kriterium gegen das Vorliegen einer konstriktiven Perikarditis angeführt werden, da hier meist nur systolische Drucke bis maximal 40 mm Hg erreicht werden (CHEW et al. 1977). Die Druckkurve im linken Ventrikel zeigt ebenfalls das diastolische „Dip und Plateau" Phänomen, wobei bei biventrikulärer Manifestation der linksventrikuläre enddiastolische Druck meist höher ist als der rechtsventrikuläre enddiastolische Druck (GUIMARAIS et al. 1974; CHEW et al. 1977).

Der Schlagvolumenindex ist stets vermindert und ändert sich nicht bei Belastung (PARRY u. ABRAHAMS 1965). Interessanterweise findet sich bei rechtsventrikulärer EMF fast stets eine verminderte arterielle Sauerstoffsättigung (PARRY u. ABRAHAMS 1965). Dies wurde durch einen Shunt von venösem Blut über die Vena azygos in die Lungenvene infolge der starken Erhöhung des zentralen Venendruckes mit Insuffizienz der Venenklappen erklärt. COCKSHOTT (1965) konnte dies allerdings auf Grund angiographischer Befunde nicht bestätigen und sah die erniedrigte arterielle Sauerstoffsättigung als Folge segmentaler Atelektasen und Hypoperfusion einzelner Lungenabschnitte durch Kompression infolge von Aszites und Kardiomegalie an. JAIYESIMI et al. (1977) haben die Verminderung der arteriellen Sauerstoffsättigung ebenfalls mit einem intrapulmonalen Shunt infolge eines gestörten Ventilations/Perfusionsverhältnisses erklärt.

Bei ausgeprägter rechtsventrikulärer EMF beginnt der Druckanstieg in der A. pulmonalis vor der Ventrikelsystole und wird bei Sinusrhythmus durch die Kontraktion des rechten Vorhofes hervorgerufen (GUIMARAIS et al. 1974).

7. Angiographie

a) Rechtsventrikuläre EMF

Bei der Kontrastmittelinjektion in den rechten Vorhof zeigt sich meist ein vergrößerter und dilatierter Vorhof, der mitunter aneurysmatische Formen annehmen kann. Die Verweildauer des Kontrastmittels im Vorhof ist verlängert infolge der rechtsventrikulären Füllungsbehinderung und der begleitenden Trikuspidalinsuffizienz. Gelegentlich lassen sich Kontrastmittelaussparungen im rechten Herzohr als Hinweis auf thrombotisches Material nachweisen. Retrograde Füllung der Vena azygos und der paravertebralen Plexus infolge zentralvenöser Druckerhöhung und Insuffizienz der Venenklappen ist keine Seltenheit (COCKSHOTT 1965).

Die Spitze des rechten Ventrikels ist von Kontrastmittel ausgespart infolge der Obliteration. Der rechte Ventrikel erscheint somit schlauchförmig eingeengt. Gelegentlich zeigen sich bizarre, mit Kontrastmittel gefüllte Lakunen im Bereich der obliterierten Ventrikelspitze (GOEBEL et al. 1978). Die infundibuläre Ausflußbahn des rechten Ventrikels ist meist dilatiert und zeigt gesteigerte Kontraktionen (CHEW et al. 1977; CHERIAN et al. 1983). Infolge des reduzierten Blutflusses werden die Lungengefäße nur schwach mit Kontrastmittel angefärbt (COCKSHOTT 1965). Abbildung 4 zeigt schematisch die Befunde bei der rechtsventrikulären Angiographie.

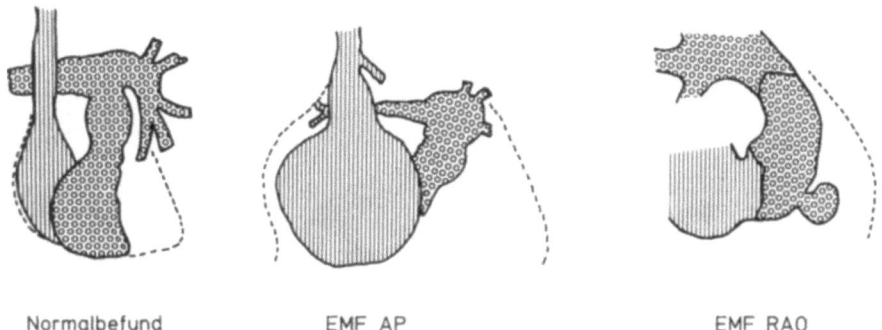

Abb. 4. Schematische Darstellung der angiographischen Befunde bei rechtsventrikulärer Endomyokardfibrose (*EMF*). Die Darstellung in der *AP*-Projektion zeigt eine komplette Obliteration der Spitze des rechten Ventrikels und eine ausgeprägte Dilatation des rechten Vorhofes. Die Darstellung in der *RAO*-Projektion zeigt eine Teilobliteration des rechten Ventrikels mit Lakunenbildung

b) Linksventrikuläre EMF

Die Lävokardiographie zeigt einen kleinen, kugelig geformten linken Ventrikel mit unregelmäßiger Begrenzung und apikalen Füllungsdefekten (GOEBEL u. HESS 1977). Die Auswurffraktion ist meist normal (GOEBEL et al. 1978), gelegentlich leicht eingeschränkt (CHERIAN et al. 1983). Bei begleitender Mitralinsuffizenz kommt es zur Anfärbung des linken Vorhofes, der oft deutlich dilatiert ist (CHEW et al. 1977; PUIGBO et al. 1983).

8. Echokardiographie

Die M-Mode Echokardiographie besitzt nur eine begrenzte Aussagekraft bei der Diagnostik der EMF, da spezifische echokardiographische Änderungen fehlen. Zudem wurden echokardiographische Befunde bisher nur an einer kleinen Zahl von Patienten erhoben.

Eine extreme Verdickung der anterioren Wand des rechten Ventrikels mit plötzlicher Obliteration des Lumens des rechten Ventrikels beim Schwenken des Schallkopfes in die Ventrikelspitze wurde von HESS et al. (1978) und CANDELL-RIERA et al. (1982) berichtet. GEORGE et al. (1982) erhoben bei 21 Patienten mit überwiegend rechtsventrikulärer EMF folgende Befunde: Paradoxe Septumbewegung, Dilatation der rechtsventrikulärern Ausflußbahn, Verdickung der anterioren Wand des rechten Ventrikels und Perikarderguß. HERNANDEZ-PIERETTI (1977) berichtete über einen Patienten mit extremer Echoverdichtung des rechtsventrikulären Anteils des interventrikulären Septums.

Mittels 2D-Echokardiographie gelingt der Nachweis der Obliteration des rechten Ventrikels sowie der Spitze des linken Ventrikels im 4-Kammerblick, wobei echodichte Strukturen das Vorliegen von fibrotischem und thrombotischem Material nahelegen. Nach ACQUATELLA et al. (1983) legt die Kombination von Echoverdichtung des posterioren Anteiles der AV-Klappen, normaler Ventrikelfunktion und die Kombination von kleinem Ventrikel und großen Vorhof die Diagnose einer EMF nahe. Versuche, die Dicke und Ausdehnung der Fibrose durch unterschiedliche Schallreflexionsmuster im Vergleich zum normalen Myokardgewebe durch computergestützte, qualitative Analyse der Echointensität nachzuweisen, müssen derzeit allerdings noch als experimentell angesehen werden (DAVIES et al. 1982).

9. Endomyokardbiopsie

Von SOMERS et al. (1971) wurde die transvenöse, rechtsventrikuläre Endomyokardbiopsie mit dem Kono-Bioptom bei Patienten mit EMF erstmals eingesetzt. Eine Biopsie wurde bei 49 Patienten versucht. Nach anfänglichen Schwierigkeiten infolge mangelnder Erfahrung betrug die Erfolgsrate schließlich 80%. Bei Patienten mit fortgeschrittener Fibrosierung erwies sich die Gewebsentnahme als besonders schwierig, da das Bioptom auf dem harten und glatten Gewebe abglitt. Die histologische Untersuchung der Biopsieproben zeigte thrombotisches Material in unterschiedlichen Organisationsstufen, Proliferationen von Kapillaren und Fibroblasten sowie eine dichte Kollagenschicht. Die Myokardfasern waren deutlich atrophiert. Ein schichtweiser Aufbau war meist deutlich erkennbar. Im Gegensatz hierzu fand sich in rechtsventrikulären Biopsieproben bei 15 Patienten mit dilatativer Kardiomyopathie oder pulmonaler Hypertonie unterschiedlicher Ätiologie eine deutliche Hypertrophie der Myokardfasern mit Vakuolenbildung („foamy cells") und Vergrößerung der Zellkerne sowie eine mehr fleckige interstitielle Fibrose. Die Autoren betonten ausdrücklich, daß das Biopsieergebnis zusammen mit dem klinischen Bild und dem hämodynamischen Befund interpretiert werden muß. In den letzten Jahren wird zunehmend die linksventrikuläre Endomyokardbiopsie mit dem Kings-College Bioptom eingesetzt (RICHARDSON 1974). Vor der linksventrikulären Endomyokardbiopsie sollte allerdings stets die Ventrikulographie durchgeführt werden, um das Vorliegen von größeren intrakavitären Thromben auszuschließen. OLSEN (1983a, b) empfiehlt generell die transvenöse Endomyokardbiopsie in der Diagnostik der EMF.

10. Epidemiologie

Die EMF wurde erstmals in Kampala, Uganda beschrieben (DAVIES 1948; DAVIES u. BALL 1955; WILLIAMS et al. 1954). Die Erkrankung wurde hauptsächlich im Gebiet der Rwanda- und Burundi-Stämme gefunden. Unter 172 Fällen mit autoptisch gesicherten EMF befanden sich 63% Rwanda-Emigranten (SHAPER et al. 1968). Die EMF stellt die dritthäufigste organische Herzerkrankung in Uganda dar (HUTT 1970).

Obwohl einzelne Fälle in Kenia (TURNER u. MANSON-BAHR 1960), Tansania (MARKENE 1970), Zambia (LOWENTHAL u. FINE 1968), Zimbabwe (GELFAND 1957) und Mosambique (BIYLSMA 1979) mitgeteilt wurden, scheint die EMF in diesen Regionen sehr selten und vor allen Dingen nicht im Hochlandgebiet und in Südafrika vorzukommen (HUTT 1983).

In Nigeria wurde die EMF erstmals in Enugu (NWOKOLO 1955) beschrieben. Die meisten Fälle wurden jedoch aus Ibadan berichtet (PARRY u. ABRAHAMS 1965; EDINGTON u. JACKSON 1963). BROCKINGTON u. EDINGTON (1972) fanden in der Zeit zwischen 1958 und 1966 unter 6817 Autopsien 41 Fälle von EMF. Ferner wurden vereinzelt Fälle von der Elfenbeinküste (BERTRAND 1975, 1979), Ghana (EDINGTON 1954), Zaire (COELHO u. PIMENTAL 1963) und vom Sudan (O'BRIEN 1954) mitgeteilt.

In Asien scheint die EMF endemisch in Süd-Indien und in Sri Lanka vorzukommen (NAGARATNAM u. DISSANAYAKE 1959; GOPI 1968). Die EMF wurde ebenfalls in Malaysia beschrieben (BRODY 1957). In Südamerika wurden Fälle von EMF in Brasilien (FAGUNDES 1963; ANDRADE u. GUIMARAES 1964), Venezuela (SUAREZ u. SUAREZ 1967; PUIGBO et al. 1983) und Columbien (CORREA et al. 1963) beschrieben.

Schließlich wurden auch vereinzelt Fälle von EMF bei Europäern, die früher in Afrika lebten (BROCKINGTON et al. 1967), wie auch mehr kasuistisch bei Europäern, die sich niemals in den Tropen aufhielten (CHEW et al. 1977; HESS et al. 1978) beschrieben.

11. Ätiologie

Die Ätiologie der EMF muß auch heute trotz intensiver Untersuchungen als ungeklärt angesehen werden. Es werden folgende pathogenetische Gesichtspunkte diskutiert:

a) Ernährungsfaktoren

Die EMF kommt überwiegend in Entwicklungsländern vor, wo Armut und Mangelernährung häufig sind und befällt hauptsächlich Personen aus den sozioökonomisch schwachen Schichten. Unterernährung kann allerdings nicht die weitgehende Beschränkung der Erkrankung auf die tropischen Regionen und eine gewisse ethische Disposition erklären (FALASE 1983).

b) Serotonin

Hohe Serotoninspiegel (5-Hydroxytryptamin) können wie beim Karzinoid-Syndrom der EMF ähnliche kardiale Veränderungen bewirken. Bananen weisen einen hohen Serotoningehalt auf (WEST 1958; MARSHALL 1959) und stellen ein Hauptnahrungsmittel in den EMF-endemischen Gebieten dar. ARNOTT (1959) sowie MCKINNEY u. CRAWFORD (1965) stellten deshalb die Hypothese auf, daß die EMF durch exzessiven Bananenkonsum hervorgerufen wird. Diese Hypothese ist allerdings auf Grund epidemiologischer Daten (WILLIAMS 1967) und experimenteller Befunde (ANTIA et al. 1968; OJO 1979) nicht haltbar.

c) Vitamin E Mangel

Durch Vitamin E Mangel lassen sich tierexperimentell Veränderungen hervorrufen, die der EMF ähneln (LEE et al. 1960). JAIYESIMI et al. (1978) konnten allerdings bei EMF-Patienten keinen Vitamin E Mangel nachweisen.

d) Gestörter Abfluß der kardialen Lymphbahnen

Die Hypothese, daß die EMF durch eine Störung des lymphatischen Abstroms aus dem Myokardgewebe hervorgerufen wird, stützt sich auf tierexperimentelle Untersuchungen, bei denen durch Blockade der kardialen Lymphbahnen eine subendokardiale Fibrose hervorgerufen wurde (MILLER et al. 1963). KLINE et al. (1964) berichteten über 2 Patienten mit fortgeschrittener EMF, bei denen die histologische Untersuchung dilatierte und gewunden verlaufende Lymphgefäße zeigte, die sich bei fibrosierten Subendokard bis in das Subepikard ausdehnten. Die experimentellen Befunde ließen sich allerdings nicht reproduzieren (ANTIA et al. 1968).

e) Parasitose, Eosinophilie und EMF

Im Endstadium gleicht die Löfflersche Endokarditis pathologisch-anatomisch der tropischen EMF (BROCKINGTON u. OLSEN 1973; OLSEN 1983a, b). Es wurde deshalb die Hypothese ausgesprochen, daß die EMF durch eine toxische Wirkung der Eosinophilen hervorgerufen wird (OLSEN 1983a, b). Diese Hypothese findet allerdings keine generelle Anerkennung (PATEL et al. 1977).

Eine Eosinophilie ist in den Tropen ein weit verbreiterter Befund, der sich durch die hohe parasitäre Durchseuchung erklärt. Eine Hypereosinophilie, wie sie bei der Löfflerschen Endokarditis gefunden wird, ist bei der tropischen EMF allerdings ausgesprochen selten (FALASE 1983).

Insbesondere die Loiasis wurde mit der EMF in Zusammenhang gebracht. IVE et al. (1967) berichteten über eine Loa-Loa Infektion bei 64–83% ihrer EMF-Patienten, wobei in einem Kontrollkollektiv eine Loiasis in nur 36–39% nachweisbar war. CARLISLE et al. (1972) konnten diesen Befund allerdings nicht bestätigen und fanden keinen Unterschied im Antikörpertiter zwischen Patienten mit EMF und solchen mit Herzerkrankungen anderer Ursache.

ANDY et al. (1981) berichteten kürzlich über 13 Patienten mit Hypereosinophilie infolge Loisasis, von denen 11 Patienten in der Folgezeit klinische Symptome der EMF entwickelten. FALASE (1983) argumentierte allerdings, daß es sich um eine begleitende und nicht kausal verbundene Infektion handeln könnte.

JAIYESIMI et al. (1979) beobachteten vier Fälle von EMF bei nigerianischen Kindern, die gleichzeitig an einer Schistosoma mansoni Infektion litten. Obwohl die Autoren folgern, daß die Eosinophilie infolge Schistosoma mansoni Infektion zur endokardialen Schädigung führte, kann es sich ebenso um eine Begleitinfektion bei vorbestehender EMF gehandelt haben.

12. Therapie

Eine Digitalisierung ist nur bei Vorhofflimmern angezeigt. Ödeme und Lungenstauung erfordern den Einsatz von Diuretika. Da periphere Embolien bei der tropischen EMF eher selten sind, wird eine Antikoagulation nicht generell empfohlen (DAVIES et al. 1983a, b).

In Gegenden mit begrenzten chirurgischen Möglichkeiten empfiehlt sich beim Vorliegen eines Perikardergusses die Perikardektomie bzw. die Anlage eines perikardio-peritonealen Shunts (ADEBONOJO 1977). Vereinzelt wurde auch ein Shunt zwischen dem rechten Vorhof und der Pulmonalarterie zur Verbesserung der Lungendurchblutung angelegt (FALASE 1983).

In Fällen, die auf medikamentöse Therapie nicht ansprechen, wird die Operation empfohlen, die in der Endokardektomie und bei Mitral- und Trikuspidalinsuffizienz in Mitralklappenersatz und Trikuspidalklappenersatz besteht. Die Endokardektomie wird im allgemeinen von einer Atriotomie nach Klappenexzision durchgeführt, so daß keine Ventrikulotomie notwendig ist. Die vorläufigen klinischen und funktionellen Ergebnisse sind ermutigend. Die Früh- und Spätmortalität wird mit 13,5 bzw. 25% angegeben (GONZALEZ-LAVIN et al. 1983; DUBOST et al. 1983; VALLEJO et al. 1982; CHERIAN et al. 1983).

II. Beckersche Erkrankung

1953 beschrieben BECKER et al. in Südafrika 40 Fälle einer Erkrankung, die klinisch durch eine progrediente Herzinsuffizienz, rezidivierende Fieberschübe, Leukozytose, Eosinophilie und Infarzierungen multipler Organe chrakterisiert war. Pathologisch-anatomisch fanden sich Riesenzellinfiltrate in der Intima der

Pulmonalarterien sowie noduläre Verdickungen der Aortenwand. Das Endokard des rechten und linken Ventrikels zeigte Fibrinablagerungen mit kleinen hämorrhagischen Polypen. Das Myokard ließ Veränderungen im Sinne einer serösen Myokarditis erkennen. Es fanden sich ferner generalisierte Veränderungen im Sinne einer verrukösen bzw. nekrotisierenden Arteriolitis. Es ist unklar, ob es sich um ein eigenständiges Krankheitsbild im Sinne einer „kardiovaskulären Kollagenose" oder um eine frühe Manifestationsform der tropischen Endomyokardfibrose bzw. der Löfflerschen Endokarditis handelt (DAVIES 1963). In der neueren Literatur finden sich keine Berichte über diese Erkrankung.

III. Löfflersche Endokarditis

Bei der Löfflerschen Endokarditis handelt es sich um eine extrem seltene Erkrankung. Noch vor der Erstbeschreibung durch LÖFFLER im Jahre 1936, der zwei Fälle mitteilte und dem Krankheitsbild den Namen „Endocarditis parietalis fibroplastica" gab, hatte REINBACH 1893 über eine Patientin mit persistierender Bluteosinophilie berichtet, bei der sich bei der Autopsie ein grauweißer Thrombus auf dem verdickten rechtsventrikulären Endokard fand.

Bis 1957 waren 26 Krankheitsfälle bekannt geworden (WEISS-CARMINE 1957). 1973 analysierten BROCKINGTON u. OLSEN 90 autoptisch gesicherte Fälle, wovon 87 Fälle aus der Literatur ergänzt wurden durch 3 eigene Beobachtungen.

Von diesen 90 Patienten stammten 16 aus Deutschland und 9 aus der Schweiz. Aus der Folgezeit finden sich in Deutschland nur vereinzelt kasuistische Mitteilungen (KEISER et al. 1974; KUJAT et al. 1983). In einer kürzlichen Übersicht von DAVIES et al. (1983) wird die Feststellung getroffen, daß klinische, hämodynamische und autoptische Befunde bisher von etwa 200 Patienten vorliegen.

Die Löfflersche Endokarditis wird heute nicht so sehr als eigenständiges Krankheitsbild, sondern als Teil des sog. „Hypereosinophilen Syndroms" gesehen (OAKLEY u. OLSEN 1977; SPRY 1982; BROCKINGTON u. OLSEN 1973). Dies geht auf die Beobachtung von HARDY u. ANDERSON (1968) zurück, daß jede persistierende Eosinophilie eine kardial-toxische Wirkung entfalten kann. SPRY (1982) definiert das Hypereosinophile Syndrom als jede länger als 6 Monate bestehende Eosinophilie mit absoluten Eosinophilenzahlen von über 1500/mm^3 mit Organbeteiligung. Bei den 90 autoptisch gesicherten Fällen mit Löfflerscher Endokarditis von BROCKINGTON u. OLSEN (1973), wurde die Eosinophilie bei 48% der Patienten als idiopathisch klassifiziert. Bei 25% lag eine eosinophile Leukämie und bei 27% der Fälle eine reaktive Eosinophilie vor, wobei folgende Grunderkrankungen bestanden: Morbus Hodgkin (2 Patienten), Karzinom (2 Patienten), retikuloendothelialer Tumor (2 Patienten), Panarteriitis nodosa (8 Patienten), Asthma bronchiale (6 Patienten), parasitäre Infektion (3 Patienten) und Überempfindlichkeit auf Tuberkulostatika (2 Patienten).

1. Pathologie

Makroskopisch findet sich eine Herzvergrößerung entweder infolge einer Dilatation oder Hypertrophie. Es wurden Herzgewichte bis zu 800 g mitgeteilt (WEISS-

CARMINE 1957). Das Endokard zeigt eine grauweiße Verdickung, wobei bindegewebige Septen in das Myokardgewebe einziehen. Die Endokardverdickung findet sich meist in beiden Ventrikeln, eine isolierte Fibrose des rechten Ventrikels ist eher eine Seltenheit (BROCKINGTON u. OLSEN). Fibrotische Herde lassen sich auch gelegentlich in den Vorhöfen nachweisen (OLSEN u. SPRY 1979). Der Fibrose ist fast stets thrombotisches Material aufgelagert, wobei thrombotische Auflagerungen auch auf nichtverdickten oder fibrosierten Endokardabschnitten gefunden werden (WEISS-CARMINE 1957). Bei etwa 20% der Patienten zeigen sich Klappenläsionen, die z. T. nur geringgradig ausgeprägt sind. Diese bestehen in einer Aufrauhung der Oberfläche sowie Verdickung überwiegend der AV-Klappen. Beschrieben sind fibrotische Ummauerungen des posterioren Mitralsegels sowie wärzchenartige Auflagerungen oder flottierende Vegetationen (BROCKINGTON u. OLSEN 1973). Perikardiale Verdickungen und Perikarderguß sind eher selten. In Abb. 5 sind die pathologischen Veränderungen schematisch wiedergegeben.

Bei der Löfflerschen Endokarditis findet sich überwiegend ein biventrikulärer Befall, seltener eine isolierte linksventrikuläre Manifestation. Die alleinige Erkrankung des rechten Ventrikels ist extrem selten (BROCKINGTON u. OLSEN 1973).

Histologisch zeigt das verdickte Endokard einen schichtweisen Aufbau. Die tiefste Schicht besteht aus dichtem, fibrillärem Bindegewebe, das vereinzelt Blutgefäße enthält. Die oberflächlichere Schicht zeigt lockeres Bindegewebe mit Zellverschmelzungen und Fibrinauflagerungen. In diesen Schichten finden sich perivaskuläre lymphozytäre Infiltrationen. Die Myokardfasern sind meist hypertrophiert mit Vermehrung des interstitiellen Bindegewebes. Gelegentlich finden sich auch überwiegend entzündliche Zellinfiltrationen mit großen Zahlen von Eosinophilen. Die tiefste Schicht wird auch als Granulationsgewebsschicht bezeichnet, aus der sich Septen in das darunterliegende Myokardgewebe aufzeigen. Die epikardial gelegenen Koronargefäße weisen keine Veränderungen auf. Die kleinen intramuralen Gefäße sind im Sinne einer Endarteriitis bzw. Periarteriitis verändert. Ähnliche Veränderungen finden sich in Gehirn, Nieren, Milz, Leber,

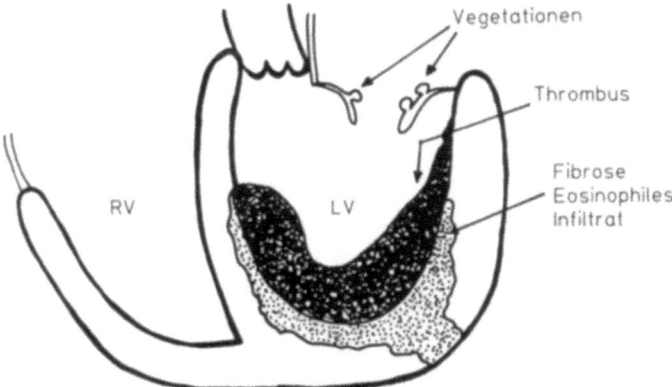

Abb. 5. Schematische Darstellung der pathologisch-anatomischen Veränderungen bei Löfflerscher Endokarditis. Die Fibrose kann plaqueartig das gesamte Myokardgewebe durchsetzten, wobei der Fibrose thrombotisches Material aufgelagert ist. Oft findet sich eine begleitende verruköse Valvulitis

Lunge und Nebennieren. Detaillierte Beschreibungen finden sich bei REMMELE u. SESSNER (1959), BAANDRUP (1977), BROCKINGTON u. OLSEN (1975, 1977), SCOTT u. BRUCE (1975), OLSEN u. SPRY (1979).

Auf Grund einer Analyse der histologischen Befunde bei 30 Patienten mit Löfflerscher Endokarditis kamen BROCKINGTON u. OLSEN (1973) zu folgender Stadieneinteilung:

a) Akut nekrotisches Stadium

(10 Patienten mit einer durchschnittlichen Krankheitsdauer von 5½ Wochen).

In diesem Stadium findet sich eine ausgeprägte eosinophile Myokarditis überwiegend in den inneren Schichten des Myokards. Die entzündlichen Zellinfiltrate bestehen bis zu über 60% aus Eosinophilen. Vereinzelt finden sich Zellnekrosen. Die kleinen intramuralen Gefäße zeigen intravasale Thromben und perivaskuläre Zellinfiltrationen.

b) Stadium der Thrombose

(8 Patienten mit einer durchschnittlichen Krankheitsdauer von 10 Monaten).

Charakteristisch ist eine unterschiedlich starke Auflagerung von frischen Thromben auf dem Endokard. Das Endokard zeigt bereits starke fibrotische Veränderungen mit zellulären Infiltrationen, die überwiegend aus Eosinophilen bestehen. Veränderungen im Sinne einer Periarteriitis sind noch nachweisbar. Im fortgeschrittenen Stadium kommt es zur Organisation der wandständigen Thromben mit Rückgang der eosinophilen Zellinfiltrationen. Die nekrotisierenden Herde im Myokard werden durch Bindegewebe ersetzt, das mit dem Endokard durch Septen in Verbindung steht.

c) Stadium der Fibrose

(12 Patienten mit einer durchschnittlichen Krankheitsdauer von 2 Jahren).

Das Endokard ist extrem verdickt und zeigt einen schichtweisen Aufbau. In diesem Stadium unterscheiden sich die histologischen Veränderungen nicht von denen bei der tropischen Endomyokardfibrose. Perivaskuläre Zellinfiltrationen sind nicht mehr nachweisbar, und Eosinophile sind nicht oder nur gering vorhanden.

2. Klinik

Die Erkrankung befällt überwiegend männliche Patienten im Alter zwischen 20 und 50 Jahren mit einem Altersgipfel zwischen dem 32. und 34. Lebensjahr (SPRY 1982). Von den kürzlich beschriebenen 11 Patienten von DAVIES et al. (1983a, b) waren 9 Männer und 2 Frauen, wobei das Druchschnittsalter bei 38 Jahren lag. Die Erkrankung manifestiert sich aber auch im Kindesalter. Bekannt sind bisher 11 Fälle im Alter unter 12 Jahre (10 Jungen, 1 Mädchen), wobei der jüngste Patient 5 Monate alt war (RASCHE et al. 1973; RICKLES u. MILLER 1972; LIBANOFF u. MCMAHON 1976).

Die Symptome hängen im wesentlichen vom Krankheitsstadium ab. In der Frühphase finden sich Allgemeinsymptome wie Abgeschlagenheit, Müdigkeit und Antriebsarmut. Fieber, Nachtschweiß, Muskelschmerzen und Athralgien werden gelegentlich angegeben, ebenso Gewichtsverlust (SCOTT u. BRUCE 1975; REMMELE u. SESSNER 1959). Als Ausdruck einer Multiorganerkrankung finden sich bei gastrointestinaler Beteiligung Abdominalschmerzen und Diarrhö (SCOTT u. BRUCE 1975). Neurologische Störungen sind ebenfalls beschrieben (REMMELE u. SESSNER 1959), insbesondere die Kombination von Löfflerscher Endokarditis und Balintsyndrom (optische Ataxie und Sehstörungen, GARDENER-THORPE et al. 1971). Die neurologischen Störungen werden überwiegend als Folgen rezidivierender zerebraler Embolien gedeutet.

Im chronischen Stadium stehen die kardialen Symptome ganz im Vordergrund. Dyspnoe wird von nahezu allen Patienten angegeben. In einer kürzlichen Zusammenstellung von DAVIES et al. (1983a, b) fanden sich rezidivierende Lungenödeme bei 73%, während periphere Ödeme (55%) und Aszites (27%) nicht so häufig vorlagen. Palpitationen wurden von nur 18% der Patienten angegeben. Auskultatorisch fanden sich Zeichen der Mitralinsuffizienz sowie ein lauter 3. Herzton in 82%. Eine Hepatosplenomegalie ist fast stets nachweisbar, Lymphknotenschwellungen sind selten (SPRY 1982; SOLLEY et al. 1976).

Obwohl autoptisch bei Patienten mit Löfflerscher Endokarditis nahezu immer thrombotisches Material im Ventrikelcavum nachweisbar ist, werden periphere embolische Ereignisse, die klinisch in Erscheinung treten, unterschiedlich angegeben. DAVIES et al. (1983a, b) bezeichnen sie als häufig. Die Angaben reichen von 4% (PARRILLO et al. 1979) bis zu 29% (GOTTDIENER et al. 1983). Die Zahl klinisch stummer und nur autoptisch nachweisbarer Embolien scheint allerdings erheblich höher zu liegen.

3. Elektrokardiographie

EKG-Veränderungen sind häufig bei der Löfflerschen Endokarditis, wenn auch unspezifisch. Zu ihnen gehören ST-Strecken-Senkungen und T-Wellen-Inversionen, Rechtsschenkelblockbilder und Vorhofflimmern (GOODWIN 1983; DAVIES et al. 1983a, b). Linksschenkelblock, AV-Block II. und III. Grades sind hingegen eher selten (RAIZNER et al. 1972).

4. Echokardiographie

Bei der Löfflerschen Endokarditis finden sich keine spezifischen echokardiographischen Veränderungen. Die M-Mode Echokardiographie zeigt mitunter eine Verdickung der freien Wand des rechten Ventrikels, eine Verdickung des interventrikulären Septums und der linksventrikulären Hinterwand, eine Vergrößerung des linken Vorhofes (BORER et al. 1977) sowie eine Obliteration der Spitze des rechten Ventrikels (HESS et al. 1978).

Die 2D-Echokardiographie ist wesentlich hilfreicher, da sich eine Obliteration der Ventrikel besser darstellt und sich eine fibrotische Ummauerung des posterioren Mitralsegels mit Bewegungseinschränkung des hinteren Mitralsegels dokumentieren läßt (KUJAT et al. 1983). Der Versuch des Nachweises der Dicke und Ausdehnung der Fibrose durch unterschiedliche Schallreflexionsmuster im Vergleich zum normalen Myokardgewebe durch computergestützte, qualitative Analyse der Echointensität muß derzeit allerdings noch als experimentell angesehen werden (DAVIES et al. 1982; GOTTDIENER et al. 1983). Die 2D-Echokardiographie ermöglicht den Nachweis intrakavitärer Thromben insbesondere bei Patienten mit stattgehabten peripheren Embolien (GOTTDIENER et al. 1983). Da bei über 50% der Patienten mit Löfflerscher Endokarditis eine nicht unwesentliche Mitralinsuffizienz besteht, findet sich echokardiographisch häufig eine Vergrößerung des linken Vorhofes.

WEYMAN et al. (1977) beschrieben einen Fall von Löfflerscher Endokarditis, bei der fibrotisches Material auf dem anterioren und posterioren Mitralsegel das echokardiographische und klinische Bild einer Mitralstenose imitierte.

5. Hämodynamik

Hämodynamische und angiographische Befunde von Patienten mit gesicherter Löfflerscher Endokarditis wurden bisher bei weniger als 15 Patienten mitgeteilt. Die hämodynamischen Befunde können dabei denen bei konstriktiver Perikarditis ähneln (CLARK et al. 1956; GONDEAU et al. 1964; NAGY et al. 1969; BELL et al. 1976; CHEW et al. 1977). Hierbei findet sich ein frühdiastolischer Dip mit anschließender Plateaubildung und diastolischem Druckangleich zwischen linkem und rechtem Ventrikel, A. pulmonalis und rechtem Vorhof. Allerdings kann in Abhängigkeit von Befall und Ausdehnung der Fibrose im linken Ventrikel gelegentlich ein höherer enddiastolischer Druck als im rechten Ventrikel nachgewiesen werden (CHEW et al. 1977).

Bei fortgeschrittener Obliteration des rechten Ventrikels findet sich im Bereich des rechten Herzens und der Lungenstrombahn ein systolischer und diastolischer Druckangleich, so daß die Druckkurve in der A. pulmonalis, im rechten Ventrikel und rechtem Vorhof sich formanalytisch entsprechen (BELL et al. 1976; CHEW et al. 1977). Repräsentative Beispiele zeigen die Abb. 6 und 7.

Hämodynamische Verlaufsbeobachtungen wurden bisher nur bei einem Patienten mitgeteilt (BLAIR et al. 1979). Bei der Erstuntersuchung wurden normale

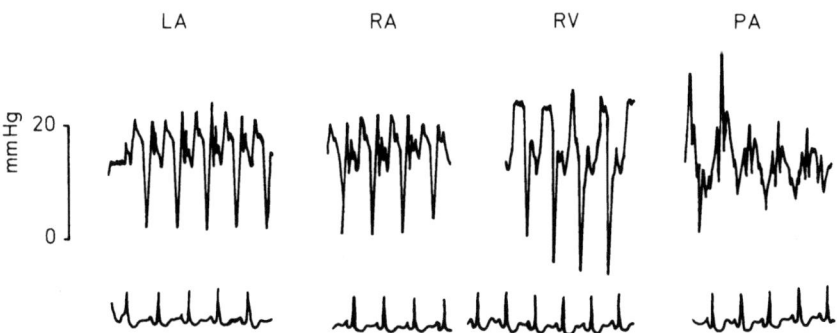

Abb. 6. Druckkurve im linken Vorhof (*LA*), rechten Vorhof (*RA*), rechtem Ventrikel (*RV*) und Arteria pulmonalis (*PA*) bei einem Patienten mit Löfflerscher Endokarditis. Formanalytisch sind die Druckkurven im *RV, RA* und *LA* nahezu identisch mit prominenten Y-Wellen. (Mod. nach CHEW et al. 1977)

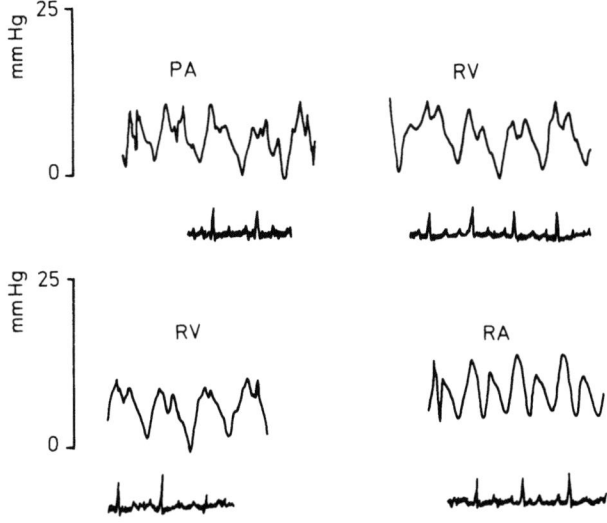

Abb. 7. Druckkurven in der Arteria pulmonalis (*PA*), rechtem Ventrikel (*RV*) und rechtem Vorhof (*RA*) bei einem Patienten mit Löfflerscher Endokarditis. Die Druckkurve im *RV* entspricht der in der Arteria pulmonalis bei fast vollständiger Obliteration des Ventrikelcavums. Der rechtsatriale Druck ist erhöht mit prominenten V-Wellen bei Trikuspidalinsuffizienz. (Mod. nach BELL et al. 1976)

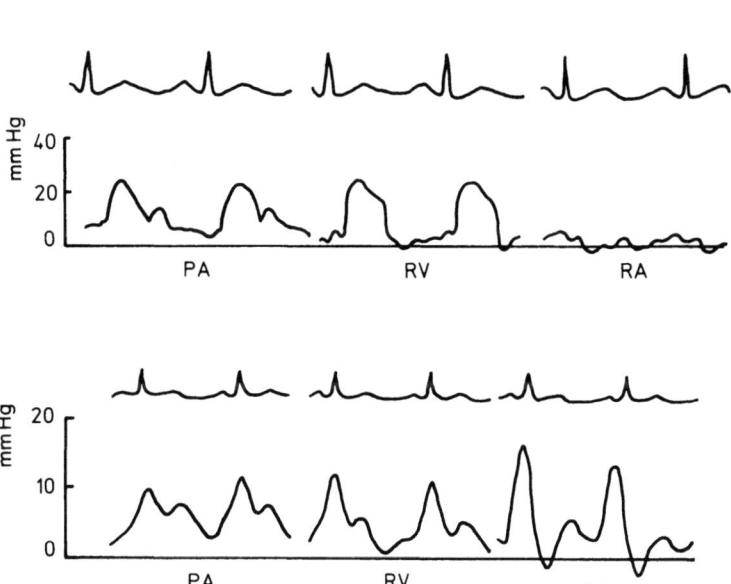

Abb. 8. Druckkurven in der Arteria pulmonalis (*PA*), rechtem Ventrikel (*RV*) und rechtem Vorhof (*RA*) bei einem Patienten mit Löfflerscher Endokarditis. Die oberen Druckkurven wurden bei der Erstuntersuchung und die unteren Druckkurven bei einer Zweituntersuchung im Abstand von 2 Jahren registriert. In den unteren Druckkurven liegt der maximale Spitzendruck in der Arteria pulmonalis und im rechten Ventrikel vor dem Beginn des QRS-Komplexes im EKG und wird durch die Kontraktion des rechten Vorhofes erzeugt. Der Befund erklärt sich durch die komplette Obliteration des rechten Ventrikels, der keine signifikanten systolischen Kontraktionen mehr aufbringen kann. (Mod. nach BLAIR et. al. 1974)

Druckwerte im Bereich des rechten Herzens gemessen. Bei der Zweituntersuchung nach 2 Jahren fanden sich ein erhöhter rechtsatrialer Druck und eine erhöhte und prominente A-Welle bei Sinusrhythmus. Die maximale Druckwelle im rechten Ventrikel und in der A. pulmonalis begannen nach der P-Welle im EKG und noch vor dem QRS-Komplex. Der rechte Ventrikel erzeugte keine signifikante systolische Druckwelle, so daß der Blutfluß durch die Lungenstrombahn ausschließlich durch die rechtsatriale Kontraktion aufrecht erhalten wurde und der rechte Ventrikel lediglich als Ausflußbahn diente (Abb. 8).

Eine ausgeprägte präkapilläre pulmonale Hypertonie findet sich selten und wird auf rezidivierende Embolien aus dem rechten Ventrikel zurückgeführt (LIABANOFF u. MCMAHON 1976; WASHINGTON SCHOOL OF MEDICINE 1976).

6. Angiographie

Angiographisch zeigt sich eine Obliteration des rechten und linken Ventrikels in Abhängigkeit von Ausmaß und Ausdehnung der Erkrankung. Die Befunde ähneln dabei den bei der tropischen Endomyokardfibrose beschriebenen angiographischen Bildern (s. auch Abb. 4). Bei linksventrikulärem Befall findet sich immer eine Mitralinsuffizienz von wechselndem angiographischem Schweregrad (BELL et al. 1976; CHEW et al. 1977; HESS et al. 1978). Gelegentlich ist der linke Ventrikel von normaler Form mit verminderter Trabekularisierung, und die Papillarmuskel sind infolge der homogenen Fibrosierung der endokardialen Oberfläche nicht abgrenzbar (CHEW et al. 1977).

7. Endomyokardbiopsie

Zur diagnostischen Klärung der Löfflerschen Endokarditis wird die Durchführung einer links-, bzw. rechtsventrikulären Endomyokardbiopsie empfohlen (CHEW et al. 1977). Insbesondere dann, wenn die Abgrenzung gegenüber der konstriktiven Perikarditis erschwert ist, soll der Nachweis einer ausgedehnten Fibrose bei angiographisch normaler linksventrikulärer Funktion die entscheidende diagnostische Information bringen, so daß unnötige Thorakotomien vermieden werden. Da bei der Löfflerschen Endokarditis in der überwiegenden Mehrzahl der linke Ventrikel betroffen ist, wäre die linksventrikulare Endomyokardbiopsie die Methode der Wahl. Allerdings ist hier der angiographische Nachweis von thrombotischem Material als relative Kontraindiktion anzusehen. Vor der geplanten Biopsie sollte immer eine Ventrikulographie durchgeführt werden. Bei erheblicher Fibrose kann die Biopsie technisch schwierig werden, da das Bioptom auf dem harten Gewebe abgeleitet (BELL et al. 1976). Allerdings schließt ein normaler Biopsiebefund eine restriktive Kardiomyopathie nicht aus (BENOTTI et al. 1980).

8. Pathophysiologie

Schon früh wurde die Vermutung geäußert, daß die morphologischen Veränderungen bei der Löfflerschen Endokarditis durch eine toxische Wirkung der eosinophilen Granulozyten hervorgerufen werden (HARDY u. ANDERSON 1968; ROBERTS et al. 1969). Untersuchungen der letzten Jahre haben diese Hypothese untermauert.

Bei Patienten mit Löfflerscher Endokarditis zeigen die eosinophilen Granulozyten eine Reihe von morphologischen und biochemischen Veränderungen. Die Eosinophilen im peripheren Blut weisen eine Verminderung der Granula und Vakuolenbildungen auf, während in den Eosinophilen im Knochenmark keine Degranulationen nachweisbar sind (OLSEN u. SPRY 1979; JASKI et al. 1978). Es ist somit wahrscheinlich, daß es sich bei der Degranulation um eine erworbene Veränderung durch Sekretion und Freisetzung von eosinophilen Granula in die Zirkulation handelt.

Die eosinophilen Granulozyten bei Patienten mit Löfflerscher Endokarditis haben eine erhöhte Bindungskapazität für IgG und bilden in vitro Rosettenphänomene mit IgG-beladenen Erythrozyten. Dies war bei über 70% der Patienten mit Löfflerscher Endokarditis nachweisbar, während sich dieses Phänomen bei weniger als 7% eines Kontrollkollektives zeigte (OLSEN u. SPRY 1979). Es wurde deshalb spekuliert, daß IgG die Degranulation der Eosinophilen induziert. Inzwischen ist der Nachweis weiterer Stimuli für die Degranulation gelungen, so Lysolecithin und Konkanavalin A (OLSEN u. SPRY 1979).

Histochemische Untersuchungen zeigen, daß die Eosinophilen eine Verminderung der basischen Proteine in den Granula aufweisen, insbesondere die Peroxidasekonzentration und der Gehalt an kationischen Proteinen sind vermindert. Umgekehrt läßt sich eine erhöhte Konzentration dieser Proteine im Serum von Patienten mit Löfflerscher Endokarditis nachweisen (OLSEN u. SPRY 1979). Die Serumspiegel der eosinophilen kationischen Proteine zeigen zwar erhebliche Schwankungen, scheinen aber eng mit der klinischen Symptomatik zu korrelieren. So wurden bei einem Patienten extrem hohe Werte während Phasen mit akuter Dyspnoe, Husten und Tachykardie gemessen.

Die kationischen Proteine der eosinophilen Granulozyten werden heute als primäres, kardiotoxisches Agens diskutiert, das die morphologischen Veränderungen bei der Löfflerschen Endokarditis auslöst. Dies wird durch in-vitro Experimente untermauert (OLSEN u. SPRY 1979; SPRY 1982). Die eosinophilen Granulozyten zeigen zudem bei Patienten mit Löfflerschen Endokarditis eine verlängerte intravasale Verweildauer.

9. Löfflersche Endokarditis und tropische Endomyokardfibrose (EMF)

Im fibrotischen Stadium läßt sich die Löfflersche Endokarditis pathologisch-anatomisch nicht von der tropischen Endomyokardfibrose unterscheiden. Es wurden deshalb wiederholt die Vermutungen ausgesprochen, daß es sich bei beiden Veränderungen um ein Spektrum ein und derselben Erkrankung handelt (ROBERTS et al. 1969; BROCKINGTON u. OLSEN 1973; BAANDRUP 1977; DAVIES et al. 1983 a, b; OLSEN u. SPRY 1979; OLSEN 1977). Dieses Konzept findet allerdings keine generelle Anerkennung, hauptsächlich deshalb, weil bei Patienten mit tropischer EMF sich eine Eosinophilie nicht konstant nachweisen läßt und systemische Veränderungen wie bei der Löfflerschen Endokarditis hier selten sind (PATEL et al. 1977). Dem steht das Argument gegenüber, daß Patienten mit EMF meist erst im Endstadium der Erkrankung gesehen werden, in dem eine Eosinophilie nicht immer nachweisbar sein muß (OLSEN u. SPRY 1979).

10. Therapie

Die Therapie der Löfflerschen Endokarditis richtet sich im wesentlichen nach dem Manifestationsstadium der Erkrankung. Im akut nekrotisierenden Stadium, in dem das hypereosinophile Syndrom im Vordergrund steht, wird versucht, die Eosinophilenzahlen zu vermindern, um eine kardiale Schädigung aufzuhalten. Hier wurden günstige Erfolge mit Steroiden, Vincristin, Cyclophosphamid und 6-Mercaptopurin sowie mit dem in Deutschland wenig gebräuchlichen Hydroxyurea berichtet (HARDY u. ANDERSON 1968; SOLLEY et al. 1976; PARRILLO et al. 1979; SPRY 1982). Diskutiert wird ferner der Einsatz der Plasmapherese und Leukopherese, um die mögliche toxische Wirkung der Eosinophilen sowie der Degranulationsprodukte zu vermindern (SPRY 1982).

Wegen des Embolierisikos wird generell eine Antikoagulation empfohlen. Allerdings kann die systemische Antikoagulation nicht immer thrombotische Verschlüsse großer und kleiner Gefäße verhindern, so daß zusätzliche Störungen der Gefäßwand und der Thrombozyten diskutiert werden (SPRY 1982). Deshalb wird die additive Gabe von Thrombozytenaggregationshemmern empfohlen (DAVIES et al. 1983 a, b).

Im fibrotischen Endstadium der Erkrankung stehen die Zeichen der Herzinsuffizienz mit Füllungsbehinderung der Ventrikel im Vordergrund. Digitalis ist nur beim Vorliegen von Vorhofflimmern zur Kontrolle der Herzfrequenz angezeigt (GOODWIN 1983; DAVIES et al. 1983 a, b). Bei Lungenstauung und peripheren Ödemen kommen Diuretika zur Anwendung. Nitrate scheinen von zweifelhaftem Wert.

Im Terminalstadium der Erkrankung wird heute die chirurgische Therapie mit Endokardexzision und Mitralklappenersatz bzw. Trikuspidalklappenersatz empfohlen. Diese Operation wurde bisher allerdings nur an wenigen Zentren durchgeführt, wobei günstige funktionelle Ergebnisse mitgeteilt wurden. Die Operationsletalität lag zwischen 10 und 30% (HESS et al. 1978; SHEIKHZADEH et al. 1979; MORAES et al. 1980; DAVIES et al. 1981; WOOD et al. 1982; VALIATHAN et al. 1983; DUBOST et al. 1983; UNNIKRISHNAN et al. 1980; HARLEY et al. 1982).

IV. Endokardiale Fibroelastose (EFE)

Die endokardiale Fibroelastose ist die häufigste Kardiomyopathie im Säuglings- und Kindesalter mit meist rasch progredientem und infaustem Verlauf, so daß die Erkrankung im Erwachsenenalter nicht beobachtet wird (ROSSI 1976; HARRIS et al. 1978). Die EFE wurde allerdings in der Klassifikation der Kardiomyopathien durch die WHO/ISFC Tasc Force (1980) nicht berücksichtigt. Die Erkrankung ist charakterisiert durch eine Vermehrung der fibroelastischen Fasern und einer Hyperplasie des Endokards. Man unterscheidet einen dilatierten und einen extrem seltenen kontrahierten Typ. Hämodynamisch und angiographisch wird überwiegend das Bild einer dilatativen Kardiomyopathie imitiert

(SCHMALTZ et al. 1984). Die Fibroelastose befällt in 98% der Fälle den linken Ventrikel mit Übergriff auf den linken Vorhof. Eine rechtsventrikuläre Manifestation ist extrem selten (HARRIS et al. 1978). Die Beteiligung der Mitralklappe führt zur Mitralinsuffizienz. Beim kontrahierten Typ findet sich eine linksatriale Drucksteigerung mit postkapillärer pulmonaler Hypertonie, wobei sich die Druckwerte denen im großen Kreislauf annähern. Ätiologisch werden eine praenatale Coxsackie-B-Virusinfektion sowie eine Mumps-Endokarditis diskutiert (ROSSI 1976; SHANKAR 1981). Neben der primären Form werden sekundäre Formen bei Aortenstenose, Aortenisthmusstenose, Aortenatresie und bei der Glykogenspeicherkrankheit vom Typ Pompe unterschieden. Auf die Notwendigkeit der kontinuierlichen Digitalisgabe wird hingewiesen, auch dann, wenn keine klinischen Symptome mehr bestehen (HARRIS et al. 1978). In manchen Fällen läßt sich eine symptomatische Besserung durch Mitralklappenersatz erreichen (HARRIS et al. 1978). Bei etwa einem Drittel der Kinder kommt die Erkrankung zur Ausheilung.

Literatur

Abrahams DG (1959) An unsual form of heart disease in West Africa. Lancet II:111–112
Abrahams DG (1962) Endomyocardial fibrosis of the right ventricle. Q J Med 31:1–20
Acquatella H, Schiller NB, Puigbó JR, Gómez-Mencebo JR, Suarez C, Acquatella G (1983) Value of two-dimensional echocardiography in endomyocardial disease with and without eosinophilia. A clinical and pathologic study. Circulation 67:1219–26
Adebonojo SA (1977) Pericardioperitoneal shunt for massive recurrent pericardial effusion in patients with endomyocardial fibrosis. Int Surg 62:349–50
Andrade Z, Guimaraes AC (1964) Endomyocardial fibrosis in Bahia. Br Heart J 26:813–820
Andy JJ, Bishara FF, Saynka OO (1981) Relation of severe eosinophilia and microfilariasis to chronic african endomyocardial fibrosis. Br Heart J 45:672–680
Antia AU, Talbert L, Paplanus SH (1968) Etiology of endomyocardial fibrosis. Johns Hopkins Med J 122:87–90
Arnott WM (1959) A problem in tropical cardiology. Br Med J 2:1273–1285
Baandrup U (1977) Löffler's Endocarditis and Endomyocardial fibrosis – A nosologic entity? Act Pathol Microbiol Immunol Scand (A) 85:869–74
Balakrishnan KG, Supra RP, Sadidharan K, Venkitachalam CG (1982) An comparison of the clinical, haemodynamic and angiographic features in right ventricular endomyocardial fibrosis and Ebstein's anomaly of the tricuspid valve. Cardiology 69:265–75
Becker BJP, Chatgidakis CB, Lingen B von (1953) Cardiovascular collagenosis with parietal endocardial thrombosis. Circulation 7:345–356
Bedford DE, Konstam GLS (1946) Heart failure of unknown cause in Africans. Br Heart J 8:236–242
Bell JA, Jenkins BS, Webb-Peploe MM (1976) Clinical, hemodynamic and angiographic findings in Löffler's eosinophilic endocarditis. Br Heart J 38:541–548
Benotti IR, Grossmann W, Cohn PF (1980) Clinical profile of restrictive cardiomyopathy. Circulation 61:1206–1212
Bertrand E (1979) Fibrose endomyocardique constrictive. In: Precis de Pathologie Cardiocasculaire Tropicale. Sandoz, Rueil Malmaison, p 46
Bertrand E, Renambot J, Chauvet J, Ekra A (1975) Sur 14 cas de fibrose endomyocardique constrictive. Arch Mal Coeur 68:625–630
Biylsma F (1979) Endomyocardial fibrosis and rheumatic heart disease in Mozambique. Trans R Soc Trop Med Hyg 73:661–670

Blair HT, Chahine RA, Raizner AE, Gyorkey F, Luchi RJ (1974) Unusual Hemodynamics in Löffler's Endomyocarditis. Am J Cardiol 34:606–609

Borer JS, Henry WL, Epstein SE (1977) Echocardiographic observation in patients with systemic infiltrative disease involving the heart. Am J Cardiol 39:184–188

Brockington JF, Edington GM (1972) Adult heart disease in Western Nigeria. A clinicopathologic synopsis. Am Heart J 83:27–40

Brockington JF, Olsen EGJ (1973) Löffler's endocarditis and Davies' endomyocardial fibrosis. Am Heart J 85:308–322

Brockington JF, Olsen EGJ, Goodwin JF (1967) Endomyocardial fibrosis in Europeans resident in tropical Africa. Lancet I:583–586

Brody EB (1957) Endomyocardial fibrosis. Proc Al Assoc Mal 10:303–310

Candell-Riera I, Permanyer-Miralda G, Soler-Soler J (1982) Echocardiographic findings in endomyocardial fibrosis. Chest 82:88–90

Carlisle R, Ogunba EO, McFarlane H, Onayemi OA, Oyeleye VO (1972) Immunglobulins and antibody to loa-loa in Nigerians with endomyocardial fibrosis and other heart disease. Br Heart J 34:678–685

Cherian G, Vijayaraghavan G, Krishnaswami S, Sukumar IP, John S, Jairaj PS, Bhaktaviziam A (1983) Endomyocardal fibrosis: report on the hemodynamic data im 29 patients and review of the results of surgery. Am Heart J 105:659–666

Cherian KM, John TA, Abraham KA (1983) Endomyocardial fibrosis: clinical profile and role of surgery in management. Am Heart J 105:706–709

Chew CY, Ziady GM, Raphael MJ, Nellen M (1977) Primary restrictive cardiomyopathy. Non-tropical endomyocardial fibrosis and hypereosinophilic heart disease. Br Heart J 39:399–413

Clark GM, Valentine E, Blount SG (1956) Endocardial fibrosis simulating constrictive pericarditis. N Engl J Med 254:349–355

Cockshott WP (1965) Angiocardiography of endomyocardial fibrosis. Br J Radiol 38:192–200

Coelho E, Pimental JC (1963) Diffuse endomyocardial fibrosis. Am J Med 35:569–575

Connor DH, Somers K, Hutt MSR, Manion WC, d'Arbela PG (1968) Endomyocardial fibrosis in Uganda (Davies' diesease). Part II. Am Heart J 75:107–120

Correa P, Restrpo C, Garcia C, Quiroz AC (1963) Pathology of heart diseases of undetermined etiology which occur in Cali. Am Heart J 6:584–590

Davies JNP (1948) Endocardial fibrosis in Africans. East Afr Med J 25:10–12

Davies JNP (1962) The reactions of the endocardium to disease. East Afr Med J 39:5–11

Davies JNP (1963) Pathology and pathogenesis of endocardial disease. Cardiologia 42:161–175

Davies JNP, Ball ID (1955) The pathology of endomyocardial fibrosis in Uganda. Br Heart J 17:337–359

Davies J, Sapsford R, Brooksby I, Olsen EGJ, Sprax CJF, Oakley CM, Goodwin JF (1981) Successful surgical treatment of two patients with eosinophilic endomyocardial disease. Br Heart J 46:438–445

Davies J, Gibson DG, Foale R, Heer K, Spry CJ, Oakley CM Goodwin JF (1982) Echocardiographic features of eosinophilic endomyocardial disease. Br Heart J 48:434–440

Davies J, Spry CJ, Sapsford R, Olsen EG, Perez G de, Oakley CM, Goodwin JF (1983a) Cardiovascular features of 11 patients with eosinophilic endomyocardial disease. Q J Med 52:23–39

Davies J, Spry CJ, Vijayaraghavan G, Souza JA de (1983b) A comparison of the clinical and cardiological features of endomyocardial disease in temperate and tropical regions. Postgrad Med J 59:179–185

Dubost C, Prigent C, Gerbaux A, Maurice P, Passelecq J, Ruliere R, Carpentier A, Loche A de (1983) Surgical approaches in endomyocardial disease (abstract). Postgrad Med J 59:160–161

Edington GM (1954) Cardiovascular disease as a cause of death in the Gold Coast African. Trans R Soc Trop Med Hyg 48:419–421

Edington GM, Jackson JG (1963) The pathology of heart muscle disease and endomyocardial fibrosis in Nigeria. J Pathol Bacteriol 86:333–340

Fagundes LA (1963) Endomyocardial fibrosis. Report of three cases in Southern Brazil. Rev Inst Med Trop Sao Paulo 5:198–205
Falase AO (1983) Endomyocardial fibrosis in Africa. Postgrad Med J 59:170–178
Gardner-Thorpe C, Harriman DGF, Parsons M, Rudge P (1971) Löffler's eosinophilic endocarditis with Balint's syndrome (Optic ataxia and Paralysis of visual fixation). Q J Med 40:249–260
Gelfand M (1957) Symmetrical gangrene occuring in a female African affected with endomyocardial fibrosis. Cent Afr J Med 3:374–380
George BO, Talabi AI, Gaba FE, Adeniyi DS (1982) Echocardiography in the diagnosis of right ventricular endomyocardial fibrosis. Postgrad Med J 58:467–472
Goebel N, Hess O (1977) Biventriculäre Endomyocardfibrose. Fortschr Geb Rontgenstr Nuklearmed Ergänzungsband 126:460–465
Goebel N, Gander MP, Hess OM (1978) Angiographic aspects of endomyocardial fibrosis. Ann Radiol (Paris) 21:475–479
Gondeau P, Gerbeaux A, Ferrane J (1964) A propos d'un cas d'endocardite d'eosinophiles Bull Soc Med Hop Paris 115:1223–1235
Gonzalez-Lavin L, Friedmann JP, Hecker SP, McFaden PM (1983) Endomyocardial fibrosis: Diagnosis and treatment. Am Heart J 105:699–705
Goodwin JF (1978) Obliterative and restrictive cadiomyopathies. In: Hurst IW (ed) The heart, 4th edn. McGraw-Hill, New York London, pp 1586–1587
Goodwin JF (1982) The frontiers of cardiomyopathy. Br Heart J 48:1–18
Goodwin JF (1983) Endomyocardial disease-clinical features. Postgrad Med J 59:154–156
Gopi CK (1968) Idiopathic cardiomegaly. Bull WHO 38:979–995
Gottdiener JS, Maron BJ, Schooley RT, Harley JB, Roberts WC, Fanci AS (1983) Two-dimensional echocardiographic assessement of the hypereosinophilic syndrome. Circulation 67:572–578
Guimarais CA et. al. (1974) Hemodynamics in endmyocardial fibrosis. Am Heart J 88:294–303
Hardy WR, Anderson RE (1968) The hypereosinophilic syndromes. Ann Intern Med 68:1220–1229
Harley JB, McIntosh CL, Kirklin JJW, Maron BJ, Gottdiener JS, Roberts WC, Fauci AS (1982) Atrioventricular valve replacement in the idiopathic hypereosinophilic syndrome. Am J Med 73:77–81
Harris LC, Powell G, Brown OW (1978) Primary myocardial disease. Endocardial fibroelastosis. Pediatr Clin North Am 25:847–867
Hernández-Pieretti O (1977) Echocardiographic diagnosis and evaluation of cardiomyopathies: Idiopathic hypertrophic subaortic stenosis, Chagas'heart disease and endomyocardial fibrosis. Postgrad Med J 53:533–536
Hess OM, Turina M, Senning A, Goebel NH, Scholer Y, Krayenbuehl HP (1978) Pre- and postoperative findings in patients with endomyocardial fibrosis. Br Heart J 40:406–415
Hut MS (1970) Pathology of African cardiomyopathies. Pathol Microbiol 35:37–40
Hutt MS (1983) Epidemiology aspects of endomyocardial fibrosis. Postgrad Med J 59:142–146
Ive FA, Willis AJP, Ikeme AC, Brockington JF (1967) Endomyocardial fibrosis and filariasis. Q J Med 36:495–502
Jaiyesimi F (1982a) Controversies and advances in endomyocardial fibrosis: A review. Afr J Med Med Sci 11:37–46
Jaiyesimi F (1982b) Electrocardiographic abnormalities in Ebstein's anomaly. Deductions based on comparison with endomyocardial fibrosis. Cardiology 69:61–69
Jaiyesimi F (1982c) Observations on the so-called non-specific electrocardiographic changes in endomyocardial fibroses. East Afr Med J 59:56–69
Jaiyesimi F, Akinyemi OO, Falase AO (1977) Arterial oxygen desaturation in right ventricular endomyocardial fibrosis (R.V. EMF): A re-evaluation of its pathogenesis. Afr J Med Med Sci 6:159–163
Jaiyesimi F, Ojo CO, Falase AO (1978) Vit. E. status in endomyocardial fibrosis and other forms of heart disease. Nigerian Med J 8:5–10

Jaiyesimi F, Onadeko M, Antia AU (1979) Endomyocardial fibrosis, schistosomiasis and dermatosis: A new fact of an old problem? Trop Cardiol 5:27–32

Jaski BE, Goetzl EJ, Said JW, Fishbein MC (1978) Endomycadial disease and eosinophilia Report of case. Circulation 57:824–827

Keiser G, Rüttner JR, Wacker H, Meienberg I, Luz A (1974) Hypereosinophiles Syndrom mit Endocarditis parietalis fibroplastica Löffler bei Lymphogranulom Hodgkin. Dtsch Med Wochenschr 99:1820–1829

Kline IK, Miller AJ, Pick R, Ktz N (1964) The relationship between human endocardial fibroelastosis and obstruction of the cardiac lymphatics. Circulation 30:728–735

Koesther AW, Bush CA, Baba N (1978) Endomyocardial fibrosis with calcification of the myocardium. Arch Pathol Lab Med 102:406–409

Kujat C, Kasper, W, Wandel E, Grandjbakhch, Pavic A, Cabrol C (1983) Diagnose der restriktiven Kardiomyopathie beim hypereosinophilen Syndrom durch zweidimensionale Echokardiographie. Z Kardiol 72:693–695

Lee YC, King JT, Vischer MB (1960) Role of certain minerals, Vit. E. and other factors in the genesis of myocardial fibrosis in mice. Am J Physiol 198:982–995

Libanoff AJ, McMahan NJ (1976) Eosinophilia and endomyocardial fibrosis. Am J Cardiol 37:438–441

Löffler W (1936) Endocarditis parietalis fibroplastica mit Bluteosinophilien. Ein eigenartiges Krankheitsbild. Schweiz Med Wochenschr 66:817–821

Lowenthal MN, Fine J (1968) Endomyocardial fibrosis in a Zambian. Med J Zambia 2:135–140

Markene WJ (1970) Endomyocardial fibrosis in Tanzania. East Afr Med J 47:91–95

Marshall PB (1959) Catechols and tryptamine in "matoke" banana. J Pharm Pharmacol 11:639–641

McKinney B, Crawford MA (1965) Fibrosis in guinea-pig hearts produced by plantain diet. Lancet III:880–890

Miller AJ, Pick R, Katz LN (1963) Ventricular endomyocardial changes after impairment of cardiac lymph flow in dogs. Br Heart J 25:182–190

Moraes CR, Buffolo E, Victor E, Saraiva L, Gomes JMP, Lira V, Lima R, Escobar M, Andrade JC (1980) Endomyocardial fibrosis: Report of 6 patients and review of the surgical literature. Ann Thorac Surg 29:243–248

Nagaratnam N, Dissanayake RVP (1959) Endomyocardial fibrosis in the Ceylonese. Br Heart J 21:167–180

Nagy Z, Bajtai A, Bencsath P (1969) In vivo diagnosis of Loeffler's endocarditis parietalis fibroplastica. Acta Med Scand 185:409–414

Nwokolo C (1955) Endomyocardial fibrosis and other obscure cardiopathies in Eastern Nigeria. West Afr Med J 4:103–110

Oakley CM, Olsen EGJ (1977) Eosinophilia and heart disease. Br Heart J 39:233–237

O'Brian W (1954) Endocardial fibrosis in the Sudan. Br Med J 2:899–905

Ojo GO (1970) The pathogenesis of endomyocardial fibrosis: the question of 5-hydroxytryptamine. Br Heart J 32:671–680

Olsen EG (1975) Löffler's Endocarditis and Endomyocardial Fibrosis. Path Microbiol 43:104–106

Olsen EG (1977) Endomyocardial fibrosis and Löffler's endocarditis parietalis fibroplastica. Postgrad Med J 53:538–540

Olsen EG (1983a) Eosinophilic heart disease. Trans R Soc Trop Med Hyg 77:2–4

Olsen EG (1983b) Pathological aspects of endomyocardial fibrosis. Postgrad Med J 59:135–141

Olsen EG, Spry CJ (1982) The pathophysiology of endomyocardial fibrosis. Arq Bras Cardiol 38:319–323

Olsen EGJ, Spry CJF (1979) The pathogenesis of Loeffler's endomyocardial disease, and its relationship to endomyocardial fibrosis In: Yu PN, Goodwin JF (eds) Progress in cardiology, vol 8. Lea & Febiger, Philadelphia, pp 281–303

Parrillo JE, Borer JS, Henry WL, Wolff SM, Fauci AS (1979) The cardiocascular manifestation of the hypereosinophilic syndrome. Am J Med 67:572–582

Parry EHO (1964) Studies in endomyocardial fibrosis. M.D. Thesis, University of Cambridge
Parry EHO, Abrahams DG (1963) The functions of the heart in endomyocardial fibrosis of the right ventricle. Br Heart J 25:619–629
Parry EHO, Abrahams DG (1965) The natural history of endomyocardial fibrosis. Q J Med 34:383–415
Patel AK, d'Arbela PG, Somers K (1977) Endomyocardial fibrosis and eosinophilia. Br Heart J 39:238–241
Puigbo JJ, Combellas I, Acquatella H, Marsiglia I, Tortoledo F, Casal H, Suarez JA (1983) Endomyocardial disease in South America – report on 23 cases in Venezuela. Postgrad Med J 59:162–169
Raizner AE, Silverman ME, Waters WC (1972) Conduction disturbances and pacemaker failure in Löffler's endomyocarditis. Am J Med 53:343–347
Rasche RFH, Kelsch RD, Weaver DK (1973) Löffler's endocarditis in childhood. Br Heart J 35:774–776
Reinbach G (1893) Über das Verhalten der Leukozyten bei malignen Tumoren. Arch Klin Chir 46:486
Remmele W, Sessner HH (1959) Zur morphologischen Pathologie und Klinik der Endocarditis parietalis fibroplastica mit Bluteosinophilie (Löffler). Klin Wochenschr 37:374–385
Report of the WHO/ISFC task force on the definition and classification of cardiomyopathies (1980). Br Heart J 44:672–673
Richardson PJ (1974) King's endomyocardial bioptome. Lancet I:660–662
Rickles FR, Miller DR (1972) Eosinophile leukemoid reaction. J Pediat 8:418–428
Roberts WC, Liegler DG, Carbone PP (1969) Endomyocardial disease and eosinophilia. A clinical and pathologic spectrum. Am J Med 46:28–42
Rossi E (1976) Die Fibroelastosis Endocardica (F.E.) und ihre Differentialdiagnose. Padiatr Padol 11:23–24
Schmaltz AA, Apitz J, Hort W, Steil E, Lang D, Hentrich F, Stoermer D (1984) Dilatative Kardiomyopathie im Kindesalter: Intravitale Differenzierung von der Endokardfibroelastose mittels transvasculärer Endomyokardbiopsie. Herz 9:237–243
Scott ME; Bruce JH (1975) Löffler's endocarditis. Br Heart J 37:534–538
Shankar PS (1981) Congenital heart diseases. Q Med Rev 32:1–40
Shaper AG (1970) The geographical distribution of endomyocardial fibrosis. Pathol Microbiol 35:26–35
Shaper AG (1972) Cardiovascular disease in the tropics. II. Endomyocardial fibrosis. Br Med J 3:743–750
Shaper AG, Hutt MSR, Coles RM (1968) Necropsy study of endomyocardial fibrosis and rheumatic heart disease in Uganda 1950–1965. Br Heart J 30:391–401
Sheikhzadeh AH, Tarbiat S, Nazarian I, Aryanpur I, Senning A (1979) Constrictive endocarditis. Report of a case with successful surgery. Br Heart J 42:224–228
Shillingford JP, Somers K (1961) Clinical and haemodynamic patterns in endomyocardial fibrosis. Br Heart J 23:433–446
Siegel RJ, Shah PK, Fishbein MC (1984) Idiopathic restrictive cardiomyopathy. Circulation 70:165–169
Solley GO, Maldonado JE, Gleich GJ, Giuliani ER, Hoagland HC, Pierre RV, Brown AL (1976) Endomyocardiopathy with eosinophilia. Mayo Clin Proc 51:697–708
Somers K, Hutt MSR, Patel AK, d'Arbeal PG (1971) Endomyocardial biopsy in diagnosis of cardiomyopathies. Br Heart J 33:822–832
Spry CJ (1982) The hypereosinophilic syndrome: clinical features, laboratory findings and treatment. Allergy 37:539–551
Suarez JA, Suarez CD (1967) Fibrosis endomiocardia del ventriculo derecha estudio anatomopathologico del primer caso venezolano. Acta Cient Venez 18:98–105
Turner PP, Manson-Bahr PEC (1960) Endomyocardial fibrosis in Kenya and Tanganyikan Africans. Br Heart J 22:305–310
Unnikrishnan N, Evans T, Oakley D (1980) Surgical treatment of endomyocardial fibrosis with preservation of mitral valve. Br Heart J 43:357–359

Valiathan MS, Sankarkumar R, Balakrishnan KG; Mohansingh MP (1983) Surgical palliation for endomyocardial fibrosis: early results. Thorax 38:421–427

Vallejo JL, Alvarez EF, Acedo JM, Salem FM (1982) Endomyocardial fibrosis with aortic, mitral, and tricuspid valve involvement. Arch Intern Med 142:1925–1927

Washington School of Medicine (1976) Hypereosinophilic syndrome with pulmonary hypertension. Am J Med 60:239–247

Weiss-Carmine S (1957) Die Endocarditis perietalis fibroplastica mit Bluteosinophilie (Löffler) und ihre Stellung im Rahmen der Parietalendokardfibrose. Schweiz Med Wochenschr 87:890–900

West GB (1958) Tryptamine in edible fruits. J Pharm Pharmacol 10:589–592

Weyman AE, Rankin R, King H (1977) Löffler's endocarditis presenting as mitral and tricuspid stenosis. Am J Cardiol 40:438–444

Williams AW (1967) Discussion on Shaper's article "On the nature of some tropical cardiopathies". Trans R Soc Trop Med Hyg 61:477–485

Williams AW, Somers K (1960) The electrocardiogram in endmyocardial fibrosis. Br Heart J 22:311–315

Williams AW, Ball TD, Davies JNP (1954) Endomyocardial fibrosis in Africa: its diagnosis, distribution and nature. Trans R Soc Trop Med Hyg 48:290

Wood AE, Boyle D, O-Hara MD, Cleland J (1982) Mitral annuloplasty in endomyocardial fibrosis: an alternative to valve replacement. Ann Thorac Surg 34:446–451

III. Entzündliche Herzmuskelerkrankungen

A. Allgemeine Übersicht

P. Schölmerich

Mit 6 Abbildungen und 8 Tabellen

I. Definition und Klassifikation

Ansätze zur Definition und Klassifikation entzündlicher Herzmuskelerkrankungen haben eine lange Historie, ohne daß bis heute eine generell akzeptierte Festlegung möglich gewesen wäre. Die Problematik bezieht sich auf ätiologische, pathogenetische, pathologisch-anatomische und erst recht klinische Befunde (Doerr 1971; Doerr et al. 1974; Poche 1982). Eine Expertengruppe der WHO hat 1980 den Vorschlag einer Klassifikation formuliert, die die Gesamtheit von Herzmuskelerkrankungen in Kardiomyopathien (als primäre oder idiopathische Krankheitsformen) und spezifische Herzmuskelerkrankungen differenziert. Für die letztere Gruppe wird auch vielfach die Bezeichnung sekundäre Herzmuskelerkrankung benutzt. Die Einteilung geht teils von nosologischen, teils aber auch von pathologisch-anatomischen Gesichtspunkten aus. Zum Bereich der entzündlichen Herzmuskelerkrankungen sind die infektiösen Myokarditiden, die entzündlichen Myokardveränderungen bei Kollagenkrankheiten und die toxisch-allergischen Reaktionen am Myokard zu rechnen. Als Sonderformen werden noch infiltrative und granulomatöse Erkrankungen wie Sarkoidose und Leukämie, als nicht klassifizierbar die Fiedler-Myokarditis und die infantile Endokardfibrose aufgeführt.

Die sehr ausgedehnte Anwendung der Endomyokardbiopsie veranlaßte eine Gruppe von Pathologen, 1984 in den sog. Dallas-Kriterien eine schärfere Eingrenzung entzündlicher Reaktionen vorzunehmen, die S. 4 und 190 referiert sind. Olsen (1986) ebenso wie Billingham (1987) betonen den pragmatischen Charakter dieser Abgrenzung, die lediglich eine Arbeits- und Verständigungsgrundlage darstellen soll, nicht aber eine Klassifikation zu ersetzen vermag. Die Fortschritte der submikroskopischen Analyse, ebenso wie die Möglichkeit einer Definition von Subpopulationen zellulärer Infiltrate im Bioptat sowie die Immunhistologie lassen in absehbarer Zeit eine größere Randschärfe in Definition und Klassifikation erwarten (Cassling et al. 1985).

In der Klinik sind die Schwierigkeiten nicht geringer. Sie beziehen sich auf die relative Unspezifität der klinischen und auch mit technischen Verfahren und Laborbefunden erfaßbaren Symptome. Die Echokardiographie hat mit der Möglichkeit einer Erfassung gestörter Kontraktilität zwar den diagnostischen Zugang im Vergleich zu bisher im Vordergrund stehenden elektrokardiographischen Bewertungskriterien deutlich verbessert, es kommt diesem Verfahren aber auch keine hohe Spezifität zu. Die Bewertung ist nur möglich, wenn geläufige Ursachen gestörter Kontraktilität wie koronare Herzkrankheit, Klappenfehler, Hypertonie und angeborene Herzfehler ebenso wie die Gruppe der sog. Kardiomyopathien und nichtentzündliche Herzmuskelerkrankungen ausgeschlossen sind.

Die nicht seltene Diskrepanz zwischen pathologisch-anatomischem bzw. bioptischem Befund und klinischer Symptomatologie kann in einem Teil der Fälle mit Ausbildung und vor allem Lokalisation entzündlicher Infiltrate im Myokard erklärt werden. Eine herdförmige Infiltration in strategisch wichtigen Stellen im Reizleitungssystem kann dramatische klinische Folgewirkungen haben, während bei diffusem entzündlichem Befall eine erhebliche Ausbreitung des Prozesses vorausgesetzt werden muß, wenn klinisch erfaßbare Kontraktilitätsstörungen zustande kommen sollen. So ist eine Myokarditis unter klinischen Gesichtspunkten anzunehmen, wenn bisher nicht nachgewiesene Störungen der Kontraktilität und/oder Erregungsleitungs- bzw. Reizbildungsstörungen bei Erkrankungen manifest werden, von denen ein möglicher Befall des Myokards bekannt ist. Im wesentlichen handelt es sich dabei um Infektionskrankheiten, immunologisch bedingte Krankheitsformen (darunter das rheumatische Fieber) und die Sarkoidose. Das weite Spektrum der klinischen Symptomatologie von minimalen und zudem noch unspezifischen elektrokardiographischen Veränderungen bis zum selten eintretenden kardiogenen Schock bei einem fulminanten Verlauf einer akuten Myokarditis läßt in der Mehrzahl akuter Fälle nur eine Verdachtsdiagnose zu. Bei subakutem und chronischem Verlauf kommt der Endomyokardbiopsie eine dominante diagnostische Bedeutung zu.

Die Einteilung in den folgenden Abschnitten folgt den oben aufgeführten Krankheitsgruppen. Dabei besitzt die Immunpathogenese im Hinblick auf die raschen Fortschritte einen besonderen Stellenwert, dem durch eine zusammengefaßte Darstellung Rechnung getragen wird. Darin findet sich auch eine ausführliche Analyse der Pathogenese des rheumatischen Fiebers. Auf eine Darstellung der Klinik des rheumatischen Fiebers wurde verzichtet, da sich in Bd. IX/4 dieses Handbuches eine ausführliche Abhandlung von BOLTE (1984) findet.

II. Epidemiologische Daten

Anhaltspunkte für die Häufigkeit entzündlicher Veränderungen in der Herzmuskulatur sind angesichts der unterschiedlichen Intensität in der Symptomausprägung schwer zu gewinnen. Die Mehrzahl aller Myokarditiden verläuft ohne Zweifel klinisch inapparent. Das gilt besonders für virusinduzierte Formen, die nach Rückdrängung der bakteriell verursachten Infektionskrankheiten das Hauptkontigent aller Myokarditiden ausmachen. Die überwiegende Anzahl der Myokarditiden bei Viruserkrankungen entfällt mit etwa 50% auf Coxsackieinfektionen, während die Gesamtinzidenz bei Viruserkrankungen auf 2–5% geschätzt wird (KEREIAKES u. PARMLEY 1984). Unter den bakteriellen Infektionskrankheiten sind, wie aus der Übersicht S. 255 ff. hervorgeht, überwiegend Einzelfälle mit autoptischer Kontrolle bekannt. Damit ergibt sich ein relativ einseitiges Bild, das die klinische Bedeutung solcher Infektionen überzeichnet. Häufiger sind Herzmuskelbeteiligungen entzündlicher Art bei septischen Erkrankungen und bei bakterieller Endokarditis. Unter den Protozoenerkrankungen ist die Chagasinfektion durch eine hohe Inzidenz von Myokarditiden gekennzeichnet, unter den Pilzinfektionen sind bei systemischer Erkrankung kardiale Manifestationen gleichfalls relativ häufig. Unter den nicht durch Infektionen bedingten Formen wird die Inzidenz bei Sarkoidose auf 20% geschätzt (s. S. 337), bei den Kollagenkrankheiten schwankt der Prozentsatz je nach der speziellen nosologischen Entität, bei rheumatischem Fieber als streptokokkenallergischer Erkrankung liegt die Inzidenz bei 2–3%.

Auch die Zahlenangaben bei autoptischen Untersuchungen schwanken außerordentlich stark. Sie bewegen sich zwischen 1 und 10% (KERAIKES u. PARMLEY 1984). Die relativ großen Differenzen lassen sich z. T. mit der unterschiedlichen Definition des morphologischen Bildes einer Myokarditis erklären, gehen z. T. aber auch auf geographische und epidemiologische Besonderheiten zurück (OLSEN 1985). DOERR (1971) konnte unter 6696 Obduktionen in 5,84% eine Myokarditis feststellen. In den von 1966–1970 gesammelten Fällen war die Mehrzahl durch eine rheumatische Myokarditis repräsentiert. Nur 15 Fälle wurden auf eine Virusmyokarditis bezogen. KNIERIEM (1974) hat unter 1506 autoptischen Untersuchungen in 4% eine Begleitmyokarditis, in 0,4% eine Myokarditis als Hauptodesursache gefunden. Die Zahlen liegen in der Größenordnung, die auch von SAPHIR (1941) publiziert worden sind. Bemerkenswerterweise haben KALTENBACH et al. (1983) (Tabelle 1) und KUNKEL et al. (1985) trotz des Wandels im Krankheitspanorama mit Verminderung rheumatischer Erkrankungen und einer Zunahme von Hospitalinfektionen unter 5804 autoptischen Untersuchungen in 308, also in 5,3% eine Myokarditis nachgewiesen, darunter 74 mal als Begleiterscheinung septischer Erkrankungen. Die Mehrzahl der Fälle ließ keine Beziehung zu Infektionskrankheiten erkennen, sondern fand sich bei schweren Allgemeinerkrankungen wie malignen Tumoren, Leberzirrhose oder Niereninsuffizienz (KALTENBACH et al. 1983) (Tabelle 2). Eine Myokarditis als eigenständige zum Tode führende Erkrankung fand sich, ähnlich wie in den Daten von DOERR (1971) und KNIERIEM (1974) nur 3 mal (0,2%). Im pädiatrischen Krankengut werden vor allem bei unter 1 Jahr alten Kindern für eine Myokarditis als unmittelbare Todesursache höhere Zahlen genannt. DESA (1985) sah unter 3085 autoptischen Kontrollen 35 Fälle von Myokarditis, darunter 20 mit einer isolierten Manifestation im Bereich des Myokards.

Tabelle 1. Autoptische Häufigkeit der Myokarditis. (Aus KALTENBACH et al. 1983)

	n	%
Ausgewertete Erwachsenenobduktionen	2507	100
Myokarditis, gesamt	84	3,35
Mononukleäre Infiltrate, gesamt	63	2,5
Bei schwerer Grunderkrankung	61	2,4
Ohne Grundkrankheit	2	0,08
Septische Myokardits	20	0,79
Spezielle Morphologie	1	0,04

Tabelle 2. Grundkrankheiten bei autoptisch gesicherten Myokarditiden. (Aus KALTENBACH et al. 1983)

	Septische Myokarditis		Mononucleäre Infiltrate		Spezielle Morphologie
	n	%	n	%	n
Tumoren	6	30	23	28	
Entzündliche Erkrankungen	8	40	14	22	
Cor pulmonale	–		5	8	
Leberzirrhose	3	15	5	8	
Mitralvitien	–		4	6	
Niereninsuffizienz	3	15	2	3	
Koronarkrankheit	–		2	3	
Zerebrale Blutung	–		2	3	
Gastrointestinale Blutung	–		1	1,5	
Intoxikation	–		2	3	
Lungenembolie	–		1	1,5	
Ohne schwere Grunderkrankung	–		2	3	
Morbus Boeck/Aortenvitium	–		–		1

Epidemiologische Daten, die sich auf die Analyse plötzlicher Herztodesfälle beziehen, sind in diesem Zusammenhang von besonderem Interesse. In größeren Statistiken liegen die Zahlen entzündlicher Myokardveränderungen als Ursache eines plötzlichen Todes bei 17% (KEREIAKES u. PARMLEY 1984; DRESE 1981). Bei unklaren Todesfällen aus einem rechtsmedizinischen Obduktionsgut fanden sich in 18,9% entzündliche Infiltrate im Myokard. Auch WEILER u. RISSE (1984) betonen die Bedeutung der Myokarditis als Ursache für einen plötzlichen Todesfall.

III. Pathogenese

Die Pathogenese der entzündlichen Herzmuskelbeteiligung ist so vielgestaltig wie ihre Ätiologie. Bei Viruskrankheiten erfolgt in der Phase der initialen Virusreplikation eine Zytolyse der befallenen Myokardzelle, der in der zweiten und dritten Woche eine auf humoraler und zellulärer Ebene ablaufende Immunreaktion folgt. Sie ist mit entzündlichen Infiltraten und Zytolyse verbunden. Bei günstigem Verlauf, also in der Mehrzahl aller Fälle, schließt sich daran die Ausbildung einer bindegewebigen Reparation an. Die vielschichtigen, vernetzten Immunreaktionen sind im nachfolgenden Kapitel von MAISCH dargestellt. Ein anderes Bild bieten bakterielle Infektionen mit Toxineinwirkung, die die Proteinsynthese der Myokardzelle inhibiert. Das klassische Beispiel dafür ist die Diphtherie, bei der die Myokardbeteiligung durch Ektotoxine ausgelöst wird. Zahlreiche andere bakterielle Erreger verursachen durch Endo- und Ektotoxine vergleichbare Schädigungsmuster, wobei ebenfalls z.T. komplizierte molekularbiologisch definierbare Mechanismen ablaufen, von denen nur ein Teil bisher im einzelnen übersehbar ist. Insbesondere ist die Rolle sekundärer Immunreaktionen hierbei nur teilweise geklärt. Septische Erkrankungen führen häufig zu abszedierender Myokarditis. Das morphologische Bild wird dabei durch sekundäre entzündliche Reaktionen, später durch Abraum- und reparative Vorgänge mit nekrotischem Endstadium mitbestimmt. Einen anderen pathogenetischen Mechanismus bieten einzelne Parasiten, die teils eine mechanische Verlegung kleinerer Koronargefäße bewirken, wie bei Filariainfektionen, oder die eine perivaskuläre Infiltration auslösen wie Rikettsieninfektionen oder beim Zerfall toxische Substanzen mit entzündlicher Umgebungsreaktion freisetzen. Einen Sonderfall stellt die Chagaserkrankung dar, bei der jenseits des akuten Befalls des Myokards durch Trypanosoma cruzi eine offenbar gleichfalls immunologisch induzierte chronische Erkrankung mit Manifestation nach mehreren Jahrzehnten in Erscheinung tritt. Pilzinfektionen wiederum verursachen in der Mehrzahl größere oder kleinere Abszesse, deren klinische Auswirkung von der Anzahl und Lokalisation abhängt. Die rheumatische Myokarditis stellt eine streptokokkenallergische Reaktion des Myokards dar, deren Pathogenese ebenso wir die der Kollagenkrankheiten im Kap. III. B. 3. dargestellt ist. Bei der Sarkoidose ist die Krankheitsursache noch ungeklärt. Es finden sich pathologisch-anatomisch überwiegend granulomatöse Veränderungen. DOERR (1971, 1975) hat die Schwierigkeiten einer pathogenetisch orientierten Einteilung betont und 2 große Gruppen, die Myokarditis als konkomitantes Phänomen und die Myokarditis als eigenständige Krankheit differenziert. Bei einem Teil der genannten Formen ist die Pathogenese bis in den molekularbiologischen Bereich übersehbar, z.T. können aber auch nur die formalen Kriterien der Pathogenese bis zur Stufe der elektronenmikroskopischen Analyse erfaßt werden (s. Abschn. A.V.). POCHE (1982) definiert 4 Grundmechanismen der formalen Pathogenese und zwar unmittelbare Myozytolyse, exsudative oder poliferative Vorgänge im Interstitium, lymphangitische Ausbreitung und Alterationen der Blutkapillaren mit Hypoxidose der Herzmuskelzellen. Diese Prozesse zeigen bei den verschiedenen Myokarditisformen eine unterschiedliche Intensität und Zeitgestalt.

IV. Pathologisch-anatomische Befunde

DOERR et al. (1974) haben die Myokarditis ein Stiefkind der Pathologie genannt, obwohl von ihm selbst wesentliche Beiträge zur Klassifikation, formalen Pathogenese, Ausbreitungsmodalität und klinischen Bedeutung vorliegen (DOERR 1967, 1971; DOERR et al. 1974, 1975). Seither hat die Bedeutung pathologisch-anatomischer, insbesondere histologischer Befunde durch die vielfache Verwendung der Endomyokardbiopsie sich noch wesentlich erhöht, so daß aus dem letzten Jahrzehnt eine große Fülle von Mitteilungen zur Histomorphologie einschließlich ultramikroskopischer, insbesondere immunhistologischer Befunde vorliegt (Übersicht bei POCHE 1982, Tabelle 3; OLSEN 1985 a, b, c; RICHARDSON 1985). In diesem Zusammenhang sind auch die histomorphologischen Befunde nach Herztransplantation von besonderem Interesse (BILLINGHAM 1987, OLSEN 1986). POCHE (1982) hat eine Synopsis der ätiologisch und pathogenetisch sehr unterschiedlichen Formen einer entzündlichen Myokardalteration vorgelegt, die die Einzelbefunde systematisiert. Über diese in Tabelle 3 gegebene Klassifikation hinaus sind noch pathogenetisch ungeklärte Formen von Riesenzellmyokarditis zu erwähnen (TUBBS et al. 1980; BOESER u. FISCHER-HANSEN 1981; KLOIN 1985). Die

Tabelle 3. Primäre und sekundäre pathogenetische Prozesse bei verschiedenen Myokarditisformen. (Aus POCHE 1982)

1. Infektiös-toxische Myokarditis (Diphtherie-Typ)

Primär:	starke infektiös-toxische Myozytoklasie → Herzmuskelnekrosen
	geringe Zunahme der Kapillarpermeabilität
Sedundär	starke celluläre mesenchymale Reaktion
Vorkommen:	Diphtherie, nekrotisierende Enteritis, Shiga-Kruse-Ruhr, Gasbrand, (Scharlach)

2. Infekt-allergische Myokarditis

Primär:	geringe Myozytoklasie
	starke Zunahme der Kapillarpermeabilität
	starke mesenchymale Reaktion
	→ serös, fibrinös-eitrig, zellulär
Sedundär:	hypoxidotische Herzmuskelveränderungen
Vorkommen:	Infektionen mit Staphylokokken, Streptokokken, Meningokokken, Pneumokokken, Gonokokken (bei Sepsis und Pyämie metastatisch-eitrig), Endokarditis, Tonsillitis, Salmonellosen, Fleckfieber, Lungentuberkulose, Myokarditis bei Feldnephritis und bei chronischer Glomerulonephritis, Myokarditis post partum, Myokarditis bei enteraler Dysbacterie und Colitis ulcerosa
	eosinophile Myokarditis und Myokarditis bei Asthma bronchiale
	Myokarditis bei Sonnenbrand, Verbrennungen und Hautaffektionen
	Myokarditis bei Sulfonamid-, Penicillin- und Serumallergie
	experimentelle Myokarditis nach Injektionen von Herzextrakten

3. Virusmyokarditis

Primär:	Virusbefall von Herzmuskelzellen, Kapillarendothelzellen, interstitiellen Zellen
	mäßige Myozytoklasie → herdförmige Entparenchymisierung
	geringe Alteration der Blutkapillaren → Endothelzellödem
	geringe Alteration der interstitiellen Zellen
Sekundär:	starke zelluläre mesenchymale Reaktion
	geringe kapillarstenotische Ischämie
Vorkommen:	Influenza, grippale Virusinfekte, Adenoviren, Mumps, Newcastle-Disease Virus-Enzephalomyokarditis, Coxsackie-Virus, Reoviren, Poliomyelitis, Tollwut
	Masern, Röteln, Pocken, Vaccinevirus, Varicellen, Herpes; Gelbfieber, Virushepatitis, Psittakose
	Zytomegalie, Behçet-Krankheit, infektiöse Mononucleose, Maul- und Klauenseuche
	(Rickettsiosen: Fleckfieber, Q-Fieber)

4. Protozoenmyokarditis (Chagas-Typ)

Primär:	Parasitenbefall von Herzmuskelzellen und Makrophagen
	geringe parasitär-toxische Myozytoklasie
	starke parasitär-toxische Alteration der Blutkapillaren → Endothelzellödem, Endothelrupturen, Mikrothromben
Sekundär:	Parasitenvermehrung (parasitäre Pseudozysten)
	starke kapillarstenotische Ischämie mit hypoxidotischen Herzmuskelveränderungen und Herzmuskelnekrosen
	starke zelluläre mesenchymale Reaktion
	endogene (und exogene) Superinfektion (Reinfektion)

Tabelle 3. (Fortsetzung)

Vorkommen:	Chagas-Krankheit *(Trypanosoma cruzi)*, Schlafkrankheit *(Trypanosoma gambiense)*, Kala-Azar *(Leishmania donovani)*, Orientbeule *(Leishmania tropica)*, mucocutane Leishmaniose (*Leishmania brasiliensis*), Amöbiasis, Toxoplasmose

5. Rheumatische Myokarditis

Primär:	sehr geringe Myozytoklasie (außer bei Sonderformen)
	Alteration des Mesenchyms
	geringe Alteration der Blutkapillaren → Endothelzellödem
Sekundär:	spezifische celluläre mesenchymale Reaktion mit Knötchenbildung
	geringe kapillarstenotische Ischämie
	Glanzstreifendehiscenzen
Vorkommen:	akutes rheumatisches Fieber (akuter Gelenkrheumatismus)
	sekundär-chronische Polyarthritis; (primär-chronische Polyarthritis)
	(Morbus Bechterew)

6. Granulomatöse Myokarditis

Primär:	unterschiedliche, meist geringe Myozytoklasie
	spezifische mesenchymale Reaktion auf spezifische oder unbekannte Erreger
	herdförmige oder diffuse granulomatöse mesenchymale Reaktion aus bekannter oder unbekannter Ursache
Sedunkär:	hypoxidotische Herzmuskelveränderungen, Nekrosen
Vorkommen:	ätiologisch ungeklärte, isolierte Fiedler-Myokarditis, eosinophile Myokarditis und Myokarditis bei Endocarditis parietalis fibroplastica Löffler, Myokarditis bei endomyokardialer Fibroelastose, Carcinoidsyndrom, Afrikanisches Schwielenherz
	Sarkoidose (Morbus Boeck)
	Tuberkulose; Lues
	Typhus, Brucellose, Tularämie, Bilharziose, Ancylostomiasis, Leptospirose, Moniliasis (Soor), Aspergillose, Blastomykose, Torulose, Histoplasmose, Coccidioidomykose
	Lymphogranulomatose; Wegener-Granulomatose

Mehrzahl der Autoren ist der Meinung, daß es sich auch hierbei um Ausdrucksformen von Autoimmunprozessen handelt, wofür gestörte T-Zellfunktion und die Syntropie mit anderen Autoimmunkrankheiten sprechen (RABSON et al. 1984; WILSON et al. 1985; THEAKER et al. 1985; COSTANZO-NORDIN et al. 1985). Auch bei der eosinophilen Myokarditis hat der Nachweis toxischer Wirkung von Enzymen degranulierter eosinophiler Zellen pathogenetisch neue Aspekte vermittelt (SPRY et al. 1983; OLSEN u. SPRY 1985). Neben der Endomyokardfibrose (s. S. 156ff.) kommen auch auf das Myokard beschränkte Entzündungen bei hypereosinophilem Syndrom vor (LANZER et al. 1983; ADLER et al. 1983; HERZOG et al. 1984; CHUNG et al. 1984). Hierbei wird, was die Pathogenese angeht, an eine Immunreaktion gedacht, die um so näher liegt, als nicht selten diese Sonderform im Zusammenhang mit allergischen Erkrankungen anderer Organlokalisation in Erscheinung tritt.

V. Endomyokardbiopsie

Die diagnostische Erfassung einer Myokarditis ist durch die von Kono u. Sakakibara (1963) entwickelte Technik der Endomyokardbiopsie wesentlich verbessert worden. In den 2 Jahrzehnten zunehmender Erfahrung ist die Komplikationsrate durch technische Modifikationen auf ein Minimum reduziert worden, so daß heute eine rechts- wie linksventrikuläre Biopsie kein unzumutbares Risiko darstellt (Richardson et al. 1984; Anderson u. Marshall 1984; Williams et al. 1985). Die Probleme der Auswertung beziehen sich auf die Repräsentanz der erhobenen Befunde für das gesamte Herz und die histologische Definition einer Myokarditis. Die Zahl der positiven histologischen Befunde bei klinisch und mit anderen technischen Verfahren gesicherter Myokarditis liegt in verschiedenen Statistiken zwischen 25 und 50%. Ein verwertbares Ergebnis hängt von der Zahl der entnommenen Biopsieproben ab. Mit zunehmender Erfahrung hat sich die Empfehlung durchgesetzt, mindestens an 5 verschiedenen Stellen im linken und rechten Ventrikel, darunter auch aus dem Septum Biopsiematerial zu gewinnen. Dabei ist ein positiver Befund beweisend, ein negativer läßt allerdings herdförmige entzündliche Veränderungen geringen Umfangs nicht ausschließen. Die Mehrzahl der bisher vorliegenden zahlreichen Mitteilungen bezieht sich auf ein Krankengut von sog. dilatativer Kardiomyopathie, d.h. ätiologisch ungeklärter Herzinsuffizienz, bei dem sich Hinweise für eine aktive Myokarditis in einem sehr stark divergierenden Umfang ergeben haben. Ein völliges Fehlen entzündlicher Erscheinungen haben Lewis et al. (1985) bei 15 pädiatrischen Patienten mit ungeklärter kardialer Insuffizienz gefunden. Kunkel et al. (1985) geben 1,7%, Cassling et al. (1985) 7% an. Die Mehrzahl der Autoren findet in 20–30% Hinweise für eine Myokarditis (Parillo et al. 1984; Olsen 1985a, b, c). Das Maximum liegt bei 63% (Zee-Cheng et al. 1984). Die Erklärung für diese Diskrepanz liegt im unterschiedlichen Krankengut, in differenter Technik, im wesentlichen aber in der fehlenden Übereinstimmung hinsichtlich der Kriterien einer myokardialen Entzündung. Diese Frage ist immer noch in lebhafter Diskussion. Olsen (1985a, b, c) hat eine Einteilung vorgeschlagen, die im englischen und deutschen Schrifttum weitgehend akzeptiert worden ist. Danach ist eine aktive Myokarditis anzunehmen, wenn ein erweitertes Interstitium mit entzündlichen Zellansammlungen vorliegt, die in engem Kontakt mit benachbarten unregelmäßig begrenzten Myozyten stehen. Kollagenfasern können dabei vermehrt in Erscheinung treten. Eine abheilende Myokarditis wird angenommen, wenn bei gleichen Veränderungen des Interstitiums und dem Nachweis entzündlicher Infiltrate in der Nachbarschaft glatt begrenzte Myokardzellen erkennbar sind. Nur vereinzelt finden sich dabei Myozyten mit unregelmäßig begrenzter Kontur. Es besteht eine Vermehrung kollagener Fasern. Schließlich wird eine abgeheilte Myokarditis durch eine Vermehrung nekrotischen Gewebes im Interstitium charakterisiert, wobei sich noch entzündliche Infiltrate in einigem Abstand von Myozyten befinden.

Edwards et al. (1982) und Edwards (1984) legen die Anzahl der Lymphozyten im Gesichtsfeld bei vierhundertfacher Vergrößerung ihrer Bewertung zugrunde und nehmen eine lymphozytäre Myokarditis an, wenn mehr als 5 Lymphozyten im Gesichtsfeld erkennbar sind. Fenoglio et al. (1983) haben eine Einteilung der Myokarditis auf Grund bioptischer Untersuchungen in drei Kategorien vorgenommen. Sie unterscheiden eine aktive, eine rasch progrediente und eine chronische Myokarditis. In der ersten Gruppe wird das histologische Bild durch mononukleäre und polymorphkernige Zellen neben Nekroseherden bestimmt.

Die rasch progrediente Myokarditis läßt neben entzündlichen Infiltraten eine stärkere Fibrose erkennen. Die chronische Myokarditis ist durch akute oder abheilende Zellschädigungen mit vereinzelten entzündlichen Infiltraten gekennzeichnet.

Aus Biopsiematerial ist bei Viruserkrankungen auch ein Virusnachweis versucht worden, allerdings mit wenigen Ausnahmen ohne positives Ergebnis. Dagegen haben immunhistologische Untersuchungen eine große Bedeutung unter dem Gesichtspunkt der Frage gewonnen, ob ein Übergang einer akuten Myokarditis in eine chronische Verlaufsform möglich oder wahrscheinlich ist. Diese Frage wird heute von der Mehrzahl der Autoren bejaht, wenn auch die Prozentziffern wiederum stark variieren.

Jüngste Untersuchungen haben diese Vorstellung durch immunhistologische Untersuchungen, aber auch durch den Nachweis von Virusgenom in bioptischen Präparaten im Langzeitverlauf stark gestützt (KANDOLF et al. 1986).

Die experimentellen und klinischen Erfahrungen finden sich auf dem Sektor in rascher Weiterentwicklung. So ist es möglich geworden, aus bioptischem Material die zellulären Infiltrate im Hinblick auf die Subpopulationen von Lymphozyten zu charakterisieren und den pathogenetischen Ablauf verständlich zu machen (CASSLING et al. 1985).

MASON (1985) hat jüngst die Indikationen zur Endomyokardbiopsie in Zusammenfassung der langjährigen Erfahrungen der Mayo-Klinik (FOWLES u. MASON 1982; NIPPOLDT et al. 1982) zusammenfassend definiert. Die Indikation ist unbestritten bei Abstoßungsreaktionen nach Transplantationen (SIBLEY et al. 1986), bei dilalativer Kardiomyopathie, Verdacht auf Sarkoidose, Amyloidose und bei weiteren metabolisch bedingten sekundären Herzerkrankungen, ebenso bei der Möglichkeit einer Zytostatikaschädigung des Myokards, bei ungeklärten schweren Rhythmusstörungen (Tabelle 4). Bei der Myokarditis stellen leichtere Verläufe keine Indikation zur Endomyokardbiopsie dar, wenn sie als Begleiterscheinungen einer Infektionskrankheit ohne deutliche Einschränkung der kardialen Leistungsfähigkeit ablaufen. Bei schweren Formen und vor allem protrahiertem Verlauf überwiegt aber der Nutzen das inzwischen gering gewordene Risiko, so daß für die therapeutische Entscheidung ebenso wie für die Erfolgskontrolle einer Therapie und die Langzeitprognose die Indikation bejaht werden kann.

Tabelle 4. Diagnostische Fragestellungen bei Endomyokardbiopsie

1. Abstoßungsreaktion nach Herztransplantation
2. Kardiomyopathien
3. Myokarditis
4. Sarkoidose
5. Speicherkrankheiten
6. Adriamycineinwirkung
7. Strahleneinwirkung

VI. Klinische Symptomatologie

Das durch eine akute Myokarditis ausgelöste Beschwerdebild steht in einer statistischen Relation zu Lokalisation und Ausmaß des entzündlichen Befalls des Myokards. Das Spektrum reicht von völligem Fehlen subjektiver Symptome und objektiver Erscheinungen bis zu schwersten Zeichen akuter Herzinsuffizienz, kardiogenem Schock, Synkopen und plötzlichem Herztod. Die häufigsten Klagen der Patienten beziehen sich auf Müdigkeit, geringere Belastbarkeit, Schwindelerscheinungen, Tachykardie, Palpitationen, Oppression in der Herzregion und Arrhythmien (Tabelle 5). In geringerem Umfang wird über Belastungs- und bei schwerem Verlauf über Ruhedyspnoe geklagt. Dabei kommt es auch zu Ödembildung und Druck im rechten Oberbauch durch Leberstauung als Zeichen einer Links- oder Rechtsinsuffizienz oder eines globalen Herzversagens. Die Schwierigkeit der Bewertung solcher Symptome liegt in der Abgrenzung von den unmittelbaren Zeichen der Grunderkrankung, die eine Myokarditis ausgelöst haben, also in erster Linie von Infektionskrankheiten, aber auch von Kollagenosen und der Sarkoidose. (MÜLLER 1979; MOST 1982; WEILER u. RISSE 1984). Prozentuale Angaben über Symptomverteilungen bieten daher ein sehr unterschiedliches Bild. HEIKKILAE u. KARJALAINEN (1982) haben bei 102 Soldaten mit akutem Virusinfekt und gesicherter oder hochwahrscheinlicher Myokarditis als häufigste Symptome Müdigkeit und Thoraxschmerzen beobachtet. Es handelte sich um milde Verläufe mit guter Prognose. REGITZ et al. (1985) konnten an einem klinisch sehr viel schwereren Krankengut, das zunächst als dilatative Kardiomyopathie imponierte, in verschiedenen Phasen (aktive, abheilende und abgeheilte Myokarditis) in 78% Dyspnoe, in 39% Thoraxschmerzen und in 50% Palpitationen registrieren (Tabelle 5).

Tabelle 5. Symptomatologie

Klagen	*Objektive Befunde*
Leistungsabfall	Tachykardie
Herzschmerzen	EKG-Abweichungen
Palpitationen	Arrhythmie
Oppressionsgefühl	Reizleitungsstörung
Dyspnoe	Galopprhythmus
Synkopen	Herzvergrößerung
Charakteristische Beschwerden von speziellen Infektionskrankheiten, Sarkoidose, Kollagenkrankheiten, rheumatischem Fieber, allergischen Zustandsbildern	Wandbewegungsstörungen im Echokardiogramm
	CK-MB-Anstieg
	Herzinsuffizienz
	Schock
	Immunologische Parameter
	Spezielle Laboruntersuchungen und klinische Bilder bei Infektionskrankheiten, Sarkoidose, Kollagenkrankheiten, rheumatischem Fieber

VII. Untersuchungsbefunde

Die große Variation im Befall des Myokards läßt unter den objektiven Befunden die geläufigen und bei eingeschränkter kardialer Leistungsfähigkeit zu erwartenden Symptome in wechselnder Ausprägung und Häufigkeit zur Darstellung kommen. Sie sind nicht spezifisch, unterscheiden sich also nicht von eingeschränkter Herzleistung bei anderer Ursache, so daß auf die zahlreichen Darstellungen an anderer Stelle in diesem Handbuch verwiesen sei. Unter den objektiven Befunden nichtinvasiver Art sollten aber diastolische Zusatztöne in der Protodiastole und in der Präsystole (3. und 4. Herzton) als wichtiges klinisch faßbares Kriterium einer entzündlichen Beteiligung des Myokards im Verlauf einer Infektionskrankheit oder bei anderer entzündlicher Manifestation erwähnt werden. Die Abgrenzung dieses Phänomens ist im jüngeren Lebensalter bei Vorhandensein eines physiologischen 3. Herztones schwierig. HEIKKILAE u. KARJALAINEN (1982) bewerten einen 3. Herzton als pathologisch, wenn er auch im Sitzen noch nachweisbar bleibt. In ihrem Krankengut von 102 Fällen fand sich 33mal auch im apikalen Bereich eine paradoxe Pulsation. Neu auftretende systolische Geräusche lassen sich als Hinweis für eine Dilatation des Mitralklappenansatzringes mit Mitralinsuffizienz, seltener auch als Zeichen einer Trikuspidalinsuffizienz ansehen (JOHNSON u. PALACIOS 1982). SHAPIRO et al. (1983) weisen auf die Bedeutung einer prominenten A-Welle im Jugularvenenpuls als Symptom einer stärkeren Rechtsbelastung bzw. -insuffizienz hin. Bei viral ausgelösten Myokarditiden, insbesonders bei Coxsackieinfektionen, sind Perikardreibegeräusche relativ häufig.

1. Elektrokardiographische Befunde

Die elektrokardiographischen Abweichungen bei entzündlichen Myokarderkrankungen sind nicht spezifisch. Sie umfassen den Gesamtbereich möglicher elektrokardiographischer Abnormitäten, wobei allenfalls statistisch eine Beziehung zur Schwere des entzündlichen Herzmuskelbefalls besteht, im Einzelfall aber weder eine eindeutige diagnostische noch eine prognostische Aussage möglich ist (WOODRUFF 1980; KUNKEL et al. 1985, Tabelle 6; REGITZ et al. 1985, Tabelle 7). Am häufigsten ist die Phase der Erregungsrückbildung betroffen in Form von Abflachung der T-Welle, isoelektrischem T oder mehr oder weniger ausgeprägter, häufig spitz konfigurierter T-Negativierung (Abb. 1) Die Schwierigkeit der Bewertung solcher Abweichungen liegt darin, daß viele andere Zustandsbilder ähnliche Krankheitserscheinungen erzeugen. Das gilt für Orthostase, vegetativ vermittelte Einflüsse, koronare Herzkrankheiten, Zustand nach Tachykardie, Elektrolytstörungen und bestimmte Medikamente. Verlaufsbeobachtungen sind deshalb von besonderem Wert. Die Abgrenzung gegenüber funktionellen T-Wellenabweichungen ist durch eine betaadrenerge Blockade möglich. KARJALAINEN (1983) hat Jugendliche mit funktionellen T-Abweichungen, Gesunde ohne elektrokardiographische Abnormität und eine dritte Gruppe mit akuter Myokarditis unter den Bedingungen einer Betablockade mit 100 mg Metroprolol verglichen. Dabei wurden die funktionellen T-Abweichungen in 75% normalisiert, während ein negatives T als Ausdruck einer Myokarditis keine Änderung erfuhr. Epinephrin vermochte die Negativierung der T-Welle nur in wenigen Fällen bei bestehender

Tabelle 6. EKG-Veränderungen bei autoptisch gesicherten Myokarditiden. (Aus KUNKEL et al. 1985)

	Gesamt (n = 84)		Septische Myokarditis (n = 20)		Lymphozytäre Infiltrate (n = 63)		Spezielle Morphologie (n = 1)
	n	%	n	%	n	%	
Extrasystolie	5	6	–	–	4	6,3	1
Kammerflimmern	1	1,2	–	–	1	1,6	–
Bradykardie	2	2	–	–	2	3	–
Tachykardie	30	36	7	35	23	36	–
Vorhofflimmern	9	11	–	–	9	14	–
Linkshypertrophie	8	10	3	15	4	6	1
Alte Infarktzeichen	3	4	1	5	2	3	–
Erregungsrückbildungsstörungen	28	33	12	60	16	25	–
Perikarditis	1	1,2	1	5	–	–	–

Tabelle 7. Häufigkeit von EKG-Veränderungen bei verschiedenen Stadien der Myokarditis. (Aus REGITZ et al. 1985)

Diagnose	n	Vorhofflimmern (%)	Schenkelblock (%)	LSB (%)	LAH (%)
Aktive Myokarditis	12	33	17	8	8
Heilende Myokarditis	14	29	36	21	14
Zustand nach Myokarditis	15	27	53	26	13
Gesamt	41	29	37	20	12

Myokarditis zu normalisieren, während in den Fällen mit funktionellen T-Wellennegativierungen auch in dem durch Betablockade nicht zu normalisierenden Anteil von 24% ein entsprechender Effekt zustande kam. Die gleiche Arbeitsgruppe hat auch die Beziehung zwischen der Ausprägung einer T-Negativierung in den verschiedenen Ableitungen des EKG und echokardiographischen Wandbewegungsstörungen untersucht und in 75% unter 59 Patienten eine weitgehende Übereinstimmung hinsichtlich der Lokalisation erkennen lassen (NIEMINEN et al. 1984). Körperliche Belastung, die in der Akutphase kontraindiziert ist, vermag in einer späteren Krankheitsentwicklung die Negativierung des T zu verstärken. ST-Überhöhungen charakterisieren in der Regel den Zustand einer Perimyokarditis diffuser oder lokalisierter Natur. In schweren Fällen mit globaler Herzinsuffizienz kommen auch infarkttypische Bilder, Niederspannung oder Änderungen des QRS-Vektors auch ohne Schenkelblockierung vor (SCHÖLMERICH 1975, 1983) MÜLLER 1979; BÖRGER 1982; BOLTE et al. 1983).

Eine besondere Bedeutung haben Störungen der Erregungsleitung in Form von sinuatrialen oder atrioventrikulären Blockierungen, wobei in der Mehrzahl Blockierungen I. Grades beobachtet werden. GRANATH et al. (1980) konnten

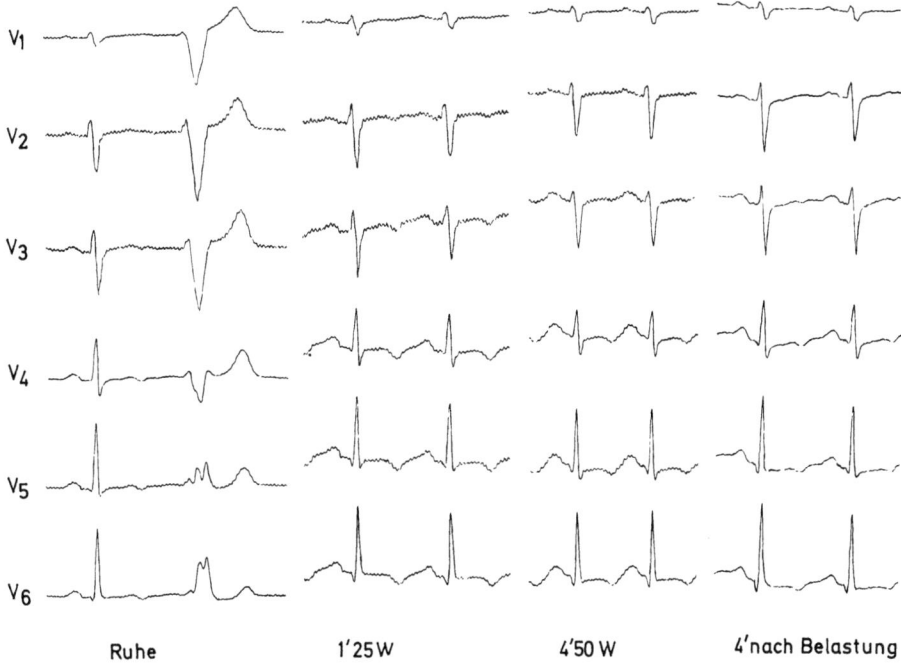

Abb. 1. EKG-Kontrollen bei Coxsackiemyokarditis nach Ablauf der akuten Phase unter Belastung bis 50 Watt

3 Fälle mit totalem Block und Adams-Stokes-Anfällen beobachten, von denen zwei vorübergehend, einer dauernd einen Schrittmacher benötigten. FUJIWARA et al. (1981) haben bei einem 17 Monate alten Kind mit plötzlichem Herztod durch Asystolie diffuse und schwere akut entzündliche Veränderungen im gesamten Reizleitungssystem der Kammer nachgewiesen. In der Mehrzahl der Fälle mit Erregungsleitungsstörungen in den Kammern handelt es sich um permanente Blockierungen, vorwiegend des rechten Schenkels des Leitungssystems (MOST 1982). Ein weiteres Charakteristikum sind Extrasystolen, häufiger ventrikulärer als supraventrikulärer Natur. Auch deren Bewertung als Zeichen einer Myokarditis ist nur im Sinn eines Verdachts vertretbar, wobei polytopen Extrasystolen oder Couplets als Hinweissymptom größere Bedeutung zukommt als nomotopen Extrasystolen (HEIKKILAE u. KARJALAINEN 1982). In allen Statistiken sind auch Fälle mit Vorhofflimmern, Vorhofflattern, paroxysmalen Tachykardien, auch unter dem Bild des WPW-Syndroms (BOCK 1978), in schwersten Fällen auch Kammerflimmern oder auch Kammerflattern registriert (Abb. 2). Verlängerungen der QT-Zeit kommen vor. In solchen Fällen besteht eine erhöhte Gefahr eines plötzlichen Herztodes. Die Persistenz der beschriebenen Veränderung ist von TAKE et al. (1982) in 16 Fällen untersucht worden. In 3 Fällen kam es zu einem letalen Verlauf und zwar in einem Fall mit totalem Block, einem weiteren mit einem Infarktbild

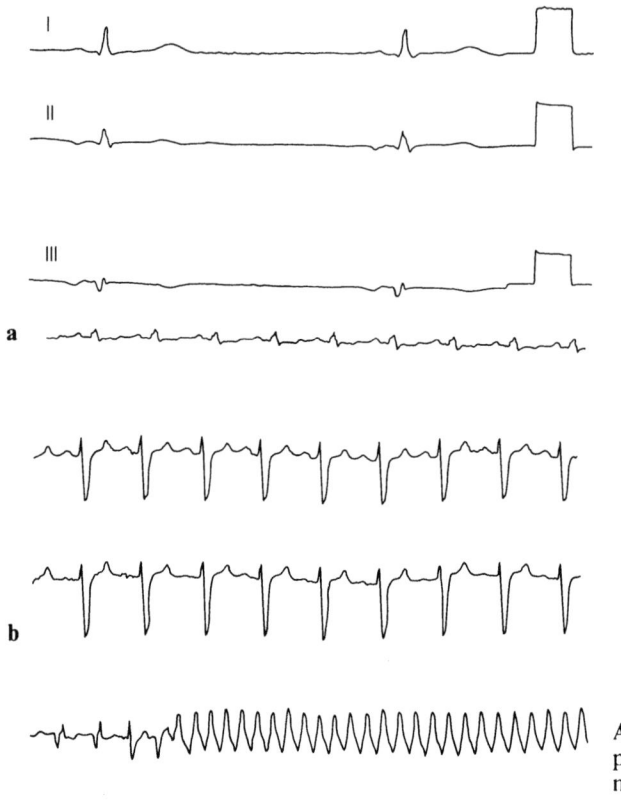

Abb. 2a–c. Elektrokardiographische Befunde in verschiedenen Krankheitsphasen bei einem Patienten mit Sarkoidose des Myokards. a Knotenrhythmus, b Sinustachykardie, c Übergang von Kammertachykardie in Kammerflimmern

und in einem 3. mit Rechtsschenkelblock und inkomplettem Linksschenkelblock bei ventrikulärer Tachykardic.

2. Echokardiographische Befunde

Die Echokardiographie hat sich neben der Elektrokardiographie als wichtigste Untersuchungsmethode bei entzündlichen Myokardalterationen erwiesen. Die Anwendung dieses Verfahrens als M-Mode ebenso wie als zweidimensionales Verfahren ergibt zwar gleichfalls keine für eine Myokarditis spezifischen Symptome. Bei gleichzeitiger Bewertung von Anamnese, klinischem Bild und elektrokardiographischem Befund kann aber eine Aussage über die globale linksventrikuläre Funktion und darüber hinaus auch über regionale linksventrikuläre Bewegungsanomalien vermittelt werden. In einer ausführlichen Publikation von NIEMINEN et al. (1984) ist unter Anwendung des M-Mode-Verfahrens eine klinisch begründete Schweregradeinteilung bei 68 Fällen von Myokarditis mit echokardiographischen Symptomen in Beziehung gesetzt worden. Darunter befanden sich 7 mit kardialer Insuffizienz, 21 mit mittelschwerer und 40 mit leichter entzündlicher myokardialer Beteiligung. Eine Dilatation von linkem Ventrikel und linkem Vorhof fand sich nur bei Fällen mit manifester Herzinsuffizienz. Dabei waren die fraktionelle Verkürzungsgeschwindigkeit ebenso wie die Ejektionsfraktion um die Hälfte reduziert. Die Analyse der regionalen Kontraktilität ließ erkennen, daß bei milder Myokarditis regional auf wenige Sektoren begrenzte Kontraktilitätsstörungen vorhanden waren und zwar in Form von Hypokinesie oder Asynergie. Mit zunehmender Schwere nahmen die Ausdehnung dieser gestörten Segmente zu und zugleich die Hyperkinese in den benachbarten Bereichen ab. Die Dichte der Echolinien spiegelt in ihrer Zunahme gleichfalls den jeweiligen Schweregrad, wobei allerdings die Zeitgestalt von Bedeutung ist. In Spätphasen ausgeprägter Myokarditiden wird ein Bild gewonnen, wie es bei starker Bindegewebsvermehrung des Myokards durch Koronarsklerose oder bei Sarkoidose oder Speicherkrankheiten beobachtet wird. Die zweidimensionale Echokardiographie eignet sich besonders, um Ventrikeldilatation und globale Wandbewegungsstörungen zu erfassen. RUPPRATH et al. (1982) konnten bei 4 Kindern eine Erweiterung des linken Ventrikels um im Mittel 38 % gegenüber der altersentsprechenden Norm erfassen, wobei die mittlere zirkumferentielle Faserverkürzungsgeschwindigkeit von 1,43/sec. auf 0,71/sec. vermindert war. Ein weiteres Kriterium gestörter Kontraktilität des linken Ventrikels ist der vergrößerte Abstand des geöffneten Mitralsegels (Punkt E im M-Mode-Verfahren) vom Septum. Die verminderte Auswurffraktion spiegelt sich in der verkleinerten Bewegungsamplitude der Mitralklappen und einem vorzeitigen Aortenklappenschluß. GEHRING u. RUDROFF (1981) konnten eine isolierte Verdickung des Septums bei Myokarditis nachweisen, ein Phänomen, das von HAUSER et al. (1983) als auffällige „Hypertrophie" in regional beschränkten Abschnitten des linken Ventrikels in Verbindung mit einer Asynergie bestätigt wurde. Die Autoren beobachteten eine Normalisierung mit Abklingen der entzündlichen Erscheinungen. Die „Hypertrophie" wurde auf ein entzündliches Ödem bezogen. KONDO et al. (1985) vermochten den gleichen Befund echokardiographisch und mit Hilfe der ^{201}Tl-Szintigrapie zu bestätigen. Das Verhältnis der Dicke des Septum zu der der Hinterwand bildete sich von 1,6 auf 1,0 zurück. WEINHOUSE et al. (1986) stellten in der Nachbeobachtung von 16 Kindern mit ausgeprägter kardialer Minderleistung, wahrscheinlich viraler Genese, bei 6 noch nach 8–60 Monaten Zeichen gestörter Kontraktilität fest, obwohl keine klinisch faßbaren Symptome mehr vorlagen. In Einzelfällen sind elektrokardiographische und echokardiographische Befunde als Infarkt mißdeutet worden. Echokardiographisch können auch intrakardiale Thromben bei akuter Myokarditis nachgewiesen werden (WOHLGELERNTER et al. 1984; IKAEHEIMO u. TAKKUNEN 1986). Die Anwendung der Dopplerechokardiographie mit der Bestimmung weiterer hämodynamischer Meßgrößen wird die Bedeutung dieser nichtinvasiven Untersuchungsmethode in der Diagnostik von Frühformen erweitern. Auf diese Weise hat sich auch im Latenzstadium der Chagaskardiomyopathie schon eine gestörte Kontraktilität nachweisen lassen, ehe klinisch manifeste Symptome in Erscheinung traten.

3. Hämodynamische Befunde

Angesichts der großen Variabilität im klinischen Erscheinungsbild kann auch bei hämodynamischen Meßgrößen keine konstante Abweichung von der Norm erwartet werden. Die Mehrzahl der publizierten hämodynamischen Meßwerte bezieht sich auf Patienten, die unter dem klinischen Erscheinungsbild einer dilatativen Kardiomyopathie bioptisch untersucht wurden, und bei denen sich auf Grund histologischer Kriterien die Diagnose einer Myokarditis, meist viraler Genese, ergab. So haben REGITZ et al. (1985) intrakardiale Druckwerte, mittleren Pulmonalarteriendruck, systolische und diastolische Ventrikelvolumina, Auswurffraktion und Herzminutenvolumen sowie peripheren Gefäßwiderstand gemessen und dabei eine Reduktion der Auswurffraktion auf 30%, eine Erhöhung des endsystolischen Volumens auf im Mittel 140 ml/m^2 und des enddiastolischen auf 100 ml/m^2 gefunden (Tabelle 8). Das Herzzeitvolumen lag zwischen 2,7 und 3,8 l/m^2 Körperoberfläche. Der periphere Gefäßwiderstand war entsprechend erhöht. FENOGLIO et al. (1983) schlagen auf Grund histomorphologischer und klinischer Daten eine Einteilung der Myokarditis in aktive, rasch progrediente und chronische Form vor, wobei die Auswurffraktion in der 1. und 2. Gruppe um 20%, in der 3. um 30% lag. In der Gruppe der aktiven Myokarditis bestand in allen Fällen im Beginn der Erkrankung ein infektiöses Krankheitsbild, das als virusbedingt gedeutet wurde. SHAPIRO et al. (1983) konnten an einem Zwillingspaar bei einer akuten Myokarditis nach Coxsackieinfektion Druckwerte im rechten Vorhof von 12 mm messen und fast identische Werte für erhöhte enddiastolische Drücke in rechter Kammer und Pulmonalarterie zwischen 18 und 22 mm Hg. Das Herzminutenvolumen betrug 2,5 l/min/m^2 Körperoberfläche. BOLTE et al. (1983, 1984a, b) haben an 31 Fällen, die bioptisch als aktive Myokarditis klassifiziert waren, und bei denen anamnestisch wie serologisch eine Viruserkrankung nahelag, Volumen- und Druckwerte sowie Auswurffraktion bestimmt und dabei gleichgerichtete Abweichungen gefunden. Die Auswurffraktion wurde ventrikulographisch bestimmt. Bemerkenswert war dabei eine starke Reduktion der Auswurffraktion bei relativ geringer Zunahme des enddiastolischen Volumens und des enddiastolischen Druckes. Daraus läßt sich eine verminderte Compliance des linken Ventrikels erschließen (Abb. 3a, b). DEC et al. (1985) haben mit Hilfe der Radionuklidventrikulographie bei 27 Patienten Meßwerte über längere Zeit verfolgt, bei denen 22mal eine Viruserkrankung am Beginn der Symptomatologie nachweisbar war, 12mal mit gleichzeitiger Perikarditis. Die Auswurffraktion lag im Mittel bei 22%. Sie stieg bei 10 Patienten mit klinischer Besserung auf 41%. Ähnliche Ergebnisse konnten DALY et al. (1984) bei 12 Patienten beobachten.

4. Röntgenologische Untersuchungsbefunde

a) Routineuntersuchung

Eine röntgenologische Untersuchung der Thoraxorgane gehört nach wie vor zur Basisdiagnostik bei Verdacht auf eine Myokarditis. Dabei gilt eine im Verlauf einer Infektionskrankheit neu auftretende Kardiomegalie als wichtiger Hinweis auf eine infektbedingte Myokarditis. In vielen kasuistischen Mitteilungen ist eine

Tabelle 8. Hämodynamische Befunde bei Myokarditis in verschiedenen Entwicklungsstadien der Erkrankung. (Aus REGITZ et al. 1985)

Diagnose	n	PAPM (mm Hg)	LVEDP (mm Hg)	EDVI (ml/m^2)	ESVI (ml/m^2)	EF (%)	MI (g/m^2)	Wanddicke (cm)	HMVI (l/min/m^2)	Resist. (dyn.s.cm^{-5})
Aktive Myokarditis	12	21*	12**	144	108	30	151	1,12	3,8	1275
Heilende Myokarditis	14	24	17	138	102	28	123	0,96	2,7	1494
Zustand nach Myokarditis	15	27*	22**	139	99	29	136	1,10	3,5	1278
Gesamt	41	24	17	140	103	29	135	1,06	3,4	1391

Werte signifikant verschieden im Wilcoxon-Test: *p < 0,05; **p < 0,01.
PAPM, mittlerer Pulmonalarteriendruck; LVEDP, linksventrikulärer enddiastolischer Druck; EDVI, linksventrikulärer enddiastolischer Volumenindex; ESVI, linksventrikulärer endsystolischer Volumenindex; EF, linksventrikuläre Auswurffraktion; MI, linksventrikulärer Massenindex; HMVI, Herzminutenvolumen/m^2 Körperoberfläche; Resist., peripherer Widerstand.

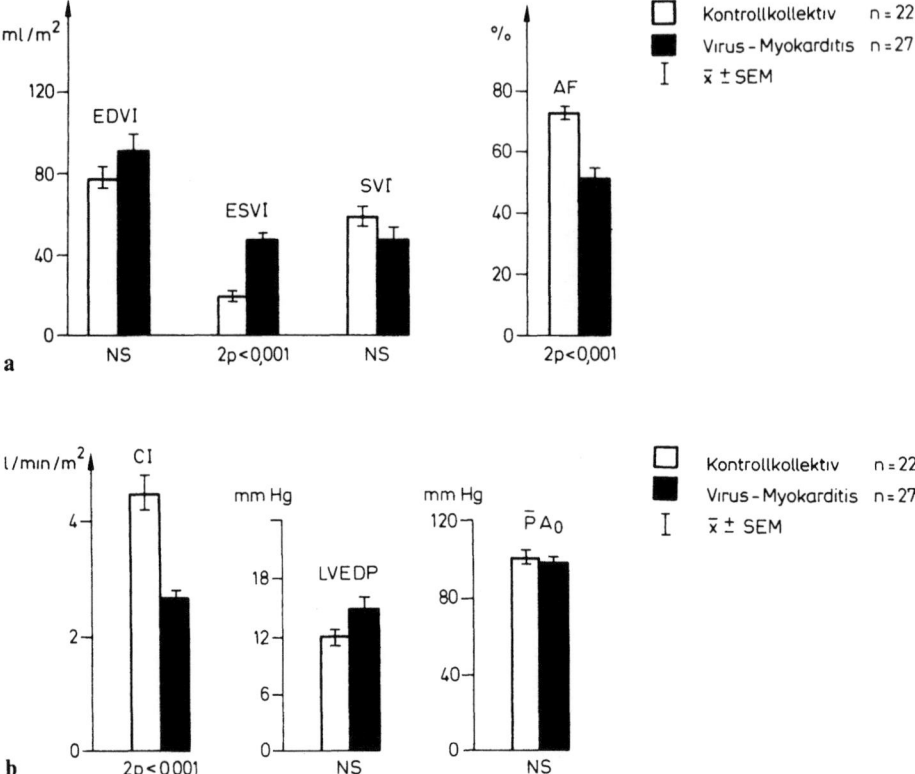

Abb. 3. a Enddiastolischer Volumenindex (*EDVI*), endsystolischer Volumenindex (*ESVI*), systolischer Volumenindex (*SVI*). Auswurffraktion (*AF*) bei Patienten mit Virusmyokarditis im Vergleich zu einem Kontrollkollektiv. **b** Herzindex (*CI*), linksventrikulär-enddiastolischer Druck (*LVEDP*) und Aortenmitteldruck (PA_O) bei den gleichen Vergleichskollektiven. (BOLTE et al. 1984)

Herzvergrößerung als Kriterium einer Myokarditis angesehen worden, vor allem bei nichtinfektiösen Formen, so bei Kollagenkrankheiten und der Sarkoidose.

KUNKEL et al. (1985) konnten bei 84 autoptisch gesicherten Fällen heterogener Ätiologie in 18% eine Zunahme der Herzsilhouette im Verlauf einer Myokarditis nachweisen, in 19% bestand eine Lungenstauung, in 14% ein Pleuraerguß. REGLITZ et al. (1985) fanden unter 41 Patienten, die auf Grund bioptischer Untersuchungen als Myokarditis klassifiziert wurden, in 66% einen Herz-Thorax-Quotienten von mehr als 0,5 und in 77% eine Lungenstauung. HEIKKILAE u. KARJALAINEN (1982) beobachteten bei 102 Fällen von infektiöser Myokarditis 23mal eine Herzvergrößerung, die sich wieder zurückbildete. Es fand sich in keinem Fall eine Lungenstauung. Die Zahlenangaben beziehen sich auf ein ganz unterschiedliches Patientengut, so daß für die Gesamtheit der Myokarditiden keine Aussage über eine prozentuale Häufigkeit von Abweichungen im Sinn einer Kardiomegalie gemacht werden kann. Es liegt keine für eine Myokarditis charakteristische Herzkonfiguration vor, wenn auch in Einzelfällen das Herz eher eine kugelige Gestalt annimmt (SHAPIRO et al. 1982). Fehlbeurteilungen sind bei Perimyokarditis mit Perikarderguß möglich und können echokardiographisch korrigiert werden. Es muß betont werden, daß die ganz überwiegende Zahl von elektrokardiographisch und klinisch gesicherten Myokarditiden ohne Herzvergrößerung abläuft, daß andererseits eine Kardiomegalie statistisch gesehen für einen schwereren Verlauf spricht.

b) Angiokardiographische Befunde

Angiokardiographische Untersuchungen in der Frühphase einer akuten Myokarditis liegen verständlicherweise nur in geringem Umfang vor. In einer größeren Anzahl sind aber angiokardiographische Darstellungen bei Patienten mit dem Verdacht auf eine dilatative Kardiomyopathie vorgenommen worden, bei denen die gleichzeitige Endomyokardbiopsie eine aktive Entzündung des Myokards ergab. Aus den dabei erhobenen Befunden lassen sich Aussagen über regionale und globale Wandbewegung, endsystolische und enddiastolische Volumina, Auswurffraktion, Kontraktilitätsparameter in Systole und Diastole gewinnen. Sie ergeben, wie zu erwarten, ein weites Spektrum von noch normaler bis hochgradig gestörter kardialer Funktion (BOLTE et al. 1983, 1984a, b) (Abb. 4). Zu gleichen Ergebnissen kamen RICHARDSON et al. (1984) und DALY (1984), die in Langzeitbeobachtungen unter immunsuppressiver Therapie in einem Teil der Fälle eine Normalisierung des Bewegungsablaufs und der hämodynamischen Meßwerte fanden. BOLTE et al. (1983, 1984) betonen, daß bei Myokarditiden eher eine regional betonte, bei dilatativer Kardiomyopathie aber eine globale Wandbewegungsstörung vorliege. In Einzelfällen sind auch aneurysmatische Dyskinesien beobachtet worden. Nuklearmedizinische und echokardiographische Untersuchungsmethoden haben die Angiokardiographie als Verfahren in letzter Zeit deutlich zurücktreten lassen.

c) Nuklearmedizinisiche Befunde

Als nichtinvasive Verfahren haben nuklearmedizinische Untersuchungsmethoden in der Diagnostik und Bewertung von entzündlichen Myokardalterationen einen hohen Stellenwert gewonnen. Die Entwicklung ist in vollem Fluß, so daß für

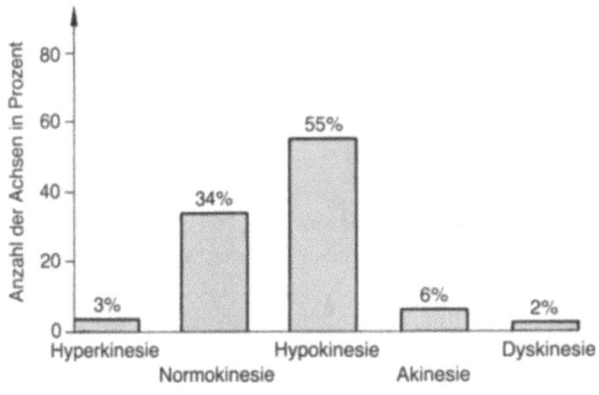

Abb. 4. Regionale Motilitätsstörungen bei Patienten mit Virusmyokarditis anhand ventrikulographischer Untersuchungen; n = 27.
(Aus BOLTE et al. 1983)

einen Teil der neueren Verfahren die Bedeutung nicht endgültig abgeschätzt werden kann.

α) Radionuklidventrikulographie

Die Radionuklidventrikulographie oder Herzbinnenraumszintigraphie kann unter Verwendung von Technetium 99 m zur radioaktiven Markierung von Albumin oder Erythrozyten Aussagen über regionale und globale Kontraktionsstörungen, endsystolisches und enddiastolisches Volumen, Ejektionsfraktion und damit cardiac index sowie Volumenänderungsgeschwindigkeiten in Systole und Diastole gewinnen lassen. Dieses Verfahren ist vielfach zur Klassifizierung des Schweregrades entzündlicher Myokardveränderungen und auch zur Verlaufskontrolle benützt worden. Die Ergebnisse entsprechen den kardioangiographisch erhobenen Befunden, die weitgehend durch nuklearmedizinische Methoden ersetzt worden sind. (FENOGLIO et al. 1983; DAS 1984; DECK et al. 1985). Eine sektorale Analyse mit Hilfe eines Gammakamera-Rechnersystems verspricht noch differenziertere Aussagen (MAUL et al. 1982)

β) Myokardszintigraphie

In begrenztem Umfang ist bei Myokarditiden die Myokardszintigraphie unter Verwendung von Thallium 201 benutzt worden. Thallium hat eine hohe Affinität zur Na^+-K^+-ATPase und reichert sich bei der ersten Passage durch das Koronarsystem in den vitalen Myokardzellen an. Die Anreicherung ist also in der Frühphase proportional zur Koronarperfusion und zur vitalen Muskelmasse, die in der Spätphase allein die Verteilung des Radionuklids bestimmt. Bei sektoraler Anwendung läßt sich ein Vitalitätsindex bestimmen (STANDKE et al. 1982; HÖR u. MAUL 1982). Japanische Autoren haben unregelmäßige Speichereffekte bei Myokarditis nachgewiesen (SAJI et al. 1985; TAMAKI et al. 1985).

γ) ^{99m}Tc-Pyrophosphat-Szintigraphie

Technetium-99m besitzt eine Avidität zu nekrotischen Myokardarealen, so daß dieses in der Infarktdiagnostik bewährte Verfahren auch bei gröberen entzündlich-nekrotischen Prozessen eine Erweiterung des diagnostischen Spektrums bei der Myokarditis verspricht. In Einzelfällen sind auch positive Ergebnisse berichtet worden (AHMAD u. DUBIEL 1981). BECKER u. BÖRNER (1987) sind aber der Meinung, daß auch bei dieser Methode Spezifität und Sensitivität in der Erfassung entzündlicher Herzerkrankungen noch nicht festzulegen sind, während die Erfahrungen bei Herzamyloidose günstiger erscheinen (SCHIFF et al. 1982; LEE et al. 1983).

δ) ^{67}Ga-Citrat-Szintigraphie

O'CONNEL et al. (1981, 1984) haben die ^{67}Ga-Aufnahme in das Myokard als das Kriterium entzündlicher Aktivitäten benutzt. Gallium-67 hat die Eigenschaft, sich in entzündlich verändertem Gewebe anzureichern. In einer Studie wurden 78 Patienten mit dilatativer Kardiomyopathie, von denen auf Grund bioptisch-histologischer Klassifizierung in 6 Fällen eine Myokarditis nachweisbar war, untersucht. Unter diesen konnte in 5 eine verstärkte ^{67}Ga-Aufnahme nachgewiesen werden, während unter den 63 bioptisch negativen Fällen nur 9mal ein verstärkter

Gallium-uptake zur Darstellung kam. Damit kommt diesem Verfahren wahrscheinlich eine Bedeutung als Screeningmethode und auch zur Bewertung therapeutischer Maßnahmen zu (O'CONNEL et al. 1981)

ε) **Weitere nuklearmedizinische Verfahren**
Weitere nuklearmedizinische Verfahren sind im Hinblick auf die Anwendung bei entzündlichen Herzerkrankungen im experimentellen Stadium, so die Verwendung von Indium-111-markierten Leukozyten (WILLIMSON et al. 1986; BECKER et al. 1986; BECKER u. BÖRNER 1987) und von Technetium-99 m-markierten Antikörpern.

5. Kernspinresonanzverfahren

Große Erwartungen richten sich auf eine Erweiterung diagnostischer Möglichkeiten durch das Kernspinresonanzverfahren, das in der anatomischen Darstellung einen etablierten Stellenwert bei Herzkrankheiten besitzt (PROHOST u. RATNER 1984; ALLGAYER et al. 1986). Tierexperimentelle Erfahrungen lassen erwarten, daß das Verfahren in der Erfassung von Abstoßungsvorgängen Myokardreaktionen frühzeitig zur Darstellung bringen kann (TSCHOLAKOFF et al. 1985, 1986).

6. Laborbefunde

An Laboruntersuchungen sind allgemeine Entzündungszeichen für die Frage, ob eine Myokarditis vorliegt, relativ unergiebig, da sie sich in den meisten Fällen auf das Grundleiden beziehen und dessen Verlauf widerspiegeln. Wichtiger ist die Bestimmung der Kreatinkinase und insbesondere des Isoenzyms CK-MB. In zahlreichen kasuistischen Mitteilungen werden erhöhte Einzelwerte genannt (ODA et al. 1979; TAKE et al. 1982). Systematische Untersuchungen über die Kinetik liegen allerdings nur vereinzelt vor. HEIKKILAE u. KARJALEINEN (1982) haben bei 18 von 34 Patienten, bei denen eine Myokarditis als sicher angesehen wurde, eine Erhöhung dann nachweisen können, wenn die Untersuchung innerhalb der ersten Krankheitstage vorgenommen wurde. Die höchsten Werte fanden sich in den ersten 2 Tagen. Jenseits von 8 Tagen konnte eine Erhöhung nicht mehr festgestellt werden. Sitzmann (1984) betont die diagnostische Bedeutung solcher Befunde einschließlich der Bestimmung der HBDH bei akuten pädiatrischen Fällen von Myokarditis. Auch die Enzymwerte der SGOT waren in den Untersuchungen von HEIKKILAE u. KARJALEINEN (1982) in der ersten Woche in der Mehrzahl der Fälle erhöht. Es fand sich in Untersuchungen von KARJALEINEN u. HEIKKILAE (1986) eine positive Korrelation erhöhter Enzymwerte zum Ausmaß der ST-Überhöhung als Zeichen einer Perimyokarditis (Abb. 5).

Eine große Bedeutung, vor allem zur Erfassung der Virusperikarditis hat der Nachweis von zahlreichen immunologischen Reaktionen [organspezifische Antikörper, Immunkomplexe, antimyokardiale Antikörper im Serum und in der Biopsie, kreuzreagierende antimyolemmale Antikörper (AMLA) und zelluläre Immunreaktionen gegen kardiale Zielzellen]. Der derzeitige Stand dieser pathogenetisch, diagnostisch und therapeutisch wichtigen Befunde ist in einem Sonderkapitel ausführlich dargestellt (s. nachfolgender Abschn.). Übersichten oder Zu-

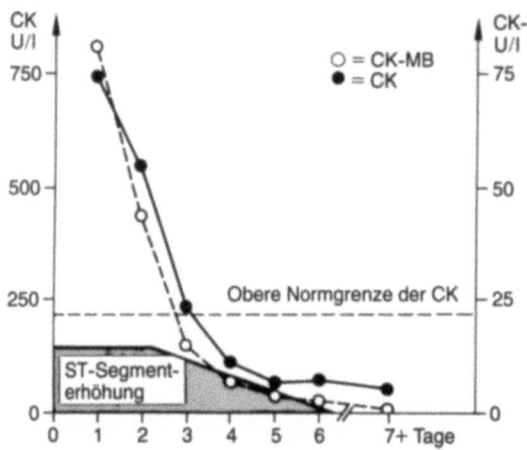

Abb. 5. Serumkreatinkinase (*CK*) und Kreatinkinase MB (*CK-MB*). Aktivitätskurven bei akuter infektiöser Myoperikarditis. Die Daten sind von 14 konsekutiven Patienten mit positiver CK-MB gesammelt. (Aus KARJALAINEN u. HEIKKILAE 1986)

sammenfassungen von Untersuchungen der eigenen Arbeitsgruppen finden sich bei BOLTE (1984a, b), S. 209 ff. und bei SCHULTHEISS (1986). Die Validierung der zahlreichen Methoden für eine Routinediagnostik steht aber noch aus.

VIII. Diagnose und Differentialdiagnose

Es herrscht Übereinstimmung, daß die klinische Diagnose einer Myokarditis in vielen Fällen mit Unsicherheiten belastet ist. Voraussetzung der Annahme einer entzündlichen Myokardalteration ist das Vorhandensein einer Grundkrankheit, bei der eine Myokarditis erfahrungsgemäß symptomatisch werden kann. Nur in wenigen Einzelfälle ist eine Myokarditis als primäre „idiopathische Form" nachweisbar. Bei den sehr zahlreichen Krankheiten, bei denen mit wechselnder Häufigkeit eine Myokarditis in Erscheinung treten kann, gewinnen klinische Befunde, spezielle Untersuchungsverfahren, Laboruntersuchungen und die Ergebnisse bioptischer Kontrolle ein unterschiedlich hohes Gewicht. Die Schwierigkeiten liegen in der geringen Spezifität der Befunde mit Ausnahme erheblicher entzündlicher Infiltrate bei bioptischer Analyse. Die Diagnose wird also meist nur mit einem mehr oder weniger hohen Grad an Wahrscheinlichkeit gestellt werden können. Abgesehen von der Biopsie des Myokards hat nach wie vor die Elektrokardiographie den höchsten Stellenwert in der Diagnostik, wenn auch die Abflachungen der T-Welle oder sogar vorübergehende Negativierung noch nicht als Indiz, wohl aber als Verdachtssymptom angesehen werden können. Störungen der Reizbildung komplexer Art und Erregungsleitungsverzögerungen, Änderungen in der QRS-Konfiguration als neu auftretende elektrokardiographische Zeichen machen dagegen die Annahme einer Myokarditis unter der Voraussetzung einer entsprechenden Grundkrankheit wahrscheinlicher. Einen diagnostischen Fortschritt hat die Echokardiographie mit dem Nachweis regionaler und in schweren Fällen auch globaler Motilitätsstörungen der Kammerwand vermittelt. Auch diese Symptomatik hat keinen spezifischen Charakter, es gelten also dieselben Einschränkungen wie bei der Bewertung der Elektrokardiographie. Die gestörte Hämodynamik läßt sich auch mit Hilfe der Radioventrikulographie darstellen. Die ^{67}Ga-Szintigraphie ist in ihrem Stellenwert noch nicht endgültig zu beurteilen. Als Teilsymptom in dem diagnostischen Mosaik hat sie aber Bedeutung. Laboruntersuchungen, vor allem immunologischer Art, sind für die Festlegung der Grundkrankheit von Bedeutung, ebenso aber auch etwa durch den Nachweis von antimyolemmalen Antikörpern für die Frage einer entzündlichen Myokardbeteiligung. Einen wesentlichen Fortschritt stellt die Auswertung einer Endomyokardbiopsie dar, vor allem bei subakutem und chronischem Verlauf, aber auch in schweren Fällen akuter Symptomatik, wenngleich bisher keine einheitliche Bewertung der Befunde besteht. TAZELAR u. BILLINGHAM (1986) haben erst kürzlich darauf hingewiesen, daß lymphozytäre Infiltrate geringer Ausprägung nicht als sicheres Zeichen einer Myokarditis angesehen werden können, sondern auch bei Unfalltoten, nach Streßsituationen vorkommen und zudem in der Bewertung durch verschiedene Untersucher nicht gleichförmig beurteilt werden. Zudem sind nur positive Befunde verwertbar, negative schließen bei herdförmiger Lokalisation eine Myokarditis nicht aus. Immunologische Untersuchungen sind zu einem Teil noch an Speziallaboratorien gebunden und bedürfen einer Validierung für Routineanwendung. MAISCH (1983) hat eine Synopsis anamnestischer und klinischer Symptome einschließlich von labortechnischen Verfahren zusammengestellt, die vor allem für die akute virale Myokarditis Bedeutung besitzt.

Differentialdiagnostisch kommen bei der geringen Spezifität der Symptomatik zahlreiche Krankheiten in Frage. Am häufigsten stellt sich das Problem, die Bedeutung der Erregungsrückbildung im EKG im Verlauf einer Grundkrankheit, die eine Myokarditis auslösen kann, zu bewerten. Hier können febrile Phasen, Hypotonie, Medikamenteneinwirkung, gesteigerte vegetative Erregbarkeit auch in der postinfektiösen Phase als Ursache negativer T-Konfiguration in Frage kommen. Bei klinisch leichtem oder mittelschwerem Verlauf wird in der Regel eine weitere diagnostische Klärung, etwa durch Biopsie nicht indiziert sein, bei schwerem oder protrahiertem Verlauf vermag sie aber einen wesentlichen Beitrag zur Diagnose zu liefern. Bei erheblichen, plötzlich auftretenden Änderungen der QRS-Konfiguration kann die Abgrenzung von einem akuten Herzinfarkt schwierig sein (BARMEYER et al. 1978, COSTANZA-NORDIN et al. 1984). Die Abgrenzung von einer fibrinösen Perikarditis ist durch den Nachweis eines typischen Reibegeräusches leichter möglich. Andererseits ist mit diesem Krankheitsbild häufig eine subepikardiale Myokarditis verbunden, so daß vielfach eine Abgrenzung nicht erfolgt und von Perimyokarditis gesprochen wird (MAISCH 1983, 1984, 1986). Die Differentialdiagnose chronischer Verläufe ist S. 57ff. von MEINERTZ bei der Besprechung der dilatativen Kardiomyopathie ausführlich erörtert worden. Sie umfaßt neben der dilatativen Kardiomyopathie alle in diesem Band unter der Bezeichnung spezifische Herzmuskelerkrankung zusammengefaßten Einzelformen. Hierbei ist die Endomyokardbiopsie Methode der Wahl. Ihre Bedeutung liegt vor allem in der Abgrenzung anderer nichtentzündlicher spezifischer Herzmuskelerkrankungen wie toxischen und metabolischen Myokarderkrankungen, neurologischen Krankheitsbildern mit einer Beteiligung des Herzmuskels, sowie obstruktiven und restriktiven Kardiomyopathien (JOHNSON u. PALACIOS 1982; FENOGLIO et al. 1983; ZEE-CHENG et al. 1984; KUNKEL et al. 1985; OLSEN 1985, 1986).

IX. Verlauf und Prognose

Es ist kein Zweifel, daß die ganz überwiegende Anzahl aller Myokarditiden, insbesondere viraler Genese, transitorische Ereignisse ohne langfristige klinische Auswirkungen darstellt. Eine Quantifizierung ist angesichts der diagnostischen Unsicherheit, vor allem bei mildem Verlauf, bei dem sich die Diagnose in erster Linie auf vorübergehende elektrokardiographische Abweichungen stützt, nicht möglich. HEIKKILLAE u. KARJALAINEN (1982) sahen bei 56 Fällen nach 3 Monaten nur bei 3 Patienten noch geringgradige EKG-Abweichungen. Auch die übrigen Symptome der akuten Myokarditis waren abgeklungen. Die Befunde bezogen sich allerdings auf Viruserkrankungen bei vorher gesunden Soldaten. Kleinere Patientengruppen sind von SANNER et al. (1976) über 15 bis 158 Monate verfolgt worden, wobei unter 29 Patienten nur in einem Fall die Arbeitsfähigkeit eingeschränkt war. Im pädiatrischen Krankengut ist die Quote der Normalisierung deutlich niedriger (KITAMURA u. MORITA 1979; ODA et al. 1980). Prognostische Angaben sind in starkem Maße von der spezifischen Pathogenese abhängig, so daß sie unter den speziellen Erkrankungsformen erwähnt sind. Geht man von klinischen Symptomen aus, so haben statistisch gesehen Verläufe mit Störungen von Erregungsleitung, ausgeprägten EKG-Veränderungen, Kardiomegalie und Herzinsuffizienz sowie solche mit komplexen Rhythmusstörungen eine schlechtere Prognose (MOST 1982). TAKE et al. (1982) haben aber auch gezeigt, daß im weiteren Ablauf Leitungsstörungen im AV-Knoten und selbst Schenkelblockkonfigurierungen rückbildungsfähig sind. FENOGLIO et al. (1983) konnten erwartungsgemäß eine Beziehung zwischen Schwere der bioptisch nachweisbaren Veränderungen und der Prognose nachweisen. DEC et al. (1985) stellten bei 27 Fällen, die unter dem Bild einer dilatativen Kardiomyopathie bioptisch eine Myokarditis ergaben, in einer Nachbeobachtungszeit von im Mittel 18 Monaten, 10 Todesfälle fest. Es gibt zahlreiche Bemühungen, die prognostische Aussagefähigkeit durch die kombinierte Bewertung von Immunfluoreszenzuntersuchungen und elektronenmikroskopische Analyse zu verbessern. ANDERSON et al. (1986) messen dabei den elektronenmikroskopisch nachweisbaren Alteration der Myofilamente und dem Nachweis von IgG eine besondere Bedeutug zu.

Die am meisten diskutierte Frage der letzten Jahre bezieht sich auf einem möglichen Übergang einer akuten Myokarditis in eine chronische Form, vor allem bei viraler Verursachung. WIEGAND et al. (1981) ebenso wie KUHN et al. (1982) haben in bioptischem Untersuchungsgut entzündliche Alterationen vermißt und halten eine Übergang von akuter in chronische Formen nicht für gesichert (KUHN 1983). Dieser Auffassung stehen aber zahlreiche experimentelle und klinische Befunde gegenüber, so daß die Mehrzahl der Autoren die Annahme einer solchen Entwicklung in einem allerdings unterschiedlich angegebenen Umfang zwischen 10 und 30% für wahrscheinlich oder sogar gesichert hält (BOLTE et al. 1982; JAMES 1983; FENOGLIO et al. 1983; KEREIAKES u. PARMLEY 1984; DEC et al. 1985; BOLTE 1985). Auf S. 9ff. und S. 209ff. ist der aktuelle Stand der Forschung referiert. Die Prognose der so definierten chronischen Fälle unterscheidet sich nicht von der bei dilatativer Kardiomyopathie (REQITZ et al. 1985) (Abb. 6).

X. Therapie

Für die Therapie liegt bei ätiologisch als wahrscheinlich oder sicher anzunehmenden Grundkrankheiten der Schwerpunkt in einer adäquaten Behandlung der höchst unterschiedlichen nosologischen Entitäten. So haben entsprechende Behandlungsverfahren (Antibiotika, antiparasitäre Substanzen, Antimykotika, Nebennierenrindensteroide) bei frühzeitiger Anwendung sowohl prophylaktische wie therapeutische Bedeutung. Ein Defizit besteht nach wie vor bei Viruserkrankungen, deren Behandlung mit Virostatika oder immunmodulatorischen Substanzen sich noch im experimentellen Stadium befindet (KANDOLF et al. 1986). Die therapeutischen Möglichkeiten bei nichtinfektbedingten Myokarditiden sind in den entsprechenden Abschnitten referiert. Die auf kardiologische Symptome bezogene Behandlung unterscheidet sich nicht von der bei anderen Formen kardialer Herzinsuffizienz oder anderer Symptome wie Störungen der Reizbildung und Erregungsleitung. Die Prinzipien einer Stufentherapie (körperliche Schonung. Vermeiden von zusätzlichen toxisch wirksamen Substanzen, Anwendung von Diuretika, Herzglykosiden, Vasodilatantien, positiv inotropen Substanzen) sind ausführlich S. 45ff. von MEINERTZ bei der dilatativen Kardiomyopathie referiert. Sie gelten mit der Einschränkung, daß die Anwendung von Herzglykosiden bei diffuser Myokarditis eine geringere Wirksamkeit zeigt, das Herz andererseits aber mit einer gesteigerten Irritabilität reagiert, so daß besondere Vorsicht hinsichtlich der Dosierung empfohlen wird. In der Frühphase einer Myokarditis bei Infektionskrankheiten sind Steroide auch nach tierexperimentellen Erfahrungen kontraindiziert. Bei protrahierterem Verlauf jenseits der virämischen Phase hat sich in Einzelfällen, vor allem bei Rhythmusstörungen, eine Steroidbehandlung aber durchaus bewährt (CHUNG et al. 1984).

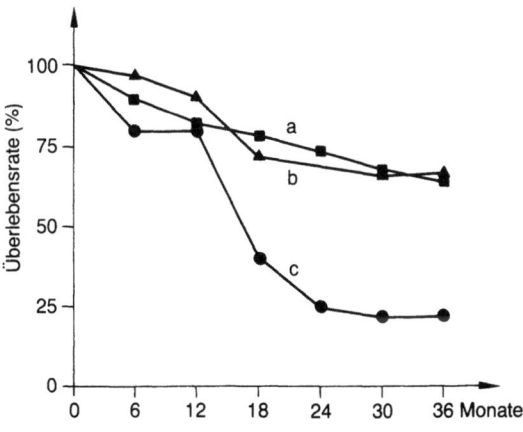

Abb. 6. Dreijahresüberlebenskurven bei dilatativer Kardiomyopathie (a), Myokarditis (b), und aktiver Myokarditis mit linksventrikulärer Auswurffraktion unter 30% (c). (Aus REGITZ et al. 1985)

Die aktuelle Problematik bezieht sich auf die nach wie vor ungelöste Frage, ob eine immunsuppressive Therapie bei subakut oder chronisch verlaufenden Fällen wirksam ist. Es liegen zu dieser Frage zahlreiche Mitteilungen mit kleineren Fallgruppen und ohne Randomisierung vor, die im statistischen Mittel keine überzeugende Verbesserung im Vergleich zu konventionellen Behandlungsverfahren erkennen lassen (FENOGLIO et al. 1983; KEREIAKES u. PARMLEY 1984, DALY et al. 1984; DEC et al. 1985; HOSENPUD et al. 1985; ANDERSON et al. 1986). In Einzelfällen sind aber sogar dramatische Besserungen berichtet (BEITZKE et al. 1984; SHANES et al. 1984; FENELY et al. 1984). VIGNOLA et al. (1984) berichten über eine dramatische Besserung bei komplexen Rhythmusstörungen. Die Behandlung erfolgte mit einer Kombination von Prednison und Azathrioprin. In Einzelfällen ist auch Cyclosporin angewandt worden. Die Indikation leitet sich von der Auffassung her, daß zumindest ein Teil der persistierenden Myokarditiden und damit auch der dilatativen Kardiomyopathie auf der Basis einer Immunpathogenese zustande kommt. Die Erfolge einer solchen Behandlung bei Abstoßungsreaktionen nach Herztransplantationen, deren histologisches Bild dem einer akuten Myokarditis ähnelt, sprechen gleichfalls für eine Indikation einer solchen Behandlung (BILLINGHAM 1986). HERZUM u. HUBER (1986) ebenso wie RICHARDSON (1985) und OLSEN (1986) gehen davon aus, daß in einer noch zu definierenden Entwicklungsphase im Übergang von einer akuten in eine subakute oder chronische Myokarditis ein positiver Effekt erwartet werden kann, nicht aber in der Phase einer fibrotischen Umwandlung des Myokardgewebes. Unter diesem Aspekt ist eine multizentrische Studie begonnen worden, die die Erfahrungen von 22 Zentren in den USA auswerten soll (ANDERSON et al. 1986). Man wird die Ergebnisse abwarten müssen, um den Stellenwert einer immunsuppressiven Therapie definitiv festzulegen.

Literatur

siehe nach Kapitel III. B. II., S. 281.

B. Spezielle Formen entzündlicher Herzmuskelerkrankungen

I. Zur Immunpathogenese perimyokardialer Erkrankungen

B. MAISCH

Mit 8 Abbildungen und 5 Tabellen

1. Diagnostische, methodische und pathogenetische Gesichtspunkte bei immunologischen Reaktionen am Herzen

Die immunhistologisch (direkter Immunfluoreszenztest, direkte Antiperoxidase- oder Immunoenzymmethode) und fluoreszenzserologisch (indirekter Immunfluoreszenztest bzw. Antiperoxidase- oder Immunoenzymmethode) sowie die für die Analyse humoraler und zellulärer Effektormechanismen bedeutsamen antigenen Determinanten der Herzmuskulatur lassen sich in myokard- bzw. muskelspezifische und in ubiquitäre organunspezifische Strukturen untergliedern (MAISCH et al. 1984, 1985). Hinzu kommt, daß heute mit biochemischen Methoden wie der SDS-Elektrophorese und dem Western Blot eine weitere Charakterisierung von Antikörperbindungsstellen und von relevanten Antigenen für humorale und zelluläre Immunreaktionen sowohl der sarkolemmalen Membran (MAISCH et al. 1984a–f, 1985a–c), des Mitochondriums und des Myosins (ALVAREZ et al. 1987; OBERMAYER et al. 1987; WITTNER et al. 1983; KÜHL et al. 1987; SCHULZE u. SCHULTHEISS 1987; ULRICH et al. 1987; KLEIN et al. 1987; SCHULTHEISS et al. 1984, 1987a, b) möglich wurde.

Die Definition der Antikörper orientiert sich an den korrespondierenden kardialen Antigenen (Abb. 1). Muskelspezifische Antikörper im indirekten und direkten Immunfluoreszenztest, abgelagerte Immunkomplexe sowie die technischen und methodischen Aspekte einer immunserologischen und immunhistologischen Untersuchung an Kryostatschnitten humanen oder heterologen Myokards oder an isolierten humanen oder heterologen adulten Herzmuskelzellen wurden detailliert beschrieben (MAISCH et al. 1981, 1982a, b, 1983a–g, 1984a–f, 1985a–c, 1986a, b, 1987a–c).

Die Untersuchungen von zellulären Regulator- und Effektormechanismen betreffen sowohl die Bestimmung der Lymphozytensubpopulationen im peripheren Blut und im immunhistologischen Schnitt unter Verwendung monoklonaler Antikörper (BÜLOWIUS et al. 1983; MAISCH et al. 1984e, 1985a, 1986b, 1988), als auch der Untersuchung der spontanen (HALLGREN u. YUNIS 1977) und ConA-induzierten Suppressorzellaktivität (ANDERSON et al. 1982; ECKSTEIN et al. 1982; FOWLES et al. 1979; MAISCH et al. 1984, 1987). Für die Analyse der Natural-Killer-Zellaktivität steht die Chromfreisetzungsmethode nach PERLMANN u. PERL-

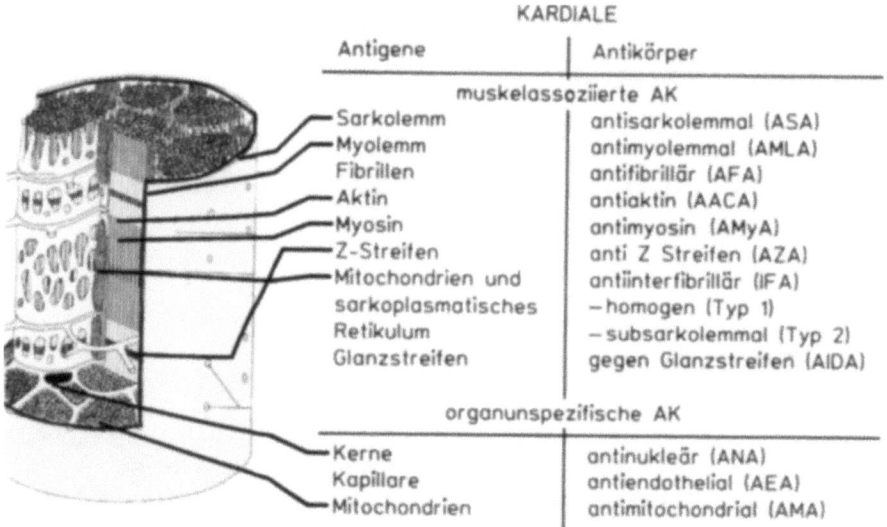

Abb. 1. Definition der Antikörper und der korrespondierenden kardialen Antigene. (Aus Maisch 1983)

Mann (1971) zur Verfügung. Zur Bestimmung einer breiteren, nicht durch das gleichzeitige Erkennen von Antigenen des eigenen Haupthistokompatibilitätskomplexes (MHC) beschränkten Zytotoxizität kann über heterologe oder humane Herzmuskelzellen (Maisch et al. 1982, 1983a-c, f; Maisch 1984a-c) verfügt werden. Noch im Experimentierstadium sind Untersuchungen, die die heterologe Gewebsschranke überschreiten; die Aktivierung von T-Lymphozyten erfolgt mit Hilfe von Mitogenen oder Interleukin II, so daß das zweite Signal der autologen Gewebskomponenten nicht mehr unbedingt erkannt werden muß. Es ist heute möglich, Effektorzellen aus Gewebsbiopsien zu isolieren und anzureichern. Auch die Probleme einer Klonierung der im Myokard vorkommenden Lymphozyten sind technisch lösbar, so daß in naher Zukunft nicht periphere Blutlymphozyten, sondern vor Ort vorkommende Effektorzellen zur Untersuchung zur Verfügung stehen. Die Bestimmung der humoralen lytischen Aktivität, der sog. zytolytischen Serumaktivität (AMC), ist ebenso wie die antikörperabhängige zelluläre Zytotoxizität (ADCC) nicht auf die gleichzeitige Erkennung des Major Histokompatibilitätskomplexes angewiesen (Zinkernagel u. Doherty 1974). Sie kann deshalb an heterologen Zielzellen (z. B. Kardiozyten von Ratte, Maus oder Katze) analysiert werden. Bezüglich zellulärer Effektormechanismen zytotoxischer T-Lymphozyten muß auf tierexperimentelle Untersuchungen verwiesen werden, die gezeigt haben, daß bei Viruskarditis oder tierexperimenteller Myokarditis durch Immunisierung mit kardialen Proteinen (Wong et al. 1977; Paque et al. 1978; Maisch et al. 1981; Huber et al. 1984, 1985) zelluläre Immunreaktionen von besonderer Bedeutung sind. Auch bei den Herzmuskelerkrankungen des Menschen (Jacobs et al. 1979; Maisch et al. 1981, 1982, 1985) dürfte den zellulären Immunreaktionen für eine umschriebene Patientengruppe eine diagnostische und pathogenetisch wichtige Rolle zukommen.

Lymphokine und immunsuppressive Faktoren konnten auch bei entzündlichen Herzerkrankungen nachgewiesen werden (MAISCH et al. 1978, 1979a–d). Sie sind zwar nicht myokardspezifisch, gelten aber als prognostische Indikatoren bei zahlreichen entzündlichen und neoplastischen Erkrankungen (NELSON u. GATTI 1976; TOMASI 1977).

2. Kardiale Mitreaktion bei Anaphylaxie und Serumkrankheit

Bei allergischen Reaktionen vom Soforttyp lassen sich neben Urtikaria, angioneurotischem Ödem und anaphylaktischer Purpura auch Herzrhythmusstörungen, reversible Erregungsausbreitungs- und -rückbildungsstörungen im EKG, seltener eine Perikarditis, Angina pectoris oder infarktähnliche Bilder beobachten (HARKAVY 1970; ROGEN u. RICHARDSON 1961). Kardiale Symptome treten auch bei Serumkrankheit (Immunkomplexerkrankung) auf (NEUSTADT 1953). In diesen Fällen, ebenso wie bei einem Teil der später noch abgehandelten Krankheitsbilder, stellt das Herz nicht das alleinige oder bevorzugte Zielorgan immunologischer Reaktionen dar. Infolge der zentralen Bedeutung von Herz und Kreislauf im Gesamtorganismus können aber die kardialen Symptome im klinischen Erscheinungsbild auch führend sein.

3. Rheumatisches Fieber

Zu den 3 wesentlichsten klinischen Manifestationen des rheumatischen Fiebers gehören die rheumatische Karditis, die akute Polyarthritis rheumatica und die Chorea minor. Bezüglich des klinischen Krankheitsbildes der einzig entzündlichen rheumatischen Erkrankung mit gesicherter infektiöser Primärursache und sekundärer Immunpathogenese wird auf Teil 4 dieses Handbuches (BOLTE 1984) verwiesen. Aus den zahlreichen immunologischen Untersuchungen kann abgeleitet werden, daß das gruppenspezifische Zellwandpolysaccharid mit seinem terminalen N-Acetyl-Glukosaminmolekül als Antigen für kreuzreagierende Antikörper und als Target zellulärer Immunmechanismen fungiert. N-Acetyl-Glukosamin ist Bestandteil des Bindegewebes (GOLDSTEIN et al. 1969; DUDDING u. AYOUB 1968). Die gleichfalls zu den Zellwandantigenen gehörigen Mukopolysaccharide, die sich über Peptidbrücken zu Muraminsäuremolekülen vernetzen, können Granulome bilden, die histologisch von den klassischen Aschoffschen Knötchen unterscheidbar sind (Tabelle 1). Mukopolysaccharide von Streptokokken der Gruppe A rufen so chronische, granulomatöse Entzündungsreaktionen hervor, die als toxische Effekte interpretierbar sind. Wenn bereits früher eine Infektion durch Bakterien mit ähnlicher Mukopolysaccharidzusammensetzung der Zellwand vorausgegangen ist, tragen sie zu einer Reinduktion der antikörper- und zellvermittelten Immunreaktionen bei. Die osmotisch labile Zellmembran der Streptokokken (Innenschicht) ist ein komplexes Lipoprotein (72% Protein, 25% Lipid, 3% Kohlenhydratanteil nach FREIMER 1963; MARKOWITZ u. LANGE 1964). Alle Streptokokkenmembranen mit Ausnahme der Gruppen C und G haben unterschiedliche Membranstrukturen. MARKOWITZ u. LANGE (1964), RAPPAPORT et al. (1969) sowie ZABRISKE u. FREIMER (1966) konnten kreuzreagierende Antikörper gegen Zellmembranantigene und Sarkolemm beim rheumatischen Fieber

Tabelle 1. Histomorphologie der rheumatischen Karditis

	Fakultative akute exsudative Phase	Aschoff-Knötchen	Muskelaggressives Granulom	Bang-Knötchen TE
Histologie	Hochgradig exsudativ (Fibrinoid) mit Granulozyten, selten Lymphozyten keine Granulombildung	Interstitielles histiozytäres Granulom mit aus der Adventitia stammenden mehr- kernigen Aschoff- Riesenzellen (exsudativ-produktiv)	Primär myokardiale Nekrose mit sekundärer Granulombildung unter Aussparung des Gefäß- bindegewebes mit Anitschkow-Zellen (catar pillar cells), Kardio- histiozyten (v. Albertini) und myogenen Riesenzellen	Nicht im Myokard sondern an Bindegewebe im Anulus fibrosus gelegenes Knötchen a) primär-proliferativ b) primär-exsudativ- nekrotisierend
Lokalisation	Diffus im Myokard	Perivaskulär im Interstitium	Im Myokard um nekrotische Myozyten	Anulus fibrosus und Gelenke
Spezifität	Uncharakteristisch und unspezifisch	Herz- und human- spezifisch	Myokardspezifisch, tierexperimentell induzierbar	Nicht im Myokard
Pathomechanismus	Kapillarschaden durch Immunkomplexe (Streptokokkenantigene und Antikörper) mit massiver Fibrinoidexsudation. Potentiell letaler Verlauf (maligne Form) (Arthus-Reaktion)	Immunkomplexbedingter Kapillarschaden mit Fibrinoidexsudation induziert Granulom- bildung, die in Narbe mündet (fischzugartige Anordnung der Fibroblasten) = Klinge-Zyklus (Tuberkulin-Reaktion?)	Primäre Myozytolyse durch toxische, zytolytische Antikörper mit sekundärer Granulombildung	
Zeitablauf	1.–3. Woche	Ab 3./4. Woche bis zu 2 Monaten Dauer	Häufig erst sehr viel später	
Abbildung hierzu			Abb. 2	

nachweisen oder diese tierexperimentell induzieren. Darüber hinaus wurden über 20 verschiedene Streptokokkentoxine identifiziert, die die Kontraktilität quergestreifter Muskulatur beeinträchtigen und fokale Nekrosen hervorrufen können. Zu ihnen gehören die Streptolysine O und S (KELLNER u. ROBERTSON 1954; HALBERT et al. 1961), die aus Lysosomen Enzyme freisetzen (WEISMAN et al. 1963). An der Pathogenese des rheumatischen Fiebers sind deshalb humorale, zelluläre und toxische Faktoren beteiligt, während persistierende Infektionen mit Streptokokken oder eine begleitende Infektion durch Viren keine wesentliche Rolle spielen dürften. Die durch die Toxine induzierbaren histologischen Veränderungen sind nicht mit dem für das rheumatische Fieber typischen Aschoffschen Knötchen vergleichbar. Experimentelle Befunde weisen auf eine initiale Beteiligung von Toxinen an der Pathogenese des rheumatischen Fiebers über dissoziierende Streptolysin-O-Antistreptolysin-O-Komplexe hin (HALBERT et al. 1961).

Für eine sekundäre Immunpathogenese des rheumatischen Fiebers sprechen außerdem die folgenden Befunde:
1. Der Nachweis zirkulierender kreuzreagierender antisarkolemmaler Antikörper in den Seren von Patienten mit rheumatischem Fieber,
2. die immunhistologische Bindung von Antikörpern an Myokard und Endokard bei Patienten mit rheumatischem Fieber (READ u. ZABRISKIE 1980),
3. der tierexperimentelle Nachweis, daß Streptokokkenantigene Immunreaktionen vom verzögerten Typ induzieren können.

Die Lymphozytenaktivierung durch A-Streptokokkenzytoplasmamembran ist tierexperimentell und bei prädisponierten Patienten gut belegt (Übersicht bei GROSS 1982). Dabei dürfte das Antigenmosaik sowohl echte immunologischspezifische, aber auch immunologisch-unspezifische Antigene mit Adjuvanseigenschaft und Mitogenität umfassen. Immunologisch spezifische echte antigene lymphozytäre Reaktionen ließen sich bei extrem niedriger Konzentration der zugegebenen Zellwand- und Plasmamembranproteine induzieren, mitogene Reaktionen auch bei gesunden Probanden dagegen bei hohen Konzentrationen (GROSS 1982).

Eine Übersicht über die bekannten Untersuchungen zu zellvermittelten Immunreaktionen läßt die Frage noch offen, ob die vermehrte Proliferation von Lymphozyten in vitro nach Inkubation mit Streptokokkenantigenen bei Patienten mit rheumatischem Fieber Folge einer antigenspezifischen oder nur unspezifischen Mitogenstimulation ist (KEISER et al. 1971; FRANCIS et al. 1967). Untersuchungen zur Migrationsinhibition von Leukozyten rheumatischer Patienten (READ u. ZABRISKIE 1980) und zytotoxische Reaktionen von Patientenlymphozyten gegenüber isolierten Herzmuskelzellen (DUDDING u. AYOUB 1968; YANG et al. 1977; GHOSE u. MAMMEN 1979) weisen aber darauf hin, daß abnormale zelluläre Immunreaktionen an der Immunpathogenese des rheumatischen Fiebers beteiligt sein dürften. An der sekundären Immunpathogenese vom humoralen Typ sind wahrscheinlich nicht nur kreuzreagierende antisarkolemmale Antikörper beteiligt: Es kommt außerdem zu einer Immunkomplex-bedingten Kapillarschädigung mit Plasmaexsudation und Fibrinausfällen (Immunkomplexreaktion Typ III). So konnten Immunkomplexe in den Aschoff-Geipelschen Knötchen nachgewiesen werden (Abb. 2), die eine rosettenförmige Zellansammlung mit

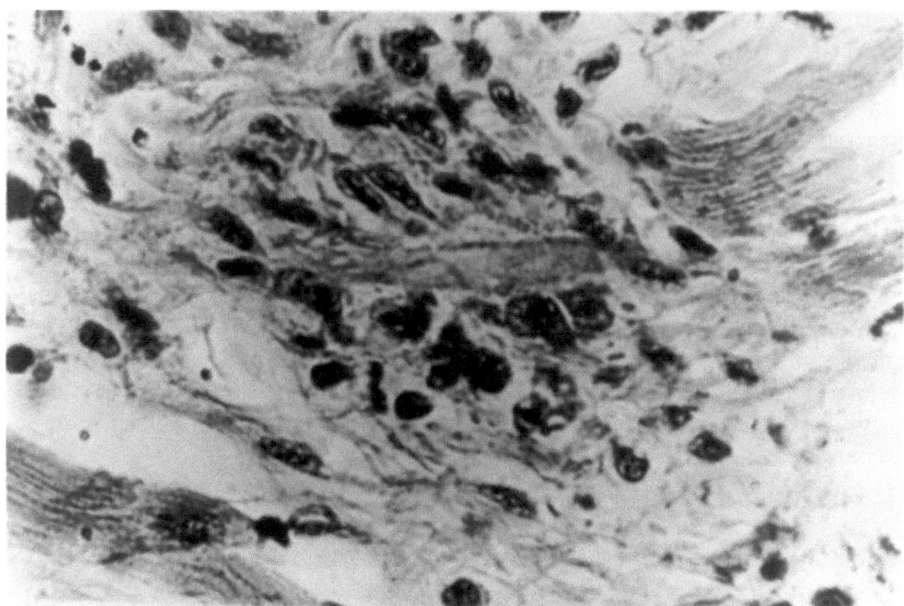

Abb. 2. Muskelaggressives Granulom: Um ein abgestorbenes Herzmuskelfragment sammeln sich Histiozyten und myogene Riesenzellen in einer rosettenartigen Anordnung. (Nach FASSBENDER 1975)

zentraler Nekrose darstellen, ebenso in kardialen Gefäßen und im Herzbindegewebe, z. B. als Endocarditis verrucosa rheumatica mit nachfolgender Histiozyteninfiltration und Vaskularisation der Klappe.

Antikörper gegen Streptokokken, die mit Synovialzellen, Astrozyten, Fibroblasten, Endothelzellen und Epidermis kreuzreagieren und nicht mit antisarkolemmalen Antikörpern identisch sind, weisen auf Teilmanifestation des rheumatischen Fiebers hin. So konnte bei Patienten mit Chorea minor (Symptom 1. Ordnung des rheumatischen Fiebers) gezeigt werden, daß spezifische, mit zytoplasmatischen neuronalen Antigenen des Nucleus caudatus und des Nucleus subthalamicus kreuzreagierende Antikörper mit der Schwere der Chorea korrelieren.

Zirkulierende Immunkomplexe (VAN DE RIJN et al. 1978) und auch antisarkolemmale Antikörper könnten dabei nicht nur allein wirksam sein, sondern auch die zellulären zytotoxischen Reaktionen verstärken oder blockieren.

Pathologisch-anatomisch und -histologisch ist die Endocarditis rheumatica durch eine fibrinoide Verquellung und entzündliche Reaktion mit Einwanderung von Histiozyten und polymorphkernigen Leukozyten gekennzeichnet. Nach Ausheilung kann über eine Gefäßeinsprossung eine sekundäre Narbenbildung erfolgen, die die Ursache der Herzklappenfehler ist. Bei der rheumatischen Myokarditis beginnt die rheumatische Entzündung rein exsudativ oder exsudativ- produktiv mit einer fibrinoiden Nekrose des perivaskulären Bindegewebes. Charakteristische Reaktion der exsudativ-produktiven Phase ist ein histiozytäres Granulom mit mehrkernigen Riesenzellen (Aschoff-Geipelsches Knötchen), das über eine Narbenbildung abheilt, in dem sich aber auch ein rheumatisches Rezidiv abspielen kann (Abb. 2, Tabelle 1). Sein Pathomechanismus dürfte auf einem immunkomplexbedingten Kapillarschaden beruhen.

Im fortgeschrittenen Krankheitsstadium können muskelaggressive Granulome (FASSBENDER 1975) auftreten, auch dann, wenn kein exsudativ-produktiver Entzündungsvorgang vom Typ des Aschaffgranuloms vorausgeht (Tabelle 1). Diese Muskelnekrose konnte auf die Einwirkung zytotoxischer Antikörper zurückgeführt werden (LIN et al. 1972).

4. Zirkulierende antimyokardiale Antikörper bei infektiöser Endokarditis

Bei infektiöser Endokarditis kommen antimyokardiale, insbesondere antisarkolemmale und antimyolemmale Antikörper vor. Falls sie eine lytische Serumaktivität in vitro zeigen, könnten sie eine kardiale Mitbeteiligung unabhängig von bakteriellen Satellitenläsionen anzeigen (MAISCH et al. 1982, 1983).

Alternative Hypothesen sind, daß während des hyperreaktiven Zustandes der bakteriellen Infektion das Immunsystem polyklonale Immunglobuline sezerniert, von denen nur ein Teil spezifisch gegen die Mikroorganismen gerichtet ist. Anderseits läßt sich im Western Blot zeigen, daß antigene Determinanten z. B. von Streptokokken oder Staphylokokken in gleichen Bereichen der SDS-Elektrophorese wandern, wie die Membranantigene von Herzmuskelzellen und daß Antikörper im Serum sich an eine Reihe sowohl bakterieller wie sarkolemmaler Proteine binden. Hinweise für beide Hypothesen lassen (MESSNER et al. 1968; PHAIR u. CLARKE 1980; NAGAI et al. 1982) es als sehr wahrscheinlich erscheinen, daß nicht nur ein Mechanismus, sondern mehrere immunologische Mechanismen an kardialen und extrakardialen Erscheinungen der Endokarditis beteiligt sind.

5. Perimyokarditis, Myokarditis, Perikarditis und dilatative Kardiomyopathie

a) Definition und Einteilung

Nach klinischen Kriterien kann die Perikarditis in eine akute, chronische und chronisch konstriktive Form unterteilt werden. Eine alleinige Perikardreaktion ist vergleichsweise selten, da in einem Drittel bis zur Hälfte der Fälle epikardiale Myokardanteile von der Entzündung mitbetroffen sind. Aus klinischer Sicht hat sich aber die Klassifizierung nach den im Vordergrund stehenden perikardialen oder myokardialen Symptomen bewährt: Die Herzbeutelentzündung kann entweder als Pericarditis sicca oder exsudativa oder als Hämoperikard in Erscheinung treten. Die akute Perikarditis kann komplikationslos abheilen oder in eine chronische Verlaufsform mit Verschwielung, Verkalkung oder Ergußbildung übergehen. Als Accretio pericardii wird die Verwachsung des parietalen Blatts des Herzbeutels mit der Umgebung, als Concretio pericardii die alleinige Verwachsung des viszeralen mit dem parietalen Blatt bezeichnet. Treten Störungen der Hämodynamik hinzu, die nicht durch den Perikarderguß (z. B. Tamponade) bedingt sind, ist die Perimyokarditis unter funktionellen Gesichtspunkten als sekundäre Herzmuskelerkrankung anzusehen. Aus diesem Grund werden die Perimyokarditiden, Myokarditiden oder Perikarditiden auch dann, wenn sie noch zu keiner Kardiomegalie geführt haben, im Rahmen der Herzmuskelerkrankungen

Tabelle 2. Pro und Kontra einer sekundären Immunpathogenese bei Myokarditis und dilatativen Herzmuskelerkrankungen

Untersuchungsziel	Pro (positive Befunde)		Kontra (negative Befunde)	Kommentar
1. Virusätiologie				
a) Virusisolation aus dem Herzmuskel	HIBBS et al. (1965)	(n = 1)	MACKAY et al. (1975) (n = 0)	Direkter zytopathischer Viruseffekt im Initialstadium möglich – spätere Entzündung deshalb sekundäre Immunpathogenese
	LOWRY (1982) (HSV)	(n = 1)	CAMBRIDGE et al. (1979) (n = 0)	
	KAWAI (1971)	(n = 1)		
	KUHN et al. (1975) (Coxs B3)	(n = 1)		
b) Erhöhte Titer gegen kardiotrope Viren in der KBR oder im Neutralisationstest	CAMBRIDGE et al. (1979)		FLETCHER et al. (1968)	Zu große Spektren von möglichen Viren als primäres Agens, Untersuchungen häufig zu spät oder nur beschränkt auf dilatative Formen
	KAWAI (1971)		SANDERS u. RITTS (1965)	
			GRIST u. BELL (1974)	
			MACKAY et al. (1975)	
			MAISCH et al. (1983)	
c) Verlaufsstudien (Übergänge akute Myokarditis in dilatative Herzmuskelerkrankungen)	SMITH (1970)			Retrospektive Untersuchungen von Patienten mit dilatativer Herzerkrankung sind meist wertlos
	SAINANI et al. (1968)			
	MAISCH et al. (1983, 1986)			
2. Immunologische Regulatormechanismen + T-Zellsubpopulationen	Myokarditis:		MAISCH et al. (1984/85)	Widersprüchliche Ergebnisse –
	OKIa 1 pos. (B-Ly)			
	Dil. Kardiomyopathie:			
	OKMI (Monozyten)			
	pm DC: OKT 4 T-s			
	T-suppr. Aktivität (Myokarditis) erniedrigt: FOWLES et al. (1979)		Unverändert:	– Nicht gesichert –
	ECKSTEIN et al. (1982)		ANDERSON et al. (1981)	
			MAISCH et al. (1984/85)	
			LOWRY et al. (1984)	
3. Zelluläre Immunität				
a) Lymphoblastenaktivität mit Phytohämagglutin (PHA) +/– kardialen Antigenen	DAS et al. (1980) (PHA Stim) Herzantigen Hauttest positiv			Nicht krankheits-, nur herzspezifische Reaktionen
Mit PHA	FRANCESINI et al. (1983):			Inadäquate Kontrolle toxische oder adäquate Antigenkonzentration?
	SACHS u. LAFRANCHI (1978)			

Spezielle Formen entzündlicher Herzmuskelerkrankungen: Immunpathogenese

Mit Hilfe von MIF (Migrationsinhibitionsfaktor)		LOWRY et al. (1984): MIF + DAS et al. (1980): MIF +	
b) Lymphozytotoxizität gegen Herzmuskelzellen	Aber auch in 24% bei anderen Herzerkrankungen wenig in postmyokarditischer Kardiomyopathie, keine bei Myokarditis	JACOBS et al. (1979) in 30% (fötale Zellen) MAISCH et al. (1983) in 33% (adulte Zellen)	Einheitliche Ergebnisse die evtl. eine Myokard- aber nicht sicher eine Krankheitsspezifität belegen
c) NK-Zellaktivität	Aber erhaltene Zielzell-spez. Lymphozytotoxizität	vermindert bei M, PM, DC (?) MAISCH et al. (1984/85) CAMBRIDGE et al. (1983) und ANDERSON et al. (1982)	Weitgehend einheitliche Ergebnisse
4. Humorale Immunantwort a) Zirkulierende antimyokardiale Antikörper		MAISCH et al. (1983, 1985): ASA bis 100% bei PM, M AMLA bis 100% AMLA/ASA bis 80% bei postmyok. DC Kreuzreaktion bei Coxsackie B Influenza A B	Natürlicher Antikörper? Sekundärer Antikörper?
ASA (antisarkolemmal) + AMLA (antimyolemmal)			Spezifisch oder unspezifisch? Kreuzreaktion oder nur Adsorption der Antikörper? charakteristisch bei C_3-Fixation und IgM-Subklassei, aber nicht sensitiv genug
AMLA (homolog.)	Diagnostisch für M/PM	MAISCH et al. (1985): IgM und C_3	
– Zirkulierende anti- interfibrilläre Antikörper bei Myokarditis		MAISCH (1982): CMV-M-90-100%, DC 30% SCHULTHEISS et al. (1983, 1984, 1987a, b): Anti-ANT (PM, DC) 90% KLEIN et al. (1984): Anti-M7: 30–70 (spezifisch für M und DC)	Wie passieren Antikörper gegen intrazytoplasmatische Antigene eine intakte Membran?
– Antimyosin AK		MAISCH et al. (1980): PM 15–20% DC 30% (Schweregrad)	„Natürliche" Antikörper: Inzidenz vom Testsystem abhängig

Tabelle 2 – Fortsetzung S. 218

Tabelle 2 (Fortsetzung)

Untersuchungsziel	Pro (positive Befunde)	Kontra (negative Befunde)	Kommentar
– Antiaktin AK	MAISCH et al. (1980) PM 15–20% DC 30%		
Immunhistologie gebundene ASA	MAISCH et al. (1985): PM/M: 90% IgG 33% IgM 45% C_3 DC (postmyok): 79% primäre DC: 69%	Auch bei KHK (41%) und unklaren Herzbeschwerden (keine Koronarstenosen), ASA vom IgG-Typ vorhanden	Weitgehend herzspezifisch: IgG nicht krankheitsspezifisch IgM charakteristisch für PM; C_3 sowohl bei PM wie DC nicht bei KHK
b) Antikörperabhängige Zytolyse (AMC)	MAISCH et al. (1982, 1985): – typisch bei Viruskarditis (Coxs B, Influenza, Mumps) – eingeschränkt bei postmyok. Herzmuskelerkrankung	– Aufhebbar durch Absorption fehlend bei DC	Mit pathogen. relevanten Viren vereinzelt falsch positive bei toxischen Serumfaktoren
c) ADCC antikörperabhängige Lymphozytotoxizität	nur vereinzelt positiv MAISCH et al. (1982, 1983, 1985)		Keine systematische Tendenz
d) Serumfaktoren und Mediatoren	MAISCH et al. (1980, 1982) – SIF bei PM/M Seruminhibitionsfaktor – RIF positiv bei PM ± (Rosetteninhibitionsfaktor)	Nicht bei DC Evtl. aktivitätsassoziiert Nicht bei DC	Nicht krankheits- und nicht organspezifisch Erlaubt Differenzierung der PM/M von DC

M, Myokarditis; PM, Periomyokarditis; DC, dilatative Kardiomyopathie; PM DC, postmyokarditische Kardiomyopathie; MIF, Migrationsinhibitionsfaktor; PHA, Phytohämagglutinin

bezüglich des gemeinsamen Aspekts einer sekundären Immunpathogenese abgehandelt. Bezüglich der klinischen und therapeutischen Gesichtspunkte wird, sofern sie sich nicht auf eine Immuntherapie beziehen, auf S. 9ff. und S. 244ff. des Handbuchs verwiesen.

Probleme in der Diagnostik, Ätiologie und Pathogenese der Karditis und der dilatativen Kardiomyopathie beruhen nicht zuletzt auf uneinheitlichen klinischen Kriterien (GORE u. KLINE 1968; KLINE u. SAPHIR 1960), auf z. T. kontroversen histomorphologischen Definitionen (BILLINGHAM u. MASON 1984; DALY et al. 1984; DALLAS CRITERIA 1984; DEC et al. 1985; DOERR 1971; FENOGLIO et al. 1983; OLSEN 1983) und auf dem Dilemma des klinisch tätigen Arztes, unklare kardiale Beschwerden nach Ausschluß einer koronaren Herzerkrankung von echten Myokarditiden abzugrenzen.

In histologischen Untersuchungen aus Biopsien und Autopsien (Übersicht Tabelle 2) fällt die variable Häufigkeit von Infiltraten polymorphkerniger oder mononukleärer Zellen am Herzen als möglichem Effektororgan in zwischen 0,1 – 90% der Fälle auf (DALY et al. 1984; DEC et al. 1985; DOERR 1971; FENOGLIO et al. 1983; GORE u. KLINE 1968; KUNKEL et al. 1985; MAISCH et al. 1985a, 1988; MASON et al. 1980; REGITZ et al. 1985; WEILAND et al. 1984; WOODRUFF 1980), wobei die Unterschiede u. a. auf den oft nicht vergleichbaren Patientenkollektiven (z. B. mit oder ohne Kardiomegalie) und auf den individuellen Auffassungen der Pathologen über die Kriterien der Myokarditis (DOERR 1971) beruhen dürften. Es ist aber davon auszugehen, daß Myokarditiden um so häufiger histologisch gesichert werden, je früher die Myokardbiopsie durchgeführt wird und der histologischen und immunhistologischen Untersuchung zugänglich ist. Bei akut auftretender Kardiomegalie sind Infiltrate sicher häufiger nachweisbar als bei sich langsam entwickelnder dilatativer Kardiomyopathie (DEC et al. 1985). Dabei ist das Auftreten der Infiltrate aber nicht an einer Kardiomegalie gebunden (MAISCH et al. 1985a, 1988). Komplexe Tachykardien zeigen nicht selten auch eine Myokarditis und können ebenso wie der plötzliche Herztod hierdurch verursacht werden. Auch die Möglichkeit einer umschriebenen Ganglionitis (JAMES u. UMAMURA 1981) ist zu bedenken. Vor diesem Hintergrund stellte die WHO-Definition der dilatativen Kardiomyopathien als „eine Herzmuskelerkrankung unklarer Genese" keine Krankheitsentität, sondern eine Umschreibung unseres Unwissens dar.

Die Untersuchung immunologischer Regulator- und Effektormechanismen hat unser Verständnis der Pathogenese, Ätiologie, Prognose von Karditis und dilatativer Kardiomyopathie erheblich erweitert und neue Fragen aufgeworfen.

b) Lymphozytensubpopulationen bei Karditis und dilatativer Herzerkrankung

Bei ca. 1/4 der Patienten mit akuter Karditis findet sich eine Lymphozytose, in den übrigen Fällen sind normale Leukozytenwerte zu erwarten, so daß es keine signifikanten Unterschiede im weißen Blutbild der Patienten mit Myokarditis (7300 ± 2400), Perimyokarditis (8600 ± 2200), Perikarderguß (6900 ± 1600), dilatativer Kardiomyopathie (5900 ± 1700), postmyokarditischer Herzerkrankung (7230 ± 2300) und altersvergleichbaren Probanden ohne Herzerkrankung (6800 ± 1700) gibt (MAISCH et al. 1982, 1986a). Bei der Untersuchung der Subpopulation von T-Lymphozyten konnten in eigenen Untersuchungen keine signifi-

Tabelle 3. Vergleich der Lymphozytersubpopulationen von gesunden Probanden und Patienten mit Perimyokarditis

Anzahl n	Probanden	OKT3 (%) ± SEM	OKT4 (%) ± SEM	OKT8 (%) ± SEM	OKIa1 (%) ± SEM	OKM1 (%) ± SEM	OKT 4/8 Ratio
77	Gesunde Probanden	72,9 ± 0,7	47,7 ± 0,7	23,9 ± 0,7	23,3 ± 0,9	13,2 ± 0,6	2,1
21	Patienten mit Perimyokarditis	73,6 ± 1,3	48,6 ± 1,3	23,4 ± 1,3	28,6* ± 1,7	14,6 ± 0,9	2,2

* $p < 0{,}006$ (Wilcoxontest)

Tabelle 4. Vergleich der Lymphozytersubpopulationen von gesunden Probanden und Patienten mit dilatativer Herzmuskelerkrankung (HME)

Anzahl n	Probanden	OKT3 (%) ± SEM	OKT4 (%) ± SEM	OKT8 (%) ± SEM	OKIa1 (%) ± SEM	OKM1 (%) ± SEM	OKT4/8 Ratio
77	Gesunde Probanden	72,9 ± 0,7	47,7 ± 0,7	23,9 ± 0,7	23,3 ± 0,9	13,2 ± 0,6	2,1
119	Patienten mit DC	71,1 ± 1,4	50,4 ± 1,9	21,2 ± 1,8	22,7 ± 1,7	19,1* ± 1,9 * $p < 0{,}007$	2,9
16	Patienten mit postmyokarditischer HME	75,0 ± 2,9	50,3 ± 2,3	18,8* ± 2,5 * $p < 0{,}07$	21,0 ± 2,9	12,0 ± 2,3	2,4
13	Patienten mit alkoholischer HME	77,0* ± 0,6 * $p < 0{,}03$	53,6* ± 1,6 * $p < 0{,}002$	23,3 ± 2,3	22,9 ± 1,8	12,6 ± 1,4	2,4

* (Statistik: Wilcoxontest)
DC, dilatative Kardiomyopathie; HME, Herzmuskelerkrankung

kanten Unterschiede bei den oben beschriebenen entzündlichen oder dilatativen Herzerkrankungen bezüglich der Gesamtzahl der T-Lymphozyten (OKT 3 pos., OKT 11 pos.), der T-Helfer-(OKT 4 pos.), der T-Suppressor (OKT 8 pos.), der NK-Zellen (Leu 7/11 pos.) und der Monozyten (OKMI pos.) nachgewiesen werden, wenngleich bei einzelnen Patienten divergierende Resultate vorliegen können. Lediglich bei Perimyokarditis fanden sich signifikant vermehrte OKIa1-positive B-Lymphozyten bzw. aktivierte T-Lymphozyten (Tabelle 3), und bei postmyokarditischer Herzerkrankung eine Tendenz zur Abnahme der T-Suppressorzellen (Tabelle 4). Im Gegensatz hierzu waren bei primärer dilatativer Kardiomyopathie zirkulierende OKMI-positive Monozyten vermehrt (Tabelle 2). Die T4/T8-Ratio unterschied sich nicht von der alters- und geschlechtsgleicher Kontrollen.

c) Immunologische Regulatormechanismen bei Karditis und dilatativer Herzerkrankung

T-Suppressorzellaktivität bei Karditis und dilatativer Kardiomyopathie. Die spontane in vivo und die ConA generierte T-Suppressorzellaktivität unterschied sich bei unseren Patienten nicht signifikant von alters- und geschlechtsgleichen Kontrollen. Nur bei postmyokarditischer Kardiomyopathie ergab sich in ausgewählten Indikatorsystemen auch eine Verminderung der T-Suppressorzellaktivität (MAISCH et al. 1987c), wie dies von FOWLES et al. 1978 und ECKSTEIN et al. 1982 für die dilatative Kardiomyopathie und von ECKSTEIN et al. 1982 für die akute Myokarditis beschrieben wurde. Im Gegensatz hierzu konnten wir bei gesunden Probanden eine weite Streuung ihrer Suppressorzellaktivität aufzeigen, aber keine signifikanten Unterschiede bei der akuten Karditis oder primären Kardiomyopathie nachweisen. Mit dem globalen Untersuchungssystem der T-Suppressorzellaktivitätsbestimmung konnte zwar eine breite Varianz der T-Suppressorzellaktivität überhaupt erfaßt werden, die sich aber auf gesunde Probanden wie auf Patienten mit akuter entzündlicher Herzerkrankung oder dilatativer Kardiomyopathie gleichermaßen erstreckt. Die unterschiedlichen Indikatorsysteme in der Bestimmung der T-Suppressorzellaktivität könnten auf eine unterschiedliche Sensitivität in der Expression von T-Suppressorzell-Subpopulationen hinweisen. Ihre Mehrheit ist aber bei Myokarditis und dilatativer Kardiomyopathie nur unwesentlich verändert.

Eine unveränderte globale T-Suppressorzellaktivität schließt andererseits aber nicht eine veränderte antigen-(herz-)spezifische Suppressorzellaktivität aus. Untersuchungen der antigenspezifischen T-Suppressorzellaktivität setzen aber klonierte T-Zellsubpopulationen voraus, die durch Lektine oder spezifische kardiale Membranantigene oder korrespondierende Moleküle aktiviert werden. Entsprechende Untersuchungen sind erst bei einer weiteren Verbesserung der immunologischen Technologie und der Möglichkeit, Herzmuskelzellen aus Biopsien zu klonieren, zu erwarten.

Die Beobachtungen einer Vermehrung der OKIa1-positiven B-Lymphozyten bei Karditis ist gut vereinbar mit der vermehrten polyklonalen Antikörperproduktion, die auch antikardiale Antikörper miteinschließt. Die Vermehrung OKMI-positiver Monozyten und NK-Zellen bei dilatativer Kardiomyopathie paßt zu der an einem Teil der Patienten nachweisbaren vermehrten kardiotoxi-

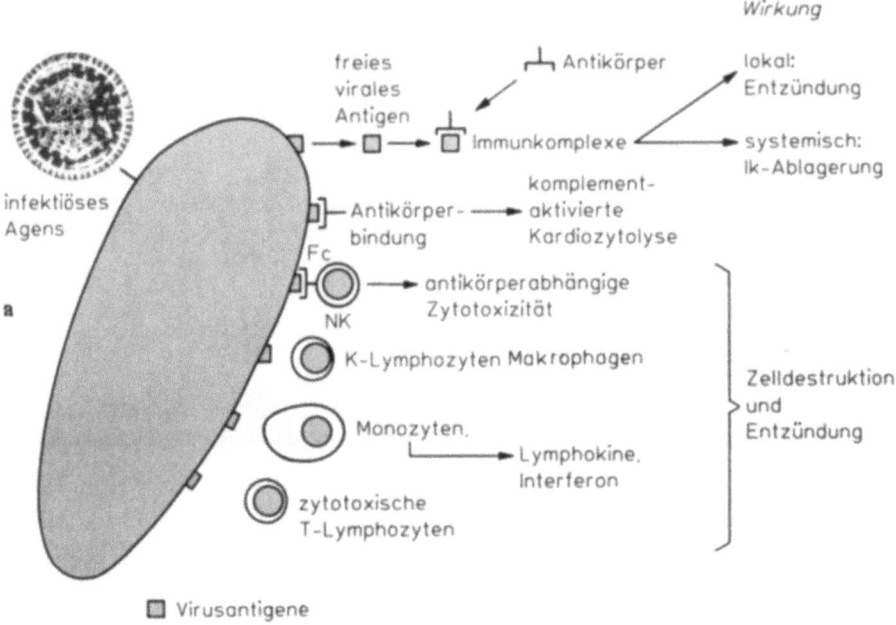

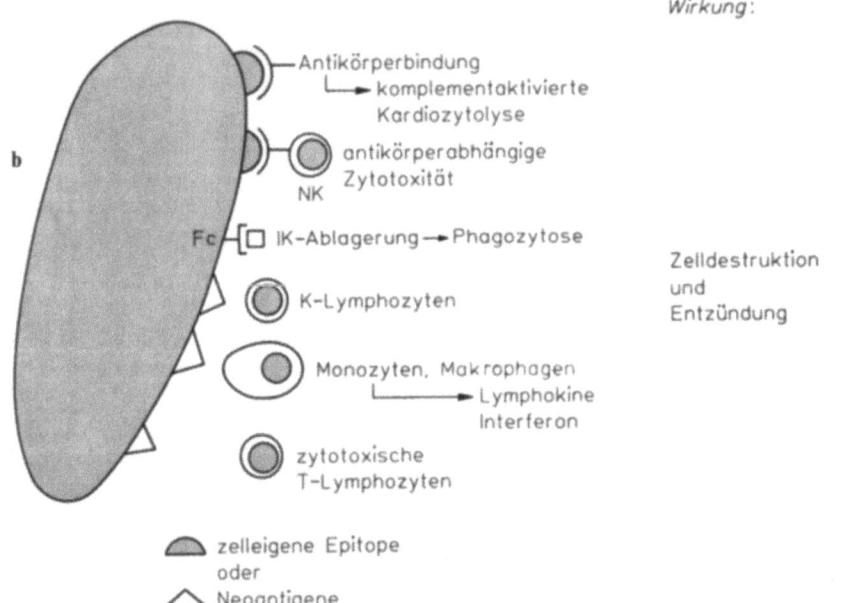

Abb. 3. Primäre (**a**) und sekundäre (**b**) Immunreaktionen bei entzündlichen myokardialen Erkrankungen. (Aus MAISCH 1983)

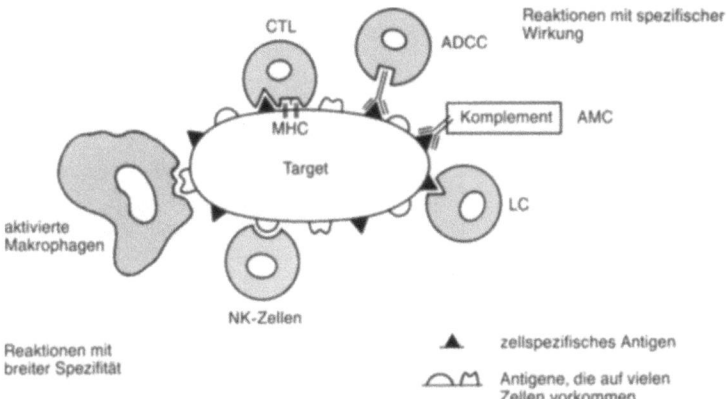

Abb. 4a. Zielzellgerichtete zelluläre immunologische Reaktionen mit hoher und breiter Spezifität. *CTL*, zytolytische T-Lymphozyten (MHC restringiert); *ADCC*, antikörperabhängige zelluläre Zytotoxität; *AMC*, antikörpervermittelte Zytolyse; *LC*, Lymphozytotoxizität (gegen heterologe Zielzellen); *NK*, Natural Killerzellen; *MHC*, Major Histokompatibilitätskomplex

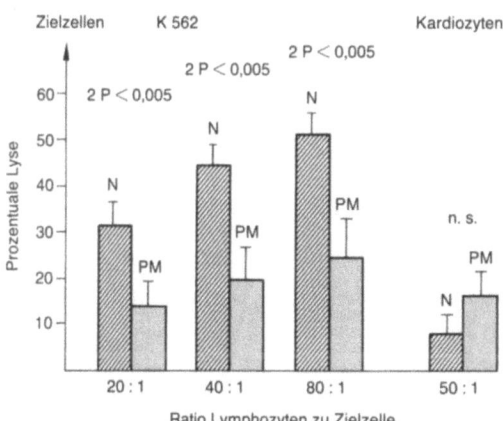

Abb. 4b. NK-Zellaktivität *(links)* und zielzellspezifische Zytotoxizität *(rechts)* bei Perimyokarditis. Die NK-Zellaktivität ist bei erhaltener Lymphozytotoxizität vermindert. (Aus MAISCH et al. 1985)

schen Reaktion zirkulierender peripherer Lymphozyten, ohne daß aus der reinen numerischen Erhöhung allein bereits auf eine vermehrte Funktion rückgeschlossen werden darf.

d) Zelluläre Effektormechanismen bei Karditis und dilatativer Kardiomyopathie

Die prinzipiell möglichen zellulären Effektororgane sind in Abb. 3b und 4a wiedergegeben. Nach Untersuchungen von ANDERSON et al. (1982) und CAMBRIDGE et al. (1983) sowie MAISCH et al. (1984a, b, 1985a–c, 1986) war die Natural-Killer-Zellaktivität bei Myokarditis signifikant erniedrigt (Abb. 4b), bei postmyokarditischer dilatativer Kardiomyopathie war sie weniger stark erniedrigt (Abb.

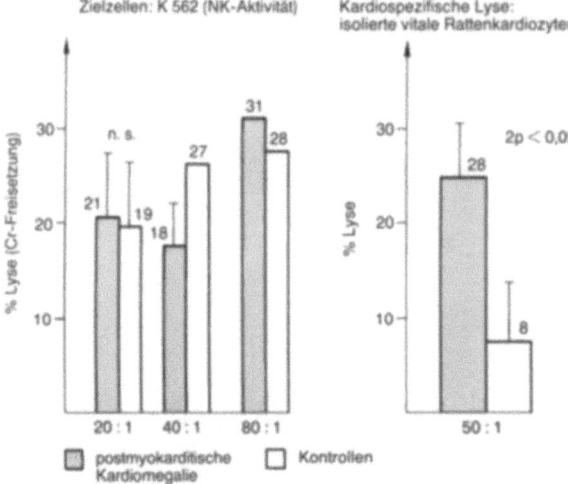

Abb. 4c. Die NK-Zellaktivität ist bei postmyokarditischer Herzmuskelerkrankung etwas vermindert, die Lymphozytotoxizität (gerichtet gegen heterologe adulte Herzmuskelzellen der Ratte) erhalten oder leicht gesteigert. (Aus MAISCH et al. 1986)

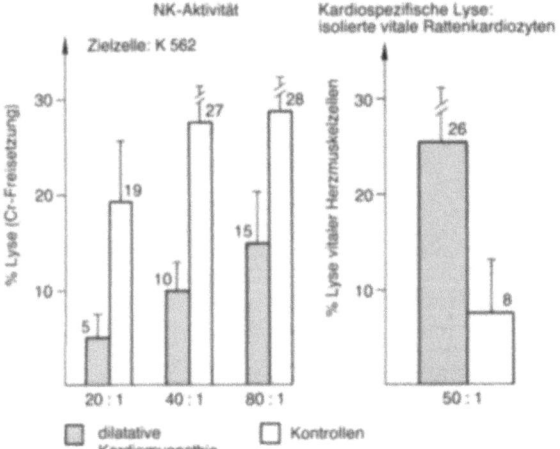

Abb. 4d. Eine verminderte NK-Zellaktivität bei gesteigerter zielzellspezifischer lymphozytärer Kardiozytotoxizität ist das Kennzeichen der primären dilatativen Kardiomyopathie. (Aus MAISCH et al. 1985)

4c), bei primärer dilatativer Kardiomyopathie in Übereinstimmung mit der Literatur (ANDERSON et al. 1982; CAMBRIDGE et al. 1983) vermindert (Abb. 4d).

e) Zielzellspezifische, nicht MHC restringierte Lymphozytotoxizität

Im Gegensatz zur NK-Zellaktivität findet sich bei Myokarditis eine erhaltene nicht MHC restringierte Lyse lebender vitaler Herzmuskelzellen unterschiedlicher Spezies oder sogar eine leichte Vermehrung derselben (Abb. 4b). Dies entspricht auch den Untersuchungen von FRANCESINI et al. (1983) und JACOBS et al. (1979). Dies trifft auch für die postmyokarditische dilatative Herzerkrankung und für Patienten mit primärer dilatativer Kardiomyopathie zu, bei der ein Drittel der Patienten eine signifikante Zunahme der zielzellspezifischen lymphozytären Zytotoxizität zeigte (Abb. 4c, d). Nur sporadisch konnte eine antikörperabhängige zelluläre Zytotoxizität (ADCC) bei Myokarditis, primärer und sekundärer postmyokarditischer Herzmuskelerkrankung nachgewiesen werden. In der

Myokardbiopsie sind die infiltrierenden Zellen Rundzellen, überwiegend Lymphozyten. Die Identifizierung der Subklassen ergab in den ersten Fällen OKT 3- (Leu 1-) positive T-Zellen, teilweise auch OKT 4-positive T-Suppressorzellen. Ihre Quantifizierung und ein Vergleich zu den Verhältnissen im Blut sind zum gegenwärtigen Zeitpunkt aber noch verfrüht.

f) Humorale Effektormechanismen bei Karditis und dilatativer Kardiomyopathie

Die größte diagnostische Relevanz kommt antimyolemmalen und antisarkolemmalen Antikörpern zu, die gegen autologes Myokard gerichtet sind. Antimyolemmale Antikörper sind ein Subtyp der antisarkolemmalen Antikörper, die sich ausschließlich an isolierten atrialen Herzmuskelzellen oder an isolierten ventrikulären Kardiozyten der Ratte binden. Durch Vorbehandlung mit Kollagenase sind die kollagenen Anteile der Membran und das äußere Perimysium entfernt. Das typische immunserologische Muster von Patienten mit Karditis nach Coxsackie B, Influenza, Mumps und Epstein-Barr Virusinfektion, die lineare Membranfluoreszenz der antimyolemmalen Antikörper, ist z.T. mit einer Immunfluoreszenz der Z-Bande assoziiert, so daß sie sich nicht immer von Antikörpern gegen zytoskelettale Antigene und Intermediärfilamente unterscheiden lassen. Die Untersuchungen an adulten humanen atrialen und heterologen ventrikulären Kardiozyten ergeben vergleichbare Ergebnisse; humane Kardiozyten sind als Zielzellen

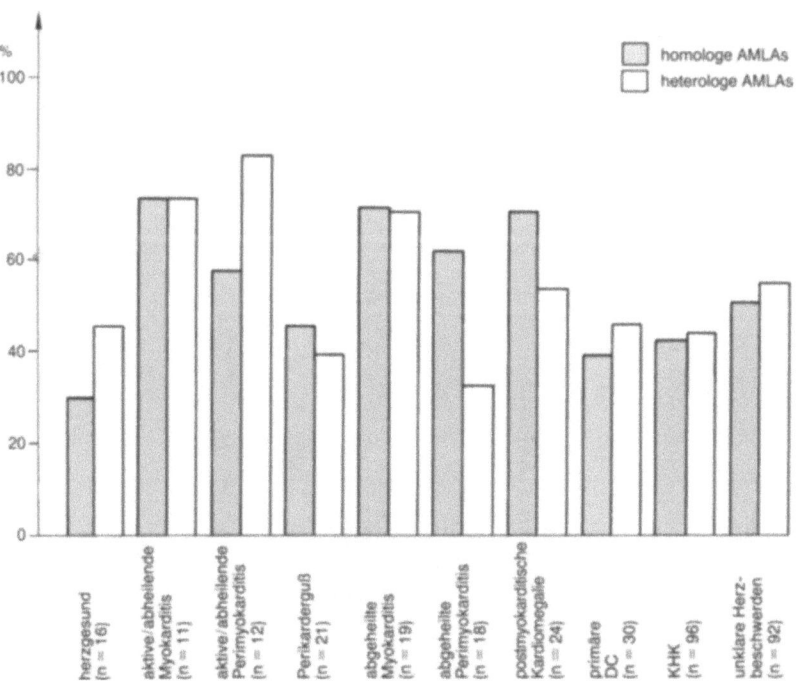

Abb. 5. Inzidenz von homologen und heterologen zirkulierenden AMLA bei myokardbiopsierten Patienten mit Myokarditis, Perimyokarditis, Perikarditis, dilatativer Kardiomyopathie und postmyokardialer Kardiomegalie sowie bei Kontrollen. (Aus MAISCH et al. 1985)

Tabelle 5. Zirkulierende Autoantikörper bei dilatativen Herzmuskelerkrankungen (HME) (n = 140)

Antikörpertyp (Angaben in %)	Primäre DC (n = 79)	Alle sekundären HME (n = 61)	Alkoholische HME (n = 30)	Postmyokardi- tische HME (n = 18)	Hyperthyreot. HME (n = 8)	Andere HME (n = 4)
Muskelspezif. Antikörper						
antisarkolemmal (ASA)	10	28	7	94	38	25
– antimyolemmal (AMLA)	9	27	3	89	25	25
antifibrillär (AFA)	24	23	23	22	50	25
– antimyosin (AMYA)	20	18	17	16	37	25
– antiaktin (AAkA)	4	5	7	6	0	0
antiinterfibrillär (IFA)	41	43	67	39	25	0
antiintercalated disc (Glanzstreifen, AIDA)	0	2	0	6	0	0
Reizleitungsgewebe (OFT-Ak)	10	5	3	11	0	0
Organunspezif. Antikörper						
antiendothelial (AEA)	13	13	13	13	25	0
antinukleär (ANA)	24	23	30	16	12	25
anti-smooth muscle (SMA)	4	7	7	11	0	0
antimitochondrial (AMA)	4	10	3	16	38	0

allerdings etwas spezifischer und sensitiver, so z. B. bei Epstein-Barr- und Zytomegalievirus-Myokarditis. Bei der postmyokarditischen dilatativen Herzmuskelerkrankung erweisen sich zirkulierende antimyolemmale Antikörper gegen die Membran homologer und heterologer Kardiozyten gleichfalls als sensitiver diagnostischer Indikator (Abb. 5, Tabelle 5). Im zeitlichen Verlauf der Myokarditis kommt den antimyolemmalen Antikörpern vom IgM-Typ und der Komplementbindung an Antikörper die größte diagnostische Bedeutung zu, da weder IgM-Antikörper noch komplementbindende Antikörper sich bei koronarer Herzerkrankung oder bei Patienten mit unklaren präkordialen Beschwerden nachweisen ließen. Erst 6–8 Wochen nach dem ersten Auftreten der IgM-Antikörper kommt es in der Regel zur Entstehung von IgG-Antikörpern in höheren Titern. Elektronenmikroskopische Untersuchungen deuten darauf hin, daß antimyolemmale Antikörper sich ganz überwiegend an subsarkolemmale Anteile der kardialen Membran binden. Bei primärer dilatativer Kardiomyopathie sind antimyolemmale Antikörper vom IgM-Typ oder eine Komplementfixation nur sehr selten vorhanden (Tabelle 5). Angereicherte humane und heterologe sarkolemmale Präparationen, die weitgehend frei von mikrosomalen und mitochondrialen Verunreinigungen sind, zeigen im Western Blot, daß antimyolemmale Antikörper eine Mikroheterogenität darstellen. Kandidaten für die Bindungsstellen von antimyolemmalen und antisarkolemmalen Antikörpern stellen Membranproteine dar, die in der SDS-Elektrophorese bei 90, 78, 72, 67, 62, 48, 29 und 26 Kilo-Dalton wandern.

g) Immunhistologie

Antimyolemmale oder antisarkolemmale Antikörper zirkulieren nicht nur im peripheren Blut, sie liegen auch an die autologe Biopsie gebunden vor. Gebundenes IgG ist in fast allen Fällen von Perimyokarditis vorhanden, eine IgA- und IgM-Bindung und Komplementfixation sind wesentlich seltener. Mit dem Nachweis einer IgM-Bindung ist eine ausreichend spezifische, aber nur mäßig sensitive Differenzierung zwischen akuter Myokarditis und chronischer Erkrankung möglich. Der Nachweis zirkulierender und gebundener antisarkolemmaler Antikörper erfolgt mit einer Doppel-Sandwichmethode: Rhodaminmarkiert findet sich gebundenes IgG (rot), zirkulierende und mit Hilfe der indirekten Immunfluoreszenz nachgewiesene Antikörper zeigen sich am autologen Präparat als FITC-Anti-IgG-F(ab)2-Fragment (grün).

Von 605 Myokardbiopsien, die für alle Immunglobulinsubklassen und die Komplementfixation untersucht wurden, fanden sich gebundene Antikörper bei entzündlichen Herzerkrankungen, dilatativer Kardiomyopathie und postmyokarditischer Kardiomyopathie stets häufiger als bei gesunden Kontrollen (Abb. 6a, b). Während sich bei Patienten mit koronarer Herzerkrankung oder Patienten mit unklaren Herzbeschwerden ohne signifikante Koronarstenose – wenn überhaupt – fast ausschließlich gebundene Antikörper vom IgG-Typ zeigen ließen, war bei Perimyokarditis die Inzidenz der gebundenen IgM-Antikörper signifikant erhöht. Dies gilt bezüglich der Komplementfixation auch für die postmyokarditische Kardiomyopathie und Perimyokarditis. Bemerkenswert ist allerdings, daß bei einem Drittel der Patienten mit dilatativer Kardiomyopathie sich auch komplementfixierende antisarkolemmale Antikörper nachweisen ließen.

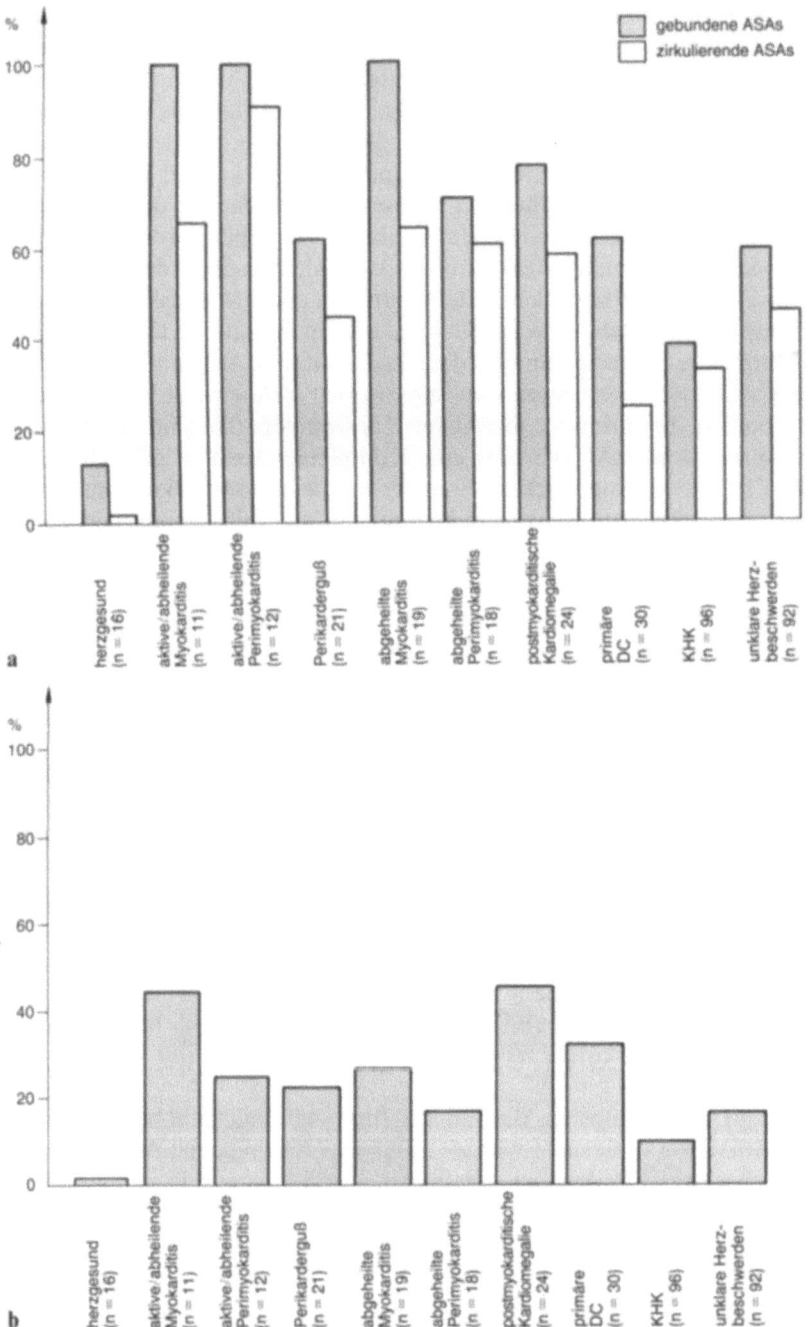

Abb. 6. a Inzidenz gebundener und zirkulierender antisarkolemmaler Antikörper an den Myokardbiopsien von Patienten mit Myokarditis (n = 376). **b** Mittels Komplementfixation (3) in der Biopsie sind Patienten mit Myokarditis und postmyokardialer Kardiomyopathie von Kontrollgruppen spezifisch, aber wenig sensitiv abzugrenzen (n = 376). (Aus MAISCH et al. 1986)

Auch wenn in Näherung die Inzidenzen gebundener und zirkulierender Antikörpern vergleichbar sind, dem bioptischen immunhistologischen Nachweis von Antikörpern gegen das Sarkolemm dürfte bei größerer Spezifität auch die größere pathogenetische und diagnostische Relevanz zukommen.

h) Pathogenetische Relevanz der Antikörper gegen kardiale Membran

Die pathogenetische Schlüsselrolle (Abb. 7a) antimyolemmaler Antikörper läßt sich nach Inkubation der Patientenseren mit isolierten Herzmuskelzellen in der Gegenwart von Komplement zeigen. Bei Coxsackie B-, Influenza-, Mumps- und teilweise auch der EBV-Myokarditis korrelierte der für die Kardiozytolyse berechnete Index von < 0,75 mit dem Titer antimyolemmaler Antikörper (Abb. 7b). Dies trifft auch für Patienten mit Karditis unklarer Genese zu. Bei postmyokarditischer Kardiomegalie sind die antimyolemmalen Antikörpertiter nicht mehr so hochtitrig und die zytolytische Serumaktivität nicht mehr in derselben Größenordnung, obgleich sie nachweisbar bleibt (MAISCH et al. 1981, 1982a, 1983; MAISCH 1984a, c, d; MAISCH et al. 1984e). Bei Coxsackie B-, Influenza-, Mumps-Viruskarditis konnten die zytolytische Serumaktivität und die antimyolemmale Fluoreszenz nach Absorption mit dem verursachenden Virus aufgehoben werden (MAISCH et al. 1982a). Die zytolytische Serumaktivität war abhängig von der Komplementzugabe und konnte durch Proteinaseinhibitoren wie das Aprotinin nicht aufgehoben werden (MAISCH 1984d).

Diese Untersuchungen geben, auch im Vergleich mit den Untersuchungen anderer (Tabelle 2) zu zirkulierenden und gebundenen Antikörpern gegen Herzmuskulatur, neue Aspekte. Die meisten früheren Untersuchungen wurden ohne adäquate Kontrollgruppen oder ohne präzise histologische Diagnose durchgeführt. Der Nachweis kreuzreagierender Antikörper gegen das Myolemm und die Absorptionsuntersuchungen zeigen, daß es sich ähnlich wie beim rheumatischen Fieber wahrscheinlich um kreuzreagierende Antikörper zwischen Virus und sarkolemmaler oder myolemmaler Membran handelt, die die pathogenetisch relevanten Reaktionspartner der sekundären Immunpathogenese darstellen. Mit dem Western Blot läßt sich zeigen, daß es sich aber nicht um einen einzigen Antikörper gegen Membranantigene, sondern um eine Mikroheterogenität von Antikörpern handelt, in denen die relevanten Markerantigene des Herzmuskelsarkolemm noch zu identifizieren bleiben.

Neben Membranantikörpern konnten auch Antikörper gegen mitochondriale Antigene in hoher Inzidenz bei Myokarditis und dilatativer Kardiomyopathie nachgewiesen werden. Anti-M7-Antikörper (KLEIN et al. 1984) finden sich ebenso wie Antikörper gegen den ATP-Carrier (SCHULTHEISS et al. 1987a, b, 1988) in einem hohen Prozentsatz bei Patienten mit Myokarditis und dilatativer Kardiomyopathie und könnten herzspezifisch, aber auch nicht unbedingt krankheitsspezifisch sein, obgleich ihre Inzidenz bei koronarer Herzerkrankung gering zu sein scheint (Tabelle 2). Eine Kreuzreaktivität der antimitochondrialen Antikörper gegen den ADP/ATP-Carrier zu Membranantigenen, so zum Calciumkanal, evtl. auch zum Connexon konnte von SCHULTHEISS et al. 1987, 1988 und KÜHL et al. 1988 wahrscheinlich gemacht werden. Zusammen mit ersten Berichten über Antikörper, die den Betarezeptor bei dilatativer Kardiomyopathie modulieren (LIMAS und LIMAS 1988), ermöglichen diese Befunde erstmals rezeptorimmunologische

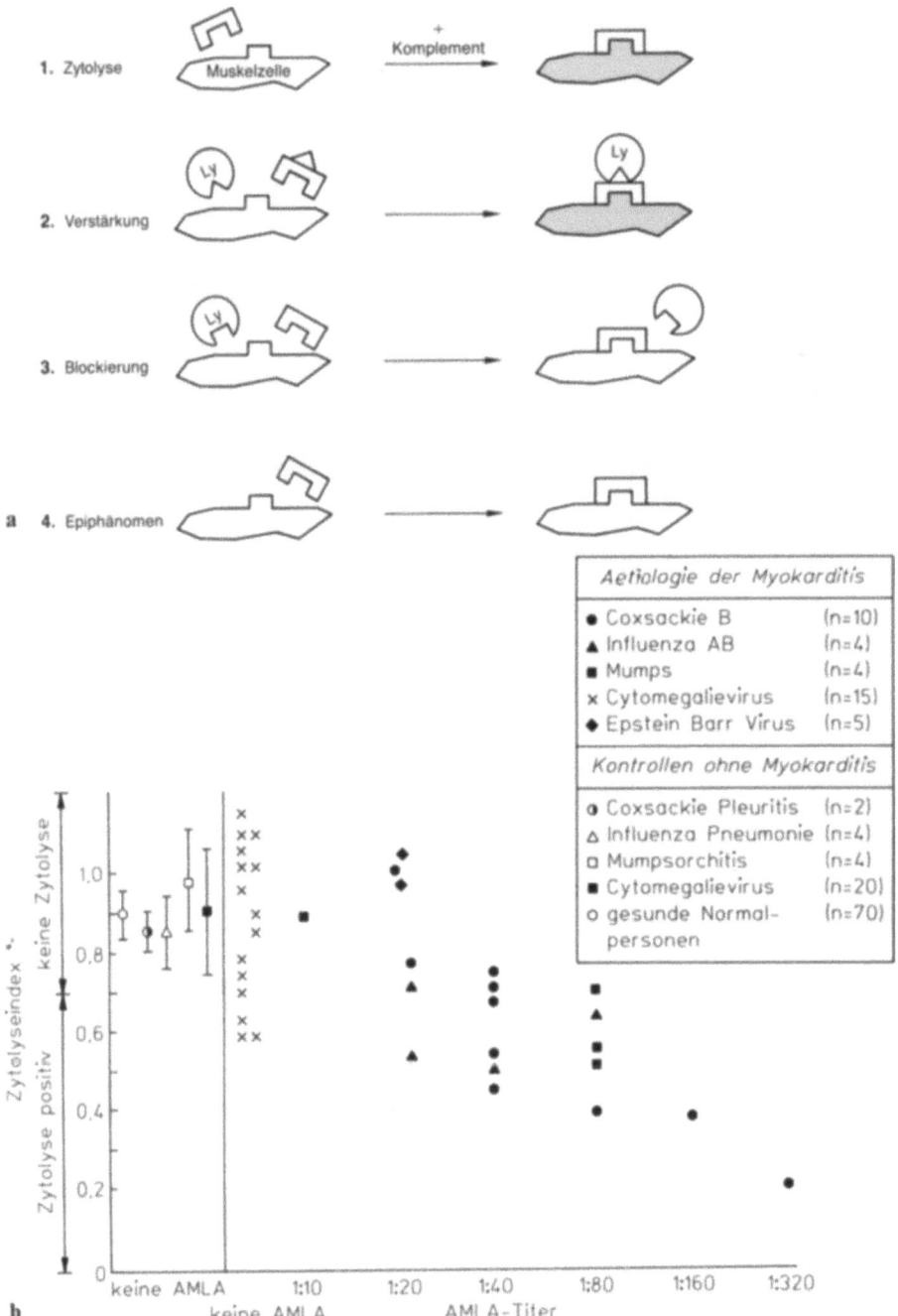

Abb. 7. a Mögliche pathogenetische Rolle antimyolemmaler Antikörper. **b** Nachweis der zytolytischen Serumaktivität bei Patienten mit gesicherter Viruskarditis sowie bei Viruskrankheiten ohne Myokarditis und gesunden Normalpersonen. Es zeigt sich eine ausreichende Korrelation zwischen dem Titer antimyolemmaler Antikörper und der zytolytischen Serumaktivität. (Aus MAISCH 1983)

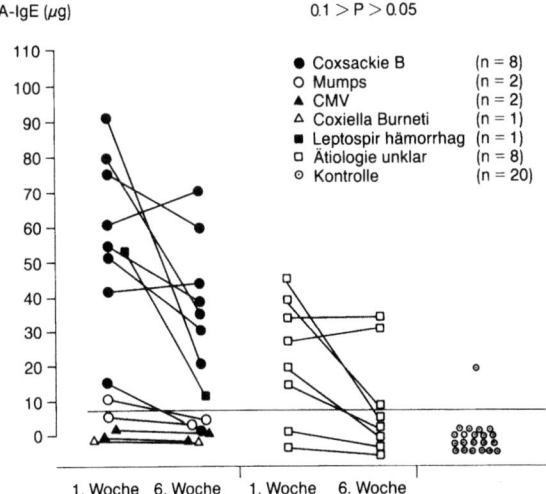

Abb. 8. Nachweis zirkulierender Immunkomplexe bei Patienten mit Perimyokarditis. Mit Hilfe zirkulierender Immunkomplexe lassen sich, wenn andere Ursachen für erhöhte Immunkomplexkonzentrationen im Serum ausgeschlossen sind, primäre Kardiomyopathieformen von sekundären entzündlichen Herzmuskelerkrankungen differenzieren. (Aus MAISCH 1983)

Erklärungen für mögliche Pathomechanismen bei den bislang ätiologisch unklaren dilatativen Herzmuskelerkrankungen.

j) Pathogenetische Relevanz zirkulierender Immunkomplexe bei Karditis und dilatativer Kardiomyopathie

Bei nahezu allen Patienten mit Karditis viraler oder pathogenetisch unklarer Genese konnten zirkulierende Immunkomplexe nachgewiesen werden (MAISCH et al. 1982, HERZUM et al. 1984). Sowohl Konzentration wie Inzidenz zirkulierender Immunkomplexe nahmen 4–6 Wochen nach Beginn der Erkrankung (Abb. 8) signifikant ab. Da die antigene Determinante des Immunkomplexes noch nicht definiert ist, läßt sich nicht sagen, ob es sich um aggregierte Immunglobuline, Rheumafaktoren oder um Komplexe handelt, in denen sowohl virale wie kardiale antigene Determinanten inkorporiert sind.

k) Schlußfolgerungen

Die Untersuchungen immunologischer Regulator- und Effektorsysteme bei Karditis und dilatativer Kardiomyopathie zeigen auch bei kritischer Abwägung (Tabelle 2), daß eine Effektorreaktivität vorliegt, die sowohl zelluläre wie antikörperabhängige immunologische Reaktionen betrifft und eine sekundäre Immunpathogenese insbesondere bei protrahierten Formen der Karditis, bei Patienten mit postmyokarditischer Kardiomegalie und sicher auch bei einem Teil der Patienten mit dilatativer Kardiomyopathie nahelegt. Die Analyse und Interpretation immunologischer Effektormechanismen stellt eine entscheidende Voraussetzung für eine immunsuppressive oder immunstimulatorische Therapie dar und ermöglicht eine neue Klassifizierung der dilatativen Herzerkrankungen.

6. Postkardiotomiesyndrom

a) Historische Aspekte

Seit der ersten Kommissurotomie durch JANTON et al. 1952 und der Erstbeschreibung eines Perikardergusses nach Kommissurotomie, dem früher Postkommissurotomie-, heute Postperikardiotomiesyndrom genannten Krankheitsbild, durch BERCU 1953 und DRESSLER 1955, wurde diese postoperative Erkrankung vielfach beschrieben (MCCABE et al. 1972, 1973, 1974; ENGLE et al. 1974, 1975, 1980; MAISCH et al. 1977, 1979a, b). Es findet sich bei 15–30% der Patienten, die sich einem herzthoraxchirurgischen Eingriff unterziehen.

b) Klinik und Differentialdiagnose

Die klinischen Symptome des Postperikardiotomiesyndroms bestehen in Perikarditis, Fieber und Leukozytose nach der ersten bis zweiten postoperativen Woche. Fakultativ können eine thorakale Pleuritis und Gelenkbeschwerden hinzutreten. Die Symptome – Fieber, Leukozytose und Perikardreiben – sind zwar charakteristisch für das Postkardiotomiesyndrom, dennoch gelingt es nicht immer, es von anderen postoperativen Komplikationen wie einer infektiösen Endokarditis (KLOSTER 1975) und dem Posttransfusionssyndrom (BERGSTROM u. DAHLSTROM 1957; KÄÄRIÄINEN et al. 1966; HÄNDRIK et al. 1975) abzugrenzen. Der Symptomenkomplex tritt in der Regel 10–14 Tage (aber auch später) nach dem herzthoraxchirurgischen Eingriff auf und spricht auf eine Behandlung mit Kortikosteroiden oder nichtsteroidalen Antiphlogistika an. Obgleich bis zu 20–30% der Patienten ein Postkardiotomiesyndrom durchmachen, ist es doch nur sehr selten ein lebensbedrohliches Problem in der postoperativen Nachsorge von herzoperierten Patienten. Das Postkardiotomiesyndrom stellt wahrscheinlich ein geeignetes klinisches Modell für eine autoimmune kardiale Erkrankung mit überwiegend perikardialen Erscheinungen dar. Es weist einen definierten zeitlichen Verlauf auf, hat definierte humorale Immunparameter. Aber bezüglich seiner pathogenetischen Vorstellung wird es nicht einheitlich beurteilt. Zu seinen bekannten immunologischen Begleiterscheinungen gehört die Assoziation zu antisarkolemmalen Antikörpern (ROBINSON u. BRIDGEN 1965; GRUSING et al. 1965; MCCABE et al. 1972, 1973; ENGLE et al. 1974, 1975, 1980; MANABE et al. 1975; MAISCH et al. 1979a, b). Den zirkulierenden antisarkolemmalen Antikörpern beim Postkardiotomiesyndrom fehlt im Gegensatz zur rheumatischen Karditis die Kreuzreaktion mit Streptokokken der Gruppe A.

Darüber hinaus finden sich zum Zeitpunkt der Perikarditis vermehrt immunsuppressive Faktoren im Serum (MAISCH et al. 1979a, b).

In prospektiven Untersuchungen eines pädiatrischen Krankengutes konnten ENGLE et al. (1980) ein Koinzidenz antiviraler und antimyokardialer Antikörper bei Patienten mit Postkardiotomiesyndrom zeigen. Diese Untersuchungen ließen sich am erwachsenen Krankengut nicht bestätigen (MAISCH et al. 1979, 1986).

c) Lymphozytensubpopulationen bei Postkardiotomiesyndrom und postoperativen Zuständen

Bezüglich der T-Lymphozyten (OKT3- und OKT11-positiv) zeigte sich eine Zunahme bei Postkardiotomiesyndrom-Patienten im Vergleich zu präoperativen Werten und auch bezüglich der Patienten ohne das Syndrom. Diese Zunahme postoperativ war auf eine relative Vermehrung der T-Helferlymphozyten zu beziehen und nicht auf eine Zunahme der T-Suppressorzellen. Sowohl die B-Lymphozytenmarker OKIA 1 und HLA-DR ergaben postoperativ bei Patienten mit Postkardiotomiesyndrom einen signifikanten Anstieg. NK-Lymphozyten, wie sie mit Leu 7-Antikörpern und Anti-HNK I-Antikörpern nachgewiesen werden, ergeben sowohl für prä- wie postoperative Patienten mit Postkardiotomiesyndrom eine relative Erhöhung, wenn dies mit Patienten ohne Postkardiotomiesyndrom verglichen wurde.

d) Untersuchung zur Lymphozytotoxizität und NK-Zellaktivität

Die nicht MHC restringierte Lymphozytotoxizität gegen vitale heterologe Herzmuskelzellen ist im Vergleich zu Gesunden sowohl prä- wie postoperativ unverändert, wenn man von einer Tendenz zur Zunahme zytotoxischer Reaktionen bei Patienten mit Postkardiotomiesyndrom absieht. Dies gilt auch für die antikörperabhängige zelluläre Zytotoxizität (ADCC). Dieser Tendenz entspricht die geringe relative Zunahme der T-Lymphozyten im peripheren Blut.

Die Natural-Killerzellaktivität (Lymphozytotoxizität gegen Zellen der Erythroblastenlinie K 562) war bei Patienten mit Postkardiotomiesyndrom auch postoperativ erhalten, während Patienten ohne Postkardiotomiesyndrom oder ein allgemein chirurgisch operiertes Krankengut eine Verminderung der spontanen Lyseaktivität durch NK-Zellen in der postoperativen Phase (2. bis 3. Woche) zeigte (MAISCH et al. 1985). Diese Beobachtung ist vereinbar mit der relativen Zunahme der Monozyten und HNK 1-positiven Zellen im peripheren Blut und zeigt, daß der operative Eingriff normalerweise bei Patienten ohne Postkardiotomiesyndrom mit einer relativen Verminderung der NK-Zellaktivität beantwortet wird. Bei Patienten mit Postperikardiotomiesyndrom dagegen verhält es sich anders: Die NK-Zellaktivität ist konstant bzw. im Vergleich zu Patienten ohne Syndrom gesteigert.

e) Untersuchung zur Funktion der Regulatorzellen bei Postkardiotomiesyndrom

Aus der Fülle der untersuchten Indikatorsysteme für eine globale Untersuchung der Suppressor T-Zellaktivität (Mitogenstimulation, gemischte Lymphozytenstimulation, spontane Suppressorzellaktivität) kann bisher lediglich geschlossen werden, daß es keine nachweisbare Verminderung oder Aktivierung der Suppressorzellaktivität in der 2. bis 6. postoperativen Woche gibt (MAISCH et al. 1985, 1986). Zwar läßt sich unmittelbar postoperativ, nicht zuletzt infolge der Narkose, aber auch durch die Freisetzung immunsuppressiver Substanzen nach Kollaps der Lunge während der Bypass- oder Klappenoperation eine Verminderung der Suppressorzellaktivität im Blut von allen operierten Patienten zeigen. Dieser Vorgang hält aber nicht bis zum Zeitpunkt des Syndroms mit Perikarderguß, Leukozytose und Fieber an. Eine Unterscheidung zwischen Patienten mit oder ohne Postkardiotomiesyndrom ist deshalb mit antigenunspezifischen Aktivierungssystemen der Suppressorzellen u. E. nicht möglich (unveröffentlicht).

f) Humorale Effektormechanismen

Die Untersuchung humoraler Effektormechanismen ergab die Assoziation zirkulierender hochtitriger antimyolemmaler Antikörper in der 2. bis 6. postoperativen

Woche bei Patienten mit dem Postkardiotomiesyndrom (MAISCH et al. 1979). Während auch bei Patienten mit inkompletten Postperikardiotomiesyndrom niedrigtitrige antisarkolemmale und antimyolemmale Antikörper, allerdings weniger häufig, vorkommen können, fand sich lediglich bei Patienten mit Postkardiotomiesyndrom eine signifikante komplementabhängige Kardiozytolyse, die nicht durch Proteinaseinhibitoren aufzuheben ist. Träger der zytolytischen Aktivität dürften die antimyolemmalen Antikörper sein, die in Gegenwart von Komplement kardiale Zielzellen lysierten. Bereits in der 4. postoperativen Woche, zum Zeitpunkt des Abklingens des Postkardiotomiesyndroms, war die präoperative normale zytolytische Serumaktivität wieder erreicht (MAISCH et al. 1986). Bei der antikörperabhängigen Zytotoxizität (ADCC) gegen kardiale Zielzellen zeigte sich keine Abschwächung oder Verstärkung, so daß hieraus geschlossen werden kann, daß die zielzellspezifische Zytotoxizität nach dem herzchirurgischen Eingriff unverändert bleibt, keinesfalls jedoch vermindert ist.

g) Bewertung

Das Postkardiotomiesyndrom stellt so ein „Modell" einer autoimmunen klinisch gut faßbaren kardialen Erkrankung mit überwiegender Perikardbeteiligung dar, die klinisch eindeutig aus dem Vorliegen von Perikarderguß, Fieber und Leukozytose 2 Wochen nach Herzoperation definiert ist. Seine humorale immunologische Reaktivität umfaßt wirksame zytolytische antimyolemmale Antikörper, die Komplement fixieren und isolierte Herzmuskelzellen in vitro lysieren. Die nicht MHC restringierte Lymphozytotoxizität ist vermehrt oder erhalten. Bei Patienten ohne Postkardiotomiesyndrom vermindert sich die NK-Zellaktivität signifikant. Im Gegensatz dazu ist die NK-Zellaktivität aber bei Patienten mit Postkardiotomiesyndrom leicht erhöht. Damit läßt sich das Postkardiotomiesyndrom bezüglich seiner humoralen und zellulären Effektorfunktionen gut klassifizieren.

7. Postinfarktsyndrom

a) Definition und Pathogenese

10 bis 14 Tage nach einem Myokardinfarkt kann das nach DRESSLER (1956) benannte Syndrom auftreten, das sich wie das Postperikardiotomiesyndrom mit Perikardreiben, Fieber und Leukozytose äußert. Eine Perikarditis, die vor dem 7. Tag nach Infarkt auftritt, wird als frühe Perikarditis oder Perikarditis epistenocardia (BLUMER 1936) bezeichnet. Für ihre Entstehung wurden mechanische Vorgänge zwischen Peri- und Epikard nach transmuralem Infarkt angenommen (LIEM et al. 1975), während für das nur in 3–5% der Infarktpatienten auftretende Postmyokardinfarkt-Syndrom autoimmune antikörpervermittelte Prozesse postuliert (DRESSLER 1956, 1959; KENNEDY u. DAS 1976; KUCH 1973; KUCH u. CHORZELSKI 1971; KOSSOWSKI et al. 1972, 1973; VAN DER GELD 1964, 1973) oder verworfen (GOLAN u. KURSBAUM 1976) wurden. Als serologische Parameter des Postmyokardinfarkt-Syndroms wurden antimyokardiale Antikörper bestimmt, deren Häufigkeit bei koronarer Herzerkrankung sowie nach Myokardinfarkt mit und ohne Perikarditis bei 3–5% unterschiedlich häufig angegeben wurde (BAUER

et al. 1972; EHRENFELD et al. 1961; GOLAN u. KURSBAUM et al. 1976; HEINE et al. 1966; ITO et al. 1969; KÖRGE et al. 1970; LIEM et al. 1975; STRAUSS u. DOBIAS 1967; MAISCH et al. 1979c). Da auch in Seren von Patienten nach Myokardinfarkt ohne Postmyokardinfarkt-Syndrom antimyokardiale Antikörper nachweisbar sind, ist ihre dignostische Bedeutung beschränkt. Fehlen allerdings antimyokardiale Antikörper bei einer Perikarditis nach Infarkt, ist ein Postmyokardinfarkt-Syndrom unwahrscheinlich (BAUER et al. 1972; BOLTE 1979; MAISCH et al. 1979). Für die Diagnose des Postmyokardinfarkt-Syndroms kommt der Bestimmung zirkulierender Immunkomplexe keine entscheidende differentialdiagnostische Bedeutung zu, da erhöhte Immunkomplexkonzentrationen bei mehr als 50% der Infarktpatienten (FARRELL et al. 1977) und eine Komplementaktivierung (FUEST et al. 1975; GABRIEL u. VERSEY 1974; GUKASIAN 1980; VERSEY u. GABRIEL 1974) gemessen wurden, obgleich kein Postinfarktsyndrom vorlag.

b) Diagnostik

Neben elektrokardiographischen Kriterien einer Perikarditis (ST-Alteration, periphere Niedervoltage), dem röntgenologischen Nachweis einer uncharakteristischen zeltförmigen Herzvergrößerung sowie dem echokardiographischen Nachweis eines Perikardergusses oder einer Perikardfibrose kommt den immunologischen Untersuchungen eine wesentliche Bedeutung zu. Ähnlich wie beim Postkardiotomiesyndrom spielen zytolytische antimyolemmale Antikörper eine entscheidende diagnostische Rolle.

Dabei zeigen Patienten mit früher Perikarditis und Myokardantikörpern meist eine signifikante zytolytische Serumaktivität, ebenso wie AMLA-positive Patienten mit Postmyokardinfarkt-Syndrom (späte Perikarditis).

8. Radiogene Perikarditis mit sekundärer Immunpathogenese

Während Myokard und Perikard ursprünglich als weitgehend strahlenresistente Organe angesehen wurden, konnte in mehreren Untersuchungen gezeigt werden, daß eine Abhängigkeit kardialer Komplikationen (Perikarditis, Kardiomyopathie) von der Strahlendosis besteht (STEWART u. FAJARDO 1971, 1972; DANA et al. 1978). Wird das Mediastinum mit mehr als 50 Gy belastet, steigt das Risiko einer Strahlenperikarditis auf über 20% an. Perikardergüsse können noch Jahre nach der Strahlentherapie auftreten. Da eine Perikarditis mit Erguß auch im Rahmen der neoplastischen Grunderkrankung (z. B. Bronchialkarzinom oder Morbus Hodgkin) auftreten kann, kommt dem Nachweis antimyolemmaler und antisarkolemmaler Antikörper bei Patienten mit radiogener Perikarditis eine besondere Bedeutung zu. Am Beispiel von Patienten mit Morbus Hodgkin konnte gezeigt werden (MAISCH et al. 1982), daß bei einer primären Myokardmanifestation der Grunderkrankung antimyokardiale Antikörper fehlen, während bei der radiogenen Perikarditis antimyolemmale Antikörper in der Regel nachweisbar sind (KURTZ et al. 1981). Für eine radiogene Perikarditis ist deshalb eine sekundäre Immunpathogenese analog dem Postkardiotomiesyndrom oder Postmyokardinfarkt-Syndrom zu diskutieren.

9. Immunologische Untersuchungen bei Erkrankungen des Reizleitungsgewebes

Von wenigen Ausnahmen abgesehen, haben Ätiologie, Pathogenese und Pathologie des kardialen Reizleitungssystems im Gegensatz zur Fülle elektrophysiologischer und pharmakotherapeutischer Untersuchungen wenig Aufmerksamkeit erfahren. Die Pathologie des Sinusknotensyndroms mit seinen klinischen Zeichen der SA-Blockierung, des Tachykardie-Bradykardie-Syndroms und der pathologischen Sinusbradykardie hat 3 anatomische Gemeinsamkeiten: Destruktive Veränderungen des Sinusknotens, Dilatation der Vorhöfe und pathologische Veränderungen an der Vorhofmuskulatur. Die idiopathische Fibrose des Sinusknotens (LEV 1954) oder der distaleren Reizleitungsstrukturen (LENÈGRE 1964) dürfte heute eher als Folge vorausgehender Veränderungen denn als alleinige Ursache des Sinusknotensyndroms angesehen werden. Immunologische Untersuchungen zur Erkrankung des Reizleitungsgewebes waren bisher auf die fragliche Assoziation von Antikörpern gegen bovine Purkinjefasern im Kryostatschnitt bei Linksschenkelblock (FAIRFAX u. DONIACH 1976) und bei Reizleitungsstörungen im Rahmen einer rheumatoiden Arthritis (VILLECCO et al. 1983) beschränkt. Beim kongenitalen AV-Block von Kindern, deren Mütter bereits an einem Lupus erythematodes erkrankt waren oder in der Folgezeit an dieser Kollagenerkrankung litten, konnten zytoplasmatische Ro und La Antikörper, die die Plazentaschranke überschreiten, bei Mutter und Kind nachgewiesen werden (Übersicht s. S. 300 ff.).

a) Antikörper bei Sinusknotensyndrom

In neuen Untersuchungen (MAISCH et al. 1985e, 1986a, b) konnte gezeigt werden, daß bei Patienten mit Sinusknotensyndrom in 29% der Fälle Antikörper gegen die Membran von Sinusknotenzellen vorliegen. In 7,5% persistierten diese Antikörper nach Absorption des Serums mit Ventrikelmyokard. Deshalb dürften zumindest zwei Subtypen von Sinusknotenantikörpern vorliegen, einer absorbierbar mit Kammermyokard, der andere nicht absorbierbar. Daraus kann gefolgert werden, daß antigene Determinanten an Sinusknotenzellen vorliegen können, die nicht mit denen des Sarkolemms von Ventrikelmyokard identisch sind. Da anamnestisch dreimal so viele Patienten mit früher durchgemachter Myokarditis und zweimal so viele Patienten mit durchgemachtem rheumatischen Fieber Antikörper gegen Sinusknotensyndrom haben wie die übrigen Patienten mit Sinusknotensyndrom (unklarer Ätiologie), könnte der Antikörper ein diagnostischer Marker im Risikoprofil von Patienten nach Myokarditis bezüglich späterer Störungen des Reizleitungssystems sein (MAISCH et al. 1986).

b) Antikörper bei AV-Block

Bei Patienten mit AV-Blockierungen 2. und 3. Grades fanden sich bei 22% der Patienten Antikörper gegen den AV-Knoten, während bei Patienten ohne AV-Block, aber mit Herzerkrankungen dies nur in 10% der Fälle zutraf. Auch hier waren Patienten mit früherer Myokarditis und rheumatischem Fieber eine Risikogruppe.

Es bleibt bislang offen, inwieweit es sich bei diesen Antikörpern lediglich um einen möglichen diagnostischen Marker und Risikoindikator handelt, oder ob den Antikörpern gegen Reizleitungsgewebe auch eine pathogenetische Bedeutung zukommt (MAISCH et al. 1986a, b).

Literatur

Alvarez FL, Neu N, Rose NR, Craig SW, Beisel KW (1987) Heart-specific autoantibodies induced by coxsackievirus B3: identification of heart autoantigens. Clin Immunol Immunopath 43:129–139

Anderson JL, Greenwood JH, Kawauiski H (1981) Evaluation of suppressor immune regulatory function in idiopathic congestive cardiomyopathy and rheumatic heart disease. Br Heart J 46:410

Anderson JL, Carlquist JF, Hammond EH (1982) Deficient natural killer cell activity in patients with idiopathic dilated cardiomyopathy. Lancet II:1124–1127

Bauer H, Waters TJ, Talano JV (1972) Antimyocardial antibodies in patients with coronary heart disease. Am Heart J 83:612–619

Bercu BA (1953) A postoperative syndrome following mitral valvuloplasty. J Lab Clin Med 42:783–791

Bergstrom I, Dahlstrom G (1957) Fever with a blood picture resembling infectious mononucleosis in operated tuberculous cases. Acta Tuberc Scand 34:132–141

Billingham MG, Mason JW (1984) Endomyocardial biopsy diagnosis of myocarditis and changes following immunosuppressive treatment. In: Bolte HD (ed) Viral heart disease. Springer, Berlin Heidelberg New York Tokyo, pp 200–210

Blumer G (1936) Pericarditis epistenocardia. JAMA 107:178–181

Bolte HD (1979) Immunerkrankungen des Herzens. Internist (Berlin) 20:479–481

Bolte HD, Ludwig B, Schultheiß HP (1979) Virusmyokarditis: Symptomatologie. Klinische Diagnostik und Hämodynamik. Am J Med Sci 277:132–143

Bülowius U, Maisch B, Klopf D, Schmier K, Hiby A, Schunk D, Kochsiek K (1983) Lymphozytensubpopulationen bei akuter Perimyokarditis, sekundären und primären dilatativen Herzmuskelerkrankungen. Z Kardiol (Suppl 1) 72:8

Cambridge G, MacArthur C, Waterson AP, Goodwin JF, Oakley C (1979) Antibodies to Coxsackie B viruses in congestive cardiomyopathy. Br Heart J 16:692–696

Cambridge G, Campbell-Blay G, Wilmshurst P, Coltart DJ, Stern CMM (1983) Deficient' natural cytotoxicity in patients with congestive cardiomyopathy (Abstr). Br Heart J 49:623

Dallas Criteria (1984) for myocarditis (according to a summary from M. Billingham at AHA-Congress, Miami Beach)

Daly K, Richardson PJ, Olsen EFJ, Morgan-Capner P, McSorley C, Jackson G, Jewitt DE (1984) Acute myocarditis – Role of histological and virological examination in the diagnosis and assessment of immunosuppressive treatment. Br Heart J 51:30–35

Dana M, Colombel P, Bayle-Weisgerber C, Feillet F, Desprez-Curley JB, Bernhard J, Chotin G (1978) Le péricarditis aprés irradiation du médiastin par grands champs pour la maladie de Hodgkin. J Radiol 59:335–341

Das SK, Petty RE, Meengs WA, Tubergen DC (1980) Studies of cell-mediated immunity in cardiomyopathy. In: Sekiguchi M, Olsen EGJ (eds) Cardiomyopathy. University of Tokyo Press, Tokyo Baltimore, pp 375–377

Dec WG, Palacios IF, Fallon JT, Aretz HT, Mills J, Lee DCS, Johnson RA (1985) Active myocarditis in the spectrum of acute dilated cardiomyopathies. N Engl J Med 342:885–897

Doerr W (1971) Morphologie der Myokarditis. Verh Dtsch Ges Inn Med 77:301–335

Dressler WA (1955) Idiopathic recurrent pericarditis (comparison with the post commissurotomy syndrome; considerations of etiology and treatment). Am J Med 18:591–601

Dressler WA (1956) A postmyocardial infarction syndrome. JAMA 160:1379–1384

Dressler WA (1959) The postmyocardial infarction syndrome, a report of 44 cases. Arch Intern Med 103:28–31

Dudding BA, Ayoub EM (1968) Persistence of streptococcal group A antibody in patients with rheumatic valvular disease. J Exp Med 128:1081–1087

Eckstein R, Mempel W, Bolte HD (1982) Reduced suppressor cell activity in congestive cardiomyopathy and in myocarditis. Circulation 65:1224–1229

Ehrenfeld EN, Gery I, Davies AM (1961) Specific antibodies in heart-disease. Lancet I:1138–1141

Engle MA, McCabe JC, Ebert PA, Zabriskie JB (1974) The postpericardiotomy syndrome and antiheart antibodies. Circulation 49:401–406

Engle MA, Zabriskie JB, Senterfit LB, Ebert PA (1975) Postpericardiotomy syndrome. A new look at an old condition. Mod Concepts Cardiovasc 44:59–64

Engle MA, Zabriskie JB, Senterfit LB, Gay WA, O'Laughlin JE, Ehlers KH (1980) Viral illness and the postpericardiotomy syndrome. – A prospective study in children. Circulation 62:1151–1158

Fairfax AJ, Doniach D (1976) Autoantibodies to cardiac conducting tissue and their characterization by immunofluorescence. Clin Exp Immunol 23:1–8

Farrell C, Bloth B, Nielson H, Daugharty H, Lundman T, Svehag SE (1977) A survey for circulating immune complexes in patients with acute myocardial infarction. Scand J Immunol 6:1233–1240

Fassbender HG (1975) Pathologie rheumatischer Erkrankungen. Springer, Berlin Heidelberg New York

Fenoglio JJ jr, Ursell PC, Kellog CF, Drusin RE, Wiss MB (1983) Diagnosis and classification of myocarditis by endomyocardial biopsy. N Engl J Med 308:12

Fletcher GF, Coleman MT, Feorino PM, Marine WM, Wenger NK (1968) Viral antibodies in patients with primary myocardial disease. Am J Cardiol 21:6–9

Fowles RE, Bieber CP, Stinson EB (1979) Defective in vitro suppressor cell function in idiopathic congestive cardiomyopathy. Circulation 59:483–491

Francesini R, Petillo A, Corazza M, Nizzo MC, Azzolini A, Gianrossi R (1983) Lymphocyte response in dilated cardiomyopathy. IRCS Med Sci 11:1019

Francis TC, Oppenheim JJ, Barile NJ (1967) Lymphocytic transformation by streptococcal antigens in guinea pigs and man. In: Rieke WD (ed) Proceedings of the Third annual leukocyte culture conference. Appleton-Century-Crofts, New York, p 501

Freimer EH (1963) Studies of L-forms and protoplasts of group A streptococci II. Chemical and immunological properties of the cell membrane. J Exp Med 117:377–384

Fuest G, Surj'an M, Braun P, V'arkonyi S (1975) Serum beta IAC-globulin level in early myocardial infarction. Acta Med Hung 32:49–54

Gabriel R, Versey YM (1974) Proceedings: Complement activation following myocardial infarction. Clin Sci 46:117–124

Ghose T, Mammen M (1977) Interaction in vitro between myocardial cells and autologous lymphocytes and sera from patients with rheumatic carditis. Chest 71:730–734

Golan DT, Kursbaum A (1976) Anti-heart autoantibodies in ischemic heart disease patients. Clin Exp Immunol 26:86–90

Goldstein IJ, So LL, Yang Y, Callies QC (1969) Protein-carbohydrate interaction. XIX. The interaction of concanvacalin A with IgM and the glycoprotein phytohemagglutinins of the waxbean and the soybean. J Immunol 103:695–698

Gore I, Kline IK (1968) Pericarditis and myocarditis. In: Gould SE (ed) Pathology of the heart and blood vessels, 3rd edn. Thomas, Springfield, pp 731–759

Grist NR, Bell EJ (1974) A six year study of coxsackie virus B infectious in heart disease. J Hyg (Lond) 73:165–172

Gross WL (1982) Lymphozytenantwort auf human-apathogene Streptokokken. Thieme Copythek, Stuttgart

Gukasian IA (1980) Metodika issledovaniia sistemy komplementa u bol'nykh in farktom miokarda. (Method of studying the complement in myocardial infarct). Lab Delo 6:353–355

Halbert SP, Bircher R, Dahle E (1961) The analysis of streptococcal infections. V. Cardiotoxicity of Streptolysin O for rabbits in vivo. J Exp Med 113

Hallgreen HM, Yunis EJ (1977) Suppressor lymphocytes in young and aged humans. J Immunol 118:2004–2007

Händrick W, Keller HP, Rogos R, Trenckman H (1975) Beitrag zur Problematik des Postperfusionssyndroms. Allerg Immunol (Leipz) 21 (1):21–28

Harkavy J (1970) Cardiac manifestations due to hypersensitivity. Ann Allergy 28:242–248

Heine WJ, Friedman H, Mandell MS, Goldberg H (1966) Autoantibodies to cardiac tissue in acute ischemic heart disease. Am J Cardiol 17:798–806

Herzum M, Maisch B, Kochsiek K (1984) Immunkomplexe in der Differenzierung dilatativer Kardiomyopathien. Verh Dtsch Ges Inn Med 90:890–894

Hibbs RG, Ferrans VJ, Black WE, Walsh IJ, Burch GE (1965) Virus like particles in the heart of a patient with cardiomyopathy: an electron microscopic and histochemical study. Am Heart J 69:327–334

Huber SA, Lodge PA (1984) Cocksackie virus B-3 myocarditis in Balb/c mice: Evidence for autoimmunity to myocyte antigens. Am J Pathol 116:21–29

Huber SA, Lyden DC, Lodge PA (1985) Immunopathogenesis of experimental coxsackie virus induced myocarditis: Role of autoimmunity. Herz 10:1–8

Ito K, Okuni H, Kumura E, Kimura Y (1969) Immunoserological studies on myocardial infarction and postmyocardial infarction syndrome. Jpn Heart J 10:485–502

Jacobs B, Matsuda Y, Deodhar S, Shirey E (1979) Cell-mediated cytotoxicity to cardiac cells of lymphocytes from patients with primary myocardial disease. Am J Clin Pathol 72:1–4

James TN, Umamura K (1981) Virus-like particles associated with intracardiac ganglionitis in two cases of sudden unexpected death. Jpn Heart J 22:447–454

Janton OH, Glouer RP, O'Neill JJE, Gregory JE, Froio GF (1952) Results of surgical treatment for mitral stenosis. Circulation 6:321–333

Kääräinen L, Klewola E, Paloheimo J (1966) Rise of cytomegalovirus antibodies in an infectious-mononucleosis-like syndrome after transfusion. Br Med J 1:1270–1272

Kawai C (1971) Idiopathic cardiomyopathy. A study on the infectious-immune theory as a cause of the disease. Jpn Circ J 35:765–774

Keiser H, Kushner I, Kaplan MH (1971) "Non-specific" stimulation of lymphocyte transformation by cellular fractions acid extracts of group A streptococci. J Immunol 106:1593

Kellner A, Robertson T (1954) Myocardial necrosis produced in animals by means of crystalline streptococcal proteinase. J Exp Med 99:495

Kennedy HL, Das SK (1976) Postmyocardial infarction (Dressler's) syndrome: Report of a case with immunological and viral studies. Am Heart J 91:233–239

Klein R, Maisch B, Kochsiek K, Berg PA (1984) Demonstration of organ specific antibodies against heart mitochondria (anti-M7) in sera from patients with some forms of heart disease. Clin Exp Immunol 58:283–292

Klein R, Seipel L, Kleemann U, Hassenstein P, Berg PA (1987) Relevance of antimitochondrial antibodies (anti-M7) in cardiac disease. Eur Heart J 8 (Suppl J):223–226

Kline IK, Saphir O (1960) Chronic pernicious myocarditis. Am Heart J 59:681–684

Kloster FE (1975) Diagnosis and management of complications of prosthetic heart valves. Am J Cardiol 35:872–885

Körge K, Hanson H, Hering L, Lipso E, Maramaa S, Velbri S (1970) Klinische und experimentelle Untersuchungen zur Immunologie des Myokardinfarktes. Z Gesamte Inn Med 25:18–22

Kossowsky WA, Kim KS, Tobin MS (1972) Antimetabolite therapy in the post myocardial infarction syndrome. Am Heart J 83:527–536

Kossowsky WA, Epstein JP, Levine RS (1973) Post myocardial infarction syndrome: An early complication of acute myocardial infarction. Chest 63:35–40

Kuch J (1973) Autoantibodies directed against heart antigens and endocrine reactivity in patients with recent myocardial infarction. Cardiovasc Res 7:648–654

Kuch J, Chorzelski T (1971) Immunofluorescent studies in recent myocardial infarction. Cardiovasc Res 5:353–362

Kühl U, Ulrich G, Schultheiß HP (1987) Cross-reactivity of antibodies to the ADP/ATP translocator of the inner mitochondrial membrane with the cell surface of cardiac myocytes. Eur Heart J (Suppl J) 8:219–222

Kunkel B, Schneider M, Hübner K, Kaltenbach M (1985) Bioptische und autoptische Häufigkeit der Myokarditis. Z Kardiol 74:360–368

Kurtz B, Maisch B, Voß AC (1981) Zur Ätiologie des Perikardergusses nach Strahlentherapie des Morbus Hodgkin. Strahlenther Onkol 157:57

Lenègre J (1964) Etiology and pathology of bilateral bundle-branch block in relation to complete heart block. Prog Cardiov Dis 8:409–421

Lev M (1954) Aging changes in the human sinoatrial node. J Gerontol 9:1–13

Liem KL, Durrer D, Lie KI, Wellens HJJ (1975) Pericarditis in acute myocardial infarction. Lancet II:1004–1006

Limas CJ, Limas C (1988) Beta-adrenoceptor autoantibodies in idiopathic dilated cardiomyopathy. In: Schultheiß HP (ed) New concepts in viral heart disease. Springer, Berlin Heidelberg New York London Paris Tokyo, pp, 217–224
Lin TM, Halbert SP, Kiefer D (1972) The cardiac auto-immune system. VI. Purification and further characterization of one the human heart proteins which cross-react with rabbit anti-rabbit heart auto-antibodies. Int Arch Allergy Appl Immunol 43:269–288
Lin TM, Halbert SP, Paskevitz A (1972) The cardiac auto-immune system. V. Human heart antigens cross-reactive with rabbit anti-rabbit heart autoantibodies. Int Arch Allergy Appl Immunol 42:88–109
Lin TM, Halbert SP, Cabal L (1972) The cardiac autoimmune system. VIII. Heart specific auto-antibodies produced in rabbits immunized with human heart. Immunol Comm 1:407–420
Lowry PJ, Edwards CW, Nagle RE (1982) Herpes-like virus particles in myocardium of patient progressing to congestive cardiomyopathy. Br Heart J 48:501–503
Lowry PJ, Thompson RA, Littler WA (1984) Humoral and cellular mechanisms in congestive cardiomyopathy (Abstr). Br Heart J 51:109
MacKay AD, Watt JB, Jones GR (1975) Myocarditis associated with mycoplasma pneumoniae infection. Practitioner 214:390–392
Maisch B (1982) Herzmuskel-Antikörper bei Myokarditis. Med Klin 77:114–118
Maisch B (1983) Humorale immunologische Effektormechanismen bei Perimyokarditis. In: Schaper W, Gottwik MG (Hrsg) Fortschritte der Kardiologie 83. Steinkopff, Darmstadt, S 110–130
Maisch B (1984a) Humorale immunologische Effektormechanismen bei Perimyokarditis. Internist 25:155–164
Maisch B (1984b) Zur sekundären Immunpathogenese kardialer Erkrankungen. Fortschr Med 102:516–520
Maisch B (1984c) Diagnostic relevance of humoral and cell mediated immune reactions in patients with acute myocarditis and congestive cardiomyopathy. In: Chazov v EI, Mirnov VN, Oganov RG (eds) Cardiology. Plenum Press, New York, pp 1327–1338
Maisch B (1984d) Cardiocytolysis by sera of patients suffering from acute perimyocarditis. In: Bolte HD (ed) Viral heart disease. Springer, Berlin Heidelberg New York Tokyo, pp 121–130
Maisch B, Schuff-Werner P, Berg PA (1977) Immunphänomene nach Kardiotomie und Herzinfarkt. Verh Dtsch Ges Inn Med 83:831–835
Maisch B, Berg PA, Kochsiek K (1978) Autoantikörper und Hemmfaktoren bei Kardiomyopathien. Verh Dtsch Ges Inn Med 84:1337–1339
Maisch B, Berg PA, Kochsiek K (1979a) Clinical significance of immunopathological findings in patients with post-pericardiotomy syndrome. I. Relevance of antibody pattern. Clin Exp Immunol 38:189–197
Maisch B, Berg PA, Schuff-Werner P, Kochsiek K (1979b) Clinical significance of immunopathological findings in patients with post-pericardiotomy syndrome. II. The significance of serum inhibition and rosette inhibitory factors. Clin Exp Immunol 38:198–203
Maisch B, Berg PA, Kochsiek K (1979c) Immunologische Differenzierung der Perikarditis nach Myokardinfarkt. Intensivmed 16:28–32
Maisch B, Trostel R, Berg PA, Kochsiek K (1979d) Humorale und zelluläre Immunreaktionen bei Myokarditis. Verh Dtsch Ges Inn Med 85:166–1169
Maisch B, Schubert U, Grauer W, Schuff-Werner P, Berg PA (1980a) Nachweis von Seruminhibitions- (SIF) und Rosetteninhibitionsfaktoren (RIF) bei Myokarditis, Endokarditis und Postperikardiotomiesyndrom. Verh Dtsch Ges Inn Med 86:1475–1479
Maisch B, Berg PA, Kochsiek K (1980b) Autoantibodies and serum inhibition factors (SIF) in patients with myocarditis. Klin Wochenschr 58:219–225
Maisch B, Berg PA, Kochsiek K (1980c) Immunological parameters in patients with congestive cardiomyopathy. Basic Res Cardiol 75:221–222
Maisch B, Trostel-Soeder R, Berg PA, Kochsiek K (1981) Assessment of antibody mediated cytolysis of vital adult cardiocytes isolated by centrifugation in a continuous gradient of Percoll TM in patients with acute myocarditis. J Immunol Methods 44:159–169
Maisch B, Trostel-Soeder R, Stechemesser E, Berg PA, Kochsiek K (1982a) Diagnostic relevance of humoral and cell-mediated immune reactions in patients with acute viral myocarditis. Clin Exp Immunol 48:533–545

Maisch B, Maisch S, Kochsiek K (1982b) Immune reactions in tuberculous and chronic constrictive pericarditis. Am J Cardiol 50:1007–1013

Maisch B, Mayer E, Schubert U, Berg PA, Kochsiek K (1983a) Immune reactions in infective endocarditis Part 2: Relevance of circulating immune complexes, of serum inhibition factors, of lymphocytotoxic reactions, and of antibody dependent cellular cytotoxicity against cardiac target cells. Am Heart J 106:338–344

Maisch B, Deeg P, Liebau G, Kochsiek K (1983b) Diagnostic relevance of humoral and cytotoxic immune reactions in primary and secondary dilated cardiomyopathy. Am J Cardiol 52:1072–1078

Maisch B, Hepp A, Outzen H, Kochsiek K (1983c) Verlaufsuntersuchungen nach akuter Perimyokarditis. Verh Dtsch Ges Inn Med 89:458–462

Maisch B, Lotze U, Schneider J, Kochsiek K (1983d) Antikörper gegen myokardiale Reizleitungsgewebe bei AV-Block. Z Kardiol (Suppl 2) 72:59–124

Maisch B, Outzen H, Hepp A, Kochsiek K (1983e) Long term prognosis of perimyocarditis (PM). Circulation (Suppl 3) 68:357 (A134)

Maisch B, Bülowius U, Klopf D, Schmier K, Hiby A, Schunk D, Kochsiek K (1983f) Lymphocyte subpopulations in acute perimyocarditis, primary and secondary dilated cardiomyopathies. Immunobiology 165:315

Maisch B, Eichstädt H, Kochsiek K (1983g) Immune reactions in infective endocarditis Part 1: Clinical data and diagnostic relevance of antimyocardial antibodies. Am Heart J 106:329–337

Maisch B, Koper D, Sibelis Th, Kochsiek K (1984a) Verminderte Natural-Killer-Zell-Aktivität in vitro bei dilatativer Kardiomyopathie (DC). Z Kardiol (Suppl 1) 73: (Abstr 49)

Maisch B, Koper D, Sibelis Th, Kochsiek K (1984b) Erniedrigte in vitro-Natural-Killer-Zell-Aktivität gegen K 562 bei Perimyokarditis. Verh Dtsch Ges Inn Med 90:1550–1552

Maisch B, Fischer S, Bolte HD, Kochsiek K (1984c) Characterization of myolemmal and sarcolemmal epitopes by lectins and monospecific antisera. Immunobiology 168:83

Maisch B, Fischer S, Bolte HD, Kochsiek K (1984d) Characterization of myolemmal and sarcolemmal epitopes by lectins and monospecific antisera. Eur Heart J (Suppl 1) 5:227

Maisch B, Romen W, Eigel P, Schmaltz A, Regitz V, Deeg P, Liebau G, Kochsiek K (1984e) Immunohistology of the heart compared to immunoserology in perimyocarditis and cardiomyopathy. Eur Heart J (Suppl 1) 5:47

Maisch B, Romen W, Eigel P, Schmaltz A, Regitz V, Deeg P, Liebau G, Kochsiek K (1984f) Immunhistologische Befunde bei Perimyokarditis und dilatativer Kardiomyopathie. Verh Dtsch Ges Inn Med 90:1424–1428

Maisch B, Wilke H, Marcin S, Werner C, Gebhardt W (1984g) Adriamycin cardiotoxicity. An echocardiographic and immunological follow up-study (Abstr). Circulation 70, part II 4:149

Maisch B, Büschel G, Izumi T, Eigel P, Regitz V, Deeg P, Pfeifer U, Schmaltz A, Herzum M, Liebau G, Kochsiek K (1985a) Four years of experience in endomyocardial biopsy-an immunohistologic approach. Heart Vessels (Suppl 1) 1:59–67

Maisch B, Dienesch Ch, Wendel I (1985b) Charakterisierung der Membran humaner adulter Kardiozyten mit Lektinen. Z Kardiol (Suppl 3) 74:19

Maisch B, Lotze U, Schneider J, Kochsiek K (1985c) Antibodies to human sinus node in sick sinus syndrome. New Trends Arrhyt 1:417–421

Maisch B, Lotze U, Schneider J, Kochsiek K (1986a) Antibodies to human sinus node in sick sinus syndrome. PACE 9:1101–1109

Maisch B, Lotze U, Schneider J, Kochsiek K (1986b) Antibodies to human A-V node and conducting tissue in atrioventricular block. In: Santini M, Pistolese M, Alliegro A (eds) Progress in clinical pacing. CEPI-Verlag, Rom, pp 163–173

Maisch B, Bauer E, Thometzek P, Herzum M, Kochsiek K (1987a) Autoreactive immune mechanisms in infective endocarditis. Eur Heart J (Suppl J) 8:311–318

Maisch B, Cirsi M, Gehrke J, Kirschner A (1987b) Lectin binding sites of the sarcolemma and the surrounding interstitial tissue. Eur Heart J (Suppl J) 8:175–179

Maisch B, Hauck H, Königer U, Endter S, Klopf D, Schmier U, Schmier K, Auger I, Kochsiek K (1987c) T-suppressor cell activity in (peri)myocarditis and infective endocarditis. Eur Heart J (Suppl J) 8:157–153

Maisch B, Bauer E, Hufnagel G, Pfeiffer U, Rohkamm R (1988) The use of endomyocardial biopsy in heart failure. Eur Heart J (Suppl H) 9:59–71

Maisch B, Herzum M, Izumi T, Nunoda S (1988) Importance of humoral and cellular immunological parameters for the pathogenesis of viral myocarditis. In: Schultheiß HP (ed) New concepts in viral heart disease. Springer, Berlin Heidelberg New York London Paris Tokyo, pp 259–273

Manabe H, Shirakura R, Moro T (1975) Cardiovascular disease and immunology in cardiac surgery. Jpn Circ J 39(4):453–458

Markowitz AS, Lange CF (1964) Streptococcal related glomerulonephritis I. Isolation, immunochemistry and comparative chemistry of soluble fractions from type 12 nephritogenic streptococci and human glomeruli. J Immunol 92:565–573

McCabe JC, Zabriskie JB, Engle MA, Ebert PA (1972) Heart-reactive antibodies following cardiac operations. Surg Forum 23:181–182

McCabe JC, Ebert PA, Engle MA, Zabriskie JB (1973) Circulating heart-reactive antibodies in the postpericardiotomy syndrome. J Surg Res 14:158–164

McCabe JC, Engle MA, Ebert PA (1974) Chronic pericardial effusion requiring pericardiotomy in the postpericardiotomy syndrome. J Thorac Cardiovasc Surg 67:814–817

Mohammed I, Ansell BM, Holborow EJ, Bryceson AD (1977) Circulating immune complexes in subacute infective endocarditis and poststreptococcal glomerulonephritis. J Clin Pathol 30:308–311

Nagai T, Tamamura T, Kawai C (1982) Clinical significance of titered circulating antibody in bacteriemia. Ann Soc Clin Pathol 77:430–435

Nelson DS, Gatti RA (1976) Humoral factors influencing lymphocyte transformation. Prog Allergy 21:261–341

Neustadt DH (1953) Transient electrocardiographic changes simulating acute myocarditis in serum sickness. Ann Intern Med 39:126

Obermayer U, Scheidler J, Maisch B (1987) Antibodies against micro- and intermediate filaments in carditis and dilated cardiomyopathy – are they a diagnostic marker. Eur Heart J (Suppl J) 5:181–186

Olsen EG (1983) Myocarditis – a case of mistaken identity? Br Heart J 50:303–311

Perlmann P, Perlmann H (1971) Cytotoxic lymphocytes. Mechanisms of activation and target-cell destruction. Int Arch Allergy Appl Immunol 41:36–39

Phair JP, Clarke J (1980) Immunologie de l'endocardite infectieuse. Aquir Nouv Pathol Cardiovasc 22:267–284

Rappaport FT, Markowitz AC, McCluskey RT (1969) Induction of renal disease with antisera to group A Streptococcal membranes. Transplant Proc 1:981–993

Read SE, Zabriskie JB (1980) Immunologic concepts in rheumatic fever In: Zabriskie JB, Engle MA, Villarreal H (eds) Clinical immunology of the heart. Wiley, New York Chichester Brisbane Toronto, pp 51–88

Regitz V, Olsen EG, Rudolph W (1985) Histologisch nachweisbare Myokarditis bei Patienten mit eingeschränkter linksventrikulärer Funktion. Herz 10:27–35

Robinson JF, Bridgen W (1965) Immunological studies in the post-cardiotomy syndrome. Br Med J II:706–709

Rogen AS, Richardson E (1961) Electrocardiographic changes associated with allergic urticaria. Br Heart J 23:632

Sachs RN, Lanfranchi J (1978) Cardiomyopathies primitives et anomalies immunitaires. Coeur Med Intern 17:193–198

Sainani GS, Krompotic E, Slodki SJ (1968) Adult heart disease due to the coxsackie virus B infection. Medicine 47:133–139

Sanders V, Ritts RE (1965) Ventricular localization of bound gamma globulin in idiopathic disease of the myocardium. JAMA 194:59–62

Schultheiß H-P (1987) The mitochondrium as antigen in inflammatory heart disease. Eur Heart J (Suppl J) 8:203–210

Schultheiß HP (ed) (1989) New concepts in viral heart disease. Virology, immunology and clinical management. Springer, Berlin Heidelberg New York London Paris Tokyo

Schultheiß HP, Bolte HD, Schwimmbeck P (1984) Autoantibodies against the adenine nucleotide translocator in myocarditis and dilated cardiomyopathy In: Bolte HD (ed) Viral heart disease. Springer, Berlin Heidelberg New York Tokyo, pp 131–143

Schultheiß HP, Schulze K, Kühl U, Ulrich G, Klingenberg M (1987) The ADP/ATP Carrier as a mitochondrial auto-antigen – facts and perspectives. Ann NY Acad Sci 90:44–64

Schultheiß HP, Kühl U, Schauer R, Schulze, Kemkes B, Becker BF (1988) Antibodies against adenosine di-/triphosphate carrier alter myocardial function by disturbing cellular energy metabolism. In: Schultheiß HP (ed) New concepts in viral heart disease. Springer, Berlin Heidelberg New York London Paris Tokyo, pp 243–258

Schulze K, Schultheiß HP (1987) Modulation of the energy metabolism of the myocardial cell by antibodies to the ADP/ATP carrier-determination of the subcellular phosphorylation potentials of ATP. Eur Heart J (Suppl J) 8:211–214

Smith WG (1970) Coxsackie B myocarditis in adults. Am J Cardiol 80:34–46

Stewart JR, Fajardo LF (1971) Dose response in human and experimental radiation-induced heart disease. Radiology 99:403–408

Stewart JR, Fajardo LF (1972) Radiation-induced heart disease. Front Radiat Ther Oncol 6:274–288

Strauß I, Dobias G (1967) Autoantibodies reacting with heart muscle tissue in coronary heart disease. J Clin Pathol 20:161–172

Tomasi TB (1977) Serum factors which suppress the immune response In: Lucas DO (ed) Regulatory mechanisms in lymphocyte activation. Academic Press, London New York, pp 219–250

Ulrich G, Kühl U, Janda I, Schultheiß HP (1987) Antibodies to the ADP/ATP carrier of the inner mitochondrial membrane cross-react with cell surface antigens and induce a cytotoxic effect on isolated adult cardiac myocytes. Eur Heart J (Suppl J) 8:215–219

Ulrich G, Kühl U, Melzner B, Janda I, Schäfer B, Schultheiß HP (1988) Antibodies against the adenosine di-/triphosphate carrier cross-react with the Ca channel – Functional and biochemical data. In: Schultheiß HP (ed) New concepts in viral heart disease. Springer, Berlin Heidelberg New York London Paris Tokyo, pp 225–235

van der Geld H (1964) Anti-heart antibodies in the post pericardiotomy and the post-myocardial infarction syndromes. Lancet II:617–619

van der Geld (1973) Anti-heart antibodies in the post-pericardiotomy and the post-myocardial-infarction syndromes. J Surg Res 14:158–161

van de Rijn I, Fillit H, Brandeis WE, Reid H, Poon-King T, McCarthy M, Day NK, Zabriskie JE (1978) Serial studies on circulating immune complexes in post-streptococcal sequelae. Clin Exp Immunol 34:318–325

Versey JM, Gabriel R (1974) Soluble-complex formation after myocardial infarction. Lancet II:493–494

Villecco AS, Liberali E de, Biandu FB, Pisi E (1983) Antibodies to cardiac conducting tissue and abnormalities of cardiac conduction in rheumatoid arthritis. Clin Exp Immunol 53:536–540

Weiland DS, Donaldson KP, Isner JM (1984) How well does the endomyocardial biopsy represent the state of the heart (Abstr). Circulation 70:501

Weisman G, Keiser H, Bernheimer AW (1963) Studies on Lysosomes. III. The effects of streptolysin O and S on the release of and hydrolysis from a granular fraction of rabbit liver. J Exp Med 118:205

Wittner B, Maisch B, Kochsiek K (1983) Quantification of antimyosin antibodies in experimental myocarditis by a new solid phase fluorometric assay. J Immunol Methods 64:239–247

Wong Y, Woodruff JJ, Woodruff JF (1977) Generation of cytotoxic T lymphocytes during coxsackievirus B3 infections II. Characterization of effector cells, and demonstration of cytotoxicity against viral-infected myofibers. J Immunol 188:1165–1169

Woodruff JF (1980) Viral myocarditis. A review. Am J Pathol 101:427–484

Woodruff JF, Jamamura J, Tada T (1980) Progress in immunology V. Academic Press, Tokyo London

Yang LC, Soprey PR, Wittner MK, Fox EN (1977) Streptococcal-induced cell-mediated immune destruction of cardiac myofibers in vitro. J Exp Med 146:344–351

Zabriskie JB, Freimer EH (1966) An immunological relationship between the group A Streptococcus and mammalian muscle. J Exp Med 124:661–678

Zinkernagel RM, Doherty PC (1974) Restriction of in vitro T cell-mediated cytotoxicity in lymphocytic choriomeningitis with in a syngeneic or semiallogeneic system. Nature 248:701–702

II. Myokarditis bei Infektionskrankheiten

P. Schölmerich

Mit 6 Abbildungen und 1 Tabelle

1. Viruskrankheiten
a) Picornaviruserkrankungen

α) **Coxsackievirusinfektionen**
Die ganz überwiegende Zahl klinischer und pathologisch-anatomischer Mitteilungen über Virusmyokarditiden bezieht sich auf die Coxsackie-Myokarditis. Sie ist nach allen epidemiologischen Untersuchungen die häufigste Manifestation einer kardialen Beteiligung bei viralen Erkrankungen, und zwar unabhängig vom Lebensalter (Lerner u. Wilson 1973; Levine 1979; Woodruff 1980; Reyes u. Lerner 1985). Wie fast alle Viruserkrankungen ist auch die Coxsackie-Infektion klinisch außerordentlich vielgestaltig. Es kommen katarrhalische Infekte, gastrointestinale Erkrankungen, Pleuritis, Myalgien, Arthralgien, Meningitis, Pankreatitis, Orchitis sowie Myokarditis und Perikarditis vor (Gladisch et al. 1976; Jung u. Boethig 1976). Lau u. Hermon (1979) haben unter 622 serologisch untersuchten Patienten mit katarrhalischen Erscheinungen, die an eine virale Ursache denken ließen, in 234 Fällen eine Karditis angenommen, von denen 141 einen erhöhten Titer neutralisierender Antikörper gegen Coxsackie B1–B6 aufwiesen. Unter diesen litten 23% an einer Myokarditis, 42% an einer Perikarditis, 28% an einer Pleurodynie und 6% an einer nichtentzündlichen Herzerkrankung. Das männliche Geschlecht war mit 67% überrepräsentiert, das Maximum der Erkrankungshäufigkeit lag im 3. Lebensjahrzehnt.

Pathologisch-anatomische Befunde
Pathologisch-anatomisch liegen in der Mehrzahl Berichte von Todesfällen im Säuglingsalter vor. Sie umfassen Myozytolyse, interstitielles Ödem, zelluläre Infiltration, Fibroblastenwucherung und in späteren Phasen Vermehrung kollagener Fasern und Fibrose (Abb. 1). Woodruff (1980) hat die pathologisch-anatomischen Veränderungen in den verschiedenen Lebensaltersphasen analysiert und der Dauer der klinisch erkennbaren Krankheit vom Infektionsbeginn an zugeordnet. Bei Säuglingen stellt sich, sofern der Tod in den ersten Krankheitstagen erfolgt, makroskopisch eine Dilatation der Ventrikel bei schlaffer Herzmuskulatur und vereinzelten Hämorrhagien, vor allem im subendokardialen und subepikardialen Bereich, dar. Mikroskopisch sind Myokardfasernekrosen und Infiltrate erkennbar. Vom 9. Tag an stehen Muskelfragmentation und Kalzifizierung nekrotischer Bezirke im Vordergrund. Die Zellinfiltrate bestehen zunächst aus polymorphkernigen Leukozyten, vom 5. Tag ab überwiegen mononukleäre Infiltrate,

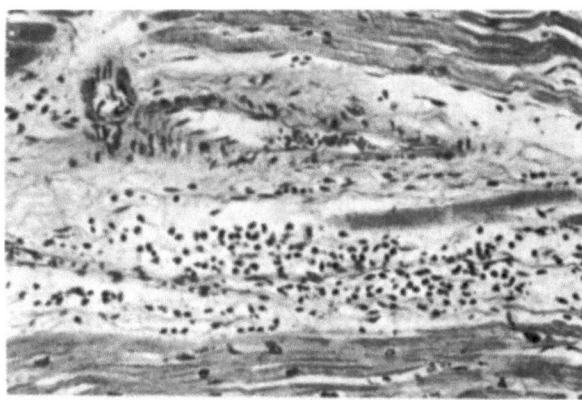

Abb. 1. Säuglings-Myokarditis durch Coxsackie-Infektion mit ausgedehnter zellulärer Infiltration und großen Nekrosebezirken

später sind Histiozyten, Lymphozyten, Plasmazellen und schließlich Fibroblasten und ein typisches Granulationsgewebe erkennbar. GLADISCH et al. (1976) konnten bei einer 9jährigen Patientin neben lympho-mononukleären Infiltraten eine Vakuolisierung des Sarkoplasmas, z. T. leere Sarkolemmschläuche und nekrobiotische Muskelfasern nachweisen. Eine zeitliche Zuordnung haben MORITA et al. (1983) bei einem 18jährigen Patienten mit totalem AV-Block auf Grund mehrfacher bioptischer Untersuchungen vorgenommen. Am 14. Tag der Erkrankung konnten nekrotische Muskelfasern und mononukleäre Zellinfiltrate sowie Fibroblasten und eine geringe Proliferation kollagener Fasern nachgewiesen werden. Am 46. Tag ließen sich Nekrosen und Infiltrate nicht mehr erkennen, wohl aber eine starke Proliferation kollagener Fasern bei einer deutlichen Strukturanomalie der Muskelfaseranordnung, die durch fibrotische Prozesse auseinandergedrängt war. In Einzelfällen sind bei Erwachsenen auch ausgedehnte transmurale Nekrosen gesehen worden, die zunächst an einen Herzinfarkt denken ließen.

DESA'NETO et al. (1980) konnten bei einem Erwachsenen mit Coxsackie-B5-Infektion szintigraphisch eine Myokardnekrose ausgedehnter Art nachweisen. Im Zusammenhang mit den infarktähnlichen elektrokardiographischen und echokardiographischen Symptomen ist die Frage vielfach diskutiert worden, ob eine Coxsackie- oder überhaupt eine Virusinfektion einen Faktor in der Genese eines Herzinfarktes darstelle. Die epidemiologischen Untersuchungen sind in dieser Hinsicht widersprüchlich. GRIFFITHS et al. (1980) haben bei serologischen Untersuchungen von neutralisierenden Antikörpern gegen Coxsackie B keine statistisch signifikanten Unterschiede bei 105 Infarktpatienten im Vergleich zu 99 Patienten ohne Infarkt als Kontrollgruppe gefunden. Andere Autoren nehmen aber eine Virusinfektion als einen, wenn auch selteneren, Triggermechanismus bei der Infarktauslösung an (NIKOSKELAINEN et al. 1983).

Klinische Symptomatologie
Die klinische Symptomatologie ist in den verschiedenen Altersstufen hinsichtlich der Schwere unterschiedlich. Bei Säuglingen steht, sofern eine pränatale diaplazentare Infektion vorliegt, der klinische Verlauf mit der Latenz der mütterlichen Infektion, bezogen auf den Geburtstermin, in Zusammenhang (PLÖCHEL et al. 1976). Bei kurzer Latenz ist die Symptomatik sehr schwer, bei längerer deutlich

milder (LAURAS et al. 1984). BARSON et al. (1981) konnten bei einem Neugeborenen eine Coxsackie B4-Infektion nachweisen und röntgenologisch eine Septumverkalkung erkennen, die mit einem inkompletten Rechtsschenkelblock einherging. In der Rekonvaleszenz des Säuglings verlor sich die Kalzifizierung, die Blockierung blieb jedoch bestehen. Es finden sich als Krankheitssymptome Tachykardie, Ruhedyspnoe, Zyanose, Lungenstauung, Hypotonie bis zum Schock. Eine Kardiomegalie ist häufig erst mit Latenz von einigen Tagen erkennbar. Diastolischer Galopp, Rhythmusstörungen, AV-Leitungsstörungen, ST- und T-Veränderungen sind häufig, Niederspannung im EKG kommt in schweren Fällen vor. Vereinzelt sind auch echokardiographisch oder angiokardiographisch regionale oder diffuse Kontraktilitätsstörungen nachgewiesen worden (ROZKOVEC et al. 1985).

Bei Erwachsenen verläuft die Coxsackie-B-Infektion mit wenigen Ausnahmen protrahierter und milder, oft nur unter dem Zeichen einer rasch abklingenden Myoperikarditis mit vorübergehender ST-Hebung und anschließend negativer T-Welle, die sich meist schon in der 2. oder 3. Woche wieder verliert. Diese Symptome gehen auf eine subepikardiale Myokarditis, meist bei klinisch dominanter Perikarditis, zurück. So ist auch ein Schmerz in der Herzregion verständlich, der nicht selten an einen Herzinfarkt denken läßt. Im übrigen kommen Rhythmusstörungen, Blockierung 1.–3. Grades in der AV-Überleitung, ST- und T-Abweichungen, abnorme Ausprägung von Q-Wellen, Schenkelblockierungen, Kardiomegalie und echokardiographisch nachweisbare Kontraktilitätsstörungen vor. In einem relativ großen Anteil sicherer Coxsackie-Infektionen stehen im Erwachsenenalter nichtkardiale Symptome im Vordergrund (READ et al. 1985). COHEN (1978) hat einen Fall mit Coxsackievirusnachweis aus dem Myokard beschrieben, bei dem im Verlauf einer Therapie eines Morbus Hodgkin eine letale Myokarditis bei einem Erwachsenen auftrat. Es ist vorstellbar, daß die Reduzierung der zellvermittelten Imunität pathogenetisch hierbei eine Rolle spielt. In Einzelfällen ist auch ein plötzlicher Herztod durch Asystolie oder Kammerflimmern oder aber eine kardiale Insuffizienz mit tödlichem Ausgang beschrieben worden (YONEDA et al. 1982) WOODRUFF (1980) hat subakut und chronisch verlaufende Fälle analysiert.

Verlauf und Prognose
Die Sterblichkeit in der Säuglingsphase liegt in älteren Statistiken bei 50%, in neueren beträgt sie deutlich weniger. Bei Erwachsenen sind Todesfälle Ausnahmen. Auf Grund bioptischer und autoptischer Untersuchungen bezieht sich eine viel diskutierte Frage aber auf einen möglichen Übergang einer akuten Coxsackie-Myokarditis in ein chronisches Stadium, das von einer dilatativen Kardiomyopathie nicht unterschieden werden kann. Es finden sich nicht wenige Mitteilungen, in denen ein langwieriger klinischer Verlauf mit bioptischer oder autoptischer Kontrolle beobachtet wurde (YONEDA et al. 1982). ROZKOVEC et al. (1985) sahen bei 3 Neugeborenen einen Verlauf mit eingeschränkter Kontraktilität und regionale Abweichungen der Ventrikelwandbewegungen über 40 Monate. CAMBRIDGE et al. (1979) haben die Frage der Persistenz entzündlicher Erscheinungen mit Übergang in eine dilatative Kardiomyopathie durch vergleichende Titerbestimmungen bei 50 Patienten mit dilatativer Kardiomyopathie und einem

Kontrollkrankengut zu lösen versucht. Dabei hatte 15 Patienten mit dilatativer Kardiomyopathie einen erhöhten Coxsackie-B-Titer. Unter den Kontrollen fand sich lediglich in einem Fall eine Titererhöhung. Die Titerhöhe verhielt sich umgekehrt proportional zur Dauer der Erkrankung und zeigte eine positive Korrelation zum anamnestischen Nachweis eines katarrhalischen Infektes vor Beginn der kardialen Symptomatik. Bioptisch ließ sich aber in keinem Fall eine Myokarditis nachweisen, auch ein Virusnachweis gelang nicht. So sprechen O'CONNEL u. ROBINSON (1985) von einem Indizienbeweis, was den Zusammenhang von akuter Virusmyokarditis und dilatativer Kardiomyopathie angeht, der einen Impuls zur weiteren Erforschung auf dem Gebiet der Immunmodulation sein müsse. Zu dieser Frage liegen zahlreiche experimentelle Beiträge vor (REYES u. LERNER 1985). Jüngst haben BOWLES et al. (1986) Coxsackie-Spezifische RNA-Sequenzen bei Patienten mit Myokarditis und dilatativer Kardiomyopathie nachgewiesen.

β) Poliomyelitisvirusinfektion

Die Erfolge systematischer Impfaktionen haben die Poliomyelitisvirusinfektionen in den Ländern mit höherem soziökonomischem Standard praktisch zum Verschwinden gebracht. Die Literaturangaben beziehen sich im deutschen Sprachraum in der Mehrzahl auf die großen Epidemien nach dem letzten Weltkrieg. Es ließ sich in der Handbuchübersicht 1960 (SCHÖLMERICH 1960) zeigen, daß entzündliche Myokardveränderungen autoptisch in etwa 20% nachweisbar waren. In der klinischen Symptomatologie sind EKG-Abweichungen in einer Häufigkeit zwischen 10 und 50% mitgeteilt, wobei in der Mehrzahl Repolarisationsstörungen manifest wurden, die nicht in jedem Fall auf entzündliche Infiltrate des Myokard bezogen werden können. Neuere systematische Mitteilungen zur Inzidenz und Symptomatologie myokardialer Veränderungen bei Poliomyelitis liegen nicht mehr vor.

γ) Echoviren

Unter den zahlreichen Serotypen der Echoviren sind für einzelne entzündliche Herzmuskelalterationen beschrieben worden. So haben SCHLEISSNER et al. (1976) bei einer Infektion durch Echo-Serotyp 2 eine Myokarditis auf Grund von transitorisch auftretenden EKG-Veränderungen und charakteristischen Abweichungen der systolischen Zeitintervalle angenommen, die sich erst innerhalb von mehreren Monaten zurückbildeten. MIDULLA et al. (1976) sahen in einem Fall von Leukämie und Immunsuppression eine Infektion durch Echo-Serotyp 7 an, die klinisch, röntgenologisch und elektrokardiographisch den Symptomen einer Myokarditis entsprach. Eine Falldarstellung von FUKUHARA et al. (1983) umfaßt bei einer Infektion durch Echo-Serotyp 3 das gesamte kardiologische Repertoire, um eine Myokarditis nachzuweisen. Auf Grund subjektiver Erscheinungen und des EKG mit Auftreten einer Q-Zacke und einer ST-Überhöhung war zunächst an einen Herzinfarkt gedacht worden. Es fanden sich eine röntgenologisch und echokardiographisch nachweisbare Ventrikeldilatation mit Akinesie und eine ausgeprägte Linksherzinsuffizienz. Szintigraphisch konnte unter Verwendung von Thallium 101 eine gestörte Radionuklidaufnahme nachgewiesen werden. Bioptisch ließen sich Infiltrate mit mononukleären Zellen, Eosinophilen, Histiozyten und lokale Myokardnekrosen nachweisen. Elektronenoptisch fanden sich Vakuolisierung im Sarkoplasma und eine Fragmentierung von Herzmuskelfibrillen. In einem längeren Krankheitsablauf bildeten sich die klinischen Pathologika zurück. VÜLLERS et al. (1985) haben unter 87 Fällen mit Enterovirusinfektionen 29 Fälle registriert, die durch Echovirus unterschiedlicher Serotypen hervorgerufen waren. Im klinischen Bild ließ sich nachweisen, daß, vor allem bei älteren Patienten, bedrohliche Krankheitsbilder ausgelöst werden können. Es kam in dieser Gruppe insgesamt zu 13 Todesfällen, bei denen der Myokarditis neben Pneumonie, gastrointestinalen Symptomen und zerebraler Symptomatik eine ursächliche Bedeutung zugemessen wurde. Autoptische Befunde wurden allerdings nur bei 2 Patienten erhoben, bei denen sich eine Myokarditis fand.

δ) Kardioviren

Das Enzephalomyokarditisvirus wird neben Coxsackievirus in der tierexperimentellen Virusforschung zur Auslösung einer Myokarditis ausgiebig verwandt. Eine Myokarditis beim Menschen durch Kardioviren ist bisher nicht gesichert (THOMSSEN et al. 1987).

b) Pockenviruserkrankungen

Bei Pockenerkrankungen sind in der älteren Literatur in wenigen Fällen entzündliche Myokardalterationen beobachtet worden (ANDERSON et al. 1951). Seit 1976 sind Pockenerkrankungen weltweit nicht mehr in Erscheinung getreten. In einigen Ländern wurde die Pockenschutzimpfung noch eine Zeitlang weitergeführt, so daß vereinzelt Immunreaktionen auch am Herzen nachweisbar wurden (FEERY 1977; DITTMANN 1981; STÜTTGEN 1985). HELLE et al. (1978) konnten unter 234 gegen eine Vielzahl von bakteriellen und viralen Erkrankungen geimpften Soldaten in 8 Fällen nach der Immunisierung vorübergehende EKG-Veränderungen registrieren, die als Hinweis auf eine Myokarditis angesehen wurden. Klinische Symptome oder pathologische Enzymreaktionen konnten aber in keinem Fall festgestellt werden.

c) Herpesviruserkrankungen

α) Herpes simplex

Herpes simplex-Infektionen beim Empfänger wurden von POLLARD et al. (1982) nach Herztransplantation in 95% aller Fälle festgestellt, bei denen das Transplantat von seropositiven Spendern stammte. Im Gegensatz zur häufigen Systemerkrankung bei Zytomegalieinfektion ließ sich eine disseminierte Infektion nicht nachweisen. LOWRY et al. (1982) sahen aber bei einem Patienten mit dilatativer Kardiomyopathie in bioptischen Untersuchungen herpesähnliche Viruspartikel und lassen die Frage offen, ob sich aus einer akuten Herpesinfektion eine dilatative Kardiomyopathie mit Fibrose des Myokards entwickelt haben könnte.

β) Varizellen-Herpes zoster

Eine Myokarditis bei Varizellen-Herpes-zoster-Infektion ist selten, aber in einigen Mitteilungen gut dokumentiert. Die Diagnose stützt sich auf Rhythmusstörungen in Form von Kammerflimmern (FIDDLER et al. 1977) und plötzlichen Herztod. NOREN et al. (1982) haben bei 17 autoptisch untersuchten Fällen von Varizellen im Kindesalter in 11 Fällen eine interstitielle Myokarditis gefunden. In einer prospektiven Studie wurden 6 Patienten elektrokardiographisch, echokardiographisch und serologisch untersucht, bei 4 ließen sich kardiale Funktionsstörungen nachweisen. THANDROYEN et al. (1981) diskutieren auch bei Varizelleninfektionen die Frage, ob sich aus einer akuten Erkrankung eine chronische Kardiomyopathie entwickeln könne.

γ) Zytomegalie

Zytomegalie-Infektionen können intrauterin übertragen, in der frühkindlichen Entwicklung und bei Erwachsenen in höchst unterschiedlicher Symptomatologie in Erscheinung treten. Bei fötaler Erkrankung dominieren Symptome von seiten des Nervensystems, bei Kleinkindern Pneumonie, Hepatosplenomegalie und thrombopenische Purpura. Bei Erwachsenen verläuft die Erkrankung in der ganz überwiegenden Zahl der Fälle ohne klinisch erkennbare Symptomatik. Die Durchseuchung liegt bei 60–70% der Erwachsenenbevölkerung. Manifeste Erkrankungen mit wechselndem Organbefall – Hepatitis, Guillain-Barré-Syndrom, hämolytische Anaemie, Pneumonie, Nephritis und Myokarditis – kommen in erster Linie bei beeinträchtigter Immunfunktion bei Erkrankungen, insbesondere Leukämien, Immunsuppression, Steroidtherapie und nach gehäuften Transfusionen vor. Besonderes Interesse haben in diesem Zusammenhang herzchirurgische Eingriffe unter Anwendung der Herzlungenmaschine und neuerdings Herztransplantationen gewonnen (REIKVAM et al. 1985; DUMMER et al. 1985). Unter beiden Bedingungen sind neu erworbene Zytomegalie-Infektionen ebenso wie Reaktivierungen latenter Infektionen beobachtet worden. ENDERSEN et al. (1985) fanden unter 674 Patienten vor einem herzchirurgischen Eingriff in 86 Fällen einen negativen ELISA-Test gegen CMV-Antikörper. Von 80 Nachuntersuchten aus dieser Gruppe erfuhren 54 eine Serokonversion, davon zeigten 35 eine klinische Symptomatik mit fieberhafter Erkrankung (Abb. 2). Eine myokardiale Beteiligung wird in mehreren Einzelmitteilungen erwähnt, nicht aber in allen Fällen zweifelsfrei belegt. HENI et al. (1976) sahen unter 19 Erkrankungsfällen bei Erwachsenen 6mal auffällige kardiologische Befunde, darunter einen vorübergehenden AV-Block I. und II. Grades und in 2 Fällen eine transitorische T-Negativierung. WINK u. SCHMITZ (1980) haben bei einem 31jährigen Patienten auf Grund eines höheren CMV-Antikörpertiters und des Virusnachweises im Urin eine vorübergehende T-Negativierung im Zusammenhang mit einer echokardiographisch nachgewiesenen Ventrikeldilatation als Zeichen einer CMV-Myokarditis bewertet. SANCHEZ et al. (1982) konnten in einem Fall ein Ventrikelaneurysma nachweisen, das auf einen thrombotischen Verschluß des Ramus interventricularis anterior zurückging. Es wurde eine Endothelläsion mit lokaler Thrombose durch eine intrauterin übertragene CMV-Infektion angenommen.

δ) Infektiöse Mononukleose

Die durch Epstein-Barr-Virus hervorgerufene infektiöse Mononukleose mit Angina, Lymphknotenbefall und typischem Überwiegen mononukleärer Zellen (Lymphozyten und Monozyten) führt in einem geringen Prozentsatz der Fälle zu Organkomplikationen wie Meningoenzephalitis, Polyneuritis, Hepatitis, Hypersplenismus und hämolytische Anämie. Die Anzahl kardialer Beteiligungen wird

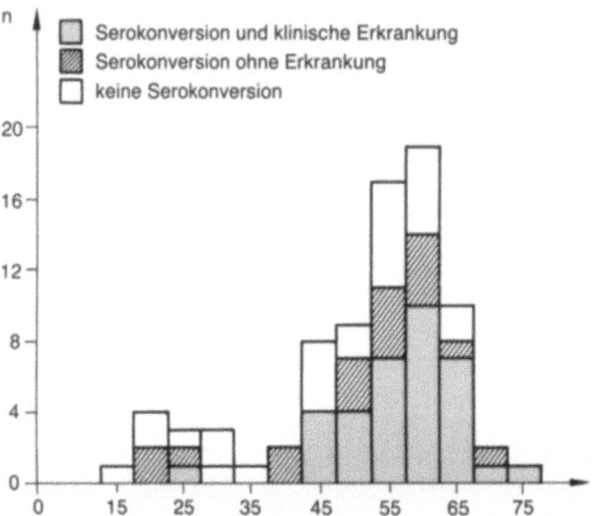

Abb. 2. Altersverteilung von 80 CMV seronegativen Patienten, die einer offenen Herzchirurgie im Ulleval-Hospital 1981 und 1982 unterzogen wurden. Jede Säule zeigt den klinischen Verlauf und das Ergebnis der CMV-Antikörperkontrolle 3–13 Monate nach der Operation. (Aus ENDRESEN et al. 1985)

unterschiedlich angegeben. Elektrokardiographische Abweichungen finden sich in etwa 6% (WENGER 1978). Sie reflektieren überwiegend Tachykardie, Fieber, Elektrolytstörungen oder sind medikamentös bedingt. In Einzelfällen sind aber auch eindeutige Hinweise auf entzündliche Infiltrate mit Zellnekrose bei klinisch und serologisch gesicherten Fällen nachgewiesen. Die Annahme einer Myokarditis stützt sich auf transitorische EKG-Veränderungen wie inkompletten Rechtsschenkelblock mit T-Negativierung (HUDGINS 1976), AV-Block III. Grades mit anfallsweisem Kammerflimmern (BENSAID u. BENSAID 1976). In einem Fall, über den FRISHMAN et al. (1977) berichten, konnte Kammerflimmern nicht beherrscht werden. Autoptisch fanden sich interstitielles Ödem, ausgedehnte Infiltrate mit Histiozyten und Lymphozyten, Fibroblasten und Makrophagen. Darüber hinaus ließ sich auch eine ausgeprägte myofibrilläre Degeneration nachweisen. LOWRY et al. (1982b) vermochten in einem Fall mit schrittmacherbeherrschter totaler Blockierung im AV-Knoten in der Myokardbiopsie Ödem und Lymphozyteninfiltrate nachweisen, ohne daß bei späteren bioptischen Kontrollen eine Fibrose erkennbar war. GORTNER (1984) sah im Verlauf einer infektiösen Mononukleose Nephritis, Guillain-Barré-Syndrom und Myokarditis in der 2. Krankheitswoche mit Rückbildung aller Komplikationen im Verlauf einer 3monatigen stationären Behandlung. Insgesamt sind kardiale Komplikationen außerordentlich selten, wenn man bedenkt, daß 90% der 30jährigen in der Bundesrepublik serologisch auf Grund des Nachweises von Anti-VCA (Anti-Viruskapsidantigen) als infiziert anzusehen sind. Dabei lassen sich auch häufig EBNA (Epstein-Barr-Nuklear-Antigen)-positive B-Lymphozyten nachweisen, die in der Pathogenese der infektiösen Mononukleose eine wesentliche Rolle spielen (THOMSSEN et al. 1987).

d) Hepadnaviruserkrankungen

α) Hepatitisvirus B

Bei Hepatitisvirus-B-Infektionen sind entzündliche Begleiterscheinungen des Myokards selten beschrieben worden. Die Diagnose wurde in der Mehrzahl auf Grund von Rhythmusstörungen im Bereich der Kammern oder plötzlich aufgetretener Bradykardie oder Arrhythmie gestellt. Über klinisch relevante Symptome haben jüngst MAHAPATRA u. ELLIS (1985) bei 2 Patienten mit ausgeprägter kardialer Insuffizienz und elektrokardiographischen Veränderungen in Form von ST-Überhöhung und nachfolgender Niederspannung des QRS sowie neu auftretenden Extrasystolen berichtet. Gleichzeitig waren echokardiographisch Zeichen einer gestörten Ventrikelkontraktilität mit Erweiterung der Herzhöhlen erkennbar. Beide Patienten waren HBsAG positiv. URSELL et al. (1984) vermochten in einem tödlich verlaufenden Fall den histologischen Nachweis einer Myokarditis zu erbringen. Zugleich gelang es, HBsAG mit der Immunperoxidasemethode an den kleinen intramyokardialen Koronargefäßen nachzuweisen.

e) Adenoviren

Unter den von KARJALAINEN u. HEIKKILAE (1983) analysierten 126 Fälle mit sicherer oder wahrscheinlicher entzündlicher Myokardalteration bei oder unmittelbar nach katarrhalischen Infekten fanden sich 19 Fälle, bei denen auf Grund serologischer Untersuchungen eine Adenovirusinfektion nahelag. In 7 war eine Myokarditis nach klinischen, elektrokardiographischen und echokardiographischen Kriterien als gesichert anzusehen, bei 12 weiteren war die Diagnose wahrscheinlich. Nur in 2 von den 19 Fällen ließen sich Repolarisationsstörungen im EKG länger als 10 Tage nachweisen, in einem Einzelfall stellte sich eine Herzvergrößerung dar. Die Prognose war in allen Fällen gut. Insgesamt verläuft die Mehrzahl der Adenoivirusinfektionen ohne wesentliche Organkomplikationen, so daß auch myokardiale Veränderungen nur in Ausnahmefällen zu erwarten sind.

f) Paramyxoviren

α) Mumps

Wie bei der Mehrzahl virusbedingter Infektionskrankheiten schwanken die Angaben über die Inzidenz einer myokardialen Beteiligung bei Mumps außerordentlich stark. EKG-Veränderungen werden von BENGTSSON u. ÖRNDAHL (1954) in 4,4% unter 564 Fällen angegeben. Darunter fanden sich zweimal AV-Überleitungsstörungen, einmal eine neuaufgetretene Extrasystolie und in 20 Fällen ST- und T-Veränderungen. Es ist kaum zweifelhaft, daß nicht alle Fälle tatsächlich eine Myokarditis anzeigen. Umso wichtiger sind einzelne autoptische Befunde. KÜSTER u. SQUARR (1974) haben einen autoptisch kontrollierten Fall mit ausgedehnten Infiltraten und Nekrosen im Myokard mitgeteilt. BROWN und RICHMOND (1980) konnten bei einem 8 Monate alten Mädchen, das einem plötzlichen Herztod erlag, ein dilatiertes Herz und Infiltrate von Lymphozyten und polymorphkernigen Leukozyten nachweisen. Aus der Herzmuskulatur ließ sich Mumpsvirus züchten. Ebenso war Mumpsvirus-Antigen durch indirekten Immunfluoreszenztest in Herzmuskelgewebe nachweisbar. In ganz wenigen Einzelfällen sind auch permanente AV-Überleitungsstörungen mit Schrittmacherindikation berichtet worden (ARITA et al. 1981). In dem von BAANDRUP u. MORTENSEN (1984) mitgeteilten Fall kam es bei einem Erwachsenen zu einer therapierefraktären kardialen Insuffizienz, der der Patient 5 Monate nach der Mumpsinfektion erlag. Autoptisch fand sich eine ausgeprägte Fibrose mit vereinzelten mononukleären Zellen, ein Befund, der auch 3 Monate nach dem akuten Infekt bioptisch nachweisbar war. Es bleibt in diesem Fall allerdings offen, ob nicht eine primäre Kardiomyopathie durch eine Virusinfektion in eine kardiale Insuffizienz mündete.

β) Masern

Myokardiale Komplikationen bei Masern werden in der älteren Literatur (SCHÖLMERICH 1960) in größerer Zahl beschrieben. Es fanden sich in der Mehrzahl aber lediglich ST- und T-Abweichungen im EKG sowie Arrhythmien und sehr selten Hinweise auf eine Herzinsuffizienz.

γ) RS-Viruserkrankung

Das 1956 erstmals beschriebene RS-Virus verursacht in erster Linie Erkrankungen der oberen Luftwege unter dem Bild eines grippalen Infektes. Mitteilungen über kardiale Komplikationen liegen nur in sehr begrenztem Umfang vor. GILES u. GOHD haben 1976 2 Fälle beobachtet, bei denen die RS-Virusinfektion serologisch gesichert war. Bei einem 3jährigen Kind kam es zu einem kompletten Block mit einer Frequenz von 30/min. Außerdem bestanden Kardiomegalie und Lungenstauung. Mit Schrittmacherapplikation wurde die kritische Phase beherrscht. Nach Entlassung blieb aber ein verlängertes AV-Intervall bestehen. Alle übrigen Symptome bildeten sich zurück.

MENAHEM u. UREN (1985) konnten bei einem 3jährigen Kind im Zusammenhang mit einer RS-Virusinfektion einen AV-Block I. und II. Grades mit ST- und T-Veränderungen beobachten, wobei sich später ein totaler AV-Block einstellte. In diesem Zusammenhang wird in beiden Publikationen die Frage diskutiert, ob auch RS-Virusinfektionen eine Ursache des plötzlichen Herztodes bei Kleinkindern darstellen.

δ) Parainfluenzaerkrankungen

Parainfluenzavirusinfektionen verlaufen in der Mehrzahl unter den Symptomen einer Pneumonie. Bei Immunsuppression können disseminierte Virusinfektionen durch Parainfluenzaviren auftreten. LITTLE et al. (1981) berichten über einen Fall eines 9 Monate alten Knaben, der bei gleichzeitiger Thymusdysplasie an einer Parainfluenzaviruserkrankung mit Riesenzellpneumonie und schwerer interstitieller Myokarditis verstarb (Abb. 3).

g) Orthomyxoviren

α) Influenza A und B

Erkrankungen durch Influenzaviren A und B verlaufen mit einem wechselnd hohen Prozentsatz unter Beeinträchtigung der kardiovaskulären Funktion. In der 1957 in England beobachteten Epidemie (Asiatische Grippe) sind in verschiedenen Berichten 14–75% EKG-Abweichungen angegeben worden. Ähnliche Ziffern haben auch VEREL et al. (1976) über eine Epidemie in den siebziger Jahren in

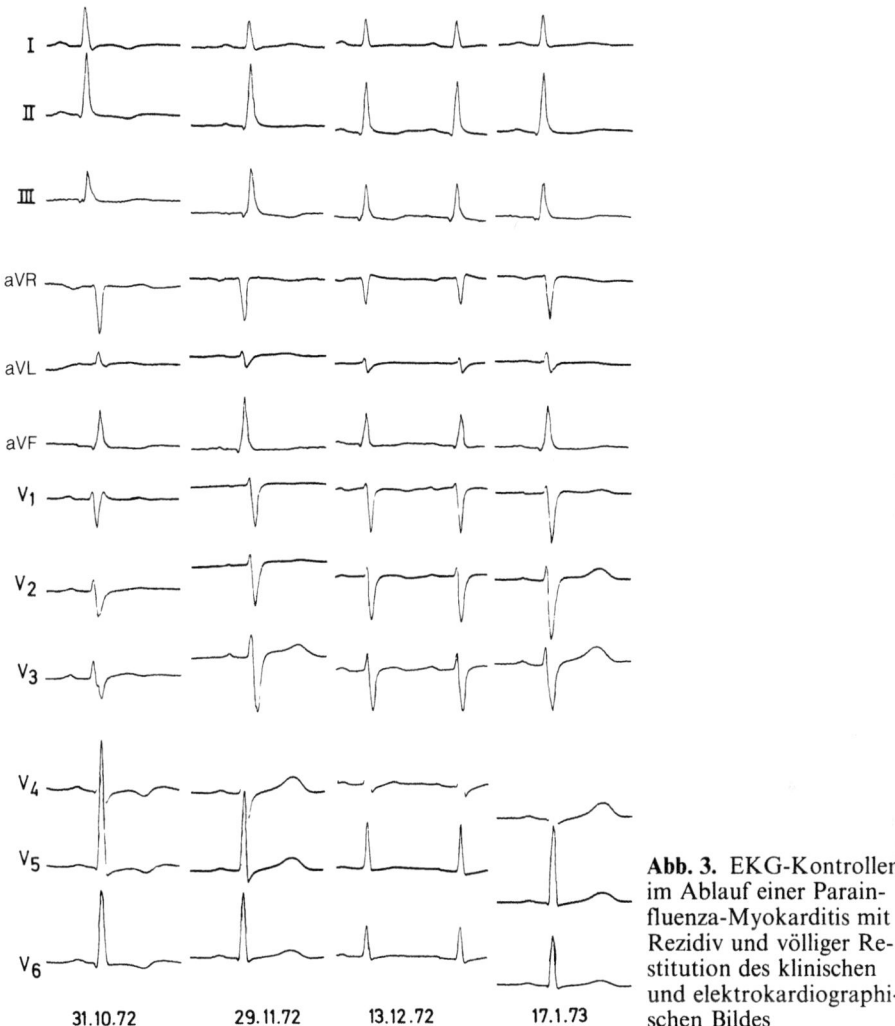

Abb. 3. EKG-Kontrollen im Ablauf einer Parainfluenza-Myokarditis mit Rezidiv und völliger Restitution des klinischen und elektrokardiographischen Bildes

England angegeben. In 19 von 42 Fällen fanden sich elektrokardiographische Abweichungen in Form von AV-Blockierungen, Extrasystolen, Vorhofflimmern, Niederspannung und Repolarisationsstörungen. In 5 autoptisch kontrollierten Fällen konnte die Myokarditis gesichert werden. KARJALAINEN et al. (1980) konnten in einer prospektiv angelegten Studie bei Militärpflichtigen unter 104 Fällen von fieberhaften grippalen Infekten 41mal serologisch eine Influenza-A-Erkrankung nachweisen, in 37 lag ein negativer serologischer Befund vor, in 26 konnte keine vollständige Analyse vorgenommen werden. 6 von 41 serologisch positiven Fällen hatten transitorische ST- und T-Veränderungen, die mit der Annahme einer Myokarditis vereinbar waren. In einem Fall lag ein klinisch erkennbares Bild gestörter Herzmuskelkontraktilität vor. Echokardiographisch ließ sich eine regional begrenzte Hypo- oder Akinesie in Übereinstimmung mit der elektrokardiographisch definierten Hauptlokalisation entzündlicher Veränderungen nachweisen. Die Prognose war in allen Fällen günstig, nur in einem Fall verzögerte sich die Rekonvaleszenz über mehrere Wochen. ENGLOM et al. (1983) gelang es, in einem autoptisch kontrollierten Fall Influenzavirus A aus dem Myokard zu züchten. Klinisch bestand ein totaler Block mit Frequenzen zwischen 20 und 30. Außerdem lag eine schwere kardiale Insuffizienz vor. Histologisch ließen sich lymphozytäre Infiltrate und Myozytolyse erkennen. Die lymphozytäre Infiltration wird auf zytotoxische Killerzellen bezogen, deren Induktion in experimentellen Infektionen an Mäusen bei Coxsackie-Infektion gut belegt ist (WONG et al. 1977). Offenbar bilden sich zytotoxische Lymphozyten vor einer Antikörperantwort auf das Virusantigen. Unter diesem Aspekt wird die mögliche Wirksamkeit einer sehr frühen Immunsuppression als Therapie diskutiert. In einem ungewöhnlichen Fall beobachteten SCHMALTZ et al. 1986 bei einem Patienten einen 10jährigen Verlauf, der mit einer Influenza A2-Virusinfektion begann und zu einer Endomyokardfibrose führte.

h) Togaviren

α) Röteln

Im Gegensatz zur großen Gefährdung durch Rötelninfektion der Mutter in den ersten Monaten des Fötallebens ist eine Myokardbeteiligung bei postnatalen Infektionen äußerst selten. FUJIMOTO et al. (1979) erwähnen 4 Fälle aus der Literatur und berichten über 2 weitere Erkrankungen, von denen in einem Fall bioptisch eine zelluläre Infiltration des Myokards nachweisbar war. Röntgenologisch und elektrokardiographisch ließ sich dabei ein Perikarderguß nachweisen, so daß eine Perimyokarditis angenommen werden muß. Im zweiten Fall bestand eine Pleuroperikarditis. KRISEMAN (1984) fügt den 6 bekannten Fällen eine weitere Beobachtung bei einem 9jährigen Jungen an, bei dem der serologische Nachweis einer Rötelninfektion geführt war.

β) Alphavirusinfektionen

Zu den Togaviren gehören neben Röteln auch Alphaviren, von denen zahlreiche Formen und unter geographischen Gesichtspunkten bemerkenswerte Variationen der klinischen Symptomatologie vorkommen. Eine myokardiale Beteiligung ist bei Chikungunya (MAITI et al. 1978) bekannt geworden.

i) Flaviviren

Unter den Infektionen durch Flaviviren werden gleichfalls zahlreiche verwandte Krankheitsbilder zusammengefaßt, die sowohl hämorrhagisches Fieber wie Enzephalitis und vereinzelt auch Myokarditis umfassen. Größere Bedeutung haben Gelbfieber und Denguefieber. Die Symptomatologie des Gelbfiebers ist sehr variabel. In einem kleinen Prozentsatz stehen aber kardiale Manifestationen im Vordergrund. Das gilt vor allem für die letal ausgehenden Fälle. Die Letalität liegt in den Epidemien, die noch in den 70er Jahren dieses Jahrhunderts in Mittelamerika und Afrika auftraten, bei 10–20%. Autoptisch stehen dabei subendokardiale Hämorrhagien im Myokard, histologisch Kernpyknose, Muskelfragmentation neben wenig ausgeprägten interstitiellen Infiltraten im Vordergrund. Die mitgeteilten elektrokardiographischen Abweichungen beziehen sich auf AV-Überleitungsstörungen, Schenkelblock und Repolarisationsstörungen. Es ist allerdings dabei offen, ob in einem Teil der Fälle nicht Elektrolytabweichungen, Dehydratation und Rückwirkungen des fieberhaften Verlaufes für die Veränderungen auslösend sind. Über eine kardiale Beteiligung bei Denguefieber, das im Vergleich zum Gelbfieber gutartiger verläuft, haben OBEYESEKERE u. HERMON 1972 und 1973 aus Ceylon berichtet. Die entsprechenden Fälle wurden mit solchen von Chikungunyafieber zusammengefaßt. In einer ersten Mitteilung 1972 konnten bei 10 Fällen Tachykardie, Bradykardie, Extrasystolen, Überleitungsstörungen und ST-T-Veränderungen registriert werden. In 3 Fällen bestand eine Herzvergrößerung. Intrakardiale Druckmessungen ließen aber keine Abweichungen erkennen. 1973 konnten die gleich Autoren 35 Fälle berichten, von denen einer in der akuten Phase, 2 innerhalb von 6 Monaten verstarben. Bei nicht weniger als 26 Patienten kam es zum Bild einer dilatativen Kardiomyopathie, bei denen die Autoren allerdings in 22 Fällen meinen, daß sie sich in einem „Präinsuffizienzstadium" befunden hätten. Es wird darauf hingewiesen, daß aus der akuten Infektion sich eine chronische Herzinsuffizienz unter dem Bild einer dilatativen Kardiomyopathie entwickeln kann.

k) Koronavirusinfektion

Koronaviren rufen überwiegend Infekte der oberen Luftwege hervor. RISKI et al. (1980) haben einen Fall mitgeteilt, bei dem eine Koronavirusinfektion serologisch wahrscheinlich gemacht werden konnte. Es bestanden elektrokardiographische Veränderungen und eine röntgenologisch wie echokardiographisch nachweisbare Vergrößerung der Herzsilhouette. Gleichzeitig lag ein kleiner Herzbeutelerguß vor. Die Symptome klangen innerhalb von 2 Monaten ab.

l) Retroviren

α) HIV-Infektionen

Bisher liegen nur wenige Berichte über eine myokardiale Beteiligung bei HIV-Infektionen vor. SILVER et al. (1984) konnten bei 18 Patienten mit Kaposi-Sarkom 5mal Sarkommetastasen im subepikardialen Fettgewebe in der Nachbarschaft großer Koronargefäße nachweisen, ohne daß klinische Symptome kardialer Dysfunktion im Vordergrund standen. Demgegenüber ergab sich bei 15 Fällen, die FINK et al. 1984 berichten, 8mal einen Perikarderguß, darunter 3mal eine Herztamponade. Bei 4 Patienten waren unspezifische ST-Veränderungen nachweisbar, in 3 Fällen bestand eine Hypokinese des linken Ventrikels, in 2 eine Dilatation des rechten Ventrikels. Von 4 autoptisch untersuchten Fällen wurden keine histologischen Befunde über das Myokard mitgeteilt. Es wird aber darauf hingewiesen, daß am Perikard keine entzündlichen Veränderungen trotz Ergußbildung erkennbar waren. Die Befunde entsprechen einer Mitteilung von REITANO et al. (1984).

2. Bakterielle Erkrankungen

a) Zellwandlose Bakterien

α) Mykoplasmen

Mycoplasma pneumoniae ist als zellwandloses Bakterium charakterisiert, dessen epidemiologisches Reservoir der Mensch darstellt. Die Infektion erfolgt aerogen.

Die Hauptkrankheitsmanifestation stellt eine Pneumonie dar. Unter den extrapulmonalen Komplikationen, die z. T. auf immunologisch vermittelte Mechanismen zurückgehen (CHEN et al. 1986), kommt auch eine Mykoplasma-Myokarditis vor. Unter den kardialen Symptomen sind EKG-Veränderungen in Form von T-Abflachung oder -Negativierung in etwa einem Drittel aller Fälle nachweisbar. Seltener finden sich Überleitungsstörungen. Es besteht eine umfangreiche Kasuistik, die AV-Blockierungen mit Schrittmacherindikation, infarktähnliche EKG-Bilder (MARESH et al. 1977), umfaßt. Größere Fallzahlen haben SANDS et al. (1977) und POENKAE (1979) publiziert. Unter den 13 von SANDS et al. (1977) gezeigten Fällen hatten 8 eine Perikarditis, 5 eine Perimyokarditis, die durch Herzvergrößerung, EKG-Veränderungen und Leitungsstörungen charakterisiert war. Eine manifeste Herzinsuffizienz wurde 2mal beobachtet, 2 Patienten verstarben. POENKAE (1979) sah unter 560 Patienten mit serologischem Nachweis einer Mykoplasmainfektion in 4,5% eine kardiale Manifestation, darunter 6mal eine Perikarditis, 19mal eine Karditis. In 4 Fällen kam es zu Herzinsuffizienz, die auch echokardiographisch in 2 Fällen nachweisbar war. 9mal war eine Intensivtherapie notwendig, z. T. wegen bedrohlicher Rhythmusstörungen. Von 23 Patienten mit einer mittleren Nachbeobachtungszeit von 16 Monaten hatten 10 Langzeitsymptome gestörter kardialer Funktion. Mykoplasmen sind empfindlich gegenüber Tetrazyklin und Erythromycin.

b) Obligat intrazelluläre Bakterien

α) Rickettsiosen

Unter den zahlreichen Formen von Rickettsiosen sind im Hinblick auf eine Beteiligung des kardiovaskulären Systems das klassische Fleckfieber (R. prowazekii), das Zeckenbißfieber (Rocky Mountains spotted fever) (R. rickettsii) und das Tsutsugamushi Fieber (R. tsutsugamushi) von größerer Bedeutung. Das klassische Fleckfieber wird durch Läuse übertragen und hat seine Hauptverbreitung in wärmeren Ländern (GERMER 1985, 1987, WOODWARD 1986). Das Zeckenbißfieber ist in den Vereinigten Staaten verbreitet und wird durch Zecken übertragen, das japanische Tsutsugamushi-Fieber durch Milben. Die pathologisch-anatomischen Formen einer myokardialen Beteiligung sind weitgehend ähnlich. Die Häufigkeitsverteilung ist aber unterschiedlich. Es stehen Endothelbefall der kleinen Gefäße mit Schwellung, Nekrose, Thrombosierung und Gefäßverschluß im Vordergrund. Daraus entwickeln sich durch Einwandern von Phagozyten histologisch nachweisbare Knötchen, die im Myokard ebenso wie im Zentralnervensystem, z. B. beim klassischen Fleckfieber, nachweisbar sind. Über einen Myokardbefall beim Fleckfieber liegen aus dem letzten Weltkrieg zahlreiche Mitteilungen vor (SCHÖLMERICH 1960). BREDT (1987) weist darauf hin, daß die höchsten Erkrankungsziffern derzeit in Aethiopien festgestellt sind. Die Symptomatologie umfaßt elektrokardiographische Veränderungen, Rhythmusstörungen, Störungen der Erregungsleitung und Herzinsuffizienz.

Zahlreiche neuere Mitteilungen beziehen sich auf das Rocky Mountains Fieber. BRADFORD u. HACKEL (1978) konnten in 16 autoptisch untersuchten Fällen bei Kindern histologisch einen Myokardbefall nachweisen. Es fanden sich elektrokardiographisch Niederspannung, Schenkelblockierung, Tachykardie und

Neigung zu Kammerflimmern. Histologisch konnte in der Mehrzahl eine Vaskulitis nachgewiesen werden. In 5 Fällen fand sich eine Myokardnekrose. WALKER et al. (1980) konnten den vorwiegenden Gefäßbefall mit dem Nachweis von Rikkettsien in 8 von 9 untersuchten Fällen nachweisen. Durch Endomyokardbiopsie konnten SALVI et al. (1985) eine Myokarditis unmittelbar belegen. MARIN-GARCIA u. BARETT (1983) vermochten echokardiographisch eine Herzerweiterung in 2 von 9 Fällen, bei den übrigen eine reduzierte Verkürzungsfraktion und einen größeren Abstand zwischen Septum und Mitralklappe nachzuweisen. In der Nachbeobachtung über eine mittlere Zeit von 10 Monaten ergaben sich in 6 Fällen bleibende Störungen der Kontraktilität. In einer weiteren Arbeit von MARIN-GARCIA u. MIRVIS (1984) lag die Letalität zwischen 7 und 11%.

Die Symptomatologie bei Tsutsugamushi-Fieber ist weniger ausgeprägt, die Prognose günstiger.

Bei allen Formen von Rickettsiosen sind Tetrazykline wirksam, ebenso Chloramphenicol.

β) Rickettsia (Coxiella) burneti (Q-Fieber)
Coxiella burneti ist der Erreger des Q-Fiebers, das durch Inhalation oder orale Aufnahme von Zeckenkot mit den Erregern ausgelöst werden kann. Eine Beteiligung kardialer Strukturen ist selten. Eine Myokarditis ist mehrfach beschrieben worden. SHERIDAN et al. (1974) konnten 2 Fälle mitteilen, bei denen sich die Diagnose auf ausgeprägte EKG-Veränderungen stützte, die sich nach 6 Wochen zurückbildeten.

γ) Chlamydiaerkrankungen
Unter den Infektionen durch Chlamydien sind Ornithose/Psittakose, hervorgerufen durch Ch. psittaci und Erkrankung durch Ch. trachomatis mit Symptomen im Bereich von Augen oder Urogenitaltrakt im Hinblick auf kardiale Beteiligung bemerkenswert. Vereinzelt kommen schwere Verläufe vor. SUTTON et al. (1967) haben in Illinois ein epidemisches Auftreten registriert und unter 285 serologisch nachgewiesenen Fällen von Psittakose in 40 eine kardiale Beteiligung beobachtet. Bei 12 Fällen lagen bioptische oder autoptische Befunde vor, die 4mal eine Myokarditis und 4mal eine Myokardfibrose zeigten. GRAYSTON et al. (1981) konnten bei 4 Kleinkindern eine Myokarditis bei Infektion mit Ch. trachomatis bemerken. Die Diagnose stützt sich auf klinische und elektrokardiographische sowie in wenigen Fällen auch auf echokardiographische Befunde. In 2 autoptisch untersuchten Fällen ließen sich entzündliche Infiltrate und degenerative Veränderungen der Herzmuskulatur nachweisen. RINGEL et al. (1982) berichten über einen Fall mit gesicherter Myokarditis bei Ch. trachomatis-Infektion eines neunjährigen Mädchens und 1983 über 2 weitere Fälle, die auf Grund des Nachweises von Chlamydiaantikörper im Zusammenhang mit klinischen und elektrokardiographischen Abweichungen als Chlamydiamyokarditis angesehen wurden. Chlamydien sind gegenüber Tetrazyklin und Erythromycin empfindlich.

c) Spirochätenerkrankungen
Unter dem Gesichtspunkt einer Beteiligung des Myokards am Krankheitsverlauf sind aus der Familie der Spirochätosen Leptospirosen, Borreliosen und die Lues bedeutsam.

α) Leptospirosen

Die durch verschiedene Leptospirenarten hervorgerufenen Krankheitsverläufe führen auch in unterschiedlicher Häufigkeit zu kardialer Beteiligung. Bei L. icterohaemorrhagica (Morbus Weil) wird eine Myokarditis in der älteren Literatur auf 10% geschätzt, bei L. grippotyphosa (Feld- und Schlammfieber) sind ebenso wie bei L. pomona (Schweinehüterkrankheit) nur Einzelfälle berichtet. Die Zahl der in der Bundesrepublik gemeldeten Leptospirosen ist auf wenige Fälle pro Jahr in letzter Zeit abgefallen.

Die histologischen Befunde im Myokard gehen aus einer Fallbeobachtung von MEUTER et al. (1976) hervor. Es fanden sich bei einer nachgewiesenen Infektion durch L. grippotyphosa im Myokard Ödem, interstitielle Infiltrate, vorwiegend lymphozytärer Natur, und Einzelzellnekrosen mit histiozytärer Reaktion. Das Endokard ließ thrombotische Auflagerungen erkennen. Es handelte sich um eine 24jährige Patientin, die innerhalb von wenigen Tagen verstarb. GUIVARCH et al. (1982) beobachteten 4 Fälle von Morbus Weil mit Schocksymptomatik, die in einem Fall auf eine primär kardiale Ursache zurückgeführt wurde. DOUVIER et al. (1984) konnten in einem Fall eine Myokarditis durch elektrokardiographische Veränderungen bei einem hohen Anstieg der CKMB charakterisieren. Unter den elektrokardiographischen Abweichungen sind ST- und T-Veränderungen am häufigsten, vereinzelt sind auch AV-Überleitungsstörungen beschrieben. RAM u. CHANDRA (1985) haben 4 Fälle mit transitorischer ST-Überhöhung beim Morbus Weil gesehen, die am ehesten auf eine subepikardiale Myokarditis bei Peri-Myokarditis zurückgehen. Eine frühzeitige Therapie mit Tetrazyklinen oder Penicillin-G vermag Organmanifestationen weitgehend zu verhindern.

β) Rückfallfieber

Das Rückfallfieber wird durch Borrelia recurrentis (Übertragung durch Kleiderlaus) und Borrelia duttoni (Übertragung durch Zecken) ausgelöst. Das Krankheitsbild ist durch eine hochfebrile Phase mit ausgeprägter Allgemeinsymptomatik gekennzeichnet, die nach wenigen Tagen abklingt und nach einer Woche zu Rückfällen führt. Die Letalität ist hoch. Todesursache sind Schock, Myokarditis und Hepatitis. WYNNE u. BRAUNWALD (1984) erwähnen als elektrokardiographische Manifestationen einer Myokardbeteiligung Verzögerung der AV-Überleitung, Arrhythmien und damit verbunden plötzlichen Herztod, wobei am Myokard von JUDGE et al. (1974) autoptisch Hämorrhagien, interstitielle Infiltrate, besonders perivaskulärer Natur, beschrieben sind.

γ) Lyme-Borreliose

Im Jahre 1982 gelang der Nachweis, daß Borrelia burgdorferi für ein schon lange bekanntes Krankheitsbild verantwortlich ist, das sich durch ein initiales Erythema migrans und später auftretende neurologische oder arthritische Symptome kenntlich macht. Der Erreger wird von infizierten Tieren (Rehwild, Nagetiere) durch Zeckenbiß auf den Menschen übertragen. Die Borrelien wandern vom Zeckenbiß zentrifugal und befallen auf lymphogenem oder hämatogenem Wege andere Organe. Eine Karditis tritt in der zweiten Phase der Erkrankung in der Regel nach einigen Wochen in einem bisher noch nicht definierbaren Prozentsatz der Fälle in Erscheinung. Die Auslösung wird mit der Wirkung zirkulierender

Immunkomplexe in Zusammenhang gebracht. Die Symptomatologie der Karditis ist an 20 Fällen von STEERE et al. (1980) ausführlich dargestellt worden. Unter den subjektiven Erscheinungen waren Palpitation, Dyspnoe und Synkopen am häufigsten. Elektrokardiographisch standen in 8 Fällen ein totaler Block, z. T. im Anschluß an Wenckebach-Perioden, im Vordergrund. In 18 Fällen ergab sich eine atrioventrikuläre Überleitungsstörung. 10mal zeigte sich eine T-Negativierung. Röntgenologisch konnte nur in einem Fall eine Herzvergrößerung nachgewiesen werden. Die radionuklidangiographisch bestimmte Auswurffraktion war in 4 Fällen reduziert. In einem von JACOBS et al. (1984) mitgeteilten Fall war die Diagnose durch einen Gallium-Scan möglich. OLSON et al. (1986) beobachteten in einem Fall einen totalen AV-Block, der unter einer Penicillintherapie nach wenigen Behandlungstagen durch einen Sinusrhythmus abgelöst wurde.

Die Diagnose ist durch Nachweis des Erregers und mit serologischen Methoden möglich. Die Grundkrankheit ist mit Penicillin wirksam zu therapieren. In den von STEERE et al. (1980) mitgestellten Fällen war eine Schrittmacherapplikation bei totalem Block notwendig. Bei AV-Blockierung II. und III. Grades erfolgte in einem Teil der Fälle auch eine Steroidmedikation, bei der die Rückbildung der Symptome schneller erfolgte. Die Prognose war in den von STEERE et al. (1980) mitgeteilten Fällen gut.

δ) Lues

Im Vergleich zu luetischen Krankheitsmanifestationen im Bereich der Aorta ist ein Befall des Myokard eine Seltenheit. Die Mehrzahl der meist älteren Mitteilungen bezieht sich auf autoptische Zufallsbefunde (SCHÖLMERICH 1960). Im Tertiärstadium, 3 bis 4 Jahrzehnte nach dem Primärinfekt, kommen Gummen auch im Myokard vor und können bei Lokalisation im Septum zu Erregungsleitungsstörungen, bei Vorwölbungen des Myokard in der Ausflußbahn des linken oder rechten Ventrikels auch zu mechanischen Behinderungen der Ejektion führen. Die Gummen sind teils solitär angeordnet, teils aber auch diffus im Myokard verteilt. Sie bestehen in der Frühphase aus einer käsig-nekrotischen Masse, die schließlich von einer fibrösen Membran umgeben wird. Mikroskopisch handelt es sich um Riesenzellen mit umgebenden Rundzellinfiltraten. Die klinische Symptomatik wird in der Regel von der Beteiligung der Aorta bestimmt. SAXONOV et al. (1981) konnten unter 17 Fällen einmal einen kompletten AV-Block und einmal ein WPW-Syndrom nachweisen. Bei der konnatalen Lues kommt nach Untersuchungen von BOSS et al. (1961) auch eine diffuse Myokarditis vor.

d) Säurefeste Stäbchen

α) Tuberkulose

Eine tuberkulöse Erkrankung des Myokards war auch vor der Ära der Tuberkulostatika selten. Sie wurde auf Grund älterer autoptischer Untersuchungen auf 0,1–1,5% aller Tuberkulosekranken geschätzt. In den letzten beiden Jahrzehnten sind nur wenige kasuistische Mitteilungen zu diesem Problem erschienen. Pathogenetisch kommen unmittelbare Ausbreitung von parakardialen Lymphknoten oder aber ein Befall auf hämatogenem oder lymphogenem Wege in Frage. Die Myokardtuberkulose präsentiert sich in 3 Formen, als nodöse Manifestation (Tuberkulom), als miliarer Befall und als interstitielle Myokarditis. Die miliare

Form ist bei Kindern häufiger, die diffuse und noduläre bei Erwachsenen. Den neueren Arbeiten läßt sich ein wechselndes klinisches Bild entnehmen. BEHR et al. (1977) berichten über 2 autoptisch kontrollierte Fälle, bei denen Rhythmusstörungen, Kammerflimmern und Asystolie zum Tode führten. Es fanden sich verkäsende Granulome, vorwiegend im interventrikulären Septum. In einem Fall von plötzlichem Herztod, den WALLIS et al. (1984) mitgeteilt haben, wurde eine Riesenzellmyokarditis mit zahlreichen Granulomen im Myokard und besonderer Lokalisation in der Nähe des Reizleitungssystems nachgewiesen. Eine sehr seltene, aber hämodynamisch bedeutsame Komplikation ist ein Aneurysma der Kammerwand als Folge einer spezifischen Nekrose (HUMAN et al. 1983), das in einem Fall von HALIM et al. (1985) zu einer gedeckten Ruptur des Ventrikels mit nachfolgender erfolgreicher chirurgischer Korrektur geführt hatte.

Die Berichte beziehen sich in der Mehrzahl auf Länder mit unzureichendem sozioökonomischen Status und entsprechend mangelhafter medizinischer Versorgung, so daß in den berichteten Fällen die Diagnose in der Regel nicht rechtzeitig gestellt und damit die Tuberkulose nicht mit Tuberkulostatika behandelt wurde.

e) Gramnegative Stäbchen

α) Campylobacter

Campylobacter jejuni hat sein Reservoir insbesondere in Geflügel und vermag eine Enteritis in Jejunum und Ileum auszulösen. Am häufigsten sind Säuglinge und Kleinkinder betroffen. Septikämien kommen nur bei Resistenzminderung vor. Dabei kann auch eine Karditis manifest werden (FLORKOWSKI et al. 1984). POENKAE et al. (1980) haben über 3 Fälle berichtet, bei denen sich in 2 Fällen eine Perimyokarditis, bei einem 3. Fall eine Endokarditis nachweisen ließen. Die Diagnose stützte sich auf elektrokardiographische Abweichungen in Form von T-Negativierung und AV-Blockierung I. Grades mit rascher Rückbildung. Angesichts der kurzzeitigen klinischen Symptomatik ist eine Antibiotikatherapie in der Regel nicht notwendig. Bei Komplikationen und längerer Verlaufszeit ist Erythromycin wirksam. Die Prognose ist günstig.

β) Salmonellosen

Unter den Salmonellosen kommen Myokarditiden als seltene Komplikationen vor. In der älteren Literatur, vor allem aus dem 2. Weltkrieg vor der Antibiotikaära, gibt es zahlreiche Mitteilungen über elektrokardiographische Veränderungen unspezifischer Art, die in einigen Publikationen bis zu 75% der Fälle betrafen. Dabei sind allerdings in der Regel Elektrolytveränderungen, Dehydratation oder vegetativ ausgelöste T-Abflachungen nicht von echten Myokarditiden getrennt. Frühzeitige Therapie mit Ampicillin, Chloramphenicol oder Cotrimoxazol hat die Zahl solcher Komplikationen, die in der Mehrzahl in der zweiten Krankheitswoche auftreten, auf Einzelfälle reduziert. GÖTZ u. JUCHEMS (1983) haben einen autoptisch kontrollierten Fall mitgeteilt, der durch S. typhimurium ausgelöst war. Es fanden sich eine schwere interstitielle Entzündung mit perivaskulärem Ödem sowie herdförmige granulomatöse Infiltrate im Myokard. Vereinzelt war ein scholliger Zerfall der Myofibrillen erkennbar. Elektrokardiographisch konnten Niederspannung und T-Negativierung nachgewiesen werden. Eine größere

Zusammenfassung liegt von THELER-BALLMER et al. (1980) vor. Unter 103 Fällen mit Salmonelleninfektion, vorwiegend druch S. typhimurium, fanden sich in 12 Fällen Hinweise für eine kardiale Beteiligung, allerdings stand die kardiale Symptomatologie nur 3mal im Vordergrund der klinischen Symptomatik. In 4 Fällen lag eine Perikarditis vor, eine vorübergehende kardiale Insuffizienz wurde 2mal beobachtet. Neuere Mitteilungen stammen in der Mehrzahl aus Ländern mit niedrigem sozioökonomischem und hygienischem Standard. Die darin enthaltenen Angaben über letale Komplikationen und myokardiale Beteiligung sind nicht repräsentativ. So hat KHOSLA 1982 in 294 Fällen bei 35 in Verlaufskontrollen elektrokardiographische Veränderungen in Form von ST-T-Abweichungen, AV-Verzögerung und Verlängerung des QT-Intervalls gesehen. Die längere Persistenz solcher Veränderungen war mit einer schlechteren Prognose der Krankheitsfälle verbunden. Ebenso ließ sich eine positive Korrelation zwischen abnormen EKG-Befund und Transaminasenanstieg erkennen. KAVOUSI (1977) hat in 2 Fällen einen totalen Block beobachtet. Vereinzelt sind auch Myokardabszesse mit Ventrikelruptur mitgeteilt worden.

γ) Legionellose

Die Legionellose ist seit 1976 bekannt. Der Erreger ist Legionella pneumophila, ein gramnegatives Stäbchen, das aus Umweltquellen (Aerosol, Klimatisierung) auf den Menschen übertragen wird. Die klinischen Hauptmanifestationen sind Pneumonie und das sog. Pontiac-Fieber mit Myalgie, Kopfschmerzen und Symptomen eines Erkältungsinfektes. Die Diagnose wird durch Keimnachweis, mit Hilfe der direkten Immunfluoreszenz und kulturelle Anzüchtung gestellt. Im indirekten Immunfluoreszenztest ist ein Titeranstieg um 2 Stufen oder eine Titerhöhe von über 256 beweisend.

Über eine myokardiale Beteiligung liegen nur wenige Mitteilungen vor. WHITE et al. (1980) konnten ausgedehnte interstitielle Infiltrate bei einem an Pneumonie und Leberzirrhose verstorbenen Patienten nachweisen. Die Muskelfasern des Herzens erschienen allerdings unauffällig. GROSS et al. (1981) beobachteten eine Myokarditis mit Galopp, Herzinsuffizienz, EKG-Abweichungen und CK-MB-Anstieg sowie einem positiven Thallium-Szintigramm. Es kam zu völliger Restitution. NELSON et al. (1984) haben darauf hingewiesen, daß neben einer Myokarditis auch das Perikard und das Endokard befallen sein können. Erythromycin oder eine Kombination von Rifampicin und Tetrazyklin sind wirksam.

δ) Weitere gramnegative Stäbchen

Zahlreiche gramnegative Stäbchen vermögen im Rahmen septischer Erkrankungen eine Beeinträchtigung kardialer Funktionen auszulösen. Das gilt insbesondere für E. coli, Klebsiella, Enterobakter, Pseudomonas und Serratia. Die Pathogenese des relativ häufigen septischen Schocks ist dabei komplexer Natur. Endotoxinfreisetzung, besonders bei Coliinfektion, vermag über Enzymaktivierung, Gerinnungsstörung, Freisetzung vasoaktiver Mediatoren schwere hämodynamische Rückwirkungen auszulösen. Im Rahmen dieser pathogenetischen Mechanismen kommen auch interstitielles Ödem, Kapillarschädigung mit Endothelläsionen und Hypoxie bei Minderperfusion des Koronarsystems vor. Die Rolle des myocardial depressant factor ist noch nicht genügend definiert. Auch bei einer

Infektion durch Yersinia enterocolica, über die DHAINAUT et al. (1982) berichten, bleibt die Frage offen, ob die dramatische Schocksymptomatik durch Endotoxinwirkung oder durch eine Yersinia-Myokarditis bedingt war.

In Einzelfällen sind auch Abszedierungen im Myokard bei septischen Erkrankung durch gramnegative Stäbchen berichtet worden, so nach dentoalveolarem Abszeß (PALANK et al. 1979) und in einem Fall von Peritonsillarabszeß (DICKSON et al. 1983). Die ausgedehnte Anwendung herzchirurgischer Eingriffe zur operativen Korrektur angeborener Herzfehler (VARGAS-BARRON et al. 1985), bei Klappenersatz oder bei Bypassoperation (MIHOLIC et al. 1985) haben zu einem Anstieg der Krankheitsverläufe mit Bakteriämie, septischen Erkrankungen und auch Myokardabszedierungen geführt. Vereinzelt sind auch bei Herzinfarkten Abszesse nachgewiesen worden, die durch Klebsiella (MASLOW et al. 1984) oder auch durch Anaerobier aus der Gruppe der gramnegativen Stäbchen wie Bacteroides fragilis (FINLEY u. MARR 1985) verursacht waren. KOPELMAN et al. (1986) konnten einen totalen AV-Block, der durch einen Myokardabszeß mit Nachweis von Bacteroides bedingt war, beobachten.

f) Grampositive sporenbildende Stäbchen

α) Clostridien

Clostridien gehören zu der Gruppe anaerober grampositver sporenbildender Stäbchen, die unterschiedliche Krankheitsbilder hervorrufen. Clostridium perfringens ist für die ganz überwiegende Mehrzahl von Gasbranderkrankungen verantwortlich, die in seltenen Fällen auch eine Herzinsuffizienz auslösen können. Sie wird durch zytolytische Toxine induziert. In den von ROBERTS u. BEARD (1967) berichteten 9 Fällen unter 3029 Autopsien waren Clostridien in der nekrotischen Herzmuskulatur sowie in Lymph- und Blutgefäßen neben Gasblasen nachweisbar. Es handelte sich ausnahmslos um schwere Allgemeininfektionen bei meist malignem Grundleiden. Die Gesamtzahl der Clostridienerkrankungen in diesem Untersuchungsgut betrug 28, so daß ein Drittel eine myokardiale Beteiligung aufwies. Vereinzelt sind auch Abszesse (GUNERATRE 1975) beobachtet worden. DAVIES et al. (1979) nahmen in einem Fall nach Verbrennung auf Grund der klinischen Symptome eine toxische Myokarditis an. Unter hyperbarer Sauerstoffapplikation und Penicillin kam es in diesem Fall zur Heilung. Bei Infektionen durch Clostridium tetani wird von BEATY (1986) eine toxische Myokarditis als seltene Komplikation erwähnt, neben den bei Tetanus bekannten Erscheinungen gesteigerter Arrhythmieneigung und Tachykardie als Folge sympathischer Hyperaktivität. Elektrokardiographische Abweichungen finden sich auch bei Botulismus (Cl. botulini). Bei Cl. difficile mit pseudomembranöser Kolitis steht der Flüssigkeitsverlust mit Hypovolämie bei den wenigen bedrohlichen Formen im Vordergrund (HENTSCHEL 1985).

g) Grampositive Stäbchen

α) Diphtherie

Erkrankungen durch Corynebacterium diphtheriae sind in den letzten beiden Jahrzehnten in Deutschland nur sehr vereinzelt aufgetreten. Die Inzidenz wurde 1982 mit 0,05 Erkrankungsfällen pro 100.000 Einwohner angegeben. Bei 30 Erkrankungen wurden 3 Todesfälle registriert. 1931 betrug die Erkrankungsziffer dagegen noch 103 pro 100 000 Einwohner, die Sterbeziffer lag gleichfalls bei 10%. In absoluten Zahlen handelte es sich 1931 um 57 822 Krankheitsfälle bei 5953 Todesfällen. Kleinere Epidemien sind 1976/77 im Köln-Bonner Raum aufgetreten. KRAEMER (1977) ist auf Grund eines für Europa erstmalig nachgewiesenen Phagentyps der Meinung, daß es sich um eine möglicherweise importierte Infektionsquelle gehandelt hat. Diphtherische Erkrankungen sind in Entwicklungsländern nach wie vor ein wichtiges Problem der Gesundheitssicherung. Die höchsten Ziffern an Erkrankungsfällen, die der WHO 1983 gemeldet wurden, sind in Äthiopien festzustellen.

Die diphtherische Myokarditis stellt das klassische Beispiel einer toxininduzierten Myozytolyse dar. Das Toxin behindert den oxidativen Stoffwechsel und führt insbesondere zu Störungen des Fettstoffwechsels mit Ansammlung von Triglyzeriden mit Zellverfettung (BURCH et al. 1968). Im Interstitium finden sich zellige Infiltrate (STORNOWSKI et al. 1981). Besonders befallen sind Strukturelemente des Reizleitungssystems. DEMOULIN et al. (1978) haben an einem Jahre nach einer akuten Erkrankung verstorbenen Patienten ausgedehnte fibrotische Veränderungen am Reizleitungssystem nachgewiesen. Klinisch bestanden AV-Blockierung, Rhythmusstörungen und das Syndrom des kranken Sinusknotens. Die klinischen Symptome einer diphtherischen Myokarditis treten in der Regel am Ende der ersten oder im Beginn der zweiten Krankheitswoche in Erscheinung. Es besteht wie bei fast allen entzündlichen Myokarderkrankungen eine große Variation von Krankheitserscheinungen. Tachykardie, Sick-sinus-Syndrom mit wechselnden Frequenzen, AV-Blockierungen mit Bradykardie sind Hinweise für gestörte Reizbildung und Erregungsleitung. Elektrokardiographische Abweichungen umfassen je nach Schweregrad ST-Veränderungen, Niederspannung, infarktähnliche Bilder, Extrasystolie, gestörte Sinus- und AV-Funktion, Schenkelblockierung. Reizleitungsstörungen sowohl im Überleitungssystem wie im Bereich der ventrikulären Erregungsausbreitung haben eine schlechtere Prognose, auch wenn in Einzelfällen die Schrittmacherapplikation bei totalem Block lebensrettend sein kann (MATISONN et al. 1976). Unter den Laborbefunden ist je nach Ausmaß der Myokardbeteiligung ein Anstieg der CK-MB, ebenso auch der Transaminasen nachweisbar.

Die Therapie der Grundkrankheit erfordert eine sofortige Antitoxingabe. Antibiotika haben keinen antitoxischen Effekt, sind aber unter prophylaktischen Gesichtspunkten indiziert. Steroide hatten in einer vergleichenden Studie an 66 Patienten, von denen die Hälfte nur antitoxisch, die andere Hälfte zusätzlich mit Steroiden behandelt wurde, auf die Manifestation von Myokarditis ebenso wie auf neurologische Ausfallserscheinungen keinen Einfluß (THISYAKORN et al. 1984). Dagegen hat sich die Gabe von DL-Carnitin (100 mg/kg/Tag) insofern bewährt, als die Anzahl der Schrittmacherbedürftigen und der Patienten mit Herzinsuffizienz ebenso wie die Letalität verringert werden konnte (RAMOS et al. 1984).

β) **Listeria-Infektion**

In einem Einzelfall haben McCUE u. MOORE (1979) bei einem Herzinfarkt einen Myokardabszeß mitgeteilt, in dem Listeria monocytogenes nachgewiesen wurde.

Die klinische Symptomatik wurde aber eher auf den Infarkt bezogen, die Abszedierung autoptisch festgestellt.

h) Gramnegative Kokken

α) Meningokokkeninfektion

Die Literaturangaben über Art und Häufigkeit einer myokardialen Beteiligung bei Meningokokkenerkrankungen stützen sich in der Regel auf Statistiken aus der Zeit vor der Antibiotikaanwendung, soweit größere Fallzahlen publiziert sind (GORE u. SAPHIR 1947). HARDMAN u. EARLE (1969) haben 97 Fälle aus dem 2. Weltkrieg, 54 Fälle aus den Jahren 1960–66 und 49 pädiatrische Fälle aus der gleichen Zeit autoptisch kontrolliert und in den beiden ersten Gruppen in 81 bzw. 91% entzündliche Infiltrate im Myokard, davon in 26% mit gleichzeitiger Zellnekrose, gesehen, während in der Gruppe der pädiatrischen Patienten Nekrosen nicht nachweisbar waren. 20–30% der Patienten waren unbehandelt. EDWARDS u. BAKER (1981) konnten in einer prospektiven Studie unter 89 pädiatrischen Fällen, von denen 7 starben, bei 3 Patienten eine Myokarditis beobachten, von denen 2 der Krankheit erlagen. Es handelte sich um Frühtodesfälle, so daß immunvermittelte Prozesse in der Pathogenese unwahrscheinlich sind. FEGELER et al. (1983) sahen in 3 Fällen 2mal eine Myoperikarditis, 1mal eine rezidivierende Perikarditis mit entsprechenden elektrokardiographischen Verlaufssymptomen und echokardiographischer Bestätigung von Perikardergüssen. BOUCEK et al. (1984) konnten echokardiographisch in 6 von 12 Fällen eine verminderte Auswurffraktion, gemessen an systolischem und diastolischem Ventrikelvolumen, sowie eine reduzierte Kontraktilität nachweisen. 3 von 6 Kindern mit eingeschränkter kardialer Funktion starben. Nur vereinzelt sind auch plötzliche Herztodesfälle im Zusammenhang mit Rhythmusstörungen berichtet worden (ROBBOY 1972). Bei 10 Fällen mit Waterhouse-Friederichsen-Syndrom im Verlauf einer Meningokokkensepsis hat BÖHM (1982) regelmäßig interstitielle Infiltrate und fokale Nekrosen gesehen. In der Mehrzahl der tödlich verlaufenden Fälle steht der septische Schock mit Verbrauchskoagulopathie im Vordergrund. Das Medikament der Wahl ist Penicillin-G. Ein Waterhouse-Friederichsen-Syndrom erfordert eine Behandlung mit den Methoden der Intensivmedizin.

j) Grampositive Kokken

α) Streptokokken

Streptokokken rufen sehr verschiedenartige klinische Krankheitsbilder hervor, die lokal begrenzt oder systemisch verlaufen können. Die Gruppen A, B, C, D lassen dabei eine unterschiedliche Inzidenz kardialer Mitbeteiligung erkennen.

Streptokokken Gruppe A

Im Hinblick auf eine myokardiale Beteiligung sind unter den Folgeerscheinungen einer A-Streptokokkeninfektion Scharlach, puerperale oder lymphangitische Sepsis und bakterielle Endokarditis von besonderer Bedeutung.

Scharlacherkrankung

Streptokokken eines lysogenen Stammes der Gruppe A, die über ein erythrogenes Toxin verfügen, können eine Scharlacherkrankung 1 bis 2 Tage nach einer Streptokokkenpharyngitis auslösen. Die umfangreiche ältere Literatur hat eine Früh- und Spätform der Myokardbeteiligung unterschieden. Die frühzeitige Behandlung von Scharlacherkrankungen mit Antibiotika hat die Häufigkeit solcher Komplikationen erheblich vermindert. Neuere Übersichten (ALEXANDER 1985; BISNO 1986) erwähnen rasch reversible EKG-Veränderungen ohne ausgeprägteres klinisches Bild.

Streptokokkensepsis
Bedeutsamer sind Sepsisfälle durch A-Streptokokken, die zu Schock, Verbrauchskoagulopathie und auch zu Myokardabszedierungen führen können. Trotz Antibiotikatherapie sind letal verlaufende Fälle (CRUICKSHANK et al. 1981) oder bedrohliche Zustände eingeschränkter myokardialer Kontraktilität (EDWARDS u. SCHOFIELD 1984) beschrieben worden.

Bakterielle Endokarditis s. S. 266

Streptokokken der Gruppe B
S. agalactiae kann eine neonatale Sepsis auslösen, die mit einer hohen Letalität verbunden ist. HAGER et al. (1977) haben einen Fall mit Endokarditis, Perikarditis und multiplen Myokardabszessen bei einem Erwachsenen mitgeteilt.

Streptokokken der Gruppe C und D
Streptokokken der Gruppe C und D haben als Erreger einer bakteriellen Endokarditis Bedeutung (s. S. 266) und können ebenso wie Viridans-Streptokokken zu Myokardabszessen führen (MELMED et al. 1976).

β) Staphylokokkeninfektionen

Infektionen durch St. aureus und epidermidis kommen überwiegend als oberflächlich lokalisierte lokale Entzündungen vor. Immundefizit, herzchirurgische Eingriffe, insbesondere Klappenprothesen, zunehmende Verwendung von venösen Dauerkathetern haben aber in den letzten Jahrzehnten die Zahl systemischer Infektionen erheblich anwachsen lassen. So werden fulminante Verläufe mit Schock und Verbrauchskoagulopathie beobachtet. Eine Sonderform stellt das toxische Schocksyndrom dar. Auch unabhängig von einer bakteriellen Endokarditis durch Staphylokokken kommen metastatische Myokardabszesse vor. So haben SCHNEIDERMAN et al. (1984) über eine Abszedierung nach einer Aneurysmektomie berichtet. AGRAWAL et al. (1981) beschreiben eine staphylokokkenbedingte Myokarditis mit einem AV-Block.

k) Septikämie und septischer Schock

Septische Erkrankung haben mit der Entwicklung größerer operativer Eingriffe, vor allem herzchirurgischer Art, der verbreiteten Behandlung mit immunsuppressiv wirksamen Pharmaka, der vielfachen Verwendung von intravenösen Kathetern und als Hospitalinfektionen vor allem auf Intensivstationen eine deutliche Zunahme erfahren. In der Pathogenese spielen humorale und zelluläre Immundefekte und gestörte Phagozytose als Wirtsfaktoren eine wesentliche Rolle. Als Erreger kommen gramnegative und grampositive Bakterien im Verhältnis von 43:45% in Frage. 12% stellen Mischinfektionen dar. Hinzu kommen septische

Erkrankungen durch Pilzinfektionen (LÜTHY u. SIEGENTHALER 1985). Unter den grampositiven Erregern dominieren Staphylokokken, unter den negativen E. coli. Fast alle bakteriellen Erkrankungen können aber unter den Bedingungen einer verminderten Infektabwehr zu Sepsis führen, so auch Pseudomonas, Proteus und Klebsiellen bei Hospitalismus. Pathogenetisch stehen direkte toxische Einwirkungen auf die Zellmembran, Freisetzung lysosomaler Enzyme, Aktivierung der Komplementkaskade und des Gerinnungssystems sowie Störungen der Mikrozirkulation im Vordergrund. Endotoxin hat vor allem bei gramnegativer Sepsis eine wichtige Starterfunktion. Das klinische Bild wird beim septischen Schock im zeitlichen Ablauf durch Vasodilatation, Nierenversagen, Schocklunge, Verbrauchskoagulopathie und Leberinsuffizienz geprägt. Als Ursache einer verminderten kontraktilen Funktion des Myokards wird die Bildung eines myocardial depressant factor (MDF) diskutiert, der durch Aktivierung lysosomaler Hydrolasen bei hochgradig verminderter Splanchnikusperfusion freigesetzt wird (SOBEL et al. 1985). In der Mehrzahl der Fälle sind aber andere Organkomplikationen für den Ablauf wesentlicher, obwohl begleitende entzündliche Infiltrate, zumindest bei protrahiertem Verlauf, autoptisch nachgewiesen werden können.

l) Bakterielle Endokarditis

Die Bedeutung einer myokardialen Beteiligung bei der bakteriellen Endokarditis ist schwer abschätzbar. Pathologisch anatomisch lassen sich lymphozytäre und plasmazelluläre Infiltrate interstitieller Lokalisation (Bracht-Wächtersche-Körperchen), perivaskuläre Entzündungsherde, embolische Gefäßverschlüsse mit regionaler Myokardnekrose und metastatische Abszedierung im Myokard, vor allem bei Staphylokokken- und Enterokokken-Endokarditiden nachweisen (DOERR et al. 1974; GAHL 1984). Pathogenetisch sind bakterielle Mediatoren, Immunkomplexbildung, Wirkung zytotoxischer Antikörper und Gewebszerstörung durch Abszeßbildung wirksam (MAISCH 1987).

Die histologischen Befunde beziehen sich in der Regel auf autoptische Untersuchungen, bioptische Befunde liegen nicht vor. Verlauf und Prognose der bakteriellen Endokarditis werden zwar überwiegend durch das Ausmaß der Klappendestruktion und die hämodynamischen Wirkungen bestimmt. In einem nicht zu quantifizierenden Umfang besteht aber eine Diskrepanz zwischen dem Ausmaß der hämodynamischen Belastung und der klinisch erkennbaren Beeinträchtigung der Herzleistung, so daß die Annahme einer gestörten kontraktilen Funktion naheliegt. Eine solche Einschränkung der myokardialen Leistung ist besonders bei multiplen Abszedierungen, z. T. mit Septumperforation (GAHL 1984), auch bei stärkerer, z. B. rheumatischer Vorschädigung des Herzens verständlich. Elektrokardiographische Veränderungen sind vielfach belegt. Eine Abgrenzung von Folgeerscheinungen einer hämodynamischen Überlastung gegenüber Auswirkungen entzündlicher Myokardalteration ist aber nur bei rasch sich entwickelnden Änderungen, z. B. Auftreten infarkttypischer Bilder, Niederspannung oder Rhythmusstörungen höherer Komplexität möglich. Auch echokardiographisch ist eine Differenzierung außer bei Abszedierungen nicht möglich (DANIEL u. LICHTLEN 1987). Ob die Gallium-Szintigraphie eine ausreichende Differenzierung entzündlicher Myokardareale möglich macht, ist noch offen (BECKER u. BÖRNER 1987).

3. Myokardbefall bei Protozoen-Infektionen

a) Toxoplasmose

Die Toxoplasmose, hervorgerufen durch Toxoplasma gondii, ist weltweit verbreitet. Den Endwirt des komplizierten Entwicklungszyklus stellt die Katze dar, in deren Darm eine geschlechtliche Vermehrung zur Ausbildung von Oozyten führt. Durch Aufnahme von Katzenkot können zahlreiche Zwischenwirte infiziert werden. Dabei werden im Darm Sporozoiten frei, die sich ungeschlechtlich vermehren und viele Organe befallen können. Gesteigerte Immunabwehr führt schließlich zur Zystenbildung, die bei Karnivoren einen neuen Infektionszyklus auslösen. Die Übertragung kann auch diaplazentar erfolgen und ebenso durch Organtransplantation und Transfusionen leukozytenreichen Blutes zustande kommen.

Die Durchseuchung der Bevölkerung ist ungewöhnlich hoch. Sie liegt zwischen 20 und 50%, in höherem Lebensalter bei 60%. Man schätzt, daß die Hälfte aller Fälle asymptomatisch verläuft, 40% subakut oder oligosymptomatisch sind und nur 4% deutliche klinische Symptome erkennen lassen. Die klinischen Verlaufsformen sind ein isolierter Lymphknotenbefall, eine auf Einzelorgane begrenzte Organmanifestation wie Hepatitis, Chorioretinitis, Meningoenzephalitis, Polymyositis und Myokarditis sowie als weitere Form eine miliare Invasion vieler Organe. Einen schweren Verlauf mit zahlreichen Organkomplikationen nimmt die konnatale Toxoplasmose, die bei Erstinfektion einer Schwangeren im dritten Trimenon auf den Fötus übertragen wird. Akute Verlaufsformen werden vor allem unter den Bedingungen einer Immunsuppression, einer Steroidtherapie, bei Zytostatikaanwendung und bei malignen Tumoren mit Beeinträchtigung des Immunsystems beobachtet.

Myokardbefall

Ein Befall des Myokards ist in zahlreichen, vorwiegend kasuistischen Mitteilungen, gesichert. Die klinische Symptomatologie umfaßt Palpitation, Tachykardie, Galopprhythmus, Rhythmusstörungen, Verzögerung der AV-Überleitung und Herzinsuffizienz. KUPFERSCHMID et al. (1983) konnten bei einem siebenjährigen Kind neben elektrokardiographischen Veränderungen auch echokardiographisch eine Vorhof- und Kammerdilatation sowie eine Verdickung des Septums und der Hinterwand des linken Ventrikels bei gleichzeitigem Perikarderguß nachweisen. In der ausgedehnten Kasuistik findet sich auch ein Fall von CUNNINGHAM (1982), bei dem eine Endokarditis, Myokarditis und Perikarditis durch Toxoplasma gondii bedingt waren. Bei der konnatalen Toxoplasmose wird eine myokardiale Affektion seltener nachgewiesen als zentralnervöse Affektionen und allgemeine Entwicklungsstörungen. GARCIA et al. (1985) haben aber einen Fall mitgeteilt, bei dem bei einem wenige Stunden nach der Geburt verstorbenen Säugling eine ausgedehnte Verkalkung des Herzens erkennbar war, die auf eine Toxoplasmose zurückgeführt werden konnte.

Ein besonderes Problem stellt die Übertragung einer Toxoplasmoseinfektion durch eine Herztransplantation dar. Die Immunsuppression begünstigt dabei die Manifestation einer allgemeinen Infektion. Von 8 Fällen aus dem Krankengut der Stanford-Gruppe starben nach einer Mitteilung von JAMIESON et al. (1981) 7 Patienten. In einem von MCGREGOR et al. (1984) mitgeteilten Fall ließen sich

Parasiten im bioptisch untersuchten Myokard nachweisen. Nach dem am 43. postoperativen Tag erfolgten Tod konnte eine Infektion durch Inokulation von Myokardgewebe in einer Maus erzeugt werden. Bei 40 Transplantationen hatte 16 der Empfänger und 11 von 30 Spendern einen positiven Toxoplasmoseiter. Ein weiterer Fall wurde von ROSE et al. (1983) berichtet, bei dem die Infektion von einem Spender mit positivem Titer auf einen Empfänger mit negativem Titer übertragen wurde. In der Endokardbiopsie ließen sich elektronenmikroskopisch Toxoplasmaerreger nachweisen.

Diagnose

Die Diagnose stützt sich in der Mehrzahl auf elektrokardiographische Hinweise im Zusammenhang mit dem serologischen Nachweis einer Infektion. In jüngster Zeit sind Fälle bekannt geworden, bei denen auch der bioptische Nachweis mit Hilfe der Endomyokardbiopsie gelungen ist. Dieses Verfahren wird besonders bei Transplantationen in Zukunft eine größere Rolle spielen.

Prognose und Therapie

KUPFERSCHMID et al. (1983) haben aus der Literatur 43 Fälle zwischen 1940 und 1976 gesammelt, von denen 12 verstarben. Die Prognose ist bei Frühbehandlung heute aber als günstig angesehen. Eine Behandlung ist mit einer Kombination von Pyrimethamin und Sulfadiazin oder Spiramycin möglich. Diese Therapie sollte aber nur bei symptomatischen Fällen vorgenommen werden. In der Schwangerschaft empfiehlt es sich, die Therapie erst jenseits des ersten Trimenons zu beginnen, da für die angewandten Medikamente teratogenetische Wirkungen bekannt sind.

b) Trypanosomiasis

α) Chagas-Krankheit

Unter den durch Protozoen hervorgerufenen Erkrankungen des Myokards ist die Chagas-Kardiomyopathie im Hinblick auf epidemiologische Verbreitung und Schweregrad die mit Abstand wichtigste Manifestation. Die Zahl der in Süd- und Mittelamerika auftretenden Krankheitsfälle wird auf 10–25 Millionen geschätzt (FILHO u. ROSSI 1985). In den besonders betroffenen Regionen Brasilien, Argentinien und Chile geht jeder 3. Todesfall an Herz- und Kreislauferkrankungen auf die Chagas-Kardiomyopathie zurück.

Ätiologie

Krankheitserreger ist Trypanosoma cruzi, ein Protozoon, das als Parasit im Darm von Raubwanzen existiert und nach dem Saugakt durch Eindringen der Parasiten enthaltenden Exkremente in verletzte Haut oder Schleimhaut, besonders im Bereich der Konjunktiven, in den menschlichen Organismus gelangt. Hier kommt ein Vermehrungszyklus zustande, der mit einer intrazellulär erfolgenden Teilung einhergeht und durch Zugrundegehen der befallenen Zellen eine hämatogene Ausbreitung mit neuer Zellinvasion bewirkt.

Pathogenese

Im Krankheitsablauf lassen sich ein akutes Stadium von 1–2monatiger Dauer, ein jahrelanges Latenzstadium und schließlich das Stadium der chronischen Chagas-Erkrankung nachweisen. Die Übertragung von Trypanosoma cruzi führt nur in einem Teil der Fälle zu klinisch nachweisbaren Symptomen und zwar offenbar bei den Patienten, die eine verminderte T-Zellfunktion aufweisen. Humorale und zelluläre Immunreaktionen führen zur Zerstörung von Parasiten, wobei wahrscheinlich Antikörper gegen Oberflächenantigene zerfallener, möglicherweise auch nichtinfizierter Zellen auftreten und einen chronischen Krankheitsprozeß auslösen.

Auch die kardiale Manifestation läßt 3 Phasen unterscheiden: die akute Myokarditis, das Latenzstadium und die im Abstand von 2-3 Jahrzehnten auftretende Chagas-Kardiomyopathie. Die Pathogenese der akuten Myokarditis ist durch Befall von Herzmuskelzellen charakterisiert, in deren Umgebung sich entzündliche Infiltrate erkennen lassen. In der Latenzphase läßt sich eine Infektion mit serologischen Methoden nachweisen. Neuere bioptische Untersuchungen von BARETTO et al. (1986) haben aber auch histologisch einen kontinuierlichen Übergang von Faserdegeneration bei klinisch unauffälligen Patienten bis zu einer schweren Fibrose mit kompensatorischer Hypertrophie erkennen lassen. Für die klinische Manifestation der chronischen Chagas-Kardiomyopathie werden pathologische Immunprozesse verantwortlich gemacht, nachdem gegen Endokard, Gefäßstrukturen und quergestreifte Muskulatur gerichtete Antikörper und zugleich zytotoxisch wirkende Lymphozytensubpopulationen im Menschen nachgewiesen sind (ACOSTA u. SANTOS-BUCH 1985).

Akute Chagas-Myokarditis
Die akute Chagas-Erkrankung verläuft unter Fieber, Exanthembildung, Auftreten von Muskelschmerzen, Leber- und Milzvergrößerung, Ödembildung über einen Zeitraum von 1-2 Monaten. Hinweise auf eine myokardiale Beteiligung sind Tachykardie, Arrhythmien, Reizleitungsstörungen und bei ausgeprägtem Befall von Myokardzellen eine akute kardiale Insuffizienz. In 5-10% kommt es durch Auftreten einer Meningoenzephalitis oder einer diffusen Myokarditis zu einem letalen Ausgang. In solchen Fällen lassen sich pathologisch-anatomisch entzündliche Infiltrate um befallene Myokardzellen mit nachfolgender Fibrose erkennen. Eine subendokardiale Lokalisation kann zu Endokardbeteiligung mit Thrombusbildung, eine subepikardiale zu Perikarditis führen. Fulminante Verlaufsformen kommen vor allem bei Kindern und bei eingeschränkter Immunabwehr in Folge maligner Systemerkrankungen vor.

Latente Chagas-Erkrankung
An das oft auch asymptomatisch verlaufende akute Stadium schließt sich eine Latenzphase von 10-30 Jahren an, von der bisher weitgehend angenommen wurde, daß außer serologischen Nachweisen keine weiteren Symptome erkennbar seien. Systematische Untersuchungen von MAGUIRE et al. (1983) an seropositiven Patienten ohne klinische Symptomatik haben aber erkennen lassen, daß im Vergleich zu seronegativer Population eine neunfach höhere Inzidenz von Reizleitungsstörungen und Extrasystolen beobachtet werden konnte. PIMENTA et al. (1983) fanden unter 44 klinisch asymptomatischen Patienten nur 12mal ein normales EKG, bei 32 Reizleitungsstörungen und eine gesteigerte Irritabilität des Myokards. CHIALE et al. (1982) konnten mit Ajmalin bei seropositiven Fällen

elektrokardiographische Bilder erzeugen, wie sie bei einer chronischen Chagas-Kardiomyopathie charakteristisch sind.

Chronische Chagas-Kardiomyopathie
In 30% aller Fälle prägt sich nach der erwähnten Latenz von 2–4 Jahrzehnten eine ausgeprägte kardiale Insuffizienz aus, die das Bild der dilatativen Kardiomyopathie idiopathischer Genese bietet. Pathologisch-anatomisch finden sich neben entzündlichen Infiltraten von Lymphozyten, Plasmazellen und Makrophagen ausgedehnte Fibrosen, vor allem im Herzspitzenbereich, die aneurysmatische Ausbuchtungen der Herzwandung mit Thrombusbildung verständlich machen. Besonders häufig ist das Reizleitungssystem befallen, so daß Blockierungen, am häufigsten des rechten Schenkels und des linksanterioren Faszikels verständlich sind (ANDRADE et al. 1978). Klinisch sind meist Zeichen einer Rechtsinsuffizienz stärker ausgeprägt als die einer linksventrikulären Insuffizienz. Elektrokardiographische Abweichungen umfassen das gesamte Spektrum pathologischer Manifestationen, insbesondere Blockierungen, ST- und T-Abweichungen, Vorhofleitungsstörungen und vor allem vielfache Formen von Rhythmusstörungen, unter denen nach CHIALE et al. (1982) maligne Formen mit Neigung zu Kammertachykardie und plötzlichem Herztod dominieren. Echokardiographische Untersuchungen haben eine zunehmende diagnostische Bedeutung (CAEIRO et al. 1985).

Eine weitere Besonderheit der Chagas-Erkrankung ist eine Degeneration von Ganglienzellen, die KÖBERLE (1985) gleichfalls auf einen Autoimmunprozeß zurückführt, der schon in der akuten Krankheitsphase beginnt und erst bei einem erheblichen Ausmaß degenerativer Veränderungen an den Ganglienzellen die autonome Innervation des Herzens stört (PEREIRA et al. 1984; OLIVEIRA 1985). Auf die gleiche Ursache gehen Megakolon, Megaösophagus, Ureterdilatation und weitere Störungen der vegetativen Innervation zurück. Der Stellenwert einer überschießenden Sympathikusstimulation als Ursache eines plötzlichen Herztodes ist noch nicht definiert.

Diagnose
Die Diagnose einer Chagas-Erkrankung läßt sich mit Hilfe des Komplementfixationstestes und der Immunfluoreszenzmethode stellen, die eine fast 100%ige Spezifität haben und in 90% der Erkrankungsfälle ein richtig positives Ergebnis bieten. In der Akutphase ist der Herzbefall elektrokardiographisch und an klinischen Symptomen erkennbar. In der Latenzphase und bei der chronischen Chagas-Erkrankung sind im Zusammenhang mit der geographischen Pathologie und der klinischen Symptomatik serologische und klinische Untersuchungen als diagnostische Basis ausreichend.

Prognose und Therapie
In der Mehrzahl der Fälle wird die Diagnose nicht rechtzeitig gestellt, da in den meisten von Chagas-Erkrankungen betroffenen Regionen unzureichende Bedingungen medizinischer Versorgung bestehen. In der Akutphase ist Nitrofuraxin (Lampit) wirksam, aber mit erheblichen Nebenwirkungen behaftet. In der chronischen Phase ist die Wirksamkeit nicht überzeugend belegt. Die Letalität ist durch kardiale Insuffizienz, Embolien und plötzlichen Herztod in Folge von Rhythmusstörungen hoch. OLIVEIRA et al. (1983) haben unter 1355 autoptisch kontrollier-

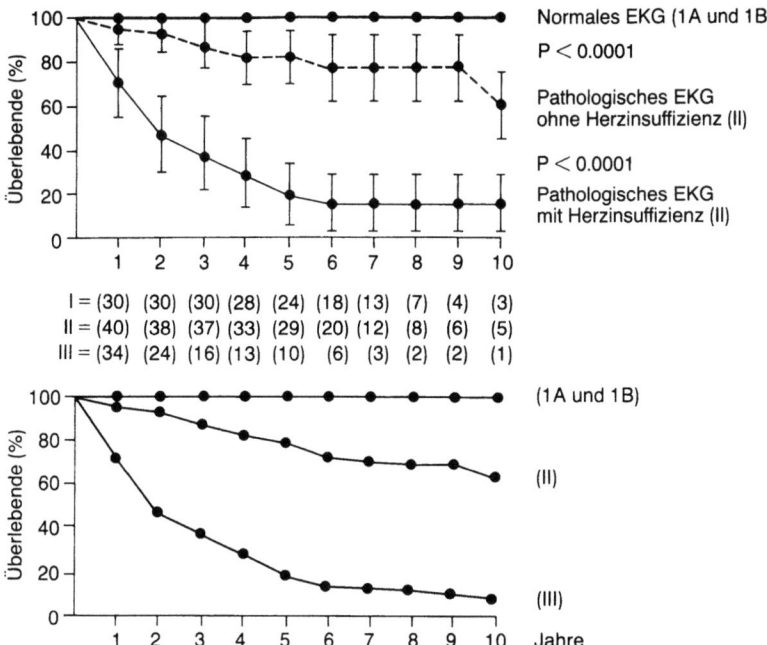

Abb. 4. Überlebensquote bei verschiedenen Gruppen von Chagas-Patienten. Patienten mit normalem EKG haben eine der Gesamtbevölkerung entsprechende Lebenserwartung. Wenn das EKG pathologisch ist, kommt es zu einer deutlichen Verminderung der Lebenserwartung. Bei Herzinsuffizienz beträgt die Lebenserwartung nach 10 Jahren 9%. (Aus ESPINOSA et al. 1985)

ten Fällen in 44% Thromben mit oder ohne Thromboembolien nachgewiesen. Unter diesem Aspekt ist eine Antikoagulantientherapie wie bei der dilatativen Kardiomyopathie indiziert. Rhythmusstörungen können mit Antiarrhythmika wie Mexiletin (MENDOZA et al. 1986), das sich bei programmierter Stimulation als prophylaktisch wirksam erwiesen hat, sowie mit Disopyramid und Amiodaron wirksam unterdrückt werden kann (CARRASCO et al. 1985). In Einzelfällen sind operative Entfernung von Aneurysmen und Schrittmacherapplikation indiziert. Die Basisbehandlung besteht in der Gabe von Glykosiden und Diuretika sowie der Anwendung von Vasodilatantien.

Die Prognose ist bei manifester Herzinsuffizienz der einer kompensierten idiopathischen Kardiomyopathie ähnlich.

ESPINOSA et al. (1985) stellten bei 34 Patienten eine Letalität von 50% innerhalb von 2 Jahren, von 80% innerhalb von 5 Jahren fest (Abb. 4). Der Schwerpunkt der zukünftigen Maßnahmen liegt auf prophylaktischem Gebiet. Immunologische Therapieansätze sind bisher nicht entwickelt.

c) Malaria

Die verschiedenen Formen der Malariaerkrankung, hervorgerufen durch Protozoen der Gattung Plasmodium, stellen immer noch ein ungelöstes Problem in zahlreichen Ländern, vor allem der 3. Welt dar. Man schätzt die Zahl der an Malaria Erkrankten auf mehrere hundert Millionen, die Zahl der Todesfälle auf mehrere Millionen pro Jahr. In der Bundesrepublik Deutschland wurden 1982 nach den Angaben von SEITZ (1985) 514 Fälle mit 10 Todesfällen berichtet. Es handelt sich dabei ausschließlich um importierte Erkrankungsfälle. Die Krankheit wird beim Saugakt der Anophelesmücke auf den Menschen übertragen. Die komplizierten Entwicklungszyklen sind bei MOHR (1975), dargestellt, wobei auch die besonderen Bedingungen von Empfänglichkeit und Resistenz gegenüber Malariaparasiten und weitere epidemiologische Daten Berücksichtigung finden. Die verschiedenen Malariaformen, hervorgerufen durch Plasmodium vivax, malariae und ovale, also Tertiana- und Quartanaformen sowie die Malaria tropica bieten eine unterschiedliche Häufigkeit und Intensität myokardialer Beteiligung.

Malaria tertiana und quartana
Bei Tertiana- und Quartanaformen sind in der älteren Literatur elektrokardiographische Veränderungen vielfach beschrieben worden (MOHR 1975), wesentliche klinische Rückwirkungen auf das Herz aber selten nachgewiesen. Die in Einzelfällen berichteten EKG-Veränderungen lassen sich eher auf Hyperpyrexie, Hypotonie, Anämie und Medikamenteneinwirkung zurückführen (CHARLES u. BETRAND 1982).

Malaria tropica
Eine stärkere myokardiale Beteiligung verursacht dagegen die Malaria tropica durch Plasmodium falciparum. Die bei dieser klinisch schwersten Form einer Malariaerkrankung beobachteten Organkomplikationen betreffen das Zentralnervensystem, die Lunge, die Nieren, den Gastrointestinaltrakt und ebenso das Herz. Auslösend sind Kapillarverschlüsse durch parasitenhaltige Erythrozyten mit gesteigerter Erythrozytenaggregation, die zu lokaler Hypoxie und gesteigerter Kapillardurchlässigkeit führt. MERKEL (1946) und KEAN u. BRESLAU (1964) haben histologische Bilder mit dem Nachweis von Kapillarverschlüssen im Myokard publiziert. Häufigste Todesursache ist eine Verbrauchskoagulopathie mit Schocksyndrom und einer Schocklunge, die allerdings auch schockunabhängig als Malarialunge unter dem Bild eines akuten Atemnotsyndroms (ARDS) in Erscheinung treten kann (FEIN et al. 1978). In der neueren Literatur finden sich aber auch immer wieder Berichte über eine primäre malariainduzierte kardiale Insuffizienz, so bei HORSTMANN u. DAWECKE (1985), die auf die Reversibilität der Lungenstauung durch Glykoside und Diuretika hingewiesen haben. BAMBAUER u. BJÖRNSSON (1981) konnten in einem autoptisch kontrollierten Fall eine schwere interstitielle Myokarditis als Ursache einer letal verlaufenden Herzinsuffizienz nachweisen. ZÖBISCH u. RAABE (1980) sahen in einem Fall einen reversiblen totalen AV-Block. Bei dem in den letzten Jahren seltener gewordenen Schwarzwasserfieber stehen Schock und Niereninsuffizienz als Ursache der hohen Letalität von 25% im Vordergrund.

Prognose und Therapie
Eine myokardiale Beteiligung als primäre Todesursache ist selten. In der Mehrzahl führen bei Malaria tropica Verbrauchskoagulopathie, zerebrale Symptome und Nierenversagen zum tödlichen Ausgang. Im Vordergrund der Therapie steht

bei der Malaria tropica die Anwendung von Chloroquin, gegen das sich allerdings in den letzten Jahren eine zunehmende Resistenz bemerkbar macht. Bei Malaria tertiana und quartana ist im Hinblick auf die Persistenz der Schizonten in der Leber eine zusätzliche Therapie mit Primaquin notwendig. Die Bemühung der WHO sind auf Bekämpfung der übertragenden Anophelesmücken und die Entwicklung von wirksamen Impfstoffen gerichtet.

4. Myokardbefall bei Helminthosen

a) Zestoden (Bandwurmerkrankungen)

α) Echinokokkose

Die Echinokokkose wird durch Finnen des Echinococcus cysticus (granularis) oder solche des Echinococcus multilocularis (alveolaris) hervorgerufen. Im Hinblick auf eine kardiale Manifestation hat nur der Echinococcus cysticus Bedeutung. Der Infektionsweg verläuft dabei so, daß die vom Hundebandwurm abgesonderten Eier durch Verschlucken bei verschiedenen Tieren und auch beim Menschen zur Infektion führen. Der Genuß infizierten Fleisches löst beim Hund die Entwicklung eines Bandwurms aus. Bei den übrigen Zwischenträgern entwickeln sich aus den Embryophoren sog. Onkosphären, die im Dünndarm in Kapillaren eindringen und über den Portalkreislauf die Leber, von dort auch die Lunge und in geringem Umfang den Systemkreislauf erreichen. In den betroffenen Organen wandeln sich die Onkosphären in Zysten um, die sich im Lauf von Monaten auf eine Größe von mehreren Zentimetern entwickeln können. Endogene Sprossung vermag aus den Zysten Tochterzysten zu entwickeln. Beim Platzen einer solchen Zyste können die ausgeschwemmten Scolices in der Nachbarschaft oder in anderen Organen neue Zysten bilden. Die Echinokokkuszyste ist meist von einer derben Membran umgeben, das umgebende Gewebe entwickelt Nekrose, Verkäsung oder Verkalkung. Unter den Organen ist ganz überwiegend die Leber betroffen, in geringerem Umfang die Lunge, während eine Herzbeteiligung nur in 0,5–2% aller Infektionen durch Echinokokkus beobachtet wird. Dabei ist der linke Ventrikel bevorzugt befallen, in geringerem Maße auch das Septum (ERNST et al. 1983) und die Muskulatur des rechten Ventrikels (LIMACHER et al. 1983; EROL et al. 1985; KOSTUCKI et al. 1985).

Symptomatologie
Bei kleineren Zysten werden kardiale Symptome vermißt, größere können Palpitationen, Oppressionsgefühl, Synkopen (JOURNET et al. 1982), Arrhythmien, AV-Blockierungen (GRAVILESCU et al. 1979) und gelegentlich auch Herzinsuffizienzerscheinungen auslösen. Die Perforation einer Zyste in das Cavum kann zu einem anaphylaktischen Schock durch Antigenwirkung der Hydatidenflüssigkeit führen. Eine Perforation in das Perikard löst eine entzündliche Perikardreaktion aus, die von Tamponade oder Constrictio gefolgt sein kann, (NIEHUES et al. 1983).

Unter den objektiv nachweisbaren Symptomen sind Konturabweichungen des Herzens im Röntgenbild häufig erste Hinweise auf eine Echinokokkose des Herzens (Abb. 5). Ebenso können rundliche Verkalkungszonen Echinokokkuszysten vermuten lassen. Angiographische Untersuchungen lassen Vorwölbungen in das Herzcavum im Bereich des linken, selten auch des rechten Ventrikels erkennen

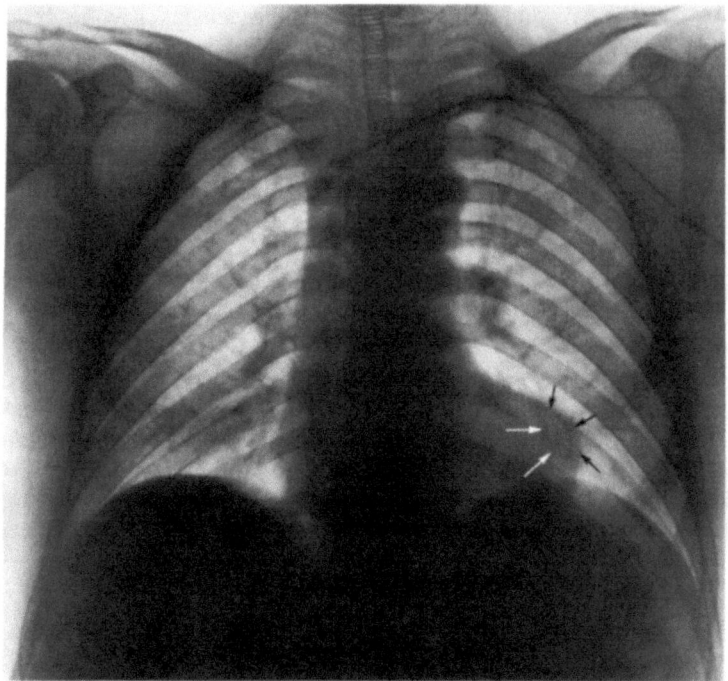

Abb. 5. Herzfernaufnahme im dorso-anterioren Strahlengang bei isolierter Echinokokkuszyste mit Kalkeinlagerung in der Wand des li. Ventrikels. (Prof. Wende, Mainz)

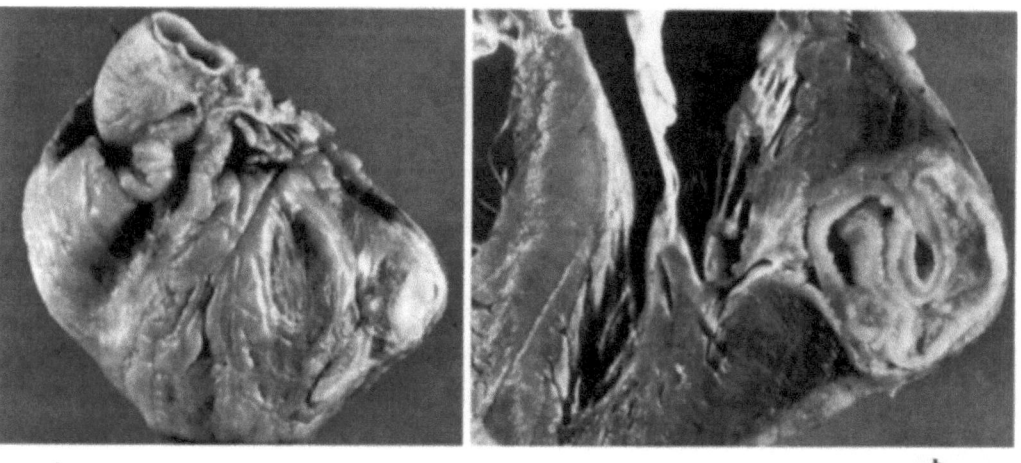

a

b

Abb. 6a, b. Pathologisch-anatomischer Befund des gleichen Falles wie Abb. 5. **a** Makroskopische Übersicht bei uneröffnetem Herzen. **b** durch die Wand des re. und li. Ventrikels und die Echinokokkuszyste. (Pathol. Inst. Univ. Mainz, Dr. Feichter, Prof. Bredt)

(Abb. 6). In Einzelfällen sind auch Einengungen der Ausflußbahn des rechten Ventrikels nachgewiesen worden. Größere Zysten vermögen Verlagerungen und Einengungen der Koronargefäße zu bewirken (ERNST et al. 1983). Ein großer Fortschritt in der Diagnostik ist durch die Anwendung der Echokardiographie zustande gekommen, wie zahlreiche kasuistische Mitteilungen demonstrieren (ERNST et al. 1983; LIMACHER et al. 1983; KOSTUCKI et al. 1985). Auf diese Weise ist eine Abgrenzung der Echinokokkuszysten von Herzwandaneurysmen, Perikardzysten und Herztumoren erleichtert worden. In vereinzelten Fällen ist bisher auch die Computertomographie zur Diagnostik benutzt worden (MALOUF et al. 1985). Unter den elektrokardiographischen Veränderungen sind Abweichungen des QRS-Vektors, Überleitungsstörungen und zahlreiche Formen von Rhythmusstörungen registriert worden.

Todesfälle ereignen sich durch anaphylaktischen Schock bei Perforation einer Zyste in das Herzcavum. COSTABEL et al. (1982) beobachteten in einem Fall nach Perforation einer Zyste in den rechten Ventrikel einen Verschluß der Pulmonalarterie mit tödlichem Ausgang. GRAVILESCU et al. (1979) berichten über einen letalen Ausgang durch Perforation einer Zyste in den rechten Ventrikel mit nachfolgender ausgedehnter Lungenechinokokkose. Eine wichtige Komplikation ist die Perforation in das Perikard mit Tamponade und akuter Kreislaufinsuffizienz.

Diagnose
Die Diagnose liegt bei kardialer Symptomatik nahe, wenn Zysten in anderen Organen erkennbar sind oder der Nachweis von Zysten im Myokard mit Hilfe der Echokardiographie oder der Computertomographie oder durch röntgenologische Hinweissymptome gelingt.

Therapie
Therapeutisch ist die operative Entfernung der Zyste anzustreben. In Einzelfällen kommt es dabei zu Rezidiven, wenn kleinere Zysten übersehen worden sind (NIEHUES et al. 1983). Eine medikamentöse Therapie ist mit Mebendazol möglich, sie stellt aber keine Alternative zur operativen Behandlung dar, sondern sollte als adjuvante Therapie benutzt werden. Auch asymptomatische Zysten bedürfen der operativen Entfernung.

β) Zystizerkose

Das Krankheitsbild der Zystizerkose wird durch Befall mit der Finne (Cysticercus cellulosae) des Schweinebandwurms hervorgerufen. Infektionsquelle ist der Mensch, der bei Bandwurmbefall Larven (Embryophoren) ausscheidet. Schmierinfektion oder Kopfdüngung führen zur Neuinfektion. Die klinischen Erscheinungen von seiten des Kreislaufs sind gering. Bei Absterben der Zystizerken kommt es zu Einkapselung mit reaktiver Granulombildung. In vereinzelten Fällen sind elektrokardiographische Abweichungen, sehr selten auch Herzinsuffizienz nachgewiesen (KEAN u. BRESLAU 1964; IBARRA-PEREZ et al. 1972). Sie lassen sich in der Regel auf einen multiplen Befall mit Zysten zurückführen. Röntgenologisch können verkalkte rundliche Zysten im Myokard nachgewiesen werden. KEAN u. BRESLAU (1964) zitieren einen Fall von MENON u. VELIATH (1940), bei dem eine autoptische Kontrolle Granulome im Myokard nachgewiesen hat.

b) Trematoden (Saugwürmer)

α) Schistosomiasis (Bilharziose)
Die Schistosomiasis (Bilharziose) ist nach der Malaria die häufigste Erkrankung in Ländern der 3. Welt. Die Zahl der Erkrankten wird auf 200 bis 250 Millionen geschätzt (VOLKMER 1985). Die Pärchenegel leben in Blasenvenen (S. haematobium) und Darmvenen (S. mansoni und japonicum). Die intravaskulär erfolgende Eiablage führt zu Gefäßobstruktionen in verschiedenen Organen und verursacht Granulombildung und Fribrosen.

Kardiovaskuläre Krankheitserscheinungen können durch vielfältige Pathomechanismen ausgelöst werden. Am häufigsten ist eine pulmonale Hypertonie, hervorgerufen durch eine immunvermittelte Arteriolitis mit begleitenden perivaskulären Granulomen. Die pulmonale Hypertonie führt zu einem Cor pulmonale. Vereinzelt sind auch Koronarthrombosen durch Invasion von Schistosomaeiern beobachtet worden. Eine entzündliche Myokardalteration ist offenbar selten. Eine systematische Analyse von 37 Fällen durch BERTRAND et al. (1978) hat ergeben, daß 8 Patienten eine pulmonale Hypertonie hatten, bei 15 lagen kardiale Krankheiterscheinungen ohne pulmonale Hypertonie vor. Bei 9 Patienten konnten die Veränderungen auf eine renale Hypertonie oder eine Anämie zurückgeführt werden. Nur in 3 Fällen ließen sich Hinweise für eine Bilharzia-Myokarditis belegen. Bei 14 Patienten konnten kardiovaskuläre Abnormitäten nicht festgestellt werden, in 2 Fällen lagen andere Ursachen für kardiale Anomalien vor.

Als Ursache der Bilharzia-Myokarditis wird von BERTRAND et al. (1978) ebenso wie bei der Arteriitis pulmonalis eine Immunpathogenese postuliert. PLORDE u. JONG (1986) nehmen eine T-zellvermittelte Immunreaktion als Ursache an. Unter diesem Aspekt wird auch die Entwicklung einer Endomyokardfibrose für möglich gehalten, über die vereinzelt berichtet ist.

Elektrokardiographische Veränderungen hatten in den vorliegenden Publikationen unspezifischen Charakter. DE LORBEAU u. PETIT (1978) bezweifeln auf Grund der Analyse von 220 Fällen im Vergleich zu 157 ohne Bilharziose, ob die elektrokardiographischen Veränderungen für eine kardiovaskuläre Beteiligung sprechen, da in beiden Vergleichsgruppen keine wesentlichen Unterschiede in der Häufigkeit von EKG-Abweichungen nachweisbar waren. Die ältere Literatur ist von SCHÖLMERICH 1974 referiert worden. KEAN u. BRESLAU (1964) weisen in ihrer Monographie über Herzparasiten darauf hin, daß eine Myokarditis relativ selten in Erscheinung tritt.

Die Therapie besteht in der Gabe von Praziquantel.

β) Weitere Erkrankungen durch Trematoden
PLORDE (1986) erwähnt den seltenen Befall des Myokards bei Heterophyidiasis, hervorgerufen durch einen Darmegel, der im menschlichen Dünndarm nach Genuß von infiziertem Fisch auftritt. KEAN u. BRESLAU (1964) geben eine detaillierte Kasuistik. Eine neuere Mitteilung über Fälle von Myokardbefall bei Paragonimiasis stammt von POTIER et al. (1978), der auf Grund seines Literaturstudiums 3 verschiedene Formen kardialer Beteiligung, eine Endokardfibrose, eine Kardiomyopathie und eine Myokarditis als Folge dieser Egelerkrankung (Distomatose) abzugrenzen vorschlägt.

c) Nematoden (Fadenwürmer)

α) Trichinose

Die Trichinose stellt unter den Erkrankungen durch Würmer in Ländern ohne strenge hygienische Vorschriften über Fleischbeschau eine der häufigsten Wurmkrankheiten dar. Die Infektion erfolgt durch den Genuß trichinenhaltigen Fleisches, meist vom Schwein. Die Trichinen kopulieren in der Darmschleimhaut. Das Weibchen setzt Larven ab, die über Lymphgefäße sich im Organismus verbreiten. Sie befallen vor allem die Muskulatur, wo sie sich einkapseln und lange Zeit nachweisbar bleiben.

Ein Befall des Myokards löst häufig elektrokardiographische Veränderungen aus. In der älteren Literatur finden sich Angaben über unspezifische T-Abweichungen, Niederspannung des QRS, atrioventrikuläre Überleitungsstörungen, Extrasystolen und infarktähnliche Bilder. Die neuere Literatur umfaßt nur wenige Mitteilungen und zwar über das Auftreten eines linksanterioren Hemiblocks (DUCASSE et al. 1977), einen AV-Block 2. Grades (METZLER et al. 1972), T-Negativierung. Unter den klinischen Symptomen sind Herzschmerzen und sehr selten Zeichen einer Herzinsuffizienz nachweisbar, die frühestens in der 3. Krankheitswoche manifest wird. Die Beeinträchtigung der Kontraktilität läßt sich auf entzündliche Infiltrate in der Kammermuskulatur zurückführen (KAIMAL et al. 1982). Die Ansammlung von Lymphozyten, Eosinophilen, das Auftreten von Ödem, vereinzelten Hamorrhagien und Nekrosen lassen sich als Folge toxischer oder immunologisch vermittelter Reaktionen auf Trichinellalarven ansehen. Wenn in sehr seltenen Fällen im Verlauf der Trichinose letale Komplikationen auftreten, so sind kardiale Komplikationen die häufigste Ursache (KAIMAL et al. 1982; URSELL et al. 1984 a, b). In Einzelfällen kommen auch Lungenembolien bei parietaler Endokardreaktion und sekundäre Thrombosierung im rechten Ventrikel vor (KAIMAL et al. 1982).

Larven und Zystenbildungen im Myokard sind offenbar selten. HORLICK hat 1982 auf eine ältere Mitteilung von HORLICK u. BICKNELL (1929) hingewiesen, in der bei einer ungewöhnlichen Ausbreitung von Trichinen im gesamten Organismus auch Zysten im Myokard nachweisbar waren. BESSOUDO et al. (1983) berichten über 2 Fälle mit Perikardbeteiligung.

Die Diagnose ist durch den Nachweis von Trichinen im Quetschpräparat des bei einer Untersuchung am häufigsten benutzten Musculus gastrocnemius anzustreben. Serologische Tests werden in der 3. Woche positiv. Therapeutisch ist Thiabendazol wirksam. Bei kardialem Befall werden im Hinblick auf die Immunreaktion zusätzlich Steroide empfohlen.

β) Weitere Nematoden

Kardiale Manifestationen durch weitere Nematoden sind als Einzelfälle bei vielen Sonderformen berichtet. KEAN u. BRESLAU (1964) referieren die Literatur über den seltenen Befall des Myokards durch Askariden. Neuere Mitteilungen liegen über einen Myokardbefall bei Tieraskariden vor. VARGO et al. (1977) konnten über 3 Fälle berichten, in denen Kleinkinder durch eine Infektion mit Larva migrans visceralis zum Tode führte. Elektrokardiographisch fanden sich Niederspannung und Störungen der Repolarisation, cineangiographisch Störungen der

Kontraktilität, klinisch Zeichen einer Herzinsuffizienz. Autoptisch ließen sich charakteristische Granulome im Myokard nachweisen. In die Gruppe der Tieraskariden gehört auch eine Infektion durch Toxocara canis. Auch bei den verschiedenen Formen der Filariasis kommen zelluläre Infiltration des Myokards und vor allem Endokardfibrose vor, wobei die ausgeprägte Eosinophilie pathogenetische Bedeutung besitzt. Ein schweres Krankheitsbild kann bei Infektionen durch Strongyloidiasis zustande kommen, bei dem kardiale Befunde allerdings nur Begleiterscheinungen eines gelegentlich auftretenden sog. Hyperinfektionssyndroms mit hoher Letalität darstellen.

5. Pilzinfektionen des Myokards

Pilzinfektionen mit multiplem Organbefall sind in den letzten beiden Jahrzehnten zu einem wichtigen klinischen Problem geworden. Die zunehmende Häufigkeit steht in engem Zusammenhang mit der verbreiteten Anwendung von Antibiotika, Kortikosteroiden, Zytostatika und Immunsuppressiva bei bakteriellen Erkrankungen, abdominal- und herzchirurgischen Eingriffen, bei malignen Erkrankungen und Transplantationen. Eine wichtige Rolle in der Pathogenese spielen auch häufige intravenöse Injektionen Drogenabhängiger und die Verwendung intravenöser Verweilkatheter. WALSH et al. (1980) konnten bei autoptischen Untersuchungen, die den Zeitraum von 1889–1977 umfaßten, nachweisen, daß die 51 Fälle von Pilzinfektionen mit kardiovaskulären Manifestationen erst nach 1954 in Erscheinung getreten sind. Die Inzidenz lag von 1954–1961 bei 1/1000 im autoptischen Untersuchungsgut, von 1962–1977 bei 4/1000. SAMANDARI u. DONHUIJSEN (1985) beobachteten bei Leukosen und malignen Lymphomen 1976 in 14%, 1983 in 26% disseminierte Mykosen. Unter den Sepsisfällen stellen nach Untersuchungen von EDWARDS et al. (1978) Pilzinfektionen die vierthäufigste Ursache dar.

Die Mehrzahl der Pilzinfektionen wird durch Candida ausgelöst, an zweiter Stelle stehen Aspergillosen, dann folgen Kryptokokkosen und Erkrankungen durch Phykomyzeten, die etwa 10% aller Pilzinfektionen ausmachen. Bei Histoplasmose gibt es große regionale Unterschiede in der Häufigkeit. Weitere Pilzinfektiosen durch Blastomykose und Kokzidioidomykose sind als Einzelfälle berichtet (Tabelle 1).

Tabelle 1. Identifikation verschiedener Pilzarten in unterschiedlichen Herzabschnitten. (Aus ATKINSON et al. 1984)

Herzanteil	Candida	Aspergillus	Phycomyceten	Cryptococcus	Andere	Zusammen	%
Myokard	18	6	3	0	0	27	45,0
Endokard	14	1	0	0	2	17	28,3
Myokard u. Endokard	3	3	1	1	1	9	15,0
Perikard u. Myokard	2	1	2	0	0	5	8,3
Perikard	0	0	1	1	0	2	3,3
Zusammen	37 (62%)	11 (18%)	7 (11%)	2 (3,3%)	3 (5%)	60	

a) Candidainfektionen

FRANKLIN et al. (1976) konnten bei autoptischen Untersuchungen in 25 Jahren 31 Fälle einer Myokardbeteiligung bei disseminierter Candidiasis nachweisen. PARKER (1980) sah bei 8975 autoptischen Untersuchungen 20 Fälle (0,2%). Pathologisch-anatomisch lagen in der Mehrzahl Mikroabszesse in einer Dimension von 3–15 mm mit nekrotisch-käsigem Zentrum und – je nach Immunstatus – wechselnd ausgeprägter entzündlicher Umgebungsreaktion vor. Ein enger Zusammenhang zwischen großen abdominalchirurgischen Eingriffen unter Antibiotikatherapie und Candidasepsis wurde von WALSH u. HUTCHINS (1980) betont.

Die klinische Diagnose wurde nur in wenigen Fällen gestellt, obwohl kardiale Hinweissymptome in der Mehrzahl faßbar waren. Sie werden aber häufig durch die Allgemeinsymptome der Sepsis verdeckt. FRANKLIN et al. (1976) konnten bei 31 Patienten 10mal Erregungsleitungsstörungen, 5mal supraventrikuläre Arrhythmien, 3mal infarktähnliche Bilder und 13mal Repolarisationsstörungen im EKG registrieren. In einem Fall kam es zu einem plötzlichen Herztod. In 13 Fällen stellte sich ein Schockbild ein, in dessen Pathogense endotoxinähnliche Substanzen diskutiert werden. Unter den 20 Fällen, über die PARKER 1980 berichtete, fand sich 16mal eine Herzinsuffizienz und 2mal ein plötzlicher Herztod. Die Häufigkeit einer myokardialen Beteiligung bei Candidainfektionen systemischer Art lag bei 50%. In diesem Krankengut wurde die Diagnose 13mal gestellt. Insgesamt besteht bei Candidainfektion eine ausgeprägte Kardiotropie, die Endokard, Myokard und Perikard betrifft, allerdings mit Bevorzugung des Myokards.

Die Prognose der Fälle mit Candidasepsis ist nach wie vor schlecht, die Letalität liegt trotz Behandlung mit Amphotericin B, auch in Kombination mit 5-Fluorocytosin bei 50–60%, wobei allerdings der Anteil der meist schweren Grunderkrankung nicht sicher abschätzbar ist. PARKER (1980) hat bei den autoptisch untersuchten 20 Fällen allein in 16 die Candidasepsis als wesentliche Todesursache angesehen.

b) Kryptokokkusinfektionen

Infektionen durch Kryptokokken betreffen in der Mehrzahl die Lungen. In wenigen Mitteilungen ist über myokardiale Beteiligung berichtet. Unter den 51 von WALSH et al. (1980) mitgeteilten Fällen waren 3 durch Kryptokokken hervorgerufen. LEWIS et al. (1984) berichten über 2 Fälle von Myokardbefall unter 44 autoptischen Untersuchungen von Fällen mit HIV-Infektion. Es fanden sich jedoch keine entzündlichen Reaktionen, wohl aber Pilzkolonien in einzelnen Myozyten. Über klinische Befunde ist von JONES et al. (1965) berichtet worden.

c) Histoplasmainfektionen

Über einen unmittelbaren Befall des Myokards durch Histoplasma liegen nur wenige, meist ältere Mitteilungen vor. So haben OWEN et al. (1962) 4 Fälle mit kardiovaskulärer Symptomatik berichtet, darunter einmal bei einem Verschluß der Vena cava durch käsig-fibröse Massen im Zusammenhang mit einer Histoplasmainfektion. Häufig wird dagegen über Perikarditiden berichtet (WHEAT et al. 1983), die auch das subepikardiale Myokard befallen, so daß ST-Überhöhungen und Störungen der Repolarisation auftreten. WENGER (1978) erwähnt perivaskuläre Granulome mit Muskelfaserdegeneration im Myokard, PRAGER et al. (1980) haben unter 61 Fällen von Pilzinfektionen durch Histoplasma in 47 Lungenherde, in 11 einen Befall des Mediastinums, 2mal eine Perikarditis und 1mal eine Endokarditis gesehen. In einem postoperativen Todesfall wurde keine Myokardbeteiligung nachgewiesen. Die Prognose der Histoplasmose ist günstiger als bei Candida- und Aspergillusinfektion (BENNETT 1986).

d) Aspergillusinfektion

Eine disseminierte Aspergillose findet sich gleichfalls in erster Linie bei Patienten mit stärker beeinträchtigter Immunfunktion, insbesondere bei Leukosen, malignen Lymphomen, auch unter Immunsuppressiva und Zytostatikabehandlung. Weitere Ursachen sind prothetischer Klappenersatz und Verweilkatheter. Unter den letztgenannten Bedingungen ist allerdings eine Endokarditis häufiger als eine Myokardbeteiligung. In 2 autoptischen Untersuchungsserien liegt die Häufigkeit einer disseminerten Aspergillose mit Myokardbefall bei 12 bzw. 25% aller Pilzinfektionen (WALSH et al. 1980; ATKINSON 1984). Die Invasion des Myokards erfolgte meist über Lungeninfektionen, wobei das Myokard in der Mehrzahl auf hämatogenem Wege befallen wird. Es bilden sich Myokardabszesse, die je nach Ausdehnung und Zahl die Myokardkontraktiliät mehr oder weniger stark einschränken. In einer Beobachtungsreihe von WALSH u. BULKEY (1982) war eine Perikarditis dominant, die in 4 Fällen von Myokardabszessen mit Perforation in das Perikard ihren Ausgang nahm. ROSENBERG et al. (1982) haben 1 Fall von Myokardaspergillose nach Lungenresektion wegen eines Aspergilloms berichtet. Jüngst ist auch ein Fall von Aspergillose bei HIV-Infektion von HENOCHOWICZ et al. (1985) berichtet worden.

Zur Therapie wird eine Kombination von Amphotericin B und 5-Fluorocytosin empfohlen, wenn keine Granulozytopenie besteht. Auch Miconazol kommt als Antimykotikum in Frage. Die Prognose ist, meist als Folge der schweren Grunderkrankung, ungünstig.

e) Weitere Pilzinfektionen

Von einer Reihe weiterer Pilzinfektionen, die in der Mehrzal in Mittel- und Südamerika sowie in Afrika vorkommen, sind in Einzelfällen Manifestationen am Myokard berichtet worden. Bei Kokzidioidomykose durch Coccidioides immitis kann von kavernösen Lungenherden eine hämatogene Aussaat erfolgen, die zu Granulomen, z.T. mit Riesenzellenansammlungen im Myokard führt. SCHWARTZ et al. (1976) berichten über einen Fall mit initialen myokarditischen Symptomen und späterer Entwicklung einer Perikardkonstriktion.

Ein autopisch kontrollierter Fall von Phykomykose mit Arteriitis und Pilzthromben in der Pulmonalarterie wurde von SAMANDARI u. DONHUIJSEN (1985) mitgeteilt.

Literatur zu Kapitel III. A und III. B. II

Acosta AM, Santos-Buch CA (1985) Autoimmune myocarditis induced by Trypanosoma cruzi. Circulation 71:1255–1261
Adler G, Seitz R, Schmitz-Moormann P (1983) 48-jährige Frau mit Asthma, Kardiomegalie und Eosinophilie. Internist 24:582
Agrawal BV, Verma SP, Sharma A, Somani PN, Srivastava PK (1981) Staphylococcal myocarditis presenting with Stokes-Adams attacks. J Indian Med Assoc 76:141–3
Ahmad M, Dubiel JP (1981) Tc-99m pyrophosphate myocardial imaging in perimyocarditis. J Nucl Med 22:452
Alexander M (1985) Streptokokkeninfektionen. In: Hornbostel H, Kaufmann W, Siegenthaler W (Hrsg) Innere Medizin in Praxis und Klinik. Thieme, Stuttgart New York, S 13.155
Allgayer B, Rupp N, Bosiljanoff P, Reiser M, Lukas P (1986) Einsatzmöglichkeiten der Kernspintomographie bei Erkrankungen des Herzens. ROFO 144:1–6
Anderson JL, Marshall HW (1984) The femoral venous approch to endomyocardial biopsy: Comparision with internal jugular and transarterial approches. Am J Cardiol 53:833–837
Anderson JL, Hammond EH, Fowles RE, Menlove RL (1986) Predictive value of immunofluorescence and electron microscopic evaluation of endomyocardial biopsies in the diagnosis and prognosis of idiopathic heart muscle disease with or without inflammation. International Symposium of Inflammatory Heart Disease, Würzburg
Anderson JL, Fowles RE, Unverferth DV, Mason JW (1987) Immunsuppressive therapy of myocardial inflammatory disease. Initial experience future trials to define indications for therapy. Eur Heart J (Suppl) 8:J 263–266
Anderson T, Foulis MA, Grist NR, Landsman JB (1951) Clinical and laboratory observations in a smallpox outbreak. Lancet I:1248
Andrade ZA, Andrade SG, Oliveira GB, Alonso DR (1978) Histopathology of the conducting tissue of the heart in Chagas' myocarditis. Am Heart J 95:316–324
Arita M, Ueno Y, Masuyama Y (1981) Complete heart block in mumps myocarditis. Br Heart J 46:342–344
Araujo RC de, Bestetti RB, Godoy RA, Oliveira JSM (1985) Chronic Chagas' heart disease in children and adolescents: a clinicopathologic study. Int J Cardiol 9:439–449
Atkinson JB, Connor DH, Robinowitz M, McAllister HA, Virmani R (1984) Cardiac fungal infections: Review of autopsy findings in 60 patients. Hum Pathol 15:935–942
Baandrup U, Mortensen SA (1984) Fatal mumps myocarditis. Acta Med Scand 216:331–333
Bach R (1984) Myokarditis. Diagnostik in der Praxis. Z Allg Med 60:400–409
Bambauer R, Björnsson J (1981) Malaria tropica. Med Welt 32:12–17
Barmeyer J, Wink K, Reindell H (1978) Der „Herzinfarkt" mit angiographisch normalen Koronararterien. Med Klin 73:979–82
Barretto ACP, Mady C, Arteaga-Fernandez E, Stolf N, Lopes EA, Higuchi M, Bellotti G, Pileggi F (1986) Right ventricular endomyocardial biopsy in chronic Chagas'disease. Am Heart J 111:307–312
Barson WJ, Craenen J, Hosier DM, Brawley RL, Hilty MD (1981) Survival following myocarditis and myocardial calcification associated with infection by coxsackie virus B4. Pediatrics 68:79–81
Beaty HN (1986) Infektionen durch Meningokokken. In: Harrison TR (Hrsg) Prinzipien der Inneren Medizin. Schwabe, Basel Stuttgart, S 1067
Becker W, Börner W (1987) Stellenwert nuklearmedizinischer Untersuchungen bei der Endokarditis. In: Maisch B (Hrsg) Infektiöse Endokarditis. Perimed Fachbuch, Erlangen
Behr G, Palin HC, Temperly JM (1977) Myocardial tuberculosis. Br Med J 1:951
Beitzke A, Suppan Ch, Trittenwein G (1984) Immunsuppressive Therapie bei kongestiver Kardiomyopathie im Kindesalter. Monatsschr Kinderheilkd 132:116–120
Bengtsson E, Örndahl G (1954) Complications of mumps with special reference of the incidence of myocarditis. Acta Med Scand 149:381–388

Bennett JE (1986) Invasive Mykosen. In: Harrison TR (Hrsg) Prinzipien der Inneren Medizin. Schwabe, Basel Stuttgart, S 1200

Bensaid J, Bensaid D (1976) Les complications cardiaques au cours de la mononucleose infectieuse. Nouv Presse Med 5:716

Bertrand E, Dalger J, Ramiara JP, Renambot J, Attia Y (1978) Coeur et bilharziose. Med Trop (Mars) 38:19–26

Bessoudo R, Marrie TJ, Smith ER (1981) Cardiac involvement in trichinosis. Chest 79:698

Billingham M (1987) Acute myocarditis: a diagnostic dilemma. Br Heart J 58:6–8

Bisno AL (1986) Infektionen durch Streptokokken. In: Harrison TR (Hrsg) Prinzipien der Inneren Medizin. Schwabe, Basel Stuttgart, S 1059

Bock K (1978) Moderne Aspekte der entzündlichen Herzerkrankungen im Kindesalter. Paediatr Grenzgeb 17:117–127

Boehm N (1982) Adrenal, cutaneous and myocardial lesions in fulminating endotoxinemia (Waterhouse-Friderichsen syndrome). Pathol Res Pract 174:92–105

Boerger HH (1982) Akute Myokarditis meist durch Viren. Med Klin 77:36–40

Boesen K, Fischer-Hansen B (1981) A case of giant cell myocarditis. Acta Med Scand 210:521–522

Bolte HD (ed) (1980) Myocardial biopsy. Springer, Berlin Heidelberg New York

Bolte HD (ed) (1984a) Viral heart disease. Springer, Berlin Heidelberg New York Tokyo

Bolte HD (1984b) Chronische Herzinsuffizienz im Gefolge von Herzerkrankungen-Herzdynamik, Klinik und Therapie. In: Riecker G (Hrsg) Herzinsuffizienz. Springer, Berlin Heidelberg New York Tokyo (Handbuch der inneren Medizin, Bd IX/4, S 215–266)

Bolte HD (1985) Dilated (congestive) cardiomyopathy: arguments for immunological relevance. In: Goodwin JF (ed) Heart muscle disease. MTP Press, Lancaster Boston The Hague Dordrecht

Bolte HD, Fischer S, Ludwig B (1982) Immunologische Untersuchungsbefunde bei dilativen Kardiomyopathien. Z Kardiol 71:517–21

Bolte HD, Ludwig B, Schultheiss HP (1983) Virusmyokarditis: Symptomatologie, klinische Diagnostik und Haemodynamik. Verh Dtsch Ges Herz Kreislaufforsch 49:131–140

Bolte HD, Ludwig B, Schultheiss HP (1984) Virusmyokarditis: Symptomatologie, klinische Diagnostik und Haemodynamik. Internist (Berlin) 25:143–149

Boss JH, Liftkowitz M, Freud M (1961) Unusual manifestation of syphilitic cardiovascular disease. Ann Intern Med 55:824

Boucek RJ, Boerth RC, Artman M, Graham TP, Boucek RJ (1984) Myocardial dysfunction in children with acute meningococcemia. J Pediatr 105:538–542

Bowles NE, Olsen EGJ, Richardson PJ, Archard LC (1986) Detection of Coxsackie-B-virus-specific RNA sequences in myocardial biopsy samples from patients with myocarditis and dilated cardiomyopathy. Lancet I:1120–1123

Bradford WD, Hackel DB (1978) Myocardial involvement in Rocky Mountain spotted fever. Arch Pathol Lab Med 102:357 359

Brandenburg RO, Chazow E, Cherian G, Falase AO, Grosgogeat Y, Kawai C, Loogen F, Judez VM, Orinus E, Goodwin JF, Olsen EGJ, Oakley CM, Pisa Z (1981) Report of the WHO/ISFC task force on definition and classification of cardiomyopathies. Circulation 64:437

Bredt W (1987) Infektionen durch Bakterien und Pilze. In: Gross R, Schölmerich P, Gerok W (Hrsg) Lehrbuch der Inneren Medizin. Schattauer, Stuttgart New York

Brown NJ, Richmond SJ (1980) Fatal mumps myocarditis in an 8-month-old child. Br Med J 281:356–357

Burch GE, Sun SC, Sohal RS, Chu KC, Colcolough HL (1968) Diphtheritic myocarditis. A histochemical and electron microscopic study. Am J Cardiol 21:261

Caeiro T, Amuchastegui LM, Moreyra E, Gibson DG (1985) Abnormal left ventricular diastolic function in chronic Chagas disease: an echocardiographic study. Int J Cardiol 9:417–424

Cambridge G, Mac Arthur CGC, Waterson AP, Goodwin JF, Oakley CM (1979) Antibodies to coxsackie B viruses in congestive cardiomyopathy. Br Heart J 41:692

Carrasco HA, Barboza JS, Inglessis G, Fuenmayor A, Molina C (1982) Left ventricular cineangiography in Chagas' disease: Detection of early myocardial damage. Am Heart J 104:595–602

Carrasco HA, Medina M, Inglessis G, Fuenmayor A, Molina C, Davila D (1983) Right ventricular function in Chagas' disease. Int J Cardiol 2:325–335

Cassling RS, Linder J, Sears TD, Waller BF, Rogler WC, Wilson JE, Kugler JD, Kay DH, Dillon JC, Slack JD et al. (1985) Quantitative evaluation of inflammation in biopsy specimens from idiopathically failing or irritable hearts. Am Heart J 110:713–20

Charles D, Bertrand E (1982) Coeur et paludisme. Med Trop (Mars) 42:405–409

Cheatham WJ, Weller TH, Dowe JC (1956) Varicella report of two fatal cases with necropsy, virus isolation and serologic studies. Am J Pathol 32:1015–1028

Chen S, TsaiCC, Nouri S (1986) Carditis associated with mycoplasma pneumoniae infection. Am J Dis Child 140:321

Chiale PA, Halpern MS, Nau GJ, Przybylski J, Tambussi AM, Lazzari JO, Elizari MV, Rosenbaum MB (1982) Malignant ventricular arrhythmias in chronic chagasic myocarditis. Pace 5:162–172

Chung HK, Vlietstra RE, Edwards WD, Reeder GS, Gleich GJ (1984) Steroid-responsive eosinophilic myocarditis: diagnosis by endomyocardial biopsy. Am J Cardiol 53:1472–73

Cohne D, (1978) Coxsackie myocarditis complication treatment of Hodgkin's lymphoma. Aust NZ J Med 8:404–7

Costabel U, Klein G, Riede UN, Rau W, Matthys H (1982) Myokardiale Echinokokkose mit Hydatidenembolie der Lunge. In Med 9:319–323

Costanzo-Nordin MR, O'Connell JB, Subramanian R, Robinson JA, Scanlon PJ (1985) Myocarditis confirmed by biopsy presenting as acute myocardial infarction. Br Heart J 53:25–29

Cruickshank JG, Hart RJC, George M, Feest TG (1981) Fatal streptococcal septicaemia. Br Med J 282:1944

Cunningham T (1982) Pancarditis in acute toxoplasmosis. Am J Clin Pathol 78:403–305

Daly K, Richardson PJ, Olsen EGJ, Morgan-Capner P, McSorley C, Jackson G, Jewitt DE (1984) Acute myocarditis. Role of histological and virological examination in the diagnosis and assessment of immunsuppressive treatment. Br Heart J 51:30–55

Daniel WG, Lichtlen PR (1987) M-mode-, transthorakale zweidimensionale und Ösophagusechokardiographie in der Diagnostik der infektiösen Endokarditis. In: Maisch B (Hrsg) Infektiöse Endokarditis. Perimed Fachbuch, Erlangen

Das SK, Colfer HT, Pitt B (1984) Assessment of left ventricular reserve using radionuclide ventriculography in patients with prior myocarditis. In: Bolte (ed) Viral heart disease. Springer, Berlin Heidelberg New York Tokyo

Davies DM, Brown JM, Bennett JP, Rainford DJ, Pusey CD, Chessshire A, Maw DS (1979) Survival after burn complicated by gas gangrene, acute renal failure, and toxic myocarditis. Br Med J 1:718–719

Dec GW jr, Palacios IF, Fallon JT, Aretz HT, Mills J, Lee DC, Johnson RA (1985) Active myocarditis in the spectrum of acute dilated cardiomyopathies. Clinical features, histologic correlates, and clinical outcome. N Engl J Med 312:885–890

Demoulin JC, Servais JC, Bury J (1978) Un cas de myocardite diphtherique. Etude anatomo-clinique avec histologie du systeme de conduction. Acta Cardiol (Brux) 33:143–154

DeSa DJ (1985) Isolated myocarditis in the first year. Arch Dis Child 60:484–485

DesA'neto A, Bullington JD, Bullington RH, Desser KB, Benchimol A (1980) Coxsackie B 5 heart disease. Demonstration of inferolateral wall myocardial necrosis. Am J Med 68:295–8

Devereux RB (1984) Echocardiography: state of art – 1984. Cardiology 71:118–135

Dhainaut JF, Huet Y, Kahan A, Bricard C, Neveux E, Dallot JY, Bachet J, Carli A, Monsallier FJ (1982) Acute myocardial failure during Yersinia enterocolitica infection. Int Care Med 8:51–53

Dickson RI, Roberts FJ, Frederick FJ (1983) Fatal myocarditis associated with peritonsillar abscess. Laryngoscope 93:565

Dittmann S (1981) Atypische Verläufe nach Schutzimpfungen (Teil 1). Kinderaerztl Prax 49:171–183
Doerr W (1967) Entzündliche Erkrankungen des Myokard. Verh Dtsch Ges Pathol 51:67
Doerr W (1971) Morphologie der Myokarditis. Verh Dtsch Ges Inn Med 71:301
Doerr W, Giese W, Leder LD, Remmele W (1974) Organpathologie Bd. I. Herz und Gefäße, Blut und blutbereitende Organe, Atemwege und Lungen, Thieme, Stuttgart
Doerr W, Schumann G, Ule G (1975) Atlas der pathologischen Anatomie. Thieme, Stuttgart
Douvier JJ, Ledain L, Besse P (1984) Leptospirose une manifestation cardiaque isoloée. Sem Hop (Paris) 60:701–702
Drese G (1981) Histologische Untersuchungen des Myokards nicht natürlich Verstorbener. Zentralbl Allg Pathol 125:24–30
Driehorst J, Laubenthal F (1984) Acute Myokarditis nach Choleraschutzimpfung. Dtsch Med Wochenschr 109:197–198
Ducasse R, Kamenear HR, Bessinger HE (1977) Left anterior hemiblock complicating trichinous myocarditis. Angiology 28:482–486
Dummer JS, White LT, Ho M, Griffith BP, Hardesty RL (1985) Morbidity of cytomegalovirus infection in recipients of heart or heart-lung transplants who received Cyclosporine. J Infect Dis 152:1182–1191
Edwards JD, Schofield PM (1984) Myocardial depression in streptococcal cellulitis. Br Med J 288:816–817
Edwards JE, Lehrer RI, Stiehm ER, Fischer TJ, Young LS (1978) Severe candidal infections: clinical perspective, immune defense machanisms and current concepts of therapy. Ann Intern Med 89:91–106
Edwards MS, Baker CJ (1981) Complications and sequelae of meningococcal infections in children. J Pediatr 99:540–545
Edwards WD (1984) Myocarditis and endomyocardial biopsy. Cardiol Clin 2:647–56
Edwards WD, Holmes DR, Reeder GS (1982) Diagnosis of active lymphocytic myocarditis by endomyocardial biopsy: quantitative criteria for light microscopy. Mayo Clin Proc 57:419–25
Endresen K, Gjesdal K, Ørstavik I, Sivertssen E, Reikvam A, Ulstrup JC, Aalen OO (1985) Primary cytomegalovirus infection following open heart surgery. Acta Med Scand 218:423–428
Engblom E, Ekfors TO, Meurman OH, Toivanen A, Nikoskelainen J (1983) Fatal influenza A myocarditis with isolation of virus from the myocardium. Acta Med Scand 213:75–78
Ernst A, Cices I, Radovanovic N (1983) Two-dimensional echocardiographic study of a cardiac hydatid cyst. Am J Cardiol 52:1361–1363
Erol C, Candan I, Akalin H, Sonel A, Kervancioglu C (1985) Cardiac hydatid cyst simulating tricuspid stenosis. Am J Cardiol 56:833–834
Espinosa R, Carrasco HA, Belandria F, Fuenmayor AM, Molina C, González R, Martinez O (1985) Life expectancy analysis in patients with Chagas' disease: prognosis after one decade (1973–1983). Int J Cardiol 8:45–56
Feery BJ (1977) Adverse reactions after smallpox vaccination. Med J Aust 2:180–183
Fegeler U, Bein G, Rasch M (1983) Kardiale Komplikationen bei Meningokokkeninfektionen. Monatsschr Kinderheilkd 131:277–281
Fein A, Rackow EC, Shapiro L (1978) Acute pulmonary edema in plasmodium falciparum malaria. Am Rev Respir Dis 118:425
Feneley MP, Gavaghan TP, Ralston M, Hickie JB, Baron DW (1984) Diagnosis and management of acute myocarditis aided by serial myocardial biopsy. Aust NZ J Med 14:826–30
Fenoglio JJ; Ursell PC, Kellogg CF, Drusin RE, Weiss MB (1983) Diagnosis and classification of myocarditis by endomyocardial biopsy. N Engl J Med 308:12–18
Fiddler GI, Campbell RWF, Pottage A, Godman MJ (1977) Varicella myocarditis presenting with unusual ventricular arrhythmias. Br Heart J 39:1150–1153
Filho RIR, Rossi MB (1985) Chagas' disease – a medical and socioeconomic problem. Int J Cardiol 9:451–455

Fink L, Reichek N, Sutton MGStJ (1984) Cardiac abnormalities in a acquired immune deficiency syndrome. Am Heart J Cardiol 54:1161–1163
Finley RW, Marr JJ (1985) Anaerobic myocardial abscess following myocardial infarction. Am J Med 78:513–514
Florkowski CM, Ikram RB, Crozier IM, Ikram H, Berry ME (1984) Campylobacter jejuni myocarditis. Clin Cardiol 7:558–559
Fowles RE, Mason JW (1982) Myocardial biopsy. Mayo Clin Proc 57:459–61
Franklin WG, Simon AB, Sodeman TM (1976) Candida myocarditis without valvulitis. Am J Cardiol 38:924–928
Frishman W, Kraus ME, Zabkar J, Brooks V, Alonso D, Dixon LM (1977) Infectious mononucleosis and fatal myocarditis. Chest 72:535–8
Fujimoto T, Katoh C, Hayakawa H, Yokota M, Kimura E (1979) Two cases of rubella infection with cardiac involvement. Jpn Heart J 20:227–235
Fujiwara T, Akiyama Y, Narita H, Ueda T, Hayashidera T, Mikawa H, Fujiwara H, Hamashima Y (1981) Idiopathic acute myocarditis with complete atrioventricular block in a baby. Clinicopathological study of the atrioventricular conduction system. Jpn Heart J 22:275–280
Fukuhara T, Kinoshita M, Bito K, Sawamura M, Motomura M, Kawakita S, Kawanishi K (1983) Myopericarditis associated with echo virus type 3 infection. Jpn Circ J 47:1274–1280
Gahl K (1984) Infektiöse Endokarditis: Klinik, Diagnostik und Therapie. Steinkopff, Darmstadt
Garcia AG, Torres AC, Pegado CS (1985) Congenital toxoplasmic myocarditis: case report of an unusual presentation. Ann Trop Paediatr 5:227–230
Gavrilescu S, Gavrilescu M, Streian C, Luca C (1979) Complete atrio-ventricular block due to cardiac echinococcosis. Cardiology 64:215–221
Gehring J, Rudroff W (1981) Reversible asymmetrische Septumverdickung im Echokardiogramm bei einem Fall von Peri-Myokarditis. Z Kardiol 70:380–84
Germer W (1987) Medizinische Parasitologie. In: Gross R, Schölmerich P, Gerok W (Hrsg) Lehrbuch der Inneren Medizin. Schattauer, Stuttgart New York
Germer WD (1985) Fleckfieber. In: Hornbostel H, Kaufmann W, Siegenthaler W (Hrsg) Innere Medizin in Praxis und Klinik. Thieme, Stuttgart New York, S 13.142
Giles TD, Gohd RS (1976) Respiratory syncytial virus and heart disease. JAMA 236:1128–1130
Gladisch R, Hofmann W, Waldherr R (1976) Myokarditis und Insulitis nach Coxsackie-Virus-Infekt. Z Kardiol 65:837–49
Goetz M, Juchems R (1983) Myokarditis durch Salmonella typhimurium. Klin Wochenschr 61:1153–1157
Goodwin JF (1985a) Cardiomyopathies and specific heart muscle diseases: definition, terminology and classification. In: Goodwin JF (ed) Heart muscle disease. MTP Press, Lancaster Boston The Hague Dordrecht
Goodwin JF (ed) (1985b) Heart muscle disease. MTP Press, Lancaster Boston The Hague Dordrecht
Gore I, Saphir O (1947) Myocarditis: a classification of 1402 cases. Am Heart J 34:827–830
Gortner L (1984) Infektiöse Mononukleose (Pfeiffersches Drüsenfieber) mit membranöser Angina, Nephritis, Myocarditis und Guillain-Barré-Syndrom. Monatsschr Kinderheilkd 132:113–115
Granath A, Kimby S, Soedermark T, Volpe U, Zetterquist S (1980) Stokes-Adams attacks requiring pacemaker treatment in three patients with acute nonspecific myocarditis. Acta Med Scand 207:177–181
Grayston JT, Mordhorst CH, Wang SP (1981) Childhood myocarditis associated with Chlamydia trachomatis infection. JAMA 246:2823–2827
Griffiths PD, Hannington G, Booth JC (1980) Coxsackie B virus infections and myocardial infarction. Results from a prospective, epidemiologically controlled study. Lancet 1:1387–1389
Gross D, Willens H, Zeldis SM (1981) Myocarditis in legionaires' disease. Chest 79:232–234

Guivarch G, Le Gall JR, Regnier B, Jardin F (1982) Etats de choc au cours des leptospiroses ictero-hemorragiques. Quatre observations. Nouv Presse Med 11:837–839

Guneratre P (1975) Gas gangrene (abscess) of heart. NY State J Med 75:1766

Hager WD, Speck EL, Mathew PK, Boger JN, Wallace WA (1977) Endocarditis with myocardial abscesses and pericarditis in an adult: group B streptococcus as a cause. Arch Intern Med 137:1725–1728

Halim MA, Mercer EN, Guinn GA (1985) Myocardial tuberculoma with rupture and pseudoaneurysm formation – successful surgical treatment. Br Heart J 54:605–608

Hardman JM, Earle KM (1969) Myocarditis in 200 fatal meningococcal infections. Arch Pathol 87:318–325

Hauser AM, Gordon S, Cieszkowski J, Timmis GC (1983) Severe transient left ventricular "hypertrophy" occuring during acute myocarditis. Chest 83:275–277

Hayakawa M, Inoh T, Yokota Y, Kawanishi H, Kumaki T, Takarada A, Seo T, Fukuzaki H (1984) A long-term follow-up study of acute myocarditis an electrocardiographic and echocardiographic study. Jpn Circ J 48:1362–1367

Heikkilae J, Karjalainen J (1982) Evaluation of mild acute infectious myocarditis. Br Heart J 47:381–391

Helle EP, Kodkenvuo K, Heikkilae J, Pikkarainen JD, Weckstroem P (1978) Myocardial complications of immunisations. Ann Clin Res 10:280–287

Heni N, Glogner P, Schmitz H (1976) Klinik und Diagnostik der akuten Cytomegalie-Infektion bei primär gesunden Erwachsenen. Klin Wochenschr 54:1117–1124

Henochowicz S, Mustafa M, Lawrinson WE, Pistole WE, Lindsay J (1985) Cardiac aspergillosis in acquired immune deficiency syndrome. Am J Cardiol 55:1239–1240

Hentschel M (1985) Gasbrand und Darminfektionen durch Clostridien der Gasbrandgruppe. In: Hornbostel H, Kaufmann W, Siegenthaler W (Hrsg) Innere Medizin in Praxis und Klinik. Thieme, Stuttgart New York, S 13.243

Herzog CA, Snover DC, Staley NA (1984) Acute necrotising eosinophilic myocarditis. Br Heart J 52:343–8

Herzum M, Huber SA (1986) Immunsuppressive Therapie der Virus-Myokarditis. Schwerpunktmed 9:9

Hör G, Maul FD (1982) Die Szintigraphie bei der koronaren Herzkrankheit. Med Klin 77:478–483

Horlick SH (1982) Trichinella larval encystment in the myocardium. N Engl J Med 307:1530

Horlick SH, Bicknell BE (1929) Trichiniasis with widespread infestation of many tissues. N Engl J Med 201:816–819

Horstmann E, Daweke H (1985) Lungenödem und Herzvergrößerung bei Malaria tropica. MMW 5:90–91

Hosenpud JD, McAnulty JH, Niles NR (1985) Lack of objective improvement in ventricular systolic function on patients with myocarditis treated with azathioprine and prednisone. J Am Coll Cardiol 6:779–801

Hudgins JM (1976) Infectious mononucleosis complicated by myocarditis and pericarditis. JAMA 235:2626–2627

Ibarra-Perez C, Fernando-Diez J, Rodriguez-Trujillo F (1972) Myocardial cysticercosis: report of two cases with coexisting heart disease. South Med J 65:484

Ikaeheimo MJ, Takkunen JT (1986) Echocardiography in acute infectious myocarditis. Chest 89:100–2

Jacobs JC, Rosen JM, Szer IS (1984) Lyme myocarditis diagnosed by gallium scan. J Pediatr 105:950–95

James TN (1983) Myocarditis and cardiomyopathy. N Engl J Med 308:39–41

Jamieson SW, Oyer PE, Reitz BA et al. (1981) Cardiac transplantation at Stanford. Heart Transplant 1:86–91

Johnson RA, Palacios I (1982) Dilated cardiomyopathies of the adult. N Engl J Med 307:1051–1058 Part I, 1119–1126 Part II

Jones I, Nassau E, Smith P (1965) Cryptococcosis of the heart. Br Heart J 27:462

Journet M, Gay J, Benoit P, Marcantoni JP, Fontaliran P, Bourmayan C, Gerbaux A (1982) Syncopes d'étiologie rare, hydatidose cardiaque. Ann Med Interne (Paris) 133:478–482

Judge DM, Samuel I, Perine PL, Vukotic D, Ababa A (1974) Louseborn relapsing fever in man. Arch Pathol 97:136
Jung B, Boethig B (1976) Coxsackie-B3-Epidemie auf einer Neugeborenenstation. Kinderaerztl Prax 44:248–53
Just H, Schuster HP (ed) (1983) Myocarditis cardiomyopathy. Springer, Berlin Heidelberg New York Tokyo
Kaimal KP, Beyt BE (1982) Cardiac dysfunction in trichinosis. N Engl J Med 307:374–375
Kaltenbach M, Kunkel B, Schneider M (1983) Virale Herzerkrankung: Praktische Konsequenzen. In: Schaper W, Gottwik MG (Hrsg) Fortschritte in der Kardiologie 83. Steinkopff, Darmstadt, S 167
Kandolf R, Ameis D, Kirschner P, Canu A, Hofschneider PH (1986) In situ detection of viral genomes in myocardial cells by nucleic acid hybridization: a novel approach to the diagnosis of viral heart disease. International Symposium on Inflammatory Heart Disease, Würzburg
Karjalainen J (1983) Functional and myocarditis-induced T-wave abnormalities. Effect of orthostasis, beta-blockade, and epinephrine. Chest 83:668–674
Karjalainen J, Heikkilae J (1983) Myocardial infarction or acute myopericarditis. JAMA 249:3018
Karjalainen J, Heikkilae J (1986) "Acute pericarditis": Myocardial enzyme release as evidence for myocarditis. Am Heart J 111:546–552
Karjalainen J, Nieminen MS, Heikkilae J (1980) Influenza A1 myocarditis in conscripts. Acta Med Scand 207:27–30
Kavousi S (1977) Typhoid fever with myocarditis in children. Pahlevi Med J 8:99–105
Kean BH, Breslau RC (1964) Parasites of the human heart. Grune & Stratton, New York London
Kereiakes DJ, Parmley WW (1984) Myocarditis and cardiomyopathy. Am Heart J 108:1318–1326
Khosla SN, Chugh SN, Mehta HC, Chugh K (1982) Serum transaminases in enteric myocarditis. J Assoc Physicians India 29:875–881
Kitaura Y, Morita H (1979) Secundary myocardial disease. Virus myocarditis and cardiomyopathy. Jpn Circ J 43:1017–31
Kloin JE (1985) Pernicious anemia and giant cell myocarditis. Am J Med 78:355–60
Knieriem HJ (1974) Zur Differentialdiagnose zwischen Myokarditis und idiopathischer Kardiomyopathie aus pathologisch-anatomischer Sicht. Therapiewoche 24:1054
Köberle F (1985) Chagaskrankheit. In: Hornbostel H, Kaufmann W, Siegenthaler (Hrsg) Innere Medizin in Praxis und Klinik. Thieme, Stuttgart New York
Kondo M, Takahashi M, Shimono Y, Fujiwara H, Miyazaki S, Matsuda T (1985) Reversible asymmetric septal hypertrophy in acute myocarditis. Serial findings of two-dimensional echocardiogram and thallium-201 scintigram. Jpn Circ J 49:589
Konno S, Sakakibara S (1963) Endomyocardial biopsy. Ann Intern Med 97:885–894
Kopelman HA, Graham BS, Forman MB (1986) Myocardial abscess with complete heart block. Br Heart J 56:101–104
Koster FT, Williams JC, Goodwin JS (1985) Cellular immunity in Q fever endocarditis. J Infect Dis 152:1283–1289
Kostucki W, van Kuyk M, Cornil A (1985) Changing echocardiographic features of a hydatid cyst of the heart. Br Heart J 54:224–225
Kraemer J (1977) Verlauf und Epidemiologie von Diphtherieerkrankungen in Bonn. Öff Gesundheitswes 39:624–627
Kriseman T (1984) Rubella myocarditis in a 9-year-old patient. Clin Paediatr (Phila) 23:240–241
Küster J, Squarr HU (1974) Zur Frage der Mumps-Myokarditis mit einem kasuistischen Beitrag. Med Welt 25:159
Kuhn H (1983) Differentialdiagnostische Abgrenzung von entzündlichen und nicht entzündlichen Herzmuskelerkrankungen. In: Schaper W, Gottwik MG (Hrsg) Fortschritte in der Kardiologie 83. Steinkopff, Darmstadt, S 161
Kuhn H, Loogen F (1981) Erkrankungen des Myokards. In: Krayenbühl HP, Kübler W (Hrsg) Kardiologie in Klinik und Praxis, vol II. Thieme, Stuttgart S 48.1–48.13

Kuhn H, Becker R, Fischer J, Curtius JM, Lösse B, Hort W, Loogen F (1982) Untersuchungen zur Ätiologie, zum Verlauf und zur Prognose der dilatativen Kardiomyopathie (DCM). Z Kardiol 71:497–508

Kunkel B, Schneider M, Kober G, Bussmann WD, Hopf R, Kaltenbach M (1982) Die Morphologie der Myokardbiopsie und ihre klinische Bedeutung. Z Kardiol 71:787–94

Kunkel B, Schneider M, Hübner K, Kaltenbach M (1985) Bioptische und autoptische Häufigkeit der Myokarditis. Z Kardiol 74:360–368

Kupferschmid C, Lang D, Teller WM, Hofstetter R, v. Bernuth G (1983) Myokarditis bei erworbener Toxoplasmose im Kindesalter. Klin Padiatr 195:48–51

Lanzer G, Popper H, Pogratz M, Tilz GP (1982) Eosinophilen-Myokarditis. Eine mögliche Variante der IgA-mediierten Erkrankungsform. MMW 124:875–76

Lau RC, Hermon YE (1979) The role of coxsackie B viruses in heart disease in New Zealand. NZ Med J 90:375–377

Lauras B, Valla Y, Gaudin O, Teyssier G, Rayet I (1984) Infection à coxsackie B5 chez un nouveau-né. Meningoencephalite et myocardite. Pediatrie 39:561–5

Lee VW, Caldarone AG, Falk RH, Rubinow A, Cohen AS (1983) Amyloidosis of heart and liver: Comparision of Tc-99m Methylene Diphosphate for detection. Radiology 148:239–242

Lerner AM (1969) Coxsackie virus myocardiopathy. J Infect Dis 120:496–499

Lerner AM, Wilson FM (1973) Virus myocardiopathy. Prog Med Virol 15:63–91

Levine HD (1979) Virus myocarditis. Am J Med Sci 277:133

Lewis AB, Neustein HB, Takahashi M, Lurie PR (1985) Findings on endomyocardial biopsy in infants and children with dilated cardiomyopathy. Am J Cardiol 55:143

Lewis W, Lipsick J, Cammarosano C (1985) Cryptococcal myocarditis in acquired immune deficiency syndrome. Am J Cardiol 55:1240

Limacher MC, McEntee CW, Attar M, Nelson JG, DeBakey ME, Quinones MA (1983) Cardiac echinococcal cyst: Diagnosis by two-dimensional echocardiography. JACC 2:574–577

Little BW, Tihen WS, Dickerman JD, Craighead JE (1981) Giant cell pneumonia associated with parainfluenza virus type 3 infection. Hum Pathol 12:478–81

Lorbeau BM de, Petit G (1978) L'electrocardiogramme au cours de la bilharziose a Schistosoma mansoni. Arch Mal Coeur 71:95–103

Lowry PJ, Littler WA (1985) Dilated (congestive) cardiomyopathy – the evidence for and against a disorder of cellular immunity and infection. In: Goodwin JF (Hrsg) Heart muscle disease. MTP Press, Lancaster Boston The Hague Dordrecht

Lowry PJ, Edwards CW, Nagle RE (1982a) Herpes-like virus particles in myocardium of patient progressing to congestive cardiomyopathy. Br Heart J 48:501–503

Lowry PJ, Edwards CW, Goldberg MJ (1982b) Serious cardiac morbidity in infectious mononucleosis. Br Med J 285:98

Lüthy R, Siegenthaler W (1985) Bakterielle Septikämien. In: Hornbostel H, Kaufmann W, Siegenthaler W (Hrsg) Innere Medizin in Praxis und Klinik. Thieme, Stuttgart New York, S 13.178

Maguire JH, Mott KE, Lehman JS, Hoff R, Muniz TM, Guimaraes AC, Sherlock I, Morrow RH (1983) Relationship of electrocardiographic abnormalities and seropositivity to Trypanosoma cruzi within a rural community in Northeast Brazil. Am Heart J 105:287–294

Mahapatra RK, Ellis GH (1985) Myocarditis and hepatitis B virus. Angiology 36:116–119

Maisch B (1983) Humorale immunologische Effektormechanismen bei der Perikarditis. In: Schaper W, Gottwik MG (Hrsg) Fortschritte der Kardiologie 83. Steinkopff, Darmstadt

Maisch B (1984) Humorale immunologische Effektormechanismen bei Perimyokarditis. Internist 25:155

Maisch B (1986) Das Sarkolemm als Antigen in der Immunpathogenese der Myoperikarditis. Schwerpunktmed 7:14

Maisch B (1987) Klinik der infektiösen Endokarditis. In: Maisch B (Hrsg) Infektiöse Endokarditis. Perimed Fachbuch, Erlangen

Maisch B, Trostel-Soeder R, Stechemesser E, Berg PA, Kochsiek K (1982) Diagnostic relevance of humoral and cell-mediated immune ractions in patients with acute viral myocarditis. Clin Exp Immunol 48:533

Maiti CR, Mukherjee AK, Bose B, Saha GL (1978) Myopericarditis following chikungunya virus infection. J Indian Med Assoc 70:265–8

Malouf J, Saksouk FA, Alam S, Rizk GR, Dagher I (1985) Hydatic cyst of the heart: Diagnosis by two-dimensional echocardiography and computed tomography. Am Heart J 109:605–507

Maresh H, Klimek JJ, Quintiliani R (1977) Myocardial dysfunction and hemolytic anemia in a patient with Mycoplasma pneumoniae infection. Chest 71:410–413

Marin-Garcia J, Barrett FF (1983) Myocardial function in Rocky Mountain spotted fever: Echocardiographic assessment. Am J Cardiol 51:341–343

Marin-Garcia J, Mirvis DM (1984) Myocardial disease in Rocky Mountain spotted fever: Clinical, functional and pathologic findings. Pediatr Cardiol 5:149–154

Maron BJ, Roberts WC (1981) Cardiomyopathies in the first two decades of life. Cardiovasc Clin 11:35–78

Maslow MJ, Reitano JM, Schnall HA, Shah AT, Simberkoff MS, Rahal JJ (1984) Myocardial abscess due to klebsiella pneumoniae complicating acute infarction. Am J Med Sci 287:58–60

Mason JW (1985) Endomyocardial biopsy: the balance of success and failure. Cirulation 71:185–188

Matisonn RE, Mitha AS, Chesler E (1976) Successful electrical pacing for complete heart block complicating diphtheric myocarditis. Br Heart J 38:423–426

Maul FD, Standke R, Hör G (1982) Nuklearmedizinische Diagnostik des akuten Myokardinfarktes. Therapiewoche 32:6309–6321

McCue MJ, Moore EE (1979) Myocarditis with microabscess formation caused by Listeria monocytogenes associated with myocardial infarct. Hum Pathol 10:469–472

McGregor CGA, Fleck DG, Nagington J, Stovin PGI, Cory-Pearce R (1984) Disseminated toxoplasmosis in cardiac transplantation. J Clin Pathol 37:74–77

Melmed S, Katz D, Bank H (1976) Streptococcal pancarditis. Chest 69:108–110

Menahem S, Uren EC (1985) Respiratory syncytial virus and heart block – cause and effect? Aust NZ J Med 15:55–57

Mendoza I, Camardo J, Moleiro F, Castellanos A, Medina V, Gomez J, Acquatella H, Casal H, Tortoledo F, Puigbo J (1986) Sustained ventricular tachycardia in chronic chagasic myocarditis: Electrophysiologic and pharmacologic characteristics. Am J Cardiol 57:423–427

Merkel WC (1946) Plasmodium falciparum malaria. The coronary and myocardial lesions observed at autopsy in two cases of acute fulminating P. falciparum infection. Arch Pathol Lab Med 41:290

Metzler MH, Sahgal KK, Wolff GS (1972) Second degree atrioventricular block in acute trichinosis. Am J Dis Child 124:598–601

Meuter KP, Weihrauch TR, Koehler H, Gnaendiger HP (1976) Foudroyanter Verlauf einer Infektion mit Leptospira grippotyphosa. Med Klin 71:631–634

Midulla M, Marzetti G, Borra G, Sabatino G (1976) Myocarditis associated with Echo type 7 infection in a leucemic child. Acta Paediatr Scand 65:649–651

Miholic J, Huodec M, Domaning E, Hiertz H, Klepetko W, Lackner F, Wolner E (1985) Risk factors for severe bacterial infections after valve replacement and aortocoronary bypass operations: Analysis of 246 cases by logistic regression. Ann Thorac Surg 40:224–228

Mills AS, Hastillo A, Hess ML (1984) Lymphocytic infiltration of the myocardium in idiopathic dilated cardiomyopathy: Underestimation of myocarditis with endomyocardial biopsy. Circulation 70:401

Mohr W (1975) Malaria. In: begr. v. Nauck EG, Mohr W, Schumacher HH, Weyer F (Hrsg) Lehrbuch der Tropenkrankheiten. Thieme, Stuttgart S 138–142

Morita H, Kitaura Y, Deguchi H, Kotaka M, Nakayama Y, Suwa M, Kino M, Hirota Y, Kawamura K (1983) Coxsackie B5 myopericarditis in a young adult-Clinical course and endomyocardial biopsy findings. Jpn Circ J 47:1077

Most E (1982) Kardiomyopathien (einschließlich Myokarditis). Klinik der Gegenwart, Bd II. Urban & Schwarzenberg, München Wien Baltimore, pp E 253–274

Müller S (1979) Klinik der Myokarditis – Symptomatologie, Diagnostik und Verlauf. Z Ges Inn Med 21:640–647

Nelson DP, Rensimer ER, Connor M, Raffin TA (1984) Cardiac legionellosis. Chest 86:807–808

Niehues B, Heuser L, Recht K, Tauchert M, Dalichau H (1983) Echinokokkusbefall des Herzens. Leber Magen Darm 13:27–32

Nikoskelainen J, Kalliomaki JL, Lapinleimu K, Stenvik M, Halonen PE (1983) Coxsackie B virus antibodies in myocardial infarction. Acta Med Scand 214:29–32

Nieminen MS, Heikkilä J, Karjalainen J (1984) Echocardiography in acute infectious myocarditis: Relation to clinical and electrocardiographic findings. Am J Cardiol 53:1331–1337

Nippoldt TB, Mech B, Edwards WD, Holmes DR, Reeder GS, Hartzler GO, Smith HC (1982) Right ventricular endomyocardial biopsy: clinicopathologic correlates in 100 consecutive patients. Mayo Clin Proc 57:407–18

Noren GR, Tobin JD, Staley NA, Asinger RW, Einzig S (1982) Association of varicella, myocarditis, and congestive cardiomyopathy. Pediatr Cardiol 3:53–57

Obeyesekere I, Hermon Y (1972) Myocarditis and cardiomyopathy after arbovirus infections (dengue and chikungunya fever). Br Heart J 34:821–827

Obeyesekere I, Hermon Y (1973) Arbovirus heart disease: Myocarditis and cardiomyopathy following dengue and chikungunya fever – a follow-up study. Am Heart J 85:186

O'Connell JB, Gunnar RM (1984) Gallium-67 imaging in patients with dilated cardiomyopathy and biopsy-proven myocarditis. Circulation 70:58–62

O'Connell JB, Robinson JA (1985) Coxsackie viral myocarditis. Postgrad Med J 61:1127–1131

O'Connell JB, Robinson JA, Henkin RE, Gunnar RM (1981) Immunsuppressive therapy in patients with congestive cardiomyopathy and myocardial uptake of Gallium-67. Circulation 64:780–786

Oda T, Hamamoto K, Morinaga H (1979) Clinical aspects of nonrheumatic myocarditis in children. Jpn Circ J 43:433–40

Oda T, Hamamoto K, Morinaga H (1980) Sequelae of nonrheumatic myocarditis in children: a follow-up study. Jpn Circ J 44:817–22

Oliveira JSM (1985) A natural human model of intrinsic heart nervous system denervation: Chagas' cardiopathy. Am Heart J 110:1092–1098

Oliveira JSM, Correa de Araujo RR, Navarro MA, Muccillo G (1983) Cardiac thrombosis and Thromboembolism in chronic Chagas' Heart disease. Am J Cardiol 52:147–151

Olsen EGJ (1984) Histomorphological relations between myocarditis and dilated cardiomyopathy. In: Bolte HD (ed) Viral heart disease. Springer Berlin Heidelberg New York Tokyo

Olsen EGJ (1985a) Pathology, causes and relation to myocarditis. In: Goodwin JF (ed) Heart muscle disease. MTP Press, Lancaster Boston The Hague Dordrecht

Olsen EGJ (1985b) The problem of viral heart disease. Postgrad Med J 61:479–80

Olsen EGJ (1985c) The role of biopsy in the diagnosis of myocarditis. Herz 10:21–26

Olsen EGJ (1986) Dilated cardiomyopathy, myocarditis, and the biotome. Med J 293:90–91

Olsen EGJ, Spry CJF (1985) Relation between eosinophilia and endomyocardial disease. Prog Cardiovasc Dis 27:241–254

Olson LJ, Okafor EC, Clements IP (1986) Cardiac involvement in lyme disease: Manifestations and management. Mayo Clin Proc 61:745–749

Owen GE, Scherr SN, Segre EJ (1962) Histoplasmosis involving the heart and great vessels. Am J Med 32:552–559

Palank EA, Janardhana ML, Utell M (1979) Fatal acute bacterial myocarditis after dentoalveolar abcess. Am J Cardiol 43:1238

Parillo JE, Aretz HT, Palacios I, Fallon JT, Block PC (1984) The results of transvenous endomyocardial biopsy can frequently be used to diagnose myocardial diseases in patients with idiopathic heart failure. Circulation 69:93–101

Parker JC (1980) The potentially lethal problem of cardiac candidosis. Am J Clin Pathol 73:356-361
Pereira MHB, Brito FS, Ambrose JA, Pereira CB, Levi GC, Neto VA, Martinez EE (1984) Exercise testing in the latent phase of Chagas' disease. Clin Cardiol 7:261-265
Pickens S, Catterall JR (1978) Disseminated intravascular coagulation and myocarditis associated with Mycoplasma pneumoniae infection. Br Med J 1:1526
Pimenta J, Miranda M, Pereira CB (1983) Electrophysiologic findings in long-term asymptomatic chagasic individuals. Am Heart J 106:374-380
Ploechl E, Huber EG, Thurner J (1976) Herzerkrankungen bei pränataler Coxsackievirusinfektion. Padiatr Padol 11:382-92
Plorde JJ (1986) Andere Trematoden (Egel). In: Harrison TR (Hrsg) Prinzipien der Inneren Medizin. Schwabe, Basel Stuttgart, S 1395
Plorde JJ, Jong EC (1986) Schistosomiasis (Bilharziose). In: Harrison TR (Hrsg) Prinzipien der Inneren Medizin. Schwabe, Basel Stuttgart, S 1379
Poche R (1982) Begriffsbestimmung, Einteilung und Definition der Kardiomyopathien und Myokardiopathien. In: Roskamm H, Reindell H (Hrsg) Herzkrankheiten. Springer, Berlin Heidelberg New York
Poenkae A (1979) Carditis associated with mycoplasma pneumoniae infection. Acta Med Scand 206:77-78
Poenkae A, Pitkaenen T, Pettersson T, Aittoniemi S, Kosunen TU (1980) Carditis and arthritis associated with campylobacter jejuni infection. Acta Med Scand 208:495-496
Pohost GM, Ratner AV (1984) Nuclear magnetic resonance. Cardiology 71:162-172
Pollard RB, Arvin AM, Gamberg P, Rand KH, Gallagher JG, Merigan TC (1982) Specific cell-mediated immunity and infections with herpes viruses in cardiac transplant recipients. Am J Med 73:679-687
Potier JC, Khayat A, Foucault JP (1978) Distomatose et cardiopathie. A propos de deux nouvelles observations. Essais de classification et hypothèses pathogéniques. Arch Mal Coeur 71:1299-1306
Prager RL, Burney DP, Waterhouse G, Bender HW (1980) Pulmonary, mediastinal and cardiac presentations of histoplasmosis. Ann Thorac Surg 30:385-390
Rabson AB, Schoen FJ, Warhol MJ, Mudge GH, Collins JJ (1984) Giant cell myocarditis after mitral valve replacement: case report and studies of the nature of giant cells. Hum Pathol 15:585-587
Ram P, Chandra MS (1985) Unusual electrocardiographic abnormality in leptospirosis: Case reports. Angiology 36:477-482
Ramos ACMF, Elias PRP, Barrucand L, Da Silva JAF (1984) The protective effect of carnitine in human diphtheric myocarditis. Pediatr Res 18:815-819
Read RB, Ede RJ Morgan-Capner P, Moscoso G, Portmann B, Williams R (1985) Myocarditis and fulminant hepatic failure from coxsackievirus B infection. Postgrad Med J 61:749-752
Regitz V, Olsen EGJ, Rudolph W (1985) Histologisch nachweisbare Myokarditis bei Patienten mit eingeschränkter linksventrikulärer Funktion. Herz 10:27-35
Reikvam A, Ørstavik I, Endresen K, Bae E (1985) Identification of patients at risk of symptomatic cytomegalovirus infection after open-heart surgery. Scand Thorac Cardiovasc Surg 19:173-76
Remmele W (Hrsg) (1984) Pathologie. Springer, Berlin Heidelberg New York Tokyo
Reitano J, King J, Cohen H, El-Sadr W, Rubler S, Steinbert J, Fisher (1984) Cardiac function in patients with acquired immune deficiency syndrome (AIDS) or AIDS prodrome (abstr). JACC 3:723-729
Reyes MP, Lerner AM (1985) Coxsackievirus myocarditis- with special reference to acute and chronic effects. Prog Cardiovasc Dis 27:373-394
Richardson PJ (1985) Immunsuppresive therapy in the management of biopsy proven acute myocarditis. Herz 10:36-43
Richardson PJ, Morgan-Capner P, Daly K, McSorley C, Olsen EGJ (1983) Endomyocardial biopsy and viral heart disease. Verh Dtsch Ges Herz Kreislaufforsch 49:141

Richardson PJ, Daly K, Gishen P (1984) Haemodynamic findings in biopsy proven acute myocarditis. In: Bolte HD (ed) Viral heart disease. Springer, Berlin Heidelberg New York Tokyo, pp 165–172

Ringel RE, Brenner JI, Rennels MB, Huang SW, Wang SP, Grayston JT, Berman MA (1982) Serologic evidence for Chlamydia trachomatis myocarditis. Pediatrics 70:54–56

Riski H, Hovi T, Frick MH (1980) Carditis associated with coronavirus infection (letter). Lancet II:100–101

Robboy SJ (1972) Atrioventricular-node inflammation: Mechanism of sudden death in protected meningococcemia. N Engl J Med 286:1091

Roberts WC, Beard CW (1967) Gas gangrene of the heart in clostridial septicemia. Am Heart J 74:482–488

Rose AG, Uys CJ, Novitsky D, Cooper DKC, Barnard CN (1983) Toxoplasmosis of donor and recipient hearts after heterotopic cardiac transplantation. Arch Pathol Lab Med 107:368

Rosenberg RS, Creviston SA, Schonfeld AJ (1982) Invasive aspergillosis complicating resection of a pulmonary aspergilloma in a nonimmunocompromised host. Am Rev Respir Dis 126:1113–1115

Rozkovec A, Cambridge G, King M, Hallidie-Smith KA (1985) Natural history of left ventricular function in neonatal coxsackie myocarditis. Pediatr Cardiol 6:151–156

Rupprath G, Vogt J, Koncz S (1982) Differentialdiagnose entzündlicher Herzerkrankungen durch zweidimensionale Echokardiographie. Monatsschr Kinderheilkd 130:498–502

Saji T, Matsuo N, Hashiguchi R, Sato K, Umezawa T, Morishita K, Yamazaki J, Kawamura Y, Okuzumi K, Yabe Y (1985) Radionuclide imaging for assessment of myocarditis and postmyocarditic state in infant and children. Thallium-201 myocardial imaging and technetium-99m-HSA gated equilibrium ventriculography. Jpn Heart J 26:413–423

Salvi A, Della Grazia E, Silvestri F, Camerini F (1985) Acute ricettsial myocarditis and advanced atrioventricular block: diagnosis and treatment aided by endomyocardial biopsy. Int J Cardiol 7:405–409

Samandari S, Donhuijsen K (1985) Kardiovaskuläre Manifestation tiefer Mykosen. Med Welt 36:1571–1573

Sanchez GR, Neches WH, Jaffe R (1982) Myocardial aneurysm in association with disseminated cytomegalovirus infection. Pediatr Cardiol 2:63–65

Sands MJ jr, Satz JE, Turner WE jr, Soloff LA (1977) Pericarditis and perimyocarditis associated with active Mycoplasma pneumoniae infection. Ann Intern Med 86:544–548

Sanner E, Sigurdsson G, Gislasson D, Gudbrandsson B, Stefansson M (1976) Acute myopericarditis. Ups J Med Sci 81:167–73

Saphir O (1941) Myocarditis. Arch Pathol Lab Med 32:1000–1007

Saxonov SI, Bckker OM, Slugina SV, Balaban S Ya (1981) Some varieties of the clinical picture and morphology of cardiovasvular syphilis. Therapeut Arch 53:28–32

Schiff S, Bateman T, Moffatt R, Davidson R, Berman D (1982) Diagnostic considerations in cardiomyopathy: Unique scintigraphic pattern of diffuse biventricular technetium-99m-pyrophosphate uptake in amyloid heart disease. Am Heart J 103:563

Schleissner LA, Fiala M, Imagawa DT, Casaburi R (1976) Application of systolic time intervals to acute cardiomyopathy with echovirus 2. Chest 69:563–565

Schmaltz AA, Seitz KH, Schenk W, Both A, Kraus B (1986) Restriktive Kardiomyopathie als Spätfolge einer Influenza-A2-Virus-Myokarditis. Z Kardiol 75:605–608

Schneiderman H, Bloom K, Shima M, Ezri M, Goldin M (1984) Staphylococcal abscess complicating endocardial aneurysmectomy. Clin Cardiol 7:624–626

Schölmerich P (1960) Myokarditis und weitere Myokardiopathien. In: v Bergmann G, Frey W, Schwiegk H (Hrsg): Handbuch der inneren Medizin Bd. IX/2. Springer, Berlin Göttingen Heidelberg, S 869–1034

Schölmerich P (1971) Klinik der Myokarditis. In: Schlegel B (Hrsg) Verh Dtsch Ges Inn Med 71:335

Schölmerich P (1974) Parasitäre Erkrankungen des Herzens. In: Vieten H (red. von) Röntgendiagnostik des Herzens und der Gefäße. Springer, Berlin Heidelberg New York (Handbuch der medizinischen Radiologie, Bd X/2b, S 65–78)

Schölmerich P (1975) Diagnostik und Verlauf der Virusmyokarditis. Internist 16:511

Schölmerich P (1983) Kardiomyopathien, Perikarderkrankungen und Elektrolythaushalt. In: v Mengden HJ (Hrsg) Vom EKG zur Diagnose. Thieme, Stuttgart New York, S 236

Schultheiß HP (1987) The mitochondrium as antigen in inflammatory heart disease. Eur Heart J (Suppl) 8:203–210

Schwartz EL, Waldmann EB, Payne RM, Goldfarb D, Kinard SA (1976) Coccidioidal pericarditis. Chest 70:670–672

Seitz HM (1985) Malaria. In: Hornbostel H, Kaufmann W, Siegenthaler W (Hrsg) Innere Medizin in Praxis und Klinik. Thieme, Stuttgart New York, S 13.337

Shanes JG, Krone RJ, Tsai CC, Fischer K, Williams GA (1984) Mild myocardial inflammation presenting as congestive cardiomyopathy responsive to immunsuppression. Am Heart J 107:798–801

Shapiro LM, Rozkovec A, Cambridge G, Hallidie-Smith KA, Goodwin F (1983) Myocarditis in siblings leading to chronic heart failure. Eur Heart J 4:742–746

Sheridan P, MacCaig JN, Hart RJC (1974) Myocarditis complicating Q-fever. Br Med J 2:155–156

Sibley RK, Olivari MT, Bolman RM, Ring WS (1986) Endomyocardial biopsy in the cardiac allograft recipient. Ann Surg 203:177–187

Silver MA, Macher AM, Reichert CM, Levens DL, Parrillo JE, Longo DL, Roberts WC (1984) Cardiac involvement by Kaposi's sarcoma in acquired immune deficiency syndrome (AIDS). Am J Card 53:983–985

Sitzmann FC (1984) Myokarditis im Kindesalter: Welche Laboruntersuchungen helfen weiter? Klinikarzt 13 (5):440–447

Sobel B, Sagel S, McKeel D (1985) Shock and death in a 43-year old woman. Am J Med 79:245–52

Sonnenburg F von, Prüfer L (1983) Fortschritte in der Immundiagnostik und Chemotherapie der Protozoeninfektionen. Internist 24:599

Spry CJF, Tai PC, Davies J (1983) The cardiotoxicity of eosinophils. Postgrad Med J 59:147–151

Standke R, Hör G, Maul FD (1982) Ventrikel- und Myokardszintigraphie. Therapiewoche 32:6330–6341

Steere AC, Batsford WP, Weinberg M, Alexander J, Berger HJ, Wolfson S, Malawista SE (1980) Lyme carditis: cardiac abnormalities of Lyme disease. Ann Intern Med 93:8–16

Stornowski C, Hoernchen H, v. Bernuth G, Sturm KW (1981) Maligne Diphtherie mit Frühmyokarditis und akutem Nierenversagen. Klin Padiatr 193:404–407

Stüttgen G (1985) Variola (Pocken). In: Hornbostel H, Kaufmann W, Siegenthaler W (Hrsg) Innere Medizin in Praxis und Klinik. Thieme, Stuttgart New York, S 13.34

Sutton GC, Morrissey RA, Tobin J jr (1967) Pericardial and myocardial diseases associated with serological evidence of infection by agents of psittacosis-lymphogranuloma venereum group (Clamydiaceae). Circulation 36:830–838

Take M, Sekiguchi M, Hiroe M, Hirosawa K (1982) Long-term follow-up of electrocardiographic findings in patients with acute myocarditis proven by endomyocardial biopsy. Jpn Circ J 46:1227–1234

Tamaki N, Yonekura Y, Kadota K, Kambara H, Torizuka K (1985) Thallium-201 myocardial perfusion imaging in myocarditis. Clin Nucl Med 10:562

Tazelaar HD, Billingham ME (1986) Leucocytic infiltrates in idiopathic dilated cardiomyopathy. Am J Surg Pathol 10:405–412

Thandroyen FT, Asmal AC, Armstrong TG (1981) Varicella myocarditis producing congestive cardiomyopathy. Postgrad Med J 57:199–201

Theaker JM, Gatter KC, Heryet A, Evans DJ, McGee JO (1985) Giant cell myocarditis: evidence for the macrophage origin of the giant cells. J Clin Pathol 38:160–4

Theler-Ballmer D, Noseda G, Reiner M, Keller H (1980) Perikarditis und Myokarditis bei Salmonellenerkrankungen. Schweiz Med Wochenschr 110:1394–1401

Thisyakorn U, Wongvanich J, Kumpeng V (1984) Failure of corticosteroid therapy to prevent diphtheric myocarditis or neuritis. Pediatr Infect Dis 3:126–128

Thomssen R, Bredt W, Germer W (1987) Infektionskrankheiten. In: Gross R, Schölmerich P, Gerok W (Hrsg) Lehrbuch der Inneren Medizin. Schattauer, Stuttgart New York

Tscholakoff D, Sechtem U, Higgins CB (1985) Cardiac transplantations in dogs: Evaluation with MR. Radiology 157:697

Tscholakoff D, Sechtem U, Higgins CB (1986) MR imaging in perimyocarditis. International Symposium on Inflammatory Heart Disease, Würzburg

Tubbs RR, Sheibani K, Hawk WA (1980) Giant cell myocarditis. Arch Pathol Lab Med 104:245–6

Ursell PC, Habib A, Babchick O, Rottolo R, Despommier D, Fenoglio JJ (1984a) Myocarditis caused by Trichinella spiralis. Arch Pathol Lab Med 108:4–5

Ursell PC, Habib A, Sharma P, Mesa-Tejada R, Lefkowitch JH (1984b) Hepatitis B virus and myocarditis. Hum Pathol 15:481–484

Vargas-Barron J, Pop G, Keirns C, Attie F, Esquivel-Avila J (1985) Two-dimensional echocardiographic diagnosis of myocardial abscess complicating ventricular septal defect. Am Heart J 109:1109–1110

Vargo TA, Singer DB, Gillatte PC, Fernbach DJ (1977) Myocarditis due to visceral larva migrans. J Pediatr 90:322–323

Verel D, Warrack AJ, Potter CW, Ward C, Rickards DF (1976) Observations on the A2 England influenza epidemic: a clinicopathological study. Am Heart J 92:290–296

Vignola PA, Aonuma K, Swaye PS, Rosanzki JJ, Blankstein RL, Benson J, Gosselin AJ, Lister JW (1984) Lymphocytic myocarditis presenting as unexplained ventricular arrhythmias: diagnosis with endomyocardial biopsy and response to immunsuppression. J Am Coll Cardiol 4:812–19

Volkmer KJ (1985) Schistosomiasis. In: Hornbostel H, Kaufmann W, Siegenthaler W (Hrsg) Innere Medizin in Praxis und Klinik. Thieme, Stuttgart New York, S 13.405

Vüllers R, Bültmann B, Kornhuber J, Epp Ch, Eggers HJ, Haferkamp O (1985) Infektionen durch Coxsackie- und Echo-Viren. Münch Med Wochenschr 44:1023–1025

Walker DH, Paletta CE, Cain BG (1980) Pathogenesis of myocarditis in Rocky Mountain spotted fever. Arch Pathol Lab Med 4:171–174

Wallis PJ, Branfoot AC, Emerson PA (1984) Sudden death due to myocardial tuberculosis. Thorax 39:155–156

Walsh TJ, Bulkley BH (1982) Aspergillus pericarditis. Clinical and pathologic features in the immunocompromised patient. Cancer 49:48–54

Walsh TJ, Hutchins GH (1980) Postoperative Candida infection of the heart in children: clinicopathologic study of a continuing problem of diagnosis and therapy. J Pediatr Surg 15:325–331

Walsh TJ, Hutchins GM, Bulkley BH, Mendelson G (1980) Fungal infections of the heart: analysis of 51 autopsy cases. Am J Cardiol 45:357–366

Weiler G, Riße M (1984) Die tödliche Myokarditis und ihre Fehldeutung. MMW 126:719–721, 749–750

Weinhouse E, Wanderman KL, Sofer S, Gussarksky Y, Gueron M (1986) Viral myocarditis stimulating dilated cardiomyopathy in early childhood: evaluation by serial echocardiography. Br Heart J 56:94–97

Wenger NK (1978) Myocarditis. In: Hurst JW (ed) The heart. McGraw-Hill, New York, p 1529

Wenger NK, (1985) Specific heart muscle diseases. In: Goodwin (ed) Heart muscle disease. MTP Press, Lancaster Boston The Hague Dordrecht

Wenger NK, Abelmann WH, Roberts WC (1986) Myocarditis. In: Hurst JW (ed) The heart. McGraw-Hill, New York

Wheat LJ, Stein L, Corya BC, Wall JL, Norton JA, Grieder K, Slama TG, French ML, Kohler RB (1983) Pericarditis as a manifestation of histoplasmosis during two large urban outbreaks. Medicine 62:110–119

White HJ, Felton WW, Sun CN (1980) Extrapulmonary histopathologic manifestation of legionnaires disease: evidence for myocarditis and bacteremia. Arch Pathol Lab Med 104:287–289

Wiegand V, Bandelow O, Rahlf G, Klein H, Kreuzer H (1981) Virologische und morphologische Befunde bei der kongestiven Kardiomyopathie. Z Kardiol 70:188–90

Williams GA, Kaintz RP, Habermehl KK, Nelson JD, Kennedy HL (1985) Clinical experience with two-dimensional echocardiography to guide endomyocardial biopsy. Clin Cardiol 8:137–140

Williamson MR, Williamson SL, Seibert JJ (1986) Indium-111 leucocyte scanning localization for detecting early myocarditis in Kawasaki disease. Am J Roentgenol 146:255–256

Wilson MS, Barth RF, Baker PB, Unverferth DV, Kolibash AJ (1985) Giant cell myocarditis. Am J Med 79:647–52

Wink K, Schmitz H (1980) Cytomegalovirus myocarditis. Am Heart J 100:667–672

Wohlgelernter D, Otis CN, Batsford WP, Cabin HS (1984) Myocarditis presenting with "silent" atrium and left atrial thrombus. Am Heart J 108:1557–1558

Wong CY, Woodruff JJ, Woodruff JF (1977) Generation of cytotoxic T lymphocytes during Coxsackie virus B-3 infection. I. Model and viral specificity. J Immunol 118:1159–64

Woodruff JF (1980) Viral myocarditis. Am J Pathol 101:427–67

Woodward TE (1986) Einführung in die Diagnose und Behandlung der Rickettsiosen. In: Harrison TR (Hrsg) Prinzipien der Inneren Medizin. Schwabe, Basel Stuttgart, S 1212

Wynne J, Braunwald E (1984) The Cardiomyopathies and myocarditides. In: Braunwald E (ed) Heart disease. Saunders, Philadelphia London Toronto

Yoneda S, Othe N, Samoto T, Kobayashi T, Fudemoto Y, Wada A (1982) Two cases of myocarditis and one case of viral pericarditis. Jpn Circ J 46:1222–1226

Zaehringer J, Stangl E, Aschauer W, van der Walt M (1985) Virus myocarditis: molecular hybridization allows the detection of virus-RNA in heart muscle after virus infection. J Mol Cell Cardiol 17:83–5

Zee-Cheng CS, Tsai CC, Palmer DC, Codd JE, Pennington DG, Williams GA (1984) High incidence of myocarditis by endomyocardial biopsy in patients with idiopathic congestive cardiomyopathy. J Am Coll Cardiol 3:63–70

Zöbisch F, Raabe A (1980) Malaria tropica mit kardialer Beteiligung – ein Fallbericht. Z Gesamte Inn Med 35:571

III. Entzündliche Myokardbeteiligung bei Kollagenkrankheiten und weiteren rheumatischen Erkrankungen

B. Maisch

Mit 6 Abbildungen und 10 Tabellen

1. Begriffsbestimmung

Die in diesem Abschnitt behandelten „Kollagenosen" bzw. rheumatischen Erkrankungen sind durch die Verknüpfung des meist im Vordergrund stehenden Gelenk- oder Wirbelsäulenbefalls und den viszeralen Manifestationen, zu denen auch die des Herzens gehören, gekennzeichnet. In der englischen Nomenklatur wird die Herzbeteiligung im Gegensatz zur rheumatischen Herzerkrankung als „rheumatoid heart disease" bezeichnet, wofür es im Deutschen keinen vergleichbaren Begriff gibt. Gemeint ist die kardiale Beteiligung beim Lupus erythematodes, der Spondylarthrosis ankylopoetica, des Reiter-Syndroms, der progressiv systemischen Sklerose und der chronischen Polyarthritis.

2. Chronische Polyarthritis

a) Allgemeines

Die chronische Polyarthritis (CP) weist in über 25% der Fälle auch extraartikuläre Manifestationen der Grundkrankheit Pleura-, Perikard-, Myokard-, Augen- und Nervenbeteiligung auf (Hart 1970). Ähnlich wie bei den anderen „Kollagenkrankheiten" ist gemeinsames charakteristisches histopathologisches Merkmal die fibrinoide Degeneration, die das intermikrofibrilläre Ödem der Kollagenfasern mit Ablagerung von Fibrin und Immunglobulinen (Fassbender 1975) als Folge einer entzündlichen Reaktion aufweist, deren Schauplatz häufig die Gefäße und das Gefäßendothel sind. Die Ätiologie der CP ist noch immer ungeklärt. Die Vielfalt der bei den gesamten Kollagenkrankheiten und bei der CP beobachteten Immunphänomene spricht für eine kausale Rolle immunologischer Faktoren bei der Entstehung der Erkrankung. So wird angenommen, daß durch eine bisher nicht bekannte Noxe (z. B. ein Virus oder bakterieller Erreger) bei einem prädisponierten Individuum immunologische Prozesse induziert werden, die sich der regulierenden Kontrolle des Immunsystems entziehen. Hierdurch kommt es zu einer Erweiterung der entzündlichen Reaktion und zur Unterhaltung des oft schweren entzündlichen Prozesses an Gefäßen und Bindegeweben. Dabei dürften vor allem Immunkomplexe, die zirkulieren können oder an Ort und Stelle erst gebildet werden, für die Entstehung der Gefäßläsionen (Vaskulitis) verantwortlich sein. Dieses zwar plausible immunpathologische Konzept könnte die Chroni-

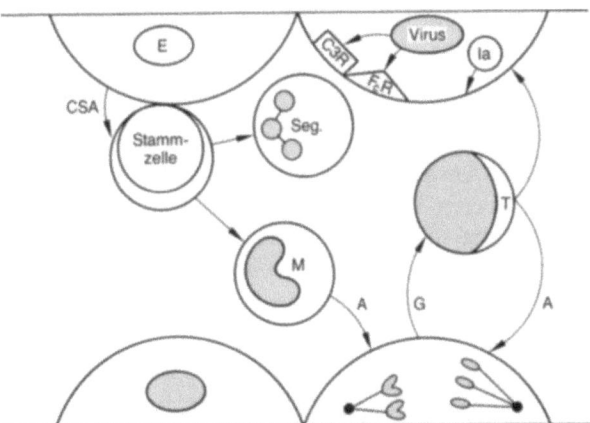

Abb. 1. Interaktionen zwischen Endothelzellen und immunkompetenten Zellen. Endothelzellen können einen koloniestimulierenden Faktor (*CSA*) erzeugen, der bei der Differenzierung der hämatopoetischen Stammzellen in Granulozyten und Monozyten mitwirkt. Makrophagen/Monozyten (*M*) und T-Lymphozyten (*T*) setzen gefäßwirksame Faktoren (*A*) frei, die das Wachstum und die Migration der Endothelzellen verändern. Als Reaktion hierauf werden von den Endothelzellen Glykolipide (*G*) freigesetzt, die eine lokale Akkumulation von Lymphozyten zur Folge haben. Die Mediatoren der T-Lymphozyten wirken an der Exprimierung von *Ia*-Antigenen, von *Fc*- und *C3*-Rezptoren mit, wie dies nach Virusinfektionen bekannt ist. (Mod. nach BALDWIN 1982 und BERG 1985)

zität der Erkrankung, aber nicht den oft sehr unterschiedlichen Verteilungstyp der Vaskulitis erklären. Legt man die klinische Beobachtung zugrunde, daß nur bestimmte, variable Gefäßbezirke betroffen sind und das histologische Bild von lymphozytären, granulozytären oder granulomatösen Infiltraten geprägt sein kann, muß das Konzept der Kollagenerkrankungen und der CP von einer gegen das Bindegewebe gerichteten Erkrankung zu einer Erkrankung erweitert werden, deren immunologische Zielzelle das Endothel sein dürfte (Abb. 1 nach BALDWIN 1982). Von besonderem Interesse ist, daß rein histologisch die chronische graft-versus-host-Reaktion und die Sklerodermie kaum unterscheidbar sind und sich in ihren klinischen Symptomen ähneln können, so daß Interaktionen zwischen T-Zellen und Gefäßendothel einerseits, sowie den von sensibilisierten Lymphozyten freigesetzten Lymphokinen im Wachstum auf die Endothelzellen und der Expression von Histokompatibilitätsantigen (z. B. HLA-DR) oder Glykoprotein andererseits eine entscheidende Rolle spielen könnten. So könnte den Kollagenkrankheiten eine chronische persistierende Virusinfektion von Endothelzellen zugrunde liegen, die je nach dem Aufbau der Oberflächenrezeptoren nur bestimmte Gefäßareale befällt und damit das unterschiedliche Ausbreitungsmuster der sog. Kollagenkrankheiten erklären könnte. Auch die Synovitis der CP dürfte letztlich eine lokalisierte Form einer Vaskulitis, d.h. einer Kapillariitis in der Synovia sein (ROTHSCHILD u. MASI 1982), wofür auch die perivaskulären lymphozytären Infiltrate bei der CP sprechen. In diesem Zusammenhang sind Untersuchungen über Epstein Barr-Virusinfektionen und rheumatoide Arthritis zu sehen. EBV-Antikörper können auch mit dem Kern von lymphoblastozytoiden EBV-infizierten Zellinien reagieren. Diese RANA-Antikörper (RA-assoziiertes Antigen) lassen sich bei nahezu allen Patienten mit rheumatoider Arthritis, aber nur bei 25% gesunder Probanden nachweisen.

Epidemiologische Studien stützen das Konzept einer Prädisposition (CP-Patienten HLA-DR 4 positiv in 70%, Kontrollen nur in 28% positiv), so daß bei HLA-DR 4-positiven Merkmalsträgern das Risiko einer CP sechsfach höher ist als bei Menschen ohne dieses MHC-Antigen (STASTNY 1978; VISCHER u. FLIEDNER 1983). HLA-DR 3 ist mit schweren Verläufen und Reaktion auf Medikamente assoziiert, zu HLA-DR 2 ergibt sich eine negative Korrelation bezüglich der CP: Zu den vielen möglichen, aber immer wieder verworfenenen „Erregern" für die CP gehören auch Myokoplasmen, Diphtheroide, Epstein Barr-Virus und Clostridium perfringens.

Das wichtigste histologische Korrelat der CP im Gelenk ist die Synovialitis, die allerdings nicht spezifisch für die CP ist. Spezifisch dagegen ist die lokale Produktion von Antigammaglobulinen durch Plasmazellen, die mit Rheumafaktoren identisch sind und in ca. 75% der IgM-Klasse (positiver Waaler-Rose-Test) oder der IgG-Klasse angehören (negativer Waaler Rose-Test, THEOFILOPOULOS et al. 1974). Hinzu kommen die Vaskulitis als Folge von Immunkomplexdepositionen mit konsekutiver Entzündungsreaktion, der Rheumaknoten (initiale Vaskulitis) mit konsekutiver zentraler Nekrose und Infiltraten sowie Episkleritis. Die klinischen Kriterien der CP entsprechen den ARA-Kriterien für die chronische Polyarthritis. Veränderungen an Nerven, Fingern, Pleura und Lunge sind nicht selten. Eine Amyloidose als Folgeerkrankung findet sich in 9–24% der Fälle (FASSBENDER 1975), wobei die Einteilung in primäre und sekundäre Formen nicht immer gelingt.

Tabelle 1. Herzveränderungen bei der chronischen Polyarthritis

---

1. Perikarditis
   Inzidenz: 30% in der Echokardiographie und Autopsie
   Komplikation: Tamponade oder konstriktive Perikarditis

2. Klappenveränderungen
   Inzidenz: Selten
   Lokalisation: Aorten- oder Mitralinsuffizienz
   Ursache: Granulome in Segel oder Klappenring oder unspezifische
      Verdickung des Segels. Operation kann erforderlich sein

3. Reizleitungsstörungen
   Ursache: Granulom im Reizleitungssystem
   Klinik: AV-Blockierung
   Therapie: Evtl. Herzschrittmacherindikation

4. Myokarditis
   Pathologische Befunde ohne klinisches Korrelat

5. Koronararteriitis
   Pathologische Befunde meist ohne klinisches Korrelat

Die häufigste Herzbeteiligung bei der CP ist die Perikarditis (Tabelle 1), (Übersicht s. CLARK u. BAUER 1948; KLEIN u. BORKENSTEIN 1972, KLOPF et al. 1987; LEVIN et al. 1955; LESSOF 1981; MAISCH 1983; NOMEIR et al. 1973, und 1979; SIEGMETH u. EBERL 1976; SINCLAIR u. CRUICKSHANK 1956; SOKOLOFF 1953; VALKENBORG et al. 1976; VUKOTIC 1976; YOUNG u. SCHWEDEL 1944).

b) Myokarditis bei chronischer Polyarthritis

Histologisch finden sich perivaskulär fokale oder diffuse Infiltrationen von Lymphozyten, Plasmazellen und Histiocyten (Abb. 2). Selten sind auch Granulome am Klappenring oder im Myokard nachweisbar (BENNETT 1984; BONIFIGLIO u. ATWATER 1969; CLARK u. BAUER 1948; FANCINI et al. 1963; LEBOWITZ 1963; SOKOLOFF 1964; WEINTRAUB u. ZVAIFLER 1963). Bei eingehender histologischer Untersuchung können sie in bis zu 11% der Fälle vorkommen (CRUICKSHANK 1958; FISCHER et al. 1981). Meist finden sich in der Nähe des Mitralklappenrings Infiltrate, die klinisch mit AV-Blockierungen oder Erregungsrückbildungsstörungen (DROSTE u. ZIMMERMANN 1979) einhergehen können. Klinisch verläuft die Myokarditis meist stumm, falls nicht schwerwiegende Rhythmusstörungen oder eine Herzinsuffizienz mit globalen oder segmentalen Kontraktionsstörungen das Bild komplizieren (KAKLAMAKIS et al. 1979).

c) Erregungsleitungs- und Rhythmusstörungen bei CP

Pathologisch anatomisch findet sich in der Nähe des AV-Knotens ein Granulom oder eine Infiltration von Lymphozyten, Plasmazellen und Histiozyten mit oder ohne Granulombildung (AHERN et al. 1983; DAVIES 1971, 1984; GOWANS et al. 1969; HARRIS 1970; LEV et al. 1954, 1975). Sekundäre Infektionen der Granulome wurden vereinzelt beschrieben (GALLACHER u. GRESHAM 1973).

Die Inzidenz AV-knotennaher Granulome ist nur schwer abschätzbar, da überwiegend Kasuistiken vorliegen (AHERN et al. 1983; HOFFMANN u. LEIGHT 1970; HANDFORTH u. WOODBURY 1959). Nach Schätzungen von COSH u. RASKER

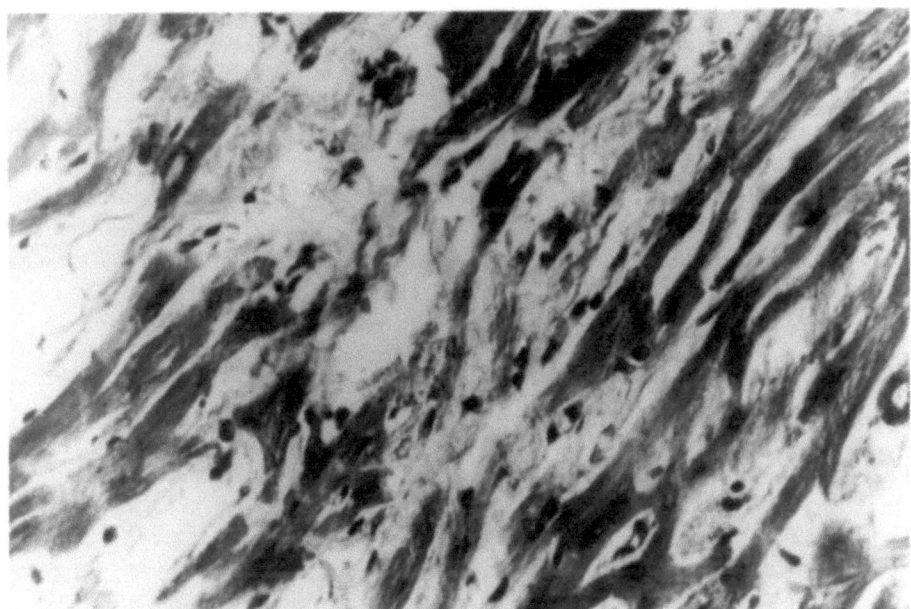

Abb. 2. Diffuse interstitielle Myokardbeteiligung bei CP mit Muskelfaseratrophie und interstitiellem Ödem. (Aus FASSBENDER 1975)

1982 und RASKER u. COSH 1981 dürfte ein AV-Block III. Grades auf 1800 Patientenjahre kommen. Akute Todesfälle sind vereinzelt beschrieben (JAMES 1977). Eine AV-Überleitungsstörung I. Grades, die meist unbemerkt bleibt, kommt wesentlich häufiger vor. Dem AV-Block III. Grades geht nicht selten ein Rechts- oder Linksschenkelblock oder ein progredienter bisfaszikulärer Block voraus (THERY et al. 1974). Beim symptomatischen Patienten mit AV-Block II. und III. Grades ist eine Schrittmachertherapie (bifokales System) indiziert (MAISCH u. STEILNER 1985). Granulombedingt dürften auch die vereinzelt beschriebenen schweren Rhythmusstörungen zu erklären sein (DI LORENZO u. SCHIAVO 1978).

Nach Kortison, bis 300 mg Hydrokortison pro Tag initial, wurden vereinzelt Rückbildungen beschrieben.

d) Beteiligung der Herzkranzgefäße

Die *Koronariitis* bei Patienten mit aktiver seropositiver CP ist sehr selten (RUDGE et al. 1981); die histologischen Veränderungen entsprechen denen einer typischen Vaskulitis, die bis zum Infarkt führen kann (KARTEN 1969). Unabhängig vom Auftreten einer Vaskulitis liegt aber auch die Inzidenz der Koronarsklerose bei Patienten mit CP höher als bei einer altersentsprechenden Vergleichsgruppe (DAVIS et al. 1984; FANCINI et al. 1963).

3. Morbus Still und Herzbeteiligung

Bei der juvenilen chronischen Polyarthritis (STILL 1897) findet sich in ca. 7% der Fälle eine Perikarditis (LIETMAN u. BYWATERS 1963), die Mädchen und Jungen etwa gleich häufig befällt und bei älternen Kindern häufiger auftritt als bei ganz jungen Kindern. Diagnostik und Therapie entsprechen derjenigen der CP. Beim Morbus Still im Erwachsenenalter (BYWATERS 1971; ESDAILE et al. 1980) zeigt sich in ca. 25% der Fälle eine Pleuritis oder Perikarditis. Klappenveränderungen wurden bisher lediglich bei 4 Mädchen mit seropositiver juveniler CP beschrieben (LEAK et al. 1981).

Bei Beteiligung des Reizleitungsgewebes konnten Amyloidablagerungen bei den oft jahrelang behandelten Kindern nachgewiesen werden, wobei das Amyloid sich selbstverständlich nicht auf das Reizleitungsgewebe beschränkte (FASSBENDER 1975, S. 166–168).

4. Systemischer Lupus erythematodes (SLE) und Herzbeteiligung

a) Klassifikation, Pathogenese und Diagnose des SLE

Bei der Klassifizierung der unter dem Begriff „Kollagenkrankheiten" zusammengefaßten Krankheitsbilder systemischer Lupus erythematodes, progressive systemische Sklerose oder Sklerodermie und Dermatopolymyositis ergeben sich mehr oder weniger ausgeprägte Überlappungssyndrome. Assoziationen mit Sjögren- oder Raynaud-Syndrom sind möglich. Gemeinsam ist allen Krankheiten:
1. die Vaskulitis, die die Arteriolen und postkapillären Venolen befällt sowie
2. die Synovitis, deren klinisches Korrelat die Arthralgie bzw. Arthritis ist.

Eine schwere destruktive Arthritis wie bei der chronischen Polyarthritis paßt nicht zum Bild der klassischen Kollagenose.

Die Inzidenz des Lupus in der Gesamtbevölkerung hängt von geographischen und ethnischen Faktoren ab, sie beträgt in Europa ca. 7 Fälle pro 100 000 Einwohner (WOOD 1977). Bei Frauen ist der SLE doppelt so häufig wie bei Männern, bei Negerinnen infolge seiner Auslösbarkeit durch Sonnenlicht (Photosensibilität) liegt die Inzidenz 1:250. Auf 1 Patienten mit SLE kommen 70 Patienten mit chronischer Polyarthritis. Die Häufigkeit der klinischen Diagnose SLE hängt nicht zuletzt von den gegenwärtig geltenden diagnostischen ARA-Kriterien von 1982 ab. Tabelle 2 gibt auch die Häufigkeit der einzelnen klinischen Symptome und die Organbeteiligung wieder. Dabei handelt es sich beim SLE nicht um ein einheitliches Krankheitsbild. Zwei Formen mit disparaten klinischen Symptomen lassen sich abgrenzen:

1. Der SLE mit eindeutig vaskulitischem Erscheinungsbild (Erhöhung der Alphaglobuline, Leukozytose, Eosinophilie und Dermatitis) und
2. der SLE mit den klinischen Zeichen der Kollagenose einschließlich der Überlappungssyndrome (Hypergammaglobulinämie, Leukopenie, Raynaud-Syndrom). Beiden Formen gemeinsam sind die Arthralgie und das Fieber.

Tabelle 2. Modifizierte Kriterien der American Rheumatism Association (A.R.A) für die Diagnose des Lupus erythematodes disseminatus (1982). Nach TAN et al. (1982)

1. Gesichtserythem (Wangen)
2. Discoid-erythematöse Hautherde
3. Photosensibilität
4. Ulzerationen in der Mundhöhle
5. Nichterosive Arthritis in mehr als 2 Gelenken
6. Serositis (Pleuritis oder Perikarditis)
7. Nierenbeteiligung (Proteinurie > 0,5 g/die oder + + + oder Zylinderurie)
8. Neurologische Manifestationen (Krampfanfälle, Psychose)
9. Hämatologische Beteiligung (hämolytische Anämie, Leukopenie, Lymphopenie)
10. Immunphänomene (LE-Zellen, Anti-DNS- oder Sm-Antikörper, falsch-positiver Syphilis-Test)
11. Antinukleäre Antikörper (ANA)

Ein SLE wird bei einem Patienten diagnostiziert, wenn innerhalb eines beliebigen Beobachtungszeitraumes nacheinander oder gleichzeitig 4 oder mehr der 11 Kriterien nachgewiesen werden.

Angaben der Inzidenzen der Symptome. (Nach HUGHES 1979)

	(%)		(%)
Arthralgien/Myalgien	95	Organmanifestationen:	
Fieber	77	Niere	53
Gewichtsverlust	63	Lunge	48
Alopezia	64	Herz	38
Photosensibilität	28	ZNS	59
		Lymphknotenbeteiligung	30

b) Immunpathologische und immunserologische Befunde

Entscheidende Bedeutung kommt bei den serologischen Tests der Bestimmung der Antikörper gegen Kerne zu, bei denen 4 verschiedene Antigensysteme unterschieden werden:
1. Desoxyribonukleinsäuren (DNS),
2. die Ribonukleinsäuren (RNS),
3. die Histone,
4. die Ribonukleoproteine (RNP).

Bei den DNS-Antikörpern lassen sich 3 Muster von unterschiedlicher differentialdiagnostischer Bedeutung unterscheiden. Die Antikörper reagieren entweder nur mit der Einzelstrang-DNS (denaturierte DNS) oder gleichzeitig mit Einzelstrang (ss-DNS) und Doppelstrang-DNS (dd-DNS) oder nur mit der Doppelstrang-DNS (ds-DNS). Nur hochtitrige Anti-ds-DNS-Antikörper sind spezifisch für den Lupus erythematodes. Anti-ss-DNS-Antikörper kommen auch bei anderen Autoimmunerkrankungen wie der CP oder der chronisch aggressiven Hepatitis vor (STOLLAR 1981; TAN 1982). Sie sind besonders einfach im indirekten Immunfluoreszenztest unter Verwendung des Protozoons Crithidia luciliae als Antigen erfaßbar. Sein Kern enthält einen aus reiner Doppelstrang-DNS bestehenden Kinetoplasten. Antikörper gegen ds-und ss-DNS können mit Phospholipiden (KOIKE et al. 1982) und Rheumafaktoren mit Nukleoprotein-Histon-Antigen (WILLIAMS 1982) kreuzreagieren. Dies erklärt, warum beim SLE auch Antikörper gegen Cardiolipin vorkommen oder Patienten mit seropositiver rheumatoider Arthritis auch mit ss-DNS kreuzreagieren können. Antikörper gegen Ribonukleinsäuren lassen sich besonders häufig bei Patienten mit Sklerodermie nachweisen, sind also nicht spezifisch für den Lupus. Diese Antikörper besitzen multiple Antigenspezifitäten (LERNER et al. 1982).

Bei medikamentös induzierbaren LE-Fällen, z. B. nach Hydralazin oder Procainamid, sind Antihistonantikörper charakteristisch, insbesondere dann, wenn andere nukleäre Antikörper fehlen. Die Antihistonantikörper reagieren mit einem Arginin-und Lysin-reichen basischen Protein.

Bei den Ribonnukleoproteinen handelt es sich um Non-Histon-Proteine der Kerne, die sich aus Thymus und Milzkern extrahieren lassen und deswegen unter dem Begriff extrahierbare nukleäre Antigene (ENA) subsumiert werden. Milzextrakte enthalten alle bekannten nukleären Antigene, insbesondere das Lupusspezifische Ro-Antigen. Immunpräzipitationen gelingen jedoch manchmal mit Thymusextrakt besser. Der Komplex der extrahierbaren nukleären Antigene (ENA) besteht aus Sm-RNP-Antigenen (TAN 1982) sowie aus Ro- und La-Antigenen, letztere werden auch als SS-A und SS-B bezeichznet (ALSPAUGH u. TAN 1976). Die Tabellen 3, 4 und 5 geben einen Überblick über Häufigkeit und klinische Relevanz von Antikörpern gegen die 4 verschiedenen Antigensysteme beim Lupus und den übrigen Kollagenkrankheiten (TAN 1982). Dabei sind die Lupusspezifischen Marker ds-ss-Anti-DNS-Antikörper und die Sm-Antikörper oft mit Ro- und La-Antikörpern assoziiert. Für das Sharp-Syndrom sind Antikörper gegen Ribonukleoproteine und beim Crest-Syndrom Antikörper gegen Zentromere, bei der Sklerodermie Antikörper gegen SCL-70 (in der Immunfluoreszenz als diffus speckled) spezifisch. Die Spezifität dieser Marker entspricht aber nicht ihrer Sensitivität (s. Tabellen 3, 4, 5). So sind nur ca. 30–40% aller SLE-Fälle anti-Sm positiv, so daß der Immunfluoreszenztest in der Diagnostik des Lupus erythematodes unverzichtbar bleibt.

Wesentlich pathogenetisches Prinzip des SLE, aber auch der anderen Kollagenkrankheiten sind Immunkomplexe, die an der Entstehung der Vaskulitis und ihrer kutanen, systemischen oder gemischten klinischen Symptome beteiligt sind und die bei lokaler Ablagerung humorale und zelluläre Immunreaktionen induzieren. Ein Beispiel hierfür ist die Lupusnephritis (Drahtschlingennephritis).

Veränderungen am Herzen lassen sich immunpathologisch als Folge lokal gebildeter Immunkomplexe oder abgelagerter zirkulierender Immunkomplexe erklären. Entsprechend finden sich lokal (nicht veröffentlicht) und zirkulierend Antikörper gegen Myolemm und Sarkolemm (MAISCH 1982, 1988), die zytolytisch sein können.

Tabelle 3. Häufigkeit und klinische Relevanz von Antikörper gegen Immunglobulin (RF) und Kerne (ANA) (in der Immunfluoreszenz). (Nach BERG 1984)

Antikörper-Reaktion bei den verschiedenen Kollagenkrankheiten	Häufigkeit in Prozent	
	Immunglobuline (RF)	Kerne (IFL)[a]
LE	20–40	>90
Sjögren-Syndrom	75–100	40–70
Progr. syst. Sklerodermie	5–10	50–90
Polymyositis	0–5	10–20
Rheumatische Arthritis	70–80	20–40
Vaskulitiden (primär)	0–5	0–5

[a] ANA-Muster in IFL: homogen, granulär, nukleär, membranös.

Tabelle 4. Häufigkeit und klinische Relevanz von Antikörpern gegen DNS- und Histon-Antikörper. (Nach TAN 1982)

Antikörper-Reaktion bei den verschiedenen Kollagenkrankheiten	Häufigkeit in Prozent	
LE		
ds-DNS	selten	
ds-ss DNS[a]	60–70	Marker
Histone	30	
Medikamentös induziertes LE		
Histone	95–100	
Rheumatische Arthritis		
Histone	15–20	

[a] Antikörper gegen ss-DNS kommen bei LE, der rheumatischen Arthritis und auch anderen, nicht rheumatischen Krankheiten vor; ds-ss DNS zeigen immunologische Identität.

Tabelle 5. Häufigkeit und klinische Relevanz von Antikörpern gegen nukleäre Non-Histon- und RNS-Proteine. (Nach TAN 1982)

Antikörper-Reaktion bei den verschiedenen Kollagenkrankheiten	Häufigkeit in Prozent	
LE		
Sm (oft in Assoziation mit RNP)	30–40	Marker
SS-A/Ro	30–40	
SS-B/La	10–15	
Sharp-Syndrom		
RNP (ausschließlich)	95–100	Marker
Sjögren-Syndrom		
SS-A/Ro	60–70	
SS-B/La		
Sklerodermie[a]		
Scl-70	15–20	(IFL: diffus speckled) Marker
CREST-Syndrom		
Centromere	70–90	Marker
Polymyositis[a]		
Sklerodermie-Überlappung		
PM-1	87	
Dermatomyositis		
PM-1	17	
Jo-1	31	
Rheumatische Arthritis		
RANA	90–95	

[a] Auch anti RNP Antikörper nachweisbar (z. B. Überlappungssyndrom).

Bei der *SLE-Perikarditis* findet sich eine lokale Antigen-Antikörperreaktion, die Komplement verbraucht. Als Ursache der *Myokarditis* wird eine Vaskulitis der kleinen Gefäße angenommen. Bei der Endokardbeteiligung führt die Ablagerung von Immunglobulinen oder Immunkomplexen zur fibrinoiden Nekrose mit charakteristischen Vegetationen. Da Exazerbationen des SLE auch auf Medikamente, Infektionen und die Einwirkung von Sonnenlicht zurückzuführen sind, wird angenommen, daß durch diese die Freisetzung neue Antigene entstehen, die die Antikörperproduktion stimulieren und zur Immunkomplexbildung führen. Die Photosensibilität beruht auf der Wirkung ultravioletten Lichts, das die DNS denaturiert, wodurch neue Antigene, z. B. der Einzelstrang-DNS, zugänglich werden.

Die wichtigsten klinischen Befunde des Lupus sind Tabelle 2 zu entnehmen, (TAN et al. 1982). Kardiale Veränderungen beim SLE und ihre Häufigkeit sind in Tabelle 6 aufgeführt: Die kardialen Organmanifestationen sind selten und gehören meist nicht zu den prognostisch ungünstigen Manifestationen des SLE (BOUREL et al. 1971; CHANG 1982), wenn man von Ausnahmen absieht.

Tabelle 6. Kardiale Veränderungen beim Lupus erythematodes

1. *Perikarditis*
   Klinisch/auskultatorisch unterschätzt
   Echokardiographie gut nachweisbar
   Häufiger histopathologischer Befund
2. *Valvuläre Veränderungen*
   Libman-Sacks-Vegetationen überwiegend auf Mitral- oder Aortenklappe, wobei Übergang in Stenose ungewöhnlich selten, Insuffizienz dagegen wesentlich häufiger
   Bei Aorteninsuffizienz nicht selten fibrinoide Nekrose des Segels
3. *Myokarditis*
   Meist postmortal oder bioptisch diagnostiziert
   Klinisch nur manifest bei Herzinsuffizienz oder AV-Block
4. *Koronararteriitis*
   Kann Infarkturache sein
5. *Hypertonie*
   Häufig ausgelöst durch Nierenbeteiligung des SLE
   Ungünstige Beeinflussung durch Kortisontherapie
   Risikofaktor einer koronaren Herzerkrankung (auch ohne Koronararteriitis)

c) Myokardbeteiligung bei Lupus erythematodes

Histopathologische Veränderungen am Myokard finden sich bei SLE in ca. 50% der Fälle, je nach Untersucher kommen sie zwischen 20–70% vor (Bourel et al. 1971; Harvey et al. 1954; Klemperer et al. 1941, 1942; Griffith u. Vural 1951, Ropes 1976, Shearn 1959). Nach einer Langzeittherapie mit Kortikosteroiden sind Myokard- und Klappenveränderungen geringer ausgeprägt, dagegen soll eine gleichzeitig bestehende Hypertonie oder Koronararteriensklerose sich ungünstig auswirken (Bulkley u. Roberts 1975), ohne daß sich ein kausaler Pathomechanismus abzeichnet. Klinisch ist dagegen die Myokarditis in nur 8–10% der Fälle wahrscheinlich zu machen (Bulkley u. Roberts 1975; Dubois 1974; Estes u. Christian 1971). Höhere Inzidenzen stützen sich lediglich auf elektrokardiographische Veränderungen (40% nach Shearn 1959) oder auf eine verminderte Verkürzungs- bzw. Auswurffraktion des linken Ventrikels (Chia et al., 1981). Pathologisch-anatomisches Korrelat ist bei makroskopisch unauffälligem Myokard die plasmazelluläre und lymphozytäre Infiltration mit Ödem, fokaler fibrinoider Nekrose und arteriitischen Veränderungen (Abb. 3). Wesentlich häufiger als die typische SLE-Myokarditis findet man beim Lupus eine Koronarsklerose (Bennett 1984). Geht die Myokarditis mit Herzinsuffizienz einher, wird die Myokardbeteiligung häufiger vermutet, da die Verdachtsdiagnose auf dem Boden von Kardiomegalie, Tachykardie und geringfügigen EKG-Veränderungen gestellt werden kann. Abgrenzungen zu gleichzeitig auftretenden hypertensiven Veränderungen des Herzens sind oft schwierig, Rhythmusstörungen und AV-Blockierungen geben zusätzliche Hinweise. *Immunserologischer* Hinweis einer Myokardbeteiligung sind hochtitrige zytolytische antimyolemmale Antikörper, die nicht selten mit Antikörpern gegen quergestreifte Muskulatur vergesellschaftet sind. Laborchemisch kann die Kreatininkinase erhöht sein, ohne daß die Differentialdiagnose zur Myositis, die nicht selten begleitend oder gleichzeitig auftritt, immer leicht fällt.

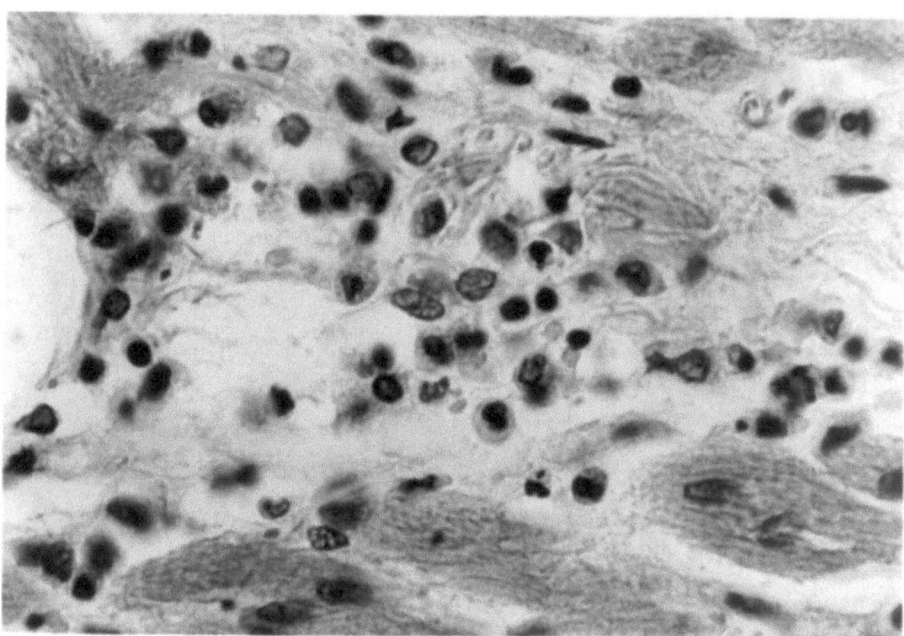

Abb. 3. Myokardbiopsie bei der 28jährigen Patientin mit SLE: Nachweis lymphoplasmazellulärer Infiltrate und vaskulitischer Veränderungen. Hämatoxilin-Eosinfärbung

Therapie

Die Behandlung mit Kortikosteroiden sollte über 4–6 Monate erfolgen (ca. 30 mg Prednison/Tag), wobei berücksichtigt werden muß, daß Steroide die Entwicklung der Koronarsklerose beschleunigen und die Hypertonie verstärken können und die Erhaltungsdosis (10–20 mg/Tag) deshalb so niedrig wie möglich angesetzt werden soll.

d) Beteiligung des Reizleitungssystems

Pathologisch anatomisches Korrelat der Beteiligung des Reizleitungssystems ist bei Erwachsenen die fokale Vaskulitis des AV- bzw. des Sinusknotens (BHARATI et al. 1975; EMLEN 1979; HEJTMANCIK et al. 1964; HOVER u. KOPPES 1979; JAMES et al. 1965).

Beim „kongenitalen" AV-Block der Neugeborenen (auch kombiniert mit einem offenen Ductus arteriosus (STEPHENSEN et al. 1981) ist bei der Mutter vorausgehend oder später eine Lupuserkrankung zu diagnostizieren (BERUBE et al. 1978; CHAMEIDES et al. 1977; HARDY et al. 1979; HULL et al. 1966; LEE u. WESTON 1984; LITSEY et al. 1985; WINKLER et al. 1977). Serologisch finden sich die die Plazentaschranke passierenden Ro- und La-Antikörper. Bei Totgeburten oder neonatalen Todesfällen konnten darüberhinaus nicht selten eine Endomyokardfibrose (ESSCHER u. SCOTT 1979) und nahezu beweisend für die Immunpathogenese die Bindung von IgG in der AV-Knotenregion nachgewiesen werden.

e) Koronare Arteriitis

Im Rahmen der Vaskulitis bei SLE kann es zur Ablagerung von Immunkomplexen an der Wand der kleinen Gefäße kommen, die bei der Entwicklung von Myokardläsionen die größte Rolle spielen dürfte. Eine schwere nekrotisierende Arteriitis, vergleichbar der Panarteriitis nodosa, der mittleren und größeren, insbesondere epikardialen Gefäße ist dagegen selten, wurde aber in Einzelfällen beschrieben (FAUCI et al. 1978). Eine Koronararteriitis muß besonders bei jüngeren weiblichen Patienten mit Angina pectoris oder Myokardinfarkt vermutet werden (BONFIGLIO et al. 1972; HOMCY et al. 1982; ISHIKAWA et al. 1978; JENSEN u. SIGURD 1973; MELLER et al. 1975). Die Behandlung besteht in hohen Kortikoiddosen (80 mg/Tag) am Beginn. Später sollte Azathioprin oder Cyclophosphamid zugegeben werden, um die Kortikoiddosis so niedrig wie möglich zu halten (PARRILLO u. FAUCI 1980, 1984).

Eine Hypertonie wird im Verlauf des Lupus in ca. 40% der Fälle mit und ohne nennenswerte begleitende Nierenerkrankung beobachtet. Dabei dürfte die Kortikoidtherapie zum häufigeren Auftreten der Hypertonie und der hypertensiven Herzerkrankung beim Lupus beitragen (BULKLEY u. ROBERTS 1975).

5. Spondylitis ankylosans, Reiter-Syndrom und Herzbeteiligung

a) Pathogenese, Pathophysiologie und Ätiologie

Die pathophysiologische Verbindung von Spondylitis ankylosans und Reiter-Syndrom stellen trotz ihres unterschiedlichen klinischen Bildes und Verlaufes gemeinsame Merkmale dar, zu denen auch die Auswirkung auf das Herz gehört (Tabelle 7). Bei beiden Erkrankungen finden sich als frühe, aber flüchtige Manifestation eine Perikarditis, seltener einer Myokarditis mit AV-Block I. Grades. Erst später setzen die meist irreversible Schädigungen hinterlassenden Veränderungen an der Aortenklappe und Aortenwurzel (Aortitis, Aorteninsuffizienz) ein, die

Tabelle 7. Herzmanifestationen bei Spondylitis ankylosans und Reitersyndrom. (Nach COSH u. LEVER 1985)

Zeitpunkt der Manifestation	Art der Veränderung	Häufigkeit	
		Sp.a.	RS
Frühe, flüchtige Manifestationen in den ersten beiden Krankheitsjahren	Perikarditis	1%	2%
	Myokarditis AV-Block I. Grades	?	6%
Spät einsetzende, bleibende Veränderungen, 16–20 Jahre nach Krankheitsbeginn	Aortitis Aorteninsuffizienz ± Mitralinsuffizienz	1–10%	2%
	Erregungsleitungsstörungen unterschiedlichen Grades	3%	3%

Sp.a., Spondylitis ankylosans; RS, Reitersyndrom

nicht selten erst 15–20 Jahre nach Beginn der Krankheit klinisch bemerkt werden. Unabhängig von Morbus Bechterew und Reiter-Syndrom wurde eine Gruppe von klinisch ähnlich imponierenden Erkrankungen, die seronegative Spondylarthritis, als getrennte Gruppe definiert, zu der unter anderem die Arthritis psoriatica, die Arthritis bei entzündlichen Darmerkrankungen (Colitis ulcerosa, Morbus Crohn und Morbus Whipple und das Behçet-Syndrom gehören (MOLL et al. 1974; McEWEN et al. 1971).

Bei diesen Erkrankungen fehlen Rheumafaktor oder Rheumaknoten. Es bestehen aber meist eine Sakroiliitis oder Spondylitis und eine Polyarthritis der kleinen Gelenke sowie eine familiäre Häufung der Erkrankung. Eine Herzbeteiligung wurde in wenigen Ausnahmefällen beobachtet, so im eigenen Krankengut bei der Psoriasis arthropathica. Ein klinischer Marker des Spondylitis ankylosans und des Reiter-Syndroms ist die Häufung des Histokompatibilitäts-Antigens HLA-B 27 (bei Morbus Bechterew in 90% der Fälle, bei Reiter-Syndrom in 78% der Fälle gegenüber 8% bei Gesunden). Die Inzidenzen bei Psoriasis arthropathica, Colitis ulcerosa und Morbus Crohn mit Gelenkbeteiligung, der Yersinienarthritis oder der Salmonellen-induzierten Arthritis liegen niedriger aber immer noch signifikant höher als bei gesunden Probanden. Die Überlappung von klinischer Symptomatik und Markerantigen HLA-B 27 läßt sich plastisch am Fenn-Diagramm veranschaulichen (Abb. 4). Bemerkenswert ist, daß nach Darminfektionen mit Shigellen, Salmonellen oder Yersinien HLA-B 27 positive Probanden ein wesentlich erhöhtes Risiko besitzen, an einer reaktiven Arthritis zu erkranken (LAITINEN et al. 1977; LASSUS u. KARONEN 1977; LEIRISALO et al. 1982). Bei der Yersinienpolyarthritis findet sich nicht selten eine leichte Herzmuskelentzündung mit temporären EKG-Veränderungen (MARSAL et al. 1981), während eine bleibende Herzbeteiligung bei Nachuntersuchungen nicht wahrscheinlich gemacht

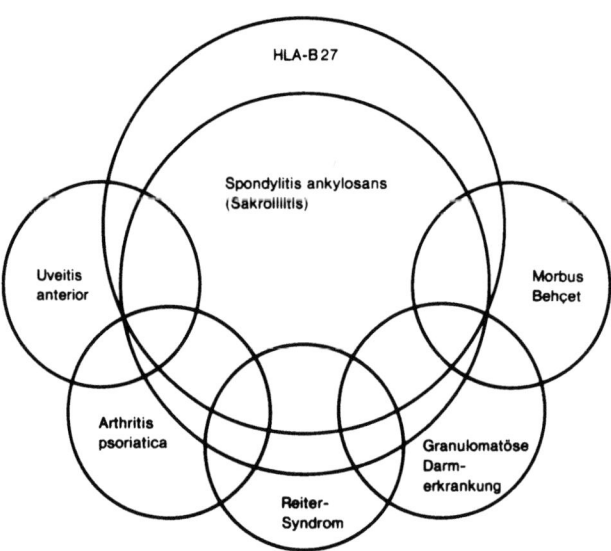

Abb. 4. Fenn-Diagramm: Überlappung HLA-B 27 positiver rheumatischer Erkrankungen

werden konnte. HLA-B 27 stellt deshalb einen Marker der Prädisposition von Trägern dieses Histokompatibilitätsantigens dar, an der Bechterew'schen Erkrankung, dem Reiter-Syndrom oder einer Arthritis nach infektiösen Darmaffektionen zu erkranken. Ob zwischen dem experimentellen Modell einer Adjuvansarthritis und den genannten Erkrankungen neben offensichtlichen klinischen Parallelen auch einheitliche pathogenetische Mechanismen bestehen, ist noch nicht abschließend geklärt, da die Frage offen ist, ob die experimentelle Arthritis auf immunologischer Grundlage durch eine Immunreaktion auf exogene, aus Zellwänden von Bakterien stammende Proteine oder aus einem Komplex von Virusproteinen und Wirtsgewebe entsteht oder durch endogene Faktoren ausgelöst wird.

b) Spondylitis ankylosans (Morbus Bechterew)

α) Klinik der Bechterewschen Erkrankung

Die klinische Diagnose der *Spondylitis ankylosans* (Sp. a.) wird heute nach BENNET u. WOOD (1968), bekannt als New Yorker Kriterien, gestellt (Übersicht bei HARTH 1982). Die Erkrankung beginnt bei den meist männlichen Erwachsenen zwischen dem 15. und 30. Lebensjahr, tritt initial in den Iliosakralgelenken auf und kann auf die Wirbelsäule übergreifen. Diese versteift, da Iliosakral- sowie kleine Wirbelgelenke ankylosieren. Eine periphere Gelenkbeteiligung (Hüfte, Knie- und Schultergelenke) liegt in 25–30% der Fälle vor. Die Prognose ist meist nicht vorhersehbar, da Phasen mit erheblicher entzündlicher Aktivität, systemischen und lokalen Manifestationen von solchen geringerer Aktivität oder eines ausgebrannten Stadiums abgelöst werden können. Extraartikuläre Manifestationen sind die Entzündung von Sehnen- und Bandansätzen (Enthesopathie), die chronisch rezidivierende Iritis (25%), die Aortitis mit Aorteninsuffizienz (10%), die mit Erregungsleitungsstörungen einhergehen kann. Spätkomplikationen sind apikale Lungenfibrosen und Amyloidose.

β) Genetik und Inzidenz

Die Inzidenz des Morbus Bechterew beträgt nach englischen Untersuchungen (LAWRENCE 1963) bei Männern 4:1000, bei Frauen 0,5:1000, so daß Männer achtmal häufiger als Frauen erkranken. In amerikanischen Untersuchungen ist die Inzidenz bei gleicher Relation zwischen Männer und Frauen deutlich niedriger: Männer 1,5:1000, Frauen 0,15:1000 (CALIN u. FRIES 1975). Neger und Orientalen erkranken noch seltener.

Der genetische Marker der Sp. a. ist der Nachweis von HL-A B 27 (90% positiv gegen 8% „Gesunder") (SCHLOSSTEIN et al. 1973; SCHILLING 1983).

Genetische Untersuchungen konnten belegen, daß jeder Fünfte der „gesunden" HLB-27-Träger doch eine Sakroiliitis aufweist, deren klinische Symptomatik so gering ausgeprägt ist, daß sie die New Yorker Kriterien nicht erfüllt und klinisch somit auch nicht apparent ist. Bei einem Vergleich zwischen B-27 positiven Verwandten 1. Grades eines Patienten mit Morbus Bechterew und gesunden HLA-B 27 positiven Spendern zeigt sich, daß Verwandte eines Bechterew-Kranken sechsmal häufiger an einer Spondylarthritis ankylopoetica erkranken (CALIN et al. 1983; VAN DER LINDEN et al. 1983; WOODROW 1980), so daß neben der HLA-B 27 Assoziation zusätzliche, möglicherweise auch andere genetische

Faktoren eine Rolle spielen dürften (LOCKSHIN et al. 1975). Die Ätiologie der Spondylarthritis ankylopoetica ist unbekannt. Sie kann auch als Folge eines Reiter-Syndroms, einer entzündlichen Darmerkrankung (Colitis ulcerosa, Morbus Crohn) oder einer reaktiven Arthritis oder bei Psoriasis auftreten. Darmbakterien wurden wiederholt als pathologisches Agens diskutiert, so werden nach der Ein-Gentheorie gramnegative Klebsiellen diskutiert, deren antigene molekulare Struktur dem HLA-B 27 stark ähnelt, so daß eine Kreuztoleranz vorliegen könnte.

γ) **Immunpathologie und Pathohistologie**
Immunpathologisch sind Lymphozytenplasmazellen- und Makrophageninfiltrationen bei der Enthesopathie nachweisbar (BALL 1971, 1980). Diese Infiltrationen ähneln denen der Aortitis in der Adventitia der Aorta. In Synovialmembranen ließen sich Antiglobuline, aber kein Rheumafaktor vom IgM-Typ nachweisen, so daß an serösen Häuten die lokale Produktion von Immunkomplexen eine Rolle spielen dürfte (BLUESTONE 1977). Im peripheren Blutbild sind aktivierte Lymphozyten nachweisbar (EGHTEDARI et al. 1976).

δ) **Herzmanifestationen bei Spondylarthrosis ankylopoetica**
Eine *Perikarditis* findet sich bei 1 % der Patienten mit Sp. a. (BERNSTEIN u. BROCH 1949; WILKINSON u. BYWATERS 1958). Bei nur flüchtiger Beschwerdesymptomatik ist der auskultatorische Nachweis von Perikardreiben oder die echokardiographische Dokumentation eines kleinen Perikardergusses nicht selten ein Zufallsbefund.

Eine *Aorteninsuffizienz* findet sich bei 1 bis 10% der Fälle (ANSELL 1958; KINSELLA et al. 1974; ZVAIFLER u. WEINTRAUB 1963). Sie gehört zu den Spätformen der kardialen Manifestationen der Bechterewschen Erkrankung. Bei jüngeren Männern ist sie mit 1 % seltener als bei älteren mit 18 % (GRAHAM u. SMYTHE 1958). Die Mitralinsuffizienz tritt meist nur in Verbindung mit der Aorteninsuffizienz auf und ist selten.

Wesentlich häufiger als die Aorteninsuffizienz sind *AV-Blockierungen 1. und 2. Grades,* gelegentlich auch ein kompletter AV-Block (BERGFELDT et al. 1982; BOTTIGER u. EDHAG 1972; DROSTE u. PFLUGER 1976; JULKUNEN u. LUOMANMÄKI 1964; LIU u. ALEXANDER 1969; WEED et al. 1966). Nach jüngeren Schätzungen liegt die Inzidenz zwischen 23 und 33% für AV-Überleitungsstörungen mit oder ohne Blockierungen (BERGFELDT et al. 1982; SUTER u. STEIGER 1962; COHEN et al. 1976; vergl. Tabelle 7).

ε) **Pathologische Anatomie**
Es findet sich ein chronisch entzündlicher Prozeß an der Adventitia von Aortenwurzel und Klappenring sowie der proximalen Aorta ascendens mit Lymphozyten- und Plasmazellanhäufungen mit einer Endarteritis obliterans der Vasa Vasorum (Abb. 5). Die Aortenintima wird irregulär. Greift die Entzündung auf das Aortensegel über, führt sie zur Aorteninsuffizienz (BULKLEY u. ROBERTS 1973; COSH u. LEVER 1985). Bei Beteiligung der Mitralklappe verdickt das Mitralsegel unmittelbar unterhalb der Aortenklappe. Dieser Befund ist auch echo- und angiokardiographisch nachweisbar (ROBERTS et al. 1974). Die entzündliche Verände-

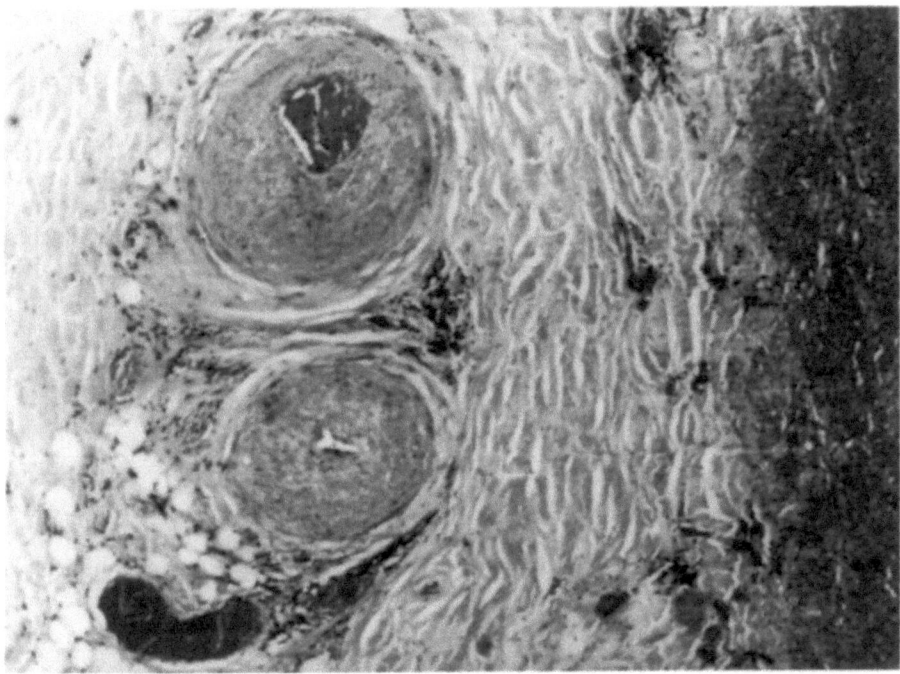

Abb. 5. Endangitis obliterans der Vasa Vasorum bei Morbus Bechterew. (Aus COSH u. LEVER 1985, Bd 3, S 20)

rung der Aortenklappe führt praktisch nie zur Aortenstenose, nur zur Aorteninsuffizienz. Klappenverkalkungen wurden allerdings beschrieben.

Die Anatomie des Reizleitungssystems zeigt eine sich in das Herzskelett ausbreitende Entzündung mit Befall von AV-Knoten und übrigem Reizleitungssystem. Histologisch finden sich die vorbeschriebenen lymphoplasmazellulären Infiltrate, die später konsekutiv durch Bindegewebe ersetzt werden (DAVIES 1971, 1984).

ζ) Verlauf

Die frühe kardiale Beteiligung läuft häufig klinisch inapparent ab, es sei denn, eine Erregungsleitungsstörung mit konsekutiven synkopalen Zuständen tritt auf. Schreitet die Erregungsleitungsstörung fort und prägt sich Aorteninsuffizienz aus, wird die kardiale Beteiligung meist Jahre später erst klinisch manifest. In seltenen Fällen kann die Aorteninsuffizienz den Wirbelsäulenveränderungen vorausgehen. Dies sind aber Ausnahmen von der Regel (KEAN et al. 1980; STEWART et al. 1978).

η) Klinik

Die asymptomatische Perikarditis wird häufig nicht erkannt. Die Aorteninsuffizienz verläuft initial gleichfalls asymptomatisch und wird nur bei sorgfältiger Auskultation bemerkt. Die Methode der Wahl zur Untersuchung von Bechterewkranken auf eine Herzbeteiligung stellt heute neben der subtilen klinischen Untersuchung insbesondere die Echokardiographie dar, die eine Perikardbeteiligung, Aorteninsuffizienz und eine seltene begleitende Mitralinsuffizienz nachweisen kann. AV-Überleitungsstörungen sind häufig asymptomatisch, es sei denn, es kommt zu Blockierungen 2. und 3. Grades, letztere mit Adams-Stokes-Anfällen.

Als weitere Komplikationen finden sich nicht selten Rhythmusstörungen. Bei progredienter Aorteninsuffizienz kommt es zur kardialen Dekompensation. Bei vorgeschädigten Klappen stellt die infektiöse Endokarditis immer ein potentielles Risiko dar. Als Spätkomplikation wird eine Amyloidose beschrieben, die insbesondere bei Nierenbeteiligung symptomatisch wird (nephrotisches Syndrom, Albuminurie), aber auch das Herz einschließen kann. Die Herzbeteiligung bestimmt deshalb nur z. T. das klinische Bild und die Prognose.

ϑ) Therapie

Bei kompletten AV-Blockierungen sollte eine Schrittmacherimplantation (DDD-System) erfolgen. Bei einer schweren Aorteninsuffizienz ist trotz der nicht einfachen Operationsbedingungen durch Wirbelsäulen-, Thoraxversteifung und schlechter Lungenfunktion der Klappenersatz erfolgversprechend (HOLLINGWORTH et al. 1979; MALETTE et al. 1969; SPANGLER et al. 1970). Ein kombinierter Mitral- und Aortenklappenersatz ist nur sehr selten notwendig (KEAN et al. 1980).

c) Reiter-Syndrom

Zu den HLA-B 27 positiven Krankheiten gehört, zumindest bei der Mehrzahl der Patienten, auch das Reiter-Syndrom, dessen klassische klinische Trias eine Urethritis, Arthritis und Konjunktivitis umfaßt. Ca. 1% der Männer mit Urethritis, meist nach Geschlechtsverkehr, erkranken am Morbus Reiter (FORD 1970). Männer sind wesentlich häufiger betroffen als Frauen. In außereuropäischen Ländern ist das Reiter-Syndrom meist mit einer Darminfektion oder einer Dysenterie assoziiert, wobei es nach einigen Wochen Latenzzeit zur Reiterschen Erkrankung kommt. Historisches Beispiel einer gastrointestinalen Ätiologie war die Flexner-Dysenterie in Finnland 1944, als es bei 150 000 Erkrankten in 0,2% der Fälle zu Morbus Reiter kam. 9 von 10 der Betroffenen waren Männer (PARONEN 1948). In wenigen Fällen tritt das Reiter-Syndrom aber auch ohne venerische oder intestinale Infektion auf. Die klinische Trias muß nicht immer komplett ausgeprägt sein. Die Konjunktivitis fehlt häufiger als die Urethritis, während die Arthritis in der Regel immer nachweisbar ist und vorwiegend die Gelenke der unteren Extremitäten (Knie-, Sprung-, Zehen- und Hüftgelenke sowie Iliosakralgelenke) befällt. Begleitende Veränderungen an den Schleimhäuten (Balanitis, Gingivitis) sowie weichteilrheumatische Mitbeteiligungen oder das Keratoderma blenorrhagicum können gleichzeitig auftreten (WILLKENS et al. 1982). Für das Reiter-Syndrom gilt ebenso wie für die Spondylarthrosis ankylopoetica gegenwärtig als plausibelste Erklärung für die Bevorzugung von HLA-B 27 positiven Trägern die Kreuzreaktivitätstheorie zwischen den Antigenen auslösender Keime und der HLA Expression der betroffenen Organe. Das Risiko, an einem Morbus Reiter nach einer Dysenterie zu erkranken, ist beim HLA-B 27 positiven Patienten vierzigmal höher als bei Patienten ohne dieses Merkmal. Das auslösende Agens sind Dysenterie-induzierte Keime (z. B. Shigellen) beim Dysenterie-Syndrom und möglicherweise u. a. *Mykoplasmen* bei den venerischen Infektionen.

α) Kardiale Beteiligung

Die kardiale Beteiligung beim Morbus Reiter ist derjenigen beim Morbus Bechterew vergleichbar. Flüchtige kardiale Symptome im Initialstadium sind meist auf eine begleitende, oft inapparent bleibende Perikarditis oder Myokarditis zurückzuführen. Schwere bleibende Läsionen finden sich häufig erst nach 10–20 Jahren und beruhen auf einer Aortitis mit oder ohne Aorteninsuffizienz (COLLINS 1972; CSONKA et al. 1961; PAULUS et al. 1972; RODNAN et al. 1964; SIGUIER et al. 1970; SOBIN u. HAGSTROM 1962; UNVERFERTH et al. 1979). Die Häufigkeit der Aorteninsuffizienz liegt beim Reiter-Syndrom zwischen 2 und 5% (PAULUS et al. 1972). Eine Beteiligung des Erregungsleitungsgewebes durch AV-Blockierungen 1. bis 3. Grades dürfte in ca. 3% der Fälle vorkommen (ROSSEN et al. 1975; RUPPERT et al. 1982).

Nicht selten sind diejenigen Patienten, die in der Spätphase eine Aortitis mit Aorteninsuffizienz haben, jene, die auch im Frühstadium eine pan-, peri- oder myokardiale Beteiligung aufwiesen (CSONKA et al. 1961, 1957).

Die klinischen Erscheinungen der kardialen Manifestation sind denjenigen der Spondylarthrosis ankylopoetica vergleichbar. Die Behandlung ist identisch und wurde dort besprochen.

6. Progressive systemische Sklerose

a) Definition und Pathogenese

Bei der progressiven systemischen Sklerose (PSS) handelt es sich um eine systemische Erkrankung, deren Hautveränderungen klinisch ins Auge fallen. Bestimmend für die Prognose ist die Organbeteiligung an Nieren, Lungen, Herz und Gastrointestinaltrakt. Die progressive systemische Sklerose oder Sklerodermie gehört gleichfalls zu den sog. Kollagenosen. Sie manifestiert sich klinisch häufig erst nach längerem Prodromalstadium mit einem Raynaud-Phänomen. Als begleitende Hautveränderungen sind die Calcinosis cutis (Thibierge-Weißenbach-

Tabelle 8. Systemische Manifestationen bei 261 PSS-Patienten. (Nach RODNAN 1981)

	(%)
Sklerodermie der Haut	90
Raynaud-Phänomen	78
Ösophagus	52
Lunge	43
Herz	40
Niere	35
Anämie	27
Gelenke	25
Hypertonie	21
Muskulatur	20
Dünn- und Dickdarm	15
Perikard	11

Syndrom) ebenso erwähnenswert wie Teleangiektasien, atrophisch und ischämische Veränderungen in den Fingerspitzen mit geschwürigen Veränderungen und nekrotischen Ulzerationen. Folge der obstruktiven Gefäßveränderungen sind viszerale Manifestationen (Tabelle 8). Im Gastrointestinaltrakt imponiert die Beteiligung des Ösophagus, der seine Motilität verliert. Malabsorption im Dünndarm führt zur Steatorrhö. Die die Lunge betreffende progrediente Fibrose führt zur eingeschränkten Lungenfunktion, die vaskulären Veränderungen können zur pulmonalen Hypertonie führen (TRELL u. LINDSTRÖM 1971; UNGERER et al. 1983; YOUNG u. MARK 1978). Die prognostisch bedeutungsvollste, weil schwerste viszerale Manifestation ist die Nierenbeteiligung mit Glomerulosklerose und konsekutiver Niereninsuffizienz. Infolge einer Aktivierung des Renin-Angiotensin-Systems dürfte es zur arteriellen Hypertonie kommen, die, falls maligne, fulminant fortschreiten kann. Kardiale Folgeschäden können deswegen auch als Folge der systemischen oder pulmonalen Hypertonie auftreten. Die weniger schwere, sich langsamer entwickelnde Variante der Sklerodermie ist das CREST-Syndrom (Calcinosis, Raynaud-Phänomen, Ösophagusdysfunktion, Sklerodaktylie und Teleangiektasien), das eine bessere Prognose hat, aber auch durch eine pulmonale Hypertonie kompliziert sein kann (SALERNI et al. 1977; UNGERER et al. 1983).

Zu den gemischten Bindegewebserkrankungen (Mixed Connective Tissue Disease, MCTD, Sharp-Syndrom) gehören Patienten, deren serologischer Marker extrahierbare nukleäre Antigene (ENA) sind. Hierbei liegen Überlappungssyndrome (Abb. 6) vor, da sich am gleichen Patienten Symptome mehrerer chronisch rheumatischer Erkrankungen beobachten lassen. Es handelt sich um eine klinische Vermischung der Symptome der Sklerodermie (gestörte Ösophagusmotilität, Lungenfibrose) mit einer Polymyositis, die überwiegend die proximale Muskulatur betrifft, aber auch Zeichen des Lupus erythematodes aufweist mit Arthralgien, Hautausschlag, Lymphadenopathie und Fieber. Im Gegensatz zur Spätmanifestation der Myokardfibrose bei Sklerodermie oder den Klappenerkrankungen des SLE finden sich bei Mixed Connective Tissue Disease lediglich Perikarditiden und Myokarditiden, seltener AV-Blockierungen. Aufgrund der seltenen Nierenbeteiligung ist die Prognose wesentlich günstiger.

Die progressive systemische Sklerose ist selten, auf ca. 500 Patienten mit chronischer Polyarthritis kommt ein Patient mit Sklerodermie (WOOD 1977).

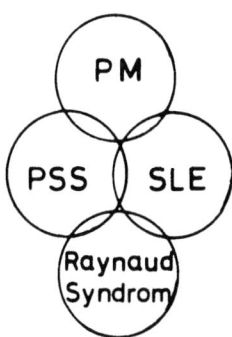

Abb. 6. Überlappungssyndrome bei Mixed Connective Tissue Disease (MCTD) oder Sharp-Syndrom

b) Immunpathologie

Initial finden sich Entzündungszeichen an Haut, Bindgewebe, Synovialis und Sehnenscheiden mit histologisch nachweisbaren Infiltrationen mononukleärer Zellen und eine Intimaobliteration durch Wandverdickung und gelegentliche Thrombosierung. Hinzu kommt die Entwicklung einer Fibrose mit extensiven Kollagenablagerungen (HERBERT et al. 1974; JAYSON 1984). Die relevanten Veränderungen betreffen die kleinsten Gefäße an der Haut oder den viszeralen Organen (CAMPBELL u. LEROY 1975; NORTON u. NARDO 1970). Bezüglich der Immunserologie wird auf die Einführung verwiesen. Klassisch ist der Nachweis von Antikörpern gegen extrahierbare nukleäre Antigene. In Zellkulturen lassen sich antinukleäre Faktoren in bis zu 95% der Fälle nachweisen (AITCHESON u. TAN 1982; CATOGGIO et al. 1983; TAN et al. 1980), während in Kryostatschnitten die Inzidenz wesentlich seltener ist (30%). Beim CREST-Syndrom sind Antikörper gegen Zentromere der charakteristische Marker in ca. 50% der Fälle (CATOGGIO et al. 1983; FRITZLER et al. 1980; MCCARTY et al. 1983; TAN et al. 1980). Zu den Marker-Antigenen gehört auch das Scl 70, gegen das Antikörper in 20% aller Patienten mit Sklerodermie nachweisbar ist (CATOGGIO et al. 1983). Es ist damit zwar spezifisch für die Erkrankung, aber wenig sensitiv. Gleichfalls finden sich Antikörper gegen Einzelstrang-RNS (ALARCON-SEGOVIA et al. 1974) oder zirkulierende Immunkomplexe, die möglicherweise auch Lungen- und Herzveränderungen erklären können (PISKO et al. 1979). Beim Sharp-Syndrom (MCTD) finden sich charakteristische hohe Spiegel von Antikörpern gegen extrahierbare nukleäre Proteine (N-RNP), während andere antinukleäre Antikörper meist nicht nachweisbar sind (AITCHESON et al. 1982; SHARP 1974). Bei der Erkrankung spielen HLA-assoziierte Gewebsantigene keine sichere Rolle, auch wenn der Zusammenhang zwischen HLA-DR 1 und der diffusen Form der progressiven systemischen Sklerose als Ausnahme dies anzudeuten scheint (WHITESIDE et al. 1983).

Das klinische Leitsymptom der progressiven systemischen Sklerose ist die proximale Sklerodermie als bilaterale symmetrische sklerodermöse Hautveränderung am Körper proximal der Metacarpophalangeal- oder Metatarsophalangealgelenken (Sensitivität 91%, Spezifität fast 100%). Nebenkriterien sind Sklerodaktylie (Eislutscherfinger), Fingerkuppennarben und bilaterale basale pulmonale Fibrose. Das Hauptkriterium oder 2 und mehrere Nebenkriterien gestatten die Diagnose der progressiven systemischen Sklerose (MASI u. RODNAN 1981; Subcommittee for Scleroderma Criteria 1980). Differentialdiagnostisch sollte eine Pseudosklerodermie abgegrenzt werden (RODNAN 1981).

c) Herzbeteiligung

Die Herzbeteiligung bei progressiver systemischer Sklerose umfaßt Perikarditis, Myokardfibrose (Sklerodermie), Erregungsleitungsstörungen und überwiegend bei Myokardfibrose auch Arrhythmien, eine linksventrikuläre Hypertrophie als Folge der Hypertonie bei Nierenbeteiligung sowie eine mögliche rechtsventrikuläre Hypertrophie bei Cor pulmonale als Folge der pulmonalen Hypertonie bei Lungengefäßerkrankungen oder Lungenfibrose (Tabelle 9 nach MCWHORTER u. LEROY 1974; SACKNER et al. 1966).

Tabelle 9. Formen und Häufigkeit von kardialen Veränderungen der progressiven systemischen Sklerose (PSS). [Mod. nach McWhorter u. Leroy 1974 und Sackner et al. 1966 (prozentuale Angaben beziehen sich auf 59 obduzierte Patienten nach McWhorter u. Leroy 1974)]

	Häufigkeit (%)	Ursachen
1. Kardiomegalie	64	Myokardfibrose, Sklerodermieherz dekompensierte Hypertonie
Myokardfibrose	34	Sklerodermieherz
Linksventrikuläre Hypertrophie	37	Hypertoniefolge bei Sklerodermie-Niere
Rechtsventrikuläre Hypertrophie	28	Cor pulmonale als Folge von Lungenfibrose oder Lungengefäßerkrankung
Biventrikuläre Hypertrophie	23	Kombination der obengenannten Grundkrankheit
2. Perikarditis	56	

d) Perikarditis bei PSS

Die Perikarditis ist mit 56% relativ häufig. Ihre Residuen finden sich meist auch noch autoptisch (Botstein u. Leroy 1981; D'Angelo et al. 1969; Michet u. Hunder 1984; Nasser et al.1968; Oram u. Stokes 1961; Sackner et al. 1966). Die klinische Diagnose wird wesentlich seltener (16%) gestellt, als ihre wahre Inzidenz ausmacht. Deshalb empfiehlt sich eine echokardiographische Untersuchung der Patienten, die eine meist dreifach höhere Häufigkeit der Perikardbeteiligung aufweist, als rein klinische Untersuchungen vermuten lassen (Gottdiener et al. 1979; Smith et al. 1979). Im Erguß finden sich meist eine Zellvermehrung, ein normaler Glukosespiegel und nur mäßig erhöhtes Eiweiß, gelegentlich auch antinukleäre Faktoren, aber keine wesentliche Komplementreduktion. Insgesamt handelt es sich deshalb meist um ein Transsudat (Gladman et al. 1976). Seltener als bei der systemischen Sklerose findet sich die Perikardbeteiligung beim CREST-Syndrom und bei der MCTD (Alpert et al. 1983; Oetgen et al. 1983; Sharp 1974; Singsen et al. 1977).

Immunserologisch lassen sich meist neben antinukleären Faktoren auch antimyolemmale, antisarkolemmale sowie Anti-Myosin oder Anti-Aktin-Antikörper nachweisen (Maisch 1982, 1983). Spezifisch ist der nur in 20% der Fälle vorkommende Anti Scl 70 Antikörper.

e) Myokardfibrose oder Sklerodermieherz

Die als „Sklerodermieherz" klassifizierte Myokardfibrose verteilt sich auf rechten und linken Ventrikel nahezu gleichermaßen. Sie dürfte Folge einer entzündlichen Reaktion mit nekrotischen Veränderungen und anschließendem bindegewebigem, narbigem Ersatz am Herzen sein. Ursache dieser Nekrosen sind die der Sklerodermie zugrunde liegenden vaskulitischen Veränderungen im mikrovaskulären Bereich (D'Angelo et al. 1969; Nasser et al. 1968; Summerfield 1975). Patienten mit sklerodermassoziierten Veränderungen können bei Beteiligung des Reizleitungssystems plötzlich versterben.

Über elektrokardiographische Veränderungen bei 49 Patienten mit PSS berichten Oram u. Stokes 1961 (Einzelbefunde s. Tabelle 10).

Tabelle 10. Veränderungen im EKG bei 49 PSS-Patienten[a]. (Mod. nach ORAM u. STOKES 1981)

	n	%		n	%
Arrhythmie	24	49	*ST-T-Segment*	17	35
Extrasystolen: ventrikulär	11	22	T-Inversion	5	10
Vorhof-	6	12	Infarkt-typisches T	3	6
multifokal	3	6	T-Welle isoelektrisch		
Vorhofflimmern	2	4	oder niedrig	5	10
Vorhofflattern	1	2	ST-Senkung	4	8
Kammerflimmern	1	2			
			Hypertrophie	14	29
Erregungsleitungsstörung	25	51	Rechter Ventrikel	5	10
AV-Block I. Grades	10	20	Linker Ventrikel	4	8
Kurzes PQ	2	4	Vorhof	5	10
Rechtsschenkelblock	8	16			
Linksschenkelblock	3	6			
Kompletter AV-Block	2	4			

[a] 48 Patienten hatten eine oder mehrere EKG-Veränderungen (98%).

f) Beteiligung der Herzkranzgefäße

Sklerodermiepatienten können auch ohne Koronararteriensklerose unter pektanginösen Beschwerden vaskulitischer Genese (JAMES 1974) leiden und an einem Herzinfarkt oder plötzlichem Herztod (JAMES 1974) bei normalem Koronarogramm versterben. Die histologisch nachweisbaren bandförmigen Nekrosen sind u. a. mit Spasmen vereinbar (BULKLEY et al. 1978). Die meisten thalliumszintigraphischen Untersuchungen zeigen eine verminderte Myokarddurchblutung (FOLLANSBEE et al. 1984). Nur selten kalzifizieren die fibrösen Myokardareale. Beim Mixed Connective Tissue Disease finden sich lymphozytäre Infiltrate und fibrotische Veränderungen (SINGSEN et al. 1977; WHITLOW 1980). Typische Klappenveränderungen bei der Sklerodermie sind selten, Klappeninsuffizienzen treten aber als Folge einer linksventrikulären Dilatation gelegentlich auf. Mitralklappenverdickungen sind wahrscheinlich hier unspezifisch und ziehen praktisch nie eine Mitralstenose nach sich. Die Beteiligung des Erregungssystems äußert sich in ventrikulären und atrialen Extrasystolen. Gelegentlich ist Vorhofflimmern vorhanden. AV-Blockierungen überwiegend 1. Grades sowie Rechts- und Linksschenkelblöcke finden sich gleichfalls. Unspezifische EKG-Veränderungen mit T-Inversionen, infarkttypischen T-Wellen wurden beschrieben (COZZI et al. 1983; ROBERTS et al. 1981), Hemiblockierungen und Schenkelblockbilder sind relativ häufig (CLEMENTS et al. 1981: COZZI et al. 1983; ORAM u. STOKES 1961; ROBERTS et al. 1981). Die linksventrikuläre Hypertrophie ist in aller Regel Folge der arteriellen Hypertonie, die rechtsventrikuläre Hypertrophie Folge der obliterierenden Lungengefäßveränderungen mit erhöhtem pulmonalen Widerstand (TRELL u. LINDSTROM 1971; WADE u. BALL 1957; YOUNG u. MARK 1978). Klinisch imponieren bei den Patienten mit kardialer Beteiligung nicht selten die Dyspnoe oder die Rhythmusstörungen. Aber auch Angina pectoris als Leitsymptom ist möglich (BULKLEY et al. 1978).

Die serologische Diagnostik stützt sich auf den Nachweis antinukleärer Faktoren, wobei spezifisch der Anti-Scl 70 Antikörper ist, der sich aber nur in 20%

der Patienten mit progressiver Sklerodermie findet und deshalb keine hohe Sensitivität besitzt. Hautbiopsie oder Muskelbiopsie, letztere insbsondere beim Sharp-Syndrom können ebenso weiter helfen wie die radiologische Untersuchung der Thoraxaufnahme zum Nachweis der Kardiomegalie oder einer gastrointestinalen Beteiligung bei durchgeführtem Breischluck. Echokardiographisch finden sich Perikardergüsse, eine Verlangsamung des Mitralsegelschlusses, eine links- und rechtsventrikuläre Hypertrophie, ebenso auch eine Hypertrophie des Septums (BOTSTEIN u. LEROY 1981; EGGEBRECHT u. KLEIGER 1977; GOTTDIENER et al. 1979; SMITH et al. 1979).

Eine spezifische Behandlung der kardialen Manifestation der systemischen Sklerose gibt es nicht. Die Behandlung ist symptomatisch. Bei der Therapie der Herzinsuffizienz mit Digitalis und Diuretika sollte auf den Kaliumspiegel geachtet werden. Nachlastsenker in der Behandlung der Herzinsuffizienz sind erfolgversprechend.

Literatur

Ahern M, Lever J, Cosh J (1983) Complete heart block in rheumatoid arthritis. Ann Rheum Dis 43:389–397
Aitcheson CT, Tan EM (1982) Antinuclear antibodies In: Panayi GS (ed) Scientific basis of rheumatology. Churchill Livingstone, Edinburgh
Alarcon-Segovia D, Ibanez G, Kershenobich D, Rojkind M (1974) Treatment of scleroderma with colchicine. Lancet I: 1054–1055
Alpert MA, Goldberg SH, Singsen BH et al. (1983) Cardiovascular manifestations of mixed connective tissue disease in adults. Circulation 68:1182–1193
Alspaugh MA, Tan EM (1976) Antibodies to cellular antigens in Sjögren's syndrome. J Clin Invest 55:1006–1012
Ansell BM, Bywaters EGL, Doinach I (1958) The aortic lesion of ankylosing spondylitis. Br Heart J 20:507–515
Baldwin WM (1982) The symbiosis of immunocompetent and endothelial cells. Immunol Today 3:267–268
Ball J (1971) Enthesiopathy of rheumatoid and ankylosing spondylitis. Ann Rheum Dis 30:213–223
Ball J (1980) Pathology and pathogenesis. In: Moll MH (ed) Ankylosing spondylitis. Churchill-Livingstone, Edinburgh, pp 96–112
Bennett PH, Wood PHN (1968) (eds) Population studies of the rheumatic diseases. Excerpta Medica Foundation, Amsterdam, pp 456 457
Bennett RM (1984) Myocardial involvement in rheumatoid arthritis. In: Ansell BM, Simkin PA (eds) The heart and rheumatic disease. Butterworth, London, pp 36–39
Bennett RM (1984) Myocardial involvement in SLE. In: Ansell BM, Simkin PA (eds) The heart in rheumatic disease, chap 2. Butterworths, London
Berg PA (1984) Diagnose der Kollagenkrankheiten – Klinische und immunologische Leitsymptome. Internist (Berlin) 25:37–50
Bergfeldt L, Edhag O, Veding L, Vallin H (1982) Ankylosing spondylitis: an important cause of severe disturbances of the cardiac conducting system. Prevalence among 223 pacemaker treated men. Am J Med 73:187–191
Bergfeldt L, Edhag O, Vallin H (1982) Cardiac conduction disturbances, an underestimated manifestation of ankylosing spondylitis. Acta Med Scand 212:217–223
Bernstein L, Broch OJ (1949) Cardiac complications in spondylarthritis ankylopoetica. Acta Med Scand 135:185–194
Berube S, Lister G, Toews WH, Creasy RK, Heymann MA (1978) Congenital heart block and maternal systemic lupus erythematosus. Am J Obstet Gynecol 130:595–596

Bharati S, Fuente DJ, Kallen RJ, Freij Y, Lev M (1975) Conduction system in lupus erythematosus with atrioventricular block. Am J Cardiol 35:299–304

Bluestone R (1977) Immunogenetics and ankylosing spondylitis. Clin Rheum Dis 3:255–264

Bonfiglio T, Atwater EC (1969) Heart disease in patients with seropositive rheumatoid arthritis. Arch Intern Med 124:714–719

Bonfiglio TA, Botti RE, Hagstrom JWC (1972) Coronary arteritis, occlusion and myocardial infarction due to SLE. Am Heart J 83:153–158

Botstein GR, Leroy EC (1981) Primary heart disease in systemic sclerosis (sleroderma): advances in clinical and pathological features, pathogenesis and new therapeutic approaches. Am Heart J 102:913–919

Bottiger LE, Edhag O (1972) Heart block in ankylosing spondylitis and uropolyarthritis. Br Heart J 34:487–492

Bourel G, Gouffault J, Boudesseul B (1971) Cardiovascular manifestations of SLE. Coeur Med Interne 10:535–544

Bulkley BH, Roberts WC (1973) Ankylosing spondylitis and aortic regurgitation. Circulation 48:1014–1027

Bulkley BH, Roberts WC (1975) The heart in SLE and the changes in it induced by carticosteroid therapy. Am J Med 58:243–264

Bulkley BH, Klacsmann PG, Hutchins GM (1978) Angina pectoris, myocardial infarction and sudden death with normal coronary arteries; a clinical study of 9 patients with progressive systemic sclerosis. Am Heart J 95:563–569

Bywaters EGL (1971) Still's disease in the adult. Ann Rheum Dis 30:121–133

Calin A, Fries JF (1975) Striking prevalence of ankylosing spondylitis in "healthy" B 27 positive males and females: a controlled study. N Engl J Med 293:835–839

Calin A, Marder A, Becks E, Burns T (1983) Genetic differences between B 27 positive patients with ankylosing spondylitis and B 27 positive healthy controls. Arthritis Rheum 26:470–474

Campbell PM, Leroy EC (1975) Pathogenesis of systemic sclerosis: a vascular hypothesis. Semin Arthritis Rheum 4:351–368

Catoggio LJ, Bernstein RM, Black CM, Hughes GRV, Maddison PJ (1983) Serological markers in progressive systemic sclerosis: clinical correlations. Ann Rheum Dis 42:23–27

Chameides L, Truex RC, Vetter V, Rashkind WJ, Galioto FM, Nooman JA (1977) Association of maternal SLE with congenital complete heart block. N Engl J Med 297:1204–1206

Chang RW (1982) Cardiac manifestations of SLE. Clin Rheum Dis 8:197–206

Chia BL, Mak BKM, Feng PH (1981) Cardiovascular abnormalities in SLE. J Clin Ultrasound 9:237

Clark WS, Bauer WS (1948) Cardiac changes in rheumatoid arthritis. Ann Rheum Dis 7:39–40

Clements PJ, Furst DE, Cabeen W, Tashkin D, Paulus HE, Roberts N (1981) The relationship of arrhythmias and conduction disturbances to other manifestations of cardiovascular disease in Progressive Systemic Sclerosis. Am J Med 71:38–46

Cohen LM, Mittal KK, Schmid FR, Rogers LF, Cohen KJL (1976) Increased risk for spondylitis stigmata in apparently healthy HLA-B 27 men. Ann Intern Med 84:1–7

Collins P (1972) Aortic incompetence and active myocarditis in Reiter's disease. Br J Ven Dis 48:300–303

Cosh JA, Lever JV (1985) (Hrsg) Herz and rheumatische Erkrankungen, Bd 1–3. Bibliotheca Rheumatologica (Mack), bearb. von W. Miehle. Eular, Basel

Cosh JA, Rasker JJ (1982) A twenty-year follow-up of 100 patients with rheumatoid arthritis. Ann Rheum Dis 41:317–324

Cozzi F, Tessier R, Glorioso S, Peserico A, Toclesco S (1983) The electrocardiogram in Progressive Systemic Sclerosis. Analysis of 73 cases. Acta Cardiol (Brux) 38:27–34

Cruickshank B (1958) Heart lesions in rheumatoid disease. J Pathol Bact 76:223–240

Csonka GWE, Oates JK (1957) Pericarditis and electrocardiographic changes in Reiter's syndrom. Br Med J [Clin Res] 1:866–869

Csonka GWE, Litchfield JW, Oates JK, Willcox RR (1961) Cardiac lesions in Reiter's disease. Br Med J [Clin Res] 1:243–247
D'Angelo WA, Fries JF, Masi AT, Shulman LE (1969) Pathologic oberservations in Systemic Sclerosis (Scleroderma). A study of 58 autopsy cases and 58 matched controls. Am J Med 46:428–440
Davies MJ (1971) Pathology of conducting tissue of the heart. Butterworths, London
Davies MJ (1984) Disorders of the conduction system. In: Ansell BM, Simkin PA (eds) The heart and rheumatic disease. Butterworths, London pp 69–73
Davies MJ (1984) The conduction system in rheumatoid arthritis. In: Ansell BM and Simkin PA (eds) The heart and rheumatic disease. Butterworths, London
Davis RF, Engleman EG (1984) Incidence of myocardial infarction in patients with rheumatoid arthritis. Arthritis Rheum 17:527–533
Di Lorenzo M, Schiavo B (1978) Rheumatoid heart report of a case with endomyocardial injury and severe arrhythmias. Giov Ital Cardiol 8:886–891
Droste U, Pfluger N (1976) EKG-Veränderungen bei Sypondylarthritis ankylopoetica im Vergleich zu einer gesunden Kontrollgruppe. Z Rheumatol 35:383–388
Droste U, Zimmermann H (1979) EKG-Veränderungen bei chronischer Polyarthritis im Vergleich mit einer gesunden Kontrollgruppe. Z Rheumatol 38:257–263
Dubois EL (1974) Systemic Lupus Erythematosus. Univ Calif Press, Los Angeles
Eggebrecht RF, Kleiger RI (1977) Echocardiographic patterns in scleroderma. Chest 71:47–51
Eghtedari AA, Davis P, Bacon PA (1976) Immunological reactivity in ankylosing spondylitis. Ann Rheum Dis 35:155–157
Emlen W (1979) Complete heart block in mixed connective tissue disease. Arthritis Rheum 22:679–680
Esdaile JM, Tannenbaum H, Hawkins D (1980) Adult Still's Disease. Am J Med 68:825–830
Esscher E, Scott JS (1979) Congenital heart block and maternal SLE. Br Med J [Clin Res] 1:1235–1238
Estes D, Christian CL (1971) The natural history of SLE by prospective analysis. Medicine (Baltimore) 50:85–95
Fancini P, Mentasti G, Giongo F, Ugeri A (1963) Myocardial and coronary arterial changes in rheumatoid arthritis. Folia Cardiol Milano 22:333–387
Fassbender HG (1975) Pathologie rheumatischer Erkrankungen. Springer, Berlin Heidelberg New York
Fauci AS, Haynes BF, Katz P (1978) The spectrum of vasculitis. Ann Intern Med 89:660–676
Fischer E, Schneider J, Graf Ch, Jenn R, Simmen HP, Rudelt G (1981) Herzbeteiligung bei chronischer Polyarthritis. Fallbericht und Übersicht. Schweiz Rundschau Med Prax 70:2259–2268
Follansbee WP, Curtis EI, Modsger TA, Steen VD, Uretsky BF, Owens GR, Rodnan GP (1984) Physiologic abnormalities of cardiac function in progressive systemic sclerosis with diffuse scleroderma. N Engl J Med 310:142–148
Ford DK (1970) Reiter's syndrome. Bull Rheum Dis 20:588–591
Fritzler MJ, Kinsella TD, Garbutt E (1980) The CREST Syndrome: a distinct serological entity with anticentromere antibodies. Am J Med 69:520–526
Gallagher PJ, Gresham GA (1973) Heart block with infected rheumatoid granulomas. Br Heart J 35:110–112
Gladman DD, Gordon DA, Urowitz MB, Levy HL (1976) Pericardial fluid analysis in scleroderma (systemic sclerosis). Am J Med 60:1064–1068
Gottdiener JS, Moutsopoulos HM, Dekker JL (1979) Echocardiographic identification of cardiac abnormality in scleroderma and related disorders. Am J Med 66:391–398
Gowans JDC (1960) Complete heart block with Stokes-Adams syndrome due to rheumatoid heart disease. N Engl J Med 262:1012–1014
Graham DC, Smythe HA (1958) the carditis and aortitis of ankylosing spondylitis. Bull Rheum Dis 9:171–175

Griffith GC, Vural IL (1951) Acute and subacute SLE: correlation of clinical and postmortem findings in 18 cases. Circulation 3:492–500
Handforth CP, Woodbury JFL (1959) Cardiovascular manifestations of rheumatoid arthritis. Can Med Assoc J 80:86–90
Hardy JD, Solomons S, Bauwell GS, Beach R, Wright V, Howard FM (1979) Congenital complete heart block in the new born associated with maternal systemic lupus erythematosus and other connective tissue disorders. Arch Dis Child 54:7–13
Harris M (1970) Rheumatoid heart disease with complete heart block. J Clin Pathol 23:623–626
Hart FD (1970) Rheumatoid arthritis: extra-articular manifestations. Br Med J [Clin Res] 2:747–752
Harth O (1982) Ankylosierende Sypondylitis. Banaschewski, München Gräfelfing, S 91–98
Harvey AM, Shulman LE, Tumulty AS, Conley CL, Schoenrich EH (1954) Systemic lupus erythematosus: review of the literature and clinical analysis of 318 cases. Medicine (Baltimore) 33:291–437
Hejtmancik MR, Wright JC, Quint R, Jennings FL (1964) The cardiovascular manifestations of SLE. Am Heart J 68:119–130
Herbert CM, Lindberg KA, Jayson MIV, Bailey AJ (1974) Biosynthesis and maturation of the skin collagen in scleroderma and the effect of D-penicillamine. Lancet I:187–192
Hoffman FG, Leight L (1965) complete atrioventricular block associated with rheumatoid disease. Am J Cardiol 16:585–592
Hollingworth P, Hall PJ, Knight SC, Newman R (1979) Lone aortic regurgitation, sacroiliitis and HLA-B27: case history and frequency of association. Br Heart J 42:229–230
Homcy CJ, Liberthson RR, Fallon JT, Gross S, Millio LM (1982) Ischemic heart disease in SLE in the young: report of 6 cases. Am J Cardiol 49:478
Hover AR, Koppes GM (1979) Atrial standstill and complete heart block in SLE. Chest 76:230–231
Hughes GRV (1979) Connective tissue disease. Blackwell, Oxford London Edinburgh Melbourne
Hull D, Binus BAO, Joyce D (1966) Congenital heart block and widespread fibrosis due to maternal lupus erythematosus. Arch Dis Child 41:688–690
Ishikawa S, Segar WE, Gilbert EF (1978) Myocardial infarct in a child with SLE. Am J Dis Child 132:696–699
James TN (1974) De subitaneis Mortibus VIII Coronary arteries and conduction system in scleroderma heart disease. Circulation 50:844–849
James TN (1977) De subitaneis Mortibus XXIII Rheumatoid arthritis and ankylosing spondylitis. Circulation 55:669–677
James TN, Rupe CE, Monto RW (1965) Pathology of the cardiac conduction system in systemic lupus erythematosus. Ann Intern Med 63:402–410
Jayson MIV (1984) Editorial: Systemic sclerosis: a collagen or microvascular disease? Br Med J 1:1855–1857
Jensen G, Sigurd B (1973) SLE and acute myocardial infarct. Chest 64:653–654
Julkunen H, Luomanmäki K (1964) Complete heart block in rheumatoid (ankylosing) spondylitis. Acta Med Scand 176:401–405
Kaklamaris PH, Castellanos S, Tontonza P, Esopos A, Kaklamakis E (1979) Study of left ventricular performance in patients with rheumatoid arthritis. IX Europ. Congress of Rheumatology, Wiesbaden, Abstracts 149
Karten J (1969) Arteritis, myocardial infarction, and rheumatoid arthritis. JAMA 210:1717–1724
Kean WF, Anastassiades TP, Ford PM (1980) Aortic incompetence in HLA-B27 positive juvenile arthritis. Ann Rheum Dis 39:294–295
Kinsella TD, Johnson LG, Sutherland RI (1974) Cardiovascular manifestations of ankylosing spondylitis. Can Med Assoc J 111:1309–1311
Klein G, Borkenstein J (1972) Kardiopathien bei chronischer Polyarthritis. Z Rheumaforsch 31:26–35

Klemperer P, Pollack AD, Baehr G (1941) The pathology of SLE. Arch Pathol Lab Med 32:569

Klemperer P, Pollack AD, Baehr G (1942) Diffuse collagen disease: Acute disseminated lupus erythematosus and diffuse sclerodermia. JAMA 119:331–341

Klopf D, Maisch B, Raab B, Auer J, Sprotte G, Kochsiek K (1987) Cardiac involvement in chronic polyarthritis and ankylosing spondilitis – an echocardiographic and immunologic study. Eur Heart J (Suppl J) 8:95–100

Koike T, Tomioka H, Kumagai A (1982) Antibodies cross reactive with DNA and cardiolipin in patients with systemic lupus erythematosus. Clin Exp Immunol 50:298–307

Laitinen O, Leirisalo M, Skylv G (1977) Relation between HLA-B27 and clinical features in patients with yersinia arthritis. Arthritis Rheum 20:1121–1124

Lassus A, Karvonen J (1977) Reactive arthritis, Reiter's disease and psoriatic arthritis. Clin Rheum Dis 3:281–298

Lawrence JS (1963) The prevalence of arthritis. Br J Clin Pract 17:699–705

Leak AM, Millar-Craig MW, Ansell BW (1981) Aortic regurgitation in seropositive juvenile arthritis. Ann Rheum Dis 40:229–234

Lebowitz WB (1963) The heart in rheumatoid arthritis A clinical and pathological study of 62 cases. Ann Intern Med 58:102–123

Lee LA, Weston WW (1984) New findings in neonatal lupus syndrome. Ann J Dis Child 138:233–236

Leirisalo M, Skylv G, Kousa M, Laitinen O (1982) Follow-up study on patients with Reiter's disease and reactive arthritis with special reverence to HLA-B27. Arthritis Rheum 25:249–259

Lerner EA, Lerner MR, Hardin JA, Janeway CA jr, Steitz JA (1982) Deciphering the mysteries of RNA-containing lupus antigens. Arthritis Rheum 25:761–774

Lessof MH (1981) Immunology of cardiovascular disease. Dekker, New York Basel, p 14

Lev et al. (1954) Aging changes in the human sinuatrial node. J Gerontol 9:1–13

Lev M, Bharati S, Hoffman FG, Leighr L (1975) The conductions system in rheumatoid arthritis with complete atrioventricular block. Am Heart J 90:78–84

Levin MH, Daplan L, Marcus S (1955) Heart in rheumatoid arthritis: a clinical pathologic correlation of 43 autopsied cases. Ann Rheum Dis 14:430–431

Lietman PS, Bywaters EGL (1963) Pericarditis in juvenile rheumatoid arthritis. Pediatrics 32:855–860

Litsey SE, Noonan JA, O'Connor, WN, Cottrill CM, Mitchel B (1985) Maternal connective tissue disease and congenital heart block. Demonstration of immunoglobulin in cardiac tissue. N Engl J Med 312:98–100

Liu SM, Alexander CS (1969) Complete heart block and aortic insufficiency in rheumatoid spondylitis. Am J Cardiol 23:888–892

Lockshin MD, Fotino M, Gongh WW, Litwin SD (1975) Ankylosing spondylitis and HL-A. A genetic disease plus? Am J Med 58:695–698

Malette WG, Eiscman B, Danielson GK, Mazzoleni A, Rams JJ (1969) Rheumatoid spondylitis and aortic insufficiency. J Thorac Cardiovasc Surg 57:471–474

Maisch B (1982) Untersuchungen zu humoralen und zellulären Reaktionen des Immunsystems bei kardialen Erkrankungen (Habilitationsschrift)

Maisch B (1983) Herz. In: Vorlaender K-O (Hrsg) Immunologie. Thieme, Stuttgart New York, S 547–566

Maisch B (1989) Secondary immunopathogenesis of cardiac diseases. Springer, Berlin Heidelberg New York Tokyo (in Vorbereitung)

Maisch B, Steilner H (1985) Praktische Herzschrittmachertherapie. Beiträge zur Kardiologie, Bd 32. Perimed, Erlangen

Marsal L, Sinblad S, Wollheim FA (1981) Yersinia enterocolitica arthritis in southern Sweden: a four year follow-up study. Br Med J [Chin Res] 2: 101–103

Masi, AT, Rodnan GP (1981) Preliminary criteria for the classification of systemic sclerosis (scleroderma). Bull Rheum Dis 31:1–6

McCarty GA, Rice JR, Bembe ML, Barada FA (1983) Anticentromere antibody: Clinical correlations and association with favourable prognosis in patients with scleroderma variants. Arthritis Rheum 26:1–7

McEwen C, Ditata D, Lingg C, Porini A, Good A, Rankin T (1971) Ankylosing spondylitis and spondylitis accompanying ulcerative colitis, regional enteritis, psoriasis and Reiter's disease. Arthritis Rheum 14:291–318

McWhorter JE, Leroy EC (1974) Pericardial disease in scleroderma (systemic sclerosis). Am J Med 57:566–575

Meller J, Conde CA, Deppisch LM, Denoso E, Dack S (1975) Myocardial infarction due to coronary atherosclerosis in three young adults with SLE. Am J Cardiol 35:309–314

Michet CJ, Hunder GG (1984) The pericardium in rheumatic disease. In: Ansell BM, Simkin PA (eds) The heart and rheumatic disease, chap 1. Butterworths, London

Moll JMH, Haslock I, Macrae IF, Wright V (1974) Associations between ankylosing spondylitis, psoriatric arthritis, Reiter's disease, the intestinal arthropathies and Behçet's syndrome. Medicine (Baltimore) 53:343–364

Nasser WK, Mishkin ME, Rosenbaum D, Genovese PD (1968) Pericardial and myocardial disease in progressive systemic sclerosis. Am J Cardiol 22:538–542

Nomeir AM, Turner R, Watts E, Smith D, West G, Edmond J (1973) Cardiac involvement in rheumatoid arthritis. Ann Intern Med 79:800–806

Nomeir AM, Turner R, Watts E (1979) Cardiac involvement in rheumatoid arthritis. Arthritis Rheum 22(6):561–564

Norton WL, Nardo JM (1970) Vascular disease in progressive systemic sclerosis (scleroderma). Ann Intern Med 73:317–324

Oetgen WJ, Mutter ML, Lawless OJ, Davia JE (1983) Cardiac abnormalities in mixed connective tissue disease. Chest 82:185–188

Oram S, Stokes W (1961) The heart in scleroderma. Br Heart J 23:243–259

Paronen I (1948) Reiter's disease; a study of 344 cases observed in Finland. Acta Med Scand [Suppl 212] 131:1–114

Parrillo JE, Fauci AS (1980) Necrotising vasculitis, coronary angiitis and the cardiologist. Am Heart J 99:547–554

Parrillo JE, Fauci AS (1984) Coronary vasculitis. In: Ansell BM, Simkin PA (eds) The heart and rheumatic disease. Butterworths, London

Paulus HE, Pearson CM, Pitts W (1972) Aortic insufficiency in five patients with Reiter's syndrome. Am J Med 53:464–472

Pisko E, Gallup K, Turner RR, Parker M, Nomeir AM, Jox J, Davis J, Box R, Rothberger H (1979) Cardiopulmonary manifestations of progressive systemic sclerosis. Arthritis Rheum 22:518–523

Rasker JJ, Cosh JA (1981) Cause and age at death in a prospective study od one hundred patients with rheumatoid arthritis. Ann Rheum Dis 40:115–120

Reiter H (1970) 1881–1969 Obituary by Good AE. Arthritis Rheum 13:296–297

Roberts NK, Cabeen WR, Moss J, Clements PJ, Furst DE (1981) The prevalence of conduction defects and cardiac arrhythmias in progressive systemic sclerosis. Ann Intern Med 94:38–40

Roberts WC, Hollingsworth JF, Bulkley BH, Jaffe RB, Epstein SE, Stinson EB (1974) Combined mitral and aortic regurgitation in ankylosing spondylitis. Am J Med 56:237–243

Rodnan GP (1981) When is scleroderma not scleroderma? The differential diagnosis of progressive systemic sclerosis. Bull Rheum Dis 31:7–10

Rodnan GP, Benedek TG, Shaver JA, Fennell RH (1964) Reiters's syndrome and aortic insufficiency. JAMA 189:889–894

Ropes MW (1976) Systemic Lupus Erythematosus. Harvard Univ Press, Cambridge, MA

Rossen RM, Goodman DJ, Harrison DC (1975) A-V conduction disturbances in Reiter's syndrome. Am J Med 58:280–284

Rothschild BM, Magi AT (1982) Pathogenesis of rheumatoid arthritis: A vascular hypothesis. Semin Arthritis Rheum 12:11–19

Rudge SR, Lloyd Jones JK, MacFarlane A (1981) Coronary and peripheral vascular occlusion due to rheumatoid arteritis. Postgrad Med J 57:196–198

Ruppert G, Lindsay J, Barth WF (1982) Cardiac conduction abnormalities in Reiter's syndrome. Am J Med 73:335–340

Sackner MA, Heinz RA, Steinberg AJ (1966) The heart in scleroderma. Am J Cardiol 17:543–559

Salerni R, Rodnan GP, Leon DF, Shaver JA (1977) Pulmonary hypertension in the Crest syndrome variant of progressive systemic sclerosis (scleroderma). Ann Intern Med 86:394–399

Schilling F (1983) Spondylitis ankylopoetica. In: Vorlaender KO (Hrsg) Immunologie. Thieme, Stuttgart New York, S 501–507

Schlosstein L, Terasaki PI, Bluestone R, Pearson CM (1973) High association of an HLA-antigen 27 with ankylosing spondylitis. N Engl J Med 288:704–706

Schonfeld MR, Messeloff CR (1963) Cardiac tamponade in SLE. Circulation 27:98–99

Sharp GC (1974) Mixed connective tissue disease. Bull Rheum Dis 25:828–831

Shern MA (1959) The heart in SLE. Am Heart J 58:452–466

Siegmeth W, Eberl R (1976) Organmanifestation und Komplikationen bei der chronischen Polyarthritis. Documenta, Geigy, Basel, S 51–53

Siguier F, Godeau P, Herreman G, Delcourt A, Foulon D, Chomette G (1970) Insuffisance aortique, spondylarthrite ankylosante et syndrome de Fiessinger-Leroy-Reiter. Coeur Med Interne 9:457–465

Sinclair RJG, Curickshank B (1956) A clinical and pathological study of 16 cases of rheumatoid arthritis with extensive visceral involvement (rheumatoid disease) Q J Med 25:313:332

Singsen BH, Bernstein BH, Kornreich HK, King KK, Hanson V, Tan EM (1977) Mixed connective tissue disease in childhood. J Pediatr 90:893–900

Smith JW, Clements PJ, Levisman J, Furst D, Ross M (1979) Echocardiographic features of progressive systemic sclerosis. Am J Med 66:28–33

Sobin LH, Hagstrom JWC (1962) Lesions of cardiac conduction tissue in rheumatoid aortitis. JAMA 180:1–5

Sokoloff L (1953) The heart in rheumatoid arhritis. Am Heart J 45:635–643

Sokoloff L (1964) Cardiac involvement in rheumatoid arthritis and allied disorders: Current concepts. Mod Conc Cardiovasc Dis 33:847–850

Spangler RD, McCallister BD, McGoon DC (1970) Aortic valve replacement in patients with severe aortic valve incompetence associated with rheumatoid spondylitis. Am J Cardiol 26:130–134

Stastny P (1978) Association of the B cell alloantigen HLA-DRw4 with rheumatoid arthritis. N Engl J Med 298:896–871

Stephenson O, Cleland WP, Hallidie-Smith K (1981) Congenital complete heart block and persistent ductus arteriosus associated with maternal systemic lupus erythematosus. Br Heart J 46:104–106

Stewart SR, Robbins DL, Castles JJ (1978) Acute fulminant aortic and mitral insufficiency in ankylosing spondylitis. N Engl J Med 299:1448–1449

Still (1897) zit. nach Cosh JA u Lever JV (1985)

Stollar BD (1981) Anti-DNA-Antibodies. Clin Immunol Allergy 1:243–251

Subcommittee for Scleroderma Criteria of the American Rheumatism Association: Diagnostic and Therapeutic Criteria Committee. Preliminary criteria for the classification of systemic sclerosis (scleroderma) (1980). Arthritis Rheum 23:581–590

Summerfield BJ (1975) Progressive systemic sclerosis with complete heart block. Br Heart J 37:1308–1310

Suter L, Steiger U (1962) Aortovalvulopathie und kardiale Störungen bei Sypondylitis ankylopoetica. Cardiologia 41:15–30

Tan EM (1982) Autoantibodies to nuclear antigens (ANA): Their immunobiology and medicine. Adv Immunol 33:167–181

Tan EM, Rodnan GP, Garcia I, Moroi Y, Fritzler MJ, Peebles CA (1980) Diversity of antinuclear antibodies in progressive systemic sclerosis. Arthritis Rheum 23:617–625

Tan EM, Cohen HS, Fries JF (1982) The 1982 revised criteria for the classification of SLE. Arthritis Rheum 25:1271–1276

Theofilopoulos AN, Burtonboy G, LoSpalluw J, Zift M (1974) IgG rheumatoid factor and low molecular weight IgM: an association with vasculitis. Arthritis Rheum 17:272–277

Thery GL, Rolland F, Dujardin JJ (1974) Le bloc auriculoventriculaire de la polyarthrite rheumatoide. Etude histologique du système de His Taware. A propos de deux observations. Arch Mal Coeur 10: 1181–1191

Trell E, Lindstrom C (1971) Pulmonary hypertension in systemic sclerosis. Ann Rheum Dis 30:390–400

Ungerer RG, Tashkin DP, Furst D, Clements PJ, Gong H, Bein M, Smith JW, Roberts N, Cabeen W (1983) Prevalence and clinical correlates of pulmonary arterial hypertension in progressive systemic sclerosis. Am J Med 75:65–74

Unverferth DV, FV, Ryan JM, Whisler RL (1979) Reiter's aortitis with pericardial fluid, heart block and neurological manifestations. J Rheumatol 6:233–236

Valkenborg P, Dequeker J, Gielen F (1976) Arthritis and heart lesions. A study of 25 cases with pericarditis or valvular lesions associated to inflammatory joint disease. Acta Cardiol (Brux) 31(4):269–276

Van der Linden S, Valkenberg H, Cats A (1983) The risk of developing ankylosing spondylitis in HLA-B27 positive individuals: a family and population study. Br J Rheumatol (Suppl 2) 22:18–19

Vischer TL, Fliedner V (1983) HLA-DR4 does not predispose to higher amounts of rheumatoid factors in healthy persons. Ann Rheum Dis 42:702

Vukotic D (1976) Rheumatoid heart. Acta Rheum (Belgrad) 6(2):185–195

Wade G, Ball J (1957) Unexplained pulmonary hypertension. Q J Med 26:83–119

Weed CL, Kulander BG, Mazzarella JA, Decker JL (1966) Heart block in ankylosing spondylitis. Arch Intern Med 117:800–806

Weintraub AM, Zvaifler NJ (1963) The occurence of valvular and myocardial disease in patients with chronic joint deformity. Am J Med 35:145–162

Whiteside TL, Medsger TA, Rodnan GP (1983) HLA-DR antigens in progressive systemic sclerosis (scleroderm). J Rheumatol 10:128–131

Whitlow PL, Gilliam JN, Chubick A, Ziff M (1980) Myocarditis in mixed connective tissue disease. Arthritis Rheum 23:808–815

Wilkinson M, Bywaters EGL (1958) Clinical features and course of ankylosing spondylitis. Ann Rheum Dis 17:209–228

Williams RC (1982) Antibodies in systemic lupus – diversity finally simplified. J Lab Clin Med 100:161–174

Willkens RF, Arnett FC, Bitter T, Calin A, Fisher L, Ford DK, Good AE, Masi AT (1982) Reiter's syndrome: evaluation of preliminary criteria for definite disease. Bull Rheum Dis 32:31–34

Winkler RB, Nora AH, Nora JJ (1977) Familial congenital complete heart block and maternal systemic lupus erythematosus. Circulation 56:1103–1107

Wood PHN (1977) The incidence of RA and SLE in Great Britain. In: Wood PHN (ed) The challenge of arthritis and rheumatism. British League against Rheumatism, London

Woodrow JC (1980) Genetics. In: Moll JMH (ed) Ankylosing spondylitis. Churchill Livingstone, Edinburgh, pp 26–41

Young D, Schwedel JB (1944) The heart in rheumatoid arthritis: a study of 38 autopsied cases. Am Heart J 28:1–23

Young RH, Mark GJ (1978) Pulmonary vascular changes in scleroderma. Am J Med 64:998–1004

Zvaifler NJ, Weintraub AM (1963) Aortitis and aortic insufficiency in the chronic rheumatic disorder – a reappraisal. Arthritis Rheum 6:241–245

IV. Weitere entzündliche Myokarderkrankungen

P. Schölmerich

Mit 4 Tabellen

1. Abstoßungsreaktionen nach Herztransplantation

Ein pathogenetisch wie klinisch aktuelles Problem stellt die Abstoßungsreaktion nach Herztransplantation dar. Die Endomyokardbiopsie hat Intensität, Zeitablauf und Folgeerscheinungen zu klassifizieren erlaubt. Histologisch lassen sich je nach Intensität der Abstoßungsreaktion frühestens nach einer Woche, z. T. aber auch erst innerhalb von mehreren Monaten, interstitielles Ödem und perivaskuläre Infiltrate vorwiegend von mononukleären Zellen nachweisen, die sich in das Interstitium ausbreiten und in der Hauptsache aus Lymphozyten bestehen. In schweren Fällen stellen sich Myozytolyse und Koagulationsnekrosen mit Hämorrhagien ein. Die Rückbildung ist durch Fibrose und residuale Lymphozyten- und Plasmazellinfiltrate gekennzeichnet. Die chronische Abstoßungsreaaktion besteht in einer Makroangiopathie, vorwiegend der intramuralen Gefäße. Billingham hat 1981 eine Klassifikation der Abstoßungsreaktionen vorgelegt, die von der Mehrzahl der Autoren übernommen worden ist. Die Tabelle 1 ist einer zusammenfassenden Darstellung von Frenzel und Huth (1986) entnommen. In Tabelle 2 ist die Häufigkeitsverteilung des jeweiligen Schweregrades wiedergegeben. Jüngst haben Kemnitz et al. (1987) eine Modifikation der Klassifizierung von Billingham (1981) mit einer weitergehenden Untergliederung vorgeschlagen, die sich auf die Erfahrungen im Hannoveraner Krankengut bezieht.

Billingham (1987) hat die histologischen Veränderungen mit den Befunden bei akuter Myokarditis verglichen und für die akute Phase eine weitgehende Identität registriert, so daß sie in der Abstoßungsreaktion ein Modell für eine

Tabelle 1. Graduierung der akuten Transplantatabstoßung. (Aus Frenzel u. Huth 1986)

Gering:	endokardiales und inerstitielles Ödem; spärliche perivaskuläre und endokardiale Infiltrate pyroninophiler Lymphozyten; Pyroninophilie von Endokard und Endothelzellen.
Mäßig:	endokardiales, perivaskuläres und interstitielles Infiltrat pyroninophiler Lymphozyten; beginnende fokale Myozytolysen.
Schwer:	Gefäßwand- und Muskelzellnekrosen mit interstitiellen Hämorrhagien; interstitielle Infiltrate von Granulozyten und pyroninophilen Lymphozyten.
In Rückbildung:	Fibrose; residuale Infiltrate von nichtpyroninophilen kleinen Lymphozyten und Plasmazellen; Hämosiderin.

Tabelle 2. Endomyokardbiopsie (EMCB)-Befunde nach Herztransplantation. (Aus FRENZEL u. HUTH 1986)

Operationsort:	Hannover	
Histolog. Untersuchung:	Patholog. Institut Hildesheim	
Zeitraum:	November 1984 bis Mai 1985	
Patienten	43	
EMCB-Vorgänge	328	
Keine Abstoßung	142	(43%)
Geringe akute Abstoßung	118	(36%)
Mäßige akute Abstoßung	19	(6%)
Schwere akute Abstoßung	0	
Abstoßung in Rückbildung	49	(15%)
Vorbiopsiertes Areal	26	(8%)

Myokarditis sieht. Ihre Erfahrung bezieht sich auf 402 Transplantationen in der Zeit von 1968–1986, bei denen 6000 Endomyokardbiopsien durchgeführt wurden. Außerdem kamen in 150 Fällen autoptische Untersuchungen zur Auswertung.

Immunzytochemisch läßt sich ein Anstieg von B- und T-Helferzellen nachweisen, während T-Suppressorzellen eher vermindert sind. HAMMER (1986) hat unter fortlaufender Bestimmung der Lymphozytensubpopulationen mit Hilfe von monoklonalen Antikörpern ein zytoimmunologisches Monitoring (ZIM) entwickelt, das eine Sensitivität von 95% und eine Spezifität von 72% für die Erkennung von Abstoßungsreaktionen aufweist. Es lassen sich in der fortlaufenden Bestimmung des Verhältnisses von T-Helfer zu T-Suppressorzellen in Verbindung mit weiteren Differenzierungen der Zellpopulationen auch Hinweise für virale Komplikationen finden.

Klinisch werden neben den Allgemeinerscheinungen wie Fieber, Müdigkeit, Unwohlsein je nach Ausmaß der Abstoßungsreaktion Belastungsinsuffizienz und in schweren Fällen eine kardiale Links- und Rechtsinsuffizienz beschrieben. Eine hochgradige Störung der kontraktilen Funktion des Myokards kommt nur bei ausgeprägter Abstoßungsreaktion, in der Regel mit Myokardnekrosen, zur Beobachtung. Trotz bioptischen Nachweises eines Rejektionsvorganges sind ¾ aller Patienten klinisch symptomfrei. Fokale Prozesse können aber in Einzelfällen Arrhythmien von bedrohlichem Charakter auslösen. Unter den objektiven Befunden sind ST-T-Veränderungen, Niederspannung des QRS durch Myokardödem, Rhythmusstörungen, Schenkelblockierungen und Überleitungsstörungen im AV-Knoten beobachtet worden. Echokardiographisch werden Wandverdickungen durch interstitielles Ödem und eingeschränkte Kontraktionsbewegungen nachgewiesen. Hämodynamisch steht in schweren Fällen die systolische Funktionsbehinderung im Vordergrund. Es findet sich aber auch eine verminderte Compliance der Ventrikel, die auf ein Myokardödem zurückgeführt wird.

Die Einführung von Cyclosporin als Immunsuppressivum hat die Intensität der Abstoßungsreaktion vermindert, offenbar nicht aber deren Häufigkeit reduziert. Die Überlebensquoten sind in den neueren Statistiken deutlich angestiegen. Die Einjahresüberlebensquote liegt derzeit bei 80% (SLATER et al. 1987), die Fünfjahresüberlebensquote bei 60%. In dem großen Krankengut von Stanford lag die Dreijahresüberlebensquote in der Zeit von 1980–1984 bei 70% im Vergleich zu einer Überlebensquote von 30% bei den Patienten, für die ein Spenderherz nicht rechtzeitig zur Verfügung stand (SCHROEDER u. HUNT 1987). Eine wesentliche Komplikation stellen nachwie vor virale Infekte, vor allem durch Zytomegalieviren, Toxoplasmose und Pilzinfektionen dar. Die weitere Entwicklung wird in einem kleinen Teil der Fälle auch durch ein lymphoproliteratives Syndrom kompliziert (POMERANCE u. STOVIN 1985; SIBLEY et al. 1986)

2. Hyperergische Reaktionen des Myokards

a) Medikamentenallergie

Neben toxischen Einwirkungen von Medikamenten auf das Myokard (s. S. 395 ff.) spielen allergische Reaktionen eine statistisch gesehen geringere, im Einzelfall aber nicht selten dramatische Rolle. Nach den ersten Publikationen aus den Vierziger Jahren, die sich auf die allergische Reaktion bei Anwendung von Sulfonamiden bezogen, liegt inzwischen eine umfangreiche Kasuistik über entsprechende Wirkungen bei zahlreichen Medikamenten, insbesondere bei Methyl-DOPA, Penizillin, Tuberkulostatika und Antidiabetika vor (Tabelle 3). Die Zahlenangaben der einzelnen Medikamente sind bei der schwer quantifizierbaren Anzahl von Medikamentenanwendungen und der großen Variabilität in der Symptomatologie medikamentenallergischer Reaktionen kaum möglich. SEEVERENS et al. (1982) konnten immerhin bei 3.373 autoptischen Untersuchungen in 16 Fällen eine medikamentenallergische Myokarditis feststellen, darunter 6mal als Folge von Methyl-DOPA. FENOGLIO et al. (1981) führen in einer Statistik über 150 Fälle autoptisch kontrollierter medikamentenallergischer Gesamtreaktionen als Ursache in 33% Methyl-DOPA, in 21% Sulfonamide und in 17% Penizillin als Auslöser an. Unter diesen 150 Fällen hatten 24 eine allergische Myokarditis.

Pathologisch-anatomisch stehen zelluläre Infiltrate mit hohem Anteil von Eosinophilen, Plasmazellen, Lymphozyten, vereinzelt auch Granulome und Riesenzellen im Vordergrund (BEZAHLER 1982). Myozytolysen sind häufig, Nekrosen aber selten nachweisbar. In der Mehrzahl besteht auch eine Vaskulitis vom nicht nekrotisierenden Typ.

Die klinische Symptomatologie umfaßt neben den allergischen Allgemeinerscheinungen wie Fieber, Tachykardie, Erythem das charakteristische Spektrum einer entzündlichen Herzmuskelerkrankung mit den entsprechenden EKG-Abweichungen, echokardiographisch nachweisbaren Kontraktilitätsstörungen und

Tabelle 3. Arzneimittelallergie mit Myokarditis. (Nach FENOGLIO et al. 1981; TALIERCIO et al. 1985)

Acetazolamid	Indometacin	Phenytoin
Amitryptilin	Methyldopa	Spironolacton
Amphotericin	Oxyphenbutazon	Streptomycin
Carbamazepin	Paraaminosalicylsäure	Sulfadiazin
Chloramphenicol	Penicillin	Sulfisoxazol
Chlorthalidon	Phenindion	Sulfonylurea
Hydrochlorothiazid	Phenylbutazon	Tetrazyklin

einer wechselnd ausgeprägten Herzvergrößerung. In den von FENOGLIO et al. (1981) analysierten Fällen fand sich in 20 von 24 ein plötzlicher Herztod. In Einzelfällen sind infarktähnliche Veränderungen, Schenkelblockbildung, AV-Block und vor allem bedrohliche Kammertachykardien beobachtet worden. TALIERCIO et al. (1985) konnten in einem Fall einen Verlauf über 1½ Jahre mit immer wieder neu auftretenden allergischen Reaktionen, vorübergehenden CK-Erhöhungen, ausgeprägter Eosinophilie im Blutbild, pathologischem Elektrokardiogramm und Kardiomegalie beobachten. Der Patient starb an einer irreversiblen Kammertachykardie. In einem Editorial des Lancet (1985) wird bei Verdacht auf eine medikamentenallergische Myokarditis eine Intensivüberwachung, in Zweifelsfällen eine bioptische Kontrolle empfohlen. Therapeutisch sind Steroide, bei protrahiertem Verlauf auch Immunsuppressiva indiziert.

b) Kardiale Mitreaktionen bei Anaphylaxie und Serumkrankheit s. S. 211

c) Impfreaktionen mit Myokardbeteiligung

Die Zahl kardialer Impfkomplikationen hat sich erheblich vermindert, seit die Pockenschutzimpfung nicht mehr generell angewandt wird. Die älteren Publikationen beziehen sich in der Mehrzahl auf solche Fälle. FEERY hat 1977 eine Gesamthäufigkeit von 188 unerwünschten Reaktionen pro 1 Million Impfungen geschätzt. 938 wurden im einzelnen analysiert. Darunter fanden sich 8mal kardiale Beteiligungen ohne wesentliche Folgewirkungen. Bei gesunden Soldaten haben HELLE et al. (1978) eine prospektive Untersuchung nach Impfung gegen Mumps, Poliomyelitis, Tetanus, Pocken, Diphtherie durchgeführt und in 3% vorübergehend EKG-Veränderungen registriert, vorwiegend bei solchen Probanden, bei denen eine allergische Diathese bestand. Eine klinisch erkennbare Myokarditis kam in keinem Fall zur Beobachtung.

Pathogenetisch handelt es sich um eine allergische Reaktion vom verzögerten Typ, bei der von MATTHEW und GRIFFITH 1974 bereits zirkulierende Immunkomplexe registriert worden sind. In der klinischen Symptomatologie stehen Rhythmusstörungen, Synkopen, elektrokardiographische Abweichungen im Vordergrund. DRIEHORST und LAUBENTHAL (1984) haben einen typischen EKG-Ablauf mit initialer ST-Überhöhung und nachfolgender T-Negativierung nach Choleraschutzimpfung gesehen und daraus eine Myokarditis erschlossen, die ohne Residuen sich zurückbildete. AMSEL et al. (1986) beschrieben eine postvakzinale Myokarditis nach Dreifachimpfung gegen Diphtherie, Tetanus und Keuchhusten.

In der älteren Literatur sind in Einzelfällen interstitielles Ödem, Zellinfiltrate und Myokardnekrosen in wenigen autoptisch kontrollierten Fällen nachgewiesen. In diagnostisch ungeklärten Fällen wird man heute die Endomyokardbiopsie anwenden, um eine Steorid- bzw. immunsuppressive Therapie zu begründen.

d) Allergische und toxische Reaktionen durch Insektenstich

Bei Stichverletzungen durch bestimmte Insektenarten kommen teils anaphylaktische Sofortreaktionen, teils auch allergische Spätreaktionen oder toxische Einwirkungen zustande, deren Mechanismus im einzelnen z. T. nicht übersehbar ist. LEVINE hat 1976 anläßlich der Beobachtung von 2 Fällen nach Wespenstich die bis dahin verfügbare Literatur zusammengefaßt und die Möglichkeiten der Pathogenese durch die Wirkung von Kininen, Histamin, SRS, Katecholamin, Proteinen und Antigenen diskutiert. WEITZMAN et al. (1977) konnten bei einem Spinnenbiß eine hohe Katecholaminausscheidung im Urin feststellen. Auf einen solchen Katecholaminexzeß wird auch die kardiale Wirkung von Stichen durch Skorpione zurückgeführt. Hierüber liegt eine ausführliche Literatur, vorwiegend aus Indien, vor. BAWASKAR (1982) hat über 51 Fälle berichtet, von denen 10 kardiale Symptome erkennen ließen. 7mal kam es zu einem Lungenödem. Mehrfach sind als Hinweise auf toxische Einwirkungen durch einen Skorpionstich auch neu auftretende Arrhythmien, z. T. mit bedrohlichem Charakter, beschrieben worden (BARZILAY et al. 1982). Mit Rücksicht auf den erhöhten Katecholaminspiegel wird eine Therapie mit α-Blockern empfohlen. CRAWLEY (1986) hat die neuere Literatur über diese vorwiegend in tropischen Regionen vorkommenden kardialen Manifestationen zusammengefaßt.

3. Histomorphologisch definierte Myokarditisformen

a) Vorbemerkungen

Die histomorphologischen Befunde bei entzündlichen Herzmuskelerkrankungen bieten ein breites Spektrum von interstitiellem Ödem über zelluläre Infiltrate verschiedener Zellpopulationen, Myozytolyse, Nekrose und Fibrose sowie Vaskulitiden mit perivaskulären Folgebefunden. Ätiologie und zeitlicher Ablauf bestimmen die Variation der histologischen Bilder. Die Bewertung minimaler Befunde, z. B. einer geringen lymphozytären Infiltration, ist dabei besonders problematisch. die sog. Dallas-Kriterien stellen den Versuch einer Definition verschiedener Stadien dar (TAZELAAR u. BILLINGHAM 1986; OLSEN 1987; BILLINGHAM 1987). Die hier vorgenommene Abgrenzung bezieht sich in erster Linie auf virale Myokarditiden und den möglichen Übergang in eine chronische dilatative Kardiomyopathie.

Eine Übersicht über die Zuordnung zellmorphologischer Befunde zu Krankheitsgruppen läßt sich einer Tabelle von ARETZ (1987) entnehmen (Tabelle 4). Daraus geht hervor, daß bestimmte histologische Kriterien nicht für eine einzige Krankheitsform charakteristisch sind, sondern bei mehreren Krankheitsgruppen dominanten Charakter haben. Dazu gehören die eosinophile und die Riesenzellmyokarditis sowie die sehr seltene histiozytoide Myokarditis.

Tabelle 4. Zellmorphologie bei verschiedenen Myokarditisformen. (Aus ARETZ 1987)

Lymphozyten	Neutrophile	Eosinophile	Riesenzellen
Idiopathisch	Idiopathisch	Hypersensitivität	Idiopathisch
Viral	Viral	Parasitär	Sarkoidose
Toxisch	Katecholamine	Hypereosinophiles Syndrom	Hypersensitivität
Kollagenkrankheiten	Ischämie	Idiopathisch?	Rheumatisches Fieber
Sarkoidose	Bakterielle Infektion		Rheumatoide Erkrandkungen
Kawasaki			Granulomatöse Infektionen
(Lymphom)			

b) Eosinophile Myokarditis

Eine eosinophile Myokarditis ist für allergisch-hyperergische Reaktionen bei parasitären Erkrankungen, im Rahmen von Kollagenosen, vor allem bei der Periarteriitis nodosa, und als idiopathische Form bekannt. Davon abzutrennen ist das sog. Hypereosinophile Syndrom (HES), das durch eine Endokardfibrose gekennzeichnet ist.

Ursachen und klinische Bedeutung dieser letzteren Form sind auf S. 168 ff. ausführlich erörtert. SPRY et al. (1983) haben ebenso wie OLSEN und SPRY (1985) und SPRY und TAI (1987) die Zusammenhänge zwischen toxischen, den Eosinophilen entstammenden Substanzen, und der Endomyokardfibrose belegt, wobei die Ausprägung der Endokardfibrose u. a. von der Anzahl der Eosinophilen und der Dauer ihrer Einwirkung abhängt.

Die Mehrzahl der unter der Bezeichnung eosinophile Myokarditis publizierten Fälle bezieht sich aber auf eine isolierte Anhäufung von Eosinophilen im Myokard ohne Endokardreaktion. Meist ist bei den Patienten eine allergische Diathese nachweisbar, oder es wird eine allergische Reaktion auf eine Infektionskrankheit vermutet. So haben LANZER et al. (1982) bei einem autoptisch gesicherten Fall, der an Kammerflimmern starb, eine IgA_2-mediierte Immunantwort auf einen Virusinfekt angenommen. HERZOG et al. (1984) konnten in 3 Fällen von nekrotisierender eosinophiler Myokarditis allergische Rhinitis, Arzneimittelexantheme und familiäre Asthmabelastung nachweisen.

In der Symptomatologie unterscheiden sich die referierten Fälle nicht von denen anderer pathogenetisch definierter Myokarditisformen. In den autoptisch kontrollierten Fällen war entweder Kammerflimmern oder eine Herzinsuffizienz Ursache des tödlichen Ausgangs (HERZOG et al. 1984).

Offen bleibt die Frage, ob diese Fälle in den Gesamtbereich des hypereosinophilen Syndroms eingeordnet werden können und sich von diesem nur dadurch unterscheiden, daß Endokardreaktionen wegen der zeitlich begrenzten Einwirkung der toxischen Substanzen noch nicht zustande gekommen sind. GROULS et al. (1979) ordnen einen Fall mit einer Asthmaanamnese der Stadieneinteilung des hypereosinophilen Syndroms zu, dessen erste Phase durch eine akut nekrotische Verlaufsform gekennzeichnet ist, während in der zweiten, der Übergangsphase, neben der Myokardbeteiligung auch Endokardreaktionen auftreten. Die dritte Phase ist dann durch die Endokardfibrose gekennzeichnet. Auch hier wird die häufigere Anwendung bioptischer Untersuchungsmöglichkeiten die Klassifizierung verbessern. KIM et al. (1984) berichten erstmals über einen Fall, in dem die Diagnose bioptisch gestellt wurde und eine Steroidtherapie zu einer raschen Besserung führte.

c) Riesenzellmyokarditis

Unter den histomorphologisch als Sonderfälle klassifizierten entzündlichen Herzerkrankungen ist die Riesenzellmyokarditis pathogenetisch ungeklärt. Die Mehrzahl der Autoren, die Einzelfälle beschreiben, assoziieren sie einer Autoimmunerkrankung (HALES et al. (1987). Dafür spricht die Syntropie mit der Manifestation eines Thymoms bei gleichzeitiger Myasthenie (de JONGSTE et al. 1986) ebenso wie das gemeinsame Auftreten mit einer perniziösen Anaemie (KLOIN 1985). Histologisch sind im Myokard mehr oder weniger gehäuft Riesenzellen mit zahlreichen

Nucleoli nachweisbar, die mit Zellinfiltraten, vorwiegend lymphozytärer oder plamazellulärer Natur, einhergehen. Es finden sich Nekrosen und meist auch fibrotische Bezirke. Die Genese der Riesenzellen ist umstritten. Neue Befunde sprechen gegen eine myogene Herkunft, nachdem es THEAKER et al. (1985) gelungen ist, immunzytochemisch unter Verwendung monoklonaler Antikörper eine Beziehung zu Makrophagen nachzuweisen. Auch RABSON et al. (1984) halten diese Genese für wahrscheinlich.

Klinisch stehen Herzinsuffizienz (BOESEN u. HANSEN 1981), Rhythmusstörungen, AV-Block (LINDVALL et al. 1978) und intraventrikuläre Leitungsstörungen in den publizierten Einzelfällen im Vordergrund. Mehrfach ist auch ein plötzlicher Herztod im Zusammenhang mit malignen Rhythmusstörungen berichtet worden. Die längste Beobachtungszeit seit Symptombeginn lag bei 18 Monaten.

Differentialdiagnostisch ist in erster Linie die Sarkoidose abzugrenzen (TUBBS et al. 1980). Es finden sich jedoch Riesenzellen auch bei rheumatischem Fieber, Kollagenkrankheiten, allergisch-hyperergischen Reaktionen, Tuberkulose und weiteren mit Granulomatose einhergehenden Systemerkrankungen.

WILSON et al. (1985) diskutieren die Möglichkeit, durch Immunsuppressiva einen therapeutischen Effekt zu erzielen. Die Myokardbiopsie könnte in Verdachtsfällen zu einer Frühdiagnose und damit der Möglichkeit zu einer erfolgreichen Suppression des sonst durch eine schlechte Prognose charakterisierten entzündlichen Prozesses beitragen.

d) Histiozytoide Kardiomyopathie

In wenigen Fällen ist eine kongenitale Kardiomyopathie bei Kleinkindern mit plötzlichem Herztod berichtet worden, als deren Grundlage eine histiozytoide Kardiomyopathie angesehen wurde. SAFFITZ et al. (1983) beschreiben das Krankheitsbild als eine morphologische Entität, bei der neben entzündlichen Veränderungen im Myokard auch Endokard und Perikard von der histiozytoiden zellulären Infiltration betroffen sind. ZIMMERMANN et al. (1982) kommen in einer umfangreichen Untersuchung zu dem Schluß, daß die histiozytoiden Zellen eine Fehlentwicklung des Purkinje-Zellsystems darstellen, die auch die vorwiegende klinische Symptomatik mit Überleitungs- und Rhythmusstörungen erklärt.

4. Myokardbeteiligung bei intestinalen Erkrankungen

Als extraintestinale Manifestation bei entzündlichen Darmerkrankungen wie Colitis ulcerosa und Morbus Crohn sind in Einzelfällen Symptome, die sich auf Myokard und noch häufiger auf das Perikard beziehen, berichtet worden. SEITZ und WEHR (1980) haben anläßlich einer Einzelbeobachtung mit elektrokardiographisch, echokardiographisch und röntgenologisch belegter Perimyokarditis bei einem Patienten mit Colitis ulcerosa den Zusammenhang zwischen der Intensität des intestinalen Prozesses und der Ausprägung einer perimyokardialen Entzündung belegt. Unter einer entsprechenden Therapie kam auch eine Rückbildung der kardialen Symptome zur Beobachtung. Ein ähnlicher Fall mit einem massiven Perikarderguß ist von MEISTER und BÜLOW (1982) registriert worden. CARIDE et al. (1981) konnten bei einer nekrotisierenden Enterokolitis eine erhöhte Aufnahme von 99 Tc-Pyrophosphat in Leber und Myokard nachweisen und deuten dieses letztgenannte Phänomen als Hinweis für eine Myokarditis. BECKER et al. (1981) haben 16 Fälle aus der Literatur zusammengefaßt, in denen bei 13 eine Colitis ulcerosa, bei 3 ein Morbus Crohn vorlagen. Es ließen sich in einem von ihnen mitgeteilten eigenen Fall gleichfalls unter einer Prednisontherapie ein Verschwinden des Perikardergusses und eine Normalisierung des EKG erkennen.

Auch bei Pankreaserkrankungen sind Myokardnekrosen und -fibrosen nachgewiesen worden. NEZELOF und LESEC (1979) konnten unter 2000 autoptischen Kontrollen bei Kindern in 16 Fällen in einer Vielfalt von Pankreaserkrankungen, in der Mehrzahl bei zystischer Fibrose, aber auch bei interstitieller Pankreatitis, histologisch Nekrosen und Fibrosen im Myokard nachweisen. Sie erörtern die Frage, ob proteolytische Enzyme einen fibroplastischen Einfluß auf das Myokard besitzen. ZIMMERMANN et al. (1982) diskutieren als Ursache ein Lymphödem aufgrund einer Blockierung der Lymphdrainage des Myokards. SEMPLE und WILLIAMSON (1982) meinen, daß eine durch den entzündlichen Darmprozeß gebildete toxische Substanz für die kardialen Symptome verantwortlich sei. Unabhängig von diesen Prozessen läßt sich bei akuter Pankreatitis nach den Erfahrungen von ITO et al. (1981) eine gestörte kontraktile Funktion nachweisen, die auf die Wirksamkeit des MDF (myocardial depressant factor) zurückgeführt wird. Auch bei Morbus Whipple sind von MCALLISTER und FENOGLIO (1975) PAS-positive Makrophagen sowohl im Myokard wie in den Herzklappen nachgewiesen worden, die mit einer Einschränkung der Myokardfunktion verbunden waren.

5. Mukokutanes Lymphknotensyndrom (Kawasaki-Krankheit)

KAWASAKI hat 1967 ein Krankheitsbild beschrieben, das durch Fieber, Erythem Halslymphknotenschwellung und zahlreiche Organmanifestationen entzündlicher Art charakterisiert ist. Es befällt ausschließlich Kleinkinder, meist in einem Alter von unter 2 Jahren. Nach der Erstbeschreibung in Japan sind inzwischen allein in diesem Land über 15.000 Patienten registriert worden. Später kamen auch Publikationen aus den USA und aus Europa hinzu. Die Ätiologie ist bisher unbekannt. Es besteht eine Ähnlichkeit mit der infantilen Periarteriitis nodosa (KRAPF et al. 1981), so daß auch an eine Identität beider Krankheitsbilder gedacht wird. Immunprozesse als Auslösung sind naheliegend, auch unter dem Aspekt der therapeutischen Wirkung von Steroiden und Antiphlogistika.

Pathologisch-anatomisch werden sowohl Zellinfiltrate und Myozytolysen wie auch entzündliche Koronargefäßveränderungen im epikardialen Bereich, z. T. mit Aneurysmabildung festgestellt. YUTANI et al. (1981) haben bei 200 Patienten bioptisch praktisch in allen Fällen Rundzellinfiltrate im Myokard nachgewiesen. In den großen Fallzahlen von YUTANI et al. (1981), HIRAISHI et al. (1981) aus Japan und CHUNG et al. (1982) aus den USA sind elektrokardiographische Abweichungen in der Hälfte aller Fälle, echokardiographische Hinweise für eine gestörte Kontraktilität in 25% und in etwa gleichem Umfang auch eine Kardiomegalie nachgewiesen. Angiographische Kontrollen des Koronarsystems lassen in 12–20% Aneurysmen, z. T. mit thrombotischem Koronargefäßverschluß und Infarktbild beobachten. Als Screeningverfahren haben sich szintigraphische Methoden mit Indium 111-markierten Leukozyten (WILLIAMSON et al. 1986) und Gallium 67-Citrat (STY et al. 1981: MATSUURA et al. 1987) bewährt, wobei insbesondere die Positronen-Emissionstomographie in zwei Drittel aller Fälle ein positives Ergebnis erkennen ließ.

Die Prognose ist in der Mehrzahl der Fälle günstig. Es handelt sich um ein sich selbst begrenzendes Leiden. Die Letalität liegt bei 1–2%, wobei als Todesursache Rhythmusstörungen oder Infarkte infrage kommen. YUTANI et al. (1981) diskutieren die Frage, ob aus der akuten Erkrankung eine dilatative Kardiomyopathie entstehen könne. Therapeutisch werden Steroide und Aspirin empfohlen. KIJIMA et al. (1982) konnten unter einer solchen Therapie sogar eine Rückbildung der Koronariitis beobachten und empfehlen sie zur Prophylaxe gegenüber Aneurysmabildung im Koronargefäßsystem in der Frühphase der Erkrankung.

Literatur

Amsel SG, Hanukoglu A, Fried D, Wolyvovics M (1986) Myocarditis after triple immunisation. Arch Dis Child 61:403–405

Aretz HT (1987) Myocarditis: The Dallas Criteria. Hum Pathol 18:619–624

Barzilay Z, Shaher E, Schneeweiss, A, Motro M, Shem-Tov A, Neufeld HM (1982) Myocardial damage with life-threatening arrhythmia due to a scorpion sting. Eur Heart J 3:191–193

Bawaskar HS (1982) Diagnostic cardiac premonitory signs and symptoms of red scorpion sting. Lancet I:552–554

Becker SA, Wishnitzer R, Botwin S, Eliraz A, Bass DD (1981) Myopericarditis associated with inflammatory bowel disease. J Clin Gastroenterol 3:267–270

Bezahler GH (1982) Fatal methyldopa-associated granulomatous hepatitis and myocarditis. Am J Med Sci 283:41–45

Billingham ME (1981) Diagnosis of cardiac rejection by endomyocardial biopsy. Heart Transplant 1:25–30

Billingham ME (1987) Is acute cardiac rejection a model of myocarditis in humans? Eur Heart J (Suppl J) 8:19–23

Boesen K, Hansen BF (1981) A case of giant cell myocarditis. Acta Med Scand 210:521–522

Caride VJ, Touloukian RJ, Ablow RC, Lange RC, Matthews T (1981) Abdominal and hepatic uptake of 99mTc-pyrophosphate in neonatal neocrotizing enterocolitis. Radiology 139:205–9

Chung KJ, Brandt L, Fulton DR, Kreidberg MB (1982) Cardiac and coronary arterial involvement in infants and children from New England with mucocutaneous lymph node syndrome (Kawasaki disease). Am J Cardiol 50:136–142

Crawley IS (1986) Effects of noncardiac drugs, radiation, electricity and poisons on the heart. In: Hurst WD (ed) The heart. McGraw-Hill, New York

de Jongste MJL, Oosterhuis HJGH, Lie KI (1986) Intractable ventricular tachycardia in a patient with giant cell myocarditis, thymoma and myasthenia gravis. Int J Cardiol 13:374–378

Driehorst J, Laubenthal F (1984) Akute Myokarditis nach Choleraschutzimpfung. Dtsch Med Wochenschr 109:197–198

Editorial: (1985) Myocarditis related to drug hypersensitivity. Lancet II:1165–1166

Feery BJ (1977) Adverse reactions after small pox vaccination. Med J Aust 2:180–183

Fenoglio JJ Jr, McAllister HA Jr, Mullick FG (1981) Drug related myocarditis. I. Hypersensitivity myocarditis. Hum Pathol 12:900–907

Frenzel H, Huth F (1986) Das transplantierte Herz. Morphologische Befunde an Endomyokardbiopsien (EMCB). Z Kardiol 75:115–119

Grouls V, Helpap B, Noack D (1979) Eosinophile Myokarditis. Med Welt 30:1089–1093

Hales SA, Theaker JM, Gatter KC (1987) Giant cell myocarditis assosiated with lymphoma: an immunocytochemical study. J Clin Pathol 40:1310–1313

Hammer C (1986) Immunologisch-zytologische Überwachung herztransplantierter Patienten. Z Kardiol 75:121–123

Helle EP, Koskenvou K, Heikkilae J, Pikkarainen J (1978) Myocardial complications of immunisation. Ann Clin Res 10:280–287

Herzog C, Snover DC, Staley NA (1984) Acute necrotising eosinophilic myocarditis. Br Heart J 52:343–348

Hiraishi S, Yashiro K, Oguchi K, Kuano S, Ishii K, Nakazawa K (1981) Clinical course of cardiovascular involvement in the mucocutaneous lymph node syndrome. Am J Cardiol 47:323–330

Ito K, Ramirez-Schon G, Shah PM, Agarwal N, Delguercio LRM, Reynolds BM (1981) Myocardial function in acute Pancreatitis. Ann Surg 194:85–88

Kawasaki T (1967) Acute febrile mucocutaneous syndrome with lymphoid involvement with specific desquamation of the fingers and toes in children. Jpn J Allergy 16:178–222

Kemnitz J, Cohnert T, Schäfers HJ, Helmke M, Wahlers T, Herrmann G, Schmidt RM, Haverich A (1987) A classification of cardiac allograft rejection. Am J Surg Pathol 11:503–515

Kijima Y, Kamiya T, Susuki A, Hirose O, Manabe H (1982) A trial procedure to prevent aneurysm formation of the coronary arteries by steroid pulse therapy in Kawasaki disease. Jpn Circ J 46:1239–1242

Kim CH, Vlietstra RE, Edwards WD, Reeder GS, Gleich GJ (1984) Steroid-responsive eosinophilic myocarditis: diagnosis by endomyocardial biopsy. Am J Cardiol 53:1472–1473

Kloin JE (1985) Pernicious anemia and giant cell Myocarditis. Am J Med 78:355–361

Krapf R, Zimmermann A, Stocker F (1981) Lethal vasculitis of coronary arteries in a neonate and two infants: possible neonatal variant of the MLNS/IPN complex? Helv Paediatr Acta 36:589–591

Lanzer G, Popper H, Pongratz M, Tilz GP (1982) Eosinophilen-Myokarditis Eine mögliche Variante der IgA-mediierten Erkrankungsform. MMW 124:875–876

Levine HD (1976) Acute myocardial infarction following wasp sting. Am Heart J 91:365–374

Lindvall K, Edhag D, Erhardt LR, Sjoegren A, Swahn A (1978) Complete heart block due to granulomatous giant cell myocarditis: report of 3 cases. Eur J Cardiol 8:349–358

Matsuura H, Ishikita, T, Yamamoto S, Umezawa T, Ito R, Hashiguchi R, Saji T, Matsuo N, Takano M (1987) Gallium-67 myocardial imaging for the detection of myocarditis in the acute phase of Kawasaki disease (Mucocutaneous lymph node syndrome): the usefulness of single photon emission computed tomography. Br Heart J 58:385:392

Matthew AW, Griffith ID (1974) Post-vaccinal pericarditis and myocarditis. Br Heart J 36:1043

McAllister HA, Fenoglio JJ (1975) Cardiac involvement in Whipple's disease. Circulation 52:152

Meister H, Bülow HJ (1982) Karditis als eine seltene Komplikation der Colitis ulcerosa. Z Gesamte Inn Med 37:658:661

Nezelof C, LeSec G (1979) Multifocal myocardial necrosis and fibrosis in pancreatic diseases of children. Pediatrics 63:361–8

Olsen EGJ (1987) Morphological aspects of myocarditis and pericarditis. Eur Heart J (Suppl J) 8:11–16

Olsen EGJ, Spry JF (1985) Relation between eosinophilia and endomyocardial disease. Prog Cardiovasc Dis 4:241–254

Pomerance A, Stovin PGI (1985) Heart transplant pathology: the British experience. J Clin Pathol 38:146–159

Rabson AB, Schoen FJ, Warhol MJ, Mudge GH, Collins JJ (1984) Giant cell myocarditis after mitral valve replacement: case report and studies of the nature of giant cells. Hum Pathol 15:585–587

Saffitz JE; Ferrans VJ, Rodriguez ER, Lewis FR, Roberts WC (1983) Histiocytoid cardiomyopathy: A cause of sudden death in apparently healthy infants. Am J Cardiol 52:215–217

Schroeder JS, Hunt S (1987) Cardiac transplantation. JAMA 258:3142–3145
Seeverens H, de Bruin CD, Jordans JG (1982) Myocarditis and Methyldopa. Acta Med Scand 211:233–235
Seitz R, Wehr M (1980) Akute Peri-Myokarditis bei Colitis ulcerosa. Internist 21:760–763
Semple CG, Williamson JM (1982) Electrocardiographic changes in acute ulcerative colitis. Postgrad Med J 58:384–385
Sibley RK, Olivari MT, Bolman RM, Ring WS (1986) Endomyocardial biopsy in the cardiac allograft recipient. Ann Surg 203:177–187
Slater AD, Klein JB, Gray LA (1987) Clinical orthotopic cardiac transplantation. Am J Surg 153:582–593
Spry CJF, Tai PC (1987) The eosinophil in myocardial disease. Eur Heart J (Suppl J) 8:81
Spry CJF, Tai PC, Davies J (1983) The cardiotoxicity of eosinophiles. Postgrad Med J 59:147–151
Sty JR, Chusid MJ, Dorrington A (1981) Ga-67 imaging: Kawasaki disease. Clin Nucl Med 6:112–113
Taliercio CP, Olney BA, Lie JT (1985) Myocarditis related to drug hypersensitivity. Mayo Clin Proc 60:463–468
Tazelaar HD, Billingham ME (1986) Leucocytic infiltrates in idiopathic dilated cardiomyopathy. Am J Surg Pathol 10:405–412
Theaker JM, Gatter KC, Heryet A, Evans DJ, McGee JO (1985) Giant cell myocarditis: evidence for the macrophage origin of the giant cells. J Clin Pathol 38:160–164
Tubbs RR, Sheibani K, Hawk WA (1980) Giant cell myocarditis. Arch Pathol Lab Med 104:245–246
Weitzman S, Margulis G, Lehmann E (1977) Uncommon cardiovascular manifestations and high catecholamine levels due to "black widow" bite. Am Heart J 93:88–90
Williamson MR, Williamson SL, Seibert JJ (1986) Indium-111 leucocyte scanning localization for detecting early myocarditis in Kawasaki disease. AJR 146:255–256
Wilson MS, Barth RF, Baker PB, Unverferth DV, Kolibash AJ (1985) Giant cell myocarditis. Am J Med 79:647–652
Yutani C, Go S, Kamiya T, Hirose O, Misawa H, Maeda H, Kozuka T, Onishi (1981) Cardiac biopsy of Kawasaki disease. Arch Pathol Lab Med 105:470–473
Zimmermann A, Diem P, Cottier H (1982) Congenital "Histiocytoid" cardiomyopathy: evidence suggesting a developmental disorder of the Purkinje cell system of the heart. Virchows Arch [A] 396:187–195
Zimmermann A, Stocker F, Jöhr M, Torriani R, Chassot J, Weber JW (1982) Cardiomyopathy in cystic fibrosis: lymphoedema of the heart with focal myocardial fibrosis. Helv Paediatr Acta 37:183–192

V. Sarkoidose des Myokards

H. JUST

Mit 6 Abbildungen

Die Sarkoidose ist eine Systemerkrankung, die viele Organe betrifft und zum Formenkreis der granulomatösen Krankheiten gerechnet werden muß. Sie wurde zuerst von BESNIER 1889 beschrieben. Als Systemerkrankung wurde sie von SCHAUMANN 1914 erkannt. Die Dominanz der Lungenmanifestation beschrieb als erster BOECK 1916. BERNSTEIN et al. (1929) beobachteten als erste die Sarkoidose des Herzens.

1. Ätiologie und Vorkommen

Die Sarkoidose ist eine ätiologisch nicht klassifizierbare Erkrankung, wenngleich es zahlreiche Hinweise für eine infektiöse Ätiologie gibt. Sie kommt bei Männern und Frauen im Verhältnis von etwa 1:1 vor und tritt meistens zwischen dem 2. und 3. Lebensjahrzehnt in Erscheinung. Nach BASHOUR et al. (1968) wird sie auf der nördlichen Halbkugel bei deutlichen geographischen Unterschieden (Häufung in Japan) in 0,025% aller Autopsien gefunden. LONGCOPE u. FREIMAN (1952) beschrieben eine Beteiligung des Herzens in etwa 20% der Fälle von Sarkoidose bei der Autopsie. CHILES et al. (1985) geben eine Inzidenz von 20–27% der autoptisch untersuchten Fälle an.

2. Pathologische Anatomie

Die granulomatöse Erkrankung befällt vornehmlich Lungen, Bronchien, Leber, Haut und das Herz.

Am Herzen ist vorrangig das Myokard (ROBERTS et al. 1977), dabei auch oder besonders das Gewebe der reizbildenden und erregungsleitenden Strukturen (Sinusknoten, AV-Knoten, His-, Purkinje-Fasersystem) befallen (ABELER 1979). Die Myokardveränderungen zeigen eine typische Lokalisation insofern, als sie das Septum musculare interventriculare oder die freie Kammerwand des linken und rechten Herzens vornehmlich im Bereich der Herzspitze betreffen. Abbildung 1 zeigt die bevorzugten Lokalisationen am Herzen mit der typischen klinischen Manifestation. Ein ausgedehnter Befall eines Papillarmuskels kann zu akuter Mitralklappeninsuffizienz führen (RAFTERY et al. 1966). Eine Beteiligung des Perikards geht oft mit Erguß einher. Der erste Bericht über einen rezidivierenden Perikarderguß infolge von Sarkoidose stammt von SHIFF et al. (1966). Die für die Sarkoidose typischen feingeweblichen Veränderungen finden sich im Peri- und Epikard. VERKLEREN et al. (1983) berichten über einen Fall mit Herztamponade.

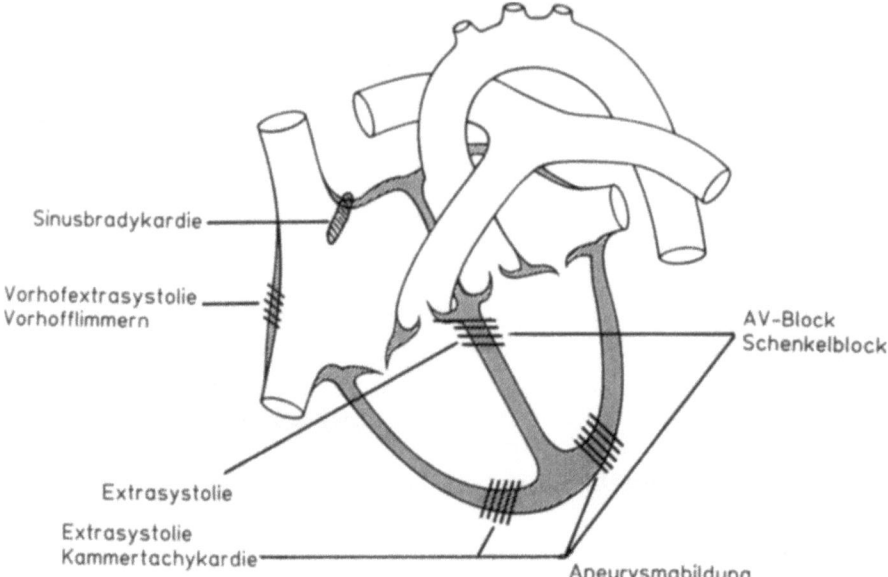

Abb. 1. Schema des Herzbefalls bei Myokardsarkoidose mit den klinischen Manifestationsformen in Abhängigkeit von der Lokalisation

Die Herzklappen sind selten beteiligt.

Sekundäre Veränderungen am Herzen können durch die Hyperkalzämie der Sarkoidose eintreten, so die Mitralringverkalkung (FLEMING 1974).

Mikroskopisch-anatomisch finden sich typische granulomatöse Herde mit Riesenzellen, vermischt mit fibrösen Narben. Abbildung 2 zeigt ein typisches Beispiel einer Myokardsarkoidose. Die epitheloidzelligen Riesenzellgranulome verkäsen nie. Wird eine Verkäsung beobachtet, so muß eine Tuberkulose angenommen werden. Die feingeweblichen Veränderungen sind stets diffus.

Die Myokarderkrankung verursacht durch Auflockerung der Wandtextur eine Dilatation mit sekundärer Hypertrophie, meistens der linken, seltener auch der rechten Kammer. Eine Rechtsherzhypertrophie kann auch vorkommen, wenn infolge einer Lungensarkoidose der pulmonale Gefäßwiderstand ansteigt. Dies ist jedoch grundsätzlich anders als bei der Myokardsarkoidose: FLEMING (1974) stellte bereits fest, daß die Herzbeteiligung entweder den Krankheitsverlauf dominiert, d. h. daß andersortige Organmanifestationen selten oder geringfügig sind, oder daß das Herz kaum oder nicht beteiligt ist, wenn die Sarkoidose andere Organsysteme, wie die Lunge, die Leber oder Lymphknoten befällt. Nicht selten bilden sich in der Region des am stärksten betroffenen Myokardareals, auffälligerweise meistens im Bereich der Herzspitze (links bzw. rechts), Aneurysmata (AHMED et al. 1977) aus. Klinisch entsteht das Bild einer idiopathischen dilatativen Kardiomyopathie oder einer Perikarditis. Bei ausgedehnter Fibrosierung der Myokardsarkoidose kann eine restriktive Kardiomyopathie beobachtet werden (s. u.) (Übersicht s. SCHAEDEL u. KRISTEN 1983, 1984).

3. Klinik

Symptome und klinisches Erscheinungsbild werden von Ausdehnung und Lokalisation des Krankheitsprozesses bestimmt. Nicht selten sind asymptomatische Verläufe, bei denen die Diagnose oft durch Zufall oder gar nicht gestellt wird. Nur etwa 5% zeigen eine kardiovaskuläre Symptomatik (Gozo et al. 1971; BLÖMER et al. 1981; THUNÉLL et al. 1984).

Bei symptomatischen Krankheitsverläufen finden sich meistens zuerst eine Leistungsabnahme, dann Belastungsdyspnoe, Palpitationen und Synkopen. Bei der Untersuchung in den Frühstadien dominieren Befunde wie Sinusbradykardie, Schenkelblock, ventrikuläre Extrasystolen und episodische Kammertachykardien, sowie Kardiomegalie. Perikardreiben ist sehr selten, Herzgeräusche durch Klappenbefall kommen fast nie vor.

Bei allgemeiner Sarkoidose (pulmonal) werden nur in etwa 5% der Fälle kardiovaskuläre Symptome beobachtet (Gozo et al. 1971). Meistens ist die kardiovaskuläre Symptomatik durch die sekundäre pulmonale Hypertonie mit Rechtsherzbelastung infolge ausgedehnter Lungenfibrose bedingt. Dies ist auch der häufigste zum Tode führende Mechanismus bei systemischer Sarkoidose. BARST u. RATNER (1985) geben die Inzidenz eines Cor pulmonale mit 1–4% an.

Bei Myokardsarkoidose versterben ca. 75% der Patienten innerhalb von 2 Jahren (MATSUI et al. 1976). Zwei Drittel der Todesfälle treten plötzlich durch Arrhythmie ein (ROBERTS et al. 1977; OBERMEIER et al. 1984).

Die im Verlauf oft zuerst beobachtete Sinusbradykardie ist durch eine Beteiligung des Sinusknotens oder durch die Perikarderkrankung bedingt. Schenkelblock oder AV-Block (Abb. 1, 3) signalisieren bereits die Myokardbeteiligung (FAWCETT u. GOLDBERG 1974). Extrasystolie und rezidivierende Kammertachykardien (Abb. 3) treten ebenfalls frühzeitig auf und erweisen sich als schwer therapierbar. Sie entstehen im Kammermyokard (Abb. 1), oftmals und besonders hartnäckig bei Entwicklung der typischen Herzwandaneurysmata (LULL et al. 1972). Die bei systemischer Sarkoidose häufige Hyperkalzämie scheint für die Herzrhythmusstörungen nicht von wesentlicher Bedeutung zu sein (LIE et al. 1974).

Herzinsuffizienz tritt in 30–50% der Fälle in Erscheinung. Sie ist bedingt durch die Myokarderkrankung und betrifft das linke, aber auch das rechte Herz. Kammerdilatation und -hypertrophie sind die Folge, oft mit Ausbildung apikaler Aneurysmata (s.o.) (Abb. 4).

4. Diagnose

Die Diagnose der Myokardsarkoidose ist schwierig.

Bei systemischer Sarkoidose muß das Auftreten von Sinusbradykardie, AV-Block, Schenkelblock (FRIEDMAN et al. 1976), Extrasystolie, Herzvergrößerung oder Herzinsuffizienz, wie auch das Neuauftreten von Herzgeräuschen den Verdacht auf eine Myokardbeteiligung erwecken. Zur Sicherung der Diagnose ist in diesen Fällen stets eine Myokardbiopsie erforderlich (CEPIN et al. 1983; SCHAEDEL et al. 1985)

Die primäre Myokardsarkoidose ist noch schwerer zu erkennen. Die Diagnose wird meistens erst postmortal gestellt (FLEMING 1976). SILVERMAN et al.

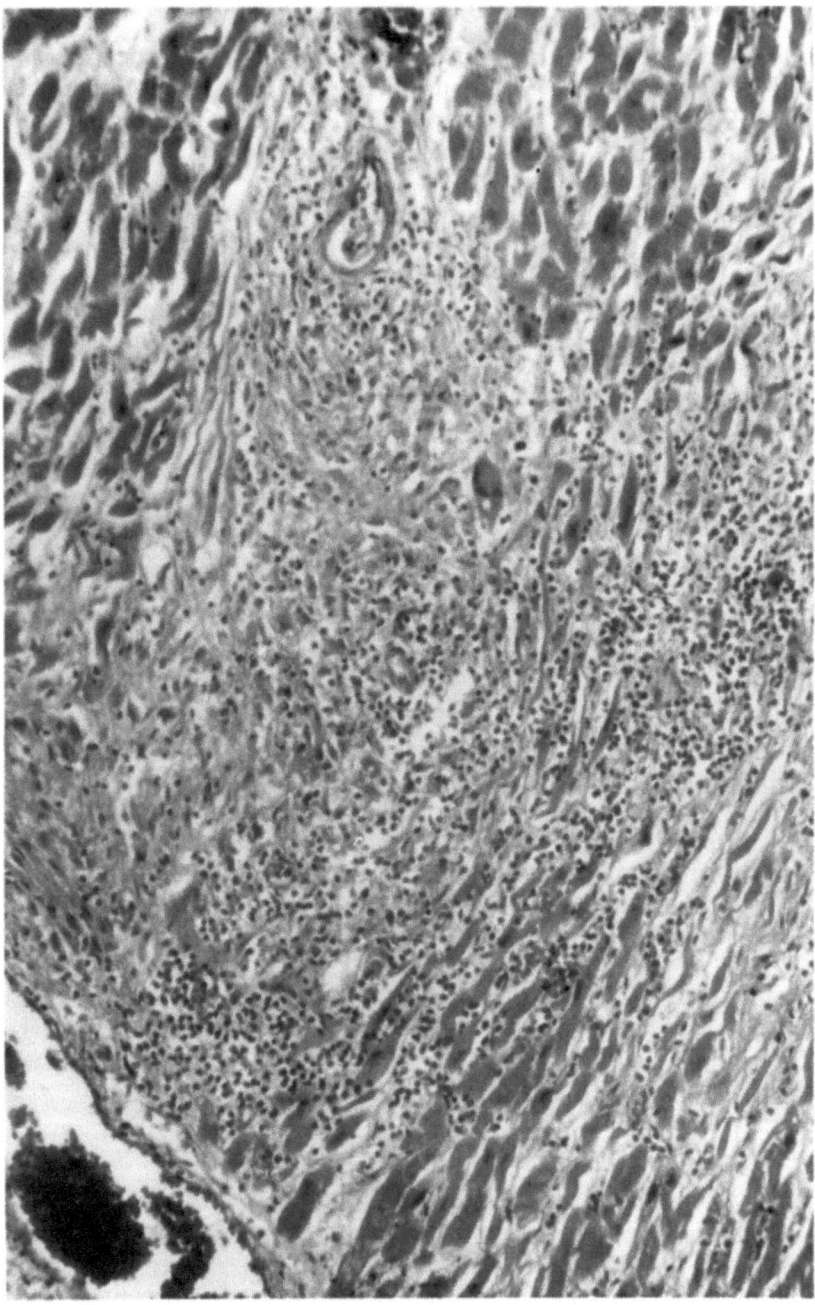

Abb. 2a, b. Mikroskopisches Bild der Myokardsarkoidose mit den typischen granulomatösen Veränderungen mit Langhansschen Riesenzellen, jedoch ohne Verkäsung. 42jähriger Patient mit nahezu isolierter Myokardsarkoidose (s. auch folgende Abb.). **a** HE-Färbung, Vergr. 40 ×. **b** HE-Färbung, Vergr. 100 ×. Beachte die mehrkernige Riesenzelle!

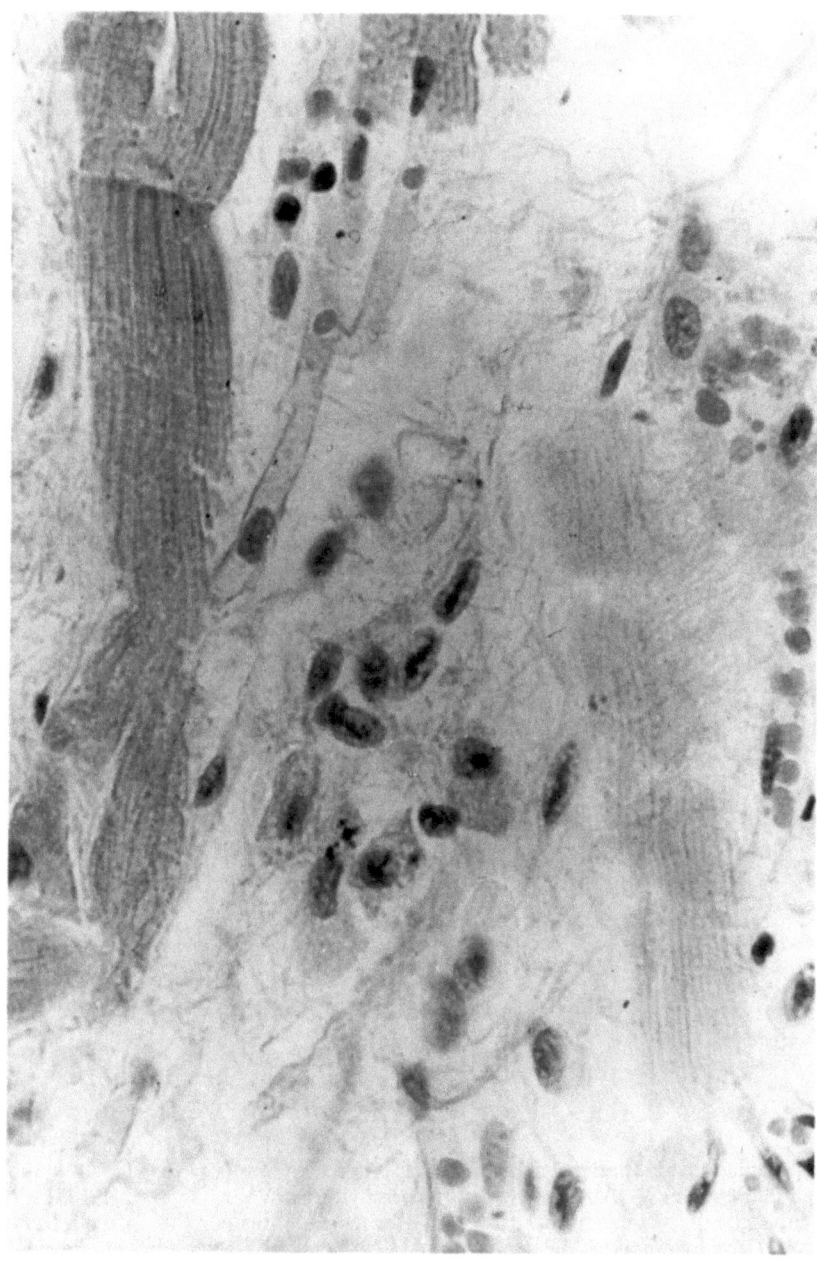
b

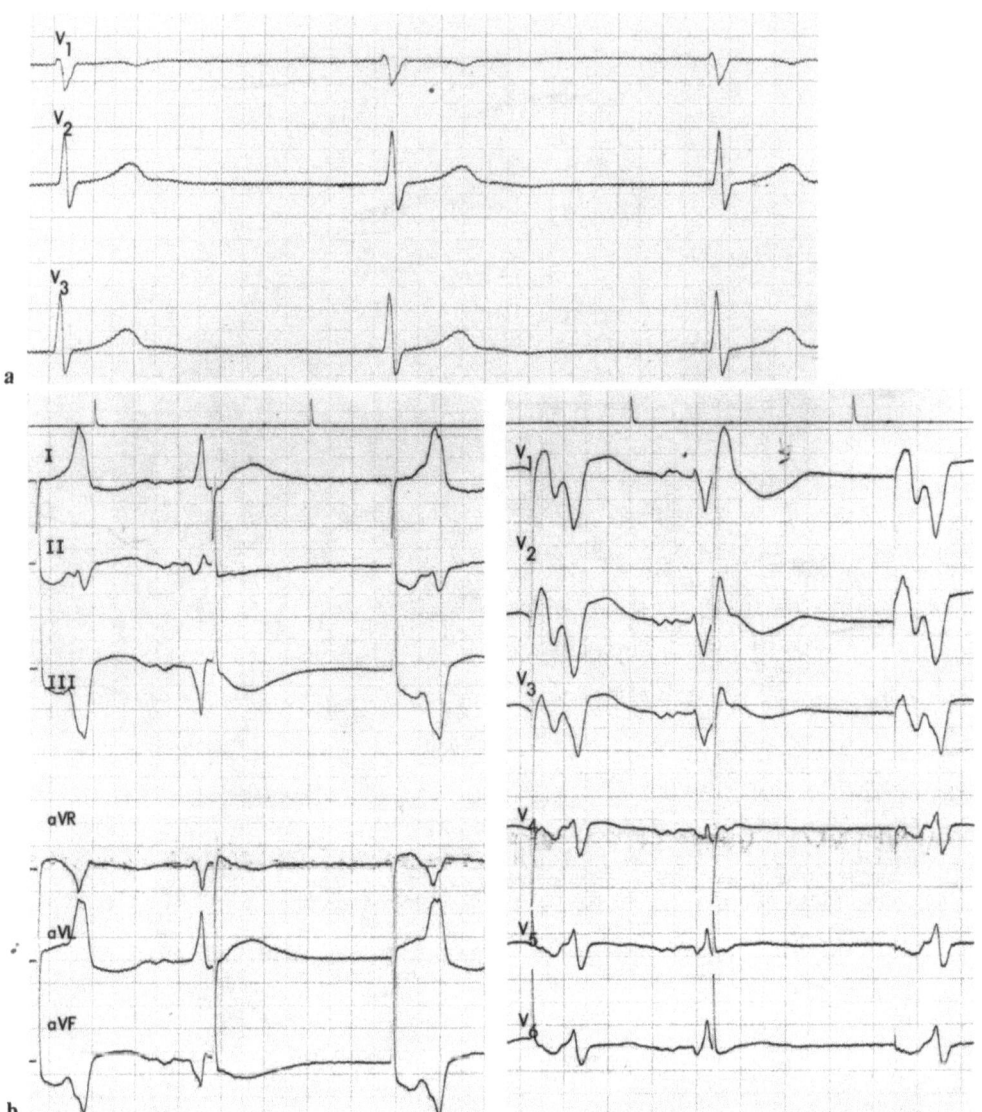

Abb. 3. a Erstmanifestation der Sarkoidose als Knotenrhythmus, Frequenz 40/min, asymptomatisch. Patient wie Abb. 2. **b** Schrittmacherrhythmus (VVI-System, Elektrode im rechten Ventrikel) wegen Sinusbradykardie und Knotenrhythmus (s. Abb. 2). Bei Herzeigenaktionen (jeweils *Bildmitte*), die den Schrittmacher nicht abschalten (Leitungsstörung mit verlangsamtem Potentialanstieg), erkennt man eine Vorhofleitungsstörung sowie eine schwere Erregungsausbreitungsstörung der Kammern mit Rechtsschenkelblock, fehlendem Septum-Q und Aneurysma-verdächtigem Befund apikal (s. Abb. 4). Beachte auch die verlangsamte Kammerdepolarisation nach Schrittmacherimpuls

Sarkoidose des Myokards

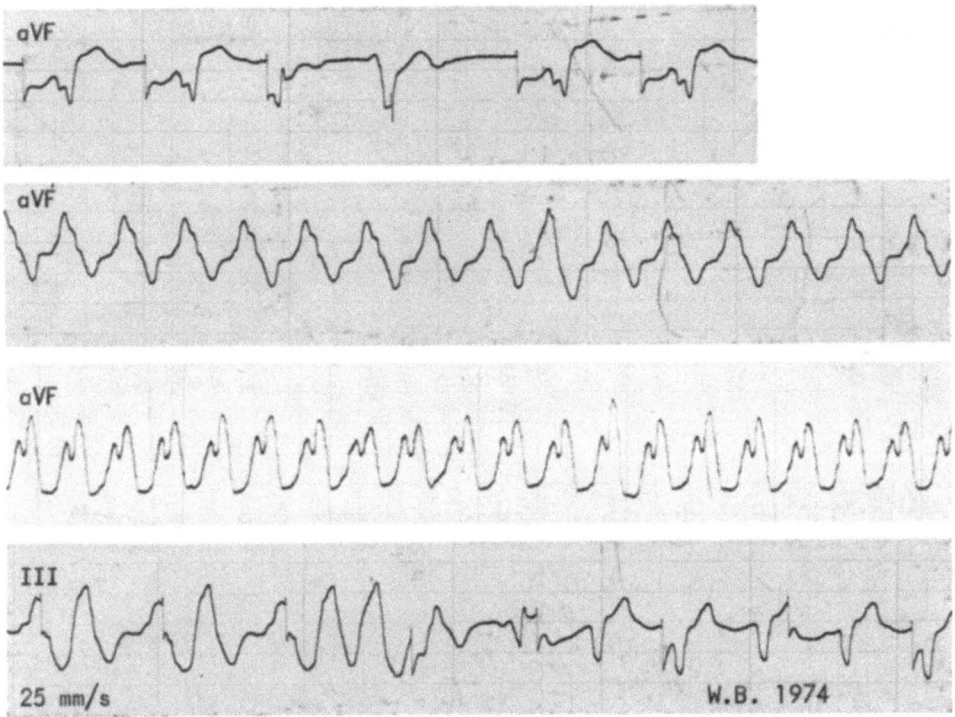

Abb. 4. Herzrhythmusstörungen bei Myokardsarkoidose. Patient wie Abb. 2. *Oben* gestörter Schrittmacherrhythmus. Dann 2 verschiedene Kammertachykardietypen (*Mitte*). Chaotischer Kammerrhythmus mit episodischem Kammerflattern und -flimmern

(1978) fanden die Myokardsarkoidose in 35% der Fälle klinische stumm, nichtsdestoweniger zeigten sich aber in 27% der Fälle myokardiale granulomatöse Veränderungen. In 70% der Fälle ist das EKG nicht normal. Sinusbradykardie, Schenkelblock, AV-Block, hartnäckige ventrikuläre Extrasystolie und/oder rezidivierende Kammertachykardie müssen den Verdacht auf eine Myokardsarkoidose erwecken, wenn eine andere Erklärung nicht vorliegt (SCHOFER et al. 1982; THUNÉLL et al. 1983, 1984).

Obgleich systemische Manifestationen bei der Myokardsarkoidose selten sind, findet man doch immer wieder einen Lymphknoten, Hautveränderungen oder eine Hepatomegalie, wobei die bioptische Untersuchung positivenfalls charakteristische granulomatöse Erkrankung mit Riesenzellen zeigt. Der Tuberkulin-Test ist gewöhnlich negativ. Der – allerdings nicht sehr zuverlässige – Kveim-Test wird heute kaum noch ausgeführt. Hyperkalzämie kann ein wegleitender Befund sein.

Röntgenologisch findet sich eine allerdings nicht regelmäßige Herzvergrößerung. Hiläre Lymphome sind – ebenso wie das Vollbild der pulmonalen Sarkoidose – bei der Myokardsarkoidose selten.

Echokardiographisch fanden GREGOR et al. (1984) in 46,2% unter 42 Fällen einen Mitralklappenprolaps, in 20,5% einen Perikarderguß, in je 20% eine Sep-

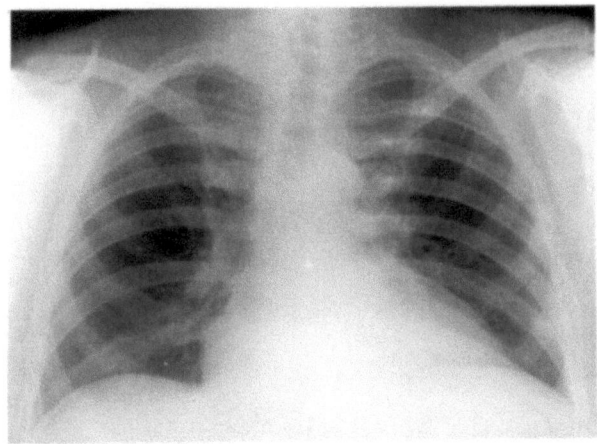

Abb. 5. Thoraxröntgenaufnahme bei Myokardsarkoidose (Patient wie Abb. 2). Globale Herzvergrößerung. Nur mäßig vergrößerte Hiluslymphome beidseits

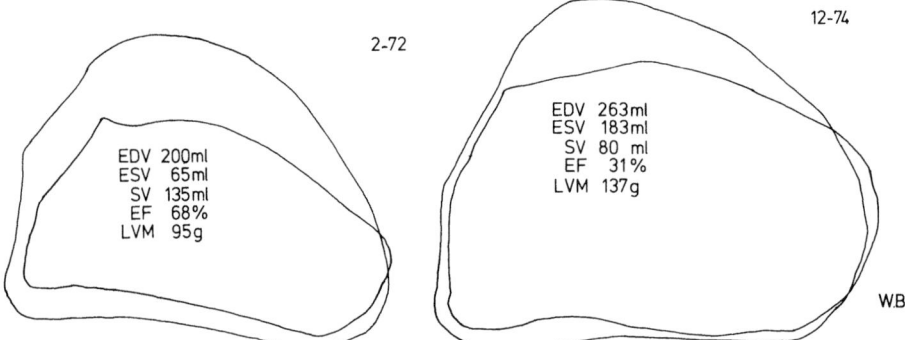

Abb. 6. Progrediente Herzvergrößerung in 2jährigem Verlauf dargestellt am Lävokardiogramm (Cineventrikulographie, RAO-Projektion, nachgezeichnet). Patient wie Abb. 2. Beachte die Abnahme der Austreibungsfraktion (*EF*) mit zunehmender Kammergröße enddiastolisch (*EDV*) wie endsystolisch (*ESV*). Aneurysmabildung apikal. *SV*, Schlagvolumen; *LVM*, linksventrikuläre Muskelmasse

tumverdickung oder eine reduzierte systolische Dickenzunahme. LEWIN et al. (1985) konnten in 42 Fällen systemischer Sarkoidose bei 29 Patienten Normalbefunde feststellen, 8 Patienten hatten eine Septumverdickung, 4 einen Perikarderguß und 3 ein vergrößertes enddiastolisches Volumen bei gestörter Kontraktilität.

Im Thallium-Myokardszintigramm findet man diffuse, manchmal auch apikal lokalisierte Ausfälle. Das Bild ist gewöhnlich aber uncharakteristisch.

5. Therapie

Die Behandlung der Myokardsarkoidose ist schwierig. Die Herzrhythmusstörungen erweisen sich gewöhnlich als therapierefraktär. Bei Bradykardie und AV-Block wird ein Schrittmacher nach den üblichen Kriterien implantiert. Es kann jedoch wegen der myokardialen Herde zu Kontaktschwierigkeiten kommen (Reizschwelle!). Antiarrhythmika zeigen auch nur eine schlechte Wirkung.

Auch die Herzinsuffizienz erweist sich als schwer therapierbar. Digitalisglykoside sind kaum wirksam und wegen der Rhythmusstörungen problematisch. Vasodilatantien können wegen der häufigen Hypotonie nur schwer und wenn, dann in niedriger Dosierung, gegeben werden. Diuretika werden wie bei chronischer Herzinsuffizienz angewandt.

Eine spezifische Therapie gibt es nicht. Steroide werden gewöhnlich gegeben, jedoch ist ihre Wirksamkeit unsicher. Studien, die ihre Wirksamkeit belegen, liegen nicht vor. In einzelnen Fällen wird eine Herztransplantation zu erwägen sein.

Literatur

Abeler V (1979) Sarcoidosis of the cardiac conducting system. Am Heart J 97:701
Ahmed SS, Rozefort R, Taclob LT, Brancatio RW (1977) Development of ventricular aneurysm in cardiac sarcoidosis. Angiology 28:323
Barst RJ, Ratner SJ (1985) Sarcoidosis and reactive pulmonary hypertension. Arch Intern Med 145:2112
Bashour FA, McConnell T, Skinner W, Hanson M (1968) Myocardial sarcoidosis. Dis Chest 53:413
Bernstein M, Konzlemann FW, Sidlick DM (1929) Boeck's sarcoid; report of case with visceral involvement. Arch Intern Med 44:721
Besnier ME (1889) Lupus pernio de la face; synovites fongueuses (scrofulo-tuberculeuses) symétriques des extrémités supérieures. Ann Dermatol Syphiligraphie 10:333
Blömer H, Delius W, Wirtzfeld A, Wüst I (1981) Herzbeteiligung bei internistischen Erkrankungen. In: Krayenbühl HP, Kübler W (eds) Kardiologie in Klinik und Praxis, Bd II. Thieme, Stuttgart
Boeck C (1916) Nochmals zur Klinik und zur Stellung des „benignen Miliarlupoid". Arch Dermatol Syph 121:707–741
Cepin D, McDonough M, James F (1983) Cardiac Sarcoidosis. A Case with unusual manifestation. Arch Intern Med 143:142
Chiles C, Adams GW, Ravin CE (1985) Radiographic manifestations of cardiac sarcoid. Am J Radiol 145:711
Fawcett FJ, Goldberg MJ (1974) Heart block resulting from myocardial sarcoidosis. Br Heart J 36:220
Fleming HA (1974) Sarcoid heart disease. Br Heart J 36:54
Friedman HS, Parikh NK, Ghander N, Calderon J (1976) Sarcoidosis with incomplete bilateral bundle branch block pattern disappearing following steroid therapy: An electrophysiological study. Eur J Cardiol 4:141
Gozo EG Jr, Cosnow I, Cohen HC, Okun L (1971) The heart in sarcoidosis. Chest 60:379
Gräfner L, Triebner S (1983) Die diagnostische und prognostische Wertigkeit von EKG-Veränderungen für Bevölkerungsuntersuchungen – Ergebnisse der Schwedter Studie. Dtsch Gesundheitswes 14:544
Gregor P, Widimsky P, Sladkova T, Petrikova J, Cervenka V, Visek V (1984) Echocardiography in sarcoidosis. Jpn Heart J 25:499
Lewin RF, Mor R, Spitzer S, Arditti A, Hellman C, Agmon J (1985) Echocardiographic evaluation of patients with systemic sarcoidosis. Am Heart J 110:116
Lie JT, Hunt D, Valentine PA (1974) Sudden death from cardiac sarcoidosis with involvement of conduction system. Am J Med Sci 267:123
Longcope WT, Freiman DG (1952) A study of sarcoidosis based on a combined investigation of 160 cases including 30 autopsies from the Johns Hopkins Hospital and Massachusetts General Hospital. Medicine 31:1

Lorell B, Alderman EI, Mason JW (1978) Cardiac sarcoidosis: Diagnosis with endomyocardial biopsy and treatment with corticosteroids. Am J Cardiol 42:143

Lull RJ, Dunn BE, Gregoratos G, Cox WA, Fisher GW (1972) Ventricular aneurysm due to cardiac sarcoidosis with surgical cure of refractory ventricular tachycardia. Am J Cardiol 30:282

Matsui Y, Iwai K, Tachibana T, Frui T, Shigematsu N, Izumi T, Homma AH, Mikami R, Hongo O, Hiraga Y, Yamamoto M (1976) Cliniopathological study on fatal myocardial sarcoidosis. Ann N Y Acad Sci 278:455

Obermeier FW, Reinicke HH, Hansen O von, Schulze-Waltrup M (1984) Sarkoidose des Herzens: Ein kasuistischer Beitrag. Med Welt 35:1640

Porter GH (1960) Sarcoid heart disease. N Engl J Med 263:1350

Raftery EB, Oakley CM, Goodwin JF (1966) Acute subvalvar mitral incompetence. Lancet II:360

Roberts WC, McAllister HA Jr, Ferrans VJ (1977) Sarcoidosis of the heart. A clinicopathologic study of 35 necropsy patients (group I) and review of 78 previously described necropsy patients (group II). Am J Med/Cardiol 63:86

Schaedel H, Kirsten D (1983) Herz und Sarkoidose – eine Literaturübersicht. Dtsch Gesundheitswes 38:481

Schaedel H, Kirsten D (1984) Derzeitiger Stand der in-vivo-Diagnostik der Herzsarkoidose. Dtsch Gesundheitswes 39:1245

Schaedel H, Haenselt V, Kirsten D, Eger H (1985) Myokardbiopsie beim Verdacht auf Myokardsarkoidose. Z Ges Inn Med 40:211

Schaumann J (1914) Sur le lupus pernio. Mémoire présenté en 1 Novembre 1914 à la Société Francaise de Dermatologie Syphillographie pour le Prix Zambseo

Schofer J, Runge M, Mathey D, Pantlen H, Montz R (1982) Kardiale Beteiligung bei der Sarkoidose. Dtsch Med Wochenschr 107:667

Shiff AD, Blatt CJ, Colp C (1969) Recurrent pericardial effusion secondary to sarcoidosis of the pericardium. N Engl J Med 281:141

Silverman KJ, Hutchins GM, Bulkley BH (1978) Cardiac sarcoid: A clinicopathologic study of 84 unselected patients with systemic sarcoidosis. Circulation 58:1204

Thunéll M, Bjerle P, Stjernberg N (1983) ECG abnormalities in patients with sarcoidosis. Acta Med Scand 213:115

Thunéll M, Bjerle P, Olofsson BO, Osterman G, Stjernberg N (1984) Cardiopulmonary function in Sarcoidosis. Acta Med Scand 215:215–20

Verkleeren JL, Glover MU, Bloor C, Joswig BC (1983) Cardiac tamponade secondary to sarcoidosis. Am Heart J 106:601

IV. Myokardbeteiligung bei metabolischen, nutritiven, endokrinologischen und hämatologischen Erkrankungen

A. Metabolische Erkrankungen mit vorwiegend restriktiver Funktionsstörung des Myokards

K. KOCHSIEK und P. SCHANZENBÄCHER

I. Amyloidose

Die Amyloidose ist eine Erkrankung mit bis heute noch weitgehend ungeklärter Ätiologie und Pathobiochemie. Unter Amyloidose versteht man eine extrazelluläre Ablagerung von elektronenoptisch fibrillären Proteinen in einem oder mehreren Organen (lokalisierte oder generalisierte Amyloidose), die lichtmikroskopisch nach Kongorotfärbung eine typische grüne Doppelbrechung im polarisierten Licht aufweisen. Das Amyloid besteht aus gleichartigen, nicht verzweigten Fibrillen, wobei die Fibrillen aus längsgerichteten, gegenläufig einander anliegenden Polypeptidketten mit β-Faltblattstruktur aufgebaut sind (SCHNEIDER u. THOENES 1982).
   Die Einteilung der Amyloidosen war im Laufe der Zeit einem Wandel unterworfen. Wichtig erscheint die klinisch orientierte Einteilung von REIMANN et al. (1935) in primäre (ohne begleitende Grundkrankheit) und sekundäre Amyloidose mit begleitenden Grunderkrankungen wie z. B. Tuberkulose, Bronchiektasen, Osteomyelitis, Plasmozytom, Polyarthritis, Morbus Crohn.
   Eine klinisch in Erscheinung tretende Herzbeteiligung ist bei den sekundären Amyloidosen nahezu nie vorhanden, während bei den primären Amyloidosen die kardiale Manifestation im Vordergrund des klinischen Bildes stehen kann. Amyloidablagerungen im Herzen sind im Alter fast stets nachweisbar (senile Amyloidose), doch treten sie klinisch fast nie in Erscheinung (HODKINSON u. POMERANCE 1977; GIRMAN u. SCHEURLEN 1981; WALLER u. ROBERTS 1983).
Bei der primären Amyloidose ist das Amyloid aus Fragmenten der leichten Ketten der Immunglobuline aufgebaut und wird deshalb auch als AL-Protein bezeichnet. Pathobiochemisch wird das vermehrte Auftreten der AL-Proteine als Überproduktion oder gestörter und verminderter Abbau von leichten Ketten im Serum erklärt (PRZYBOJEWSKI et al. 1980).
   Bei den sekundären Amyloidosen kommt hingegen ein anderes Amyloid-Protein vor (AA). Das Amyloidprotein A scheint sich aus einem hochmolekularen Vorläuferprotein im Serum (SAA) zu entwickeln. SAA wird möglicherweise durch eine Stimulation der B-Lymphozyten produziert (PRZYBOJEWSKI et al. 1980).

Patienten mit kardialer Amyloidose können in zwei Gruppen eingeteilt werden (ROBERTS u. WALLER 1983):
1. Die Amyloidablagerungen sind zu gering, um kardiale Funktionsstörungen zu verursachen.
2. Ausgedehnte Amyloidablagerungen im Myokardgewebe führen zu Funktionsstörungen mit möglicherweise fatalen Folgen.

Die kardiale Amyloidose kann sich klinisch unterschiedlich äußern. Bei etwas über 50% der Patienten tritt eine überwiegend systolische Funktionsstörung auf, so daß das Bild der dilatativen Kardiomyopathie mit dekompensierter Herzinsuffizienz imitiert wird (BUJA et al. 1970; KYLE u. BAYAD 1975; ROBERTS u. WALLER 1983). In seltenen Fällen kann eine kardiale Amyloidose das Vorliegen einer hypertrophisch-obstruktiven Kardiomyopathie vortäuschen (SEDLIS et al. 1984). Dieser Beitrag konzentriert sich auf die dritte Manifestationsform, bei der bei erhaltener systolischer Funktion die diastolische Füllungsbehinderung im Vordergrund steht.

Die kardiale Amyloidose ist ein sehr seltenes Krankheitsbild. So wurden während eines 15jährigen Beobachtungszeitraumes am Hammersmith Hospital in London nur 7 symptomatische Patienten diagnostiziert, während im gleichen Zeitraum über 230 Patienten mit hypertrophisch obstruktiver Kardiomyopathie untersucht wurden (CHEW et al. 1975).

1. Pathologie

Pathologisch-anatomisch findet sich eine Verdickung der freien Wand des linken und rechten Ventrikels auf über 1,5 cm bzw. 0,5 cm. Es wurden Herzgewichte zwischen 350 und 900 g mitgeteilt (BUJA et al. 1970; ROBERTS u. WALLER 1983). Das Myokard erscheint glänzend, steif, gummiartig und wenig dehnbar, so daß die Ventrikel typischerweise bei der Autopsie nicht kollabieren. Die Amyloidablagerungen sind makroskopisch sichtbar und diffus in der Ventrikelwand und teilweise in den Vorhöfen verteilt. Die Herzkammern sind nicht dilatiert, wobei die Vorhöfe oft deutlich vergrößert sind (ROBERTS 1978). Die Diagnose kann häufig bereits makroskopisch ohne Histologie gestellt werden.

Histologisch finden sich Amyloidablagerungen um die Myokardzellen. Insbesondere auf die Ablagerung im Bereich der Basalmembran wurde hingewiesen (SCHNEIDER u. THOENES 1982). Das mit Kollagenfasern durchsetzte Interstitium ist in der Regel amyloidfrei. Amyloidablagerungen finden sich in der Media der intramuralen Arterien und Arteriolen sowie entlang den Kapillaren. Die epikardialen Leitungsgefäße sind frei von Amyloidablagerungen (SMITH u. HUTCHINS 1979). Gefäßveränderungen können zu transmuralen Infarkten führen (ROBERTS u. WALLER 1983). Unter 108 Patienten mit kardialer Amyloidose fanden sich bei 5 Patienten (4,6%) fokale ischämische Nekrosen im Endokard infolge der Obliteration intramuraler Arterien durch intramurale Amyloidablagerungen.

Bei 60% der Patienten finden sich Amyloidablagerungen im Bereich des Erregungsleitungssystems (BUJA et al. 1970). RIDOLFI et al. (1977) fanden dies allerdings nur bei 13% der von ihnen untersuchten Patienten, obwohl bei allen 23 Patienten Erregungsleitungsstörungen vorlagen. Die Rhythmusstörungen korrelierten viel mehr mit Fibrosierung des Sinusknotens und Atrophie und Fibrose des AV-Leitungssystems. Ob die Fibrose mit der Amyloidablagerung im Myokardgewebe ursächlich im Zusammenhang steht, ist bisher nicht geklärt.

Bei etwa 30 % der Patienten finden sich neben der Amyloidablagerung im Myokard auch Ablagerungen im Endokard, wobei dem Endokard thrombotisches Material aufgelagert sein kann (PRZYBOJEWSKI et al. 1980; ROBERTS u. WALLER 1983). Im viszeralen Perikard finden sich ebenfalls gelegentlich diffuse Amyloidablagerungen.

Bei 14 der 15 von BUJA et al. (1970) untersuchten Patienten fanden sich Amyloidablagerungen in den Mitralklappen, wobei die Klappen verdickt, glatt und nur bei einem Patienten verrukös verändert waren. Amyloidablagerungen in den Aorten- und Pulmonalklappen fanden sich bei 12 Patienten. Bei keinem der Patienten hatten die Amyloidablagerungen allerdings zur Klappendysfunktion geführt.

2. Klinik

Im Vordergrund der klinischen Symptome stehen Belastungsdyspnoe, Orthopnoe und gelegentlich Asthma cardiale (GARCIA u. SAEED 1968; PRZYBOJEWSKI et al. 1980). Charakteristisch sind ferner Ödeme ohne Zeichen der Linksherzinsuffizienz sowie Aszites und uncharakteristische gastrointestinale Symptome infolge einer Rechtsherzinsuffizienz (BENOTTI et al. 1980).

Von der Mehrzahl der Patienten werden Herzklopfen sowie synkopale Anfälle infolge von Rhythmusstörungen angegeben (BARTH 1967; PRZYBOJEWSKI et al. 1980). Typische oder atypische Angina pectoris findet sich gelegentlich und wird durch einen Befall der intramuralen Arterien und Arteriolen hervorgerufen (ROBERTS u. WALLER 1983).

Bei manchen Patienten können die Symptome der arteriellen Hypotension mit ausgeprägter orthostatischer Dysregulation im Vordergrund stehen. Bei den von BUJA et al. (1970) beschriebenen Fällen fanden sich diese Symptome allerdings nur bei Patienten mit ausgeprägter gastrointestinaler und renaler Manifestation der Amyloidose sowie beim Vorliegen einer peripheren Polyneuropathie. Amyloidablagerungen in peripheren Gefäßen und den Nebennierenrinden können ebenfalls zu den Symptomen beitragen (GARCIA u. SAEED 1968).

Bei der klinischen Untersuchung finden sich neben peripheren Ödemen ausgeprägte Halsvenenstauung mit Kussmaulschem Zeichen (paradoxe Zunahme der Halsvenenstauung bei Inspiration). Ein pulsus paradoxus kann ebenfalls nachweisbar sein (PRZYBOJEWSKI et al. 1980).

Der Herzspitzenstoß ist meist nicht tastbar. Auskultatorisch finden sich sehr leise Herztöne. Ein 3. Herzton infolge der diastolischen Füllungsbehinderung kann mit einem Perikardton bei konstriktiver Perikarditis verwechselt werden (CHEW et al. 1977). Systolische Geräusche sind relativ häufig (BENOTTI et al. 1980). Es ist allerdings unklar, ob sie Ausdruck einer Klappendysfunktion sind (PRZYBOJEWSKI et al. 1980).

3. Radiologie

Die Röntgenaufnahme des Thorax zeigt keine für die Amyloidose spezifischen Veränderungen. Bei etwa 30% der Patienten liegt das Herz radiologisch größenmäßig im Normbereich (CHILD et al. 1976). Die meisten Patienten zeigen eine nur mäßiggradige Kardiomegalie von uncharakteristischer Konfiguration, die überwiegend auf eine Dilatation der Vorhöfe zurückzuführen ist (BUJA et al. 1970; CHEW et al. 1975). Bocksbeutelförmige Herzkonfigurationen sind beschrieben. Dies kann durch einen Perikarderguß hervorgerufen (CHEW et al. 1975), aber auch durch die Myokardverdickung selbst bedingt sein (HIMMELFARB et al. 1977). Die Differentialdiagnose läßt sich nur echokardiographisch stellen. Bei etwa 30% der Patienten findet sich ein überwiegend rechtsseitiger Pleuraerguß (BUJA et al. 1970; CHEW et al. 1975). Die radiologischen Zeichen der Lungenstauung können einer echten Stauung entsprechen, aber auch eine pulmonale Manifestation der Amyloidose darstellen. Beide sind radiologisch nicht voneinander zu unterscheiden (HIMMELFARB et al. 1977).

4. Elektrokardiographie

Die elektrokardiographischen Veränderungen bei Patienten mit kardialer Amyloidose wurden an Hand einer Literaturübersicht bei 339 Patienten von GRAY et al. (1978) zusammengestellt. Bei 50% der Patienten fand sich eine Niedervoltage (QRS < 0.6 mV in allen Ableitungen). Ein sog. „Infarktbild" mit kleinen oder nicht nachweisbaren R-Zacken im V_1-V_3 bzw. Q-Zacken in II, III und aVF fand sich bei 54% der Patienten. Folgende weitere Veränderungen wurden beschrieben: Rechtsschenkelblock (10%), Linksschenkelblock (6%), totaler AV-Block (9%), Vorhofflimmern (19%). Intermittierende AV-Blockierungen wechselnden Grades ließen sich bei 26% der Patienten dokumentieren. Die Literaturübersicht wurde ergänzt durch die Beschreibung einer eigenen Beobachtung, wobei die elektrokardiographischen Veränderungen eines kranken Sinusknotens im Vordergrund standen. Zu einer ähnlichen Häufigkeitsverteilung der beschriebenen EKG-Veränderungen kamen SURAWICZ u. MANGIARDI (1977) auf Grund der Analyse von 98 Literaturfällen. OLOFSSON et al. (1980) untersuchten die EKG-Veränderungen bei 71 Patienten mit familiärer Amyloidose. Bei 41% der Patienten fanden sich intraventrikuläre Leitungsstörungen in Form von linksanteriorem Hemiblock, Linksschenkelblock, Rechtsschenkelblock sowie der Kombination von linksanteriorem Hemiblock und Rechtsschenkelblock. Bei 27% der Patienten lag ein AV-Block ersten Grades und bei 10% ein AV-Block dritten Grades vor.

ROBERTS u. WALLER (1983) kamen zu der Schlußfolgerung, daß beim Zusammentreffen von Niedervoltage und Infarktzeichen in Kombination mit dem Vorliegen einer Herzinsuffizienz ohne Angina pectoris an die kardiale Manifestation einer Amyloidose gedacht werden muß.

5. Echokardiographie

M-Mode echokardiographische Befunde bei Patienten mit kardialer Amyloidose wurden von CHILD et al. (1976) und GILES et al. (1978) mitgeteilt. Echokardiographisch fand sich eine symmetrische Verdickung der Wand des linken Ventrikels und des interventrikulären Septums bei gleichzeitiger Verminderung der systolischen Dickenzunahme der linksventrikulären Hinterwand und einem kleinen bis normal großen linksventrikulären Cavum. Ein kleiner Perikarderguß war bei 30% der Patienten nachweisbar. Diese Befunde wurden von BORER et al. (1977) bei vier eigenen Beobachtungen bestätigt, wobei die normale systolische Funktion des linken Ventrikels ausdrücklich betont wurde. Als weiteres Merkmal der kardialen Amyloidose wurde die Verdickung der freien Wand des rechten Ventrikels mitgeteilt (CHILD et al. 1979; PIERARD et al. 1981). SIQUEIRA-FILHO et al. (1981) fanden bei 50% der Patienten zusätzlich eine Dilatation des linken Vorhofes.

ST. JOHN-SUTTON et al. (1982) untersuchten linksventrikuläre Funktionsparameter bei 20 Patienten mit bioptisch gesicherter Amyloidose mittels computergestützter M-Mode Echokardiographie. Sie fanden eine Abnahme der maximalen diastolischen Füllungsgeschwindigkeit sowie eine Verlängerung der isovolumetrischen Relaxationsphase.

SIQUEIRA-FILHO et al. (1981) teilten 2D-echokardiographische Befunde bei 13 Patienten mit. Zusätzlich zu den bereits erwähnten M-Mode Charakteristika ließ sich eine Verdickung der Papillarmuskeln sowie eine Klappenverdickung nachweisen. Auf die verbesserte Beurteilung der freien Wand des rechten Ventrikels wurde hingewiesen. Als charakteristisch wurde ein granuläres Echoreflexionsmuster im verdickten Myokardgewebe mitgeteilt, das ursächlich auf die Amyloidablagerung zurückgeführt wurde. Dieses Reflexionsmuster („granular sparkling") wurde auch von PIERARD et al. (1981) beschrieben. Von den Autoren wurde darauf hingewiesen, daß sich auf Grund der echokardiographischen Befunde die Differentialdiagnose zur konstriktiven Perikarditis stellen läßt. Beide Erkrankungen können das gleiche klinische Bild hervorrufen. Eine Wandverdickung ist bei der konstriktiven Perikarditis nicht nachweisbar.

CARROL et al. (1982) haben darauf hingewiesen, daß die Kombination von Niedervoltage im EKG und echokardiographisch erhöhter myokardialer Muskelmasse eine große diagnostische Aussagekraft für die kardiale Amyloidose besitzt. Das Verhältnis von Voltage zur Muskelmasse („voltage/mass" Relation) korreliert eng mit dem Schweregrad der Erkrankung.

6. Technetium-Pyrophosphat

BRAUN et al. (1979) sowie ALI et al. (1981) berichteten erstmals über eine massive und diffuse biventrikuläre Anreicherung mit ^{99m}Tc-Pyrophosphat im Myokardgewebe bei Patienten mit bioptisch gesicherter Amyloidose. Dieser Befund wurde von SOBOL et al. (1982), SCHIFF et al. (1982), WIZENBERG et al. (1982) sowie FALK et al. (1983) bestätigt. FALK et al. (1983) fanden eine positive Korrelation zwischen der Stärke der Pyrophosphatanreicherung im Myokardgewebe und der echokardiographisch bestimmten Wanddicke des linken Ventrikels. Die Aufnahmen müssen später als 3 Stunden nach der Injektion angefertigt werden, um falsch positive Befunde infolge einer noch vorliegenden intravasalen Anreicherung zu vermeiden (FALK et al. 1983). Die Aktivität im Muskelgewebe muß dabei die im Knochengewebe übertreffen. Es wurde darauf hingewiesen, daß nur die biventrikuläre und diffuse Anreicherung als für die Amyloidose spezifisch anzusehen ist, da sich eine lokalisierte univentrikuläre Anreicherung bei einer Reihe anderer Erkrankungen findet, z. B. instabile Angina pectoris, Aneurysma, Perikarditis, Trauma, Perikardverkalkungen, Tumormetastasen (SCHIFF et al. 1982). Der Mechanismus der Pyrophosphatanreicherung im Myokardgewebe bei Amyloidose ist noch unklar. Die Anreicherung wird mit Amyloid-P-Komponenten in Zusammenhang gebracht, die über einen kalziumabhängigen Mechanismus am Amyloid binden (WIZENBERG et al. 1982; FALK et al. 1983).

Bei den bisher beschriebenen Patienten mit ^{99m}Tc-Pyrophosphatanreicherung handelte es sich ausschließlich um Patienten mit primär (AL) oder seniler Amyloidose. LEINONEN et al. (1984) konnten allerdings keine kardiale Anreicherung bei 5 Patienten mit sekundärer (AA) Amyloidose finden, so daß sich möglicherweise die unterschiedliche Bindungsfähigkeit durch unterschiedlichen Aufbau der Amyloidsubstanz erklärt.

7. Hämodynamik

Schon früh wurde darauf hingewiesen, daß bei kardialer Amyloidose die hämdynamischen Befunde denen bei konstriktiver Perikarditis ähneln können (HERTZEL et al. 1953; GUNNAR et al. 1955). Hieraus ergeben sich besondere differentialdiagnostische Probleme, die auch bis heute nicht an Aktualität verloren haben (KERN et al. 1982). Die hämodynamischen Befunde bei kardialer Amyloidose sind allerdings nicht einheitlich, und nicht immer wird das Bild der restriktiven Kardiomyopathie imitiert. Gelegentlich steht die systolische Funktionsstörung ganz im Vordergrund (CHEW et al. 1975).

Bei der restriktiven Manifestationsform mit diastolischer Dehnbarkeitsminderung und intakter systolischer Funktion zeigt sich eine rechtsatriale Drucksteigerung mit typischer M- und W-Form der Druckkurve. Die rechts- und linksventrikulären Druckkurven zeigen einen frühdiastolischen Dip mit anschließender Plateaubildung („square root" Zeichen), wobei die enddiastolischen Drücke deutlich erhöht sind. Allerdings beträgt der enddiastolische Druck nicht immer mehr als ⅓ des systolischen Ventrikeldruckes. Der Pulmonalkapillardruck ist bei linksventrikulärer Beteiligung ebenfalls als Ausdruck der Füllungsbehinderung erhöht (PRZYBOJEWSKI et al. 1980).

Es wurde betont, daß im Gegensatz zur konstriktiven Perikarditis, bei der durch gleichmäßige Behinderung beider Ventrikel sich die diastolischen Drücke im rechten und linken Ventrikel angleichen, bei der kardialen Amyloidose eine stärkere Erhöhung des linksventrikulären diastolischen Druckes vorliegt und die Druckdifferenz unter Belastung zunimmt (SHABETAI et al. 1965; SWANTON et al. 1977), ein Befund, der allerdings nicht immer bestätigt werden konnte (KERN et al. 1982). Gelegentlich findet sich nur in Exspiration ein höherer diastolischer Druck im linken Ventrikel als im rechten Ventrikel, während es in Inspiration zum Druckangleich kommt (MEANEY et al. 1976). Bei Patienten mit konstriktiver Perikarditis liegt gelegentlich der diastolische Druck im linken etwas höher als im rechten Ventrikel. Die Druckdifferenz überschreitet dann allerdings nicht 5 mm Hg (MEANEY et al. 1976).

MEANEY et al. (1976) beobachteten bei 2 Patienten mit kardialer Amyloidose in Abwesenheit einer Tachykardie keinen frühdiastolischen Dip, sondern eine frühdiastolische Drucksteigerung mit kontinuierlichem Druckanstieg während der gesamten Diastole. Das Vorliegen eines Dips setzt eine unbehinderte frühdiastolische Ventrikelfüllung voraus. Ob bei der Amyloidose dieses Zeichen vorhanden ist, hängt ab von der Verteilung und den physikalischen Eigenschaften der myokardialen Infiltrationen. Der frühdiastolische Dip wird als Saugwirkung der Ventrikel auf die Vorhöfe erklärt, wobei die frühdiastolische Relaxation der Ventrikel schneller erfolgt als Blut aus den Vorhöfen einströmen kann. Bei der Analyse der diastolischen Druck-Volumenbeziehung bei Patienten mit Amyloidose und konstriktiver Perikarditis fanden MEANEY et al. (1976) eine signifikante frühdiastolische Ventrikelfüllung bei gleichzeitig starkem Abfall des Ventrikeldruckes. Dies wurde als Hinweis auf eine diastolische Saugwirkung der Ventrikel interpretiert. Dieser Mechanismus kann nur in Kraft treten, wenn das endsystolische Ventrikelvolumen klein ist. Somit ist eine gute Ejektionsfraktion Voraussetzung für eine Saugwirkung.

Die Befunde von MEANEY et al. (1976), SWANTON et al. (1977), TYBERG et al. (1981) und KERN et al. (1982) widersprechen der von CHEW et al. (1975) kategorisch getroffenen Feststellung, daß die kardiale Amyloidose auf Grund hämodynamischer Untersuchungen klar von der konstriktiven Perikarditis zu unterscheiden ist. CHEW et al. (1975) berichteten über 3 Patienten mit normalem enddiastolischen Volumen aber erheblich eingeschränkter Auswurffraktion (40–44%). Die diastolischen Druckkurven zeigten keine „Dip und Plateau" Konfiguration, und der frühdiastolische Druck war deutlich erhöht mit einem kontinuierlichen Anstieg während der gesamten Diastole. Das Verhältnis der Druck- zur Volumenänderung war größer als normal und zeigte eine verlangsamte Füllung während der Diastole infolge einer Compliancestörung an. Der enddiastolische Druck im linken Ventrikel war in allen Fällen um mindestens 10 mm Hg höher als im rechten Ventrikel und zeigte eine akzentuierte A-Welle.

TYBERG et al. (1981) untersuchten ebenfalls die diastolische Druckvolumenbeziehung bei 4 Patienten mit kardialer Amyloidose und verglichen sie mit 7 Patienten mit konstriktiver Perikarditis und 7 Normalpersonen. Alle 4 Patienten hatten prominente x- und y-Wellen in der rechtsatrialen Druckkurve. Die rechts- und linksventrikulären Druckkurven zeigten einen frühdiastolischen Dip mit Plateaubildung, und bei 3 Patienten fand sich ein diastolischer Druckangleich in allen Herzkammern (Unterschied li/re 4 mm Hg). Die Druckkurven zeigten formanalytisch keinen Unterschied zu den Patienten mit Perikardkonstriktion.

Die linksventrikuläre diastolische Druckvolumenbeziehung zeigte allerdings kein Plateau bei Amyloidose, und die linksventrikuläre Füllungsgeschwindigkeit war langsamer als normal während der ersten Hälfte der Diastole. Im Gegensatz hierzu zeigten bei Patienten mit konstriktiver Perikarditis die diastolischen Druck-Volumenkurven eine plötzliche und vorzeitige Plateaubildung. Die Füllungsgeschwindigkeit war höher als bei Normalpersonen in der ersten Hälfte der Diastole. Die Ventrikelfüllung während der ersten Diastolenhälfte lag bei 85%, während sie bei Amyloidose bei 45% und bei Normalpersonen bei 65% lag. Die Autoren folgerten, daß die Analyse der diastolischen Druck-Volumenbeziehung eine differential-diagnostische Hilfe ist, wenn sich Amyloidose und konstriktive

Perikarditis auf Grund anderer hämodynamischer Befunde nicht unterscheiden lassen.

8. Angiographie

Angiographische Befunde wurden bisher nur an einer kleinen Zahl von Patienten mitgeteilt. Der linke Ventrikel zeigt eine grobe Trabekularisierung mit prominenten Papillarmuskeln und eine normale Ventrikelform. CHEW et al. (1975) fanden eine verzögerte systolische Entleerung mit erheblich reduzierter Auswurffraktion bei 3 Patienten bei einem normalen enddiastolischen Volumen. Der angiographische Befund korrelierte mit einer kleinen Pulsamplitude, einem verminderten Schlagvolumen und einem erniedrigtem Herzindex. Bei einem Patienten lag eine geringe Mitralinsuffizienz vor. Im Gegensatz hierzu hatten 3 von MEANEY et al. (1976) und 4 von TYBERG et al. (1981) beschriebene Patienten eine normale Auswurffraktion.

CHANG u. GROLLMANN (1978) berichteten über rechtsventrikuläre Angiogramme bei 2 Patienten mit Amyloidose. Die freie Wand des rechten Ventrikels zeigte eine diastolische Expansionsbehinderung, die auch die Crista supraventricularis mit einbezog. Im Gegensatz hierzu zeigte die Crista supraventricularis bei Patienten mit konstriktiver Perikarditis eine normale Erschlaffungsbewegung.

9. Endomyokardbiopsie

SCHROEDER et al. (1975) berichteten erstmals über die Diagnose der kardialen Amyloidose bei 2 Patienten mittels transvenöser rechtsventrikulärer Biopsie mit dem Konno-Bioptom. Nahezu gleichzeitig berichteten HEDNER et al. (1975) über einen weiteren Fall. Auf die Notwendigkeit, die Gewebsproben mit mehreren Färbemethoden gleichzeitig (Hämotoxilin-Eosin, Kongorot, PAS, van Gieson, Methylviolett) zu untersuchen, wurde hingewiesen. SWANTON et al. (1977) haben die Notwendigkeit der elektronenmikroskopischen Untersuchung der Biopsieproben betont. Bei 4 von 5 Patienten mit hämodynamisch wirksamer kardialer Amyloidose waren die Amyloidablagerungen an der Basalmembran der Myokardzellen nur elektronenmikroskopisch in der Uranylacetat- und Bleinitratfärbung nachweisbar, wobei die Ablagerungen weniger als 5% des Zelldurchmessers betrugen. Nur bei einem Patienten war das Amyloid auch lichtmikroskopisch sichtbar. CHAN u. IRAM (1980) diagnostizierten einen Fall mittels linksventrikulärer Endomyokardbiopsie. PRZYBOJEWSKI et al. (1980) beschrieben einen Fall mit primärer kardialer Amyloidose mit negativer Rektum-, Zungen- und Leberbiopsie, der zunächst als konstriktive Perikarditis diagnostiziert wurde und bei dem die rechtsventrikuläre Endomyokardbiopsie zur diagnostischen Klärung führte.

10. Therapie

Bei der kardialen Amyloidose gibt es bisher keine wirksame Therapie. Therapieversuche mit D-Penicillamin, Resorchin, Melphalan, Steroiden und Dimethylsulfoxid (DMSO) müssen als experimentell angesehen werden. Auf die erhöhte Empfindlichkeit gegenüber Digitalispräparaten mit der Induktion von schweren

Rhythmusstörungen und plötzlichen Todesfällen wurde bereits früh hingewiesen (POMERANCE 1965). Dies wird auf eine erhöhte Bindungsfähigkeit der Amyloidfibrillen im Myokard für Digitalis zurückgeführt (RUBINOW et al. 1981). In Fällen mit isolierter, primärer kardialer Amyloidose wird die Herztransplantation diskutiert (SCHROEDER et al. 1975; PRZYBOJEWSKI et al. 1980).

II. Hämochromatose

Die Hämochromatose ist charakterisiert durch eine Eisenablagerung in den parenchymatösen Zellen von Leber, Pankreas, Herz und endokrinen Organen. Man unterscheidet eine primäre, idiopathische Hämochromatose, die auf einer angeborenen Stoffwechselstörung beruht, sowie eine sekundäre Hämochromatose nach gehäuften Bluttransfusionen bei chronischen Anämien. Bei kardialer Hämochromatose stehen die Zeichen der biventrikulären Herzinsuffizienz mit systolischem Pumpversagen im Vordergrund (FINCH u. FINCH 1955; ARNETT et al. 1975). Eine restriktive Kardiomyopathie wird nur extrem selten hervorgerufen. Bisher sind nur drei Fälle in der Weltliteratur dokumentiert (WASSERMANN et al. 1962; NODY et al. 1975; CUTLER et al. 1980).

1. Pathologie

BUJA u. ROBERTS (1971) untersuchten die kardialen Eisenablagerungen bei 135 Patienten (4 Patienten mit einer primären idiopathischen Hämochromatose und 131 Patienten mit chronischer Anämie, die meist mehr als 100 Bluttransfusionen erhalten hatten). Bei 9 Patienten waren die Eisenablagerungen makroskopisch sichtbar, bei 10 Patienten nur mikroskopisch nachweisbar. Alle Patienten mit myokardialer Eisenablagerung hatten auch Eisenablagerungen in anderen Organen. Hochgradige Eisenablagerungen fanden sich bei Patienten mit idiopathischer Hämochromatose sowie bei Patienten, die mehr als 100 Bluttransfusionen erhalten hatten.

Am stärksten waren die Ablagerungen im Ventrikelmyokard, wobei eine Dreischichtung zu erkennen war. Der höchste Eisengehalt fand sich im Subepikard, das mittlere Drittel des Myokards zeigte die geringsten Eisenablagerungen, und mittelgradige Ablagerungen fanden sich im Subendokard und in den Papillarmuskeln. Dies wird durch die Beobachtungen von ARNETT et al. (1975) und FITCHETT et al. (1980) bestätigt. Histologisch finden sich die Eisenablagerungen in den Zellen des Arbeitsmyokards, was insbesondere in den Papillarmuskeln zu fokalen Myozytolysen führen kann. Diese Zellen bestehen dann nur aus dem Zellkern, sarkolemmaler Umkleidung und intrazellulärem Eisen. Myofibrillen und Zellorganelle sind nicht mehr nachweisbar (ARNETT et al. 1975). Im Reizleitungsgewebe finden sich oft nur geringgradige Eisenablagerungen im Bindegewebe (BUJA u. ROBERTS 1971; ARNETT et al. 1975). Eine Bindegewebsvermehrung ist nicht vorhanden. Dies ist wohl darauf zurückzuführen, daß das Eisen im Gegensatz zur Leber überwiegend in den Myokardzellen und nicht im Interstitium abgelagert wird. Beschrieben sind ferner Ablagerungen thrombotischen Materials in den Vorhöfen und im rechten Ventrikel (CUTLER et al. 1980).

2. Klinik

Bei den bisher beschriebenen Patienten mit restriktiver Manifestationsform der kardialen Hämochromatose wurden subjektiv Belastungsdyspnoe, Antriebsarmut und allgemeines Schwächegefühl angegeben. Klinisch fanden sich Halsvenenstauung, periphere Zyanose und bei einem Patienten ein Pulsus paradoxus von 10 mm Hg Druckunterschied bei In- und Expiration (CUTLER et al. 1980). Abnorme Hautpigmentierungen, Aszites und periphere Ödeme bestanden bei keinem Patienten. Ein Patient hatte beidseitige Pleuraergüsse (CUTLER et al. 1980). Eine Patientin hatte einen Ikterus (NODY et al. 1975) und eine weitere Patientin einen Diabetes mellitus (CUTLER et al. 1980). Bei allen Patienten fand sich auskultatorisch ein diastolischer Zusatzton, der als Perikardton interpretiert wurde (WASSERMANN et al. 1962; NODY et al. 1975; CUTLER et al. 1980).

3. Elektrokardiographie

EKG-Veränderungen sind häufig bei Patienten mit kardialer Hämochromatose und bestehen in Niedervoltage, T-Wellen-Abflachungen und -Inversionen sowie Schenkelblockbildern (BUJA u. ROBERTS 1971; ARNETT et al. 1975; VIGORITA u. HUTCHINS 1979). Rhythmusstörungen sind meist supraventrikulärer Natur (intermittierendes Vorhofflimmern und Vorhofflattern, Sinustachykardie, junktionale Tachykardien). Höhergradige AV-Blockierungen sind selten (ARONOW et al. 1969). Polytope, ventrikuläre Extrasystolen und rezidivierende ventrikuläre Tachykardien sind ebenfalls beschrieben (ARNETT et al. 1975). Während BUJA u. ROBERTS (1971) eine Korrelation zwischen supraventrikulären Rhythmusstörungen und Stärke der Eisenablagerung in den Vorhöfen fanden, vertreten VIGORITA u. HUTCHINS (1979) die Ansicht, daß die Rhythmusstörungen durch geringe Eisenablagerungen im Sinusknoten, AV-Knoten, His-Bündel und dem Tawara-Schenkel verursacht werden.

4. Hämodynamik

Bei zwei Patienten mit restriktiver Manifestationsform der kardialen Hämochromatose wurden hämodynamische Daten mitgeteilt (NODY et al. 1975; CUTLER et al. 1980). Die Herzkatheteruntersuchungen zeigten ein Druckplateau zwischen Pulmonalkapillardruck und rechtem Vorhof. Der Druck im rechten Ventrikel zeigte einen diastolischen Dip und Plateauform, wobei der enddiastolische Druck mehr als ein Drittel des systolischen Druckes betrug (CUTLER et al. 1980). Bei zwei Patienten wurde auf Grund der hämodynamischen Befunde die Diagnose einer konstriktiven Perikarditis gestellt und eine explorative Thorakotomie durchgeführt.

5. Endomyokardbiopsie

FITCHETT et al. (1980) fanden eine nur geringe diagnostische Aussagekraft bezüglich des myokardialen Eisengehaltes in linksventrikulären Endomyokardbiopsieproben. Dies erklärt sich aus der Tatsache, daß die Eisenablagerungen am stärksten in den subepikardialen Schichten und nur gering im Subendokard vorhanden sind (BUJA u. ROBERTS 1971). SHORT et al. (1981) berichteten allerdings über einen Patienten, bei dem serienmäßig durchgeführte Endomyokardbiopsien eine Abnahme des myokardialen Eisengehaltes unter Therapie zeigten, was mit einer Normalisierung der klinischen Symptome parallel ging.

6. Therapie

Bei Vorliegen von Herzinsuffizienzzeichen wird die Gabe von Digitalis und Diuretika empfohlen. Die häufig beobachteten Rhythmusstörungen bedürfen einer spezifischen antiarrhythmischen Therapie.

Darüberhinaus wurde über günstige Ergebnisse mit wiederholten Aderlässen berichtet. EASLEY et al. (1972) beobachteten einen Patienten, bei dem es während einer 3jährigen Therapie mit Aderlässen zur vollständigen Normalisierung einer pathologischen Hämodynamik kam. Bei der Erstuntersuchung fanden sich ein auf 0,9 l/min/m² Körperoberfläche erniedrigter Herzindex mit rechtsatrialer Drucksteigerung und pulmonaler Hypertonie sowie hohen links- und rechtsventrikulären enddiastolischen Drucken. Bei der Kontrolluntersuchung nach 3 Jahren ergaben sich normale Druckwerte im großen und kleinen Kreislauf. Der Herzindex betrug in Ruhe 2,9 l/min/m² und stieg unter Belastung auf 5,4 l/min/m² an.

SHORT et al. (1981) berichteten über eine ähnliche Beobachtung. Unter Therapie mit 2–3 Aderlässen pro Woche von je 500 ml ließ sich durch wiederholte Myokardbiopsien eine Abnahme des myokardialen Eisengehaltes nachweisen. Dies führte zu einer völligen Symptomfreiheit. Ähnlich günstige Ergebnisse werden von der Therapie mit Chelatbildnern wie Desferrioxamin erwartet (ARNETT et al. 1975; MODELL 1979).

III. Karzinoid-Syndrom

Das Karzinoid-Syndrom wird durch einen endokrin-aktive Substanzen sezernierenden und metastasierenden Tumor verursacht. Klinisch ist das Karzinoid-Syndrom durch Diarrhö, fleckiges Hauterythem (Flush), abdominelle Krämpfe und Bronchospasmus sowie kardiale Symptome infolge überwiegend rechtsseitiger fibrinöser endokardialer Veränderungen charakterisiert. 75% der Tumoren sind im Gastrointestinaltrakt lokalisiert und hier überwiegend in der Appendix und im Ileum. Seltene Lokalisationen sind Rektum, Zäkum, Magen, Duodenum, Sigma, Pankreas, Bronchien und Ovarien (STRICKMAN et al. 1982). Voraussetzung für die kardiale Beteiligung beim Karzinoid-Syndrom ist das Vorliegen von Lebermetastasen, da die endokrin-aktiven Substanzen normalerweise in der Leber inaktiviert werden. Eine Ausnahme bildet das Karzinoid der Ovarien, das direkt in die Vena cava drainiert. Die klinische Symptomatik wird hervorgerufen durch chemische Mediatoren wie 5-Hydroxytryptamin (Serotonin), Bradykinin, Histamin und Kallidin (MAY 1975; STRICKMAN et al. 1982). Die Diagnose des Karzinoid-Syndroms wird gesichert, wenn mehr als 25 mg des Hauptmetaboliten von Serotonin, der 5-Hydroxyindolessigsäure pro 24 Stunden im Urin ausgeschieden werden (MAY 1975). Eine Herzbeteiligung liegt in über 50% der Patienten vor (ROBERTS u. SJOERDSMA 1964).

1. Pathologie

Makroskopisch finden sich dicke, weißliche Beläge auf der Oberfläche der Trikuspidal- und Pulmonalklappe. Plaques finden sich gelegentlich auch im rechten Vorhof mit Übergriff auf die Vena cava superior und inferior. Fibröse Veränderungen im rechten Ventrikel, der Pulmonalarterie und dem Sinus coronarius sind selten (ROBERTS u. SJOERDSMA 1964). Die Plaques sind stets ausschließlich im Endokard und Subendokard lokalisiert und greifen nie auf die tieferen Schichten über. Veränderungen im Bereich des linken Herzens und hier überwiegend an der Mitralklappe sind extrem selten und werden nur beim Vorliegen eines Rechts-links-Shuntes bzw. eines Bronchial-Karzinoids gefunden. Eine zusammenfassende Beschreibung der pathologisch-anatomischen Veränderungen findet sich bei STRICKMAN et al. 1982.

Histologisch und elektronenoptisch bestehen die Plaques aus Proliferationen von glatten Muskelzellen und Myofibroblasten, die von basalmembranähnlichem Material umgeben sind. Die Grundsubstanz ist aus sauren Mukopolysacchariden und kollagenen Fibrillen aufgebaut. Charakteristisch ist das Fehlen von amorphem Elastin (MUELLER u. SIEBENMANN 1981). LAGACE et al. (1975) vertreten die Ansicht, daß diese Veränderungen durch Differenzierung von subendokardialen Stammzellen durch humorale Stimulation hervorgerufen werden. Die überwiegend rechtsseitige Manifestation der Veränderungen wird durch die Inaktivierung der Mediatoren in der Lungenstrombahn erklärt (STRICKMAN et al. 1982).

2. Klinik

Die klinischen Symptome der Herzbeteiligung werden durch die Trikuspidalinsuffizienz (selten Stenose) sowie die Pulmonalstenose bestimmt. Hepatomegalie, periphere Ödeme und Aszites können allerdings durch die Lebermetastasen selbst hervorgerufen werden.

3. Elektrokardiographie

EKG-Veränderungen sind selten und bestehen in Niedervoltage, Rechtsschenkelblock und unspezifischen Endstreckenveränderungen (LINDSAY et al. 1977; HOWARD et al. 1982).

4. Echokardiographie

Echokardiographisch finden sich die Zeichen der rechtsventrikulären Volumenbelastung mit weitem, rechtem Ventrikel und paradoxer Septumbewegung. Die Trikuspidalklappe ist verdickt und zeigt eine Bewegungseinschränkung sowie Einziehungen und erscheint während der Diastole in einer halboffenen Stellung. Die Pulmonalklappe, falls darstellbar, ist ebenfalls verdickt, eingerollt und zeigt eine verminderte systolische Bewegung (CALLAHAN et al. 1982; HOWARD et al. 1982; DAVIES et al. 1984; REID et al. 1984; COME et al. 1982; POLSTER et al. 1982).

HOWARD et al. (1982) haben die Kontrastmittel-Echokardiographie zum Nachweis der Trikuspidalinsuffizienz benutzt. Bei 8 von 14 Patienten ließ sich bei Injektion des Kontrastmittels in die obere Hohlvene ein systolischer Reflux der kontrastgebenden Bläschen (bubbels) in der Vena cava inferior sowie den Lungenvenen nachweisen.

5. Hämodynamik und Angiographie

Die hämodynamischen Befunde entsprechen überwiegend der der Trikuspidalinsuffizienz mit rechtsatrialer Drucksteigerung, prominenter V-Welle und bei Pulmonalklappenbeteiligung einem systolischem Druckgradienten an der Pulmonalklappe (HENDEL et al. 1980). Gelegentlich läßt sich ein diastolischer Druckgradient an der Trikuspidalklappe nachweisen (HONEY u. PANETH 1975).

Angiographisch sind eine rechtsatriale Dilatation sowie Verdickungen der Trikuspidal- und Pulmonalklappe mit Einengung der rechtsventrikulären Ausflußbahn beschrieben (HOLT et al. 1978; GUTIERREZ et al. 1982).

MCGUIRE et al. (1978) berichteten über einen Patienten mit Karzinoid-Syndrom, bei dem wegen Rechtsherzinsuffizienz ein Trikuspidal- und Pulmonalklappenersatz durchgeführt wurde. Nach anfänglicher symptomatischer Besserung kam es zu erneuter Rechtsherzinsuffizienz. Bei der Herzkatheteruntersuchung zeigten sich eine Dip- und Plateau-Bildung mit erhöhtem enddiastolischem Druck im rechten Ventrikel und eine pulmonale Hypertonie. Es ergab sich kein Anhalt für eine Klappendysfunktion. Unseres Wissens ist dies der einzige Bericht in der neueren Literatur über eine überwiegend restriktive Manifestationsform des Karzinoid-Syndroms.

6. Therapie

Eine zusammenfassende Beschreibung der symptomatischen Therapie mit Serotoninantagonisten (Methysergid, Cyproheptadin, Pizotifen) findet sich bei MAY 1975. Die Rechtsherzinsuffizienzzeichen bei kardialer Manifestation sprechen initial gut auf Diuretika und Digitalis an (STRICKMAN et al. 1982).

Operative Interventionen sind bisher nur an einer kleinen Zahl von Patienten durchgeführt worden. Diese bestehen in Trikuspidalklappenersatz (HONEY u. PANETH 1975) sowie der Kombination von Trikuspidalklappenersatz und Valvulotomie der Pulmonalklappe mit Ausflußbahnplastik (HENDEL et al. 1980).

GUTIERREZ et al. (1982) ersetzten bei einer Patientin sowohl Trikuspidal- und Pulmonalklappe mit einer Bioprothese. Langzeitüberlebensraten bis zu 11 Jahren nach Klappenersatz wurden mitgeteilt (KAY 1984).

In der Diskussion befindet sich noch, ob einer mechanischen Klappe oder einer Bioprothese der Vorzug zu geben ist. Mechanische Klappen in Trikuspidalposition haben ein etwas höheres Thromboserisiko, während bei Bioprothesen das Risiko besteht, daß sich fibrinoide Plaques im Sinne des Karzinoid-Syndromes erneut bilden (STRICKMAN et al. 1982).

Literatur

s. nach Kapitel IV. B., S. 387

B. Myokardbeteiligung bei weiteren Erkrankungen des Stoffwechsels, der Ernährung, des Endokriniums und des hämatologischen Systems

H. JUST

I. Stoffwechsel- und Ernährungskrankheiten

1. Diabetes mellitus

Diabetes mellitus, und zwar juvenil erworbene wie familiäre Formen, wie auch der „Altersdiabetes" sind häufig mit Herz-/Gefäßerkrankungen assoziiert. Diabetes ist als Risikofaktor erster Ordnung für die Entstehung einer Arteriosklerose bekannt und ist besonders dann wirksam, wenn er mit anderen Risikofaktoren (Hypertonie, Hypercholesterinämie, Zigarettenrauchen) assoziiert ist.

Mitralringverkalkungen mit oder ohne Mitralinsuffizienz kommen besonders häufig bei Diabetes vor.

Fast die gesamte Morbidität der Diabetiker ist kardiovaskulär bedingt. Die häufigsten Todesursachen bei Diabetikern sind Myokardinfarkt, Herzinsuffizienz, plötzlicher Herztod, Schlaganfall. Es ist auffällig, daß die Verläufe fast aller Herzerkrankungen schwerer und Komplikationen derselben häufiger sind, z.B. Herzinsuffizienz (Framingham-Studie, KANNEL et al. 1974)

Wie zu besprechen sein wird, gibt es viele Hinweise dafür, daß neben den diabetischen oder Diabetes-assoziierten Gefäßveränderungen auch Alterationen des Myokards vorkommen, für die der Begriff „diabetische Kardiomyopathie" gebraucht werden kann.

a) Pathologische Anatomie

Unspezifische, Diabetes-assoziierte Veränderungen. Die Atherosklerose der großen Gefäße ist pathologisch – anatomisch von derjenigen anderer Ätiologie nicht grundsätzlich verschieden. Sie befällt die epikardialen Koronargefäße, die Aorta, die Arterien der unteren Extremität, insbesondere die Arteria femoralis superficialis und die Arterien unterhalb des Knies, die Zerebralgefäße und die Nierenarterien. Die Veränderungen sind meist multizentrisch und beziehen kleine Gefäße mit ein.

Spezifische diabetische Veränderungen betreffen die kleinen Gefäße (Arteriolen). Die diabetische Mikroangiopathie ist charakterisiert durch Intimaschwellung und -proliferationen, Basalmembranverdickung der Arteriolen und Kapillaren, insbesondere der Retina, Konjunktiva, Glomerula, im Gehirn, Pankreas und Myokard (BEISSWENGER u. SPIRO 1970). Im Interstitium werden eine Kollagenvermehrung und Ablagerungen von Triglyceriden und Cholesterin, sowie zellulärer, entzündlicher Infiltrate gefunden (REGAN et al. 1977).

Am Myokard findet man neben den Residuen ischämischer Zustände infolge stenosierender Koronarerkrankung oder auch ohne diese eine Vermehrung des interstitiellen Bindegewebsgehaltes, gelegentlich Zellfragmentierungen und eine Vermehrung des Kollagens und von Glykoproteinen im Interstitium (REGAN et al. 1977; WU et al. 1977). Es werden aber auch infarkttypische Myokardschäden ohne stenosierende Koronarerkrankung bei Diabetes beschrieben (REGAN et al. 1975).

b) Pathophysiologie

Die ebenso zahlreichen wie komplexen hormonellen und biochemischen Veränderungen bei Diabetes mellitus sollen hier nicht behandelt werden. Es wird auf zusammenfassende Darstellungen verwiesen (MEHNERT 1982). Es sei nur erwähnt, daß bei Diabetes häufig erhöhte Katecholaminkonzentrationen gefunden werden, die ihrerseits die Insulinfreisetzung hemmen und den myokardialen Energieumsatz beeinflussen. Ferner sind Wachstumshormon (Stimulation des Bindegewebswachstums) und Plasmakortisol erhöht. Schließlich führt Hyperglykämie per se zu einer Stimulierung der Glykoproteinsynthese (Myokard!).

Abgesehen von den tiefgreifenden hormonellen und metabolischen Veränderungen bei Diabetes werden charakteristische hämodynamische Veränderungen beobachtet, die für die Entstehung oder die Entwicklung einer Herzmuskelerkrankung wichtig sein können: Die myokardiale Blutversorgung kann entweder durch stenosierende Veränderungen der großen epikardialen Koronararterien regional, durch Erkrankung der kleinen Gefäße global verändert sein. Arteriosklerose der Aorta und der anschließenden großen Arterienstämme mit Verlust der Wandelastizität erhöhen die Eingangsimpedanz der Aorta und damit die Nachlast. Ein wichtigerer, belastender Faktor für das diabetische Herz besteht in den Intima- und Wandveränderungen der kleineren Gefäße in einzelnen oder allen Teilkreisläufen. Hierdurch nimmt die Gefäßreagibilität ab, und Gefäßwiderstandssenkungen in Teilkreisläufen unter oder nach verschiedenen Belastungen können nicht eintreten.

In mehreren Untersuchungen konnte gezeigt werden, daß die Funktion der linken Herzkammer bei Diabetikern ohne koronare Herzerkrankung gestört sein kann. AHMED et al. (1975) fanden eine verkürzte linksventrikuläre Austreibungszeit und eine Verlängerung der Präejektionsperiode bei Diabetikern ohne Herzinsuffizienz. REGAN et al. (1977) beschrieben bei diabetischen Patienten ohne Herzinsuffizienz aber mit erhöhtem enddiastolischem linksventrikulären Druck, ein abnormes Verhalten bei erhöhter Volumen- oder Nachbelastung. Sie fanden eine Funktionsstörung analog der einer dilatativen Kardiomyopathie mit Anstieg des enddiastolischen Druckes ohne Steigerung des Schlagvolumens unter der Belastung. Auch D'ELIA et al. (1979) beschrieben ebenso wie SENEVIRADNE (1977) linksventrikuläre Funktionsstörungen mit unterschiedlicher Methodik. Der Letztgenannte ist jedoch der Ansicht, daß die linksventrikuläre Funktionsstörung bei Mikroangiopathie nachweisbar sei, als Hinweis hierfür benutzt er das Vorliegen von Proteinurie und Fundusveränderungen. Eine koronare Herzerkrankung war ausgeschlossen. Es ist nicht klar, ob eine diabetische Mikroangiopathie oder direkte Myokardveränderungen für die „diabetische Kardiomyopathie" verantwortlich sind. Eine gestörte systolische Kammerfunktion kann durch die Mikroangiopathie erklärt werden. Auch erklärt die diabetische Mikroangiopathie die schwereren Krankheitsverläufe von Infarkt und Herzinsuffizienz bei Diabetikern, so z. B. das vermehrte Vorkommen von kardiogenem Schock nach akutem Myokardinfarkt. Nicht erklärt ist die diastolische Funktionsstörung. Diese könnte eher mit einem myokardialen Faktor (?) zusammenhängen.

Tierexperimentell konnten REGAN et al. (1974) zeigen, daß bei Alloxan-diabetischen Hunden ein starker linksventrikulärer enddiastolischer Druckanstieg unter Volumenbelastung zustande kommt. Sie fanden eine erhöhte Steifigkeit des Kammermyokards und zwar als Folge von interstitieller Glykoproteinablagerung. Ähnliche Veränderungen wurden auch bei spontan diabetischen Hunden beobachtet.

Unklar ist auch die Bedeutung von Volumenverschiebungen innerhalb des Organismus bei Hyperglykämie: Bei Erhöhung der extrazellulären Glukosekonzentration wird Wasser von intrazellulär nach extrazellulär verschoben. Damit nehmen das Blutvolumen und die Kammerfüllung zu. Bei reduzierter Steifigkeit (diastolische Kammerfunktion) oder verminderter systolischer Kammerfunktion resultieren Stauung und Herzinsuffizienz. Dieser Zustand ist durch Senkung des Zuckerspiegels (etwa durch Insulin) rasch therapierbar.

Welche Gesichtspunkte sprechen für das Vorliegen einer „diabetischen Kardiomyopathie" als Krankheitseinheit? HAMBY et al. (1974) beschrieben eine erhöhte Inzidenz von Diabetes mellitus bei Patienten mit idiopathischer dilatativer Kardiomyopathie und fanden bei diesen Patienten besonders schwere Verläufe bei Auftreten der Herzinsuffizienz. Gleiche Beobachtungen wurden von ZONERAICH 1978 mitgeteilt.

Jedem Kliniker ist bekannt, daß bei Diabetes häufig EKG-Veränderungen angetroffen werden, auch dann, wenn eine koronare Herzkrankheit ausgeschlossen ist (SURAWICZ u. MANGIARDI 1977). Man findet besonders häufig ein Q in III, manchmal auch in II und aVF wie bei diaphragmalem Infarkt oder auch unspezifische ST-T-Veränderungen.

Ein weiteres Argument ist die Beobachtung, daß 50% der Kinder diabetischer Mütter entweder eine radiologisch nachweisbare Kardiomegalie oder klinisch manifeste Herzinsuffizienz haben (WOLFE u. WAY 1977). Diese besondere Form der Kardiomyopathie scheint reversibel und damit durch mütterlichen, hormonellen, humoralen Einfluß bedingt zu sein.

Die o.g. Beobachtungen über Häufigkeit und Besonderheiten von Veränderungen der kleinen Gefäße (Mikroangiopathie) können einen Teil der diabetesspezifischen Herzmuskelerkrankungen erklären, vor allem die schwereren Krankheitsverläufe bei kardiovaskulären Grunderkrankungen. Auch die Vermehrung von myokardialem Bindegewebe und die interstitiellen Glyokoprotein- und Kollagenablagerungen können eine Rolle spielen und sind möglicherweise verantwortlich für die diastolische Funktionsstörung. Mikroangiopathie, „Myokardfaktor" und mit den Schwankungen des Blutglukosespiegels zusammenhängende Flüssigkeitsverschiebungen können im Verein mit Störungen der peripheren Gefäßregulation Herzfunktionsstörungen, wahrscheinlich bis zur manifesten Herzinsuffizienz herbeiführen. Auf jeden Fall ist davon auszugehen, daß die myokardiale Funktionsreserve durch diese Faktoren eingeschränkt wird und beim Zusammentreffen mit unspezifischen kardiovaskulären Erkrankungen im Zusammenhang mit dem Diabetes rasch zu besonders schweren Krankheitsverläufen führen kann.

2. Ernährungsstörungen

a) Überernährung (einschließlich Lipomatose)

Überernährung führt zu Adipositas. Übergewicht ist eine wichtige Ursache für erhöhte Morbidität und Mortalität durch Erkrankungen des Herzens und des Kreislaufs.

Eine Herzbeteiligung ergibt sich bei Adipositas aus drei Ursachen: Als unmittelbare Folge der vergrößerten Körpermasse nimmt der Gesamtsauerstoffverbrauch des Organismus zu. Infolgedessen steigt das Herzminutenvolumen. Da auch der Blutdruck erhöht ist, nimmt die Herzarbeit beträchtlich zu. Da bei einigen Formen der Adipositas (Pickwick-Syndrom) auch der Lungengefäßwiderstand ansteigt, resultiert eine Zunahme der Herzgröße durch Vergrößerung der Muskelmasse des linken und des rechtes Herzens wie auch einer Vergrößerung der beiden Herzkammern und der Herzvorhöfe. Zweitens wird epikardial und öfters auch intramyokardial eine Herzmuskelverfettung beobachtet (Lipomatose), die mit einer Kammerfunktionsstörung einhergehen, d. h. diese auch direkt verursachen kann. Drittens ist eine Adipositas Risikofaktor für das Entstehen einer koronaren Herzerkrankung. Sie wirkt überwiegend indirekt durch Erhöhung des Blutdrucks (Hypertonie) und durch eine Verschlechterung der Glukosebilanz mit Diabetes mellitus.

Pathologie. Pathologisch-anatomisch findet man am Herzen vor allem subepikardial, aber auch intramyokardial eine Fettgewebsvermehrung. In einigen Fällen kann das gesamte Myokard von Fettgewebe durchsetzt sein (Lipomatose) (ALEXANDER 1964). Die z. T. erhebliche Zunahme des Herzgewichts wird nur teilweise durch die Lipomatose erklärt. Ganz überwiegend liegt eine echte Myokardhypertrophie vor, die überwiegend das linke, aber auch das rechtsventrikuläre Kammermyokard betrifft (AMAD et al. 1965). Die Zunahme des Herzgewichts geht meistens über das Maß dessen hinaus, was durch die erhöhte Körpermasse bedingt ist (Herzgewicht/kg Körpergewicht bzw. -oberfläche).

Pathophysiologie. Mit der Erhöhung der Körpermasse geht eine Erhöhung des zirkulierenden Blutvolumens einher. Dies bedingt eine Zunahme des Schlagvolumens und des Herzminutenvolumens bei unveränderter Herzfrequenz. Da bei erhöhtem Herzminutenvolumen der periphere Gesamtgefäßwiderstand normal bleibt, oder sogar ansteigt, ergibt sich eine arterielle Hypertonie. Sie ist bei Adipositas häufig, es muß allerdings beachtet werden, daß durch die Verdickung des Oberarms die Messung mit der Blutdruckmanschette nach RIVA-ROCCI fälschlich hohe Werte liefern kann. Allerdings ergeben Untersuchungen mit direkter (intraarterieller) Blutdruckmessung tatsächlich erhöhte Blutdruckwerte.

Bei schweren Formen der Adipositas kann es aus mechanischen Gründen zu alveolärer Hypoventilation mit sekundärer Erhöhung des pulmonalen Gefäßwiderstandes und damit zu einem Cor pulmonale kommen. Diese Patienten sind hypoxisch und zeigen oft die typische anfallsweise Schlafsucht des Pickwick-Syndroms.

Die vergrößerte Muskelmasse des Herzens und die erschwerten Arbeitsbedingungen für das Myokard führen zu einer Erhöhung des linksventrikulären enddiastolischen Druckes bei Ruhe und/oder unter Belastung. In jedem Falle wird unter Belastung eine starke Zunahme des Kammerfüllungsdrucks links, aber auch rechts beobachtet. Bei schwerer Adipositas entwickelt sich oft eine chronische Herzinsuffizienz, vielfach mit erheblichen Ödemen.

Klinik. Bei leichter und mittlerer Ausprägung der Adipositas bleibt diese ohne direkte (s. o.) Folgen für das Herz, kann aber, wenn nicht konstitutionell bedingt, Risikofaktor für die Entstehung einer koronaren Herzkrankheit, bzw. einer Arteriosklerose insgesamt sein. Nur bei schweren Formen ergeben sich die geschilderten pathologisch-anatomischen und pathophysiologischen Folgen bis hin zur manifesten, chronischen Herzinsuffizienz. Auch durch Gewichtsreduktion ist die Herzfunktion oft nicht zu normalisieren.

Bei Adipositas ist die Gesamtmortalität wie auch die Mortalität aus kardiovaskulärer Ursache erhöht. Sie wird bestimmt durch das Vorkommen und die Schwere von Hypertonie im Krankheitsverlauf (mehr als 30% der Fälle, BERCHTOLD et al. 1965; WEINSIER 1976).

Bei der klinischen Untersuchung sind die Herztöne häufig leise. Es finden sich prätibiale, eindrückbare Ödeme, in schweren Fällen eine Lippen-, unter Umständen auch Wangenzyanose. Die erhöhten Blutdruckwerte sind z.T. durch eine wirkliche intraaterielle Druckerhöhung bedingt, z. T. vorgetäuscht durch die veränderten Meßbedingungen mit der Blutdruckmanschette.

Im EKG finden sich bei Linkstyp of verminderte QRS-Amplituden, trotz des Vorliegens von Links-, u. U. auch Rechtsherzhypertrophie. Die Hypertrophie im EKG ist durch die Adipositas (Verdickung der Brustwand) maskiert. Häufig werden auch unspezifische ST-T-Veränderungen registriert (AMAD et al. 1965). Röntgenologisch und echokardiographisch wird die Kardiomegalie nachgewiesen. Die Lipomatose kann nicht ohne weiteres klinisch erkannt oder gar quantitativ beschrieben werden. Weder röntgenologisch noch echokardiographisch ist eine Differenzierung von kontraktionsfähigem Myokard und Fettgewebe möglich. Vielleicht gelingt dies in der Zukunft mit der Magnetresonanztechnik. Manchmal ist es mit rechtsventrikulärer Myokardbiopsie möglich, die Lipomatose nachzuweisen. Eine Adipositas stellt jedoch keine Indikation zur Myokardbiopsie dar.

b) Unterernährung

Unterernährung wirkt sich insbesondere durch Eiweißmangel auf den Organismus und das Herzkreislaufsystem aus (s. u.: Kwashiorkor bei afrikanischen Kindern). Im Vordergrund steht eine Labilität der Kreislaufregulation, die durch die verringerte Leistungsreserve des Herzens und der adaptiven Stoffwechselprozesse, wie auch durch eine relative Überwässerung bedingt ist.

Eine eigentliche, eigenständige Herzmuskelerkrankung im Sinne einer „Kardiomyopathie" liegt jedoch nicht vor, es sei denn, es kommen spezifische Mangelzustände, etwa Vitamin B 1-Mangel (Beriberi) bzw. Mangel an Vitamin C (Skorbut) hinzu.

Pathologie. Bei Unterernährung werden zunächst die Fettdepots abgebaut. Bei fortgeschrittenem Mangelzustand ist das Herz klein, schlaff und blaß. Das subepikardiale Fett ist abgebaut. Gleichzeitig besteht eine Herzmuskelatrophie (geringerer Herzmuskelfaserquerschnitt). Oft finden sich ein interstitielles Ödem und eine Bindegewebsvermehrung, besonders subendokardial.

Bei sehr schweren Eiweißmangelzuständen kann auch eine Kardiomegalie (relativ) beobachtet werden, ist jedoch beim eigentlichen Kwashiorkor selten (ALEXANDER 1972).

Pathophysiologie. Infolge der reduzierten Körpermasse, insbesondere durch Abbau des subkutanen, aber auch des Muskelfettgewebes, ist auch das Herz klein. Das Blutvolumen ist vermindert. Bei der häufigen Sinusbradykardie ist infolgedessen bei leichter Verminderung des Schlagvolumens eine deutliche Reduktion des Herzminutenvolumens zu beobachten. Der periphere Gesamtgefäßwiderstand ist niedrig. Hieraus ergibt sich eine starke Erniedrigung des arteriellen Druckes mit meistens ausgeprägten orthostatischen Regulationsstörungen (niedriges Herzminutenvolumen und niedriger Gesamtgefäßwiderstand!). Das kleine Herz zeigt eine verminderte Anpassungsfähigkeit an Belastung (ALEXANDER u. PETERSON 1972).

Im Gegensatz zur Beriberi ist das Herz nicht hyper- sondern hypokinetisch.

Die bei fortgeschrittenen Stadien der Unterernährung auftretenden Ödeme sind nicht durch eine Herzinsuffizienz bedingt, sondern durch Eiweißmangel verursacht. Plasmaalbumin und Aminosäuren sind erniedrigt. Auch Natrium, Magnesium und Phosphat sind ebenso wie das Gesamtkörperkalium herabgesetzt. Das Gesamtkörperwasser und das Plasmavolumen lassen aber eine Erhöhung erkennen. Aus der Kombination von reduziertem Eiweiß- und Elektrolytgehalt und erhöhtem Körperwasser entstehen die oft sehr ausgedehnten Ödeme.

Klinik. Der Reduktion der Körpermasse geht die Abnahme des Blutvolumens und der Herzmuskelmasse mit Verminderung der Größe der Herzhöhlen parallel (HEYMSFIELD et al. 1978). Schwäche, Müdigkeit und depressive Verstimmung, oft auch Belastungsdyspnoe charakterisieren die Symptomatik der Unterernährung. Bei der Untersuchung werden neben der typischen äußeren Erscheinung eine Hypotonie und Hyponatriämie gefunden. Häufig bestehen Diarrhö oder andere gastrointestinale Symptome. Man findet eine Hautatrophie, unter Umständen mit Ulzera. Die zelluläre Immunität ist gestört. Durch die z. T. erhebliche Appetitstörung kann auch bei verbessertem Nahrungsangebot das Krankheitsbild weiter fortschreiten. Bei künstlicher Ernährung und Flüssigkeitszufuhr Vorsicht! Hierbei kommen ebenfalls eine Zunahme der Ödeme und unter Umständen eine manifeste, manchmal gefährliche Herzinsuffizienz vor. Auch spontan können Rechts- und/oder Linksherzinsuffizienz auftreten. Die ausgeprägte Kreislauflabilität und kardiale Funktionsstörung äußern sich auch in häufigen Herztodesfällen. Diese werden besonders dann beobachtet, wenn eine Kardiomegalie vorliegt.

c) Kwashiorkor

Dieser auf schwerem Eiweißmangel bei Kindern beruhende Zustand kommt hauptsächlich in Afrika vor und wird bei Kindern zwischen ein und vier Jahren gefunden. Der Zustand entwickelt sich bei hypokalorischer, sehr proteinarmer Ernährung.

Pathologisch-anatomisch werden neben einer Herzmuskelatrophie Einzelzellnekrosen vor allem des Reizleitungssystems beobachtet. Neben einer Myokardfaseratrophie kommt interstitielles Ödem vor (SIMS 1972). Es werden Hautulzerationen, Haarausfall und schlechte Wundheilung beobachtet. Es besteht Aszites, der bei der abgemagerten Gesamtkonstitution besonders auffällig hervortritt. Die Immunabwehr ist reduziert. Am Herzen findet sich eine biventrikuläre Hypertrophie und Dilatation. Nicht selten sind murale, endocavitäre Thromben. Die Herzen sind insgesamt jedoch nur selten vergrößert.

Klinisch finden sich eine Tachykardie und ein ausgeprägtes Eiweißmangelödem. Es besteht oft eine Herzinsuffizienz mit niedrigem Herzminutenvolumen. Im EGK finden sich immer wieder Reizleitungsstörungen, sonst unspezifische ST-T-Veränderungen (SWANEPOEL et al. 1964). Plötzliche Todesfälle sind nicht selten.

Die Behandlung erfolgt unter Bettruhe durch vorsichtige, in der Anfangsphase flüssigkeitsarme Ernährung.

d) Vitaminmangelzustände

Vitamin B 1-Mangel. Bei Vitamin B 1-Mangel kommt es zum typischen Beriberi-Herz, erstmals beschrieben durch BOLLINGER 1884, später durch ALSMEIER u. WENCKEBACH 1929 und KEEFER 1930. Nah verwandt ist das sog. „Münchner Bierherz".

Bei diesen Zuständen besteht eine hyperdyname Kreislaufregulationsstörung: Der Gesamtgefäßwiderstand ist erniedrigt, das Herzminutenvolumen erhöht. Der Blutdruck ist normal oder niedrig. Das Herz ist vergrößert durch Vergrößerung der Herzhöhlen, auch durch ein gewisses Maß an Hypertrophie. Die Austreibungsfraktion ist erniedrigt, die Herzfrequenz erhöht. Im EKG finden sich unspezifische ST-T-Veränderungen.

Ist der Thiaminmangel allein Ursache der Erkrankung, so ist das Myokard mikroskopisch intakt. Liegt gleichzeitig eine alkoholtoxische Schädigung vor, so finden sich Einzelzellnekrosen und interstitielles Ödem.

Auf Bettruhe und vitaminhaltige Ernährung bildet sich das Krankheitsbild vollständig zurück.

Skorbut. Durch Mangel an Vitamin C kann es ebenfalls zu Herzveränderungen kommen, die als „Kardiomyopathie" gedeutet werden können. Man findet am Myokard eine fettige Degeneration und im EKG ST-T-Veränderungen. Sie sind nach Zufuhr von Vitamin C reversibel (SHAFAR 1967). Die beschriebenen Myokardveränderungen sind offenbar nicht harmlos, denn plötzliche Todesfälle werden bei Skorbut beschrieben (SAMENT 1970).

Es kann sogar ein hämorrhagischer Perikarderguß vorkommen, und Media- und Herzklappenverkalkungen können beobachtet werden (ALEXANDER 1972). Auch diese Veränderungen sind nach Vitamin C-Zufuhr reversibel.

3. Urämische Kardiomyopathie

Kardiale Funktionsstörungen bei Urämie sind häufig: Herzinsuffizienz, ventrikuläre und supraventrikuläre Herzrhythmusstörungen, Perikarditis, koronare Herzkrankheit. Bei chronisch terminaler Niereninsuffizienz und bei Dialysepatienten sind kardiovaskuläre Komplikationen die häufigste Todesursache. Tatsächlich bestehen bei diesem Krankheitsbild zahlreiche Faktoren, die Herz und Kreislauf belasten oder Herzerkrankungen hervorrufen können: Hypertonie, Anämie, Elektrolytstörungen, Überwässerung, Perikarderguß oder Perikardkonstriktion, arteriosklerotische Gefäßveränderungen, vor allem koronare Herzkrankheit, Diabetes mellitus und die urämische Neuropathie mit oder ohne Störung der autonomen Herz-Kreislauf-Regulation und verminderter Ansprechbarkeit der sympathischen Rezeptoren.

Die große Häufigkeit von Kardiomegalie und die schweren Krankheitsverläufe von Herzinsuffizienz bei Urämie haben zu der Vermutung geführt, daß eine eigenständige, für die chronisch terminale Niereninsuffizienz typische Myokardschädigung existieren könne, nämlich eine urämische Kardiomyopathie (BAILEY et al. 1967). Bis heute ist jedoch die Existenz einer solchen Krankheitseinheit umstritten geblieben (KRAMER et al. 1985). Die Befürworter machen mehrere Pathomechanismen allein oder in Kombination verantwortlich:

metabolisch-urämische, nicht näher bekannte Faktoren,
sekundärer Hyperparathyreoidismus,
Carnitinmangel,
myokardialer ATP-Mangel,
gestörte autonome Regulation,
erhöhte pulmonale Kapillarpermeabilität,
gesteigerte Kollagensynthese schon bei akuter, kurzdauernder Urämie (tierexperimentell),
erhöhter Bindegewebsgehalt des Myokards bei chronischen Verläufen.

Tierexperimentelle Untersuchungen liefern gute Hinweise für die Existenz einer urämischen Kardiomyopathie (RITZ 1987).

Die Kritiker meinen, daß die Herzkreislauferkrankungen und -belastungen bei der chronisch terminalen Niereninsuffizienz allein die myokardiale Funktionsstörung erklären (s. u.). Auch können häufig zusätzliche Faktoren, wie das oft hohe Lebensalter, ein Diabetes mellitus (mit oder ohne diabetische Kardiomyopathie, s. dort), Arteriosklerose mit oder ohne koronare Herzkrankheit oder andere Begleiterkrankungen eine Herzinsuffizienz und/oder Arrhythmie verursachen oder verstärken. Klinisch lassen sich die meisten beobachteten Phänomene als sekundäre Folgen des chronischen Krankheitsbildes verstehen.

a) Pathologische Anatomie

Bei chronischer Niereninsuffizienz liegt regelmäßig eine Kardiomegalie vor. Sie betrifft vorwiegend das linke, weniger das rechte Herz. Die Vermehrung der linksventrikulären Muskelmasse steht in Zusammenhang mit der Hypertonie. Eine statistisch zu sichernde Korrelation zwischen Linkshypertrophie und arteriellem Druck besteht jedoch nicht. Tierexperimentell konnte ebenfalls gezeigt werden, daß die oft erhebliche Vermehrung der myokardialen Muskelmasse von der Druckhöhe und/oder der Anämie unabhängig ist (RAMBAUSEK et al. 1985/86). Das Perikard ist verdickt, oft verklebt, unter Umständen findet sich eine Perikarditis constrictiva. Perikardergüsse sind häufig und meistens gelblich klar. Bei Dialysepatienten (Heparin!) findet man jedoch auch hämorrhagische Perikardergüsse. Mikroskopisch findet sich eine typische Myokardhypertrophie mit Vermehrung des interstitiellen Bindegewebes. Liegt eine begleitende koronare Herzerkrankung vor, manchmal aber auch ohne diese, finden sich typische subendokardiale Narben. Morphologisch unterscheiden sich diese, wie auch allfällige Infarkte nicht von denjenigen bei koronarer Herzerkrankung ohne Urämie. Die Koronargefäße sind meistens atheromatös verändert, oft stark wandverdickt und fast immer ausgedehnt kalzifiziert.

b) Pathophysiologie und Klinik

Die kardiale Funktionsstörung ergibt sich aus vier Faktoren: Erstens besteht eine Druckbelastung infolge der arteriellen Hypertonie und der auch ohne Hypertonie vorliegenden verminderten Wandelastizität des arteriellen und arteriolären Gefäßsystems. Hierdurch ist eine reduzierte vasodilatatorische Kapazität bedingt.

Zweitens findet sich eine Volumenbelastung. Diese ist bedingt durch häufige Zustände von Überwässerung infolge der Nierenerkrankung bei verminderter vasodilatatorischer Kapazität im venösen System. Bei Dialysepatienten besteht darüber hinaus eine Volumenbelastung durch den Shunt. Dieser bewirkt eine Herzminutenvolumensteigerung um ca. 20%.

Die beiden genannten Faktoren werden in ihren Auswirkungen verstärkt durch eine oftmals reduzierte Kontraktilität infolge von Narbenbildungen, der Schwere der Linkshypertrophie und/oder nicht näher definierten metabolischen Faktoren, vielleicht auch einer verminderten Ansprechbarkeit der adrenergen Rezeptoren des Myokards. Die genannten Mechanismen der Druck- und Volumenbelastung, sowie der gestörten Kontraktilität werden als systolische Funktionsstörungen zusammengefaßt.

Drittens findet sich eine diastolische Funktionsstörung oder eine verminderte Dehnbarkeit des Kammermyokards. Sie ist bedingt durch die Hypertrophie selbst sowie durch Perikardverschwielungen und ist besonders ausgeprägt bei Pericarditis constrictiva.

Viertens beeinträchtigt die Myokardischämie die systolische und die diastolische Kammerfunktion. Die myokardiale Mangeldurchblutung ist verursacht durch die häufig begleitende koronare Herzkrankheit, aber auch durch die Hypertrophie selbst bei erhöhter Wandspannung und erhöhtem transmuralem Druck infolge Hypertonie (extravasaler Koronarwiderstand). Allgemein ist die Koronarflußreserve bei chronisch terminaler Niereninsuffizienz auch ohne das Vorliegen einer koronaren Herzkrankheit vermindert.

Das Gesamtbild der Funktionsstörungen ist mit demjenigen der idiopathischen dilatativen Kardiomyopathie verglichen worden, entspricht aber eher demjenigen bei hypertropher Kardiomyopathie (KRAMER et al. 1985). Tatsächlich ist die Myokardhypertrophie bei chronisch terminaler Niereninsuffizienz im Verhältnis zum Kammervolumen unverhältnismäßig ausgeprägt, nämlich wie bei hypertropher Kardiomyopathie. Die Masse-Volumen-Relation wird größer als eins. Bei idiopathischer dilatativer Kardiomyopathie hingegen ist die Muskelmassenvermehrung der Kammergrößenzunahme angepaßt, die Masse-Volumen-Relation liegt um eins (JUST et al. 1983).

IKRAM et al. haben 1983 das hämodynamische Befundmuster bei chronischer Niereninsuffizienz beschrieben: Sie finden die bekannte Erhöhung des arteriellen Drucks und regelmäßig ein übernormal hohes Herzminutenvolumen, das nicht in allen Fällen durch den Shunt erklärt werden kann (s. a. JUST u. STRAUER 1984). Der linksventrikuläre enddiastolische Druck ist stets sehr hoch. Dementsprechend findet sich ein stark erhöhter Pulmonalkapillardruck. Da gleichzeitig die pulmonale Kapillarpermeabilität erhöht ist, kommt es sehr rasch zur Lungenstauung mit konsekutiver Hypoxie.

Das klinische Bild entspricht im übrigen demjenigen bei Herzinsuffizienz anderer Genese. Jedoch ist die Prognose besonders schlecht (Letalität um 50%/Jahr). Zusätzlich besteht eine erhebliche Kreislauflabilität, die sich besonders unter den Volumenverschiebungen während der Dialyse äußert: In 25–30% der Fälle wird ein unter Umständen gefährlicher und die Behandlung limitierender Blutdruckabfall beobachtet. Liegt eine Linkshypertrophie vor, so ist die Häufigkeit hypotensiver Episoden acht- bis zehnmal häufiger als bei nichthypertrophiertem linken Ventrikel. Diese Beobachtung deutet darauf hin, daß die diastolische Funktionsstörung mit verminderter Dehnbarkeit des hypertrophierten Ventrikels eine wichtige Rolle spielt: Für ein ausreichendes Herzminutenvolumen ist ein erhöhter Füllungsdruck erforderlich. Wird dieser unterschritten, so fällt die Auswurfleistung drastisch ab.

Ferner kann die gestörte autonome Innervation bei urämischer Neuropathie die adaptiven reflektorischen Mechanismen des Herz-Kreislaufsystems stören. Schließlich wirken sich die häufigen Begleiterkrankungen (s. o.), insbesondere eine stenosierende koronare Herzerkrankung, ungünstig auf den Verlauf aus.

Auf eine spezifische urämische Kardiomyopathie zurückzuführende Besonderheiten sind jedoch nicht auszumachen.

c) Diagnose

Erkennung und Bewertung der Herzinsuffizienz bei chronischer Niereninsuffizienz stützen sich auf die klinische Untersuchung, Röntgen und EKG. Echokardiographisch werden die Kammergröße, die linksventrikuläre Muskelmasse und regionale Wandbewegungsstörungen erfaßt. Erkennung bzw. Ausschluß einer koronaren Herzerkrankung, was für die Beurteilung und Therapieführung von besonderer Bedeutung ist, machen bei der chronischen Niereninsuffizienz oft große Schwierigkeiten. Erstens ist die Ischämie bei Urämie häufig asymptomatisch, oder die Angina pectoris ist nicht koronarbedingt (Hypertonie, Perikarderkrankung und anderes). Zweitens sind Belastungstests oft nicht möglich (Anämie, schwere Allgemeinerkrankung). Unter den nicht-invasiven Verfahren ist die Echokardiographie nach dem EKG besonders wichtig: Der Nachweis einer regionalen Wandbewegungsstörung macht das Vorliegen einer Koronarerkrankung hochwahrscheinlich. Allein zuverlässig ist aber die Koronarangiographie. Die Indikation zu dieser Untersuchung ist daher bei der chronischen Niereninsuffizienz weit zu stellen. Sie ist obligat vor Nierentransplantationen.

Arrhythmieerfassung und -qualifizierung erfolgen mit dem 24-Stunden-Langzeit-EKG. Wegen der hohen Gefährdung sollte diese Untersuchung freizügig angewandt werden.

d) Therapie

Es gelten die allgemeinen Prinzipien der Herzinsuffizienzbehandlung und der antiarrhythmischen Therapie. Vasodilatantien besitzen einen besonders hohen Stellenwert. Insbesondere Kalziumantagonisten und Angiotensin-Converting-Enzyme Inhibitoren werden empfohlen. Es ist jedoch nicht sicher, ob die Kalziumantagonisten, wie berichtet, einen günstigen Einfluß auf die diastolische Funktionsstörung der Herzerkrankung bei chronischer Niereninsuffizienz besitzen.

4. Weitere Stoffwechselstörungen

s. S. 515ff.

II. Endokrine Erkrankungen

1. Akromegalie

Die endokrinen Störungen und die auffälligen muskulo-skeletalen und viszeralen Veränderungen im Gefolge eines chromophoben oder eosinophilen Hypophysenadenoms sind ausführlich untersucht worden (RAAB 1953; SELYE 1947). Mehrere umfassende klinische Studien sind vorgelegt worden (GORDON 1962). Seitdem HUCHARD 1895 zum ersten Mal das Vorkommen von Herzerkrankungen bei Akromegalie beschrieben hatte, sind kardiovaskuläre Komplikationen bei dieser Erkrankung als häufig angesehen worden (BARTELHEIMER 1947; COURVILLE u. MASON 1938; HAMWI et al. 1960, HEJTMANCIK et al. 1951).

a) Pathologische Anatomie

Die muskuloskeletalen und viszeralen Veränderungen bei hypophysärem Riesenwuchs insgesamt sollen hier nicht näher besprochen werden. Das Herz zeigt eine Kardiomegalie in 75–100% der Fälle (COURVILLE u. MASON 1938; GORDON et al.

1962; LIE u. GROSSMAN 1980; MATHER et al. 1979; HAPP et al. 1986). Im Durchschnitt ist in 80% der Fälle eine Kardiomegalie zu beobachten. Der Prozentsatz steigt mit zunehmendem Alter, insbesondere ist Kardiomegalie häufig jenseits des 60. Lebensjahres. Allerdings werden zu diesem Zeitpunkt auch vermehrt arteriosklerotische Veränderungen gefunden, wie auch Hypertonie (HAMWI et al. 1960; HIRSCH et al. 1969, JONAS et al. 1975; HAPP et al. 1986).

Parallel zur Zunahme der Körpermasse nimmt auch das Blutvolumen zu (MARTINS et al. 1977). Die Zunahme der Herzmuskelmasse soll hierzu parallel gehen (COURVILLE u. MASON 1938), was jedoch nicht unwidersprochen geblieben ist (HAPP et al. 1986).

Häufig (genaue Angaben liegen nicht vor) werden eine Myokardfibrose und wechselnde Rundzellinfiltrationen beobachtet (COURVILLE u. MASON 1938, HEJTMANCIK et al. 1951).

b) Pathophysiologie

Die Zellen des chromophoben bzw. eosinophilen Adenoms des Hypophysenvorderlappens produzieren abnorme Mengen von somatotropem Hormon, was für das Organwachstum und die Zunahme der Gesamtkörpermasse, wie auch die vermehrte Bindegewebsentwicklung (z. B. Myokardfibrose!) verantwortlich gemacht wird. Hiermit kann auch die Entwicklung einer Kardiomegalie erklärt werden. Jedoch findet sich in vielen Fällen eine für die Körpermassen- bzw. Blutvolumenzunahme unverhältnismäßig ausgeprägte Kardiomegalie. Diese kann meist nicht durch das Vorliegen von Hypertonie und/oder koronarer Herzerkrankung erklärt werden (HAPP et al. 1986). MATHER et al. (1979) fanden eine Korrelation zwischen der erhöhten linksventrikulären Muskelmasse (in 56% der Fälle) und dem Somatotropinplasmaspiegel.

Die Hypertrophie bei Akromegalie wird allgemein als symmetrisch angesehen, wenngleich HEARNE et al. (1975) eine asymmetrische Septumhypertrophie bei dieser Krankheit zeigen konnten. HAPP et al. konnten 1986 mit nuklearmedizinischer Methodik zeigen, daß das enddiastolische und das endsystolische Volumen der Herzkammer vergrößert sind und daß die Differenz beider, ausgedrückt als Ejektionsfraktion, sich unterschiedlich, je nach Ausmaß der vorliegenden kardiovaskulären Funktionsstörung, verhält.

In 15–50% der Fälle wird eine arterielle Hypertonie beschrieben (HAMWI et al. 1960; JONAS et al. 1975). Die Ursache der Hypertonie könnte in dem vermehrten Blutvolumen begründet sein (JUST et al. 1974). Bei Ruhe ist die Herzfunktion meist normal (JUST et al. 1974; HAPP et al. 1986). Hinweise für eine hyperkinetische Kreislaufregulationsstörung fand lediglich HIRSCH (1969), er verwendete jedoch keine sehr sensible Methodik.

Unter Belastung finden sich in der Mehrzahl der Fälle abnorme Druck-Fluß-Beziehungen. Dies korrespondiert mit der um 50% bezifferten Häufigkeit von Herzinsuffizienz bei Patienten mit Akromegalie. Während der Anstieg der Herzfrequenz unter Belastung im Normalbereich bleibt, nimmt der Blutdruck meistens unverhältnismäßig zu. Vor allem steigt der Pulmonalarteriendruck z. T. erheblich über die Norm an (JUST et al. 1974). Über das Verhalten des pulmonalen Arteriolenwiderstandes ist nichts Sicheres bekannt. Man muß vielmehr annehmen, daß die Funktion der linken Herzkammer gestört ist. Zwar ist das Herzminutenvolumen bei Ruhe normal oder sogar erhöht und auch hoch unter Belastung, jedoch kann es offenbar nur mit einem Anstieg des Füllungsdruckes aufrecht erhalten werden (JUST et al. 1974). Dies mag mit dem häufig erhöhten Blutvolumen zusammenhängen (HIRSCH et al. 1969), ist jedoch eher als Hinweis auf eine gestörte Myokardfunktion zu bewerten. Diese ist ihrerseits nicht allein durch die Hypertrophie erklärt (Compliancedefekt), sondern muß als echte myokardiale Funktionsstörung, möglicherweise im Zusammenhang mit der Myokardfibrose (s. o.), gesehen werden.

c) Klinik

Wie erwähnt wird Kardiomegalie in 75 – 100 % der Fälle beobachtet, in klinischen Untersuchungen in durchschnittlich 76 % der Fälle (HAMWI et al. 1960; JONAS et al. 1975; MATHER et al. 1979). Herzinsuffizienz wird in etwa 50 % der Fälle beobachtet, vor allem bei Patienten oberhalb von 60 Jahren, in der Altersgruppe, in der auch die Kardiomegalie besonders häufig angetroffen wird. Oft wird die kardiale Funktionsstörung als Todesursache angegeben (EVANS et al. 1966; WRIGHT et al. 1970).

Die klinische Untersuchung deckt neben der Akro- und Organomegalie nicht selten eine präsystolischen Galopp (Linkshypertrophie) und gelegentlich spätsystolische Geräusche im Sinne eines Mitralklappenprolapssyndroms auf. Herzklappenerkrankungen werden aber sonst nicht beobachtet.

Im EKG finden sich in ca. 50 % der Fälle intraventrikuläre Leitungsstörungen oder ST-T-Veränderungen (BARTHELHEIMER 1947, HEJTMANCIK 1951). Herzrhythmusstörungen sind ausgesprochen häufig (JUST et al. 1974).

d) Diagnose

Die Akromegalie wird am äußeren Aspekt rasch und unübersehbar erkannt. Das Vorliegen einer Herzerkrankung wird röntgenologisch (Kardiomegalie), echokardiographisch (Vermehrung der Muskelmasse, Vergrößerung der Kammervolumina, asymmetrische Septumhypertrophie) nachgewiesen und durch das Vorliegen von EKG-Veränderungen ergänzt. Da Hypertonie häufig und eine koronare Herzerkrankung gelegentlich vorkommen, ist die differentialdiagnostische Abgrenzung wichtig. Endokrinologisch wird das Vorliegen einer Akromegalie gesichert durch Nachweis eines auf über 10 ng/ml erhöhten Somatotropinplasmaspiegels, der auch nach Glukosebelastung nicht sinkt.

e) Therapie

Das Hypophysenvorderlappenadenom muß operativ entfernt werden (transsphenoidal).

Die Behandlung der Hypertonie und einer eventuellen Herzinsuffizienz wie auch der Herzrhythmusstörungen, erfolgt nach den üblichen Verfahren.

2. Hyperthyreose

Schilddrüsenüberfunktion bei diffuser oder nodöser Struma ist charakterisiert durch einen Überschuß an Trijodthyronin und Thyroxin, welche systemische,

d. h. den Gesamtorganismus betreffende Wirkungen in direkter Abhängigkeit von der verfügbaren Hormonmenge hervorrufen. Die Erkrankung ist bei Frauen etwa 8mal so häufig wie bei Männern. Herzkreislaufwirkungen sind bei der Hyperthyreose charakteristisch. Oft wird hieraus zuerst die Diagnose gestellt.

Es ist umstritten, ob die beobachteten Veränderungen am Herzen als Kardiomyopathie bezeichnet werden können. Da Veränderungen des myokardialen Zellstoffwechsels aber typisch sind und da es – wahrscheinlich auch beim Menschen – zu Veränderungen des Myosinisoenzymmusters kommen kann, läßt sich der Begriff „Kardiomyopathie" auf die Hyperthyreose, zumindest bei deren längerem Bestehen, anwenden. Es bleibt jedoch immer schwierig, primäre myokardiale Veränderungen und Sekundärveränderungen infolge der Tachykardie und der peripheren Kreislaufveränderungen abzugrenzen. Die Beurteilung wird weiter erschwert durch die gleichzeitig erhöhte Empfindlichkeit gegenüber der sympathischen Innervation.

a) Ätiopathogenese

Schilddrüsenhormon wirkt direkt auf das Myokard: Die Natrium-Kalium-ATP-ase-Aktivität wird erhöht (PHILIPSON u. EDELMAN 1977) und die Proteinsynthese verändert. Es wird vermehrt das Myosin Isoenzym Show V3 gebildet. Dies konnte an hyperthyreoten Ratten in verändertem Myosin-Isoenzym-Muster nachgewiesen werden. Auch am menschlichen Vorhofmyokard scheint es zu solchen Verschiebungen zu kommen, während Myosin Isoenzym Verschiebungen am Kammermyokard noch nicht sicher nachgewiesen sind. Durch die Verschiebung zugunsten von V3 Isoenzym kontrahiert sich der Aktin-Myosin-Komplex schneller. Der Energieumsatz wird ungünstiger (Einzelheiten und weiterführende Literatur bei JACOB et al. 1987). Ferner transportiert das sarkoplasmatische Retikulum von hyperthyreoten Ratten Kalzium besonders schnell (NAYLER et al. 1971; SUKO 1973). Durch die drei genannten Faktoren ergibt sich die schnellere und beschleunigte Herzaktion (s. u.). Die Wirkungen werden gleichsinnig verstärkt durch eine gesteigerte Empfindlichkeit gegenüber sympathischer Innervation. Jedoch bleiben Herzfrequenzsteigerung, beschleunigte Druckentwicklung und erhöhte Kontraktilität auch unter Betablockade erhalten, d. h. sie können nur teilweise durch sympathoadrenerge Blockade beseitigt werden (BUCCINO et al. 1967; RUTHERFORD et al. 1980; CAIROLI u. CROUT 1967). Auch nach Reserpinvorbehandlung (BUCCINO et al. 1967) bleiben die Veränderungen nachweisbar. Schon früh konnten an explantierten Myokardzellen die gesteigerte Schlagfrequenz und Kontraktilität nachgewiesen werden (MARKOWITZ u. YATER 1932).

In der Kreislaufperipherie kommt es zur Vasodilatation. Dies ist einmal durch eine direkte Wirkung auf die glatte Gefäßmuskulatur, zum anderen möglicherweise mehr durch eine regulative Vasodilatation infolge gesteigerten Zellstoffwechsels bedingt (SYMOONS 1972). Hieraus resultiert eine Volumenbelastung für das Herz.

b) Pathologie

Bei Hyperthyreose können nur unspezifische Veränderungen am Myokard nachgewiesen werden. Bei schwersten Fällen, wie auch im Experiment, können Herzmuskelnekrosen und Zellfragmentierungen gefunden werden. Spezifisch sind lediglich die oben erwähnten, eiweißelektrophoretisch nachweisbaren Myosin-Isoenzym-Musterverschiebungen (M. SHARP in JACOB et al. 1987).

c) Pathophysiologie und Klinik

Elektrophysiologisch wird am Sinusknoten eine beschleunigte Spontandepolarisation durch Versteilerung der Phase IV des zellulären Aktionspotentials als Grundlage der Herzfrequenzerhöhung beobachtet. Gleichzeitig wird das Aktionspotential an allen Zellen des spezifischen Reizbildungs- und Erregungsleitungssystems, wie auch am Myokard verkürzt (QT-Verkürzung im Oberflächen-EKG auch nach Frequenzkorrektur!). Die beschleunigte Spontandepolarisation begründet auch die Neigung zu supraventrikulärer Extrasystolie und Vorhofflimmern (JOHNSON et al. 1973; ARNSDORF u. CHILDERS 1970). Ventrikuläre Arrhythmien werden nur dann beobachtet, wenn gleichzeitig eine Myokarderkrankung vorliegt. Sie sind nicht oder nur selten unmittelbare Folge der Hyperthyreose.

Sinustachykardie ist die Regel bei Hyperthyreose; Vorhofflimmern, oft intermittierend, wird in etwa 15% der Fälle beobachtet (SURAWICZ u. MANGIARDI 1977). Die AV-Überleitung ist verkürzt, das PQ-Intervall nimmt ab.

Die hyperdyname Kreislaufregulationsstörung ist charakterisiert durch einen paukenden I. Herzton, ein systolisches Austreibungsgeräusch und einen protodiastolischen Galopp. Hämodynamisch findet sich eine Erhöhung des Herzminutenvolumens, die nicht nur durch die Tachykardie, sondern auch durch Erhöhung des Schlagvolumens zustande kommt. Erhöhtes Herzminutenvolumen und erniedrigter peripherer Gesamtgefäßwiderstand bedingen eine Aufweitung der Pulsamplitude mit erhöhtem systolischen und erniedrigtem diastolischen Druck. Die Organdurchblutung ist gesteigert, meist über den durch den erhöhten Stoffwechsel-bedingten Bedarf hinaus. So findet sich auch eine unverhältnismäßig starke Vermehrung der koronaren Durchblutung.

Im EKG finden sich neben der erwähnten PQ- und QT-Verkürzung häufig eine Vorhofleitungsstörung, intraventrikuläre Leitungsstörungen in Form von Amplitudenvergrößerung und Splitterung des QRS-Komplexes und ST-T-Veränderungen mit muldenförmigen ST-Senkungen und unspezifischen T-Abflachungen oder -Negativierungen.

Klinisch äußern sich die geschilderten hämodynamischen und metabolischen Veränderungen in einer verminderten Leistungsfähigkeit, nicht selten auch in einer Angina pectoris. Bei längerem Bestehen und größerer Intensität kann eine Herzinsuffizienz auftreten. In diesen Fällen ist röntgenologisch und echokardiographisch stets eine Kardiomegalie nachzuweisen. Diese Befunde finden sich besonders bei vorbestehender Herzerkrankung (z.B. Koronarkrankheit!), können aber auch allein durch Hyperthyreose bedingt sein (SYMOONS 1979; SHAPIRO et al. 1975).

Die charakteristische Kombination von Sinustachykardie, beschleunigtem Kontraktionsablauf und erhöhter Kontraktilität bei niedrigem peripheren Widerstand kommt bei allen Formen der Hyperthyreose vor. Eine Kardiomyopathie bei Hyperthyreose darf jedoch erst dann vermutet werden, wenn der Zustand lange (Jahre) besteht und wenn Kardiomegalie und Herzinsuffizienz hinzutreten.

d) Diagnose

Die Hyperthyreose wird aus dem klinischen Bild und den charakteristischen hämodynamischen Veränderungen vermutet und durch Nachweis erhöhter Thyroxin- (über 10 ng/ml) bzw. Trijodthyronin- (über 180 ng/ml) Spiegel gesichert. Eine Kardiomyopathie kann nur vermutet werden. Die typischen Veränderungen im Myosin-Isoenzym-Muster können in der Klinik noch nicht nachgewiesen werden.

e) Therapie

Die Behandlung der Hyperthyreose folgt den üblichen Richtlinien unter Einsatz von Kaliumjodid, Thyreostatika und Radiojod, sowie gegebenenfalls operativer Strumektomie. Zur Dämpfung der hyperdynamen Kreislaufregulationsstörung werden β-Blocker verwendet. Hiermit können sowohl die Allgemeinsymptome der Hyperthyreose, wie auch vor allem die kardiovaskulären Symptome rasch und günstig, jedoch nur teilweise beeinflußt werden (GROSSMAN et al. 1971). Über Verlauf und Prognose der hyperthyreoten Herzerkrankung unter Behandlung mit Jod 131 unterrichtet die Übersicht von SANDLER u. WILSON (1959).

Betablocker werden auch bei Herzinsuffizienz infolger Hyperthyreose gegeben, allerdings in vorsichtiger Dosierung. Digitalispräparate werden nur dann eingesetzt, wenn Vorhofflimmern besteht. Sie müssen jedoch in erhöhter Dosis verwendet werden, was besondere Sorgfalt bei der Einstellung und Überwachung erfordert.

Nach Beseitigung der Hyperthyreose ist eine restitutio ad integrum zu erwarten.

3. Hypothyreose

Schilddrüsenunterfunktion resultiert aus verminderter Thyroxin- und Trijodthyroninsekretion bei zerstörter (Hashimoto-Thyreoiditis) oder entfernter (Thyreoidektomie) Schilddrüse. Sie wird bei Frauen etwa doppelt so häufig beobachtet wie bei Männern. Die Allgemeinsymptome der Hypothyreose, in ausgeprägten Fällen als Myxödem bezeichnet, sind bekannt.

Eine eigenständige hypothyreote Kardiomyopathie kommt wahrscheinlich vor. Sie ist jedoch durch die häufige gleichzeitige Entwicklung einer Arteriosklerose überlagert. Auch müssen Auswirkungen durch den typischen Perikarderguß und durch eine verminderte Antwort auf endogene – übrigens auch auf exogen zugeführte – Katecholamine berücksichtigt werden (MARGOLIUS u. GAFFNEY 1965; LEVEY et al. 1969).

Eine Kardiomyopathie bei Hypothyreose kann vermutet werden, da morphologisch faßbare Veränderungen am Myokard beobachtet werden.

a) Ätiopathogenese

Mangel an Schilddrüsenhormon bewirkt gegensätzliche Wirkungen zu denjenigen, die oben für die Hyperthyreose beschrieben wurden. Die Herzfrequenz ist durch Abflachung der Phase IV des membranären Aktionspotentials der Sinusknotenzellen verlangsamt. Durch Hemmung der Natrium-Kalium-ATPase-Aktivität und des verlangsamten Kalziumtransports im sarkoplasmatischen Retikulum resultiert eine Senkung der Kontraktilität. Auch die myokardiale Relaxation ist verlängert. Auch hier sind experimentell und ansatzweise auch in der Klinik Verschiebungen des Myosin-Isoenzym-Musters zu beobachten, dieses Mal unter Abnahme von V3 und Zunahme von V1, d. h. hin zu langsamerem und gleichzeitig energetisch günstigerem Kontraktionsablauf (s. o., weiterführende Literatur bei Jacob et al. 1987). Es erfolgen ferner eine Wassereinlagerung in die Gewebe und eine vermehrte Bindegewebsentwicklung. Der periphere Gefäßwiderstand ist erhöht, die Gefäßreagibilität herabgesetzt.

Sowohl experimentell (Steinberg 1968; Vanhaelst et al. 1967), als auch klinisch (Steinberg 1968) werden eine vermehrte Häufigkeit und beschleunigte Entwicklung von Gefäßatheromatose beobachtet. Dies hängt mit dem Einfluß des Schilddrüsenhormons auf den Cholesterinstoffwechsel zusammen (Myasnikov u. Zaitzev 1963). Die Entwicklung einer Koronarsklerose ist bei Hypothyreoten zweimal so häufig wie bei alters- und geschlechtsgleichen Kontrollen. Allerdings sind die für die Arteriosklerose typischen Komplikationen bei Hypothyreose seltener. Dies kann mit der insgesamt erniedrigten Stoffwechselaktivität zusammenhängen.

Die Genese des häufigen Perikardergusses (manchmal cholesterinhaltig oder chylös) bei Hypothyreose ist nicht sicher geklärt (s. S. 648, 650, 666, 670).

b) Pathologie

Das Myokard ist blaß und schlaff. Es besteht eine Dilatation der Herzhöhlen. Das Herzgewicht ist meistens etwas vermehrt. Die Myokardzellen sind geschwollen und ödematös und zeigen stellenweise einen Verlust der Querstreifung. In fortgeschrittenen Fällen findet sich eine interstitielle Fibrose. Eine Kollagenvermehrung ist jedoch bereits frühzeitig nach Beginn einer Hypothyreose nachweisbar.

Gesichts- und periphere Ödeme bei blassem Hautkolorit sind typisch.

c) Pathophysiologie und Klinik

Die Verlangsamung der Herzfrequenz durch die verzögerte Spontandepolarisation der Sinusknotenzellen kann bis zu Frequenzen unter 30/min gehen. Supraventrikuläre und ventrikuläre Extrasystolen kommen vor. Die AV-Überleitung ist geringfügig verlängert.

Hämodynamisch findet sich eine verminderte Kontraktilität mit verlangsamter intraventrikulärer Druckentwicklung bei gleichzeitiger Verlängerung der Relaxation in der frühen Diastole. Über die Wandsteifigkeit in der späten Diastole liegen keine sicheren Beobachtungen vor. Das verminderte Herzminutenvolumen mit reduziertem Herzschlagvolumen geht nicht nur auf die herabgesetzte Kontraktilität, sondern auch auf ein reduziertes Blutvolumen zurück.

Das verringerte Herzminutenvolumen führt notwendigerweise zu einer Einschränkung der regionalen Blutversorgung. Insbesondere die Hautdurchblutung ist stark reduziert (Stewart u. Evans 1942), wohingegen die zerebrale und die renale Durchblutung nur wenig betroffen sind.

So eindrucksvoll das klinische Bild der Hypothyreose mit Bradykardie, Hypotonie, verringerter Hautdurchblutung bei leisen Herztönen und Kardiomegalie ist, so selten sieht man doch eine Herzinsuffizienz infolge der Hypothyreose. Dies mag mit dem verringerten Stoffwechselbedarf des Gesamtorganismus zusammenhängen. Die reduzierte Körperdurchblutung bleibt offenbar weitgehend dem verringerten Bedarf angepaßt.

d) Diagnose

Aus dem typischen äußeren Aspekt der blassen, pastösen Haut, insgesamt verlangsamten Bewegungen, Gesichts- und Knöchelödemen (nicht eindrückbar), Bradykardie, Hypotonie, leisen Herztönen, Kardiomegalie und Niedervoltage im EKG mit QT-Verlängerung ist die Diagnose einer Hypothyreose leicht zu stellen. Sie wird gesichert durch den Nachweis verringerter Thyroxin- und Trijodthyroninwerte. Als Zusatzbefund, der, da typisch, die Diagnose weiter erhärtet, findet sich nicht selten echokardiographisch ein Perikarderguß.

e) Therapie

Die Hypothyreose wird durch Thyroxinsubstitution behandelt. Diese Substitutionstherapie muß jedoch sehr vorsichtig erfolgen, da andernfalls Myokardischämie oder Infarkt eintreten können. Es ist nicht klar, ob Thyroxin oder Trijodthyronin besser für die Substitutionstherapie geeignet sind. Entscheidend ist die sorgfältige und im Therapieverlauf ständig anzupassende Dosis. Am besten wird TSH als Indikator überwacht.

Die Digitalisglykoside, wie auch Diuretika oder Vasodilatantien sind nur wenig oder nicht, oftmals anders wirksam (DOHERTY u. PERKIINS 1966; MORROW et al. 1963). Ganz besonders schwierig wird die Therapie, wenn eine Koronarsklerose mit Angina pectoris vorliegt. Da oft schwere Koronarveränderungen beobachtet werden, ist eine operative Therapie mit Implantation aortokoronarer Venenbypassanastomosen unter gering dosierter Thyroxinsubstitution vielfach unumgänglich.

4. Morbus Cushing, Morbus Conn, Morbus Addison

Beim Morbus Cushing und beim Cushing-Syndrom führt eine beidseitige Nebennierenrindenhyperplasie infolge eines Hypophysenvorderlappentumors oder bei benignem Adenom der Nebennierenrinde zu einer Kortisonüberproduktion. Ähnliche Krankheitsbilder können als paraneoplastisches Syndrom etwa bei Bronchialkarzinomen auftreten. Auch exogene, iatrogene Kortisol- oder ACTH-Zufuhr erzeugt das Syndrom. Die hierdurch bedingte Retention von Salz und Wasser führt zu einer Hypertonie und diese zu einer sekundären Linksherzhypertrophie. Eigenständige Myokardschäden sind nicht sicher nachgewiesen.

Beim Morbus Addison infolge einer Zerstörung der Nebennieren entwickelt sich infolge Mangels an Kortisol, Aldosteron und Katecholaminen eine schwere Hypotonie mit sekundärer Hypo- oder Atrophie des Herzens. Diese Herzen sind nicht belastbar, zeigen aber auch keine spezifischen Herzmuskelläsionen. Nach therapeutischer Korrektur des Ausfalls nimmt das Herz wieder eine normale Größe der Kammern und der Muskelmasse an.

Beim Morbus Conn, dem Aldosteron- produzierenden Nebennierenrindentumor – differentialdiagnostisch oft nur schwer vom sekundären Hyperaldosteronismus abzutrennen –, kommt es zur Hypertonie infolge Natrium- und Wasserretention. Die Vermehrung der Extrazellularflüssigkeit und des Blutvolumens führt zu einer Volumenbelastung des Herzens mit Erhöhung der Auswurfleistung und später im Verlauf einsetzender allgemeiner Widerstandserhöhung im großen Kreislauf. Es resultiert eine chronische Hypertonie mit sekundärer Linksherzhypertrophie. Besteht diese lange genug und ist sie schwer genug, so kann es auch zur Herzinsuffizienz kommen. Der Zustand ist jedoch voll reversibel mit Korrektur der hormonellen Störung, und spezifische Myokardalterationen werden nicht beobachtet.

5. Phäochromozytom

Bei Phäochromozytom kommt es durch den Überschuß an endogenen Katecholaminen (Adrenalin, Noradrenalin, Dopamin) nicht nur zu einer systemischen Kreislaufreaktion, meistens als Hypertonie, sondern auch zu spezifischen Myokardschäden, die es rechtfertigen, von einer Herzmuskelerkrankung eigener Art zu sprechen.

Das Phäochromozytom geht zurück auf einen Nebennierenmarktumor, der meistens benigne, nur in etwa 10% der Fälle maligne ist. Phäochromozytome sind Tumoren des chromaffinen Gewebes, den Überresten der fetalen Neuralleiste. Sie können daher auch extraadrenal, etwa im Rückenmarkskanal vorkommen. Das Phäochromozytom ist selten Ursache einer Hypertonie oder von paroxysmalen Herzrhythmusstörungen, noch seltener werden Krankheitsverläufe beobachtet, die als Kardiomyopathie gedeutet werden können.

a) Ätiopathogenese

Symptomatik und Krankheitsverlauf hängen nicht nur von der Größe des Tumors und damit von der Menge produzierter und freigesetzter Katecholamine ab, sondern auch von der Art der proliferierenden Zellpopulationen: es können vorwiegend Adrenalin, auch Noradrenalin oder Dopamin oder auch Kombinationen produziert werden. Entsprechend den unterschiedlichen Eigenschaften der drei Substanzen werden unterschiedliche Herz-Kreislauf-Reaktionen zu beobachten sein: Bei Adrenalin-produzierenden Tumoren Rötung der Haut, Unruhe, Herzrhythmusstörungen. Bei überwiegender Noradrenalinproduktion Blässe, schwere Hypertonie; Dopamin-produzierende Tumoren sind symptomatisch sehr viel weniger auffällig, Hypertonie fehlt meistens.

Myokardschäden entstehen einmal infolge sekundärer Belastung durch Hypertonie (Linksherzhypertrophie), zum anderen aber auch durch direkte Katecholaminwirkung (s. u.).

b) Pathologie

In ca. 90% ist der Katecholamin-produzierende Tumor im Nebennierenmark lokalisiert, bei 10% davon bilateral. 10% sind extraadrenal gelegen. Etwa 10% der Fälle zeigen malignes Wachstum.

Eine morphologisch nachweisbare Myokardbeteiligung ist mehrfach beschrieben worden: VAN VLIET et al. (1966) fanden bei 15 von 26 Patienten mit Phäochromozytom fokale Myokardläsionen (Einzel- oder Gruppenzellnekrosen mit Rundzellinfiltraten). Weitere Beschreibungen der morphologischen Befunde am Myokard finden sich bei HAFT (1974), KLINE (1961), sowie SERFAS et al. (1983).

c) Pathophysiologie

Allgemeine Vasokonstriktion bei Noradrenalinfreisetzung führt zu einer Nachlasterhöhung mit erhöhter Kammeranspannung und erhöhtem Energiebedarf für die Muskelkontraktion. Gleichzeitig werden die myokardiale Sauerstoffversorgung durch koronare Vasokonstriktion reduziert und der myokardiale Sauerstoffverbrauch durch inotrope Stimulation weiter gesteigert. Es entstehen somit hypoxische Zustände, vor allem im Innenschichtbereich des Herzmuskels. Die energetisch ungünstige Situation, vor allem bei Herzfrequenzsteigerungen (Adrenalin, Tachykardien), führt unter Umständen rasch zu einer Erschöpfung der ATP-Reserven (JACOB et al. 1987). Der Katecholamin-induzierte vermehrte Kalziumeinstrom in die Myokardzelle führt zunächst zur Zerstörung von Mitochondrien, dann der gesamten Zelle (FLECKENSTEIN 1983). Diese Wirkung kann durch spezifische Kalziumantagonisten aufgehoben werden (JANKE et al. 1978; s. a. JUST et al. 1983).

Das Zusammenwirken von erschwerten Arbeitsbedingungen für das Myokard, energetisch ungünstiger Arbeitsweise unter inotroper Stimulation und von direkten zytotoxischen Wirkungen des erhöhten intrazellulären Kalziums führt zur fokalen Myozytolyse mit sekundärer entzündlicher Reaktion im Sinne einer fokalen Myokarditis, meistens mit Bevorzugung der subendokardialen Myokardschichten. Es kann dabei zur Entwicklung von Kardiomegalie und Herzinsuffizienz, aber auch zum Myokardinfarkt oder zum plötzlichen Tod infolge tachykarder Herzrhythmusstörungen kommen.

d) Klinik und Krankheitsverlauf

Das ziemlich seltene Krankheitsbild verläuft meistens dramatisch. Die außerordentlich vielfältigen Symptome bestehen in Kopfschmerzen, Schwitzen, Palpitationen (mit oder ohne Tachykardie), Blässe der Haut oder Rötung, Übelkeit, Zittern, Schwäche, es werden allgemeine Nervosität, Gewichtsabnahme, epigastrische oder Brustschmerzen, Atemnot, Sehstörungen, Angina pectoris, hin und wieder auch Schwindel oder Bewußtlosigkeit beobachtet. In einzelnen Fällen sind klinische Verläufe beschrieben worden, die das klinische Gesamtbild einer kongestiven Kardiomyopathie boten (IMPERATO-MCGINLEY et al. 1987; HOHNLOSER et al. 1987). Es sind jedoch auch Formen beschrieben worden, die einer hypertrophen Kardiomyopathie entsprechen (LAM et al. 1985; MARDINI 1982; SERFAS et al. 1983). Die Publikationen zeigen, daß es erst mit der Einführung der Echokardiographie möglich geworden ist, die Myokardschädigung bei Phäochromozytom genauer zu erfassen. Im Verlauf kann es zur Kardiomegalie und auch zu Herzinsuffizienz, unter Umständen mit akutem, schwerem allgemeinem Herz-Kreislauf-Versagen kommen.

Wird das Phäochromozytom beseitigt, so sind die Myokardschäden gewöhnlich voll reversibel (HOHNLOSER et al. 1987).

e) Diagnose

Das Phäochromozytom wird an der typischen Symptomatik, die meistens dramatisch und/oder paroxysmal verläuft, erkannt. Sie wird gesichert durch den Nachweis erhöhter Katecholaminproduktion: Noradrenalinausscheidung im Urin über 70 µg/24 h, Adrenalin über 20 µg/24 h, Normetanefrin und Metanefrin unter 1,3 mg/24 h, Vanillinmandelsäure über 10 mg/24 h, Dopamin über 200 µg/24 h. Die Katecholaminwerte im Blut liegen über 1 µg/l. Diese Bestimmungen sind jedoch nur im Anfall aussagekräftig. Die integrierende Methode der Bestimmung im 24-Stundenurin ist sicherer. Ferner wird der Tumor gesucht mittels Abdominalsonographie, i.v.-Pyelogramm, Computertomographie des Abdomens oder Magnetresonanzaufnahmen. Man kann auch stufenweise aus der Vena cava inferior Blutproben entnehmen und dort den Katecholamingehalt bestimmen. Hiermit ist oft eine gute Lokalisation des Tumors über den venösen Abstrom möglich. Die angiographische Darstellung wird heute nur mehr selten verwendet. Sie kann Krisen auslösen. Provokationstests durch Tumorkompression werden heute nicht mehr angewandt.

Die Erkennung der Phäochromozytom-Kardiomyopathie erfolgt am besten mittels klinischer Untersuchung, Thoraxröntgenaufnahme (Kardiomegalie!) und Echokardiographie. Myokardbiopsien können den typischen morphologischen Befund aufdecken, sind jedoch klinisch nur selten indiziert.

f) Therapie

Da meistens Noradrenalin überwiegend produziert wird und da die α-Rezeptorenstimulation die heftigsten Wirkungen hervorruft, wird zunächst mit einem α-Blocker behandelt. Bei krisenhaften Erscheinungen werden gleichzeitig β-Blokker verabreicht. Diese sollten jedoch nicht allein gegeben werden, da sie zu paradoxen Blutdrucksteigerungen führen können. Als definitive Behandlungsmethode muß immer die operative Entfernung des Tumors versucht werden.

III. Nicht-klassifizierbare Myokarderkrankungen

1. Peripartale oder Postpartum-Kardiomyopathie

Dieses ziemlich seltene Krankheitsbild wurde 1880 von PORAK erstmals erwähnt und dann von GOULEY et al. (1937), sowie von HULL u. HAFKESBRING (1937) beschrieben. Die Ätiologie ist bis heute nicht endgültig geklärt. Die Annahme, daß es sich um eine Krankheitseinheit und um eine besondere Erscheinungsform der Kardiomyopathie handelt, ist nicht bewiesen und wird immer wieder in Frage gestellt (BENCHIMOL et al. 1959; BASHOUR u. WINCHILL 1954). Der stärkste Hinweis auf einen Zusammenhang zwischen Schwangerschaft und Geburt, sowie dem Auftreten einer Kardiomyopathie mit Herzinsuffizienz (dilatative Kardiomyopathie) ist in der statistischen Häufung des Vorkommens dieser Erkrankung im letzten Trimester der Schwangerschaft und in den ersten vier Wochen danach zu sehen (BROCKINGTON 1971). Auch gewisse Eigentümlichkeiten sprechen für einen direkten Zusammenhang. So das bevorzugte Auftreten bei schwarzen Müttern in Nordamerika, vorzugsweise mit einem Alter über 35 Jahren, bei Zwillingsgeburten, und schließlich die auffällige Häufung dieser Erkrankung in Nigeria (DAVIDSON u. PARRY 1979). Dort ist es üblich, daß die Mütter kurz vor der Geburt ungewöhnlich hohe Mengen an Seesalz zu sich nehmen und gleichzeitig die Flüssigkeitsabgabe über die Haut durch tagelanges Liegen auf einem geheizten Lehmbett reduziert wird.

Über die Häufigkeit der Erkrankung liegen unterschiedliche Zahlen vor. In den USA (WOOLFORD 1952) und in Südafrika (SEFTEL u. SUSSER 1961) wird eine Häufigkeit von 1:4000 Schwangerschaften angegeben. Dahingegen soll in Zaire, Nigeria die Häufigkeit 1:100 Schwangerschaften betragen. Es werden vor allem ältere Mütter betroffen (HULL u. HAFKESBRING 1937; WOOLFORD 1952). Manchmal kommt die Erkrankung familiär vor (PIERCE et al. 1963; DAVIDSON u. PARRY 1978).

a) Ätiopathogenese

Der pathogenetische Entstehungsmechanismus der peripartalen Kardiomyopathie ist unbekannt. Sie entspricht in ihrer Erscheinungsform der idiopathischen dilatativen Kardiomyopathie. Gelegentlich wurde eine Assoziation mit Virusinfektionen beobachtet (SAINANI et al. 1975). Tierexperimentell wurde bei Mäusen eine erhöhte Empfindlichkeit gegenüber Virusinfektionen beschrieben (FARBER u. GLASGOW 1970). Auch klinisch wurde der Verdacht auf Myokarditis bei derartigen Fällen geäußert (MELVIN et al. 1982). Meist ist aber eine Virusinfektion nicht nachweisbar (MELVIN et al. 1982; QUASH 1974; SAKAKIBARA et al. 1970; BOAKE et al. 1973). Mangel an Ernährung, insbesondere Vitamin- oder Proteinmangelzustände in der Schwangerschaft wurden vermutet, konnten jedoch nicht sicher verantwortlich gemacht werden (DEMAKIS u. RAHIMTOOLA 1971; BLEGEN 1975). Eine Erkrankung der kleinen Herzkranzgefäße („small vessel disease") wurde diskutiert, da IREY u. NORRIS (1973) Intimaläsionen bei schwangerschaftsähnlichen Hormonverschiebungen beobachteten.

Einige Wahrscheinlichkeit kann die folgende Hypothese für sich beanspruchen: Latente Herzerkrankungen können unter den hämodynamischen Belastungen einer primär physiologischen Schwangerschaft (JUST u. MARTIN 1980) zu einer klinisch manifesten Herzinsuffizienz führen. So können vorbestehende Kardiomyopathie, koronare Herzerkrankung oder auch Herzklappenfehler unter der Volumen- und schließlich Druckbelastung der Schwangerschaft und der Geburt über eine Kammerdilatation zur manifesten Herzinsuffizienz führen. Auch Zustände von Tachykardie unter langdauernder β-1-Stimulation zum Zwecke der Tokolyse können zur Herzinsuffizienz führen (IRMER 1987).

b) Pathologische Anatomie

Morphologische Befunde können nur durch Autopsie oder Myokardbiopsie gewonnen werden. Es sind nur sehr wenige Beobachtungen vorgelegt worden. Makroskopisch findet sich eine Dilatation aller Herzhöhlen. Das Myokard ist blaß, nicht selten besteht eine Endokardifibrose, und es werden intrakavitäre, murale

Thromben, vor allem in der linken Herzkammer, gefunden. Es kommen auch Perikardergüsse vor. Mikroskopisch werden Faserhypertrophie und -degeneration beobachtet. Auch findet sich eine Bindegewebsvermehrung mit vor allem perivasalen Fibroseherden (DEMAKIS et al. 1971; SEFTEL u. SUSSER 1961; MEADOWS 1957; TALWALKER et al. 1978). In mehreren Arbeiten werden auch Rundzellinfiltrate perivasal wie bei Myokarditis beschrieben (DEMAKIS et al. 1971; GOULEY et al. 1937; WOOLFORD 1952). Elektronenmikroskopisch liegen kaum Untersuchungen vor. Die Ergebnisse sind nicht eindeutig (SAKAKIBARA 1970; KIRSNER et al. 1973).

c) **Krankheitsverlauf und Klinik**

Symptomatisch tritt die peripartale Kardiomyopathie mit Leistungsabnahme, Dyspnoe, Ödemen und embolischen Komplikationen in Erscheinung. Nicht selten sind auch Angina pectoris, Husten und Hämoptoe. Gewöhnlich beginnen die Symptome ein bis zwei Monate präpartal. Sie können bis zu fünf Monaten postpartal vorkommen, treten aber meistens innerhalb des ersten Monats nach der Geburt in Erscheinung.

Bei der klinischen Untersuchung finden sich eine Herzvergrößerung, ein Galopprhythmus, nicht selten eine relative Mitralinsuffizienz. Der Blutdruck ist normal, niedrig oder erhöht (nicht selten ist eine Eklampsie vorausgegangen!). Der Jugularvenendruck ist erhöht, über den Lungen finden sich Stauungsrasselgeräusche, Tachypnoe ist die Regel. Es liegt somit das Vollbild einer Links- und Rechtsherzinsuffizienz vor.

Im EKG findet man meistens unspezifische ST-T-Veränderungen, aber auch Schenkelblock oder PQ-Verlängerungen. Herzrhythmusstörungen sind häufig, meistens in Form von supraventrikulären oder ventrikulären Extrasystolen, es kommt aber auch Vorhofflimmern mit absoluter Arrhythmie vor.

Echokardiographisch sieht man die Vergrößerung der Herzhöhlen und eine Verminderung der Austreibungsfraktion. Regionale Wandbewegungsstörungen sind ungewöhnlich, kommen aber vor (CEPIN et al. 1983). Bei der Herzkatheteruntersuchung werden erhöhte enddiastolische Druckwerte und ein erniedrigtes Herzminutenvolumen gefunden (BROCKINGTON 1971; BOAKE et al. 1973; BROWN et al. 1967). Die Koronararterien sind angiographisch normal.

Die Prognose der Erkrankung ist sehr unterschiedlich. Todesfälle sind besonders häufig während der ersten drei Monate postpartal (DEMAKIS et al. 1971; MEADOWS 1957; WALSH et al. 1965). Spättodesfälle kommen jedoch auch bis zu acht Jahren nach Erstmanifestation vor (HULL u. HAFKESBRING 1937; DAVIDSON u. PARRY 1978, WALSH et al. 1965). Die Prognose ist besonders schlecht, wenn eine Stauungsherzinsuffizienz schon präpartal eintritt. Insgesamt liegt die Letalität in den westlichen Ländern zwischen 25 und 50%, sie ist jedoch individuell und regional sehr verschieden. Auch ist die Sterblichkeit der Kinder auf 4–30% erhöht (DEMAKIS et al. 1971; DAVIDSON u. PARRY 1978; WALSH et al. 1965).

Prognostisch sehr wichtig ist die Herzgröße. Je größer das Herz ist, desto ungünstiger wird die Prognose. Es kann jedoch auch bei stark vergrößertem Herzen eine Regression beobachtet werden mit vollständiger Restitution und Normalisierung der Belastbarkeit. Nicht selten (22%) bleibt eine Hypertonie (!) zurück.

Rezidive der peripartalen Kardiomyopathie bei nachfolgenden Schwangerschaften sind häufig. Diese sind auch prognostisch nicht günstig. Sie kommen besonders dann vor, wenn eine Kardiomegalie bei der Ersterkrankung nicht zurückgeht. In diesem Zusammenhang muß wieder die Frage gestellt werden, ob die peripartale Kardiomyopathie nicht eine Folge hämodynamischer Belastungen durch die Umstellungen während der Schwangerschaft bei einem vorgeschädigten Herzen ist.

d) Diagnose

Die Diagnose wird per exclusionem gestellt, d.h., daß bekannte Ursachen ausgeschlossen werden müssen. Wenn dennoch die Konstellation einer Kardiomegalie mit Herzfunktionsstörungen, unter Umständen mit manifester Herzinsuffizienz, besteht, und wenn dieses Syndrom innerhalb der genannten Zeitspanne des letzten Trimesters der Schwangerschaft und der ersten ein bis drei Monate nach der Schwangerschaft auftritt, so kann das Krankheitsbild vermutet werden. Spezifische, diagnostisch wegweisende Befunde fehlen.

e) Therapie

Patienten mit peripartaler Kardiomyopathie werden wie Patienten mit idiopathischer dilatativer Kardiomyopathie behandelt. Diuretika, Vasodilatantien und Digitalisglykoside werden je nach klinischer Erfordernis eingesetzt, ebenso eine antiarrhythmische Therapie. Bei präpartalem Beginn muß der Geburtsleitung besondere Aufmerksamkeit geschenkt werden. Unter Umständen ist eine Schnittentbindung notwendig. Die Komplikationsmöglichkeiten für Mutter und Kind sind in diesen Fällen besonders hoch. Bei weiterbestehender Erkrankung gelten Therapieempfehlungen wie bei chronisch therapierefraktärer Herzinsuffizienz jedweder anderer Genese, d.h., daß die Therapie mit Vasodilatantien (Nitrate, ACE-Inhibitoren, Hydralazin, α-Blocker) im Vordergrund steht. Wenn endokavitäre Thromben nachgewiesen werden, muß selbstverständlich mit Heparin, später mit oralen Antikoagulantien, mindestens 6 Monate über den Nachweis der Thromben hinaus, behandelt werden.

IV. Hämatologische Erkrankungen

1. Polyzythämie

Eine Polyzythämie führt zu einer Volumenbelastung des Herzens, die mit einer Nachlasterhöhung durch erhöhte Blutviskosität kombiniert ist. Hieraus resultiert eine Belastung des Herzens durch vermehrte Kammerfüllung, vergrößertes Herzminutenvolumen und erhöhten Gesamtgefäßwiderstand. Die resultierende myokardiale Belastung kann zu einer Kammerdilatation mit Hypertrophie führen.

Eine eigenständige Myokarderkrankung im Sinne einer Kardiomyopathie kann jedoch bei diesen Krankheitsbildern nicht festgestellt werden. Vielmehr scheint es sich bei den klinisch meistens im Hintergrund stehenden kardialen Folgeerscheinungen um Sekundärkomplikationen zu handeln.

2. Anämie

Anämie ist die häufigste Ursache für ein pathologisch erhöhtes Herzminutenvolumen. Dieses resultiert aus der Gewebehypoxie und der erniedrigten Blutviskosität. Der erniedrigte Gesamtgefäßwiderstand und die reflektorische Erhöhung des Herzminutenvolumens bedingen eine Volumenbelastung für das Herz, die zu Tachykardie und Kardiomegalie, jedoch nur sehr selten zu Herzinsuffizienz führen kann. Spezifische Veränderungen am Myokard, die die Anwendung des Begriffes „Kardiomyopathie" zulassen würden, existieren jedoch nicht.

3. Sichelzellanämie

Bei der Sichelzellanämie kommt es in der krisenhaften Hämolyse zu rheologischen Veränderungen, vor allem im Koronarkreislauf, die Herzmuskelschäden hervorrufen, welche dann ihrerseits den Krankheitsverlauf bestimmen können. Auch bei der Thalassämia major oder Cooley-Anämie werden Herzveränderungen beobachtet, die möglicherweise mit der Anämie allein nicht erklärt werden können, so der bei dieser Erkrankung nicht seltene Perikarderguß. Dennoch sollte der Begriff „anämische Kardiomyopathie" nach Möglichkeit nicht, bzw. wenn, dann nur bei Sichelzellanämie verwendet werden. Im folgenden soll daher allein diese Form der hämolytischen Anämie näher besprochen werden.

a) Ätiopathogenese

Ätiologisch liegt dieser erblichen Hämoglobinopathie ein Austausch der 6. Aminosäure (Glutarsäure) der Beta-Kette durch Valin zugrunde. Es resultiert das abnorme Hämoglobin S. Die Sichelzellanämie kommt nur bei Negern vor. Man findet sie bei 8–10% der schwarzen Bevölkerung der USA, in Zentralafrika bis zu 20%. Das Hämoglobin S bedingt übrigens eine Resistenz gegen Malaria falciparum und ist daher quasi „Evolutionsvorteil" für die schwarzafrikanische Bevölkerung. Die heterozygoten Individuen sind nicht anämisch. Nur unter Bedingungen der Hypoxie kann Hämolyse eintreten. Homozygote Hämoglobin S-Träger werden bereits als Kleinkinder symptomatisch, wenn der Übergang vom fetalen zum adulten Hämoglobin im Alter von ca. 6 Monaten abgeschlossen ist. Die Erythrozytenlebensdauer bei Besetzung mit Hämoglobin S ist reduziert. Insbesondere unter Sauerstoffmangel oder einer Erhöhung der intraerythrozytären 2.3-DPG mit vermehrter Sauerstoffabgabe tritt die charakteristische Sichelzellform der Erythrozyten auf. Diese Sichelzellen sind hart, d.h. nicht mehr plastisch und verschlechtern daher die Fließeigenschaften des Blutes. Sie sind auch nicht widerstandsfähig und hämolysieren daher. In der Sichelzellform neigen sie zum Verklumpen und verstopfen daher die kapillare Endstrombahn. Typischerweise verläuft die Sichelzellbildung mit Hämolyse krisenhaft. Meistens werden die Krisen durch Sauerstoffmangel ausgelöst.

Es resultieren multiple Gefäßverschlüsse mit nachfolgenden Funktionsstörungen der betroffenen Organe. Zur mangelhaften Organsauerstoffversorgung infolge der Anämie kommt die erschwerte Durchblutung in der kapillaren Endstrombahn infolge der gestörten Erythrozytenfluidität hinzu.

Die Sichelzellbildung ist dort am stärksten, wo die stärkste Sauerstoffausschöpfung erfolgt, denn bei niedrigen Sauerstoffwerten tritt die Sichelzellbildung besonders leicht ein. Dies betrifft vor allem das Herz. Daher ist mit entsprechenden Störungen der Koronardurchblutung in besonderem Maße zu rechnen. Dies trifft ein Herz, welches bereits infolge der Anämie eine Volumenbelastung zu bewältigen hat. Die Belastungen für das Herz sind bei der Sichelzellanämie daher unverhältnismäßig viel stärker als bei anderen Anämieformen auf gleichem Hämoglobinniveau.

b) Pathologie

Die Erythrozyten nehmen bei abnehmendem Sauerstoffpartialdruck Sichelform an, sind bei normalem Partialdruck und nach Wiederherstellung desselben morphologisch normal. Elektronenmikroskopisch ist die Erythrozytenstruktur jedoch abnorm. Wenn die Erythrozyten häufiger oder länger in Sichelzellform verharren, dann tritt die irreversible Verhärtung, d. h. der Verlust an „Fluidität", ein und Kapillarverschlüsse in nahezu sämtlichen Organen werden beobachtet. Bevorzugt sind Herz, Retina, Nieren, Großhirnrinde, Knochenmark und Milz.

Das Herz ist blaß und in Abhängigkeit vom Schweregrad der Anämie und der Laufzeit des Leidens vergrößert. Mikroskopisch finden sich insbesondere subendokardiale Narbenbildungen bis hin zu typischen Infarktbildern.

c) Pathophysiologie

Die Sauerstoffversorgung des Organismus wird durch drei voneinander unabhängige Faktoren reguliert: 1. Das Herzminutenvolumen und die regionale Organdurchblutung. 2. Die Erythrozytenzahl (Hämoglobinwert), 3. durch die Sauerstoffabgabe aus den Erythrozyten an die Gewebe. Dieser letztere Vorgang wird durch die Sauerstoffbindungskurve charakterisiert. Diese wiederum ist von der intraerythrozytären 2,3 DPG abhängig. Eine Zunahme des Enzyms lockert die Sauerstoffbindung und erhöht die Sauerstoffabgabe (OSKI et al. 1971). Der Mechanismus der Verschiebung der Sauerstoffbindungskurve bewirkt kurzfristig eine Anpassung an Sauerstoffmangelzustände, ähnlich wie eine reflektorische Erhöhung des Herzminutenvolumens oder eine Umverteilung der Organdurchblutung. Längerfristig wird durch Stimulation des Knochenmarks über Erythropoetin die Zellzahl vermehrt. Bei der Sichelzellanämie sind die Erythrozyten unter Normoxie normal geformt. Bei Hypoxie und Anstieg der 2,3 DPG nehmen sie die Sichelzellform an, verhärten sich und zerfallen schließlich. Durch die hierdurch bedingte Verschiebung der Sauerstoffbindungskurve nach rechts wird naturgemäß die Sauerstoffabgabe erleichtert. Damit resultiert ein intraerythrozytärer Sauerstoffmangel, der seinerseits die Sichelzellbildung verstärkt. Dieser Selbstverstärkungsmechanismus erklärt die krisenhaften Zustände von Hämolyse mit Organdurchblutungsstörungen schon nach sonst folgenlos tolerierten Zuständen von vorübergehendem Sauerstoffmangel insbesondere in Organen mit hoher Sauerstoffausschöpfung (Myokard).

d) Klinik und Krankheitsverlauf

Heterozygote Individuen werden nur unter den Bedingungen ausgeprägter Hypoxie, z. B. in großer Höhe, symptomatisch. Homozygote dahingegen werden sofort nach dem Übergang von fetalem zu adultem Hämoglobin, d. h. im Alter von etwa 6 Monaten symptomatisch. Die klinischen Manifestationsformen (SERJEANT 1974) werden demnach durch die genetische Konstitution entscheidend bestimmt. Der Krankheitsverlauf ist durch krisenhafte Hämolysen, oft mit aplastischen Krisen (Knochenmarksbeteiligung) und die Folgen regionaler Gefäßverschlüsse bestimmt. Die oft riesige Milz ist von Infarkten durchsetzt, schließlich unter Umständen völlig fibrosiert. In diesem Falle werden die Individuen funktionell asplenisch und entwickeln zunehmend häufig bakterielle Infektionen (PEARSON et al. 1969).

Die vasookklusiven Phänomene bestimmen die Morbidität und Mortalität. Die Sichelzellkrisen sind meist mit schmerzhaften Sensationen verbunden, die überall im Körper lokalisiert sein können. Vor allem tritt an dem stark Sauerstoff ausschöpfenden Myokard die krisenhafte Sichelzellbildung besonders intensiv in Erscheinung. Hier resultiert Angina pectoris, unter Umständen von schwerster Intensität. Intramurale Infarkte kommen vor, transmurale Infarkte sind jedoch selten. Papillarmuskelinfarkte werden häufig gesehen, wie überhaupt die Innenschichtbeteiligung im Vordergrund steht (KLINEFELTER 1942; RUBLER u. FLEISCHER 1967). Regelmäßig entwickelt sich bei längeren Verläufen eine Kardiomegalie (KLINEFELTER 1942; HIGGINS 1949). Manchmal wird die Entwicklung der Kardiomegalie durch eine sich entwickelnde Hypertonie (Niereninfarkte) verstärkt (HELLER u. MONEER 1973). Die Dilatation und Hypertrophie sind meistens biventrikulär.

In der Lungenstrombahn kommen Gefäßverschlüsse bis hin zu Lungenembolien vor, manchmal durch in situ Thrombosen bedingt. Cor pulmonale ist jedoch selten.

Gastrointestinale Manifestationen äußern sich in Angina abdominalis mit schwersten, kolikartigen Abdominalschmerzen. Niereninfarkte werden am typischen Schmerz und der Erythrozyturie erkennbar. Sie führen nicht selten zu Hypertonie. Bei längeren Verläufen kann neben einer gesteigerten Infektionshäufigkeit durch die funktionelle Asplenie durch sekundären B12- und Folsäuremangel eine Verstärkung der Anämie eintreten, die unter Umständen durch Knochenmarksschäden noch weiter verstärkt wird. Damit nimmt dann die Volumenbelastung der Anämie für das erkrankende Herz noch weiter zu.

Nicht selten sind Kranke mit Sichelzellanämie durch andere Herzerkrankungen betroffen, so durch akutes rheumatisches Fieber und chronisch rheumatische Herzklappenfehler. Diese beschleunigen den Verlauf der Sichelzellanämie unter Umständen erheblich und können bedeutende differentialdiagnostische Schwierigkeiten verursachen.

Die besonders schwere und auch charakteristische Herzbeteiligung bei der Sichelzellanämie mag es gerechtfertigt erscheinen lassen, von einer „Kardiomyopathie" zu sprechen. Im strengen Sinne des Begriffs handelt es sich jedoch um Sekundärfolgen einer besonderen Anämie.

e) Diagnose

Die Vielfalt der beschriebenen Organmanifestationen macht die Differentialdiagnose der Sichelzellanämie besonders schwierig. Insbesondere auch die Abgrenzung begleitender oder komplizierender organischer Herzfehler, wie etwa rheumatischer Klappenfehler, kann Schwierigkeiten bereiten, mehr noch eine begleitende koronare Herzerkrankung oder eine Kardiomyopathie.

Die Diagnose einer Sichelzellanämie kann aus der Familienanamnese und dem Symptomverlauf meist leicht gestellt werden, wenn die Anämie und die Sichelzellbildung unter Hypoxiebedingungen erkennbar sind. Natürlich kann auch das Hämoglobin S mittels Hämoglobinelektrophorese direkt nachgewiesen werden.

f) Therapie

Eine spezifische Therapie besteht nur im Vermeiden von Hypoxie. Im übrigen ist die Behandlung symptomatisch. Die häufige Hypertonie wird nach den üblichen Richtlinien der Hypertoniebehandlung therapiert. Gleiches gilt für begleitende Herzklappenfehler.

4. Thalassämie s. S. 546.

Literatur zu Kapitel IV. A und B

Ahmed SS, Jaferi GA, Narang RM, Regan TJ (1975) Preclinical abnormality of left ventricular function in diabetes mellitus. Am Heart J 89:153
Alexander CS (1972) Nutritional heart disease. Cardiovasc Clin 4:221 (73 references)
Alexander CS (1972) Nutritional heart disease. In: Burch GE (ed) Cardiomyopathy. Davis, Philadelphia
Alexander JK (1964) Obesity and cardiac deformances. Am J Cardiol 14:860
Alexander JK, Peterson KI (1972) Cardiovascular effects of weight reduction. Circulation 40:310.
Ali A, Turner DA, Rosenbush SW, Fordham EW (1981) Bone scintigram in cardiac amyloidosis: a case report. Clin Nucl Med 6:105–8
Alsmeer WC, Wenckebach KF (1929) The heart and circulatory system in Beri-Beri. Am Heart J 4:630
Amad KH, Breman JC, Alexander JK (1965) The cardiac pathology of chronic exogenous obesity. Circulation 32:740
Arnett EN, Nienhuis AW, Henry WL, Ferrans VJ, Redwood DR, Roberts WC (1975) Massive myocardial hemosiderosis: A structure-function conference at the national heart and lung institute. Am Heart J 90:777–787
Arnsdorf MD, Childers RW (1970) Atrial electrophysiology in experimental hyperthyroidism in rabbits. Circ Res 26:575
Aronow WS, Meister L, Kent JR (1969) Atrioventricular block in familial hemochromatosis treated by permanent synchronous pacemaker. Arch Intern Med 123:433–435
Bailey GL, Hampers CL, Merrill IP (1967) Reversible cardiomyopathy in uremia. Trans Am Soc Artif Organs 13:263
Barth WF (1967) Amyloidosis: Review of cardiac and renal manifestations. Med Ann D C 36:228–231
Bartelheimer H (1947) Kreislaufbesonderheiten bei der Akromegalie. Dtsch Med Wochenschr 72:387
Bashour F, Wichill P (1954) "Post partal" heart disease – a syndrome? Ann Intern Med 40:803
Beisswenger PJ, Spiro RG (1970) Human glomerular basement membrane: Chemical alteration in diabetes mellitus. Science 168:596

Benchimol AB, Carneiro RD, Schlesinger P (1959) Post-partum heart disease. Br Heart J 21:89
Benotti IR, Grossmann W, Cohn PF (1980) Clinical profile of restrictive cardiomyopathy. Circulation 61:1206–1212
Berchtold P, Berger M, Gries FS, Zimmermann (1965) Adipositas und kardiovaskuläres Risiko. Fortschr Med 96:1003
Blegen SD (1965) Post-partum congestive heart failure. Beri-beri heart disease. Acta Med Scand 178:515
Boake WC, Rowe GG, Henderson RR (1973) Peripartum cardiomyopathy: its clinical and haemodynamic features and pathogenesis. Aust NZ J Med 3:109
Bollinger (1884) zit. nach Keefer (1930)
Borer JS, Henry WL, Epstein SE (1977) Echocardiographic observation in patients with systemic infiltrative disease involving the heart. Am J Cardiol 39:184–188
Braun SD, Lisbona R, Nobales-Diaz JA, Sniderman A (1979) Myocardial uptake of 99mTc-phosphate tracer in amyloidosis. Clin Nucl Med 4:244–245
Brockington IF (1971) Postpartum hypertensive heart failure. Am J Cardiol 27:650
Brown AK, Doukas N, Riding WD, Jones EW (1967) Cardiomyopathy and pregnancy. Br Heart J 29:387
Buccino RA, Spann JF, Pool PE, Braunwald E (1967) Influence of the thyroid state on the intrinsic contractile properties and the energy stores of the myocardium. J Clin Invest 46:1669
Buja LM, Roberts WC (1971) Iron in the heart. Etiology and clinical significance. Am J Med 51:209–221
Buja LM, Khoi NB, Roberts WC (1970) Clinically significant cardiac amyloidosis. Clinicopathologic findings in 15 patients. Am J Cardiol 26:394–405
Cairoli VJ, Crout JR (1967) Role of the autonomic nervous system in the resting tachycardia of the experimental hyperthyroidism. J Pharmacol Exp Ther 158:55
Callahan JA, Wroblewski EM, Reeder GS, Edwards WD, Seward JB, Tajik AJ (1982) Echocardiographic features of carcinoid heart disease. Am J Cardiol 50:762–768
Carrol DD, Caasch WH, McAdam KPWI (1982) Amyloid cardiomyopathy: characterization by a distinctive voltage/mass relation. Am J Cardiol 49:9–13
Cepin D, James F, Carabello BA (1983) Left ventricular function in peripartum cardiomyopathy. Chest 83:701
Chan LW, Grollmann JH jr (1978) Angiocardiographic differentiation of constrictive pericarditis and restrictive cardiomyopathy due to amyloidosis. Am J Roentgenol 130:451–453
Chan W, Iram H (1977) Primary amyloidosis with cardiac involvement diagnosed by left ventricular endomyocardial biopsy. Aust NZ J Med 7:427–430
Chew C, Ziady GM, Raphael MI, Oakley CM (1975) The functional defect in amyloid heart disease. The "stiff heart" syndrome. Am J Cardiol 36:438–444
Child JS, Levisman JA, Abbasi AS, Macalpin RN (1976) Echocardiographic manifestations of infiltrative cardiomyopathy. A report of seven cases due to amyloid. Chest 70:726–731
Child JS, Krivokapich J, Abbasi AS (1979) Increased right ventricular wall thickness on echocardiography in amyloid infiltrative cardiomyopathy. Am J Cardiol 44:1391–1395
Come PC, Come SE, Hawley CR, Gwon N, Riley MF (1982) Echocardiographic manifestations of carcinoid heart disease. JCU 10:233–237
Courville C, Mason VR (1938) The heart in acromegaly. Arch Intern Med 61:704
Cutler DJ, Isner JM, Bracey AW, Hufnagel CA, Conrad PW, Roberts WC, Kerwin DM, Weintraub AM (1980) Hemochromatosis heart disease: An unemphasized cause of potentially reversible restrictive cardiomyopathy. Am J Med 69:923–928
Davidson NM, Parry EHO (1978) Peri-partum cardiac failure. Q J Med 47:431
Davidson NM, Parry EHO (1979) The etiology of peripartum cardiac failure. Am Heart J 97:535
Davies MK, Lowry PJ, Littler WA (1984) Cross sectional echocardiographic feature in carcinoid heart disease. A mechanism for tricuspid regurgitation in this syndrome. Br Heart J 51:355–357

D'Elia JA, Weinrauch LA, Healy RW, Libertino Ta, Bradley RF, Leland OS (1979) Myocardial dysfunction without coronary artery disease in diabetic renal failure. Am J Cardiol 43:193

Demakis JG, Rahimtoola SH (1971) Peripartum cardiomyopathy. Circulation 44:964

Demakis JG, Rahimtoola SH, Sutton GC, Meadowas R, Szanto PB, Tobin JR, Gunnar RM (1971) Natural course of peripartum cariomyopathy. Circulation 44:1053

Doherty JE, Perkins WH (1966) Digoxin metabolism in hypo- and hyperthyroidism. Studies with tritiated digoxin in thyroid disease. Ann Intern Med 64:489

Easley RM, Schreiner BF, Yu PN (1972) Reversible cardiomyopathy associated with hemochromatosis. N Engl J Med 287:866–867

Evans HM, Briggs JH, Dixon JS (1966) The physiology and chemistry of growth hormone. In: Harris GW, Donovan BT (eds) The pituitary gland. Eyre and Spottisbod, London, p 439

Falk RH, Lee VW, Rubinow A, Hood Jr. WB, Cohen AS (1983) Sensitivity of technetium-99m-pyrophosphate scintigraphy in diagnosing cardiac amyloidosis. Am J Cardiol 51:826–830

Farber PA, Glasgow LA (1970) Viral myocarditis during pregnancy: encephalomyocarditis virus infection in mice. Am Heart J 80:96

Finch SC, Finch CA (1955) Idiopathic hemochromatosis in iron storage disease. Medicine 34:381–430

Fitchett DH, Coltart DJ, Littler WA, Leyland MJ, Traeman T, Gozzart DI, Peters, TJ (1980) Cardiac involvement in secondary haemochromatosis: A catheter biopsy study and analysis of myocardium. Cardiovasc Res 14:719–724

Fleckenstein A (1983) Calcium antagonism in heart and smooth muscle. Wiley & Sons, New York, pp 109–165

Garcia R, Saeed SM (1968) Amyloidosis. Cardiovascular manifestation in five illustrative cases. Arch Intern Med 121:259–266

Giles TD, Leon-Galinde J, Burch GE (1978) Echocardiographic findings in amyloid cardiomyopathy. South Med J 71:1393–1396

Girmann G, Scheurlen PG (1981) Die senile Amyloidose. (Senile Amyloidosis). Dtsch Med Wochenschr 106:1683–1685

Gordon DA, Hill FM, Ezrin C (1962) Acromegaly: A review of 100 cases. Can Med Assoc J 87:1106

Gouley BA, McMillan TM, Bellet S (1937) Idiopathic myocardial degeneration associated with pregnancy and especially the puerperium. Am J Med Sci 194:185

Gray LW, Duca PR, Chung EK (1978) Sick sinus syndrome due to cardiac amyloidosis. Cardiology 63:212–219

Grossman W, Robin NI, Johnson LW, Brooks H, Selenkow HA, Dexter L (1971) Effects of beta blockade on the peripheral manifestations of thyrotoxicosis. Ann Intern Med 74:875

Gunnar RM, Dillon RF, Wallyn RJ (1955) The physiological and clinical similarity between primary amyloid of the heart and constrictive pericarditis. Circulation 12:827–832

Gutierrez FR, McKnight RC, Jaffe AS, Ludbrook PA, Biello D, Weldon CS (1982) Double porcine valve replacement in carcinoid heart disease. Chest 81:101–103

Haft J (1974) Cardiovascular injury induced by sympathetic catecholamins. Prog Cardiovasc Dis 17:73

Hamby RI, Zoneraich S, Sherman L (1974) Diabetic cardiomyopathy. JAMA 229:1749

Hamwi GJ, Shillman JG, Tufts KC (1960) Acromegaly. Am J Med 29:690

Happ J, Gerspach A, Maul F-D, Standke R, Böttger B, Klepzig H jr, Reifart N, Althoff P-H, Hör G (1986) Linksventrikuläre Funktion bei Akromegalie. Med Klin 81:789

Hearne MJ, Sherber HS, deLeon AC (1975) Asymmetric septal hypertrophy in acromegaly – an echocardiographic study (abstract). Circulation (Suppl II) 51 and 52:35

Hedner P, Rausing A, Steen K, Torp A (1975) Diagnosis of cardiac amyloidosis by myocardial biopsy. Acta Med Scand 198:5252–528

Hejtmancik MR, Bradfield JY jr, Herrmann GR (1951) Acromegaly and the heart: A clinical and pathological study. Ann Intern Med 34:1445

Heller P, Moneer Y (1973) Clinical problems: The ususal and unusual. In: Abromson H, Bertles JF, Wethers DI (eds) Sickle cell disease: diagnosis, management, education and research. Mosby, St. Louis, p 39

Hendel N, Leckie B, Richards J (1980) Carcinoid heart disease: eight-year survival following tricuspid valve replacement and pulmonary valvotomy. Ann Thorac Surg 30:391–395

Hertzel RM, Wood EH, Burchel HB (1953) Pressure pulses in the right side of the heart in a case of amyloid disease and in a case of idiopathic heart failure simulating constrictive pericarditis. Proc Staff Meet Mayo Clin 28:102–112

Heymsfield St. B, Bethel RA, Ansley JD, Felner DM, Gibbs JM, Nutter D (1978) Cardiac abnormalities in cachectic patients before and during nutritional repletion. Am Heart J 95:584

Higgins WH jr (1949) The heart in sickle cell anemia. South Med J 42:39

Himmelfarb E, Wells S, Rabinowitz JG (1977) The radiologic spectrum of cardiopulmonary amyloidosis. Chest 72:327–332

Hirsch EZ, Sloman JG, Martin FIR (1969) Cardiac function in acromegaly. Am J Med Sci 257:1

Hodkinson HM, Pomerance A (1977) The clinical significance of senile cardiac amyloidosis. A prospective clinicopathological study. Q J Med 46:381–387

Hohnloser SH, Engler H, Kasper W, Meinertz T, Lehmann M, Just H (1988) Katecholamin-induzierte reversible Kardiomyopathie. Intensivmed Notfallmed 25:80

Holt RG, Gross R, Carlsson E (1978) Angiographic features of carcinoid heart disease. Radiology 127:601–605

Honey M, Paneth M (1975) Carcinoid heart disease: Successful tricuspid valve replacement. Thorax 30:464–469

Howard RJ, Drobac M, Rider WD, Keane TJ, Finlayson J, Silver MD, Wigle ED, Rakowski H (1982) Carcinoid heart disease: diagnosis by two-dimensional echocardiography. Circulation 66:1059–1065

Huchard H (1895) Anatomic pathologique, lésions et troubles cardio-vasculaires de l'acromégalie. J Pract 9:249

Hull E, Hafkesbring E (1937) „Toxic" postpartal heart disease. New Orleans Med Surg J 89:550

Ikram H, Lynn KL, Bailey RR, Little PJ (1983). Cardiovascular changes in chronic hemodialysis patients. Kidney Int 24:371

Imperato-McGinley J et al. (1987) Reversibility of catecholamine-induced cardiomyopathy in a child with a pheochromocytoma. N Engl J Med 316:793.

Irey NS, Norris HJ (1973) Intimal vascular lesions associated with female reproductive steroids. Arch Pathol Lab Med 96:227.

Irmer M (1987) Möglichkeiten und Probleme der Therapie mit Sympathikomimetika in der Geburtshilfe In: Just H (Hrsg) Therapie mit Sympathikomimetika. Springer, Berlin Heidelberg New York Tokyo, S 174–201

Jacob R, Just H, Holubarsch Ch (1987) Cardiac energetics. Basic mechanisms and clinical implications. Springer, New York Berlin Heidelberg Tokyo

Janke J, Fleckenstein A, Frey M (1978) Schutzeffekt von Ca-Antagonisten bei der Isoproterenol-induzierten hypertrophischen Cardiomyopathie der Ratte. Verh Dtsch Ges Herz Kreislaufforsch 44:206

Johnson PN, Freedberg AD, Marshall JM (1973) Action of thyroid hormone on the transmembrane potentials from sinoatrial cells and atrial muscle cells in isolated atria of rabbits. Cardiology 58:273

Jonas EA, Aloia JF, Lane FJ (1975) Evidene of subclinical heart muscle dysfunction in acromegaly. Chest 67:190

Just H, Martin K (1980) Herz und Kreislauf. In: Friedberg V, Rathgen GH (Hrsg) Physiologie der Schwangerschaft. Thieme, Stuttgart New York

Just H, Strauer BE (1986) Zentrale Hämodynamik und Herzfunktion, In: Rosenthal J (Hrsg) Arterielle Hypertonie, 3. Aufl. Springer, Berlin Heidelberg New York Tokyo S 365–410

Just H, Nieschlag E, Nicolescu RF, Kröger FJ, Overzier C (1974) Cardiac function in acromegaly. A clinical and hemodynamic study. Acta Cardiol (Brux) XXIX (2):89

Just H, Rowold K, Bonzel T, Wollschläger H (1983) Left ventricular muscle mass and volume in dilative cardiomyopathy – An angiocardiographic study. In: Just H, Schuster HP (eds) Myokarditis – Cardiomyopathie. Springer, Berlin Heidelberg New York Tokyo, pp 175–181

Kannel WB, Hjortland M, Castelli WP (1974) The role of diabetes in congestive heart failure: the Framingham study. Am J Cardiol 34:29

Kay JH (1984) Eleven-year follow-up after tricuspid valve replacement and pulmonic valvulotomy in the carcinoid syndrom (letter). Am J Cardiol 53:651

Keefer CS (1930) The Beri-Beri heart. Arch Intern Med 45:1

Kern MJ, Loreel BH, Grossman W (1982) Cardiac amyloidosis masquerading as constrictive pericarditis. Cathet Cardiovasc Diagn 8:629–635

Kirsner AB, Hess EV, Fowler NO (1973) Immunologic finding in idiopathic cardiomyopathy: a prospective serial study. Am Heart J 86:625

Kline IK (1961) Myocardial alterations associated with pheochromocytoma. Am J Pathol 38:539

Klinefelter HF (1942) Heart in sickle cell anemia. Am J Med Sci 203:34

Kramer W, Thormann J, Kindler M, Mueller K, Wizemann V (1985) Urämische Herzkrankheit. II. Ventrikeldynamik bei terminaler Niereninsuffizienz im Vergleich zur idiopathischen dilativen Kardiomyopathie. Med Welt 36:1317

Kyle RA, Bayrd ED (1975) Amyloidosis: Review of 236 cases. Medicine 54:271–299

Lam JB, Shub C, Sheps SG (1985) Reversible dilatation of hypertrophied left ventricle in pheochromocytoma: Serial two-dimensional echocardiographic observations. Am Heart J 109:613

Leinonen H, Toetterman KJ, Korppi-Tommola T, Korhola O (1984) Negative myocardial technetium-99m pyrophosphate scintigraphy in amyloid heart disease accociated with type AA systemic amyloidosis. Am J Cardiol 53:380–381

Levey GS, Skelton CL, Epstein SE (1969) Decreased myocardial adenyl cyclase activity in hypothyroidism. J Clin Invest 48:2244

Lie JT, Grossman SJ (1980) Pathology of the heart in acromegaly: anatomic finding in 27 autopsied patients. Am Heart J 100:41

Lindsay J jr, Goldberg SD, Roberts WC (1977) Electrocardiogram in neoplastic and hematologic disorders. Cardiovasc Clin 8:225–242

Mardini MK (1982) Echocardiographic findings in pheochromocytoma. Chest 81:394

Margolius HS, Gaffney TE (1965) Effects of injected epinephrine and sympathetic nerve stimulation in hypothyroid and hyperthyroid dogs. J Pharmacol Exp Ther 149:329

Markowitz C, Yater WM (1932) Response of explanted cardiac muscle to thyroxine. Am J Physiol 100:162

Martins JB, Kerber RE, Sherman BM, Marcus ML, Ehrhardt JC (1977) Cardiac size and function in acromegaly. Circulation 56:863

Mather HM, Boyd MJ, Jenkins JS (1979) Heart size and function in acromegaly. Circulation 56:863

May B (1975) Karzinoid: Diagnostik und Therapie. Dtsch Med Wochenschr 100:2163–2165

McGuire MR, Pugh DM, Dunn MI (1978) Carcinoid heart disease. Restrictive cardiomyopathy as a late complication. J Kans Med Soc 79:661–662, 665

Meadows WR (1957) Idiopathic myocardial failure in the last trimester of pregnancy and the puerperium. Circulation 15:903

Meaney E, Shabetai R, Bhargava V, Shearer M, Weidner C, Mangiardi LM, Smalling R, Peterson K (1976) Cardiac amyloidosis, constrictive pericarditis and restrictive cardiomyopathy. Am J Cardiol 38:547–556

Mehnert H, Schöffling K (1982) Diabetologie in Klinik und Praxis. Thieme, Stuttgart

Melvin KR, Richardson PJ, Olsen EGJ, Daly K, Jackson G (1982) Peripartum cardiomyopathy due to myocarditis. N Engl J Med 307:731

Modell B (1979) Advances in the use of iron-chelating agents for the treatment of iron overload. Prog Hematol 11:267–312
Morrow DH, Gaffney TE, Braunwald E (1963) Studies on digitalis. VII. Influence of hyper- and hypothyroidism in the myocardial response to ouabain. J Pharmacol Exp Ther 140:324
Myasnikov AL, Zaitzev VJ (1963) The influence of thyroid hormones on cholesterol metabolism in experimental atherosclerosis in rabbits. J Atheroscl Res 3:295
Nayler WG, Merrillees NCR, Chipperfield D (1971) Influence of hyperthyroidism on the uptake and binding of calcium by cardiac microsomal fractions and on mitochondrial structure. Cardiovasc Res 5:469
Nody AC, Bruno MS, Pasquale NP de, Bienstock Pa (1975) Fulminating idiopathic hemochromatosis presenting as constrictive pericarditis. Ann Intern Med 83:373–374
Olofsson BO, Andersson R, Furberg B (1980) Atrioventricular and intraventricular conduction in familial amyloidosis with polyneuropathy. Acta Med Scand 208:77–80
Oski FA, Marshall BD, Cohen PJ, Sugermann HJ, Miller C-D (1971) Exercise with anemia. The role of left and right shifted Oxygen-Hemoglobin Equilibrium curve. Ann Intern Med 74:44
Pearson HA, Spencer RP, Cornelius EA (1969) Functional asplenia in sickle cell anemia. N Engl J Med 281:923
Philipson KD, Edelman IS (1977) Thyroid hormone control of Na-K-ATPase and K-dependent phosphatase in rat heart. Am J Physiol 232:C196
Pierce JA, Price BO, Joyce JW (1963) Familial occurrence of postpartal heart failure. Arch Intern Med 111:651
Polster J, Klapdor R, Langenstein BA, Hanrath P (1982) Echokardiographischer Nachweis einer Trikuspidalinsuffizienz bei Karzinoidsyndrom - Ein Fallbericht. (Echocardiographic detection of tricuspid insufficiency in carcinoid heart syndrom – case report). Z Kardiol 71:689–690
Pomerance A (1965) Senile cardiac amyloidosis. Br Heart J 27:711–718
Porak JG, Rahmitoola SH, Sutton GC, Meadows R, Szanto PB, Tobin JR, Gunnar RM (1971) Natural course of peripartum cardiomyopathy. Circulation 44:1053
Przybojewski J, Daniels AR, van der Walt JJ (1980) Primary cardiac amyloidosis: A case presentation. S Afr Med J 57:774–780
Quash JA (1974) Peripartum cardiomyopathy: report of 3 cases. J Natl Med Assoc 66:281
Raab W (1953) Hormonal and neurogenic cardiovascular disorders: Endocrine and neuroendocrine factors in pathogenesis and treatment. Williams & Williams, Baltimore
Rambausek M, Ritz E, Mall G, Mehls O, Katus H (1985) Myocardial hypertrophy in rats with renal insufficiency. Kidney Int 28:775
Rambausek M, Mann JFE, Mall G, Kreusser W, Ritz E (1986) Cardiac findings in experimental uremia. Contrib Nephrol 52:125
Regan TJ, Ettinger PO, Khan MI, Jesrani MU, Lyons MM, Oldewurtel HA, Weber M (1974) Altered myocardial function and metabolism in chronic diabetes mellitus without ischemia in dogs. Circ Res 35:222
Regan TJ, Wu CF, Weisse AB, Moschos CB, Haider B, Ahmed SS, Lyons MM (1975) Acute myocardial infarction in toxic cardiomyopathy without coronary obstruction. Circulation 51:453
Regan TJ, Lyons MM, Ahmed SS, Levinson GE, Oldewurtel HA, Ahman MR, Haider B (1977) Evidence for cardiomyopathy in familial diabetes mellitus. J Clin Invest 60:885
Reid CL, Chandraratna PA, Kawanishi DT, Pitha JV, Rahimtoola SH (1984) Echocardiographic features of carcinoid heart disease. Am Heart J 107 (801–803)
Reimann HA, Koncky RF, Eklund CM (1935) Primary amyloidosis limited to tissue of mesodermal origin. Am J Pathol 11:977–988
Report of the WHO/ISFC task force on the definition and classification of cardiomyopathies (1980) Br Heart J 44:672
Ridolfi RL, Bulkley BK, Hutchins GM (1977) The conduction system in cardiac amyloidosis. Clinical and pathologic features of 23 patients. Am J Med 62:677–686
Ritz E (1987) (persönliche Mitteilung)

Roberts WC (1978) Cardiomyopathy and myocarditis: morphologic features. Adv Cardiol 22:184–198
Roberts WC, Sjoerdsma A (1964) The cardiac disease associated with the carcinoid syndrome. Am J Med 36:5–35
Roberts WC, Waller BF (1983) Cardiac amyloidosis causing cardiac dysfunction: analysis of 54 necropsy patients. Am J Cardiol 52:137–146
Rubinow A, Skinner M, Cohen AS (1981) Digoxin sensitivity in amyloid cardiomyopathy. Circulation 63:1285–1288
Rubler S, Fleischer RA (1967) Sickle cell states and cardiomyopathy. Sudden death due to pulmonary thrombosis and infarction. Am J Cardiol 19:867
Rutherford JP, Vatner SF, Braunwald E (1980) Adrenergic control of myocardial contractility in conscious hypertrophied dogs. Am J Physiol 237:590
Sainani GS, Dekate MP, Rao CP (1975) Heart disease caused by Coxsackie virus B infection. Br Heart J 37:819
Sakakibara S, Sekiguchi M, Konno S, Kusumoto M (1970) Idiopathic postpartum cardiomyopathy: report of a case with special reference to its ultrastructural changes in the myocardium as studied by endomyocardial biopsy. Am Heart J 80:385
Sament S (1970) Cardiac disorders in scurvy. N Engl J Med 282:282
Sandler G, Wilson GM (1959) The nature and prognosis of heart disease in thyrotoxicosis. A review of 150 patients treated with 131J. Q J Med 28:347
Schiff S, Bateman T, Moffatt R, Davidson R, Berman D (1982) Diagnostic considerations in cardiomyopathy: unique scintigraphic pattern of diffuse biventricular technetium-99m-pyrophosphate uptake in amyloid heart disease. Am Heart J 103:562–563
Schneider HM, Thoenes W (1982) Neue Aspekte der Amyloidose. (New aspects of amyloidosis.) Klin Wochenschr 60:583–592
Schroeder JS, Billingham, ME, Rider AK (1975) Cardiac Amyloidosis. Diagnosis by transvenous endomyocardial biopsy. Am J Med 59:269–273
Sedlis SP, Saffitz JE, Schwob VS, Jaffe AS (1984) Cardiac amyloidosis simulating hypertrophic cardiomyopathy. Am J Cardiol 53:969–970
Seftel H, Susser M (1961) Maternity and myocardial failure in African women. Br Heart J 23:43
Selye H (1947) Textbook of Endocrinology. Acta Endocrinol (Montreal)
Seneviradne BIB (1977) Diabetic cardiomyopathy: The preclinical phase. Br Med J 1:1444
Serfas D, Shoback DM, Lorell BH (1983) Phechromocytoma and hypertrophic cardiomyopathy: Apparent suppression of symptoms and noradrenaline secretion by calcium-channel blockade. Lancet I:711
Serjeant GR (1974) The clinical features of sickle cell disease. Clinical Studies, vol 4. North-Holland, Amsterdam
Shabetai R, Fowler NO, Fenton JC (1965) Restrictive cardiac disease. Pericarditis and myocardiopathies. Am Heart J 69:271–280
Shafar J (1967) Rapid reversion of electrocardiographic abnormalities after treatment in two cases of scurvy. Lancet II:176
Shapiro S, Steier M, Dimich I (1975) Congestive heart failure in neonatal thyrotoxicosis. A curable cause of heart failure in the newborn. Clin Pediatr (Phila) 14:1155
Short EM, Winkel RA, Billingham ME (1981) Myocardial involvement in idiopathic hemochromatosis. Morphologic and clinical inprovement following venesection. Am J Med 70:1275–1279
Sims BA (1972) Conducting tissue of the heart in kwashiorkor. Br Heart J 34:828.
Siqueira-Filho AG, Cunha CL, Tajik AJ, Seward JB, Schattenberg TT, Guiliani ER (1981) M-mode and two dimensional echocardiographic feature in cardiac amyloidosis. Circulation 63:188–196
Smith RR, Hutchins GM (1979) Ischemic Heart disease secondary to Amyloidosis of intramyocardial arteries. Am J Cardiol 44:413–417
Sobol SM, Brown JM, Bunker SR, Patel J, Lull RJ (1982) Noninvasive diagnosis of cardiac amyloidosis by technetium-99m-pyrophosphate myocardial scintigraphy. Am Heart J 103:563–566

Steinberg AD (1968) Myxedema and coronary artery disease – a comparative autopsy study. Ann Intern Med 68:338
Stewart JH, Evans WF (1942) Peripheral blood flow in myxedema. Arch Intern Med 69:808
St John-Sutton MG, Reichek N, Kastor JA, Giuliani ER (1982) Computerized M-mode echocardiographic analyses of left ventricular dysfunction in cardiac amyloid. Circulation 66:790–799
Strickmann NE, Rossi PA, Massumkhani GA, Hall RJ (1982) Carcinoid heart disease: a clinical pathological and therapeutic update. Curr Probl Cardiol 6:1–42
Suko J (1973) The calcium pump of cardiac sarcoplasmic reticulum. Functional alterations at different levels of thyroid state in rabbits. J Physiol (Lond) 228:563
Surawicz B, Mangiardi ML (1977) Electrocardiogram in endocrine and metabolic disorders. Cardiovasc Clin 8:243–266
Swanepoel A, Smythe PM, Campbell JAH (1964) The heart in kwashiorkor. Am Heart J 67:1
Swanton RH, Brooksby IA, Davies MJ, Coltart DJ, Jenkins BS, Webb-Peploe MM (1977) Systolic and diastolic ventricular function in cardiac amyloidosis. Studies in six cases diagnosed with endomyocardial biopsy. Am J Cardiol 39:658–664
Symoons C (1972) Thyroid heart disease. Br Heart J 41:257
Talwalker, PG, Narulla DV, Mistry CJ, Wagholikar UL (1978) Peripartum cardiomyopathy – a clinico-pathological study. J Assoc Physicians India 26:793
Tyberg I, Goodyer AV, Hurst VW, Alexander J, Langou RA (1981) Left ventricular filling in differentiating restrictive amyloid cardiomyopathy and constrictive pericarditis. Am J Cardiol 47:791–796
Vanhaelst L, Neve P, Chailly P, Bastenie PA (1967) Coronary artery disease in hypothyroidism. Lancet II:800
Van Vliet PD, Burchell HB, Titus JL (1966) Focal myocarditis associated with pheochromocytoma. N Engl J Med 274:1102
Vigorita VJ, Hutchins GM (1979) Cardiac conduction system in hemochromatosis: clinical and pathologic feature of six patients. Am J Cardiol 44:418–423
Waller BF, Roberts WS (1983) Cardiovascular disease in the very elderly. Analysis of 40 necropsy patients aged 90 years or over. Am J Cardiol 51:403–421
Walsh JS, Burch GE, Black WC, Ferrans VJ, Hibbs RG (1965) Idiopathic myocardiopathy of the puerperium (postpartal heart disease). Circulation 32:19
Wassermann AJ, Richardson DW, Baird CL, Wyso EM (1962) Cardiac hemochromatosis simulating constrictive pericarditis. Am J Med 32:316–323
Weinsier RL, Fuchs RJ, Kay TD, Triebwasser JH, Lancaster MC (1976) Body fat: its relationship to coronary heart disease, blood pressure, lipids and other risk factors in a male population. Am J Med 72:815
Wenckebach KF (1934) Das Beriberi-Herz. Springer, Berlin
Wizenberg TA, Muz J, Sohn YH, Samlowski W, Weissler AM (1982) Value of positive myocardial technetium-99 m-pyrophosphate scintigraphy in the noninvasive diagnosis of cardiac amyloidosis. Am Heart J 103:468–473
Wolfe RR, Way GL (1977) Cardiomyopathies in infants of diabetic mothers. Johns Hopkins Med J 140:177
Woolford RM (1952) Postpartum myocardosis. Ohio State Med J 48:924
Wright AD, Hill DM, Lowy C, Fraser TR (1970) Mortality in acromegaly. Q J Med 39:1
Wu CF, Haider B, Ahmed SS, Oldewurtel HA, Lyons MM, Regan TJ (1977) The effects of tolbutamide on the myocardium in experimental diabetes. Circulation 55:200
Zoneraich S (1978) Diabetes and the heart. Thomas, Springfield, IL, p 303

V. Toxische Myokardschädigung

T. MEINERTZ und H. SCHOLZ

A. Einleitung

In diesem Kapitel sollen die toxischen Effekte von Pharmaka und anderen Substanzgruppen, die eine gewisse Selektivität für das Herz- und Kreislaufsystem besitzen, dargestellt werden. Per definitionem handelt es sich bei diesen um unerwünschte, mehr oder minder schwerwiegende Wirkungen, die zu einer reversiblen Funktionsstörung und/oder zu einer dauerhaften Schädigung führen können. Die Beziehung zwischen Agens und toxischer Wirkung läßt sich formal in der Regel als Dosis-Wirkungs-Beziehung beschreiben. Häufig besteht jedoch eine Intermediärzone mit einer beim Einzelnen möglichen, aber nicht im Einzelfall voraussagbaren toxischen Antwort. Mögliche Angriffspunkte kardiotoxisch wirksamer Substanzen sind alle Strukturen des kardiovaskulären Systems, beginnend bei übergeordneten Regulationszentren und dem vegetativen Nervensystem bis zur Gefäßmuskulatur, Reizleitungssystem und Myokard. Nachfolgend sollen vorwiegend die toxischen Effekte auf die beiden letztgenannten Strukturen besprochen werden. Die toxischen Effekte selbst lassen sich sowohl funktionell als auch anatomisch beschreiben.

I. Mechanismus der Kardiotoxizität

Der Mechanismus der Kardiotoxizität auf zellulärer Ebene ist für das Verständnis der kardiotoxischen Wirkungen von besonderer Relevanz: Die toxische Substanz führt zu einer zunächst reparablen Zellschädigung in Abhängigkeit von Art, Dosis und Dauer, nachfolgend zu einer bleibenden Zellschädigung ohne Zelluntergang und schließlich zum Zelltod. Der Zelltod selbst kommt nach heute gültigen Vorstellungen durch Aktivierung eines spezifischen letalen Mechanismus zustande. Hiernach soll das letztlich zum Zelltod führende Ereignis in einem Einstrom von Kalzium-Ionen mit daraus resultierender intrazellulärer Überladung der Zelle mit Kalzium-Ionen bestehen (FARBER 1980; SCHANNE et al. 1979; FLECKENSTEIN 1983). Es ist verständlich, daß Herzmuskelzellen einem derartigen toxischen Mechanismus gegenüber besonders anfällig sind. Diese sog. „Calcium-overload"-Theorie besagt, daß es im Rahmen der toxischen Schädigung zu einer Erhöhung des intrazellulären ionisierten Kalziums kommt. Dieses gelangt aus dem Extrazellulärraum in die Zelle, wird aus intrazellulären Strukturen freigesetzt oder nicht ausreichend in intrazelluläre Strukturen, wie z. B. Mitochondrien oder sarkoplasmatisches Retikulum wieder aufgenommen. Hierdurch kommt es zu einer anhaltenden Interaktion zwischen Aktin und Myosin mit einem entsprechenden Verbrauch an ATP und zu einer Kontraktur der Myofibrillen (LOWE et al. 1979). Der Kontraktur folgen eine Zunahme des Zellvolumens und eine Freisetzung intrazellulärer Enzyme (GANOTE u. KALTENBACH 1979). Im Rahmen der Volumenzunahme der Myokardzellen und der myofibrillären Kontraktur wird die Architektur der Myokardzelle und des kontraktilen Apparates zerstört. Gleichzeitig bewirkt die erhöhte intrazelluläre Kalziumkonzentration einen Verlust der elektrischen Kopplung zwischen den einzelnen Herzmuskelzellen (DAHL u. ISENBERG 1980). Anatomisch wird die Schädigung z. B. durch das Auftreten elektronenoptisch sichtbarer Granula von Kalziumphosphat in den Mitochondrien erkennbar. Mit der Zerstörung der intrazellulären Architektur, einschließlich des Verlustes der strukturellen Integrität des Sarkolemms, tritt der irreversible Zelltod ein.

II. Untersuchungsmethoden der kardiovaskulären Toxikologie

Die kardiovaskuläre Toxikologie bedient sich unterschiedlicher Untersuchungsmethoden: Einzelbeobachtungen am Menschen, systematische Studien am Menschen, epidemiologische Untersuchungen, tierexperimentelle Untersuchungen an verschiedenen Spezies in Form von Ganztierversuchen, Versuche an isolierten Organen (z. B. Herz oder Papillarmuskel), Untersuchungen an Zellkulturen sowie an subzellulären Strukturen.

Im folgenden werden schwerpunktmäßig die am Menschen erhobenen Befunde dargestellt. Tierexperimentelle Daten werden herangezogen, wo dies für das Verständnis des Wirkungsmechanismus einer Substanzgruppe von Bedeutung ist und derartige Befunde paradigmatischen Charakter auch für andere Substanzgruppen haben.

B. Pharmaka ohne therapeutischen kardiovaskulären Angriffspunkt

I. Adrenerge Bronchodilatatoren

1. Häufigkeit und klinische Bedeutung

Überdosierungen von Katecholaminen und adrenerger Bronchodilatatoren führen zu tachykarden Rhythmusstörungen, klinischen und elektrokardiographischen Zeichen der myokardialen Ischämie und können insbesondere bei Patienten mit koronarer Herzerkrankung Myokardnekrosen hervorrufen (WINSOR u. WRIGHT 1975; PISCATELLI u. FOX 1968). Nach Einführung Isoprenalin-haltiger Aerosole kam es zu einer Reihe von Todesfällen bei jungen Asthmatikern (DOLL 1971). Diese Todesfälle sind mit großer Wahrscheinlichkeit auf die direkten kardiotoxischen Effekte dieser Substanz zurückzuführen, die unter entsprechenden Bedingungen (z. B. Hypoxie und Azidose) z. T. überdosiert war (GRESHMAN u. CALDER 1968).

Auch andere Katecholamine können derartige Myokardnekrosen hervorrufen: Endogene Katecholamine beim Phäochromozytom, Bronchodilatatoren mit überwiegender Affinität gegenüber den β-2-Adrenozeptoren, Katecholamine zur Behandlung des Schocks und von Arzneimittelabhängigen eingenommene Katecholamine (KLINE 1961; RAJS u. FALCONER 1979; THIENE et al. 1975; VAN VLIET et al. 1966; WINSOR u. WRIGHT 1975). Hohe Dosen von Terbutalin steigern Herzfrequenz und systolischen Blutdruck und können zu pektanginösen Symptomen führen (TYE et al. 1980). Die hämodynamischen Wirkungen von Salbutamol auf Mutter und Kind scheinen noch ausgeprägter als die von Terbutalin zu sein (RYDEN 1977). Fenoterol, ein weiterer β-2-Adrenozeptor-Agonist mit tokolytischen Eigenschaften, soll kardiotoxische Wirkungen auf das Neugeborene haben. Diese Wirkungen äußern sich in Zyanose, kongestiver Herzinsuffizienz und Arrhythmien. Fenoterol kann ebenso bei Müttern mit präexistenten Herzerkrankungen Arrhythmien hervorrufen (ESKES et al. 1980). Nach klinischen Beobachtungen soll die gleichzeitige Verabreichung von Glukokortikoiden die kardiotoxischen Effekte der β-2-Adrenozeptor-Agonisten steigern (ESKES et al. 1980; CURTIUS et al. 1980). Auch die zur Bronchodilatation verwandten Aerosole mit Isoprenalin oder anderen β-2-Adrenozeptoren stimulierenden Substanzen sind für die „Sensibilisierung" des Herzens gegenüber Katecholaminen verantwortlich gemacht worden (CHIOU 1974; FLOWERS u. HORAN 1972; TAYLOR u. HARRIS 1970). Ein solcher Effekt fehlt jedoch bei normaler Dosierung der Aerosole (DOLLERY et al. 1974; FABEL et al. 1972; SILVERGLADE 1972, 1975).

Von klinischer Bedeutung ist dagegen der kardiotoxische Effekt von β-2-Sympathomimetika in Kombination mit Theophyllin. Durch Kombination beider Substanzgruppen nimmt die Häufigkeit von Rhythmusstörungen (Palpitationen) zu (WOLFE et al. 1978). Ein Fallbericht weist auf die kombinierte Kardiotoxizität von Terbutalin und Aminophyllin hin (SZCZEKLIK et al. 1977).

2. Tierexperimentelle Befunde

Die kardiotoxischen Wirkungen von Isoprenalin konnten unter verschiedenen tierexperimentellen Bedingungen nachgewiesen werden. Nach den klassischen Befunden von RONA et al. (1959, 1963) induziert Isoprenalin bei der Ratte eine infarktähnliche Nekrose. Isoprenalin ist diesbezüglich effektiver als Adrenalin, Noradrenalin und Ephedrin (CHAPPEL et al. 1959). Diese Nekrosen haben keinen direkten anatomischen Bezug zu den versorgenden Koronargefäßen und können daher aus heutiger Sicht nicht als ischämiebedingte Infarkte angesehen werden. Die Nekrosen selbst – zumeist subendokardial gelegen – sind von einer entzündlichen Reaktion umgeben. Das Bild dieser Entzündung wird – ebenfalls im Gegensatz zur entzündlichen Reaktion bei Myokardinfarkten – nicht von Granulozyten, sondern von Makrophagen bestimmt. Die früheste morphologische Manifestation der Isoprenalin-induzierten Myokardnekrose ist – ebenfalls im Gegensatz zum Myokardinfarkt – eine Hyperkontraktion bzw. eine fehlende Relaxation der Myofibrillen. Die frühesten morphologischen Veränderungen treten bei der entsprechenden Dosis bereits etwa zwei Minuten nach intraperitonealer Gabe von Isoprenalin auf und bestehen außer in der Hyperkontraktion in einer Schwellung der Mitochondrien, beides vorwiegend in den apikal gelegenen subendokardialen

Bezirken des linken Ventrikels (BLOOM u. CANCILLA 1969). Im Laufe der nachfolgenden Stunden kommt es zu einer Kalziumablagerung in den Mitochondrien und zu der oben genannten entzündlichen Reaktion (BALAZS u. BLOOM 1982). Ähnliche Veränderungen an den Myokardzellen werden auch nach Verabreichung toxischer Dosen von Salbutamol und Terbutalin beobachtet.

Bemerkenswert ist, daß es bei wiederholter Gabe von Isoprenalin zu einer gewissen Resistenz des Myokards gegenüber diesen kardiotoxischen Wirkungen kommt (BALAZS u. BLOOM 1982). Nach Befunden an Ratten, in denen mit radioaktiv markiertem Kalzium die Kalziumaufnahme in das Myokard bestimmt wurde, scheint dieser adaptive Prozeß weder auf Rezeptorebene noch am Enzymsystem der Adenylatzyklase vonstatten zu gehen (ARNDTS 1975).

3. Mechanismus

Die kardiotoxischen Wirkungen der Katecholamine beruhen auf den bekannten – lediglich pathologisch gesteigerten – physiologischen Effekten dieser Substanzen auf den Herzmuskel. Die subendokardiale Lokalisation der Nekrosen weist darauf hin, daß es unter Katecholaminen zu einer „relativen Hypoxie" in diesem Gebiet kommt, welches besonders hypoxiegefährdet ist. Verminderungen des Flusses in der koronaren Mikrozirkulation scheinen dabei lediglich als Sekundärphänomene aufzutreten und eine schon vorhandene direkte Myokardschädigung zu verstärken (BALAZS u. BLOOM 1982). Durch Dibutyryl-zyklisches AMP lassen sich experimentell ähnliche kardiotoxische Veränderungen hervorrufen wie durch Katecholamine (LEE u. DOWNING 1980; MARTORANA 1971). β-Blocker haben einen protektiven Effekt gegenüber den katecholamininduzierten Myokardnekrosen (DORIGOTTI et al. 1969). Beide Befunde weisen darauf hin, daß es sich bei den katecholamininduzierten Myokardnekrosen tatsächlich um eine pathologisch gesteigerte physiologische Reaktion handelt.

Die zentrale Bedeutung von Kalzium-Ionen für das Zustandekommen dieser kardiotoxischen Effekte ist wiederholt und eingehend dargestellt worden (ANDERSSON 1978; DUNCAN 1978; FLECKENSTEIN 1971, 1977; HIGUCHI u. TAKENAKA 1978; LANDMARK u. REFSUM 1978; WEISS 1978). Nach allgemein akzeptierter Vorstellung bewirkt der exzessive Anstieg der intrazellulären Kalzium-Ionen-Konzentration über einen Verbrauch von ATP letztlich den Zelltod (D'AGOSTINO 1964; FLECKENSTEIN 1971; WROGMANN u. PENA 1976). Umstritten ist, ob der durch toxische Dosen von Katecholaminen induzierte Kalzium-Einstrom ausschließlich über die physiologischen Kalzium-„Kanäle" oder zusätzlich über toxisch geschädigte Plasmamembranen (unphysiologisch) zustandekommt (BOUTET et al. 1976). Isoprenalin stimuliert sarkolemmale Phospholipasen und Phosphoproteinlipasen und könnte so durch Schädigung der Plasmamembran ebenfalls einen toxischen Kalzium-Einstrom hervorrufen (FRANSON et al. 1978)

II. Analgetika, Antipyretika, Antirheumatika

Acetylsalicylsäure, Phenylbutazon, Indometacin und andere nichtsteroidale Antirheumatika sind praktisch frei von direkten kardiotoxischen Wirkungen. Lediglich die durch diese Substanzen verursachte Flüssigkeitsretention kann sich bei Patienten mit hydropischer Herzinsuffizienz ungünstig auswirken.

III. Anthrazykline und andere Zytostatika

Die Kardiotoxizität von Anthrazyklinen ist seit langem bekannt und sowohl tierexperimentell, als auch beim Menschen eingehend untersucht (FERRANS 1978; GHIONE 1978; HENDERSON u. FRIE 1980; LENAZ u. PAGE 1976; UGORETZ 1976; BRISTOW 1980; BRISTOW et al. 1981; WIERZBA et al. 1983). Diese Herzschädigung stellt infolge ihrer Häufigkeit und ihres Schweregrades auch heute noch ein klinisch bedeutsames Problem dar. Sie nimmt aber auch insofern unter den pharmakainduzierten Herzschädigungen eine Sonderstellung ein, als es sich um ein einmaliges experimentelles Modell einer medikamenteninduzierten Herzschädigung handelt. In exemplarischer Weise werden durch diese Substanzgruppe beim Menschen und zahlreichen Tierspezies funktionell und anatomisch faßbare, dosisabhängige Myokardveränderungen hervorgerufen. Zahlreiche der an diesem Modell gewonnenen Informationen sind auf andere myokardiale Erkrankungen übertragbar.

Beim Menschen muß der kardiotoxische Effekt dieser Substanzgruppe, wie auch der anderer Zytostatika, immer im Zusammenhang mit der klinischen Gesamtsituation gesehen und beurteilt werden: Vorbestehende Herzerkrankung, Mitbefall von Herz und Perikard durch eine Tumorerkrankung, bakterielle oder nicht-bakterielle Endokarditis während oder nach zytostatischer Therapie, zusätzliche Strahlenschädigung von Herz und Mediastinum. Diese Begleitumstände wirken modifizierend und meist fördernd auf die Kardiotoxizität der Anthrazykline ein. Deutlich geringer ausgeprägt, seltener und entsprechend klinisch weniger bedeutsam ist dagegen der kardiotoxische Effekt anderer Zytostatika.

1. Adriamycin

a) Frühe (akute und subakute) Toxizität

In Tierexperimenten und beim Menschen werden unmittelbar nach der Gabe von Adriamycin kardiotoxische Effekte beobachtet (BRISTOW et al. 1978a, b). Sie äußern sich in Oberflächen-EKG-Veränderungen, Beeinträchtigung der Kontraktionskraft und Zunahme des Koronargefäßwiderstandes. Subakut kann es zu einer passageren linksventrikulären Funktionsstörung und zu einem Perikarditis-Myokarditis-ähnlichen Syndrom kommen (BRISTOW et al. 1978a, b). Die akuten elektrokardiographischen Veränderungen sind weder dosisabhängig noch spezifisch. Sie bestehen in uncharakteristischen Veränderungen der ST-T-Segmente im Oberflächen-EKG, Sinustachykardie, supraventrikulären Extrasystolen, ventrikulären Extrasystolen und einer Abnahme der QRS-Amplitude. Sie treten während oder nach der Injektion der Substanz auf und bilden sich innerhalb weniger Tage bis Wochen zurück. Die Angaben zur Häufigkeit sind unterschiedlich (Inzidenz 0–41%).

Neben elektrokardiographischen finden sich auch pathologisch-anatomische sowie funktionelle Veränderungen nach akuter Adriamycingabe. Es wurden histologische Myokardveränderungen ähnlich denen unter chronischer Therapie, sowie entsprechende Veränderungen der systolischen Zeitintervalle als Ausdruck der passageren Beeinträchtigung der Kontraktionskraft beschrieben (UNVERFERTH et al. 1981).

b) Späte (chronische) Toxizität

Die späte (chronische) Kardiotoxizität von Adriamycin figuriert klinisch unter dem Bild einer irreversiblen kongestiven (dilatativen) Kardiomyopathie mit unterschiedlich ausgeprägter Herzinsuffizienzsymptomatik. Diese Symptomatik unterscheidet sich klinisch nicht von der einer kongestiven Herzinsuffizienz anderer Genese. Einigkeit besteht darüber, daß die Inzidenz dieser Kardiomyopathie von der kumulativen Gesamtdosis von Adriamycin abhängig ist. Bei einer Gesamtdosis bis zu 400 mg/m^2 Körperoberfläche liegt die Häufigkeit z. B. bei 2%, bei einer Dosis von mehr als 700 mg/m^2 dagegen bei 20–55%. Andere Einflüsse wirken manifestationsfördernd: höheres Lebensalter, vorbestehende Herzerkrankung, zusätzliche Strahlentherapie des Mediastinums, Verabreichung weiterer Zytostatika, Applikations- und Dosierungsschemata. Zwischen den klinischen Zeichen der Kardiomyopathie und dem Ausmaß der histologischen Veränderungen konnte zwar nicht in allen, aber in der überwiegenden Zahl der Studien ein statistisch faßbarer positiver Zusammenhang nachgewiesen werden (BRISTOW et al. 1981). Mit der Echokardiographie lassen sich die Frühstadien einer Adriamycin-induzierten Kardiomyopathie erfassen. Wird beim Auftreten solcher Veränderungen die Adriamycin-Therapie beendet, läßt sich das Risiko der tödlichen Adriamycin-Kardiomyopathie vermindern. Auch zahlreiche andere Methoden werden zur Früherfassung einer Adriamycin-induzierten Kardiomyopathie angewandt, wie z. B. serielle Registrierungen des Oberflächen-EKGs, Bestimmungen der systolischen Zeitintervalle, Radionuklidangiographie und endomyokardiale Biopsie. Zur kardialen Überwachung der mit Adriamycin behandelten Patienten wurden von BRISTOW (1980) folgende Richtlinien vorgeschlagen: Bei Abwesenheit der o. g. „Risikofaktoren" wird die kumulative Gesamtdosis auf 450 mg/m^2 bis maximal 550 mg/m^2 Körperoberfläche festgelegt. Bei Anwendung höherer Adriamycin-Dosierungen oder bei „Risikopatienten" soll eine spezielle kardiologische Überwachung erfolgen. Die hierzu geeigneten Verfahren sind die Radionuklidangiographie sowie die Echokardiographie. Weniger geeignet ist die Bestimmung der systolischen Zeitintervalle. Im Einzelfall können diese Verfahren durch eine rechtsventrikuläre endomyokardiale Biopsie ergänzt werden (MORGAN et al. 1981; GOTTDIENER et al. 1981; BRISTOW 1980; ISNER et al. 1983).

c) Mechanismus und pathologisch-anatomisches Substrat

Der genaue Entstehungsmechanismus der Adriamycin-Kardiomyopathie ist nicht bekannt. Unter anderem werden folgende Angriffspunkte von Adriamycin am Herzmuskel diskutiert: Bindung an DNA und Proteine von Zellkernen und Mitochondrien, Inhibition Koenzym-Q-abhängiger Reaktionen, Lipidperoxidation durch Bildung freier Radikale, Hemmung der Natrium-Kalium-abhängigen ATPase, Chelatbildung mit divalenten Kationen, Änderungen des Kalziumtransportes und intrazellulärer Ionengradienten sowie Freisetzung von Histamin und

Katecholaminen (SINHA 1982). Unter den genannten scheinen drei Basismechanismen für die kardiotoxischen Adriamycin-Wirkungen besonders wichtig zu sein: Bindung von Adriamycin an Membranen und Störung der Membranfunktion, wie z. B. Ionentransport, direkte Reaktion entstehender freier Radikale mit Zellstrukturen und Lipidperoxidation von Membranstrukturen.

Nach Befunden zahlreicher Arbeitsgruppen (BUJA et al. 1973; BILLINGHAM et al. 1977, 1978; BRISTOW et al. 1978 a, b) finden sich bei der Adriamycin-Kardiomyopathie u. a. folgende pathologisch-anatomische Veränderungen: Partielle oder komplette Zerstörung von Myofibrillen, Myozyten, Zellkernen, Membranen des T-Tubulus-Systems, des sarkoplasmatischen Retikulums und der Mitochondrien; ähnliche histologische Veränderungen wurden auch in endomyokardialen Biopsien aus dem rechten Ventrikel nachgewiesen. Nach diesen Autoren soll eine direkte Dosis-Wirkungs-Beziehung zwischen der Dosis einerseits und dem Ausmaß der funktionellen und anatomischen Schädigung andererseits beim Einzelpatienten bestehen.

2. Daunorubicin

Daunorubicin, chemisch dem Adriamycin nahe verwandt, wirkt ebenfalls kardiotoxisch. Die Kardiotoxizität dieser Substanz ist bezüglich klinischem Erscheinungsbild, Häufigkeit, Dosisbereich, Mechanismus der Entstehung und pathologisch-anatomischen Veränderungen der von Adriamycin ähnlich. Die Inzidenz einer kongestiven Herzinsuffizienz soll bei einer kumulativen Gesamtdosis von 550 mg/m^2 Körperoberfläche bei 4% und bei einer kumulativen Gesamtdosis von 1.050 mg/m^2 Körperoberfläche bei 14% der behandelten Patienten liegen (VON HOFF et al. 1982). Die Inzidenz einer Daunorubicin-induzierten Herzinsuffizienz scheint bei Kindern größer als bei Erwachsenen zu sein. In einer Studie an einem pädiatrischen Krankengut wird angegeben, daß 9,9% von 172 mit Daunorubicin behandelten Kindern kardiotoxische Symptome aufwiesen. Die Zeit zwischen der ersten verabreichten Dosis von Daunorubicin und der Entwicklung der kongestiven Herzinsuffizienz lag zwischen 14 und 280 Tagen (VON HOFF et al. 1982).

3. 5-Fluorouracil (5-FU)

Kardiotoxische Wirkungen von 5-FU finden sich bei 1,1–4,5% aller behandelten Patienten (SANANI et al. 1981; LABIANCA et al. 1982). Sie äußern sich klinisch in folgenden Zeichen: Angina pectoris, klinische und elektrokardiographische Zeichen der akuten Myokardischämie oder Auftreten eines Myokardinfarktes innerhalb von Stunden nach Verabreichung von 5-FU. Bei Patienten mit vorbestehender kardialer Erkrankung scheint die Kardiotoxizität deutlich häufiger manifest zu werden (LABIANCA et al. 1982).

4. Vindesin

Nach Fallberichten von drei Patienten soll auch Vindesin Angina pectoris-ähnliche Symptome und ischämietypische EKG-Veränderungen hervorrufen können (YANCEY u. TALPAZ 1982).

5. Cyclophosphamid

Cyclophosphamid in üblicher therapeutischer Dosierung besitzt keine spezifisch kardiotoxischen Wirkungen. Hohe Dosen dieser Substanz jedoch, wie sie z. B. bei der Knochenmarkstransplantation angewandt werden, können zu schwerer, therapierefraktärer Herzinsuffizienz führen (GOTTDIENER et al. 1981).

IV. Antibiotika, Fungistatika, Pharmaka gegen Protozoen

Mit Ausnahme der Sulfonamide haben Antibiotika und Fungistatika keine klinisch bedeutsamen kardiovaskulären Nebenwirkungen. Sulfonamide sollen nach älteren Literaturbefunden gelegentlich eine „allergische" Myokarditis hervorrufen. Diese ist Ausdruck einer Mitbeteiligung des Herzens im Rahmen einer generalisierten Überempfindlichkeit gegenüber Sulfonamiden. Diese seltene Nebenwirkung wurde nahezu ausschließlich bei den Sulfonamiden der älteren Generation beobachtet.

1. Chloroquin und Chloroquinderivate

Unter längerdauernder, hochdosierter Therapie mit diesen Substanzen finden sich nicht selten Veränderungen des Oberflächen-EKGs im Sinne von Abflachungen der T-Welle und Verlängerungen der QT-Zeit. Diese Veränderungen sind normalerweise ohne klinische Bedeutung. In Einzelfällen wurden auch Schenkelblockbilder und höhergradige AV-Blockierungen beobachtet. Die potentielle Kardiotoxizität dieser Verbindung wird auch aus den bei Intoxikation beobachtbaren klinischen Folgen deutlich (MICHAEL u. AIWAZZADEH 1970). Hier kann es zu therapeutisch schwer beeinflußbarem Kammerflimmern kommen.

2. Chinin

Aufgrund ihrer engen strukturellen Verwandtschaft zu Chinidin ist es nicht verwunderlich, daß diese Substanz Erregungsbildung und -leitung beeinflußt. Häufigste kardiale Nebenwirkungen sind AV-Überleitungsstörungen. Diese werden bei entsprechender Vorschädigung des Reizleitungssystems auch schon bei therapeutischer Dosierung der Substanz beobachtet. Normalerweise treten sie jedoch erst im Überdosierungs- bzw. im Intoxikationsbereich auf.

Ebenso wie Chinidin kann auch Chinin tachykarde ventrikuläre Arrhythmien auslösen oder verstärken.

3. Emetin

Im Gegensatz zu Chloroquin spielt die Kardiotoxizität von Emetin auch bei therapeutischer Dosierung eine Rolle. So finden sich bei 60–70% der mit Emetin Behandelten Veränderungen des Oberflächen-EKGs wie Zunahme der Amplitude der T-Welle, Verlängerungen des PR-Intervalls sowie Senkungen der ST-

Strecke und Depressionen der T-Welle (MICHAEL u. AIWAZZADEH 1970; CHUNG u. DEAN 1972; TURNER 1963). Diese Veränderungen sind nach Absetzen der Substanz reversibel und haben üblicherweise kein klinisches Korrelat. Bei einigen Patienten kann Emetin – auch in therapeutischer Dosierung – zu Blutdruckabfall, Tachykardie und tachykarden Rhythmusstörungen führen. Hierdurch bedingte Todesfälle wurden nach Überdosierung oder Intoxikation beobachtet.

V. Antidiabetika

Nach den Ergebnissen der „University Group Diabetes Program (UGDP)"-Studie soll die Einstellung eines Diabetes mit den oralen Antidiabetika Tolbutamid und/oder Phenformin das Risiko kardiovaskulärer Komplikationen erhöhen. Wegen der weltweiten Kontroverse, die die UGDP-Studie ausgelöst hat, wurden die biostatistischen Aspekte dieser Untersuchung wiederholt analysiert und kritisch geprüft. Insgesamt kam man zu der Schlußfolgerung, daß die Unzulänglichkeiten der UGDP-Studie auf biostatistischem Gebiet nicht ausreichend seien, um die Ergebnisse völlig zu entkräften. Die Möglichkeit, daß bestimmte Sulfonyl-Harnstoffe die Überlebenszeit von Diabetikern durch Provokation kardiovaskulärer Komplikationen herabsetzen, blieb also bestehen (CHALMERS 1975). Bis heute ist die Diskussion um Ergebnisse, Analysen und Interpretationen der UGDP-Studie nicht abgeschlossen. Nach derzeitiger Ansicht sind die Ergebnisse dieser Studie und deren statistische Auswertung nicht so eindeutig und zweifelsfrei, daß unmittelbare praktisch-klinische Konsequenzen etwa im Sinne eines Verbotes oder einer wesentlichen Einschränkung des Gebrauches von Tolbutamid und Phenformin – gerechtfertigt sind (American Diabetes Association 1979). Auch der wissenschaftliche Beirat der American Medical Association (AMA Insights 1979) schloß sich dieser Schlußfolgerung an und sprach sich gegen eine formale Beschränkung der Anwendung dieser Substanzen aus. Wesentliche grundsätzliche Kritikpunkte an der Datenerfassung und Auswertung der UGDP-Studie finden sich in einem in Science erschienenen Übersichtsartikel (KOLATA 1979a, b). Bestimmte Fragenkomplexe der UGDP-Studie sind bis heute Gegenstand der Diskussion:

1. Haben Sulfonyl-Harnstoffe direkte kardiotoxische Wirkungen? Naturgemäß können die Ergebnisse der UGDP-Studie diese Frage nicht beantworten. Unter bestimmten experimentellen Bedingungen konnten für Sulfonyl-Harnstoffe – in hohen Konzentrationen – direkte kardiovaskuläre Wirkungen nachgewiesen werden. Es ist jedoch zweifelhaft, ob derartige Befunde mit den Ergebnissen der UGDP-Studie sinnvoll in Zusammenhang gebracht werden können.

2. Bessern diese Pharmaka die Grunderkrankung und die Begleiterkrankungen dieser Patienten? Nach den Befunden der UGDP-Studie ist das Gegenteil der Fall. Mit Tolbutamid und Phenformin behandelte Diabetiker haben eine höhere kardiovaskuläre Mortalität als die mit Diät und/oder Insulin behandelten Patienten. Allerdings wurden gerade gegen diese Ergebnisse der UGDP-Studie zahlreiche methodische Einwände erhoben: Die behandelten Patientengruppen waren bezüglich ihres kardiovaskulären Risikoprofils nicht vergleichbar. In der mit Sulfonyl-Harnstoffen behandelten Gruppe befanden sich häufiger Patienten mit

kardiovaskulären Risikofaktoren. Wegen der erhöhten kardiovaskulären Mortalität wurden in der Sulfonyl-Harnstoff-Gruppe öfter Autopsien durchgeführt und damit vermehrt kardiovaskulär-bedingte Todesfälle diagnostiziert. Nach einer erneuten Analyse der Originaldaten sollen die kardiovaskulären Todesfälle überwiegend bei einer Untergruppe schlecht eingestellter Diabetiker aufgetreten sein. Die in der UGDP-Studie mit Antidiabetika behandelten Patienten wurden nicht optimal bezüglich ihres Blutzuckerprofils eingestellt.

3. Schließlich ist offen, ob sich die mit Tolbutamid und Phenformin erhaltenen Ergebnisse auf modernere Sulfonyl-Harnstoffe übertragen lassen. Wie bekannt, liegen die täglichen Dosen von Tolbutamid im Grammbereich, die modernen Antidiabetika dagegen im Milligrammbereich. Somit lassen die Ergebnisse der UGDP-Studie keine Schlußfolgerungen bezüglich moderner Antidiabetika zu.

Es bleibt – am Ende einer langen wissenschaftlichen und wissenschaftspolitischen Diskussion – also nicht nur das umstrittene Ergebnis der UGDP-Studie, sondern auch die Frage nach der Relevanz dieser Ergebnisse für die moderne Diabetestherapie. Für eine direkte kardiotoxische Wirkung moderner oraler Antidiabetika gibt es bis heute keine eindeutigen Hinweise.

VI. Antihypertensiva

1. Hydralazin – Dihydralazin

Wie bekannt, kommt es nach Hydralazin und Dihydralazin zu einer über Barorezeptoren vermittelten Zunahme der Herzfrequenz und des Herzminutenvolumens. Diese hämodynamischen Veränderungen können bei Patienten mit koronarer Herzerkrankung Angina pectoris, andere Zeichen der Ischämie und im Einzelfall auch Myokardinfarkte auslösen. Derartige ischämietypische Veränderungen wurden nach Hydralazin auch ohne begleitende reflektorische Tachykardie oder Blutdruckabfall beobachtet.

2. Prazosin – Terazosin

Nach Verabreichung der ersten Dosis von Prazosin sind – mehrfach und gut dokumentiert – ausgeprägtes Schwindelgefühl, Blutdruckabfall und Synkopen beobachtet worden. Bestimmte Vorbedingungen fördern die Häufigkeit dieser Nebenwirkungen: Höhe der ersten Dosis, Vorbehandlung mit Diuretika, Vorbehandlung mit anderen Antihypertensiva und Orthostase provozierende Körperposition (Packer et al. 1981). Nach Terazosin – einer Substanz mit Prazosin-ähnlicher Struktur und ähnlichen pharmakologischen Wirkungen – ist ebenfalls mit einem „First-dose"-Phänomen zu rechnen. Im Gegensatz zu Hydralazin und Dihydralazin scheinen Prazosin und Terazosin keine ischämietypischen Symptome bei Patienten mit koronarer Herzerkrankung zu provozieren (Packer et al. 1981).

3. Minoxidil

Ähnlich Hydralazin und Dihydralazin führt Minoxidil entsprechend seinem arteriolären Angriffspunkt zu reflektorischer Tachykardie, sowie zu Katecholamin-

und Reninfreisetzung und bei entsprechend disponierten Patienten zu Angina pectoris, ischämietypischen Zeichen und Retention von Natriumchlorid und Wasser. Bei Patienten mit terminaler Niereninsuffizienz soll es unter Minoxidil häufiger zum Auftreten zumeist asymptomatischer und reversibler Perikardergüsse kommen (MARTIN et al. 1980).

4. Diazoxid

Die Bolusinjektion dieser Substanz führt zu einem deutlichen, rasch auftretenden und z. T. lang anhaltenden Abfall des arteriellen Blutdruckes. Hierdurch kann es, ähnlich wie bei den oben genannten Substanzen, zu Reflextachykardie, Angina pectoris und anderen Zeichen der Ischämie kommen.

5. Methyldopa

Innerhalb von drei Wochen nach Einleitung einer Therapie mit Methyldopa kommt es bei etwa 3% aller Behandelten zu Fieber und bei einigen davon zu einer Hypersensitivitätsreaktion mit unterschiedlicher Organlokalisation. Sie manifestiert sich überwiegend an der Leber und an der Haut, in Einzelfällen aber auch am Herzen (BEZAHLER 1982). Auch pathologisch-anatomische Befunde sprechen für die Existenz einer derartigen, allerdings seltenen, allergischen Myokarditis nach Methyldopa (SEEVERENS et al. 1982). In Einzelfällen gelingt es unter klinischen Bedingungen, die reversible Perimyokarditis, z. T. mit begleitendem Perikarderguß, nachzuweisen.

6. Clonidin

Nach intravenöser Gabe kann es, vermutlich über eine Stimulation zentraler α-Rezeptoren, zu einer passageren Erhöhung des Blutdruckes kommen. In Einzelfällen wurden nach Clonidin, insbesondere bei hoher Dosierung, Sinusbradykardien und unterschiedlich ausgeprägte AV-Blockbilder beobachtet (WILLIAM et al. 1977; KIBLER u. SAGES 1977).

7. Angiotensin-Converting-Enzym-Inhibitoren

Captopril und Enalapril können insbesondere bei der erstmaligen Verabreichung in höherer Dosierung zu schwerem Blutdruckabfall und entsprechenden Folgeerscheinungen führen. Dieser Effekt ist dem klinischen Bild nach dem „First-dose"-Phänomen nach Prazosin vergleichbar. Auch bezüglich der Disposition für das Auftreten dieses Effektes gilt das für Prazosin gesagte.

VII. Antikoagulantien

Unter Therapie mit oralen Antikoagulantien vom Cumarintyp kann sich bei Patienten mit kardialen Erkrankungen – wenn auch sehr selten – ein Hämoperikard mit der Gefahr einer nachfolgenden Herztamponade entwickeln. Häufiger sollen Perikardhämatome bei Patienten nach Myokardinfarkt mit begleitender Perikarditis auftreten (LANGE u. AARSETH 1958). Ob auch das nach Myokardinfarkt auftretende Dressler-Syndrom durch orale Antikoagulantien in Häufigkeit und Schweregrad intensiviert wird, ist umstritten; nach Herzoperationen kann sich ein Hämoperikard trotz offen gebliebenen Perikards entwickeln (ERDMANN et al. 1976; HOCHBERG et al. 1978).

VIII. Antikonvulsiva

1. Diphenylhydantoin

Bei intravenöser Verabreichung kommt es nicht selten zu einer vorübergehenden deutlichen Blutdrucksenkung, beim Einzelpatienten selten auch zu Bradykardie, schwerer Hypotension, Rhythmusstörungen und Synkopen.

2. Carbamazepin

Bei Vorschädigung des Erregungsleitungssystems – d.h. zumeist bei älteren Patienten – kann die Substanz auch bei therapeutischer Dosis zu Sinusbradykardien und zur Zunahme vorbestehender Leitungsstörungen führen.

IX. Gastrointestinal wirksame Pharmaka

1. Cimetidin und Ranitidin

Da am Herzen H2-Rezeptoren vorhanden sind, muß potentiell mit kardiovaskulären Nebenwirkungen dieser Substanzen gerechnet werden. Im allgemeinen sind kardiale Nebenwirkungen jedoch ausgesprochen selten und ohne größere klinische Bedeutung, obwohl in klinischen Fallbeschreibungen über Sinusbradykardien sowie sinuatriale oder atrioventrikuläre Blockbilder nach Cimetidin berichtet wurde (HISS et al. 1982; MATTHEWS et al. 1982).

X. Glukokortikoide

Unter Kortison wurden vereinzelt degenerative histologische Myokardveränderungen bzw. auch Anomalien des Oberflächen-EKGs beschrieben (GUPTA 1977; STUART u. MARKS 1977). Diese Veränderungen sollen im wesentlichen durch die mit Fluor substituierten Kortikoide, wie z.B. Triamcinolon, hervorgerufen werden.

XI. Kontrazeptiva

1. Hypertonie

In der Regel kommt es unter oralen Antikonzeptiva – früher oder erst im Laufe einer längerdauernden Einnahme – zu einer Steigerung des Blutdruckes. Dieser

Blutdruckanstieg bleibt unter der Einnahme bestehen und bildet sich sofort oder im Laufe von Monaten nach Therapieende zurück. Blutdruckwerte oberhalb der Norm werden jedoch nur bei etwa 4% der Frauen und schwere Hypertonien nur in seltenen Einzelfällen beobachtet. Prädisponierende Faktoren für die Entwicklung einer durch orale Kontrazeptiva induzierten Hypertonie konnten nicht zweifelsfrei identifiziert werden. Auch der Mechanismus der durch orale Kontrazeptiva ausgelösten Hypertonie ist nicht sicher geklärt. Wahrscheinlich spielen mehrere Faktoren pathogenetisch eine Rolle: unzureichende Anpassung des Organismus an eine gesteigerte Aktivität des Renin-Angiotensin-Aldosteron-Systems; Zunahme des Herzminutenvolumens; Änderungen im Metabolismus der Katecholamine. Für die Pathogenese des Blutdruckanstieges scheint der Östrogenanteil der oralen Kontrazeptiva von besonderer Bedeutung zu sein. Mit steigendem Gestagenanteil nimmt die Häufigkeit der Blutdrucksteigerung eher ab.

2. Thromboembolische Komplikationen

Der Zusammenhang zwischen der Einnahme oraler Kontrazeptiva und thromboembolischen Komplikationen ist immer wieder eingehend untersucht worden und bis heute Gegenstand der Diskussion. Insgesamt hat die Mehrzahl der Befunde der siebziger Jahre gezeigt, daß ein solcher Zusammenhang besteht. Allerdings wurden diese Studien insbesondere in den letzten Jahren unter methodischen Aspekten wiederholt kritisiert (GOLDZIEHER 1981). Immerhin bleibt auch in Anbetracht berechtigter methodenkritischer Auseinandersetzung die Tatsache eines positiven Zusammenhanges zwischen thromboembolischen Komplikationen und der Einnahme oraler Kontrazeptiva unbestritten. Aus diesen Studien geht hervor, daß Frauen unter oralen Kontrazeptiva ein gesteigertes Risiko für tiefe Bein- bzw. Beckenvenenthrombosen, Lungenembolien, Koronarthrombosen (Herzinfarkt), zerebrale Thrombosen (ischämische Hirninsulte) und Thrombosen der Netzhautgefäße haben (INMAN u. VESSEY 1968; VESSEY u. DOLL 1968; SARTWELL et al. 1969; SEIGEL u. MARKUSCH 1969; VESSEY 1981). Die Entstehung thromboembolischer Komplikationen unter oralen Kontrazeptiva wird durch prädisponierende Faktoren begünstigt: Zum einen erhöht die Einnahme oraler Kontrazeptiva mit einem hohen Östrogenanteil von 75 µg täglich das Risiko (INMAN et al. 1970; STOLLEY et al. 1975). Ein weiterer begünstigender Faktor scheint ein höheres Lebensalter zu sein (INMAN u. VESSEY 1968; VESSEY 1981; MANN et al. 1976; BÖTTIGER u. WESTERHOLM 1971). Noch bedeutsamer als thromboembolieförderender Kofaktor ist das Zigarettenrauchen (FREDERIKSEN u. RAVENHOLT 1970). Entsprechend konnten zahlreiche Studien den Nachweis erbringen, daß Rauchen und orale Kontrazeptiva einander potenzierende Risikofaktoren bei der Genese des akuten Myokardinfarktes sind (JAIN 1977; BERAL u. KAY 1977; ARTHES u. MASI 1976; PETITI u. WINGERD 1978).

Der thrombogenen Wirkung der oralen Kontrazeptiva liegen verschiedene Pathomechanismen zugrunde, deren Bedeutung im einzelnen noch nicht endgültig geklärt ist: Erniedrigte Plasmakonzentration von Prostazyklin (YLIKOKKALA et al. 1981), Reduktion von Antithrombin III und beschleunigte Umwandlung von Vorstufen inaktiver Gerinnungsfaktoren, verstärkte Plättchenaggregation,

Zunahme der Fibrinogenkonzentration und Abnahme fibrinolytisch wirksamer Aktivatoren (POLLER 1978; ASTEDT 1971).

3. Östrogene

Da der Östrogenanteil der oralen Kontrazeptiva für deren kardiovaskuläre Komplikationen verantwortlich ist, sollten auch bei alleiniger, entsprechend dosierter Östrogengabe kardiovaskuläre Nebenwirkungen auftreten. Entsprechend fand sich bei längerdauernder Östrogentherapie bei unterschiedlichen Indikationen ebenfalls ein gehäuftes Auftreten thromboembolischer Komplikationen, wie z. B. von Myokardinfarkten (OLIVER u. BOYD 1961; BAILOR u. BYAR 1970; JICK et al. 1978a, b).

XII. Lithiumsalze

Bei therapeutischer Dosierung finden sich im Oberflächen-EKG häufig reversible Veränderungen der T-Welle (Abflachung oder Inversion) oder U-Wellen. Diese Veränderungen sind ohne klinische Relevanz (KIRCHMAIR u. KIRCHMAIR 1982; SCHOU 1984). Veränderungen des QT-Intervalls oder anderer Oberflächen-EKG-Parameter fehlen bei therapeutischen Plasmakonzentrationen (TILKIAN et al. 1980). Bei einzelnen Patienten wurde bei Lithium-Überdosierung oder auch bei normalen Lithium-Plasmakonzentrationen eine Beeinträchtigung der Impulsbildung und -leitung, wie z. B. Manifestation eines Sinusknotensyndroms, beobachtet (WELLENS et al. 1975; WILSON et al. 1976). Außerdem können vorbestehende ventrikuläre Herzrhythmusstörungen durch therapeutische Lithium-Plasmakonzentrationen bei einzelnen Patienten verstärkt werden (TANGEDAHL u. GAU 1972; TILKIAN et al. 1976). Bei Intoxikationen mit Lithiumsalzen wurden bradykarde Rhythmusstörungen, wie z. B. Sinusbradykardie, SA-Block, AV-Block und ein verlängertes QT-Intervall (KLEINERT 1974), aber auch Kammertachykardien beobachtet (WORTHLEY 1974). Insgesamt sind die kardiotoxischen Effekte von Lithium – so die übereinstimmende Beurteilung in neueren Übersichtsartikeln – selten und in der Regel nicht von großer klinischer Relevanz (TILKIAN et al. 1980). Eine vorbestehende Herzerkrankung stellt daher keine Kontraindikation für eine Lithium-Therapie dar.

XIII. Muskelrelaxantien

1. D-Tubocurarin

D-Tubocurarin führt über eine Abnahme des peripheren Gefäßwiderstandes zu einer Senkung des systemischen Blutdruckes. Diese Wirkung kommt durch eine Freisetzung von Histamin zustande.

2. Pancuronium

Unter Pancuronium kann es zu einer Steigerung der Herzfrequenz und des Blutdruckes kommen. In Kombination mit Halothan oder mit trizyklischen Antidepressiva wurden Arrhythmien beobachtet.

3. Vecuronium und Atracurium

Vecuronium und Atracurium scheinen im wesentlichen frei von klinisch relevanten kardiovaskulären Nebenwirkungen zu sein.

4. Gallamin

Gallamin steigert Blutdruck und Herzfrequenz. Ursächlich hierfür sind eine Erhöhung der Plasmakatecholamine, vagolytische Wirksamkeit, β-1-Stimulation sowie Stimulation der ganglionären Übertragung im sympathischen Nervensystem.

5. Suxamethonium

Durch Aktivierung sympathischer Ganglien kann es nach Suxamethonium zum Blutdruckanstieg kommen. Folge des Blutdruckanstieges und der Aktivierung sympathischer Ganglien sind reflektorischer Herzfrequenzabfall sowie das Auftreten supraventrikulärer und ventrikulärer Herzrhythmusstörungen.

XIV. Narkotika

Alle bisher bekannten Narkosemittel besitzen eine „kardiodepressive" Wirkung, die sich sowohl in vitro an isolierten Herzmuskelpräparaten als auch in vivo demonstrieren läßt (KREBS u. KERSTING 1972). Sie manifestiert sich in einer reversiblen Herabsetzung der isometrischen Spannungsentwicklung bzw. der intraventrikulären Druckentwicklung und in einer ausgeprägten Beeinträchtigung der Erschlaffungsgeschwindigkeit des Herzens. Ein solcher Effekt tritt bereits bei Narkotikakonzentrationen auf, die während der Narkose im Toleranzstadium erreicht werden (MEINERTZ u. SCHOLZ 1975a, b, c). Quantitative Vergleiche der kardiodepressiven Wirkung verschiedener Narkotika untereinander ergaben in vitro keine (PRICE u. HELRICH 1955; RUSHMER et al. 1963) oder nur geringe Unterschiede (BROWN u. CROUT 1971), wenn äquinarkotisch wirksame Konzentrationen miteinander verglichen wurden. Hierdurch wird klar, daß die kardiodepressive mit der narkotischen Wirkung positiv korreliert. Die Ursache für die Verminderung der Kontraktilität des Herzens durch Narkotika muß nach tierexperimentellen Untersuchungen in einer Störung des Kalziumhaushaltes der Herzmuskelzelle gesehen werden (KREBS u KERSTING 1972). Störungen hämodynamischer Funktionen, die eine relativ häufige intra- und postnarkotische Komplikation darstellen, können z. T. auf den genannten kardiodepressiven Effekt der Narkotika zurückgeführt werden. Ob neuere Narkotika im Vergleich zu den klassischen Narkotika hämodynamische Vorteile bieten, läßt sich nicht abschließend beurteilen.

1. Stickoxydul

Hohe inspiratorische Stickoxydul-Konzentrationen (mehr als 40 bis 50% Beimischung zur inspiratorischen Sauerstoff-Konzentration) wirken negativ-inotrop.

2. Halothan

Halothan wirkt ebenso wie andere halogenierte Kohlenwasserstoffe hemmend auf die Kontraktionskraft des Herzens. Klinisch bedeutsamer ist jedoch seine insbesondere in Kombination mit Katecholaminen arrhythmogene Wirksamkeit. Halothan sensibilisiert das Herz gegenüber Katecholaminen und leistet so der Entstehung supraventrikulärer und ventrikulärer tachykarder Rhythmusstörungen Vorschub. So kommt es bei Hyperkapnie oder bei zusätzlicher Katecholamingabe während einer Halothan-Narkose zu im Einzelfall lebensbedrohlichen Arrhythmien (MATTIG u. RADAM 1977). Wie in einer kontrollierten Studie gezeigt wurde, treten auch nach kombinierter Gabe von Halothan und Atropin derartige Rhythmusstörungen auf (EIKARD u. SPRENSEN 1976).

3. Enfluran

Ebenso wie Halothan wirkt auch Enfluran negativ-inotrop. Die arrhythmogene Wirkung dieser Substanz scheint bei äquinarkotischer Dosis geringer als die von Halothan zu sein.

4. Isofluran

Auch Isofluran, ein Enantiomer von Enfluran, besitzt direkte kardiotoxische Eigenschaften: Nach einer großen multizentrischen Studie sollen bei etwa 50% der Behandelten Arrhythmien oder Hypotensionen auftreten (REHDER 1982). Anderen Autoren zufolge weist Isofluran dagegen eine weniger ausgeprägte kardiotoxische Wirksamkeit als andere halogenierte Kohlenwasserstoffe auf (LEVY 1982).

XV. Neuroleptika

Chlorpromazin und andere Neuroleptika können eine orthostatische Hypotension hervorrufen. Dieser Effekt ist dosisabhängig und deutlicher bei aliphathischen und Piperidin-analogen als bei Piperazin-substituierten Derivaten. Weniger häufig und ausgeprägt wird eine Hypotension nach Gabe von Butyrophenonen beobachtet. Unter Neuroleptika kann es außerdem zu einem durch den anticholinergen Effekt dieser Substanzgruppe bedingten Anstieg der Herzfrequenz kommen. Unter Therapie mit Neuroleptika finden sich nicht selten Veränderungen des Oberflächen-EKGs. Diese bestehen in Kammerendteilveränderungen, wie Verlängerungen der QT-Zeit sowie Änderungen der T- und U-Welle (HUSTON u. BELL 1966; MOCCETTI u. LICHTLEN 1971; MOCCETTI et al. 1971). Über die Inzidenz dieser Repolarisationsstörungen liegen keine genauen Daten vor, bei vorbestehenden Herzerkrankungen scheinen sie jedoch häufiger aufzutreten. Unter den Neuroleptika scheinen Chlorpromazin und Thioridazin diese EKG-Veränderungen häufiger auszulösen als z. B. Butyrophenone.

Phenothiazine und Thioridazin können außerdem in Einzelfällen (kardiale Vorerkrankung) tachykarde Herzrhythmusstörungen sowie Leitungsstörungen hervorrufen. Fallbeschreibungen weisen auf einen möglichen Zusammenhang zwischen Neuroleptikatherapie und plötzlichem Herztod hin (BADEN et al. 1981). Neben dem kardialen Angriffspunkt dieser Substanzgruppe dürften dabei auch andere Wirkungen, wie z. B. die Begünstigung einer Aspiration oder ein Laryngospasmus eine Rolle spielen (BABAYAN et al. 1983a, b).

XVI. Opiate

1. Morphin und dessen Analoge

Abgesehen von geringen Änderungen der Herzfrequenz führen Morphin und die Mehrzahl der Opiate nicht zu einer Beeinträchtigung der linksventrikulären Funktion. Bei Patienten mit koronarer Herzkrankheit reduziert Morphin den Sauerstoffverbrauch des Herzens und die Herzarbeit (ALDERMAN et al. 1972). Hohe Dosen von Morphin (0,2 mg/kg i.v.) führen zu einer Abnahme des koronaren Gefäßwiderstandes und entsprechend zu einer Zunahme des koronaren Blutflusses. Nach intravenöser Gabe von Morphin kommt es – ebenfalls Folge der Hemmung adrenerger Reflexe – außerdem zu einer Abnahme des peripheren Gefäßwiderstandes.

2. Pentazocin

An isolierten Herzmuskelpräparaten läßt sich die negativ-inotrope Wirksamkeit hoher Konzentrationen von Pentazocin und Morphin nachweisen (STRAUER 1974). Die kardiodepressive Wirkung von Pentazocin soll dabei im Vergleich zu äquianalgetisch wirksamen Konzentrationen von Morphin etwa 50mal größer sein. Bei Patienten mit Angina pectoris oder akutem Myokardinfarkt kann Pentazocin zu unerwünschten kardiovaskulären Folgen führen. Diese bestehen in Tachykardie, Blutdruckanstieg, Zunahme von koronarem und peripherem Gefäßwiderstand und in einer Steigerung des linksventrikulären enddiastolischen Druckes (ALDERMAN et al. 1972; JEWITT et al. 1970, 1971; RICKARDS et al. 1971; SCOTT u. ORR 1969). Demnach hat Pentazocin im Vergleich zu Morphin, Morphinanalogen und Tilidin zumindest bei Patienten mit akutem Myokardinfarkt ungünstige hämodynamische Auswirkungen. Dieser allgemein akzeptierten Auffassung steht die Meinung einzelner Autoren entgegen, daß Pentazocin beim Herzinfarkt gegenüber Morphin vorzuziehen sei (LAL et al. 1979).

XVII. Sedativa und Hypnotika

Benzodiazepine und Barbiturate haben bei üblicher Dosierung keine klinisch relevanten kardiovaskulären Nebenwirkungen. Die im Tiermodell gut nachweisbare negativ-inotrope Wirkung von Barbituraten scheint selbst bei akuten Intoxikationen nicht von klinischer Bedeutung zu sein.

XVIII. Trizyklische Antidepressiva

Die kardiovaskulären Effekte dieser Substanzgruppe beruhen auf folgenden pharmakologischen Wirkungen: anticholinerger Effekt, antiadrenerger Effekt, direkter Effekt auf Reizleitungssystem und Myokard. Diese Effekte finden sich sowohl bei therapeutischer Dosierung als auch bei Überdosierung bzw. Intoxikation.

1. Überdosierung

Bei Überdosierung bzw. Intoxikation von Imipramin und Imipraminderivaten werden folgende EKG-Veränderungen beobachtet: Sinustachykardie, Verlängerung der PQ-Zeit, Zunahme der QRS-Dauer, Verlängerung der QTc-Zeit, Veränderungen des ST-T-Segmentes, supraventrikuläre Tachykardien und in Einzelfällen bei schwerer Intoxikation ventrikuläre Arrhythmien, Kammerflimmern, höhergradige AV-Blockierungen und Asystolie. Die Beziehung zwischen der eingenommenen Dosis und der Entwicklung lebensbedrohlicher kardiovaskulärer Komplikationen ist nicht exakt quantifizierbar und individuell variabel. Im allgemeinen gelten Imipramin-Plasmakonzentrationen von über 1.000 ng/ml als bedrohlich. Infolge der verzögerten Resorption und des enterohepatischen Kreislaufs können derartige bedrohliche Rhythmusstörungen auch noch viele Stunden nach Einnahme dieser Substanzen eintreten. Bei überdosierten Patienten wurden folgende kardiovaskuläre Komplikationen beschrieben (LANGOU et al. 1980): bei 51 % erhebliche Hypotension, bei 80 % abnorme EKG-Befunde. Diese bestanden zumeist in Sinustachykardie und in unterschiedlichen Veränderungen der Intervalle des Oberflächen-EKGs mit einer Zunahme der QTc-Zeit bei 86 % und einer Verbreiterung des Kammerkomplexes bei 29 % der Patienten. Bei 28 % der Patienten fanden sich abnorme ST-T-Segmente. Diesen deutlichen Veränderungen des Oberflächen-EKGs standen nur relativ wenig bedeutsame Rhythmusstörungen gegenüber: Bei 37 % der Patienten wurden ventrikuläre Extrasystolen beobachtet. Kein Patient entwickelte anhaltende ventrikuläre Tachykardien oder Kammerflimmern.

Zur Abschätzung des Schweregrades einer Überdosierung scheint die Bestimmung der QRS-Dauer von Nutzen zu sein. Bei Plasmakonzentrationen von mehr als 1.000 ng/ml liegt die QRS-Dauer bei über 100 msec. Mit Normalisierung der Plasmakonzentration kommt es zu einer Abnahme der QRS-Dauer (SPIKER et al. 1975). Schwerwiegende Arrhythmien werden nur selten bei normaler QRS-Dauer beobachtet. Die QRS-Verbreiterung korreliert positiv mit einer Verlängerung des HV-Intervalls im Hisbündel-EKG (VOHRA et al. 1975). Die beobachtete Sinustachykardie beruht überwiegend auf dem anticholinergen Effekt dieser Substanzgruppe. Die Beeinträchtigung der AV-Überleitung und der intraventrikulären Leitungsgeschwindigkeit kommt dagegen durch den direkten depressiven Effekt auf die elektrischen Strukturen des Herzens zustande. In dieser Hinsicht haben trizyklische Antidepressiva – wie auch Phenothiazine – Ähnlichkeit mit Antiarrhythmika der Klasse I A (wie z. B. Chinidin). Die nicht selten beobachteten supraventrikulären Tachykardien gehen häufig mit breiten Kammerkomplexen einher. Letztere sind Ausdruck der gleichzeitig bestehenden Störung der Erregungsausbreitung distal des AV-Knotens. Hochgradige AV-Blockierung sowie anhaltende ventrikuläre Tachykardien oder Kammerflimmern sind Folge einer massiven Überdosierung oder einer schwerwiegenden vorbestehenden Herzerkrankung.

2. Therapeutische Dosierung

Bei therapeutischer Dosierung finden sich folgende kardiovaskuläre Effekte: Am häufigsten werden unspezifische Veränderungen des ST-T-Segmentes (z. B. Abflachung oder Inversion der T-Welle) im Oberflächen-EKG beobachtet. Die Inzidenz dieser Veränderungen nimmt mit der Dosis und dem Alter der behandelten Patienten zu (VOHRA 1980). Auch die AV-Überleitung und die Leitung im His-Purkinje-System können bei therapeutischer Dosierung beeinträchtigt werden. Von klinischer Relevanz ist dieser Effekt nur bei vorgeschädigtem Reizleitungssystem. Hier kann es – wie Fallbeschreibungen belegen – auch bei therapeutischer Dosierung zu hochgradigen AV-Blockbildern kommen (Zitate bei VOHRA 1980).

Zwischen dem Ausmaß bestimmter Oberflächen-EKG-Veränderungen (QTc-Zeit, QRS-Breite) und der Höhe der Plasmakonzentration besteht beim Einzelpatienten eine direkte positive Beziehung (BIGGER et al. 1977). In kontrollierten Studien (VEITH et al. 1980) bei unter Dauertherapie mit Desmethylimipramin stehenden Patienten fanden sich jedoch interindividuell nur schwache Korrelationen zwischen der Plasmakonzentration einerseits und Herzfrequenz, QRS-Dauer und QTc-Intervall andererseits. Etwa 20% der mit trizyklischen Antidepressiva behandelten Patienten bieten Zeichen einer orthostatischen Hypotension. Deren Auftreten steht in keiner direkten Beziehung zur Dosis oder Plasmakonzentration.

Berichte über die Wirkung trizyklischer Antidepressiva auf die Kontraktionskraft des Herzens sind in ihren Ergebnissen uneinheitlich. Nach einer Reihe von Fallbeschreibungen erscheint jedoch gesichert, daß trizyklische Antidepressiva eine vorbestehende kongestive Herzinsuffizienz verstärken können (VOHRA et al. 1980). Nach retrospektiven Untersuchungen sollen Patienten mit kardialen Erkrankungen, die mit trizyklischen Antidepressiva behandelt wurden, ein erhöhtes Risiko haben, plötzlich zu versterben (COULL et al. 1970; MOIR et al. 1979). Andererseits konnte in der Untersuchung im Rahmen des BOSTON COLLABORATIVE DRUG SURVEILLANCE COMMITTEE PROGRAM (1972a) ein solcher Zusammenhang nicht bestätigt werden. Aufgrund des komplexen kardialen Angriffspunktes ist – wie bei Antiarrhythmika – sowohl ein antiarrhythmischer als auch ein proarrhythmischer Effekt dieser Substanzgruppe zu erwarten. Bei entsprechender kardialer Vorerkrankung erscheint daher ein Zusammenhang zwischen trizyklischen Antidepressiva und einem Arrhythmie-bedingten plötzlichen Herztod durchaus möglich. Prospektive Untersuchungen zu dieser Fragestellung liegen jedoch bis heute nicht vor.

3. Unterschiede zwischen verschiedenen trizyklischen Antidepressiva

Im Vergleich zu den klassischen Antidepressiva Imipramin, Amitriptylin und Nortriptylin scheint Doxepin eine weniger ausgeprägte kardiotoxische Wirkung zu besitzen. Hierfür sprechen sowohl tierexperimentelle Befunde als auch experimentelle und klinische Beobachtungen beim Menschen. Viloxazin und Mianserin haben nach klinischen und tierexperimentellen Befunden ebenfalls eine geringere kardiotoxische Wirkung als die oben genannten klassischen Antidepressiva (PINDER et al. 1977; CHAND u. CROME 1981). Zur Beurteilung der Kardiotoxizität von Nomifensin und Trazodon liegen bis heute keine ausreichenden Daten vor. Soweit heute beurteilbar, scheint der kardiotoxische Effekt jedoch geringer als der der klassischen Antidepressiva zu sein (BLACKWELL 1984). Die kardiotoxischen Wirkungen von Maprotilin sind dagegen denen der klassischen trizyklischen Antidepressiva ähnlich (PINDER et al. 1977).

XIX. Vitamin D (Calciferol)

Nach langdauernder Vitamin D-Substitution wurden Kalzifikationen in verschiedenen Geweben beobachtet. Am häufigsten und klinisch bedeutsamsten sind derartige Verkalkungen im Bereich der Gefäßwände des arteriellen Systems. Es entspricht einer weit verbreiteten Auffassung, daß hohe Dosen von Vitamin D die Entstehung einer Atherosklerose fördern. Stütze für diese Hypothese sind zum einen die entsprechenden tierexperimentellen Befunde. Zum anderen gibt es epidemiologische Beobachtungen aus den nördlichen Teilen Norwegens, nach denen das Herzinfarktrisiko mit steigendem Konsum von Vitamin D zunehmen soll. Eine langdauernde Einnahme von Vitamin D soll hiernach einen fördernden Einfluß auf die Entstehung eines Myokardinfarktes haben (LINDEN 1974). Andererseits fanden sich in einer größeren epidemiologischen Studie in dieser Region bei Patienten mit und ohne Myokardinfarkt keine Unterschiede in der Plasmakonzentration von Vitamin D (VIK et al. 1979).

XX. Zentrale Stimulantien und Appetitzügler

Xanthinderivate besitzen zahlreiche Angriffspunkte im kardiovaskulären System: direkte stimulierende Wirkungen auf das Herz, stimulierende Wirkungen auf vagale, in der Medulla gelegene Zentren für Herz und Kreislauf sowie direkte relaxierende Wirkungen auf die glatte Muskulatur der Gefäße. Die kardiovaskulären Nebenwirkungen dieser Substanzgruppe sind daher komplex, nicht in jedem Fall voraussagbar und zusätzlich wesentlich durch die klinische Ausgangssituation bestimmt.

1. Koffein

Nach älteren, retrospektiv erhobenen Befunden sollen Patienten, die mehr als sechs Tassen Kaffee täglich trinken, ein etwa 2,5fach gesteigertes Risiko für einen akuten Myokardinfarkt haben (MANN u. THOROGOOD 1975). In gleichem Sinne fand sich in Finnland in Gegenden mit stärkerem Kaffeekonsum eine Zunahme der kardiovaskulären Mortalität (HEMMINKI u. PESONEN 1977). Neuere prospektive Studien (YANO et al. 1977) erbrachten dagegen keinen Hinweis dafür, daß Kaffeekonsum ein unabhängiger kardiovaskulärer Risikofaktor ist. Auf den möglichen Zusammenhang zwischen Kaffeekonsum und Herzinfarkthäufigkeit bzw. kardiovaskulärer Mortalität wird näher im Abschnitt D. II eingegangen.

Die arrhythmogenen Wirkungen von Koffein sind schon lange bekannt und wiederholt in Kasuistiken beschrieben worden. Nach elektrophysiologischen Befunden werden die Vorhofrefraktärperiode durch Koffein verkürzt und die Refraktärperiode des rechten Ventrikels verlängert. Bei einzelnen Patienten finden sich nach Koffein spontane oder elektrisch induzierbare tachykarde supraventrikuläre Herzrhythmusstörungen (DOBMEYER et al. 1982).

2. Theophyllin und Aminophyllin

Theophyllin kann in Abhängigkeit von Dosis und Grunderkrankung ebenfalls arrhythmogen wirken. Hierfür sprechen tierexperimentelle Befunde und Einzelbeobachtungen beim Menschen. Oberhalb des therapeutischen Plasmakonzentrationsbereiches von 10–20 µg/ml kommt es zu einer deutlichen Zunahme auch der kardialen Nebenwirkungen von Theophyllin (KATZ et al. 1981). Schon in einer älteren Studie konnten bei etwa der Hälfte aller Patienten mit Theophyllin-Plasmakonzentrationen von > 25 µg/ml lebensbedrohliche Herzrhythmusstörungen nachgewiesen werden (HENDELE et al. 1977). Ebenso wie Theophyllin kann auch Aminophyllin unter besonderen Umständen nicht nur tachykarde Rhythmusstörungen, sondern offensichtlich auch eine Asystolie verursachen. Es wurde beschrieben, daß es während der langsamen Gabe von 250–750 mg Aminophyllin in einem zentral liegenden Venenkatheter bei mehreren Patienten zu einer Asystolie kam (CAMARATA et al. 1971).

Während die arrhythmogenen Effekte einer intravenösen Aminophyllin-Therapie, die denen der betasympathomimetischen Katecholamine ähnlich sind, gut dokumentiert sind, ist die arrhythmogene Wirksamkeit dieser Substanz bei oraler Gabe umstritten. Bei Patienten mit chronisch-obstruktiver Atemwegserkrankung, die mittels 24stündiger Langzeit-EKG-Registrierung überwacht wurden, konnte auch unter diesen Bedingungen die arrhythmogene und positiv-chronotrope Wirkung von Aminophyllin nachgewiesen werden. Der Schweregrad der Arrhythmien nahm jedoch unter Aminophyllin nicht zu (PATEL et al. 1981). In den letzten Jahren ist wiederholt ein möglicher Zusammenhang zwischen Theophyllin-Anwendung und plötzlichem Herztod bei Asthmatikern diskutiert worden (BABAYAN et al. 1983 a, b). Ausgangspunkt der Diskussion war dabei die von WILSON et al. (1981) gemachte Beobachtung von 22 Todesfällen von Asthmapatienten, die mit Theophyllin und Betasympathomimetika behandelt worden waren. Von anderen Autoren wurde die Existenz eines solchen Zusammenhanges zumindest für therapeutische Plasmakonzentrationen beider Substanzgruppen bestritten (BABAYAN et al. 1983a, b). So kamen STEWART et al. (1981) aufgrund einer Analyse von 91 Todesfällen bei Asthmatikern zu dem Schluß, daß die o. g. Medikation bei keinem der Patienten Todesursache war. Bei kritischer Bewertung der zu dieser Fragestellung gegenwärtig vorliegenden Literatur darf man also schließen, daß lediglich eine Überdosierung von Theophyllin und Betasympathomimetika bei Asthmapatienten fatale Folgen haben kann. Therapeutische Dosen beider Substanzgruppen scheinen dagegen nicht für plötzliche kardiale Todesfälle bei Asthmapatienten verantwortlich zu sein. Die wechselseitige Wirksamkeitssteigerung von Phosphodiesterasehemmstoffen und Betasympathomimetika ist aufgrund des gemeinsamen intrazellulären Wirkungsmechanismus über zyklisches AMP verständlich (SCHOLZ u. MEYER 1986).

3. Appetitzügler

Die meisten dieser Substanzen besitzen β- und α-Adrenozeptoren-stimulierende Wirkungen. Aminorex kann sowohl im tierexperimentellen Modell als auch beim Menschen eine – im Einzelfall tödliche – primäre pulmonale Hypertonie hervorrufen (HAGER et al. 1971; FOLLATH et al. 1971). Für einen kausalen Zusammenhang zwischen Aminorex-Einnahme und Auftreten einer pulmonalen Hypertonie sprechen folgende Tatsachen: Bei Patienten mit dieser Erkrankung läßt sich anamnestisch häufig ein Abusus von Appetitzüglern nachweisen. Ein vermehrtes Auftreten der an sich seltenen pulmonalen Hypertonie wurde gerade in den Ländern (BRD, Schweiz, Österreich) beobachtet, in denen Aminorex häufig eingenommen wurde (FOLLATH et al. 1971). Eine deutliche Abnahme dieser Krankheitsfälle dagegen machte sich bemerkbar, als dieses Präparat vom Markt genommen wurde. Auch nach Phentermin und nach anderen Appetitzüglern, wie z. B. Fenfluramin (DOUGLAS et al. 1983; GAUL et al. 1982) ist in Einzelfällen über das Auftreten einer primären pulmonalen Hypertonie berichtet worden. Demnach ist es wahrscheinlich, daß alle bisher verfügbaren Appetitzügler im Einzelfall zu einer Drucksteigerung im kleinen Kreislauf führen können.

C. Pharmaka mit therapeutischem kardiovaskulärem Angriffspunkt

I. Antiarrhythmika

1. Unerwünschte elektrophysiologische Wirkungen

Bei Anwendung therapeutischer Dosierungen sind die Effekte von Antiarrhythmika auf das normale, funktionstüchtige Reizleitunssystem gering und klinisch weitgehend zu vernachlässigen. Patienten mit behandlungsbedürftigen Rhythmusstörungen haben dagegen nicht selten eine vorbestehende Schädigung des Reizleitungssystems. Unter solchen Umständen können schon therapeutische Dosen von Antiarrhythmika eine klinisch relevante Zunahme dieser Funktionsstörungen provozieren. Den diesbezüglich stärksten Effekt auf Sinus- und AV-Knoten haben β-Rezeptorenblocker und Kalziumantagonisten vom Verapamil- und Diltiazem-Typ. Antiarrhythmika der Klasse I A und I C sowie der Klasse III hemmen dagegen uniform die Erregungsbildung und -leitung in allen Strukturen des Reizleitungssystems. In dieser Richtung deutlich weniger ausgeprägt wirken dagegen Substanzen der Klasse I B.

Die am meisten gefürchtete Nebenwirkung eines Antiarrhythmikums ist dessen Fähigkeit, selbst Tachyarrhythmien auslösen oder verstärken zu können. Solche Arrhythmien können für den Patienten tödlich sein. Die Fähigkeit eines Antiarrhythmikums, Arrhythmien auslösen zu können, hängt eng mit dessen Wirkungsmechanismus zusammen. Eine solche proarrhythmische Wirkung ist in der Regel beim Einzelpatienten weder sicher vorhersehbar noch vermeidbar. Nach sorgfältigen Analysen soll es bei 5–15 % der Patienten zu einer Aggravation oder Provokation von Arrhythmien kommen (VELEBIT et al. 1982). Statistisch ist die Häufigkeit dieses Effektes für die einzelnen untersuchten Pharmaka (Antiarrhythmika der Klasse I und β-Rezeptorenblocker) nicht unterschiedlich. Immerhin ist auffällig, daß ein solcher Effekt bei Chinidin am häufigsten (15 %) und bei Disopyramid und Metoprolol dagegen seltener (6 % bzw. 7 %) nachweisbar war. Der aggravierende Effekt von Antiarrhythmika manifestiert sich in unterschiedlicher Weise: Zunahme der Quantität und/oder des Schweregrades der Rhythmusstörungen. So kann z. B. aus einer unter Kontrollbedingungen spontan terminierenden ventrikulären Tachykardie nach Behandlung mit Antiarrhythmika eine anhaltende ventrikuläre Tachykardie entstehen. Typisch, wenn auch nicht spezifisch für eine Antiarrhythmika-induzierte ventrikuläre Arrhythmie, ist eine ventrikuläre Tachykardie vom Typ ,,Torsades de pointes". Sie wurde wiederholt nach Chinidin und in den letzten Jahren auch nach anderen Antiarrhythmika – Lidocain, Procainamid, Disopyramid, Amiodaron und Sotalol – beobachtet. Die Gefahr eines arrhythmogenen Effektes läßt sich beim Einzelpatienten, wie gesagt, nicht voraussagen. Besondere Umstände scheinen jedoch die Auslösung solcher Komplikationen zu begünstigen: Vorbestehende hochgradige bzw. maligne ventrikuläre Herzrhythmusstörungen wie z. B. nichtanhaltende ventrikuläre Tachykardien, vorbestehende deutliche Verlängerung der frequenzkorrigierten QT-Zeit, deutliche Verlängerung der frequenzkorrigierten QT-Zeit nach Verabreichung des betreffenden Antiarrhythmikums, hohe Dosierung des Antiarrhythmikums, Hypokaliämie, schwerwiegende kardiale Grunderkrankung sowie vorbestehende absolute Arrhythmie mit Vorhofflimmern. Das Phänomen des arrhythmogenen Effektes ist ein prinzipielles Problem aller antiarrhythmisch wirksamen Substanzen.

2. Unerwünschte hämodynamische Wirkungen

Negativ-inotrope Effekte lassen sich sowohl im Tierexperiment als auch klinisch-pharmakologisch für alle bekannten Antiarrhythmika nachweisen. Ebenso beeinflussen die meisten Antiarrhythmika direkt oder über das vegetative Nervensystem die periphere Hämodynamik. Art und Ausmaß der hämodynamischen Wirkungen bzw. Nebenwirkungen von Antiarrhythmika sind von verschiedenen Faktoren abhängig: 1. Verabreichte Gesamtdosis pro Zeiteinheit und Applikationsweise (Einzeldosis versus Dauertherapie, intravenöse versus orale Therapie); 2. Klinische Parameter und/oder Meßgrößen zur Erfassung der hämodynamischen Nebenwirkungen; 3. Vorbestehender Funktionszustand des Herzens (Ausmaß der linksventrikulären Funktionseinschränkung); 4. Substanzspezifische Eigenschaften.

In Anbetracht dieser komplexen Situation lassen sich die unter unterschiedlichen Bedingungen mit verschiedenen Substanzen gewonnenen Untersuchungsergebnisse häufig nur schwer miteinander vergleichen. Ebenso schwierig vergleichbar sind die mit verschiedenen Antiarrhythmika durchgeführten hämodynamischen Messungen auch dann, wenn in verschiedenen Studien mit der gleichen Versuchsanordnung gemessen wurde. Mehr Information liefern lediglich Studien, in denen verschiedene Antiarrhythmika beim gleichen Patienten in randomisierter Reihenfolge bezüglich ihrer hämodynamischen Wirkungen verglichen wurden. Solche Vergleichsstudien liegen heute für einige Antiarrhythmika vor.

Insgesamt sprechen diese mit unterschiedlicher Methodik an verschiedenen Patientenkollektiven durchgeführten Untersuchungen dafür, daß alle Antiarrhythmika direkt negativ-inotrop wirken. Diesbezüglich am stärksten wirksam ist Disopyramid, gefolgt von den anderen Antiarrhythmika der Klasse I A und I C. Antiarrhythmika vom Lidocain-Typ (Tocainid und Mexiletin) sowie Substanzen der Klasse III (Amiodaron) beeinträchtigen dagegen die Kontraktionskraft des Herzens weniger deutlich. Für Kalziumantagonisten, deren direkte negativ-inotrope Wirkungen aus Tierexperimenten gut bekannt sind, muß ein negativ-inotroper Effekt auch beim Menschen angenommen werden. Die zusätzlichen Wirkungen dieser Substanzen auf die zentrale und periphere Hämodynamik können den direkten negativ-inotropen Effekt kompensieren. Die hämodynamischen Effekte einzelner Antiarrhythmika sollen im folgenden nur kursorisch behandelt werden. Zur ausführlichen Darstellung wird auf die entsprechenden Übersichtsarbeiten verwiesen (FERRO et al. 1983; GOTTDIENER 1982; BLOCK u. WINKLE 1983).

3. Chinidin

Nach tierexperimentellen Befunden und Untersuchungen am Menschen hemmt Chinidin die Kontraktionskraft des Herzens und wirkt vasodilatierend. Der vasodilatierende Effekt beruht auf einer direkten Relaxation der glatten Gefäßmuskulatur und einer alpha-sympatholytischen Wirkung. Nach intravenöser und oraler Einzeldosis läßt sich ein solcher Effekt auch beim Menschen nachweisen. Eine derartige Kombination von kardialen und peripheren hämodynamischen Effekten macht verständlich, daß Chinidin im normalen Dosisbereich zumeist keine oder nur geringfügige, klinisch nicht bedeutsame, hämodynamische Nebenwirkungen hat. So fand sich in der Boston Collaborative Study an 652 Patienten keine Provokation oder Dekompensation einer Ruheherzinsuffizienz unter Chinidin. Diese Beobachtung ist umso beachtenswerter, als 35% dieser Patienten schon vor Therapiebeginn eine kongestive Herzinsuffizienz aufwiesen (COHEN et al. 1983).

4. Procainamid

Auch in therapeutischer Dosis wirkt Procainamid beim Menschen negativ-inotrop. Dieser Effekt ist abhängig von Dosis und Injektions- bzw. Infusionsgeschwindigkeit. Die Effekte von Procainamid auf den Blutdruck sind uneinheitlich, in wenigen Studien wurde insbesondere nach intravenöser Gabe ein Abfall des Blutdruckes beschrieben. Obwohl Procainamid normalerweise auch bei Patienten mit deutlich eingeschänkter linksventrikulärer Funktion bzw. Herzinsuffizienz verabreicht werden kann, muß im Einzelfall mit einer Verschlechterung der Hämodynamik gerechnet werden.

5. Lidocain

Standarddosen von Lidocain werden selbst von Patienten mit deutlich reduzierter linksventrikulärer Funktion und Ruheherzinsuffizienz hämodynamisch gut toleriert. Der mit entsprechend empfindlichen Methoden nachweisbare negativ-inotrope Effekt dieser Substanz ist normalerweise nicht von klinischer Bedeutung.

6. Bretylium

Bretylium wirkt durch Freisetzung endogener Katecholamine positiv-inotrop. Dieser Effekt ist naturgemäß vorübergehend und nicht von klinischem Nutzen. Von großer klinischer Relevanz ist dagegen die nach Bretylium auftretende anhaltende und ausgeprägte Senkung des Blutdruckes.

7. Encainid, Flecainid, Lorcainid und Propafenon

Diese Antiarrhythmika, alle der Klasse I C zugehörig, haben nach tierexperimentellen Befunden sowohl nach intravenöser als auch nach oraler Einzeldosis direkte negativ-inotrope Wirkungen. Dies konnte auch durch Untersuchungen am Menschen bestätigt werden. Unter oraler Dauertherapie spielen diese negativinotropen Wirkungen in der Regel keine Rolle. Nur in Ausnahmefällen kann es unter diesen Substanzen bei Patienten mit vorbestehender ausgeprägter linksventrikulärer Funktionsstörung zur Provokation einer manifesten Herzinsuffizienz kommen. Alle vier Substanzen haben unter den Bedingungen der oralen Dauertherapie keine wesentlichen Wirkung auf die periphere oder zentrale Hämodynamik.

8. Amiodaron

Amiodaron führt bei rascher Injektion hoher Einzeldosen zu einer Verschlechterung der linksventrikulären Funktionsparameter. Bei ebenfalls intravenöser Verabreichung solcher Dosen über längere Zeiträume kommt es zu einer Abnahme des Blutdruckes bzw. peripheren Gefäßwiderstandes ohne nachfolgende oder begleitende reflektorische Tachykardie. Gleichzeitig ändern sich unter diesen Bedingungen die Parameter der linksventrikulären Funktion nur unwesentlich. Im einzelnen wurden geringe Zunahmen oder Abnahmen der linksventrikulären Ejektionsfraktion bzw. der linksventrikulären Volumina und des Herzindex beschrieben. Bei keiner Untersuchung kam es jedoch nach Amiodaron zur Verstärkung oder Provokation einer vorbestehenden schweren linksventrikulären Funktionsstörung. Auch bei langdauernder oraler Gabe (200–1.200 mg über 2–11 Monate) führt Amiodaron nicht zu einer klinisch faßbaren Beeinträchtigung der linksventrikulären Funktion.

9. Disopyramid

Die hämodynamischen Nebenwirkungen von Disopyramid werden ihrer klinischen Relevanz und paradigmatischen Bedeutung wegen im folgenden ausführlicher dargestellt. Tier- und humanexperimentelle Befunde haben gezeigt, daß Disopyramid negativ-inotrop wirkt. Disopyramid gleicht in dieser Beziehung den meisten anderen Antiarrhythmika. Bis 1977 nahm man allgemein an, daß dieser negativ-inotrope Effekt von Disopyramid nicht von besonderer klinischer Bedeutung sei und in seinem Ausmaß dem anderer Antiarrhythmika entspreche. Neuere humanexperimentelle Befunde und klinische Beobachtungen sprechen dafür, daß der negativ-inotrope Effekt von Disopyramid sehr wohl von klinischer Bedeutung sein kann und Disopyramid zumindest bei Patienten mit Herzinsuffizienz ungünstigere hämodynamische Wirkungen als andere Antiarrhythmika hat.

Besondere Aufmerksamkeit fand die negativ-inotrope Wirkung von Disopyramid durch die Studie von PODRID et al. (1980). Die Autoren beobachteten unter 100 mit Disopyramid behandelten Patienten bei 16 Zeichen einer neu aufgetretenen Herzinsuffizienz: bei 3 Patienten schon innerhalb der ersten 48 Std. nach Therapiebeginn, bei den restlichen 13 nach längerer, z. T. monatelanger Therapiedauer. Zwölf dieser Patienten wiesen anamnestisch gesicherte Symptome einer Ruheherzinsuffizienz auf. Bei 14 der erwähnten 16 Patienten verschwanden die Herzinsuffizienzsymptome nach Absetzen von Disopyramid. Bei 4 Patienten führte eine erneute Gabe von Disopyramid zum Wiederauftreten der Herzinsuffizienzsymptome. Da es sich bei dieser Studie nicht um eine prospektive oder um eine vergleichende Untersuchung mit anderen Antiarrhythmika am gleichen Patientenkollektiv handelt, läßt sich nicht mit Sicherheit sagen, wie häufig eine Herzinsuffizienz bei einem vergleichbaren Kollektiv bei gleich intensiver Beobachtung unter anderen Antiarrhythmika beobachtet worden wäre. Wichtig bei der Einschätzung dieser Studie ist weiterhin, daß es sich bei den untersuchten 100 Patienten zumeist um solche mit schwerwiegenden Herzerkrankungen und deutlich eingeschränkter linksventrikulärer Funktion handelte.

In den letzten Jahren wurde zur hämodynamischen Wirkung von Disopyramid eine Reihe vergleichender Studien mit anderen Antiarrhythmika durchgeführt. So untersuchten BÖCKER et al. (1982) mittels M-Mode-Echokardiographie die Funktion des linken Ventrikels nach intravenöser und oraler Gabe von Disopyramid, Mexiletin und Propafenon. Sowohl nach intravenöser als auch nach oraler Verabreichung bewirkte Disopyramid die stärkste Funktionsbeeinträchtigung des linken Ventrikels. Geringere Effekte fanden sich nach Propafenon und insbesondere nach Mexiletin. Unter oraler Gabe von Mexiletin war eine Kardiodepression nicht zu objektivieren. Wie zu erwarten, war das Ausmaß der kontraktilitätshemmenden Wirkungen bei allen drei Substanzen auch von Dosierung und Applikationsweg bzw. Applikationsgeschwindigkeit abhängig.

In einer weiteren echokardiographischen Studie wurde der Einfluß von Propafenon, Mexiletin, Tocainid und Disopyramid sowie von Plazebo auf die Myokardfunktion bei Patienten mit unterschiedlichen kardialen Grunderkrankungen geprüft (WESTER u. MOUSELIMIS 1982). Nach Disopyramid fand sich auch in dieser Studie die deutlichste Beeinträchtigung der Myokardfunktion. In ähnlicher Weise verglichen ANGERMANN u. JAHRMÄRKER (1983) die Wirkung von Disopyramid mit der von Mexiletin und Propafenon. Disopyramid, Mexiletin und Propafenon zeigten jeweils eine signifikante, unterschiedlich starke, negativ-inotrope Wirkung. Für jedes der Medikamente war der Effekt nach intravenöser Gabe deutlich ausgeprägter als nach oraler Gabe. Während nach intravenöser Gabe Disopyramid bis zu 20 min nach Injektionsende signifikant und deutlich stärker negativ-inotrop wirksam war als Mexiletin und Propafenon, waren unter oraler Therapie die Unterschiede statistisch nicht signifikant. In einer weiteren echokardiographischen Studie mit ähnlicher Versuchsanordnung (TRIMARCO et al. 1983) zeigten Disopyramid und Procainamid eine stärker negativ-inotrope Wirkung als Mexiletin.

Aus verschiedenen Gründen ist die M-Mode-Echokardiographie gerade bei Patienten mit vergrößertem Herzen und abnormal konfiguriertem linken Ventrikel kein ideales Verfahren zur Quantifizierung des negativ-inotropen Effektes von Antiarrhythmika. Mit der Radionuklidangiographie lassen sich dagegen solche Effekte sowohl in Ruhe als auch unter körperlicher Belastung bei akuter und chronischer Gabe von Antiarrhythmika besser erfassen. WISENBERG et al. (1984) verglichen den Einfluß von Disopyramid, Chinidin und Procainamid auf die mit dieser Technik bestimmte linksventrikuläre Auswurffraktion in Ruhe und unter Belastung. Alle drei Antiarrhythmika führten nur zu geringfügigen Abnahmen der linksventrikulären Auswurffraktion von etwa 5–10% in Ruhe und unter Belastung. Hinsichtlich des Ausmaßes dieses Effektes bestand zwischen den einzelnen Substanzen kein statistisch nachweisbarer Unterschied. Die Autoren dieser Arbeit kamen daher zu der Schlußfolgerung, daß alle drei untersuchten Antiarrhythmika bei Herzinsuffizienz nur mit Zurückhaltung gegeben werden sollten. Jede der drei Substanzen könne beim einzelnen Patienten in nicht vorhersehbarer Weise eine klinisch signifikante Beeinträchtigung der linksventrikulären Funktion bewirken. Bei Patienten mit normaler oder nur leicht reduzierter linksventrikulärer Funktion sei dagegen nicht mit ungünstigen hämodynamischen Wirkungen zu rechnen. Auch GOTTDIENER et al. (1983) untersuchten mit der oben beschriebenen Methodik den Einfluß von Disopyramid auf die linksventrikuläre Funktion unter akuten und subchronischen Bedingungen. Nach hohen oralen Einzeldosen von 300 mg bewirkte Disopyramid bei nahezu allen Patienten eine Abnahme der linksventrikulären Auswurffraktion in Ruhe und unter Belastung. Dabei kam es jedoch bei keinem der Patienten zu klinisch faßbaren Zeichen einer Herzinsuffizienz. Unter der mehrtägigen oralen Behandlung mit täglich 4mal 150 mg Disopyramid wurden dagegen nur geringfügige und klinisch unbedeutende Abnahmen der Auswurffraktion des linken Ventrikels beobachtet. Mit vergleichbarer Methodik prüften auch KOWEY et al. (1982) den Einfluß von Disopyramid auf die linksventrikuläre Auswurffraktion bei Patientengruppen mit reduzierter und mit normaler linksventrikulärer Ejektionsfraktion. Eine deutliche Abnahme der Auswurffraktion fand sich nur bei Patienten mit ohnehin erniedrigter Auswurffraktion (Abnahme von 35 auf 20%), nicht dagegen bei denen mit normaler Ausgangslage. Die Autoren schlossen aus ihren Befunden, daß Disopyramid die linksventrikuläre Funktion in Abhängigkeit von der bestehenden Kammerfunktionsstörung derart beeinflußt, daß der negativ-inotrope Effekt der Substanz mit zunehmender linksventrikulärer Funktionsstörung hämodynamisch und klinisch stärker zum Tragen kommt. Auch in der Untersuchung von GREENE et al. (1983) bewirkte Disopyramid bei Patienten mit schon erniedrigter linksventrikulärer Auswurffraktion eine weitere Funktionsverschlechterung des linken Ventrikels.

In hämodynamischen Untersuchungen wurden für Disopyramid nach intravenöser Anwendung eine leichte Zunahme des Blutdruckes und eine Zunahme des peripheren Gefäßwiderstandes nachgewiesen. KÖTTER et al. (1980) fanden unter klinischen Bedingungen nach Injektion von 2 mg Disopyramid pro kg Körpergewicht innerhalb von 5 Min. in die Pulmonalarterie eine kurzfristige Abnahme der Koronardurchblutung mit Zunahme des Koronargefäßwiderstandes. Diese Zunahme ging nicht mit einer vermehrten Laktatproduktion des Gesamtherzens einher. Die klinische Bedeutung dieses Befundes ist daher fraglich, zumal über ein vermehrtes Auftreten pektanginöser Symptomatik oder objektivierbarer Ischämie unter Disopyramid weder nach intravenöser noch nach oraler Gabe berichtet worden ist.

Die Ergebnisse der zahlreichen Arbeiten zu den hämodynamischen Nebenwirkungen von Disopyramid lassen sich folgendermaßen zusammenfassen: Disopyramid scheint bei antiarrhythmisch äquieffektiver Dosierung etwas stärker negativ-inotrop wirksam zu sein als andere derzeit verfügbare Antiarrhythmika. Der negativ-inotrope Effekt ist jedoch bei normaler oder bei leicht reduzierter linksventrikulärer Ejektionsfraktion (etwa bis 40 %) ohne klinische Bedeutung. Bei stärker eingeschränkter linksventrikulärer Funktion muß man mit klinisch relevanten negativ-inotropen Wirkungen rechnen. Die Wahrscheinlichkeit des Auftretens eines solchen Effektes nimmt mit steigender Dosis pro Zeiteinheit zu. Ebenso nimmt die Wahrscheinlichkeit eines solchen Effektes – wie bei anderen Antiarrhythmika – mit dem Ausmaß der Vorschädigung des linken Ventrikels zu.

II. β-Rezeptorenblocker

Die wesentlichen kardiovaskulären Nebenwirkungen der β-Rezeptorenblocker beruhen auf den bekannten pharmakologischen Eigenschaften dieser Substanzgruppe: negativ-inotrope, negativ-chronotrope, negativ-dromotrope und blutdrucksenkende Wirkung. Zur klinischen Manifestation der Nebenwirkungen kommt es sowohl bei Überdosierung oder Intoxikation als auch im therapeutischen Dosisbereich bei entsprechend prädisponierten Patientengruppen bzw. bei unsachgemäßer Anwendung.

1. Herzinsuffizienz

Durch ihre negativ-inotrope und -chronotrope Wirkung können β-Rezeptorenblocker eine vorbestehende Herzinsuffizienz verstärken oder – häufiger – eine vorher nicht erkannte Herzinsuffizienz manifest werden lassen. Wesentlicher Mechanismus hierfür ist die Hemmung der bei herzinsuffizienten Patienten kompensatorisch gesteigerten Sympathikusaktivität. Da die Reduktion des Sympathikotonus schon nach den ersten – meist niederen – Dosen von β-Rezeptorenblockern auftritt, ist dieser Effekt der β-Rezeptorenblocker nicht streng dosisabhängig. Zusätzlich kommen bei höherer Dosierung die negativ-inotropen Eigenwirkungen dieser Substanzgruppe zum Tragen.

Nach der großen prospektiv erhobenen Datensammlung der Boston Collaborative Surveillance Study fanden sich eine Herzinsuffizienz oder eine symptomatische Hypotension bei 3,3% der oral mit Propranolol behandelten Patienten (GREENBLATT u. KOCH-WESER 1974). In einer anderen epidemiologischen Studie wurden lebensbedrohliche Episoden einer Herzinsuffizienz bei 1,4% der intravenös und bei 1,8% der oral mit Propranolol behandelten Kranken beobachtet (STEPHEN 1966).

Unter gleichzeitiger Therapie mit β-Rezeptorenblockern und Kalziumantagonisten wurde wiederholt das Auftreten einer Herzinsuffizienz nachgewiesen. Sie kommt dadurch zustande, daß die negativ-inotropen und blutdrucksenkenden Eigenwirkungen der Kalziumantagonisten nach Betablockade nicht durch eine gesteigerte Sympathikusaktivität kompensiert werden können. β-Rezeptorenblocker mit intrinsischer sympathischer Aktivität führen zu einer vergleichsweise geringeren Abnahme des Herzminutenvolumens als Substanzen ohne derartige Aktivität. Man hat daher wiederholt die Hypothese aufgestellt, daß β-Rezeptorenblocker mit solchen Eigenschaften hämodynamisch günstiger und bei Patienten mit deutlich eingeschränkter linksventrikulärer Funktion weniger „gefährlich" seien (IMHOF 1976). Doch auch für Oxprenolol und Acebutolol konnten zweifelsfrei ungünstige hämodynamische Auswirkungen bei Patienten mit eingeschränkter linksventrikulärer Funktion nachgewiesen werden (TAYLOR u. SILKE 1981; IKRAM u. FITZPATRICK 1981). Bis heute muß man daher davon ausgehen, daß auch dieser Typ von β-Rezeptorenblockern ungünstige hämodynamische Nebenwirkungen bei entsprechend disponierten Patienten haben kann. Auch Labetalol, ein β-Rezeptorenblocker mit zusätzlichen α-Rezeptoren blockierenden Eigenschaften, kann die Symptome einer Herzinsuffizienz provozieren (FRAIS u. BAYLEY 1979).

2. Rhythmusstörungen

Selten werden unter β-Rezeptorenblockern symptomatische Bradykardien und AV-Blockierungen beobachtet, so z. B. bei 0,9% von 319 mit Propranolol behandelten Patienten der Boston Collaborative Study (GREENBLATT u. KOCH-WESER 1974). Noch geringer soll die Häufigkeit symptomatischer Bradykardien nach anderen älteren Studienergebnissen sein. So wurde unter 2.000 mit Propranolol behandelten Patienten nur zweimal eine symptomatische hochgradige AV-Blockierung beobachtet (STEPHEN 1966). Es ist daher davon auszugehen, daß symptomatische bradykarde Rhythmusstörungen unter Therapie mit β-Rezeptorenblockern nur bei solchen Patienten auftreten, die an einer vorbestehenden Erkrankung des Reizleitungssystems leiden. Besonders ausgeprägte depressive Effekte auf Sinus- und AV-Knoten hat der β-Rezeptorenblocker Sotalol. Dies erklärt sich durch die zusätzlichen elektrophysiologischen Eigenschaften dieser Substanz – Verlängerung der Aktionspotentialdauer und Verlängerung der Refraktärzeit in praktisch allen Kompartimenten des Reizleitungssystems. Hierdurch wird auch verständlich, daß dieser β-Rezeptorenblocker – wie andere Antiarrhythmika – paradoxe arrhythmogene Wirkungen haben kann. Unter Sotalol wurden in Einzelfällen erhebliche Verlängerungen des frequenzkorrigierten QT-Intervalls sowie ventrikuläre Tachykardien vom Typ „Torsades de pointes" beobachtet (LAAKSO et al. 1981; KONTOPOULOS et al. 1981). Es wurde bereits erwähnt, daß jedoch auch andere β-Rezeptorenblocker (z. B. Pindolol) paradoxe arrhythmogene Wirkungen haben können (VELEBIT et al. 1979).

III. Kalziumantagonisten

1. Herzinsuffizienz

Da Kalziumantagonisten ihrem Wesen nach negativ-inotrope Eigenschaften haben, muß man mit entsprechenden klinischen Auswirkungen auch beim Menschen rechnen (SCHOLZ 1983; OPIE 1984). Erstaunlicherweise liegen jedoch nur vereinzelte Literaturberichte über derartige Nebenwirkungen vor (STONE et al. 1980; HUGENHOLTZ et al. 1981; CARLENS 1981). Andererseits hat man zumindest Nifedipin erfolgreich zur Behandlung von Patienten mit Herzinsuffizienz eingesetzt (MATSUMOTO et al. 1980). Dieser nur auf den ersten Blick erstaunliche Sachverhalt läßt sich auf der Basis der Wirkungen dieser Substanzgruppe auf die glatte Gefäßmuskulatur der venösen und arteriellen Gefäße zwanglos erklären. Durch ihren vasodilatierenden Effekt im Bereich der venösen und arteriellen Strombahn bewirken Kalziumantagonisten eine Verminderung des venösen Blutangebotes und eine Senkung des Auswurfwiderstandes des linken Ventrikels. Hierdurch können gerade bei Patienten mit Herzinsuffizienz die Arbeitsbedingungen des Herzens so verbessert werden, daß die negativ-inotropen Eigenschaften dieser Substanzgruppe maskiert und kompensiert werden.

Im Einzelfall ist jedoch nach Gabe der Kalziumantagonisten immer mit klinischen Auswirkungen der direkten negativ-inotropen Eigenschaften dieser Substanzklasse zu rechnen (CHEW et al. 1981; BROOKS et al. 1980; GILLMER u. KARK 1980). Dies gilt sowohl für Nifedipin als auch für Verapamil. Negative Auswirkungen mit Provokation einer akuten Herzinsuffizienz und Hypotension wurden besonders bei gleichzeitiger Therapie mit β-Rezeptorenblockern und bei intravenöser Gabe von Verapamil bei Patienten mit koronarer Herzerkrankung und linksventrikulärer Dysfunktion beobachtet (CHEW et al. 1981; SCHANZENBÄCHER et al. 1985).

2. Rhythmusstörungen

Im Gegensatz zu Nifedipin haben Verapamil und Diltiazem klinisch relevante Wirkungen auf das Leitungssystem des Herzens. Beide hemmen sowohl die Automatie des Sinusknotens als auch die Überleitung im AV-Knoten. Klinisch äußern sich solche Wirkungen bei Patienten mit intakter Funktion des Leitungssystems bei intravenöser und oraler Dosierung als harmlose Rhythmusstörungen wie Sinusbradykardie, AV-Block I. Grades und II. Grades Typ I, oder als Knotenersatzschläge (PINE et al. 1982). Bei Patienten mit vorbestehender Erkrankung des Leitungssystems (z. B. Sinusknotensyndrom) kann es dagegen zu höhergradigen AV-Blockierungen, Sinusarrest und SA-Blockierungen kommen (OPIE 1984). Ähnlich ungünstige Effekte wurden auch bei der hochdosierten Therapie mit Verapamil bei Patienten mit hypertropher Kardiomyopathie beobachtet (EPSTEIN u. ROSING 1981). Bedrohliche hämodynamische Folgen können sich bei der Anwendung von Verapamil bei Patienten mit Präexzitationssyndromen und gleichzeitigem Vorhofflimmern ergeben. Durch Hemmung der AV-Überleitung kommt es zu einer bevorzugten Leitung über die akzessorische Bahn und damit potentiell zu einer gefährlichen Zunahme der Kammerfrequenz (HARPER et al. 1981). Nach Prenylamin und Bepridil – Kalziumantagonisten mit zusätzlichen Effekten auf die Membranströme anderer Ionen – wurden Verlängerungen der frequenzkorrigierten QT-Zeit sowie ventrikuläre Tachykardien vom Typ „Torsades de pointes" beobachtet (RICCIONI et al. 1980; BURRI et al. 1981).

3. Ischämietypische Symptome

Die Zunahme ischämietypischer Beschwerden und entsprechende Veränderungen im Oberflächen-EKG sind als seltene, aber gut dokumentierte Nebenwirkung von Nifedipin bekannt (YAGIL et al. 1982).

IV. Herzglykoside

1. Epidemiologie der Toxizität von Herzglykosiden

Nach umfangreichen prospektiven Studien sollen Zeichen toxischer Herzglykosidwirkungen – zumeist tachykarde oder bradykarde Rhythmusstörungen – bei bis zu 29% aller mit Herzglykosiden behandelten Krankenhauspatienten und bei bis zu 16% aller ambulanten Patienten nachweisbar sein (BELLER et al. 1971; ARONSON 1983). Die geringere Häufigkeit toxischer Herzglykosidwirkungen bei Patienten außerhalb des Krankenhauses beruht auf der unterschiedlichen Zusammensetzung des Krankengutes, dem unterschiedlichen Herzglykosidbedarf, der unterschiedlichen Einnahmetreue und der unterschiedlichen Art der Substanzapplikation. Die Mortalität einer Herzglykosidintoxikation liegt nach Angaben der Literatur zwischen 4 und 36% (CHUNG 1969; ARONSON 1983). Todesursachen sind zumeist die Herzglykosid-induzierten, schwer behandelbaren, supraventrikulären und vor allem ventrikulären Herzrhythmusstörungen.

2. Rhythmusstörungen

Über Art und Häufigkeit verschiedener Rhythmusstörungen infolge Überdosierung oder Intoxikation mit Herzglykosiden gehen die Angaben in der Literatur weit auseinander. Nach der umfangreichen Übersicht von CHUNG (1969) auf der Grundlage von Beobachtungen an 726 Patienten sollen ventrikuläre Extrasystolen (54% aller Arrhythmien), fixgekoppelte ventrikuläre Extrasystolen (25% aller Arrhythmien) und supraventrikuläre Tachykardien (33% aller Arrhythmien) die häufigsten durch Herzglykoside induzierten Rhythmusstörungen sein. Weitgehend in Übereinstimmung hiermit stehen die Beobachtungen anderer Autoren. Nach RIOS et al. (1970) sollen ventrikuläre Extrasystolen mit einer relativen Inzidenz von 85% und AV-Blockbilder I. Grades mit 80% unter den Herzglykosid-induzierten Arrhythmien am häufigsten sein. Paroxysmale supraventrikuläre Tachykardien mit oder ohne Block sollen nach einer Zusammenstellung von

BAEDEKER u. WIRTZFELD (1973) etwa 10-30% dieser Rhythmusstörungen ausmachen. Die Häufigkeit anderer Rhythmusstörungen wie SA-Blockierungen, supraventrikuläre Extrasystolen, wandernder Schrittmacher, Knotenersatzrhythmen, Kammerflattern und -flimmern ist gering und liegt nach BAEDEKER u. WIRTZFELD (1973) bei jeweils unter 10%. Keine dieser Rhythmusstörungen ist jedoch spezifisch für eine Herzglykosidintoxikation. Vorhoftachykardie mit Block, sog. doppelte Tachykardien und bidirektionale Kammertachykardien gelten andererseits für eine Herzglykosidüberdosierung bzw. -intoxikation als charakteristisch. Eine ektope Vorhoftachykardie mit Blockbild unterschiedlichen Grades gilt als Prototyp einer Herzglykosid-induzierten Rhythmusstörung (LOWN et al. 1960). Nach BAEDEKER u. WIRTZFELD (1973) gehen 70% solcher Tachykardien auf eine Herzglykosidüberdosierung zurück. Vorhofflimmern kann ebenfalls Folge einer Herzglykosidintoxikation sein. Diese schwierige Diagnose wird erleichtert, wenn gleichzeitig als Folge einer Herzglykosid-induzierten AV-Dissoziation ein regelmäßiger Kammerrhythmus vorliegt (Pick et al. 1961). Eine paroxysmale Knotentachykardie ist eine seltene, ungewöhnliche und schwerwiegende Form einer Herzglykosid-induzierten Rhythmusstörung, die sowohl mit 1:1-Überleitung als auch mit unterschiedlichem Ausmaß von antegraden und retrograden Blockbildern einhergeht (FRIEDBERG u. DONOSO 1960). Bei einer doppelten (z. B. atrialen und AV-Knotentachykardie bzw. atrialen und ventrikulären Tachykardie) bestehen beide Rhythmusstörungen bei gleichzeitigem Vorliegen einer AV-Dissoziation nebeneinander (CASTELLANOS et al. 1960; WISHNER et al. 1972; BRAMLET u. FROM 1980). Eine derartige doppelte Tachykardie tritt bei Herzglykosidintoxikation meistens bei gleichzeitiger schwerer Myokardschädigung auf und signalisiert eine schlechte Prognose (WISHNER et al. 1972). Ein kausaler Zusammenhang zwischen Arrhythmie und Einfluß von Herzglykosiden ist immer wahrscheinlich, wenn folgende Bedingungen gegeben sind: Zusätzliches Vorliegen anderer Symptome, die auf eine Herzglykosidüberdosierung bzw. -intoxikation hinweisen, erhöhte Plasmakonzentration des Herzglykosids, gleichzeitige manifestationsfördernde Faktoren, wie z. B. Hypokaliämie, sowie das Sistieren der Rhythmusstörung nach Absetzen der Herzglykosidmedikation.

V. Organische Nitrate

In seltenen Fällen wurden sowohl nach Glyceroltrinitrat, als auch nach Isosorbiddinitrat ausgeprägte bradykarde Reaktionen beschrieben (NEMEROVSKI u. SHAH 1981; MASSIE et al. 1981).

VI. Sympathomimetika

1. Adrenalin

Adrenalin, subkutan oder intravenös verabreicht, kann selbst bei niedriger Dosierung zu Tachykardie, Blutdruckanstieg, supraventrikulären und ventrikulären Herzrhythmusstörungen, Kammerflimmern, Angina pectoris bzw. kardialer Ischämie und Lungenödem führen. Besonders prädisponiert für kardiovaskuläre Nebenwirkungen von Adrenalin sind Patienten mit koronarer Herzerkrankung,

Hyperthyreose, Hypoxie sowie nach Vorbehandlung mit Halothan oder Hemmstoffen der Monoaminooxydase. Die genannten vaskulären Nebenwirkungen können ebenfalls unter hoher Dosierung von Ephedrin, Noradrenalin und anderen, vorwiegend α-Rezeptoren stimulierenden Substanzen auftreten. Unter β-Rezeptoren stimulierenden Substanzen treten dagegen, wie für Adrenalin beschrieben, vorwiegend Tachykardie, supraventrikuläre und ventrikuläre Herzrhythmusstörungen und Angina pectoris auf. Dies gilt sowohl für Isoprenalin als auch für Orciprenalin.

2. Dopamin

Dopamin hat stimulierende Wirkungen auf dopaminerge sowie α- und β-Rezeptoren. Insbesondere durch den letztgenannten Angriffspunkt erklären sich die Nebenwirkungen dieser Substanz bei hoher Dosierung, wie Tachykardie, Auftreten supraventrikulärer und ventrikulärer Herzrhythmusstörungen, Blutdruckanstieg, z. T. von reflektorischer Bradykardie begleitet, sowie das Auftreten von Angina pectoris. Verstärkt werden diese Effekte ähnlich wie bei Adrenalin durch vorbestehende Erkrankungen oder durch gleichzeitige Pharmakotherapie (s. Adrenalin).

3. Dobutamin

Dobutamin hat als überwiegendes β-1-Sympathomimetikum entsprechende Nebenwirkungen (s. Adrenalin und β-Rezeptoren stimulierende Substanzen). Von besonderer klinischer Bedeutung sind die auch nach Dobutamin in hoher Dosierung oder unter besonderen klinischen Vorbedingungen beobachteten supraventrikulären und ventrikulären Herzrhythmusstörungen.

4. Levodopa

Levodopa wird im Organismus zu Dopamin und zahlreichen anderen kardiovaskulär wirksamen Metaboliten, wie z. B. Adrenalin und Noradrenalin, metabolisiert. Entsprechend finden sich auch bei dieser Substanz die o. g. typischen alpha- und beta-adrenergen Nebenwirkungen am Herzen.

5. Salbutamol, Fenoterol und Terbutalin

Diese Substanzen können bei intravenöser und bei inhalativer Gabe hoher Dosen Blutdruck und Herzfrequenz steigern, im Einzelfall den Blutdruck auch senken und zu tachykarden Rhythmusstörungen führen.

D. Genuß- und Umweltgifte

I. Äthylalkohol, Aldehyde und Glykole

Äthylalkohol – und andere Alkohole – haben direkte toxische Wirkungen auf Myokard und Reizleitungssystem. Die kardiotoxischen Wirkungen von Äthylalkohol äußern sich klinisch vorwiegend in einer Minderung der Pumpfunktion und in tachykarden Herzrhythmusstörungen. Sie sind sowohl nach akuter als auch nach chronischer Alkoholexposition nachweisbar.

1. Akutwirkung von Äthylalkohol

Umstritten – und beim Menschen schwer überprüfbar – ist, ob, wie häufig und in welcher Dosis akut verabreichter Äthylalkohol beim klinisch Herzgesunden kardiotoxisch wirksam ist. Die akute Gabe großer Alkoholmengen führt jedenfalls auch beim Herzgesunden innerhalb von 2–3 Std. zu einer Abnahme des Schlagvolumens und zu einer Zunahme des linksventrikulären enddiastolischen Druckes (REGAN 1971). Auch nach anderen Untersuchungen kommt es nach akuter Alkoholverabreichung bei Herzgesunden zu einer Abnahme der Kontraktilität (AHMED et al. 1973).

Patienten mit vorbestehender Herzerkrankung reagieren auch auf die Zufuhr relativ geringer Alkoholmengen mit einer Abnahme der Auswurfleistung und mit einem Anstieg des linksventrikulären Füllungsdruckes (GOULD et al. 1972). Im präklinischen Stadium einer alkoholbedingten oder -mitbedingten Herzerkrankung lassen sich derartige toxische Auswirkungen von Alkohol auf das Myokard ebenfalls nachweisen (AHMED et al. 1973; WONG et al. 1973). Auch die arrhythmogenen Wirkungen einer akuten Alkoholexposition sind besonders im präklinischen Stadium einer alkoholbedingten Herzerkrankung oder bei chronischen Alkoholkonsumenten ausgeprägt: So fanden sich bei 36 akut intoxikierten chronischen Alkoholikern im 24stündigen Langzeit-EKG bei 86% eine Sinustachykardie und bei 39% ventrikuläre Extrasystolen (ABBASAKOOR u. BEANLANDS 1976). ETTINGER et al. (1978) berichteten über Herzrhythmusstörungen bei 24 chronischen Alkoholikern ohne klinisch manifeste, alkoholtoxisch bedingte kongestive Kardiomyopathie. Bei Krankenhausaufnahme fanden sich bei diesen Patienten erhebliche supraventrikuläre Herzrhythmusstörungen, insbesondere Vorhofflimmern und -flattern, sowie – weniger ausgeprägt – auch ventrikuläre Herzrhythmusstörungen. Nach Abklingen der akuten Alkoholwirkung zeigten die Patienten einen Rückgang der Arrhythmien. Da diese Patienten insbesondere an Wochenenden oder nach Feiertagen zur Krankenhausaufnahme kamen, bezeichneten die Autoren dieses Krankheitsbild auch als „Holiday-Heart"-Syndrom. Auch andere Autoren beschrieben einen Zusammenhang zwischen ventrikulären Herzrhythmusstörungen und akutem Alkoholkonsum (SINGER u. LUNDBERG 1972; SCHERF et al. 1967; VETTER et al. 1967; GREENSPON et al. 1979). Den oben genannten Studien vergleichbare Untersuchungen über die Akutwirkung von Äthylalkohol auf das Rhythmusverhalten Herzgesunder liegen nicht vor. Nach einer Untersuchung von DE BACKER et al. (1979) soll Äthylalkohol in mäßiger Menge bei Herzgesunden mit häufigen Rhythmusstörungen zu keiner Zunahme dieser Arrhythmien führen.

2. Chronische Wirkung von Äthylalkohol

a) Tierexperimentelle Befunde

Im Tierexperiment sind die komplexen Zusammenhänge zwischen Menge und Dauer des Alkoholkonsums und funktioneller sowie anatomischer Herzschädigung besser als beim Menschen überschaubar. Nach Befunden an Ratten soll die tägliche Verabreichung von Äthylalkohol in einer erheblichen Menge (10–30% der vereinnahmten täglichen Kalorien) über sechs Monate zu einer dosisabhängigen funktionellen und histologischen Herzschädigung führen (SEGEL et al. 1975). Auch Hunde zeigten nach mehrmonatiger Alkoholgabe reversible funktionelle Störungen der Kammerfunktion (Anstieg des linksventrikulären Füllungsdruckes, reduzierter Schlagvolumenindex nach Angiotensin-Belastung) sowie histologische Myokardveränderungen (PACHINGER et al. 1973; REGAN et al. 1974; SARMA et al. 1967). Auch die arrhythmogenen Effekte einer chronischen Alkoholexposition lassen sich im Tierexperiment nachweisen. So kommt es z. B. bei Hunden zu ventrikulären Extrasystolen, zu einer Zunahme der AV- und der intraventrikulären Leitungszeit sowie zu einer Abnahme der Schwelle für Kammerflimmern (ETTINGER et al. 1976; REGAN et al. 1966; GOODKIND et al. 1975; FOERSTER et al. 1979; DE LA CRUZ et al. 1977).

b) Befunde beim Menschen

Die Beziehung zwischen alkoholischer Herzerkrankung und Art, Menge und Dauer des Alkoholkonsums läßt sich beim Menschen nicht definitiv festlegen. Wesentliches Hindernis hierfür ist die Schwierigkeit, das Ausmaß und die Dauer des Alkoholkonsums exakt zu quantifizieren und eine präexistente oder koexistente Herzerkrankung auszuschließen. Zusätzlich erschwert wird die Beurteilung dieses Zusammenhanges dadurch, daß Äthylalkohol indirekt über bekannte kardiovaskuläre Risikofaktoren (Hypertonie, Fettstoffwechselstörung) das Auftreten kardiovaskulärer Erkrankungen und deren Prognose beeinflußt.

Die tatsächliche Häufigkeit des Vollbildes einer alkoholbedingten Herzerkrankung (z. B. als alkoholinduzierte oder -mitinduzierte idiopathische dilatative Kardiomyopathie) unter chronischen Alkoholikern ist nicht bekannt. Man geht jedoch davon aus, daß ein mehrjähriger (mehr als 10 Jahre), erheblicher (mehr als 60–120 g Äthylalkohol) Alkoholkonsum zu einer derartigen Herzschädigung führen kann (DYER et al. 1977; KOIDE u. OZEKI 1974; HARTEL et al. 1969; KOIDE et al. 1972). Am Vollbild einer alkoholbedingten Herzschädigung erkrankt offensichtlich nur ein kleiner Teil aller Personen, die chronischen Alkoholabusus betreiben. Eine subklinische Manifestation einer alkoholbedingten Herzerkrankung ist dagegen – wie u. a. Studien bei in psychiatrischer Behandlung befindlichen Alkoholikern zeigen – erheblich häufiger.

3. Subklinische Manifestation einer alkoholbedingten Herzerkrankung

Durch Anwendung geeigneter Meßverfahren lassen sich bei chronischen Alkoholkonsumenten häufig kardiale Funktionsstörungen nachweisen (ASOKAN et al. 1972; LIMAS et al. 1974; GOULD et al. 1969; SPODICK et al. 1972; WU et al. 1976). Es fanden sich z. B. entsprechende Veränderungen der systolischen Zeitintervalle, die auf eine Beeinträchtigung der linksventrikulären Funktion hinweisen. Auch im Oberflächen-EKG solcher Personen wurden Auffälligkeiten, wie Zunahme der PQ-Zeit, der QRS-Dauer und des QTc-Intervalls beobachtet. Wie oben erwähnt, finden sich auch in diesem Stadium der chronischen alkoholischen Herzerkrankung – insbesondere während und nach starkem Alkoholkonsum – gehäuft supraventrikuläre und ventrikuläre Herzrhythmusstörungen (ETTINGER et al. 1978).

4. Klinische Manifestation einer alkoholischen Herzerkrankung

Die klinisch manifeste alkoholbedingte bzw. -mitbedingte Herzerkrankung ist charakterisiert durch eine kongestive Herzinsuffizienz sowie durch ventrikuläre und supraventrikuläre Herzrhythmusstörungen. Der klinisch manifesten Herzinsuffizienz geht ein längeres Stadium der Belastungsherzinsuffizienz mit entsprechenden Veränderungen der kardialen Hämodynamik unter Belastung voraus. Insgesamt sind die klinischen Symptome der alkoholbedingten Herzerkrankung unspezifisch und nicht von denen einer nichtalkoholbedingten dilatativen Kardiomyopathie (DCM) zu unterscheiden.

Die Prognose der Patienten in diesem Krankheitsstadium ist ungünstig und der von Patienten mit DCM ohne Alkoholkonsum vergleichbar. Alkoholkarenz kann jedoch bei einzelnen Patienten auch in diesem Stadium zu einer Besserung oder Stabilisierung des klinischen Bildes führen (DEMAKIS et al. 1974).

Im fortgeschrittenen Stadium der Erkrankung versterben die Patienten durch Pumpversagen, thromboembolische Komplikationen oder durch einen plötzlichen Herztod. Indizes für eine schlechte Prognose sind eine klinisch manifeste Herzinsuffizienz, eine deutlich erniedrigte linksventrikuläre Auswurffraktion (z. B. weniger als 40 %) und komplexe ventrikuläre Arrhythmien (z. B. häufige ventrikuläre Paare und/oder Salven im 24-Stunden-EKG). Ebenso werden supraventrikuläre Herzrhythmusstörungen und häufig Vorhofflimmern bei dieser Patientengruppe beobachtet (MEINERTZ et al. 1984; BASHOUR et al. 1975).

5. Mechanismen der Kardiotoxizität von Äthylalkohol

Der negativ-inotrope Effekt von Äthylalkohol wird zahlreichen Mechanismen zugeschrieben: Beeinträchtigung der intrazellulären Translokation von Kalziumionen (RETING et al. 1977), Verkürzung der Aktionspotentialdauer (FISHER u. KAVALER 1975), Hemmung der ATPase-Aktivität von Plasmamembranen (ISRAEL et al. 1966; WILLIAMS et al. 1975), Hemmung der Interaktion von Aktin und Myosin sowie Änderungen im Lipidtransport mit reduzierter Aufnahme von freien Fettsäuren und gesteigerter Aufnahme und Ablagerung von Triglyzeriden in Myokardzellen (REGAN et al. 1966). Umstritten ist dagegen, ob osmotische Veränderungen, wie z. B. eine gesteigerte Serumosmolarität, für die negativ-inotrope Wirkung von Alkohol eine Rolle spielen (NAKANO u. MOORE 1972).

Die arrhythmogenen Wirkungen von Äthylalkohol sollen neben der genannten Verkürzung der Aktionspotentialdauer auf folgenden Mechanismen beruhen: Leitungsverzögerungen im Reizleitungssystem und im Myokard, z. B. manifestiert durch Verlängerung des HV-Intervalls und der QRS-Dauer (GOODKIND et al. 1975; REGAN et al. 1966). Beim chronisch äthanolexponierten Tier fanden sich während toxischer Alkohol-Plasmakonzentrationen eine gegenüber elektrischen Reizen gesteigerte elektrische Instabilität und Neigung zu Kammerflimmern (FOERSTER et al. 1979). Eine entsprechend gesteigerte ventrikuläre Instabilität und Auslösbarkeit von Tachykardien wurden auch beim Menschen bei akuter Alkoholgabe nachgewiesen (GREENSPON et al. 1979).

Pathologisch-anatomisch äußern sich die Veränderungen der alkoholinduzierten Kardiomyopathie im Vollbild der Erkrankung in einer Dilatation aller Herzhöhlen und häufigen muralen Thromben. Mikroskopisch finden sich Hypertrophie der Myokardzellen, interstitielle Fibrose, Herde von Myozytolysen und degenerative Veränderungen sowie ultrastrukturell vermehrte Triglyzeridspeicherung, Myofibrillenschädigung und Auflösung sowie Dilatation des sarkoplasmatischen Retikulums und des T-Tubulus-Systems (REGAN u. HAIDER 1980).

6. Prognose und Beziehung zu anderen Herzerkrankungen und Risikofaktoren

Nach übereinstimmenden Befunden haben Patienten mit erheblichem Alkoholabusus eine gesteigerte kardiovaskuläre Mortalität (SCHMIDT u. POPHAM 1975, 1976; FRIBERG et al. 1973). Nach neueren Befunden sollen Personen mit geringem bis mäßigem Alkoholkonsum eine im Vergleich zur Normalbevölkerung geringere Inzidenz einer ischämischen Herzerkrankung haben (RUBIN u. RUBIN 1982). Das Ausmaß des hierzu notwendigen Alkoholkonsums läßt sich bis heute nicht festlegen. Große epidemiologische Untersuchungen zeigen jedoch, daß ein mäßiger Alkoholkonsum einen derartigen milden protektiven Effekt hat (RUBIN u. RUBIN 1982). Der Mechanismus dieses protektiven Effektes beruht wahrscheinlich auf einer äthylalkoholinduzierten Zunahme der Konzentration von HDL-Lipoproteinen im Blut (BARBORIAK et al. 1979; CASTELLI et al. 1977; HULLEY et al. 1977).

7. Kardiovaskuläre Effekte anderer Alkohole

Die Toxizität der verschiedenen Alkohole ist direkt proportional zur Kettenlänge, d. h. längerkettige Alkohole sind, auf molarer Basis, erheblich toxischer als kurzkettige Alkohole. So wirkt z. B. Pentanol stärker negativ-inotrop als Methanol (NAKANO u. MOORE 1972). Eine dosisabhängige Hemmung der myokardialen Kontraktilität wird für Methanol bei hohen Plasmakonzentrationen (Hundeexperiment) beobachtet. Derartige Plasmakonzentrationen können bei Methanolvergiftungen auch beim Menschen erreicht werden.

8. Kardiovaskuläre Effekte von Aldehyden

Nach tierexperimentellen Befunden wirken Acetaldehyd und Dialdehyde anderer Alkohole negativ-inotrop, positiv-chronotrop und blutdrucksteigernd. Allerdings werden beim Menschen auch nach erheblicher Alkoholintoxikation die hierzu notwendigen Plasmakonzentrationen (>50 μmolar) nicht erreicht. Demnach scheint der kardiodepressive Effekt von Acetaldehyd beim Menschen keine Rolle zu spielen (RUBIN u. RUBIN 1982). Für eine Reihe schwer löslicher Pharmaka werden Polyethylenglykole (z. B. 40%iges Propylenglykol) als Lösungsmittel verwandt (z. B. für Diazepam und Diphenylhydantoin). Zumindest im Tierexperiment werden durch die Gabe eines solchen Lösungsmittels der Blutdruck gesteigert und die Arrhythmieneigung z. B. gegenüber Digitalis verstärkt.

II. Kaffee

Mehrere Studien der 70er Jahre haben auf einen möglichen Zusammenhang zwischen Kaffeekonsum und Herzinfarkthäufigkeit aufmerksam gemacht. Nach Berichten des BOSTON COLLABORATIVE DRUG SURVEILLANCE PROGRAM soll Kaffeekonsum bei Frauen das Risiko eines Herzinfarktes erhöhen. Diese Befunde wurden vom derselben Arbeitsgruppe 1973 in einer größeren Studie im wesentlichen bestätigt (JICK et al. 1973). Diese Studien wurden vor allem wegen der Zusammensetzung der Untersuchungsgruppen kritisiert. Andere Autoren gelangten daher zu der Auffassung (PAUL 1968), daß nicht der Kaffeekonsum selbst, sondern der zusätzliche Zigarettengenuß für die höhere Herzinfarktquote in den untersuchten Kollektiven verantwortlich sein könnte. Doch auch in der Folgezeit durchgeführte retrospektive Studien wiesen erneut darauf hin, daß ein erheblicher Konsum von Kaffee (mehr als sechs Tassen täglich) das Herzinfarktrisiko steigere (MANN u. THOROGOOD 1975). Im gleichen Sinne fand sich auch in Finnland in Gegenden mit stärkerem Kaffeekonsum eine Zunahme der kardiovaskulären Mortalität (HEMMINKI u. PESONEN 1977). Auch die Ergebnisse einer amerikanischen Langzeitstudie an mehr als 1.000 amerikanischen Ärzten sprechen dafür, daß Kaffeekonsum von mehr als fünf Tassen täglich mit einem beinahe dreifach erhöhtem kardiovaskulären Risiko einhergeht. Andere prospektive Untersuchungen erbrachten dagegen keinen Hinweis dafür, daß Kaffeekonsum als unabhängiger Risikofaktor für die koronarbedingte kardiovaskuläre Mortalität angesehen werden kann (YANO et al. 1977; DAWBER et al. 1974; PAUL 1968).

III. Rauschmittel

1. Cannabis (Tetrahydrocannabinol)

Pharmakologisch wirksame Dosen dieser Substanz führen zur Abnahme des systemischen Gefäßwiderstandes und damit zu Hypotension, vermehrter peripherer Durchblutung, Tachykardie und gelegentlich zu ventrikulären Extrasystolen.

2. Lysergsäurediethylamid

Entsprechend seiner Ergonovin-ähnlichen chemischen Struktur kann diese Substanz eine Vasokonstriktion hervorrufen.

3. Kokain

Auf Kokain werden insbesondere im toxischen Bereich folgende Reaktionen des Herz-Kreislauf-Systems beobachtet: Tachykardie, Tachypnoe, Hypertension, Atemdepression sowie therapierefraktäres Lungenödem.

IV. Tabak

Die Beobachtung, daß Zigarettenrauchen und koronare Herzkrankheit in ursächlichem Zusammenhang stehen, datiert schon 50 Jahre zurück. WHITE (1935) beschrieb damals 21 Fälle von Patienten mit akutem Myokardinfarkt unterhalb des 40. Lebensjahres. Aus der Tatsache, daß alle diese Patienten Raucher waren, zog er die Schlußfolgerung, daß Zigarettenkonsum und koronare Herzkrankheit in kausalem Verhältnis zueinander stehen könnten. Bis heute liegt zum Thema Rauchen und koronare Herzkrankheit eine umfangreiche Literatur vor. Diese besteht aus epidemiologischen, klinischen, pathologisch-anatomischen und experimentellen Arbeiten. Insgesamt bestätigen und belegen diese Studien den kausalen Zusammenhang zwischen Rauchen und koronarer Herzkrankheit. Beim Zigarettenrauchen handelt es sich um ein komplexes Phänomen. Verschiedene toxische Substanzen führen über unterschiedliche Mechanismen an unterschiedlichen Organsystemen zu akuten und chronischen Schäden. Das Ausmaß des Rauchens ist sowohl beim Zigaretten- als auch beim Zigarren- und Pfeifenrauchen schwierig zu erfassen. Noch problematischer lassen sich beim Menschen die Qualität und Quantität der inhalierten toxischen Substanzen exakt messen.

1. Akute Toxizität

Inhalation von Zigarettenrauch führt zur Zunahme der Herzfrequenz, zum Anstieg des Blutdrucks und kann bei Koronarkranken im Einzelfall Angina pectoris, ischämietypische ST-Streckenveränderungen und Myokardinfarkte hervorrufen (ARONOW et al. 1968, 1971; ARONOW 1971). Tierexperimentell wurde nach Inhalation von Zigarettenrauch eine Erniedrigung der Schwelle für Kammerflimmern beobachtet (BELLET 1972). Die genannten Effekte des Rauchens werden auf den Nikotingehalt des Tabaks zurückgeführt. Nikotin steigert die Freisetzung von Katecholaminen aus dem Nebennierenmark und aus den postganglionären sympathischen Fasern und führt zusätzlich über einen ganglionären Angriffspunkt zur Verstärkung der Sympathikusaktivität. Darüberhinaus kommt es nach Inhalation von Zigarettenrauch zu einer vermehrten Bildung von Carboxy-Hämoglobin und damit zu einer verminderten Sauerstoffversorgung des Herzmuskels. Die Akuteffekte des Rauchens sind bei Patienten mit koronarer Herzkrankheit von erheblicher klinischer Bedeutung: Sie machen einerseits verständlich, daß es bei Rauchern nach durchgemachtem Myokardinfarkt gehäuft zu plötzlichen kardialen Todesfällen kommt (ARONOW 1971; ARONOW et al. 1971). Sie erklären zum anderen aber auch, daß Rauchen selbst einen Herzinfarkt auslösen kann und daß Nikotinabstinenz die Häufigkeit sowohl des Reinfarktes als auch des plötzlichen Herztodes reduziert (WILHELMSSON et al. 1975).

2. Chronische Toxizität

Nach zahlreichen epidemiologischen Untersuchungen geht Zigarettenrauchen mit einer gesteigerten Mortalität und Morbidität an koronarer Herzkrankheit einher. Mit dem Ausmaß des Rauchens nehmen Häufigkeit und Schweregrad der

Krankheitserscheinungen zu (DOYLE et al. 1964; HAMMOND 1966; KAHN 1966; WEIR u. DUNN 1970). Dieses gesteigerte Risiko ist durch Unterlassen des Rauchens bis zu einem gewissen Grade reversibel (GORDON et al. 1974; WILHELMSSON et al. 1975; SLONE et al. 1978). Für den kausalen Zusammenhang zwischen Rauchen und kardiovaskulären Folgeschäden sprechen neben den oben genannten epidemiologischen auch pathologisch-anatomische und experimentelle Befunde (STRONG et al. 1966, 1969; AUERBACH et al. 1965, 1968, 1971; STRONG u. RICHARDS 1976). Nach koronarangiographischen Untersuchungsergebnissen nehmen Schweregrad und Ausdehnung der Koronargefäßveränderungen mit Dauer und Ausmaß des Zigarettenrauchens zu (CRAMER et al. 1966; HERBERT 1975). Besonders überzeugend konnte der Zusammenhang zwischen Zigarettenrauchen und kardiovaskulären Erkrankungen durch pathologisch-anatomisch-autoptische Studien belegt werden. Schon ältere makroskopische Befunde weisen auf die besonders ausgeprägten Zeichen der koronaren Atheromatose bei Rauchern hin (AUERBACH et al. 1965; STRONG et al. 1966, 1969; STRONG u. RICHARDS 1976). In mikroskopischen Studien fanden sich eine deutliche Zunahme der vaskulären Atheromatose, Bindegewebsvermehrung und Kalzifizierung mit steigendem täglichem Zigarettenkonsum (AUERBACH u. CARTER 1980). Intramyokardiale Arteriolen von Zigarettenrauchern sollen vermindert Muskelzellen und vermehrt Hyalineinlagerungen aufweisen (NAEYE u. TRUONG 1977; AUERBACH u. CARTER 1980). So fanden sich Intimaverdickungen in solchen Arteriolen bei nahezu allen starken Rauchern (zwei und mehr Zigarettenpackungen täglich), während sie bei Nichtrauchern oder bei Personen mit geringem Zigarettenkonsum praktisch nicht vorhanden waren (AUERBACH u. CARTER 1980). Koronare Thrombosen – als Ursache von Myokardinfarkten – sollen andererseits bei Rauchern seltener sein als bei Nichtrauchern (SPAIN u. BRADESS 1970).

Zahlreiche Mechanismen sind für die chronisch-toxischen Wirkungen des Zigarettenrauchens verantwortlich: Unter den potentiellen Toxinen spielen wie bei den akuten Effekten des Rauchens der Kohlenmonoxyd- und Nikotingehalt des Rauches eine besondere Rolle. Die Plasmakonzentrationen von Carboxy-Hämoglobin sollen stärker mit dem Auftreten einer koronaren Atherosklerose korrelieren als die Rauchgewohnheiten (WALD et al. 1973). So haben Patienten mit einem Carboxy-Hämoglobin von mehr als 5% ein etwa 21fach erhöhtes Risiko einer koronaren Atherosklerose als solche mit einem Carboxy-Hämoglobin von weniger als 3%. Nach tierexperimentellen Befunden sollen Carboxy-Hämoglobin und die damit häufig zusätzlich verbundene Hypoxie die Einlagerung von Lipoproteinen (Cholesterin und Triglyzeride) in die Gefäßwand fördern.

Nikotin stimuliert besonders effektiv die Freisetzung von Adrenalin aus dem Nebennierenmark (WATTS 1960) und von Noradrenalin aus den postsynaptischen sympathischen Nervenendigungen (CRYER et al. 1976). Folge dieser Katecholaminfreisetzung ist z. B. die oben erwähnte, tierexperimentell nachgewiesene Erniedrigung der Flimmerschwelle des Herzens (CRYER et al. 1976; VERRIER et al. 1975). Auch die positiv-inotropen und -chronotropen Effekte des Nikotins beruhen auf der Wirkung der durch Nikotin freigesetzten Katecholamine (ROBSON u. FLUCK 1977; KERSHBAUM et al. 1963; HILL u. WYNDER 1974). Die Bedeutung des Rauchens im Kontext der anderen Risikofaktoren ist wiederholt diskutiert worden. Nach MIETTINEN et al. (1976) findet sich eine besonders ausgeprägte Häufung von nichttödlichen akuten Myokardinfarkten bei Rauchern mit sonst niedrigem Risikoprofil. Dies gilt besonders für Patienten unterhalb des 50. Lebensjahres. Andererseits gilt es heute als unbestritten, daß Rauchen die kardiotoxischen Wirkungen anderer Risikofaktoren verstärken bzw. potenzieren kann (HEYDEN 1969; BALL u. TURNER 1974; WERKO 1976). Der Zusammenhang zwischen Zigarettenrauchen und Koronargefäßveränderungen ist nach allem so unbestritten evident, daß – insbesondere aufgrund der o. g. morphologischen Veränderungen intramyokardialer Arterien und Arteriolen – die Veränderungen des „Raucherherzens" als „Smoker's Heart" in die Literatur eingegangen sind (AUERBACH u. CARTER 1980; EDITORIAL BR MED J 1977).

V. Aerosole, Treibgase, Gefriermittel und Lösungsmittel

Die o. g. Mittel enthalten neben anderen Inhaltsstoffen halogenierte Kohlenwasserstoffe, zumeist in Form chlorierter oder fluorierter Methan- oder Äthan-Derivate. Ihre Kardiotoxizität ist in zweierlei Richtung von praktischer Bedeutung: Zum einen sollen sie bei Asthmapatienten als Treibgaszusätze von Aerosolen zu Todesfällen geführt haben (s. Abschn. B.I.); zum anderen wurde ihre potentielle kardiotoxische Wirksamkeit durch die mißbräuchliche Anwendung („Sniffing" in Form von Inhalation von Lösungsmitteln) als zentrale Stimulantien bzw. Halluzinogene evident. Neben zentralen und direkten kardiotoxischen Wirkungen können auch andere extrakardiale Effekte dieser Substanzen für deren Kardiotoxizität indirekt von Bedeutung sein: gleichzeitig bestehende Hypoxie, Glottisödem, Laryngospasmus, Lungenödem und Gefrierschaden des Respirationsepithels.

1. Treibgase, die in der Therapie des Asthma bronchiale angewandt werden

Ob zwischen Treibgasinhalation und kardialem Tod bei Patienten mit Asthma bronchiale ein Zusammenhang besteht, ist umstritten (s. Abschn. B.I.). Die Ergebnisse einiger epidemiologischer und tierexperimenteller Studien sprachen dafür, daß Treibgase unter bestimmten Umständen für den kardialen Tod von Asthmapatienten verantwortlich sein könnten (SPEIZER et al. 1968a, b; TAYLOR u. HARRIS 1970). Nach anderen Autoren sollen diese Todesfälle nur bei unsachgemäßem Gebrauch katecholaminhaltiger Aerosole aufgetreten sein (SILVERGLADE 1971a, b; 1972, 1973).

2. Mißbräuchliche Anwendung halogenierter Kohlenwasserstoffe

Über Todesfälle nach mißbräuchlicher Anwendung halogenierter Kohlenwasserstoffe liegen in der Literatur zahlreiche Einzelbeobachtungen vor (AVIADO 1975).

3. Mechanismus der Kardiotoxizität halogenierter Kohlenwasserstoffe

Neben den o. g. extrakardialen spielen am Herzen selbst zweierlei toxische Angriffspunkte eine Rolle. Halogenierte Kohlenwasserstoffe wirken negativ-inotrop und sind arrhythmogen. Der arrhythmogene Effekt kommt mit großer Wahrscheinlichkeit dadurch zustande, daß halogenierte Kohlenwasserstoffe Reizleitungssystem und Myokard gegenüber Katecholaminen sensibilisieren. Die schwerwiegenden Folgen so ausgelöster Arrhythmien wurden wiederholt auch in Editorials und Übersichten dargestellt (ANONYMUS 1972; EDITORIAL JAMA 1970).

VI. Spurenelemente

Nach tierexperimentellen Befunden haben verschiedene Spurenelemente eine spezifische kardiovaskuläre Toxizität. Diese äußert sich in Störungen der elektrischen und mechanischen Eigenschaften des Herzmuskels sowie in morphologisch faßbaren Veränderungen. Die Relevanz dieser tierexperimentellen Befunde, die überwiegend mit unphysiologisch hohen Konzentrationen dieser Spurenelemente erhoben wurden, ist durchaus fraglich. Bei einzelnen Spurenelementen wurden jedoch nach akuter oder chronischer Intoxikation auch beim Menschen eindeutige kardiotoxische Effekte beobachtet. Klinisch bedeutsamer scheint der potentielle kardiotoxische Einfluß bestimmter Spurenelemente unter epidemiologischen Gesichtspunkten zu sein. So ist wahrscheinlich, daß die Beziehung zwischen Wasserhärte und kardiovaskulärer Mortalität auf dem unterschiedlichen Gehalt des Wassers an solchen Spurenelementen (Blei und Kadmium) beruht.

1. Kadmium

Bei akuter Gabe (hohe, unphysiologische Konzentrationen) führt Kadmium zu einer Verlängerung der AV-Überleitung und zu einer Abnahme der Kontraktionskraft des Herzens (HAWLEY u. KOPP 1975a, b; KLEINFELD u. STEIN 1968; KOPP et al. 1978a, b). Außerdem werden die konstriktiven Effekte von Noradrenalin und Angiotensin auf die glatte Gefäßmuskulatur abgeschwächt. Die Effekte von Kadmium scheinen durch Gabe von Kalzium und Cystein reversibel zu sein.

Bei chronischer Verabreichung führt Kadmium im Tierexperiment zur Hypertonie. Auch beim Menschen gibt es Anhaltspunkte dafür, daß zwischen Kadmiumaufnahme und Hypertonie ein Zusammenhang besteht (MASIRONI 1970; SCHROEDER 1969). Die entsprechenden Befunde sind jedoch weder im Tierexperiment, noch beim Menschen einheitlich. In Tierexperimenten konnte gezeigt werden, daß Kadmium die Induktion und Progression von Atherosklerose fördert. Beide Befunde, Förderung von Hypertonie und von Atherosklerose durch Kadmium, spielen in der Diskussion um den Zusammenhang zwischen Wasserhärte und kardiovaskulärem Risiko eine Schlüsselrolle.

2. Blei

Ähnlich wie Kadmium verlängert auch Blei bei akuter Gabe die AV-Überleitung und wirkt negativ-inotrop (KOPP et al. 1978).

Die Wirkungen von Blei auf die glatte Gefäßmuskulatur sind dagegen dosis- und speziesabhängig. Insgesamt kommt es bei niedrigen Bleikonzentrationen zu einer Stimulation der Kontraktion der glatten Gefäßmuskulatur, bei höheren

Konzentrationen dagegen zu einer Hemmung (PICCININI et al. 1977). Entsprechend divergent sind die Einflüsse von Blei auf den Blutdruck unter in vivo-Bedingungen. So wurden hypertensive Effekte von Blei nur bei bestimmten, niedrigen Dosierungen und bei bestimmten Tierspezies (z. B. Ratten) beobachtet. Bei mehrwöchiger Verabreichung von Blei kommt es im Tierexperiment zu erheblichen morphologischen Veränderungen des Myokards mit Zerstörung der Zellintegrität (ASOKAN 1974). Dieser Befund dürfte das morphologische Substrat der bei Biertrinkern beschriebenen bleiinduzierten Kardiomyopathie sein (ASOKAN et al. 1972).

3. Vanadium

Vanadium hat – soweit man bis heute weiß – keine klinisch relevanten kardiotoxischen Wirkungen. Allerdings hemmt Vanadium im Tierexperiment die Natrium-, Kalium-aktivierbare Membran-ATPase, stimuliert die Adenylatzyklase und wirkt positiv-inotrop (Konzentrationsbereich 10^{-7} bis 10^{-3} molar). Die endogenen Konzentrationen von Vanadium im Gewebe liegen deutlich niedriger (ERDMANN et al. 1984).

4. Nickel und Kobalt

Nickel und Kobalt hemmen am Papillarmuskel der Katze den langsamen Kalzium-Einwärtsstrom (KOHLHARDT et al. 1973, 1979). Beide Ionen verursachen bei chronischer Verabreichung morphologisch faßbare Schäden des Myokards. Diese sind bei Nickel unspezifisch und betreffen neben dem Herzen in gleicher Weise auch andere Organe, bei Kobalt scheinen sie dagegen relativ organspezifisch zu sein (HALL u. SMITH 1968). Die durch Kobalt induzierten Veränderungen entsprechen den typischen toxischen Schädigungen der Myokardzelle mit Schwellung von Mitochondrien, Fettablagerungen und Vakuolenbildung im Zytoplasma und Verlust von Myofibrillen. Derartige Veränderungen finden sich nach Kobaltverabreichung nicht nur im Tierexperiment, sondern bei entsprechender Kobaltexposition auch beim Menschen. Eine Kobaltexposition wurde bei Biertrinkern in Quebec, Omaha und Löwen nachgewiesen. Im Herzmuskel verstorbener Patienten mit dieser Exposition fanden sich etwa 10fach erhöhte Kobaltkonzentrationen. Tierexperimentelle Studien und die genannten klinischen Beobachtungen führten zu der Hypothese, daß durch Kobaltexposition – allein – eine Kardiomyopathie induziert werden könne. Dieses Konzept muß nach neueren Befunden in Frage gestellt werden: Patienten, die aus anderen Gründen eine vergleichbare oder höhere tägliche Kobaltmenge aufnehmen, ohne vorher oder gleichzeitig Bier zu trinken, entwickeln keine derartige Kardiomyopathie. Auch im Tierexperiment wurden ähnliche Befunde erhoben. Man muß daher heute davon ausgehen, daß sich die „Kobalt-Kardiomyopathie" auf dem Boden einer präexistenten, aber klinisch unbemerkten, alkoholinduzierten Herzschädigung entwickelt.

5. Trinkwasserbeschaffenheit

Seit mehr als 20 Jahren wird ein möglicher Zusammenhang zwischen Trinkwasserbeschaffenheit und kardiovaskulärem Risiko diskutiert. Obwohl die Mehrzahl der epidemiologischen und tierexperimentellen Untersuchungen entsprechende Schlußfolgerungen nahelegt, konnte bis heute nicht zweifelsfrei bewiesen werden, daß mit zunehmender Weichheit des Trinkwassers auch eine Zunahme kardiovaskulärer Erkrankungen verbunden ist. Einem schlüssigen Beweis stehen nahezu unüberwindliche methodische Probleme bei der Lösung dieser Fragestellung gegenüber. Theoretisch sollte der Einfluß der Wasserhärte unabhängig von allen anderen für das kardiovaskuläre Risiko bedeutsamen Variablen untersucht werden. Diese Forderung ließ sich in epidemiologischen Studien praktisch nicht verwirklichen. Zum Vergleich von Wasserhärten sollten die tatsächlichen Härtegrade des Trinkwassers der Wasserleitung und nicht die entsprechenden Angaben der Wasserwerke herangezogen werden. Es ist bekannt, daß sich die Wasserhärten des Leitungswassers und die der Wasserwerke ganz erheblich unterscheiden können. Allein bei Beachtung dieser beiden methodischen Probleme wird die Unzulänglichkeit der meisten im folgenden genannten Studien deutlich. Dessenungeachtet zeigen die Ergebnisse dieser Studien eine relativ einheitliche Tendenz. Auf die Möglichkeit eines Zusammenhanges zwischen Wasserhärte und kardiovaskulärer Mortalität wurde zuerst in Japan und später auch in den USA (SCHROEDER 1960a, b) und in England (MORRIS et al. 1961) hingewiesen. Die Untersuchungen zeigten, daß es in Gegenden mit „weichem Wasser" besonders häufig zu Herzinfarkten, ischämischen Herzerkrankungen und „Hypertonie mit Herzerkrankung" kam. Fast alle Studien verschiedener Gruppen bestätigten in der Folgezeit diesen Zusammenhang (CRAWFORD et al. 1971; SHARPER 1974). Zwei „negative" Befunde zu dieser Frage blieben die Ausnahme (LINDEMANN u. ASSENZO 1964; MULCAHY 1964) und stießen wegen der Wahl der Versuchsanordnung auf Kritik (CRAWFORD et al. 1971; SHARPER 1974). Überzeugenden Fortschritt brachte eine englische Studie (CRAWFORD et al. 1971; SHARPER 1974), in der untersucht wurde, wie sich die Mortalität auf Grund kardiovaskulärer Erkrankungen in mehreren Städten Englands bei Änderung der Wasserhärte verhielt. Es stellte sich heraus, daß in den Städten, in welchen die Wasserhärte zunahm, die Häufigkeit ischämischer Herzerkrankungen und Herzinfarkte geringer wurde. In den Städten dagegen, in welchen die Wasserhärte abnahm, trat genau das Umgekehrte ein: Die Zahl der ischämischen Herzerkrankungen und Herzinfarkte stieg an. Ähnliche Beobachtungen wurden bei Änderung der Wasserhärte auch in Florida erhoben (CRAWFORD et al. 1971; SHARPER 1974).

Nach diesen epidemiologischen und auch nach tierexperimentellen Befunden kann ein Zusammenhang zwischen Wasserqualität (z.B. Weichheit des Wassers) und kardiovaskulären Erkrankungen durchaus angenommen werden. Arbeitshypothesen, einen solchen Zusammenhang zu erklären, liegen vor: Zum einen gibt es epidemiologische Hinweise (SHARPER 1974), nach denen in Weichwasserbezirken auch der diastolische Blutdruck, die Herzfrequenz und der Serumcholesterinspiegel höher sind als in Bezirken mit hartem Wasser. Diese Risikofaktoren scheinen aber nicht die einzige Ursache für die erhöhte Zahl von Herzerkrankungen in Regionen mit weichem Wasser zu sein. Hartes Wasser enthält relativ hohe Konzentrationen an Kalzium und Magnesium. Wie bekannt, hemmen beide Ionen die Resorption von Blei und Kadmium im Intestinaltrakt. Hierdurch können die auch schon durch geringe Konzentrationen von Blei und Kadmium induzierten toxischen Effekte auf das kardiovaskuläre System reduziert werden.

Literatur

Abbasakoor A, Beanlands DC (1976) Electrocardiographic changes during ethanol withdrawal. Ann NY Acad Sci 273:364
Ahmed SS, Levinson GE, Regan TJ (1973) Depression of myocardial contractility with low doses of ethanol in normal man. Circulation 48:378
Alderman EL, Barry WH, Graham DF et al. (1972) Hemodynamic effects of morphine and pentazocine differ in cardiac patients. N Engl J Med 287:623
AMA Insights (1979) JAMA 241:1103
American Diabetes Association (1979) Policy statement: The UGDP controversy. Diabetes 28:168
Andersson KE (1978) Effects of calcium and calcium antagonists on the excitation-contraction coupling in striated and smooth muscle. Acta Pharmacol Toxicol (Suppl 1) 43:15–33
Angermann CH, Jahrmärker H (1983) Vergleichende Untersuchungen zur kardiodepressorischen Wirkung von Disopyramid, Mexiletin und Propafenon. Z Kardiol 72:665
Anonymous (1972) Asthma deaths: A question answered. Br Med J [Clin Res] 4:443–444
Arndts D (1975) Drug effects on myocardial 45Ca uptake in conscious rats. Arzneimittelforsch 25:1279–1282
Aronow WS (1971) The effect of smoking cigarettes on the apexcardiogram in coronary heart disease. Chest 59:365–368
Aronow WS, Kaplan MA, Jacob D (1968) Tobacco: A precipitation factor in angina pectoris. Ann Intern Med 69:529–535
Aronow WS, Dendinger J, Rokaw SN (1971) Heart rate and carbon monoxide level after smoking high, low and non-nicotine cigarettes. Ann Intern Med 74:697–702
Aronson JK (1983) Digitalis intoxication. Clin Sci 64:253
Arthes FG, Masi AT (1976) Myocardial infarction in younger women. Chest 70:594
Asokan SK (1974) Experimental lead cardiomyopathy: Myocardial structural changes in rats given small amounts of lead. J Lab Clin Sci 84:20–25
Asokan SK, Frank MJ, Witham AC (1972) Cardiomyopathy with cardiomegaly in alcoholics. Am Heart J 84:13–18
Astedt B (1971) Low fibrinolytic activity of veins during treatment with ethinylostradiol. Acta Obstet Gynecol Scand 50:279
Auerbach O, Carter HW (1980) Smoking and the heart. In: Bristow MR (ed) Drug induced heart disease. Elsevier/North-Holland, Amsterdam, pp 359–376
Auerbach O, Hammond EC, Garfinkel L (1965) Smoking in relation to atherosclerosis of the coronary arteries. N Engl J Med 273:775–779
Auerbach O, Hammond EC, Garfinkel L (1968) Thickening of walls of arterioles and small arteries in relation to age and smoking habits. N Engl J Med 278:980–894
Auerbach O, Hammond EC, Garfinkel L (1971) Thickness of walls of myocardial arterioles in relation to smoking and age. Arch Environ Health 22:20–27
Aviado DM (1975) Toxicity of aerosols. J Clin Pharmacol 15:86–104
Babayan EA, Astahova AV, Lepakhin VK, Lopatin AS (1983a) Central nervous system stimulants and anorectic agents. In: Dukes MNG (ed) Meyler's side effects of drugs 7. Excerpta Medica, Amsterdam Oxford Princeton, pp 1–15
Babayan EA, Rudenko GM, Lepakhin VK et al. (1983b) Neuroleptics and antipsychotics. In: Dukes MNG (ed) Meyler's side effects of drugs 7. Excerpta Medica, Amsterdam Oxford Princeton, pp 56–73
Backer G de, Jacobs D, Prineas R, Crow R, Vilandre J, Kennedy H, Blackburn H (1979) Ventricular premature contractions: A randomized non-drug intervention trial in normal men. Circulation 59:762–769
Baden MM, Blaustein A, Ferraro LR (1981) A sudden death after haloperidol. J Can Soc Forens Sci 11:70
Baedeker W, Wirtzfeld A (1973) Rhythmusstörungen bei Digitalis-Intoxikation. Int J Clin Pharmacol Res 8:292–301
Bailar JC, Byar DP (1970) Oestrogen treatment for cancer of the prostate. Cancer 26:257

Balazs T, Bloom S (1982) Cardiotoxicity of adrenergic bronchodilator and vasodilating antihypertensive drugs. In: Van Stee EW (ed) Cardiovascular toxicology. Raven, New York, pp 199–216

Ball K, Turner R (1974) Smoking and the heart (the basis for action). Lancet II:822–826

Barboriak JJ, Anderson AJ, Hoffmann RG (1979) Interrelationships between coronary artery occlusion, high density lipoprotein cholesterol and alcohol intake. J Lab Clin Med 94:348–353

Bashour TT, Fahdul H, Cheng T (1975) Electrocardiographic abnormalities in alcoholic cardiomyopathy. A study of 65 patients. Chest 68:24

Beller GA, Smith TW, Abelmann WH et al. (1971) Digitalis intoxication: A prospective clinical study with serum level correlations. N Engl J Med 284:989

Bellet S, Guzman NT de, Kostis JB, Roman L, Fleischmann D (1972) The effect of inhalation of cigarette smoke on ventricular fibrillation threshold in normal dogs und dogs with acute myocardial infarction. Am Heart J 83:67–76

Beral V, Kay R (1977) Mortality among oral-contraceptive users: Royal College of General Practitioners Oral Contraception Study. Lancet II:727

Bezahler GH (1982) Fatal methyldopa-associated granulomatous hepatitis and myocarditis: Case report. Am J Med Sci 283:41

Bigger JT, Giardina FGV, Perel JM, Kantor SJ, Glassman AH (1977) Cardiac antiarrhythmic effect of imipramine hydrochloride. N Engl J Med 296:206

Billingham ME, Bristow MR, Glatstein E, Mason JW, Masek MA, Daniels JR (1977) Adriamycin cardiotoxicity: Endomyocardial biopsy evidence of enhancement by irradiation. Am J Surg Pathol 1:17–23

Billingham ME, Mason JW, Bristow MR, Daniels JR (1978) Anthracycline cardiomyopathy monitored by morphologic changes. Cancer Treat Rep 62:865–872

Blackwell B (1984) Antidepressant drugs. In: Dukes MNG (ed) Meyler's side effects of drugs, 10th edn. Elsevier, Amsterdam, pp 21–61

Block PJ, Winkle RA (1983) Hemodynamic effects of antiarrhythmic drugs. Am J Cardiol 52:14c–23c

Bloom S, Cancilla P (1969) Myocytolysis and mitochondrial calcification in rat myocardium after low doses of isoproterenol. Am J Pathol 54:373–391

Böcker K et al. (1982) Die Wirkung von Disopyramid, Mexiletin und Propafenon nach intravenöser und oraler Gabe auf die Funktion des linken Ventrikels im M-mode-Echokardiogramm. Z Kardiol 71:839

Böttiger LE, Westerholm B (1971) Oral contraceptives and thromboembolic disease. Acta Med Scand 190:445

Boston Collaborative Drug Surveillance Committee Program Report (1972a) Adverse reaction to the tricyclic antidepressant drugs. Lancet I:529

Boston Collaborative Drug Surveillance Program (1972b) Coffee drinking and acute myocardial infarction. Lancet II:1278

Boutet M, Huttner I, Rona G (1976) Permeability alteration of scarcolemmal membrane in catecholamine-induced cardiac muscle cell injury. Lab Invest 34:482–488

Bristow MR (1980) Pathophysiologic basis for cardiac monitoring in patients receiving anthracyclines. Bristol Symposium on Anthracycline, Norfolk, VA

Bristow MR, Thompson PD, Martin RP, Mason JW, Billingham ME, Harrison DC (1978a) Early anthracycline cardiotoxicity. Am J Med 65:823–832

Bristow MR, Mason JW, Billingham ME, Daniels JR (1978b) Doxorubicin cardiomyopathy: Evaluation by phonocardiography, endomyocardial biopsy and cardiac catheterization. Ann Intern Med 88:168–175

Bristow MR, Mason JW, Billingham ME, Daniels JR (1981) Dose effect and structure-function relationship in doxorubicin cardiomyopathy. Am Heart J 102:709

Bramlet DA, From AHL (1980) Double tachycardias associated with digitalis intoxication. Chest 78:324–326

Brooks N, Cattell M, Pidgeon J et al. (1980) Unpredictable response to nifedipine in severe cardiac failure. Br Med J 281:1324

Brown BR Jr, Crout RJ (1971) A comparative study of the effects of five general anesthetics on myocardial contractility. Anesthesiology 34:236

Buja LM, Ferrans VJ, Mayer RJ, Roberts WC, Henderson ES (1973) Cardiac ultrastructural changes induced by daunorubicin therapy. Cancer 32:771–778

Burri CH, Ajdacic K, Michot F (1981) Syndrom der verlängerten QT-Zeit und Kammertachykardie „en torsade de pointes" nach Behandlung mit Prenylamin (Segontin). Schweiz Rundschau Med Prax 70:717

Camarata SJ, Weil MH, Hanashiro PK et al. (1971) Cardiac arrest in the critically III: I. a study of predisposing causes in 132 patients. Circulation 44:688

Carlens P (1981) Effect of intravenous verapamil on exercise tolerance and left ventricular function in patients with severe exertional angina pectoris. J Cardiovasc Pharmacol 3:1

Castellanos A, Azan L, Calvino JM (1960) Simultaneous tachycardias. Am Heart J 59:358–373

Castelli WP, Gordon T, Hjortland MC, Kagan A, Doyle JT, Harnes CG, Hulley SB, Zukel WH (1977) Alcohol and blood lipids: The cooperative lipoprotein phenotyping study. Lancet II:153–155

Chalmers TC (1975) Settling the UGDP controversy. Editorial. JAMA 231:624

Chand S, Crome P (1981) One hundred cases of acute intoxication with mianserin hydrochloride. Pharmakopsychiatr 14:15

Chappel CI, Rona G, Balazs T, Gaudry R (1959) Comparison of cardiotoxic actions of certain sympathomimetic amines. Can J Biochem Physiol 37:35–42

Chew CYC, Hecht HS, Colett JT et al. (1981) Influence of the severity of ventricular dysfunction on haemodynamic responses to intravenously administered verapamil in ischaemic heart disease. Am J Cardiol 47:917

Chiou WL (1974) Aerosol propellants: Cardiac toxicity and long biological half-live. JAMA 227:658

Chung EK (1969) Digitalis intoxication. Excerpta Medica, Amsterdam

Chung EK, Dean HM (1972) Diseases of the heart and vascular system due to drugs. In: Meyler L, Peck HM (eds) Drug induced diseases. Excerpta Medica, Amsterdam

Cohen IS, Jick H, Cohen SI (1983) Adverse reactions to quinidine in hospitalized patients: Findings based on data from the Boston Collaborative Drug Surveillance Program. Prog Cardiovasc Dis 20:151–163

Coull DC, Crooks J, Dingwall-Fordyce I, Scott AM, Weir RD (1970) Amitriptyline and cardiac disease: Risk of sudden death identified by monitoring system. Lancet II:590

Cramer K, Paulin S, Werko L (1966) Coronary angiographic findings in correlation with age, body weight, blood pressure, serum lipids and smoking habits. Circulation 33:888–900

Crawford MD, Gardner MJ, Morris JN (1971) Cardiovascular disease and the mineral content of drinking water. Br Med Bull 27:21

Cryer PE, Haymond MW, Santiago JV, Shah SD (1976) Norepinephrine and epinephrine release and adrenergic mediation of smoking – associated hemodynamic and metabolic events. N Engl J Med 295:573–577

Curtius JM, Goeckenjan G, Steyer M, Hust M (1980) Lungenödem als Tokolyse-Komplikation. Dtsch Med Wochenschr 105:1320–1324

D'Agostino A (1964) An electron microscopic study of cardiac necrosis produced by 9 alphafluorocortisol and sodium phosphate. Am J Pathol 45:633–644

Dahl G, Isenberg G (1980) Decoupling of heart muscle cells: Correlation with increased cytoplasmic calcium activity and with changes of nexus ultrastructure. J Membr Biol 53:63–75

Dawber TR, Kannel WB, Gordon T (1974) Coffee and cardiovascular disease. Observations from the Framingham Study. N Engl J Med 291:871

De la Cruz CL, Haider B, Ettinger PO, Regan TJ (1977) Effects of ethanol on ventricular electrical stability in the chronic alcoholic animal. Alcoholism (NY) 1:158

Demakis JG, Proskey A, Rahimtoola SH, Jamil M, Sutton GC, Rosen KM, Gammary RM, Tobin JR (1974) The natural course of alcoholic cardiomyopathy. Ann Intern Med 80:293

Dobmeyer DJ, Stine RA, Leier CV et al. (1982) Arrhythmogenic effects of caffeine in man as determined by programmed electrical stimulation. Clin Res 30:182a

Doll R (1971) Unwanted effects of drugs. Br Med Bull 27:25

Dollery CT, Williams FM, Draffan GH et al. (1974) Arterial blood levels of fluorocarbons in asthmatic patients following use of pressurized aerosols. Clin Pharmacol Ther 15:59

Dorigotti L, Gaetam M, Glasser AH, Turolla E (1969) Competitive antagonism of isoprenaline-induced cardiac necroses by adrenoreceptor blocking agents. J Pharm Pharmacol 21:188–191

Douglas JG, Preston PG, Gough J et al. (1983) Long-term efficacy of fenfluramine in treatment of obesity. Lancet I:384

Doyle JT, Dawber TR, Kannel WB (1964) The relationship of cigarette smoking to coronary heart disease: The second report of the combined experience of the Albany, N.Y. and the Framingham Mass. studies. JAMA 190:886–890

Duncan CJ (1978) Role of intracellular calcium in promoting muscle damage: A strategy for controlling the dystrophic condition. Experientia 34:1531–1535

Dyer AR, Stamler J, Paul O, Berkson DM, Lepper MH, McKean H, Shekelle RB, Lindberg HA, Garside D (1977) Alcohol consumption, cardiovascular risk factors and mortality in two Chicago epidemiologic studies. Circulation 56:1067

Editorial JAMA (1970) Cardiac toxicity of aerosol propellants 214:136

Editorial Br Med J (1977) Smoker's Heart 2:280

Eikard B, Sprensen B (1976) Arrhythmias during halothane anaesthesia. I. The influence of atropine during induction with intubation. Acta Anaesthesiol Scand 20:296

Epstein SE, Rosing DR (1981) Verapamil: Its potential for causing serious complications in patients with hypertrophic cardiomyopathy. Circulation 64:437

Erdman S, Salomon J, Levy MJ (1976) Haemopericardium as a late complication in anticoagulant therapy following mitral valve replacement. Scand J Thorac Cardiovasc Surg 10:205

Erdmann E, Werdan K, Krawietz W, Schmitz W, Scholz H (1984) Vanadate and its significance in biochemistry and pharmacology. Biochem Pharmacol 33:945–950

Eskes TKAB, Kornman JJCM, Bots ASGM, Hein PR, Gimbrere JSF, Vonk TTC (1980) Maternal morbidity due to beta adrenergic therapy: Preexisting cardiomyopathy aggravated by fenoterol. Eur J Obstet Gynaecol Reprod Biol 10 (1):41–46

Ettinger PO, Lyons M, Oldewurtel HA, Regan TJ (1976) Cardiac conduction abnormalities produced by chronic alcoholism. Am Heart J 91:66–78

Ettinger PO, Wu CF, de la Cruz C jr, Weisse AB, Ahmed SS, Regan TJ (1978) Arrhythmias and the „holiday heart" alcohol-associated cardiac rhythm disorders. Am Heart J 95:555

Fabel H, Wettengel R, Hartmann W (1972) Myokardischämie und Arrhythmien durch den Gebrauch von Dosieraerosolen beim Menschen? Dtsch Med Wochenschr 97:428

Farber JL (1980) Molecular mechanisms of toxic cell death. In: Witschi HP (ed) The scientific basis of toxicity assessment. Elsevier/North Holland, Amsterdam, pp 201–210

Ferrans VJ (1978) Overview of cardiac pathology in relation to adriamycin cardiotoxicity. Cancer Treat Rep 62:955–961

Ferro G, Chiariello M, Tari MG, Vigorito C, Ungaro B, Condorelli M (1983) Inotropic effects of several antiarrhythmic drugs. Jpn Heart J 24:377–390

Fisher VJ, Kavaler F (1975) The action of ethanol upon the contractility of normal ventricular myocardium. In: Rothschild MA, Oratz M, Schreiber SS (eds) Alcohol and abnormal protein biosynthesis. Pergamon, New York, p 187

Fleckenstein A (1971) Specific inhibitors and promotors of calcium action in the excitations-contraction coupling of heart muscle and their role in the prevention or production of myocardial lesions. In: Harris P, Opie L (eds) Calcium and the heart. Academic Press, New York, pp 135–188

Fleckenstein A (1977) Specific pharmacology of calcium in myocardium, cardiac pacemakers and vascular smooth muscle. Ann Rev Pharmacol Toxicol 17:149–166

Fleckenstein A (1983) Calcium antagonism in heart and smooth muscle. Wiley & Sons, New York

Flowers NC, Horan LG (1972) Nonanoxic aerosol arrhythmias. JAMA 219:33

Foerster J, Rasor J, Gee P, Zakauddin V, Mason D (1979) Deleterious effects of alcohol upon ventricular fibrillation threshold: Computer controlled determination in the closed chest dog. Circulation (Abst) 2:85

Follath F, Burkart F, Schweizer W (1971) Drug-induced pulmonary hypertension. Br Med J [Clin Res] 1:265
Frais MA, Bayley TJ (1979) Left ventricular failure with labetalol. Postgrad Med J 55:567
Franson R, Pang D, Towle D, Weglicki W (1978) Phospholipase: An activity of highly enriched preparations of cardiac sarcolemmae from hamster and dog. J Mol Cell Cardiol 10:921–930
Frederiksen H, Ravenholt RT (1970) Oral contraceptives, cigarette smoking. Public Health Rep 85:197
Friberg L, Cederlof R, Lorich U, Lundman T, Faire U de (1973) Mortality in twins in relation to smoking habits and alcohol problems. Arch Environ Health 27:294–304
Friedberg CK, Donoso E (1960) Arrhythmias and conduction disturbances due to digitalis. Progr Cardiovasc Dis 2:408–431
Ganote CE, Kaltenbach JP (1979) Oxygen-induced enzyme release: Early events and a proposed mechanism. J Mol Cell Cardiol 11:389–406
Gaul G, Blazek G, Deutsch E et al. (1982) Ein Fall von chronischer pulmonaler Hypertonie nach Fenfluramin-Einnahme. Wien Klin Wochenschr 94:618
Ghione M (1978) Cardiotoxic effects of antitumor agents. Cancer Chemother Pharmacol 1:25–34
Gillmer DJ, Kark P (1980) Pulmonary oedema precipitated by nifedipine. Br Med J [Clin Res] 280:1420
Goldzieher JW (1981) Oral contraceptive hazards. Tex Med 77:61
Goodkind MJ, Gerber NH jr, Mellen JR, Kostis JB (1975) Altered intracardiac conduction after acute administration of ethanol in the dog. J Pharmacol Exp Ther 194:633
Gordon T, Kannel WB, McGee D (1974) Death and coronary attacks in men after giving up cigarette smoking. Lancet II:1345–1348
Gottdiener JS, Mathisen DJ, Borer JS et al. (1981) Doxorubicin cardiotoxicity: Assessment of late left ventricular dysfunction by radionuclide cineangiography. Ann Intern Med 94:430
Gottdiener JS, Di Bianco R, Fletcher RD (1982) Effects of antiarrhythmic agents on cardiac function. Angiology 33:228–238
Gottdiener JS et al. (1983) Effects of disopyramide on left ventricular function: Assessment by radionuclide cineangiography. Am J Cardiol 51:1554
Gould L, Shariff M, Lilieto M (1969) Cardiac hemodynamics in alcoholic patients with chronic liver disease and presystolic gallop. J Clin Invest 48:860
Gould L et al. (1972) Hemodynamic effects of ethanol in patients with cardiac disease. Q J Stud Alcohol 33:714
Greenblatt DJ, Koch-Weser J (1974) Adverse reactions to β-adrenergic blocking drugs: A report from the Boston Collaborative Drug Surveillance Program. Drugs 7:118
Greene AC et al. (1983) Effect of oral disopyramide therapy on left ventricular function. Chest 83:480
Greenspon AJ, Stang JM, Lewis RP, Schaal SF (1979) Provocation of ventricular tachycardia after consumption of alcohol. N Engl J Med 301:1049–1050
Greshman GA, Calder IM (1968) Sudden death in young asthmatics. Br Med J [Clin Res] 3:186–187
Gupta RK (1977) Cortisone induced cardiac lesions. Indian J Exp Biol 15:314
Hager W, Thiede D, Wink K (1971) Primär vaskuläre pulmonale Hypertonie und Appetitzügler. Med Klin 66:386
Hall JL, Smith EB (1968) Cobalt heart disease: An electron microscopic and histochemical study in the rabbit. Arch Pathol Lab Med 86:403–412
Hammond EC (1966) Smoking in relation to death rates of one million men and women: Epidemiologic approaches to the study of cancer and other chronic diseases. Nat Cancer Inst Monogr 19:127–204
Harper R, Whitford E, Middlebrook K et al. (1981) Verapamil in patients with Wolff-Parkinson-White syndrome – a potential hazard? NZ Med J 11:456
Hartel G, Louhija A, Konttinen A (1969) Cardiovascular study of 100 chronic alcoholics. Acta Med Scand 185:507
Hawley PL, Kopp SJ (1975a) Electrocardiographic changes in isolated perfused rat heart exposed to cadmium ions. Physiologist 18:241

Hawley PL, Kopp SJ (1975b) Extension of PR interval in isolated rat heart by cadmium. Proc Soc Exp Biol Med 150:669–671

Hemminki E, Pesonen T (1977) Regional coffee consumption and mortality from ischemic heart disease in Finland. Acta Med Scand 201:127

Hendele L, Bighley L, Richardson RH et al. (1977) Frequent toxicity from i.v. aminophylline infusions in critically ill patients. Drug Intell Clin Pharm 11:12

Henderson IC, Frie E (1980) Adriamycin cardiotoxicity. Am Heart J 99:671–674

Herbert WH (1975) Cigarette smoking and arteriographically demonstrable coronary artery disease. Chest 67:49–52

Heyden S (1969) Environmental factors. Nicotine. In: Schettler FG, Boyd GS (eds) Atherosclerosis, chap 6, sect 1. Elsevier, New York

Higuchi M, Takenaka F (1978) Effect of verapamil on the transmural energy metabolism in the isoproterenol-induced myocardial lesion. Jpn Heart J 19:913–917

Hill P, Wynder EL (1974) Smoking and cardiovascular disease: Effect of nicotine on the serum epinephrine and corticoids. Am Heart J 87:491–496

Hiss J, Hepler BC, Falkowski AJ, Sunshine I (1982) Fatal bradycardia after intestinal overdose of cimetidine and diazepam. Lancet II:982

Hochberg MS, Merrill WH, Gruber M (1978) Delayed cardiac tamponade associated with prophylactic anticoagulation in patients undergoing coronary bypass grafting. J Thorac Cardiovasc Surg 75:777

Hoff DD von, Rosenzweig M, Piccart M (1982) The cardiotoxicity of anticancer agents. Semin Surg Oncol 9:23

Hugenholtz PG, Michels HR, Serruys PW et al. (1981) Nifedipine in the treatment of unstable angina, coronary spasm and myocardial ischaemia. Am J Cardiol 47:163

Hulley SB, Cohen R, Widdowson G (1977) Plasma high density lipoprotein and cholesterol level: Influence of risk factor intervention. JAMA 238:2269–2271

Huston JR, Bell GE (1966) The effect of thioridazine hydrochloride and chlorpromazine on the electrocardiogram. JAMA 198:134

Ikram H, Fitzpatrick D (1981) Double-blind trial of chronic oral beta blockade in congestive cardiomyopathy. Lancet II:490

Imhof P (1976) The significance of β-blockers with particular reference to antihypertensive treatment. Adv Clin Pharmacol 11:26

Inman WHW, Vessey MP (1968) Investigation of deaths from pulmonary, coronary and cerebral thrombosis and embolism in women of childbearing age. Br Med J [Clin Res] 2:193

Inman WHW, Vessey MP, Westerholm B, Engelund A (1970) Thromboembolic disease and the steroidal content of oral contraceptives. A report of the Committee on Safety of Drugs. Br Med J [Clin Res] 2:203

Isner JM, Ferrans VJ, Cohen SR et al. (1983) Clinical and morphologic cardiac findings after anthracycline chemotherapy. Am J Cardiol 51:1167

Israel Y, Kalant H, Le Blanc AE (1966) Effects of lower alcohols on potassium transport and microsomal adenosinetriphosphatase activity of rat cerebral cortex. Biochem J 100:27–33

Jain AK (1977) Cigarette smoking, use of oral contraceptives and myocardial infarction. Am J Obstet Gynecol 126:301

Jewitt DE, Maurer BJ, Hubner PJB (1970) Increased pulmonary arterial pressures after pentazocine in myocardial infarction. Br Med J [Clin Res] 28:795

Jewitt DE, Hubner PJ, Shillingford JB (1971) Cardiovascular effects of pentazocine in patients with acute myocardial infarction. Br Heart J 33:145

Jick H, Miettinen OS, Neff RK et al. (1973) Coffee and myocardial infarction. N Engl J Med 289:63

Jick H, Dinan B, Rothman KJ (1978a) Non-contraceptive oestrogens and nonfatal myocardial infarction. JAMA 239:1407

Jick H, Dinan B, Herman R, Rothman KJ (1978b) Myocardial infarction and other vascular diseases in young women. JAMA 240:2548

Kahn HA (1966) The Dorn Study of smoking and mortality among U.S. veterans: Report of 8½ years of observation. Nat Cancer Inst Monogr 19:1–125

Katz G, Kewitz G, Vozeh S, Follath F (1981) Beziehung zwischen Dosis, Serumkonzentration und Nebenwirkungen bei intravenöser Aminophyllin-Therapie. Schweiz Med Wochenschr 111:2054

Kershbaum A, Khorsandian R, Caplan RF et al. (1963) The role of catecholamines in the free fatty acid response to cigarette smoking. Circulation 28:52–57

Kibler LE, Sages PC (1977) Effect of clonidine on atrioventricular conduction. JAMA 238:1930

Kirchmair H, Kirchmair W (1982) Kardiovaskuläre Nebenwirkungen unter Lithium-Therapie. Neuropsychiatr Clin 1:59

Kleinert M (1974) Myokardiopathie unter Lithium-Therapie. Med Klin 69:494

Kleinfeld M, Stein E (1968) Action of divalent cations on membrane potentials and contractility in rat atrium. Am J Physiol 215:593–599

Kline I (1961) Myocardial alterations associated with pheochromocytomas. Am J Pathol 38:539–551

Kötter V et al. (1980) Effects of disopyramide on systemic and coronary hemodynamics and myocardial metabolism in patients with coronary artery disease: Comparison with lidocaine. Am J Cardiol 46:469

Kohlhardt M, Haastert HP, Krause H (1973) Evidence of nonspecificity of the Ca channel in mammalian myocardial fibre membranes: Substitution of Ca by Sr, Ba or Mg as charge carriers. Pfluegers Arch 342:126–130

Kohlhardt M, Minich Z, Haap K (1979) Analysis of the inhibitory effect of Ni ions on slow inward current in mammalian ventricular myocardium. J Mol Cell Cardiol 11:1227–1243

Koide T, Ozeki K (1974) The incidence of myocardial abnormalities in man related to the level of ethanol consumption. Jpn Heart J 15:337

Koide T, Machida K, Nakanishi A, Ozeki K, Mashima S, Kono H (1972) Cardiac abnormalities in chronic alcoholism. Evidence suggesting an association of myocardial abnormality with chronic alcoholism in 107 Japanese patients admitted to a psychiatric ward. Jpn Heart J 13:418

Kolata GB (1979a) Controversy over study of diabetes drugs continues for nearly a decade. Science 203:986

Kolata GB (1979b) Blood sugar and the complications of diabetes. Science 203:1098

Kontopoulos A, Filindris A, Manoudis F et al. (1981) Sotalol induced torsade de pointes. Postgrad Med J 57:321

Kopp SJ, Baker JC, D'Argrosa LS, Hawley PL (1978a) Simultaneous recording of His bundle electrogram, electrocardiogram and systolic tension from intact modified Langendorff rat heart preparations. I. Effects of perfusion time, cadmium and lead. Toxicol Appl Pharmacol 46:475–487

Kopp SJ, Baker JC, D'Argrosa LS (1978b) Simultaneous recording of His bundle electrogram, electrocardiogram and systolic tension from intact modified Langendorff rat heart preparations. II. Dose-response relationship of cadmium. Toxicol Appl Pharmacol 46:489–497

Kowey PR et al. (1982) Use of radionuclide ventriculography for assessment of changes in myocardial performance induced by disopyramide phosphate. Am Heart J 104:769

Krebs R, Kersting F (1972) Zur Ursache der hämodynamischen Nebenwirkungen einiger Narkotika. Anaesthesist 21:153

Laakso M, Petikäinen PJ, Pyorälä K et al. (1981) Prolongation of the Q-T interval caused by sotalol: Possible association with ventricular tachyarrhythmias. Eur Heart J 2:353

Labianca R, Beretta C, Clerici M et al. (1982) Cardiac toxicity of 5-fluorouracil: A study on 1083 patients. Tumori 68–505

Lal S, Savidge RS, Chhabra GP (1969) Cardiovascular and respiratory effect of morphine and pentazocine in patients with myocardial infarction. Lancet I:379

Landmark K, Refsum H (1978) Calcium, calcium antagonistic drugs and the heart. Acta Pharmacol Toxicol (Suppl 1) 43:15–33

Lange HF, Aarseth S (1958) The influence of anticoagulant therapy on the occurrence of cardiac rupture and hemopericardium following heart infarction. II. A controlled study of a selected treated group based on 1044 autopsies. Am Heart J 56:257

Langou RA, Dyke CV, Tahan SR, Cohen LS (1980) Cardiovascular manifestations of tricyclic antidepressant overdose. Am Heart J 100:458

Lee JC, Downing SE (1980) Cyclic AMP and the pathogenesis of myocardial injury. Res Commun Chem Pathol Pharmacol 27:305–318

Lenaz L, Page JA (1976) Cardiotoxicity of adriamycin and related anthracyclines. Cancer Treat Rep 3:111–120

Levy W (1982) Clinical evaluation of isoflurane. Cardiac arrhythmias. Can Anaesth Soc J 29:528

Limas CJ, Guiha NH, Lekagul O, Cohn JN (1974) Impaired left ventricular function in alcoholic cirrhosis with ascites. Ineffectiveness of ouabain. Circulation 49:755

Lindemann RD, Assenzo JR (1964) Correlation between water hardness and cardiovascular deaths in Oklahoma Counties. Am J Public Health 54:1071

Linden V (1974) Vitamin D and myocardial infarction. Br Med J [Clin Res] 3:647

Lowe JE, Jennings RB, Reimer KA (1979) Cardiac rigor mortis in dogs. J Mol Cell Cardiol 11:1017–1031

Lown B, Wyatt NF, Levine AD (1960) Paroxysmal atrial tachycardia with block. Circulation 21:129–134

Mann JI, Thorogood M (1975) Coffee drinking and myocardial infarction. Lancet II:1215

Mann JI, Inman WHW, Thorogood M (1976) Oral contraceptive use in older women and fatal myocardial infarction. Br Med J [Clin Res] 3:445

Martin WB, Spodick DH, Zins GR (1980) Pericardial disorders occurring during open-label study of 1869 severely hypertensive patients treated with minoxidil. J Cardiovasc Pharmacol (Suppl 2) 2:217

Martorana PA (1971) The role of cyclic AMP in isoprenaline-induced cardiac necroses in the rat. J Pharm Pharmacol 23:200–203

Masironi R (1970) Cardiovascular mortality in relation to radioactivity and hardness of local water supplies in the U.S.A. Bull WHO 43:687–692

Massie B, Kramer B, Haughom F (1981) Postural hypotension and tachycardia during hydralazine isosorbide dinitrate therapy for chronic heart failure. Circulation 63:658

Matsumoto S, Ito T, Sada T et al. (1980) Haemodynamic effects of nifedipine in congestive heart failure. Am J Cardiol 46:476

Matthews SJ, Michelson PA, Cersosimo RJ (1982) Cimetidine-induced sinus bradycardia. Clin Pharm 1:556

Mattig W, Radam R (1977) Todesfall nach Adrenalinanwendung unter Halothannarkose. Dtsch Gesundheitswes 32:953

Meinertz T, Scholz H (1975a) Herzschädigung durch Arzneistoffe, Genuß- und Umweltgifte Teil I. Herz Kreislauf 7 (7):335–340

Meinertz T, Scholz H (1975b) Herzschädigung durch Arzneistoffe, Genuß- und Umweltgifte Teil II. Herz Kreislauf 7 (8):419–422

Meinertz T, Scholz H (1975c) Herzschädigung durch Arzneistoffe, Genuß- und Umweltgifte Teil III. Herz Kreislauf 7 (9):472–474

Meinertz T, Hofmann T, Kasper W, Treese N, Bechtold H, Stienen U, Pop T, Leitner ER von, Andresen D, Meyer J (1984) Significance of ventricular arrhythmias in idiopathic dilated cardiomyopathy. Am J Cardiol 53:902–907

Michael TAD, Aiwazzadeh S (1970) The effects of acute chloroquine poisoning with special reference to the heart. Am Heart J 79:831

Miettinen OS, Neff RK, Jick H (1976) Cigarette-smoking and nonfatal myocardial infarction: Rate ratio in relation to age, sex and predisposing conditions. Am J Epidemiol 103 (1):30–36

Moccetti T, Lichtlen P (1971) Herzveränderungen nach Phenothiazinen und Imipraminabkömmlingen. Dtsch Med Wochenschr 96:1089

Moccetti T, Lichtlen P, Albert H et al. (1971) Kardiotoxizität der trizyklischen Antidepressiva. Schweiz Med Wochenschr 101:1

Moir DC, Crooks J, Cornwall WB, O'Malley K, Dingwall-Fordyce I, Turnbull MJ, Weir RD (1979) Cardiotoxicity of amitriptyline. Lancet II:561

Morgan GW, McIlveen BM, Freedman A, Murray PC (1981) Radionuclide ejection fraction in doxorubicin cardiotoxicity. Cancer Treat Rep 65:629

Morris J, Crawford MD, Heady JA (1961) Hardness of local water supplies and mortality from cardiovascular disease. Lancet I:860
Mulcahy R (1964) The influence of water hardness and rainfall on the incidence of cardiovascular and cerebrovascular mortality in Ireland. J Irish Med Ass 55:17
Naeye RL, Truong LD (1977) Effects of cigarette smoking on intramyocardial arteries and arterioles in man. Am J Clin Pathol 68:493–498
Nakano J, Moore SE (1972) Effect of different alcohols on the contractile force of the isolated guinea pig myocardium. Eur J Pharmacol 20:266–270
Nemerovski M, Shah PK (1981) Syndrome of severe bradycardia and hypotension following sublingual nitroglycerin administration. Cardiology 67:180
Oliver MF, Boyd GS (1961) Influence of reduction of serum lipids on prognosis and coronary heart disease: A five-year study using oestrogens. Lancet II:499
Opie LH (1984) Calcium ions, drug action and the heart – with special reference to calcium antagonist drugs. Pharmacol Ther 25:271–295
Pachinger OM, Tillmanns H, Mao JC et al. (1973) Effect of prolonged administration of ethanol on cardiac metabolism and performance in the dog. J Clin Invest 52:2690
Packer M, Meller J, Medina N (1981) Provocation of myocardial ischemic events during initiation of vasodilator therapy for severe chronic heart failure. Am J Cardiol 48:939
Patel AK, Skatrud JB, Thomsen H (1981) Cardiac arrhythmias due to oral aminophylline in patients with chronic obstructive pulmonary disease. Chest 80:661
Paul O (1968) Stimulants and coronaries. Postgrad Med 44:196
Petiti DP, Wingerd J (1978) Use of oral contraceptives, cigarette smoking and risk of subarachnoid haemorrhage. Lancet II:234
Piccinini F, Farelli L, Chiari MC (1977) Experimental investigations on the concentration induced by lead in arterial smooth muscle. Toxicology 8:43–49
Pick A, Langendorf R, Katz LN (1961) A-V nodal tachycardia with block. Circulation 24:12–22
Pinder RM, Brogden RN, Speight TM, Avery GS (1977) Viloxazine: A review of its pharmacological properties and therapeutic efficacy in depressive illness. Drugs 13:401
Pine MB, Citron PD, Bailly DJ et al. (1982) Verapamil versus placebo in relieving stable angina pectoris. Circulation 65:12
Piscatelli RL, Fox LM (1968) Myocardial injury from epinephrine overdosage. Am J Cardiol 21:735
Podrid PJ, Schoeneberger A, Lown B (1980) Congestive heart failure caused by oral disopyramide. N Engl J Med 302:614–617
Poller L (1978) Oral contraceptives, blood clotting and thrombosis. Med Bull 34:151
Price HL, Helrich M (1955) The effect of cyclopropane, diethyl ether, nitrous oxide, thiopental and hydrogen ion in the myocardial function of the dog heart/lung preparation. J Pharmacol Exp Ther 115:206
Rajs J, Falconer B (1979) Cardiac lesions in iv drug addicts. Forensic Sci Int 13:193–209
Regan TJ (1971) Ethyl alcohol and the heart. Circulation 44:957
Regan TJ, Haider MD (1980) Ethanol abuse and heart disease. Am Heart Assoc (Suppl III) 64:14–19
Regan TJ, Koroxenidis GJ, Moschos CB, Oldewurtel HA, Lehan PH, Hellems HK (1966) The acute metabolic and hemodynamic responses of the left ventricle to ethanol. J Clin Invest 45:270–280
Regan TJ, Khan MI, Ettinger PO, Haider B, Lyons MM, Oldewurtel HA (1974) Myocardial function and lipid metabolism in the chronic alcoholic animal. J Clin Invest 54:740
Rehder K (1982) Clinical evaluation of isoflurane. Pulse and blood pressure. Can Anaesth Soc J 29:515
Retig JN, Kirchberger MA, Rubin E, Katz AM (1977) Effects of ethanol on calcium transport by microsomes phosphorylated by cyclic AMP-dependent protein kinase. Biochem Pharmacol 26:393
Riccioni N, Bartolomei C, Soldani S (1980) Prenylamine-induced ventricular arrhythmias and syncopal attacks with Q-T prolongation. Cardiology 66:199
Rickards AF, Smithen CS, Sowton E (1971) Hemodynamic effects of pentazocine following acute myocardial infarction. Ann Clin Res 3:199

Rios JC, Dziok CA, Ali NA (1970) Digitalis-induced arrhythmias: Recognition and management. Cardiovasc Clin 2:261–279

Robson RH, Fluck DC (1977) Smoking and catecholamine and c-AMP concentrations in the coronary circulation of man and the effect of oxprenolol. Eur J Clin Pharmacol 12:81–87

Rona G, Chappel CI, Balazs T, Gaudry R (1959) An infarct-like lesion and other toxic manifestations produced by isoproterenol in the rat. Arch Pathol Lab Med 67:443–453

Rona G, Kahn DS, Chappel CI (1963) Studies on infarct-like myocardial necrosis produced by isoproterenol: A review. Can Biol 22:241–255

Rubin JI, Rubin E (1982) Myocardial toxicity of alcohols, aldehydes and glycols, including alcoholic cardiomyopathy. In: Stee EW van (ed) Cardiovascular toxicology. Raven, New York, pp 353–363

Rushmer RF, Van Citters RC, Franklin DL (1963) Some axioms, popular notions and misconceptions regarding cardiovascular control. Circulation 27:118

Ryden G (1977) The effect of salbutamol and terbutaline in the management of premature labour. Acta Obstet Gynecol Scand 56:293–296

Sanani S, Spaulding MB, Masud ARZ, Canty R (1981) 5-FU cardiotoxicity. Cancer Treat Rep 65:1123

Sarma JSM, Shigeaki I, Fisher R, Maruyama Y, Weishaar R, Bing RJ (1967) Biochemical and contractile properties of heart muscle after prolonged alcohol administration. J Moll Cell Cardiol 8:951

Sartwell PE, Masi AT, Arthes FG et al. (1969) Thromboembolism and oral contraceptives: An epidemiological case-control study. Am J Epidemiol 90:365

Schanne FAX, Kane AB, Young EE, Farber JL (1979) Calcium dependence of toxic cell death: A final common pathway. Science 206:700–702

Schanzenbächer P, Göttfert G, Liebau G, Kochsiek K (1985) Coronary hemodynamic and metabolic effects of nifedipine in patients with coronary artery disease treated with beta-blocking drugs. Am J Cardiol 55:33–36

Scherf D, Cohen J, Shafiiha H (1967) Ectopic ventricular tachycardia, hypokalemia and convulsions in alcoholics. Cardiologia 50:129–139

Schmidt W, Popham RE (1975, 1976) Heavy alcohol consumption and physical health problems: A review of the epidemiological evidence. Drug Alcohol Depend 1:27–50

Scholz H (1983) Calcium-Antagonisten in der Herztherapie. Dtsch Med Wochenschr 108:767–770

Scholz H, Meyer W (1986) Phosphodiesterase-inhibiting properties of newer inotropic agents. Circulation (Suppl III) 73:99–108

Schou M (1984) Lithium. In: Dukes MNG (ed) Meyler's side effects of drugs, 10th edn. Elsevier, Amsterdam, pp 62–69

Schroeder HA (1960a) Relations between hardness of water and death rates from certain chronic and degenerative diseases in the United States. J Chronic Dis 12:586

Schroeder HA (1960b) Relation between mortality from cardiovascular disease and treated water supplies. JAMA 172:1902

Schroeder HA (1969) The water facts. N Engl J Med 280:836–841

Scott ME, Orr R (1969) Effects of diamorphine, methadone, morphine and pentazocine in patients with suspected acute myocardial infarction. Lancet I:1065

Seeverens H, Bruin CD de, Jordan JGM (1982) Myocarditis and methyldopa. Acta Med Scand 211:233

Segel LD, Rendig SV, Choquet Y, Chacko K, Amsterdam EA, Mason DT (1975) Effects of chronic graded ethanol consumption on the metabolism, ultrastructure and mechanical function of the rat heart. Cardiovasc Res 9:649

Seigel DG, Markush RE (1969) Oral contraceptives and relative risk of death from venous and pulmonary thromboembolism in the United States. Am J Epidemiol 90:11

Sharper AG (1974) Soft water heart attacks and stroke. JAMA 230:130

Silverglade A (1971a) Aerosols and aerosol propellants in asthma. JAMA 215:118

Silverglade A (1971b) Cardiac toxicity of aerosol propellants. JAMA 215:1502–1503

Silverglade A (1972) Cardiac toxicity of aerosol propellants. JAMA 222:827–829

Silverglade A (1973) Propellant, a factor in asthma deaths? Br Med J [Clin Res] 4:235–236

Silverglade A (1975) Letters: Aerosol propellants. JAMA 231:136
Singer K, Lundberg WB (1972) Ventricular arrhythmias associated with the ingestion of alcohol. Ann Intern Med 77:247–248
Sinha BK (1982) Myocardial toxicity of anthracyclines and other antitumor agents. In: Stee EW van (ed) Cardiovascular toxicology. Raven, New York, pp 181–192
Slone D, Shapiro S et al. (1978) Relation of cigarette smoking to myocardial infarction in young women. N Engl J Med 298:1273–1276
Spain DM, Bradess VA (1970) Sudden death from coronary heart disease. Chest 58:107–110
Speizer FE, Doll R, Heaf P (1968a) Observations on recent increase in mortality from asthma. Br Med J [Clin Res] 1:335–339
Speizer FE, Doll R, Heaf P, Strang LB (1968b) Investigation into use of drugs preceding death from asthma. Br Med J [Clin Res] 1:339–343
Spiker DG, Weiss AN, Chang JS et al. (1975) Tricyclic antidepressant overdose: Clinical presentation and plasma levels. Clin Pharmacol Ther 18:539
Spodick DH, Pigott VM, Chirife R (1972) Preclinical cardiac malfunction in chronic alcoholism. Comparison with matched normal controls and with alcoholic cardiomyopathy. N Engl J Med 287:677
Stephen SA (1966) Unwanted effects of propranolol. Am J Cardiol 18:463
Stewart CJ, Nunn AJ, Stableforth D, Somner AR (1981) Death in asthma: Disease or treatment. Lancet II:747
Stewart IM, Marks JS (1977) E.C.G. abnormalities in steroid treated rheumatoid patients. Lancet II:1237
Stolley PD, Tonascia JA, Tockman MS et al. (1975) Thrombosis with low-estrogen oral contraceptives. J Epidemiol Community Health 102:197
Stone PH, Antman EM, Muller JE et al. (1980) Calcium channel blocking agents in the treatment of cardiovascular disorders. II. Haemodynamic effects and clinical applications. Ann Intern Med 93:886
Strauer BE (1974) Contractile effects of morphine and pentazocine on isolated ventricular myocardium. Int J Clin Pharmacol Res 10:159
Strong JP, Richards ML (1976) Cigarette smoking and atherosclerosis in autopsied men. Atherosclerosis 23:451–476
Strong JP, McGill HC Jr, Richards ML (1966) Relationship between cigarette smoking habits and coronary atherosclerosis in autopsied males. Am Soc for the Study of Arteriosclerosis, 20th Annual Meeting Abstracts. Circulation 34:III–31
Strong JP, Richards ML, McGill HC Jr, Eggen DA, McMurray MT (1969) On the association of cigarette smoking with coronary and aortic arteriosclerosis. J Atheroscler Res 10:303–317
Szczeklik A, Nizankowski R, Uruk J (1977) Myocardial infarction in status asthmaticus. Lancet I:658–659
Tangedahl TN, Gau G (1972) Myocardial irritability associated with lithium carbonate therapy. N Engl J Med 287:867
Taylor GJ, Harris WS (1970) Cardiac toxicity of aerosol propellants. JAMA 214:81–85
Taylor SH, Silke B (1981) Haemodynamic effects of beta-blockade in ischaemic heart failure. Lancet II:835
Thiene G, Valente M, Cecchetto A, Giordano R, Pennelli N (1975) Myocellular necrosis by catecholamines in pheochromocytoma. G Ital Cardiol 5:779–783
Tilkian AG, Schroeder JS, Kao J, Hultgren H (1976) Effect of lithium on cardiovascular performance: Report on extended ambulatory monitoring and exercise testing before and during lithium therapy. Am J Cardiol 38:701–708
Tilkian AG, Schroeder JS, Hultgren H (1980) 15. Cardiotoxicity of lithium salts. In: Bristow MR (ed) Drug-induced heart disease. Elsevier/North-Holland Biomedical, Amsterdam, pp 293–304
Trimarco B et al. (1983) Disopyramide, mexiletine and procainamide in the long-term oral treatment of ventricular arrhythmias: Antiarrhythmic efficacy and hemodynamic effects. Curr Ther Res 33:472
Turner PP (1963) The effects of emetine on the myocardium. Br Heart J 25:81

Tye KH, Desser KB, Benchimol A (1980) Angina pectoris associated with use of terbutaline for premature labor. JAMA 244:692–693

Ugoretz RJ (1976) Cardiac effects of doxorubicin therapy of neoplasm. JAMA 236:295–296

Unverferth DV, Magorien RD, Unverferth BP et al. (1981) Human myocardial morphologic and functional changes in the first 24 hours after doxorubicin administration. Cancer Treat Rep 65:1093

Veith RC, Friedel RO, Bloom V, Bielski R (1980) Electrocardiogram changes and plasma desipramine levels during treatment of depression. Clin Pharmacol Ther 27:796

Velebit V et al. (1982) Aggravation and provocation of ventricular arrhythmias by antiarrhythmic drugs. Circulation 65:886

Verrier RL, Calvert A, Lown B (1975) Effect of posterior hypothalamic stimulation on ventricular fibrillation threshold. Am J Physiol 228:923–927

Vessey MP (1981) The Walnut Creek Contraceptive Drug Study. Br J Fam Plann 7:83

Vessey MP, Doll R (1968) Investigation of relation between use of oral contraceptives and thromboembolic disease. Br Med J [Clin Res] 2:199

Vetter WR, Cohn LH, Reichgott M (1967) Hypokalemia and electrocardiographic abnormalities during acute alcohol withdrawal. Arch Intern Med 120:536–541

Vik T, Try K, Thelle DS, Forde OH (1979) Tromsö Heart Study: Vitamin D metabolism and myocardial infarction. Br Med J [Clin Res] 3:176

Vliet P van, Burchell H, Titus J (1966) Focal myocarditis associated with pheochromocytoma. N Engl J Med 274:1102–1108

Vohra J, Burrows G, Hunt D, Sloman G (1975) The effect of toxic and therapeutic doses of tricyclic antidepressant drugs on intracardiac conduction. Eur J Cardiol 3 (3):219

Vohra JK (1980) 14. Cardiotoxicity of tricyclic antidepressants. In: Bristow MR (ed) Drug-induced heart disease. Elsevier/North-Holland Biomedical, Amsterdam pp 279–291

Wald N, Howard S, Smith PG, Kjeldsen K (1973) Association between atherosclerotic diseases and carboxyhemoglobin levels in tobacco smokers. Br Med J [Clin Res] 1:761–765

Watts DT (1960) The effect of nicotine and smoking on the secretion of epinephrine. Ann NY Acad Sci 90:74–80

Weir JM, Dunn JE Jr (1970) Smoking and mortality: A prospective study. Cancer 25:105–112

Weiss GB (1978) Calcium in drug action. Plenum, New York

Wellens HJ, Cats VM, Duren DR (1975) Symptomatic sinus node abnormalities following lithium carbonate therapy. Am J Med 49:285

Werko L (1976) Risk factors and coronary heart disease – facts or fancy. Am Heart J 91:87–98

Wester HA, Mouselimis N (1982) Einfluß von Antiarrhythmika auf die Myokardfunktion. Dtsch Med Wochenschr 107:126

White PD (1935) Coronary disease and coronary thrombosis in youth. J Med Soc NJ:596–605

Wierzba K, Wankowicz A, Piekarczyk A, Danysz A (1983) Cytostatic and immunosuppressive drugs. SEDA 7:425–449

Wilhelmsson CE, Elmfeldt W, Vedin JA, Tibblin G, Wilhelmsson L (1975) Smoking and myocardial infarction. Lancet 1:415–419

William PL, Krafcik JM, Potter BB, Hearne MJ (1977) Cardiac toxicity of clonidine. Chest 72:784

Williams JW, Tada M, Katz AM, Rubin E (1975) Effects of ethanol and acetaldehyde on the ($Na^+ + K^+$)-activated ATPase activity of cardiac plasma membranes. Biochem Pharmacol 24:27–32

Wilson JD, Sutherland DC, Thomas AC (1981) Has the change to betablockers combined with oral theophylline increased cases of fatal asthma? Lancet I:1235

Wilson JR, Kraus ES, Bailas MM, Rakita L (1976) Reversible sinus node abnormalities due to lithium carbonate therapy. Am J Med 294:1223–1224

Winsor T, Wright RW (1975) Isoproterenol toxicity. Am Heart J 89:814–817

Wisenberg G et al. (1984) Effects on ventricular function of disopyramide, procainamide and quinidine as determined by radionuclide angiography. Am J Cardiol 53:1292

Wishner SH, Kastor JA, Yurchak PM (1972) Double atrial and atrioventricular junctional tachycardia. N Engl J Med 287:552–553

Wolfe JD, Tashkin DP, Calvarese B, Simmons M (1978) Bronchodilator effects of terbutaline and aminophylline alone and in combination in asthmatic patients. N Engl J Med 298:363–367

Wong M (1973) Depression of cardiac performance by ethanol unmasked during autonomic blockade. Am Heart J 86:508

Worthley LIG (1974) Lithium toxicity and refractory cardiac arrhythmia treated with intravenous magnesium. Anesth Intens Care 4:357–360

Wrogman K, Pena S (1976) Mitochondrial calcium overload: A general mechanism for cell necrosis in muscle disease. Lancet I:672–674

Wu CF, Sudhakar M, Jaferi G, Ahmed SS. Regan TJ (1976) Preclinical cardiomyopathy in chronic alcoholics: A sex difference. Am Heart J 91:281

Yagil Y, Kobrin I, Leibel B et al. (1982) Ischaemic ECG changes with mitral therapy in severe hypertension. Am Heart J 103:310

Yancey RS, Talpaz M (1982) Vindesine-associated angina and ECG changes. Cancer Treat Rep 66:587

Yano K, Rhoads GG, Kagan A (1977) Coffee, alcohol and risk of coronary heart disease among Japanese men living in Hawaii. N Engl J Med 297:405

Ylikokkala O, Puolakka J, Viinakka L (1981) Oestrogen containing oral contraceptives decrease prostacyclin production. Lancet I:42

VI. Neuromuskuläre Erkrankungen mit Myokardbeteiligung

H. R. Ruser

Mit 6 Abbildungen und 3 Tabellen

A. Vorbemerkungen

Bei einigen im allgemeinen als klassisch neurologisch geltenden Krankheitsbildern sind schon deren Erstbeschreibern im vorigen Jahrhundert gehäuft pathologische Herzbefunde aufgefallen (Friedreich 1863, 1876).

Die Häufigkeit einer Herzbeteiligung erwies sich für die einzelnen neuromuskulären Erkrankungen seither als recht unterschiedlich. Beim myopathischen Morbus Duchenne wie auch beim neurogenen Morbus Friedreich beträgt sie nahezu 100%, während der myopathische Morbus Kiene-Becker und der neurogene Morbus Roussy-Levy beispielsweise nur in etwa 10% der Fälle eine Herzbeteiligung erkennen lassen.

Die kardialen Veränderungen der neuromuskulären Erkrankungen sind vielgestaltig. Bei der Systematisierung des gewonnenen Gesamtmaterials haben wir aus der umfangreichen neurologischen Literatur Klassifizierungen übernommen und nach kardiologischen Schwerpunkten geordnet. Jedem Krankheitskapitel ist eine neurologische Kurzcharakteristik vorangestellt.

B. Skeletale Myopathien mit Myokardbeteiligung

Unter skeletalen Myopathien versteht man Erkrankungen der Skelettmuskulatur mit jeweils charakteristischer Dysfunktion infolge von Störungen des Muskelstoffwechsels oder der motorischen Endplatte. Turpin (1975) rechnet mit einer Myopathiefrequenz von 1:7000 Geburten, andere Autoren mit wesentlich häufigerem Auftreten (Schröder 1982).

I. Progressive Muskeldystrophien (Erb)

1. Neurologische Kurzcharakteristik

Die progressiven Muskeldystrophien sind die klinisch bedeutungsvollste Gruppe unter den skeletalen Myopathien und durch einen schleichenden Schwund quergestreifter Muskelfasern gekennzeichnet. Mit dem fortschreitenden Muskelfaserzerfall, der zur Atrophie führt, werden myogene Enzyme frei und im Serum

Tabelle 1. Unterschiedliche Häufigkeit der Herzbeteiligung bei skeletalen Myopathien

	(%)
Maligne Muskeldystrophie Duchenne	90–100
Benigne Muskeldystrophie Becker-Kiener	10
Benigner Beckengürteltyp Emery-Dreifuß-Hogan	40– 90
Autosomal rezessive Muskeldystrophien vom Gliedergürteltyp	50– 75
Autosomal rezessive Muskelerkrankung mit Frühkontrakturen	80
Fazioskapulohumerale autosomal dominante Muskeldystrophie Erb-Landouzy-Déjérine	10– 30
Myopathia distalis tarda hereditaria Welander	10– 20
Skapuloperoneales Syndrom	65
Myotonische Dystrophie Curschmann-Steinert-Batten	80– 90
Myotonia congenita Thomsen	10– 30
Myasthenia gravis pseudoparalytica Erb-Goldflam	20– 50
Progressive externe Ophthalmoplegie Kearns-Sayre	100
Dermatomyositis, Polymyositis	30– 40

erhöht. Erhaltene Muskelfasern können eine Aktivitätshypertrophie und das Muskelgewebe im ganzen allmählich einen lipomatös-sklerotischen Umbau mit Pseudohypertrophie aufweisen. Die Muskelbiopsie ergibt histologisch ein typisches Nebeneinander von zerfallenden, hypertrophen und normalen Muskelfasern, kernreichen Sarkolemmresten ohne Myofibrillen und Vakatfettgewebe. Als Ursache der Muskeldystrophien gelten genetisch bedingte Defekte von Enzym- und Strukturproteinen der Skelettmuskulatur. Die Einteilung der progressiven Muskeldystrophien geschieht nach unterschiedlichem Befall einzelner Muskelgruppen, klinischem Verlauf und Vererbungsmodus.

2. X-chromosomal rezessive progressive Muskeldystrophien

Innerhalb dieser Krankheitsgruppe sind seit langem verschiedene Formen bekannt. Doch ist nach ROWLAND u. LAYZER (1979) die Anzahl weiterer Untergruppen und in vereinzelten Fällen damit auch eine genauere neurologische Zuordnung gegenwärtig noch nicht ganz sicher. Einige Autoren wie HASSAN et al. (1979) vermeiden bei ihren kardiologischen Mitteilungen eine differenzierte neurologische Rubrizierung.

a) Maligne Form (infantiler Beckengürteltyp Duchenne)

α) Neurologische Kurzcharakteristik

Der Morbus Duchenne ist die häufigste Muskeldystrophie. Er wird geschlechtsgebunden rezessiv vererbt. Die weiblichen Konduktorinnen zeigen so gut wie keine klinischen Muskelerscheinungen. Es erkranken ausschließlich Knaben. Der Krankheitsbeginn liegt zwischen dem 2. und 6. Lebensjahr, zunächst mit Befall der Beckengürtelmuskulatur und unter rascher Progression bald auch der Extremitätenmuskeln. Auffällig ist eine Pseudohypertrophie der Waden. Die Kreatinkinasewerte sind anfänglich stark erhöht und sinken dann ab. Etwa ab 14. Lebensjahr besteht Gehunfähigkeit. Der Tod tritt in den meisten Fällen vor dem 25.

Lebensjahr ein (ERBSLÖH 1974b; HEYCK 1978; SCHEID 1980; MUMENTHALER 1982; POECK 1982).

β) Kardiale Befunde

αα) Häufigkeit. Die Duchennesche Muskeldystrophie ist nicht nur die neurologisch häufigste, sondern die auch von seiten des Herzens am ausgiebigsten durchuntersuchte Form der Skelettmuskelerkrankungen.

Nach MUMENTHALER (1982) erkranken 279, nach ROWLAND u. LAYZER (1979) 130–330 Knaben auf 1 Million männliche Geburten, insgesamt etwa 0,2–0,3‰ der Bevölkerung an Morbus Duchenne (RABENDING u. WAGNER 1982).

Zur Häufigkeit der Herzbeteiligung existieren unterschiedliche Angaben. Zunächst geringer eingeschätzt, werden nun zwischen 60–80% und über 90% (DANILOWICZ et al. 1980) Herzbeteiligung mitgeteilt, wobei die Häufigkeitsberechnungen größtenteils auf EKG-Untersuchungen beruhen. Für DANILOWICZ et al. (1980) besteht ein kardialer Befall anhand des EKG in 100%, nach dem Echokardiogramm jedoch nur in 90% ihrer Patienten. Nach GILROY et al. (1963) liegen EKG-Abweichungen bei Kindern unter 10 Jahren in 50%, bei älteren Kindern in 75% der Fälle vor.

ββ) Allgemeinsymptome und Beschwerden. Von seiten der Patienten werden zumeist keine Beschwerden angegeben. Einzelne Autoren beobachteten Atemnot und retrosternale Schmerzen mit Ausstrahlung in den linken Arm sowie Tachykardien, die beispielsweise unter den 28 Fällen von BECKMANN u. SCHMIT (1976) 19mal feststellbar waren. STORSTEIN (1962) unterschied zwischen Formen mit vorwiegenden Tachykardien und solchen mit bevorzugter Herzinsuffizienz. Insgesamt ist bei der Beurteilung des kardialen Beschwerdebildes zu berücksichtigen, daß Patienten mit fortgeschrittenen neurologischen Stadien in ihrer körperlichen Aktionsfähigkeit oft so eingeschränkt sind, daß sich Herzbeschwerden kaum noch ausbilden.

γγ) Auskultationsbefunde. Bei dem jugendlichen Alter der Patienten gelangen überwiegend funktionelle Geräusche (BECKMANN u. SCHMIT 1976; DANILOWICZ et al. 1980) zur Beobachtung. Organische Geräusche waren am ehesten durch eine Mitralinsuffizienz infolge Dystrophie eines Papillarmuskels oder angrenzender Myokardanteile zu erklären (PERLOFF 1971), ebenso wie mesotelesystolische Ton- und Geräuschbildungen durch einen Mitralklappenprolaps auf gleicher Grundlage (RUSER 1977a; SANYAL et al. 1979, 1980). Nach YAZAWA et al. (1982) lag die Hauptursache für einen Mitralklappenprolaps in Wirbelsäulenveränderungen (straight back, Lordose) mit verkürztem anteroposteriorem Thoraxdurchmesser.

δδ) Elektrokardiographische Befunde. Eine Vielzahl von EKG-Publikationen zeigt ein breites Befundspektrum der Duchenneschen Krankheit, dennoch lassen sich einige spezifische Charakteristika erkennen: R-Überhöhung in den rechten Brustwandableitungen und tiefes Q in I, aVL, V_{5-6} (KUHN 1971; KOVICK et al. 1975; SECCHI et al. 1982), außerdem gehäuft Faszikelblockbilder (RUSER u. RUSER 1976a). Unter 75 Patienten beobachteten SANYAL et al. (1978) eine R-V_1-Überhöhung in 64%, ein mehr als 4 mm tiefes Q in 44% und eine Sinustachykardie in 33%. FARAH et al. (1980) fanden unter 33 Duchenne-Kranken in 72% eine

R-V₁-Überhöhung, in 67% ein über 3 mm tiefes Q und in 44% Sinustachykardien. Daneben zeigten sich T-Inversion und QT-Verlängerung (RUSER u. RUSER 1976a; FARAH et al. 1980), Rechts- und Linkshypertrophie, Erregungsleitungs- und Rückbildungsstörungen (BECKMANN u. SCHMIT 1976).

Nach ROWLAND u. LAYZER (1979) besteht keine bindende Korrelation von elektrokardiographischer und neurologischer Befundausprägung. Jedoch konnten SANYAL et al. (1978) zwischen dem typischen EKG (hohes R in V_d, tiefes Q in V_s) und elektronenmikroskopischen Herzmuskelbefunden eine Beziehung herstellen. Teilweise parallel zu GRIGGS et al. (1977) und RUBLER et al. (1977) sahen sie multifokale degenerative Myokardveränderungen der posterobasalen linksventrikulären Region und des posterioren Papillarmuskels als ultrastrukturelle Basis dieser EKG-Abweichungen an.

εε) *Nichtinvasive röntgenologische Befunde.* Oft wird eine Röntgeninterpretation durch Thoraxdeformität oder Zwerchfellhochstand infolge diaphragmaler Dystrophie eingeschränkt. Nach DANILOWICZ et al. (1980) stellt das Thoraxröntgenbild die beim Duchenne am wenigsten geeignete Methode zur Diagnostizierung einer Kardiomyopathie dar.

ζζ) *Systolische Zeitintervalle.* Verschiedentlich wurde bei der Duchenneschen Dystrophie über systolische Zeitintervall-Befunde berichtet, die eine Funktionsstörung des Herzens auf der Grundlage einer Myokardbeteiligung annehmen lassen. MATSUDA et al. (1977) untersuchten 57 Patienten im Vergleich zu 91 Normalpersonen und beobachteten eine Zunahme der Anspannungszeit (PEP), eine Abnahme der linksventrikulären Austreibungszeit (LVET) und einen Anstieg des Quotienten PEP/LVET. In neurologisch fortgeschrittenen Stadien waren die Zeitintervall-Abweichungen signifikant deutlicher (TANAKA et al. 1979). In präfinalen Phasen mit Herzinsuffizienz erwiesen sich LVET-Verminderung und PEP-Anstieg als besonders auffällig, wohingegen am Krankheitsbeginn restriktive Veränderungen mit Verkürzung der isovolumetrischen Kontraktionszeit (ICT) im Vordergrund standen. SANYAL et al. (1982) fanden eine Verschlechterung der Befunde mit zunehmendem Alter.

ηη) *Echokardiographische Befunde.* Auch echokardiographisch wurde eine Einschränkung der Herzfunktion für die Duchennesche Muskeldystrophie mehrfach nachgewiesen. Allerdings beeinträchtigen Thorax- und Wirbelsäulendeformitäten nicht selten die echokardiographische Befunderhebung.

Die von SCHMIDT-REDEMANN et al. (1978) untersuchten 20 Duchenne-Kranken zeigten zwar im Meßbereich der anatomischen Strukturen (systolische und diastolische Wanddicke des linken Ventrikels, interventrikuläres Septum, interner linksventrikulärer Diameter) unauffällige Werte. Doch erbrachte die Funktionsanalyse des linken Ventrikels eine deutliche Korrelation zum neurologischen Schweregrad der Erkrankung (s. Abschn. B.I. 2a) *β*) κκ). Ähnlich beobachteten FARAH et al. (1980) unter 33 Duchenne-Kranken weder Vergrößerung oder Hypertrophie des linken Ventrikels noch eine linksatriale Größenzunahme, doch war die DEVM (Maximal Diastolic Endocardial Velocity) in 90% ihrer Fälle vermindert und die Ejektionsfraktion ebenfalls häufig signifikant verringert.

Unter den 36 Patienten (Alter 3–23 Jahre) von DANILOWICZ et al. (1980) ergaben sich bei der Beurteilung von Hinterwanddicke, Zirkumferenzverkürzung, Ejektionsfraktion und Herzindex nur 2mal unauffällige Echo-Befunde. Ein Mitralklappenprolaps wurde verschiedentlich beschrieben (SANYAL et al. 1979; BIDDISON et al. 1979; YAZAWA et al. 1982, 1984), den REEVES et al. (1980) neben anderen Abweichungen sogar in 25% ihrer Fälle nachwiesen; 10 Kranke besaßen bei R-Überhöhung in V_1 eine normale lävoposteriore Wanddicke.

GOLDBERG et al. (1980) interpretierten die Relaxation beim Duchenne als einen alinearen Vorgang mit verlangsamter Ausdehnung des linken Ventrikels in der ersten Hälfte der Diastole, im Gegensatz dazu lief die systolische Kontraktion fast linear ab. Diese Unfähigkeit, sich diastolisch normal auszudehnen, sahen die Autoren als ein besonderes Kennzeichen der Duchenne-Kardiomyopathie an. Die ersten Kontraktionsstörungen stellten sich meist an den posterioren Anteilen der linken Kammerwand in der Nähe der Mitralklappe dar. Für die Registrierung segmentaler Kontraktionsabnormitäten war die M-Mode-Standard-Methode nach GOLDBERG et al. (1982) unzuverlässig. TANAKA et al. (1979) fanden bei jedem ihrer 22 Patienten eine Verminderung der Wandbewegung und ebenso wie YAZAWA et al. (1981) 8mal ein Aneurysma der posterioren Linksventrikelwand. NEBEL et al. (1982) hatten 31 progressiv muskeldystrophisch Kranke mittels M-Mode untersucht: von 17 auswertbaren Echokardiogrammen zeigten 8 eine kardiale Beteiligung, darunter 4 eine dilatative Kardiomyopathie und 2 eine isolierte Septumhypokinese. HIRATA et al. (1984) wiesen sowohl dilatative als auch hypertrophische Kardiomyopathien nach.

99) *Nuklearkardiologische Befunde.* PERLOFF et al. (1984a) führten bei 15 Duchenne-Patienten mit EKG-Veränderungen neben vektor- und echokardiographischen auch nuklearkardiologische Untersuchungen durch. Dabei fanden sie selektiv in den posterobasalen und den posterolateralen Wandanteilen der linken Kammer Hinweise für eine metabolische Myokardstörung.

ιι) *Invasive Untersuchungsbefunde.* Gegenüber den nichtinvasiven treten invasive Untersuchungen an Zahl zurück. Dem neurologisch zumeist schwer deformierten Kind oder Jugendlichen bringen sie derzeit auch kaum neue therapeutische Möglichkeiten. Außerdem beobachteten PERLOFF et al. (1966) während des Herzkatheterismus eine exzessive Myokardirritabilität mit Sinustachykardie, Extrasystolen, Vorhofflattern und paroxysmaler ventrikulärer Tachykardie. FAIVRE et al. (1978) nahmen wegen der „fragilitê" der Patienten nur bei 2 von 74 Duchenne-Kranken eine invasive hämodynamische Untersuchung vor. In beiden Fällen wiesen sie eine Kardiomyopathie nach, die sie als nichthypertrophische Form mit globaler Hypokinesie bezeichneten.

κκ) *Langzeitbeobachtung und Prognose.* Kardiologische Längsschnittkontrollen wurden in letzter Zeit häufig publiziert, vorwiegend anhand von Elektro- und Echokardiogrammen. Nach BECKMANN u. SCHMIT (1976) bestanden EKG-Veränderungen bereits im Initialstadium des „dystrophischen myogenen Prozesses" und konnten auch bei längeren Verläufen reproduziert werden. EKG-Kontrollen bei 40 Patienten über im Mittel 5 Jahre und 4 Monate ergaben in 75% der Fälle eine Befundzunahme hinsichtlich Lokalisation und/oder Intensitätsgrad (TANAKA et al. 1979). Nach DANILOWICZ et al. (1980) waren die in früher Kindheit noch diskreten EKG-Abweichungen mit zunehmender Verstärkung der neurologischen Symptomatik dann deutlicher ausgeprägt. Auf der anderen Seite beobachteten die Autoren massiv pathologische EKG schon bei 3- bis 5jährigen Kindern mit nur angedeuteter Skelettmuskelbeteiligung. Ein weiterer elektrokardiographischer Längsschnitt erbrachte bei 31 Patienten nach 5 Jahren und 2 Monaten in 19% verschlechterte, in 52% gleichbleibende und in 26% sogar gebesserte EKG-Befunde (LUKASIK et al. 1980).

Von GOLDBERG et al. (1980) nach Jahresfrist vorgenommene Echokardiogramm-Kontrollen ließen kaum eine Befundverschlechterung erkennen. Eine 10-Jahres-Untersuchung bestätigte dagegen auch echokardiographisch eine Progression; außerdem verstarb in diesem Zeitraum ein Drittel der jugendlichen Patienten (HUNSAKER et al. 1982). Nach SCHMIDT-REDEMANN et al. (1978) ist die Ejektionsfraktion des linken Ventrikels im Initialstadium gering, im Terminalstadium deutlich pathologisch verändert; die zirkumferentielle Faserverkürzungsgeschwindigkeit zunächst subnormal, späterhin pathologisch erniedrigt. Auch maximale endokardiale systolische Verkürzungs- und diastolische Relaxationsgeschwindigkeit stellen sich mit fortgeschrittenen neurologischen Befunden zunehmend vermindert dar.

Nach einer Studie von HEYMSFIELD et al. (1978) wird das frühe Duchenne-Stadium in erster Linie durch Tachykardie, großes RS in V_1, tiefes Q in I, II, V_5 und verminderte Exkursion der posterioren Wand des linken Ventrikels, das späte Stadium dagegen vor allem durch Größenzunahme des Herzens im Röntgenbild sowie Verringerung von Austreibungszeit und Zirkumferenzverkürzung gekennzeichnet. YOTSUKURA et al. (1984) fanden im Endstadium häufiger eine pulmonale Hypertension und weniger eine Linksherzinsuffizienz.

Insgesamt ist die Prognose ernst. In der Regel erreichen die Leidenden das 25. Lebensjahr kaum. Gewissermaßen stetig und oft rapide nehmen Muskelkontrakturen und Skelettdeformierungen zu. Schon kleine Bewegungen rufen nichtkardiogene Dyspnoe und Erschöpfung, daneben Tachykardie hervor. Dystrophie von Diaphragma und Brustmuskulatur, Thoraxverkrümmungen und rekurrierende Infekte des Respirationstrakts simulieren und aggravieren kardiale Erscheinungen. Herzinsuffizienzen sind nicht besonders häufig mitgeteilt worden, bestimmen aber in mehreren Fällen das Endstadium (HUNSAKER et al. 1982). PERLOFF (1971) sieht die „dystrophische Kardiomyopathie" als eine der hauptsächlichen Todesursachen der Duchenneschen Krankheit an (s. a. HUNSAKER et al. 1982).

λλ) Pathologisch-anatomische Befunde. Bei der Autopsie überwiegen am Herzen unspezifische Veränderungen wie Myokardatrophie und Dilatation der Kammern. Mikroskopisch bestehen in linkem Ventrikel und Septum diffuse Fibrose, Größenunterschiede der Muskelfasern, Vakuolisierung, Granulation und Fragmentation im Sarkoplasmabereich.

FRANKEL u. ROSSER (1976) diagnostizierten autoptisch eine „generalisierte" Kardiomyopathie: 7mal beobachteten sie an den Herzen von 8 Duchenne-Patienten eine deutliche myokardiale Fibrose, darunter 5mal besonders ausgeprägt und vorwiegend in den epimyokardialen Bereichen der freien Wand des linken Ventrikels.

In 2 Fällen von MATSUDA et al. (1977) waren die Papillarmuskeln beteiligt. Überhaupt wurde eine bevorzugte Lokalisation im posterobasalen Segment des linken Ventrikels und dem posterioren Papillarmuskel angegeben (SANYAL et al. 1978). So entdeckten SANYAL et al. (1980) bei 3 Knaben mit klinischem Mitralklappenprolaps-Syndrom, die im Alter von 14, 15 und 17 Jahren verstorben waren, in dieser Region Fibrose und myofibrilläre Lyse. Selten fanden sich Myokardläsionen ausschließlich im rechten Ventrikel (FUKUDA u. OKADA 1982).

γ) Pathogenese und Therapie

Hinsichtlich der Pathogenese des skeletalen Duchenne werden neurologischerseits verschiedene Auffassungen diskutiert.

Die Myokardveränderungen der Duchenneschen Erkrankung gleichen histologisch in der Regel denjenigen der Skelettmuskulatur (FRANKEL u. ROSSER 1976). Eine Einheitlichkeit des pathogenetischen Geschehens ist wahrscheinlich (RUSER 1977a; 1982a). MCKUSICK (1964) nahm einen gemeinsamen biochemischen Defekt auf der Grundlage einer Genmutation an. Die von uns gefundenen Faszikelblockbilder (RUSER u. RUSER 1976a) faßten wir als Ausdruck ähnlicher Störungen im Bereich des Reizleitungssystems des Herzens auf. Allerdings ist noch denkbar, daß der fortlaufende Zerfall von Skelettmuskulatur Stoffe freisetzt, die das Herz außerdem toxisch oder hemmend beeinflussen (RUSER 1977a).

Solange sich unsere Kenntnis von der eigentlichen Ursache des Morbus Duchenne nicht über das Stadium von Ansätzen und Hypothesen hinaus entwickelt hat und dabei auch die auslösenden Faktoren der Herzbeteiligung im wesentlichen unklar sind, kann eine annähernd kausale Therapie kaum zu erwarten sein.

δ) Medikamentöse Kontraindikation

Beim Duchenne-Typ sind schwerwiegende Narkosezwischenfälle bekannt geworden. Vereinzelte Muskelrelaxantien führten in Verbindung mit Halothan zu Arrhythmien (SEAY et al. 1978). GENEVER (1971) berichtete über Herzstillstand unter Suxamethonium. Demgegenüber konnten YAMASHITA et al. (1976) unter Fortlassung von Succinylcholinchlorid ohne Zwischenfälle bei einem Duchenne-Patienten operieren. Als Prämedikation empfahlen sie leichte Tranquilizer und Skopolamin, vor allem eine insgesamt oberflächliche Anästhesie und nötigenfalls depolarisierende Muskelrelaxantien.

EMERY et al. (1982) wiesen in einer Kurzmitteilung auf die Kontraindikation von Verapamil wegen einer möglichen Verlängerung des PR-Intervalls hin.

ε) Kardiologische Untersuchungen von Duchenne-Konduktorinnen

Bei einigen Konduktorinnen, die neurologisch nur erhöhte Enzymwerte zeigten, ließen sich verschiedene EKG-Veränderungen nachweisen (EMERY 1969), so daß eine gewissermaßen okkulte Myokardinvolvierung angenommen wurde (PERLOFF 1971). PAILLONCY et al. (1982) fanden bei einer 44jährigen Konduktorin einen kompletten AV-Block, für den sich keine andere Ursache eruieren ließ. Von weiteren 7 Frauen dieser Familie hatten noch 5 EKG-Veränderungen. Wenn auch LUKASIK (1975) nur in 6,9% der von ihm untersuchten weiblichen Familienangehörigen eine R-Überhöhung in V_1 beobachtete, konnten EMERY (1969), LANE et al. (1979, 1980) und HUNTER (1980) die typische EKG-Symptomatik signifikant gehäuft nachweisen. Eine Kardiomyopathie lag bei diesen Patientinnen nicht vor. WIEGAND et al. (1984) teilten kürzlich bei 2 Duchenne-Gen-Trägerinnen eine myokardiale Beteiligung mit, davon in einem Fall eine klinisch manifeste dilatative Kardiomyopathie.

b) Benigne Form (Typ Becker-Kiener)

Die neurologischen Symptome beginnen bei den befallenen Knaben zwischen dem 5.–15. Lebensjahr und werden zunächst im Bereich des Becken-, später des Schultergürtels beobachtet. Zumeist besteht eine Pseudohypertrophie. Wenn das klinische Bild auch dem Duchenne-Typ ähnelt, so ist die Progredienz doch auffallend geringer, so daß die Patienten meist über Jahrzehnte gehfähig bleiben und die Lebenserwartung bei 35–52 Jahren liegt (BECKER 1962; MORTIER 1981).

Eine Herzbeteiligung ist ebenfalls seltener zu beobachten. Während sie beim neurologisch malignen Duchenne 90–100% beträgt, wurden beim Becker-Kiener-Typ Herzveränderungen in weniger als 10% der untersuchten Fälle nachgewiesen. Nach einer Zusammenstellung von RINGEL et al. (1977) zeigten nur 12 von 151 Patienten EKG-Abweichungen.

SCHRÖDER (1982) berichtete über muskelbioptische Ergebnisse in zwei Fällen mit ausgeprägter Kardiomyopathie („riesengroßes Herz"), darunter ein 16jähriger Patient von KUHN et al. (1979) mit frühen myokardialen Veränderungen. KATIYAR et al. (1977) beobachteten in einer Familie eine kongestive Kardiomyopathie. PERLOFF et al. (1966) beschrieben einen 66jährigen Mann mit Linksschenkelblock und ausgedehnter dystrophischer Kardiomyopathie beider Ventrikel. LOOS et al. (1983) stellten Befunde einer dilatativen Kardiomyopathie anhand eines exemplarischen Falls vor: anamnestisch mit 5 Jahren Beginn von Skelettmuskelerscheinungen, mit 34 Jahren erstmals Belastungsdyspnoe und Rhythmusstörungen, mit 39 Jahren globale Herzinsuffizienz bei angiokardiographisch nachgewiesener diffuser Kontraktionsinsuffizienz des linken Ventrikels sowie echokardiographisch sichtbarer biventrikulärer und biatrialer Dilatation mit globaler Hypokinesie und stark eingeschränkter linksventrikulärer Pumpfunktion; unter stationärer Behandlung (Digitalisierung, Diuretika) Rekompensation, 12 Tage nach Entlassung Exitus letalis, keine Autopsie. Auch LEVIN u. NARAHARA (1985) beschrieben bei einem 33jährigen Mann biventrikuläre Dilatation und diffuse Hypokinesie.

c) Benigne Formen mit Frühkontrakturen

Die neurologische Einteilung wird unterschiedlich gehandhabt. Wir folgen hier der Zuordnung von MORTIER (1981). Nach ROWLAND u. LAYZER (1979) gehören die meisten Fälle eher zum Emery-Dreifuß-Hogan-Typ. Der aufgrund des günstigen neurologischen Bildes verwendete Begriff „benigne" bedürfte einer Einschränkung, da verschiedentlich ein letaler Ausgang durch Rhythmusstörungen bekannt geworden ist.

α) Skapulohumerodistale Muskeldystrophie

Befallen sind Knaben und Männer, Spitzfußkontrakturen und Einschränkung der Rumpfbeugung stehen neurologisch im Vordergrund. Der Erkrankungsbeginn liegt meist in der ersten Lebensdekade. Doch bleibt die Gehfähigkeit bis in das 4. Jahrzehnt erhalten. Der Tod tritt um das 45. Lebensjahr ein, häufig als plötzlicher Herztod (ROTTHAUWE et al. 1972; MORTIER 1981).

Kardiologische Untersuchungen wurden in fast allen neurologisch bekanntgewordenen Fällen vorgenommen. THOMAS et al. (1972) beschrieben aus einer Familie 7 befallene Männer. Von ihnen zeigten 2 eine Kardiomegalie und verstarben plötzlich. Die in einem Fall durchgeführte Autopsie ergab biventrikuläre Dilatation und Myokardfibrose. Bei den übrigen Patienten bestanden EKG-Abweichungen wie Vorhofflimmern, wechselnde PQ-Zeiten und intraventrikuläre Leitungsstörungen.

Unter den von ROTTHAUWE et al. (1972) untersuchten 17 männlichen Mitgliedern einer bayrischen Familie waren 9 zwischen dem 37. und 59. Lebensjahr plötzlich verstorben, bei 2 von ihnen wurde ein Vorhofstillstand registriert. Auch hinsichtlich der übrigen Patienten berichtet ROTTHAUWE so gut wie ausschließlich über Rhythmusstörungen (AV-Block, atriale Tachykardien, Vorhofstillstand) ohne nähere Beschreibung von Myokardveränderungen.

β) Benigner Beckengürteltyp (Emery-Dreifuß-Hogan)

Neurologisch kommt es bei dieser X-chromosomalen Muskeldystrophie ebenfalls zu Frühkontrakturen, hier jedoch vor allem im Ellenbogengelenk. Die ersten Symptome werden um das 4.–5. Lebensjahr beobachtet, mit progredienter Muskelschwäche (zunächst in der Beckengürtel-, später auch der Schulter- und Oberarmmuskulatur), ohne Pseudohypertrophie und mit langer Gehfähigkeit (MORTIER 1981).

An kardialen Symptomen wurden in erster Linie atriale Arrhythmien mitgeteilt. Wegen der zumeist schwerwiegenden Rhythmusstörungen erscheint die neurologische Bezeichnung „benigne" allerdings auch hier für das Gesamtkrankheitsbild nicht zutreffend.

WATERS et al. (1975) berichteten über 2 Familien, in denen 15 Männer mit neurologischen Erscheinungen vor ihrem 50. Lebensjahr meist plötzlich unter Bradykardien und Synkopen verstorben waren. Bei den übrigen neurologisch auffälligen männlichen Familienmitgliedern zeigten sich neben pathologischen EKG (abnorme P-Wellen, Vorhofflimmern, Vorhofflattern, Vorhofstillstand, AV-Block ersten bis dritten Grades) 8mal klinische Hinweise auf Dilatation und Hypertrophie des linken Ventrikels. Mittels Herzkatheteruntersuchung wiesen KROGMANN et al. (1987) bei einem 29jährigen Mann eine restriktive Kardiomyopathie nach, TOYO-OKA et al. (1985) bei einem 43jährigen Mann eine markante Dilatation des linken Ventrikels mit Hypokontraktion und Wanddickenverminderung.

3. Autosomal rezessive Muskeldystrophien vom Gliedergürteltyp

Diese Formen treten beim männlichen und weiblichen Geschlecht auf, oft im 2. Lebensjahrzehnt und vorwiegend im Beckengürtel beginnend. Die neurologische Progredienz ist etwa 50% geringer als beim Duchenne-Typ, in der Regel werden die Patienten älter als 40 Jahre.

Abnorme kardiologische Befunde sind relativ häufig, bestehen aber zumeist in unterschiedlichen Veränderungen ohne besondere Spezifität, z. B. R/S-Quotient in V₁ über 0,5, AV-Block ersten Grades, Linkshypertrophie. Insgesamt erwiesen sich die kardiologischen Veränderungen als wesentlich geringer als bei einer Duchenne-Vergleichsgruppe (BECKMANN u. SCHMIT 1976). Die 4 von KOVICK et al. (1975) untersuchten Patienten zeigten normale Röntgenbilder und EKG, im Echokardiogramm 2mal DEVM- und einmal SEVM-Verminderung.

PERLOFF (1971) faßte seine Beobachtungen zu dieser Muskeldystrophieform folgendermaßen zusammen: Eine Herzbeteiligung ist nicht die Regel. Dyspnoe, Hustenerscheinungen und Respirationsinfekte mögen eher neuro- und thorakogen sein. Häufig ist ein Viererrhythmus. Unter den EKG-Abweichungen sind Rhythmus- und Leitungsstörungen (QRS-Verbreiterung, Blockbildungen, Vorhofflattern) dominant, in zweiter Linie finden sich tiefe Q-Wellen und geringere T-Veränderungen. In vereinzelten Fällen können sowohl Kardiomyopathien als auch Leitungsstörungen auftreten (FAIRFAX u. LAMBERT 1976; PERLOFF 1980). Unter einem Therapieversuch mit verschiedenen Dosen von Wachstumshormonen gingen die EKG-Veränderungen nicht zurück.

Wie ein Fall von HOOEY u. JERRY (1964) verdeutlicht, gibt es beim Gliedergürteltyp auch besonders schwerwiegende Verläufe: Ein 33jähriger Mann mit paroxysmalen atrialen Tachykardien, Kardiomegalie, diastolischem Galopp, markanter Kardiomegalie und „diffuser Myokardschädigung" im EKG erbrachte autoptisch eine Dilatation aller 4 Kavitäten, eine Linkshypertrophie und fibrotische Narbenbildungen im Septum interventriculare bei einem Herzgewicht von 860 g. Zwei Fälle von FUKADA u. OKADA (1982) boten morphologisch erhebliche degenerative und fibrotische Myokardveränderungen.

4. Autosomal rezessive Muskelerkrankung mit Frühkontrakturen

Dieses kürzlich von SERRATRICE et al. (1982) ebenfalls als neurologische Sonderform veröffentlichte und noch nicht in den neurologischen Einteilungen zu findende Krankheitsbild sei zunächst hier eingeordnet. Weitere neurologische Untersuchungen müssen dann zeigen, inwieweit es sich evtl. auch nur um Variante oder Untergruppe einer anderen Dystrophieform handelt.

Bei 4 von 5 Knaben im Alter von 11–12 Jahren und bei einem 24jährigen Mann wurden neben einer Kardiomegalie elektrokardiographisch 3mal Vorhofstillstand und AV-Block beobachtet. Zwei dieser jugendlichen Patienten verstarben plötzlich.

5. Autosomal dominante Muskeldystrophien

a) Fazioskapulohumeraler Typ (Erb-Landouzy-Déjérine)

Neurologisch handelt es sich um eine Muskelerkrankung im Bereich der Gesichts- und Schulter-, später auch der Beckenmuskulatur, mit Befall beiderlei Geschlechts, Manifestation in verschiedenen Lebensaltern, langsamem Verlauf und normaler Lebenserwartung (CARROLL 1979; MORTIER 1981).

Eine Herzbeteiligung wurde relativ selten mitgeteilt. EKG, Röntgenaufnahme und Echokardiogramm erwiesen sich bei den 7 Kranken von KOVICK et al. (1975) bis auf einen Rechtsschenkelblock als normal. PERLOFF et al. (1966) vermerkten gehäuft III. und IV. Herzton sowie unterschiedliche EKG-Bilder. In anderen Fällen wurden als pathologische Befunde überwiegend Vorhofstillstand und Kardiomyopathie beobachtet (BENSAID 1975; CARROLL 1979).

HUFFMANN (1978) berichtete über einen 34jährigen Patienten, bei dem erst im Anschluß an die Feststellung einer Myokardiopathie eine neurologische Beurteilung veranlaßt und eine Schultergürteldystrophie diagnostiziert wurde. Bei den von CARSTENS u. BEHRENBECK (1985) mitgeteilten Fällen stand das Bild einer kongestiven Kardiomyopathie gegenüber diskreten Skelettmuskelveränderungen im Vordergrund.

BENSAID (1975) hält ein Zusammentreffen von Vorhofstillstand und fazioskapulohumeraler Dystrophie nicht für zufällig, weswegen einerseits Patienten mit Vorhofstillstand auf diese Muskeldystrophie und andererseits Erb-Landouzy-Déjérine-Kranke sowie deren Angehörige auf entsprechende Rhythmus- und Leitungsstörungen hin untersucht werden sollten.

Morphologisch wurden vorwiegend Fibrosen nachgewiesen, wobei sich myokardiale und skeletale Histologie im wesentlichen entsprachen.

b) Distaler Typ (Myopathia distalis tarda hereditaria Welander)

Bei Männern und Frauen werden jenseits des 20. Lebensjahres distale Muskeln von Händen, Füßen, Unterschenkeln und Unterarmen befallen. Neurologisch gesehen ist der Verlauf günstig: langsame Progredienz, lange Geh- und Berufsfähigkeit, normale Lebenserwartung (MORTIER 1981).

Wenn auch für die ursprünglich beschriebenen Sippen (WELANDER 1951) keine entsprechenden Befunde vorliegen, konnten doch von MARKESBERRY et al. (1977) Kardiomyopathien bei diesem Typ bestätigt werden.

6. Skapuloperoneales Syndrom

Neurologischerseits werden unter diesem Begriff an den proximalen Partien der oberen Extremitäten und den distalen Bereichen der unteren Extremitäten ablaufende myatrophische Prozesse zusammengefaßt, wobei die einzelnen Untergruppen voneinander abweichende Erbmodi aufweisen (KAESER 1981; CHAKRABARTI u. PEARCE 1981).

Bei den 16 von KAESER (1981) zusammengestellten neurologisch manifesten Patienten der X-chromosomalen Form ergab sich in 10 Fällen eine Kardiomyopathie. Die skeletalen Erscheinungen traten zwischen dem 5. und 10. Lebensjahr auf und wurden teils als myogen, teils als myogen-neurogene Mischbilder, bei einigen Kranken hingegen als vorwiegend neurogen eingeordnet (s. Abschn. D. III.4). Die Kardiomyopathien waren mehr im Erwachsenenalter zu beobachten und mitunter auch bei den Konduktorinnen nachzuweisen (MAWATARI u. KATAYAMA 1973). WRIGHT u. ELSAS (1980) nahmen an 167 Personen von 6 Generationen mit X-chromosomaler humeroperonealer Muskelkrankheit und Erregungsleitungsstörungen des Herzens genetische Untersuchungen vor.

Eine andere Untergruppe stellt das von CHAKRABARTI u. PEARCE (1981) beschriebene autosomal dominante skapuloperoneale Syndrom auf myopathischer Basis dar; 3 von 4 neurologisch Erkrankten einer Familie hatten eine Kardiomyopathie. Eine Patientin mit Linksüberdrehung des QRS, Vorhofstillstand, nodalem

Rhythmus und Herzvergrößerung verstarb mit 23 Jahren; ein Bruder mit Vorhofflattern, Linksschenkelblock, ventrikulären Extrasystolen, Kardiomegalie sowie einer auf 33% verminderten Ejektionsfraktion und Herzinsuffizienz verstarb 21jährig.

II. Myotonische Dystrophie (Curschmann-Steinert-Batten)

Sie ist durch die neurologischen Hauptsymptome Muskeldystrophie und Myotonie (s. Abschn. B.III) gekennzeichnet, wobei die Dystrophien bzw. Atrophien meist den M. sternocleidomastoideus, Gesichts- und Nackenmuskulatur (Facies myopathica) sowie distale Muskeln befallen. Die myotone Muskeldystrophie kann als Multisystemerkrankung mit verschiedenen Variationsmöglichkeiten angesehen werden. Nicht obligatorisch beispielsweise sind Katarakt, Gonadenatrophie und Innenohrschwerhörigkeit. Der Vererbungsmodus ist autosomal-dominant, bei einer gewissen Dunkelziffer kommt 1 Kranker auf 20000–100000 Einwohner. Kongenitale und adulte Formen sollen hier nicht näher unterschieden werden (BECKER 1953; BECKMANN 1965; KUHN 1981; SEIDEL et al. 1987).

Die Häufigkeit von Herzveränderungen wird unterschiedlich mit 10% (HIMBERT 1970), 38% (ÖRNDAHL et al. 1964), 68% (FISCH 1951), 85% (CHURCH 1967), 93% (VIITASALO et al. 1983) angegeben. Zumeist läßt die myotonische Dystrophie klinische Symptome von seiten des Herzens erst in einem späteren Stadium der Krankheit erkennen (PERLOFF 1971), etwa zwischen dem 30. und 40. Lebensjahr (CHURCH 1967). Selten sind auskultatorische und röntgenologische Auffälligkeiten (UEMURA et al. 1973; BESANA et al. 1980). Des öfteren ist eine Röntgeninterpretation durch Zwerchfellhochstand infolge diaphragmaler Dystrophie eingeschränkt (PERLOFF 1971).

EKG-Veränderungen stehen im Vordergrund (KUHN u. HOLLDACK 1955; SCHMITT et al. 1974; GRIGGS et al. 1975; MUNDLER et al. 1975; BIELER et al. 1976; FAIVRE et al. 1978; ÖRNDAHL et al. 1982; VIITASALO et al. 1983; PERLOFF et al. 1984b), von KUHN (1975) nach ihrer Häufigkeit wie folgt aufgeführt: AV-Blokkierungen jeder Form und jeden Grades, Abweichungen der Herzachse nach links, Links- und Rechtsschenkelblockierungen, ST-T-Abweichungen (Abb. 1), Vorhofflattern oder -flimmern, flache P-Wellen, Extrasystolen, Zeichen der Linkshypertrophie, Bradykardie. Ergänzend zum konventionellen EKG wurden Langzeit-EKG- (PRYSTOWSKY et al. 1979; ATARASHI et al. 1981) und His-Bündel-Untersuchungen (THÉRY et al. 1975; DUJARDIN et al. 1980; HERAUDEAU et al. 1983) vorgenommen und unter anderem Verlängerung der His-Purkinje-Leitung, SA-Knoten-Dysfunktion, verlängerte Refraktärzeit mit Rechts- und Linksschenkelblock sowie Verlängerung der intraatrialen Leitung nachgewiesen. Nicht selten traten Adams-Stokes-Anfälle auf (SEFIDPAR u. BURCKHARDT 1972; UEMURA et al. 1973; THÉRY et al. 1975; BIELER et al. 1976; FAIVRE et al. 1978; STRASBERG et al. 1980), die dann in der Regel zur kardiologischen Untersuchung der myotonen Dystrophiker geführt hatten. Verschiedentlich wurden entsprechende Familienuntersuchungen vorgenommen (STRASBERG et al. 1980).

Systolische Zeitintervalle (BESANA et al. 1980) und Echokardiogramme (KOVICK et al. 1975; REEVES et al. 1980; HERAUDEAU et al. 1983) erbrachten keine

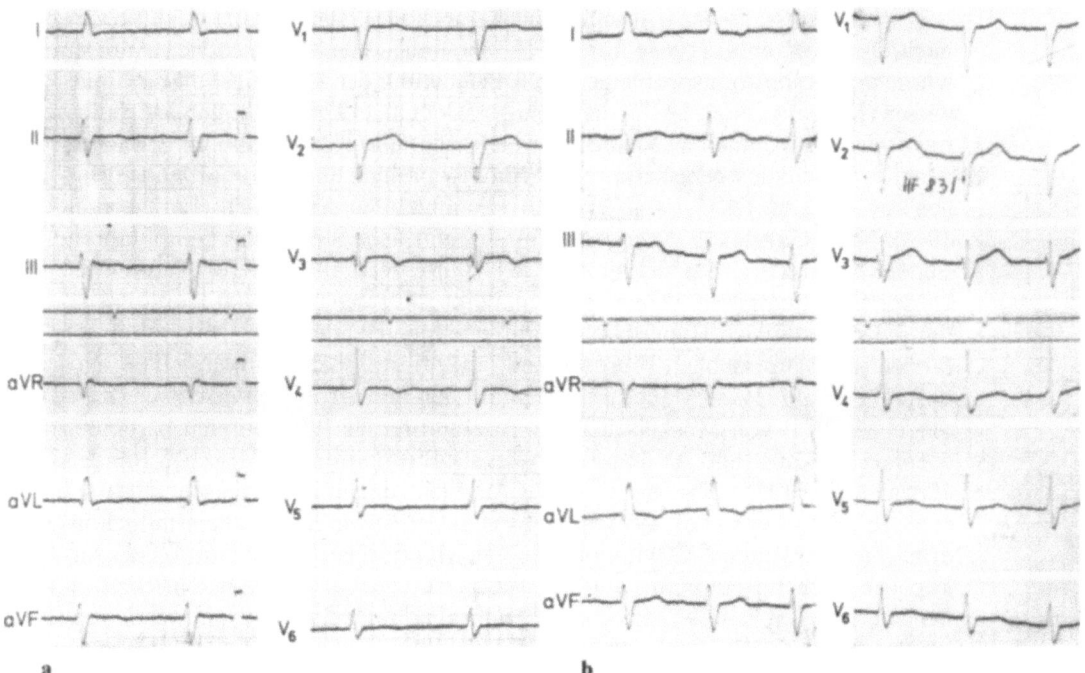

Abb. 1a, b. Elektrokardiogramm (Standard-, Goldberger-, Brustwandableitungen) eines 56jährigen Patienten mit myotoner Muskeldystrophie und hypertrophischer Kardiomyopathie: wechselndes T-Verhalten; AV-Block ersten Grades. Elektrolyte im Serum normal, keine Glykosidtherapie, **a** am ersten Untersuchungstag T-Negativität in $V_{3,4,(5)}$; **b** am folgenden Tag positives T in V_{3-5}

einheitlichen Ergebnisse. Nach BEULCKE et al. (1979) traten Abweichungen der systolischen Zeitintervalle seltener und geringer auf, als bei anderen Myopathien, während die Echobefunde für die myotonen Dystrophien eine frühe Beteiligung des linken Ventrikels erkennen ließen. Dagegen waren die Echokardiogramme nach NEBEL et al. (1982) normal und nach VENCO et al. (1978) nur mäßig verändert. REEVES et al. (1980) teilten eine linksposteriore Wanddickenzunahme mit, HERAUDEAU et al. (1983) Dilatation und Hypokinesie, HIROMASA et al. (1987) in 6 von 10 Fällen einen Mitralklappenprolaps. Bei ATARASHI et al. (1981) ergab die linksventrikuläre Angiokardiographie eine Verminderung von Wandbewegung und Ejektionsfraktion, die Koronargefäße waren arteriographisch normal. HARTWIG et al. (1983) stellten mittels Radionuklid-Angiokardiographie in Ruhe und unter fahrradergometrischer Belastung bei 9 von 10 untersuchten Männern eine herabgesetzte Kammerfunktion fest. Die Kombination zwischen „belastungsinduzierter Kardiomyopathie" und Leitungsbahnstörungen sahen sie als entscheidend für einen plötzlichen Herztod bei myotoner Dystrophie an. Mitunter gelangen auch bei myotonischer Muskeldystrophie kardiologische vor neurologischen Veränderungen zur Beobachtung (KOHN u. KUHN 1965; ROSES et al. 1979; BESANA et al. 1980).

Eine Herzinsuffizienz tritt selten auf (ROSES et al. 1979; PERLOFF et al. 1984b), nach ÖRNDAHL et al. (1964) nur in 7% der Fälle. Von verschiedenen Autoren wurde auf Respirationsprobleme durch Beteiligung der Atemmuskulatur hingewiesen (MATSUDA et al. 1977), die nach BOSSEN et al. (1974) zur hohen Mortalität myotoner Dystrophien im Kindesalter beitragen. Das Hauptrisiko im Erwachsenenalter stellen die obengenannten Kardiomyopathien und Leitungsbahnstörungen dar, die eine EKG-Langzeit-Kontrolle angeraten sein lassen (FAIVRE et al. 1978). Nach GRIMM (1975) liegt das durchschnittliche Sterbealter bei 51 Jahren. Bei der Sektion ergaben sich in etwa der Hälfte der Fälle weiterer Autoren am Herzen morphologische Veränderungen, makroskopisch bevorzugt Kardiomegalie, linksventrikuläre Hypertrophie und erhöhtes Herzgewicht. Mikroskopisch fanden sich hauptsächlich Fibrosen und Fettinfiltrationen (THOMSON 1968; NOBUHIRO et al. 1973), aber auch Fragmentationen und Größenunterschiede (KENNEL et al. 1974) von Muskelzellen. Fibröse und fettige Infiltrationen bestanden ebenfalls in Sinus- und AV-Knoten sowie der Bifurkation des Hisschen Bündels (THÉRY et al. 1975; KENNEL et al. 1974). Elektronenmikroskopisch (UEMURA et al. 1973; TANAKA et al. 1973; MOTTA et al. 1979) waren vor allem mitochondriale Degenerationen, Verklumpungen von Myofibrillen und Dilatation des sarkoplasmatischen Retikulums auffällig. LUDATSCHER et al. (1978) beschrieben außer interstitieller Fibrose Mitochondrienansammlungen mit intramitochondrialen dichten Granula.

Zusammenfassend wurde von SCHMITT u. SCHMIDT (1975), LAMBERT u. FAIRFAX (1976), FAIVRE et al. (1978) und HERAUDEAU et al. (1983) das Vorkommen von Kardiomyopathien bei myotoner Dystrophie betont, wobei nach HERAUDEAU et al. (1983) sowohl hypokinetische, wie auch hypertrophische und obstruktive Formen bekannt sind. Anhand ihrer elektronenmikroskopischen Bioptatuntersuchungen gelangten ATARASHI et al. (1981) zu dem Schluß, daß Sinus-Knoten-Dysfunktion und AV-Leitungsstörungen einen Teilprozeß der Grundkrankheit darstellen. Nach SCHMITT u. SCHMIDT (1975) ist die Herzbeteiligung stets vorhanden, wobei Skelettmuskel- und Myokardbefall verschiedene Aspekte einer gemeinsamen Krankheit verkörpern und auf einen Gendefekt zurückzuführen sind. MCKUSICK (1964, 1968) beschrieb Genmutationen mit kardiovaskulärem und neuromuskulärem Effekt. Nach YOUNG et al. (1981) bestehen auch bei Kindern von myoton dystrophisch kranken Müttern mitunter Herzveränderungen.

ÖRNDAHL et al. (1982) fanden parallel zur Progression der Krankheit einen Abfall der Selenkonzentration im Blutserum. Bei der daraufhin von ihnen vorgenommenen 2jährigen Behandlung mit Selen und Vitamin E (ÖRNDAHL et al. 1983) konnten sie bei den myoton muskeldystrophen Patienten eine merkliche subjektive und objektive Besserung erzielen, gingen in dieser Veröffentlichung aber nicht auf die kardiale Symptomatik ein. Bei Adams-Stokes-Anfällen und auch prophylaktisch gelangten Pacemaker zum Einsatz (UEMURA et al. 1973). Eine kardiologische Langzeitbetreuung der Curschmann-Steinert-Batten-Patienten und möglichst auch eine Untersuchung von Familienangehörigen ist angeraten (RUSER u. RUSER 1976a; RUSER 1977a, b). Aus kardiologischer Sicht muß bezüglich der gehäuften Leitungsbahnstörungen auf die ungünstige Wirkung von Antiarrhythmika (Chinidin, Prokainamid) hingewiesen werden (RUSER 1977a; ROSES et al. 1979), die neurologischerseits gern Anwendung finden. Da Wachstumshormone bei myotoner Dystrophie Frequenzzunahme und EKG-Veränderungen hervorriefen (CHYATTE et al. 1974), scheint auch ihnen gegenüber Zurückhaltung geboten (RUSER 1977a).

III. Myotonien und Paramyotonien

Myotonien ist eine myotonische Reaktion gemeinsam. Klinisch besteht sie in einer vermehrt bei Kälte zu beobachtenden Muskelsteifigkeit mit tonischer Verlangsamung und Nachdauer von Muskelkontraktionen. Für die myotonische Reaktion scheinen biochemische und biophysikalische Veränderungen am Membransystem der Muskelzelle mit gestörter Cholesterinbiosynthese und verminderter Chloridpermeabilität eine Rolle zu spielen (MERTENS 1973b; KUHN 1976; HEYCK 1978; JERUSALEM 1979; RICKER et al. 1981; HARTMANN 1982).

Bei verschiedenen Myotonieformen sind Herzveränderungen lediglich vereinzelt mitgeteilt und die Untersuchungen zumeist nicht so ausführlich vorgenommen worden, daß eine Kardiomyopathie bewiesen ist. Nach KUHN (1971) bedeutet kardiale Beteiligung bei einem Patienten mit klinisch manifester Myotonie praktisch immer, daß er nicht an einer Myotonia congenita leidet, sondern an einer dystrophischen Myotonie. Ähnlich fielen die Ergebnisse von VIITASALO et al. (1983) aus.

Eine gewisse therapeutische Wirkung besitzt Ajmalin, das neben einem antiarrhythmischen Effekt Verminderung der myotonen Muskelsteifigkeit erzielte (BIRNBERGER et al. 1975).

1. Myotonia congenita (Thomsen)

THOMASEN (1948) beobachtete bei der Myotonia congenita im EKG vorwiegend verlängerte Überleitungszeiten und Bradykardie. ANDERSON (1977) untersuchte einen 26jährigen wegen retrosternaler Schmerzen und seit 13 Jahren bestehender synkopaler Attacken. Das EKG zeigte einen AV-Block zweiten Grades mit Wenckebach-Periodik, zeitweise aber auch normalen Sinusrhythmus. Die Thoraxübersichtsaufnahme war normal. Andere Untersucher fanden keine klinisch-kardiologischen Abweichungen (BARTLEY u. ÖRNDAHL 1963; ÖRNDAHL et al. 1964).

2. Paramyotonia congenita (von Eulenburg)

SCHOTT (1935) fand bei EKG-Untersuchungen neurologisch kranker und gesunder Mitglieder einer Familie mit Paramyotonia congenita eigentümlich spitz überhöhte T-Wellen.

3. Chondrodystrophische Myotonie (Schwartz-Jampel)

Zu den Neuromyotonien im weiteren Sinn wird die chondrodystrophische Myotonie gerechnet. SCAFF et al. (1979) beobachteten bei einem 3jährigen Mädchen in EKG und VKG Sinustachykardie und biventrikuläre Belastungszeichen. Das

Echokardiogramm war normal, die Röntgensilhouette des Herzens vergrößert, die systolischen Zeitintervalle sprachen für eine Hyperkinesie. Insgesamt war eine Kardiomyopathie nicht sicher bewiesen. In weiteren Publikationen (VAN HUFFELEN et al. 1974; FOWLER et al. 1974) finden sich keine eindeutigen Anhaltspunkte für eine kardiale Beteiligung.

IV. Paralysis periodica paramyotonica

Neurologisch ist die periodische Paralyse durch das Leitsymptom einer anfallsweise auftretenden Muskelschwäche gekennzeichnet, die sich in klassischer Form bei erblichen Lähmungsleiden mit verändertem Kaliumserumspiegel, aber auch bei anderen Kaliumabweichungen zeigt. Auf einzelne Gruppen mit unterschiedlichen Lähmungsattacken und Erbmodi wird hier nicht näher eingegangen (BURUMA u. SCHIPPERHEYN 1979).
Eine Beeinträchtigung des Herzkreislaufsystems ist bei der periodischen Paralyse bereits früh mitgeteilt worden. Während der Lähmungsanfälle war es meist zu einer akuten Dilatation des Herzens gekommen, wie WEXBERG schon 1917 röntgenologisch bestätigen konnte. EKG-Ableitungen zur Zeit der Attacken (STEWART et al. 1940) ergaben T-Inversion, biphasisches T, R-Überhöhung und Zunahme der QRS-Zeit, wobei die EKG-Veränderungen seither häufig als Hypokaliämie-Folge gedeutet wurden. Im übrigen fanden sich nicht selten Bradykardie, ventrikuläre ES und Tachykardien sowie systolische Austreibungsgeräusche (WEXBERG 1917; LISAK et al. 1972; KASTOR u. GOLDREYER 1973). In einer Untersuchung von 9 Kranken wiesen SCHIPPERHEYN et al. (1978) zwar in einem Fall eine Arrhythmie mit supraventrikulären ES und in einem weiteren ein Diastolikum bei mäßiger Aorteninsuffizienz nach, doch war echokardiographisch bei keinem Patienten mit Sicherheit eine Kardiomyopathie bewiesen worden. Auch DE GRAEFF u. LAMEIJER (1965) führten die myokardiale Insuffizienz auf Elektrolytstörungen zurück. Eine ventrikuläre elektrische Instabilität konnte allerdings nicht immer durch Kalium und Antiarrhythmika vermindert werden (KASTOR u. GOLDREYER 1973).

V. Myasthenia gravis pseudoparalytica (Erb-Goldflam)

Mit der Schilderung von Myastheniesymptomen scheint erstmals WILLIS (1672) eine skeletale Myopathie erwähnt zu haben. Heute sind mehrere Formen bekannt, die anhand des Befalls verschiedener Muskeln, nach Ausprägung und Verlauf eingeteilt werden. Auf eine Million Einwohner erkranken 25–100 Menschen, doppelt so viel Frauen wie Männer. Führendes Symptom ist die myasthenische Reaktion, die eine krankhafte Muskelermüdbarkeit oder „Ermüdungslähmung" darstellt. Die ersten Anzeichen finden sich meist nach dem 15. Lebensjahr. Myasthenien verlaufen häufig in Schüben. Je nach dem Manifestationsalter erscheint die Prognose unterschiedlich. Die Ursache ist in einer Störung des Azetylcholinstoffwechsels im Bereich der neuromuskulären Synapse zu suchen. Zahlreiche Befunde sprechen dafür, daß es sich um eine Autoimmunkrankheit handelt (MUMENTHALER u. LÜTSCHG 1976; SCHEID 1980; HERTEL et al. 1981; RABENDING u. WAGNER 1982).

Die Häufigkeit einer Herzbeteiligung wird mit 20–50% angegeben (GIBSON 1975, HOFSTAD et al. 1984). So zeigen bei LUOMANMÄKI et al. (1969) 62 von 97 Patienten (64%) ein normales EKG, während nach Kohn et al. (1965) über die Hälfte der EKG-Befunde pathologisch waren. Unter 108 Myastheniepatienten von HOFSTAD et al. (1984) haben 20%, bei gleichzeitig vorliegendem Thymom dagegen 50% der Fälle Abweichungen von seiten des Herzens. Dabei weisen die kardialen Veränderungen (GIBSON 1975; RUSER u. RUSER 1976a) zumeist keine besondere Spezifität auf. Da Myasthenien zudem auch nicht selten jenseits des 60. Lebensjahres vorkommen, sind myastheniebedingte EKG-Erscheinungen in höherem Alter nicht ohne weiters von solchen arteriosklerotischer Ätiologie zu trennen.

Unter den verschiedenen EKG-Abweichungen hoben LUOMANMÄKI et al. (1969) für 15% ihrer Patienten eine terminale QRS-Knotung hervor und diskutierten sie als mögliches Charakteristikum einer Myasthenia gravis. Nach einer Aufstellung von GIBSON (1975) bestanden unter 245 Fällen 92mal ST-T-Veränderungen, 43mal Leitungsstörungen, 11mal Arrhythmien; bei 119 Patienten (49%) war das EKG normal. Manchmal gelangten ein Rechtsschenkelblock (GIBSON 1975; HERISHANU et al. 1976) und eine Linksüberdrehung von QRS zur Beobachtung.

Nach ASHOK et al. (1983) sind systolische Zeitintervalle, nach BÜYÜKÖZTÜRK et al. (1976) echokardiographische und nach MORPURGO et al. (1976) kinetokardiographische Untersuchungen bei Myasthenie relativ aufschlußreich. In über einem Drittel ihrer Fälle nehmen letztere aufgrund einer paradoxen systolischen Auswärtsbewegung eine Dyskinesie bzw. Dyssynergie des Myokards an.

Eine Herzinsuffizienz, unter anderem von VOOG et al. (1970) und HELD u. BASS (1973) mitgeteilt, kommt ohne zusätzliche Begleitkrankheit verhältnismäßig selten vor.

Die publizierten Todesfälle werden nicht selten als plötzlich und unerwartet beschrieben (HELD u. BASS 1973; AARLI et al. 1975). So fanden ROWLAND et al. (1956), daß der Tod bei 13 von 34 im Krankenhaus verstorbenen Myasthenikern innerhalb von 5–60 Minuten eintrat. Als möglicherweise auslösende Ursache diskutierten die Autoren Herzbeteiligung bei Myasthenie, myasthenische Krise mit Ateminsuffizienz und vagale Hemmung mit fatalen Arrhythmien. Zum plötzlichen kindlichen Herztod kann die seltene familiäre infantile Myasthenie führen, welche durch respiratorische Depression während der Geburt und durch apnoische Episoden in den ersten 2 Lebensjahren gekennzeichnet ist (ROBERTSON et al. 1980).

Unter den autoptischen Untersuchungen bezeichneten GENKINS et al. (1961) fokale Myokardnekrosen mit entzündlicher bzw. lymphozytärer Reaktion als die charakteristischste Myasthenieläsion. In 90% der Thymomträger und 20% thymomfreier Patienten ließen sich entsprechende mikroskopische Bilder nachweisen. AARLI et al. (1975) beobachteten ähnlich fleckige Myokardnekrosen ohne Angabe eines Thymoms. Auch eine Riesenzellmyokarditis wurde häufiger mitgeteilt (BURKE et al. 1969; NAMBA et al. 1973; REZNIK 1974). HOFSTAD et al. (1984) beschrieben bei myasthenischen Thymompatienten eine fokale Myokarditis.

HELD u. BASS (1973) erfaßten nach Thymektomie ausgeprägte Fibrose und vereinzelte Rundzellinfiltrate im Herzmuskel. Bei LUOMANMÄKI et al. (1969) war das Herz makroskopisch unauffällig, mikroskopisch bestanden subepikardiale Lymphozyteninfiltrationen. Nach KOHN et al. (1965), die unter 18 jüngeren Myasthenikern 15mal EKG-Veränderungen bemerkt hatten, zeigte ein Teil der Patienten mit ST-T-Abweichungen autoptisch eine Myokarditis; dagegen wies nicht jede morphologisch gesicherte Myokarditis auch ein pathologisches ST-T auf.

Im Hinblick auf die verschiedentlich dargestellte Parallelität von Myastheniebefunden an Skelett- und Herzmuskulatur stellt sich die Frage einer gemeinsamen Pathogenese. GIBSON (1975) betrachtet diese auch heute noch nicht als eindeutig geklärt, wenngleich die immunologischen Abläufe der Myasthenie eher für eine Gemeinsamkeit des Geschehens sprechen. Bei Vorliegen eines Thymoms entwickelt sich in der Regel eine schwerwiegendere Myokardbeteiligung (GIBSON 1975). Für die akute Myokarditis wird eine Immunpathogenese erwogen. Antikörper können bei Myasthenie sowohl im Skelett- als auch im Herzmuskel nachgewiesen werden (COSSIO et al. 1973).

Auch bei anderen neurokardiologischen Krankheitsbildern wurden immunologische Untersuchungen vorgenommen und für vereinzelte Fälle von Muskeldystrophien und -atrophien in Kombination mit Kardiomyopathien eine sarkolemnal lokalisierte Antikörperaktivität beobachtet (OXENHANDLER et al. 1977).

Ein spezifisches neurologisches Therapeutikum für die Myasthenie mit Angriffspunkt am neuromuskulären Überträgermechanismus besitzt man in dem Cholinesterasehemmer Prostigmin. Weniger beachtet blieb, daß sich damit gleichzeitig myastheniebedingte Tachykardien und Rückbildungsstörungen im EKG beeinflussen lassen (KOHN et al. 1964; HEINECKER 1980), ja teilweise Bradykardien auftreten (GIBSON 1975). ASHOK et al. (1983) konnten Abweichungen von EKG und systolischen Zeitintervallen mittels Neostigmin normalisieren. Nach LUOMANMÄKI et al. (1969) und MORPURGO et al. (1976) waren pathologische Herzbefunde ebenso wie EKG unter einer solchen Behandlung aber unverändert.

Thymektomien sind von unterschiedlichem Einfluß auf die kardiale Symptomatik. LUOMANMÄKI et al. (1969) berichteten über prä- und postoperativ gleiche EKG-Befunde. Nach WANNER et al. (1983) entwickelte sich unter 8 Thymektomiefällen 4mal eine postoperative Perikarditis.

Langfristige Kortikoidapplikation führt nach SGHIRLANZONI et al. (1984) in 3,3% der Myastheniker zu Herzinsuffizienz. Vor allem scheinen β-Rezeptorenblocker bei Myasthenien nicht angezeigt zu sein, da sie in seltenen Fällen myasthenische Symptome hervorrufen können (HERISHANU u. ROSENBERG 1975). Auch Lidocain erfordert eine behutsame Anwendung (GIBSON 1975). Klasse-I-Antiarrhythmika sind insbesondere wegen ihres ungünstigen Einflusses auf den neuromuskulären Block bei ausgeprägter Myasthenie kontraindiziert (KORNFELD et al. 1976; MUMENTHALER u. LÜTSCHG 1976). Bei abortiven Formen aber kann dieser Effekt von Klasse-I-Antiarrhythmika zur Erkennung bzw. Demaskierung einer Myasthenie ausgenutzt werden (KORNFELD et al. 1976).

VI. Kongenitale Myopathien

Unter kongenitalen Myopathien werden genetisch determinierte oder erworbene Myopathien verstanden, die häufig bei der Geburt oder in den ersten Lebensjahren neurologische Krankheitssymptome erkennen lassen (KUHN 1969, 1971; MORTIER 1981). Es finden sich unterschiedliche Muskelerscheinungen, vorzugsweise Hypotonie, Muskelschwäche, verminderte Dehnungsreflexe, verzögerte motorische Entwicklung. Eine Einteilung erfolgt neben klinischen auch nach histologischen Veränderungen und nach Enzymdefekten.

Einzelne Formen, teilweise von geringerer kardiologischer Bedeutsamkeit, seien hier kurz genannt, für andere Gruppen erscheint eine gesonderte Besprechung in den nachfolgenden Abschnitten bzw. Erwähnung in vorangehenden Kapiteln zweckmäßiger.

Mitochondriale Abnormitäten werden bei verschiedenen neuromuskulären Erkrankungen, aber auch bei Kardiomyopathien mitgeteilt. Der Begriff „mitochondriale Myopathie" findet Verwendung, wenn die Skelettmuskulatur keine weiteren Veränderungen aufweist. SENGERS et al. (1975, 1976) besprechen anhand der Literatur mehrere Fälle mit KMP im Kindesalter. Bei einem 11½jährigen Mädchen stellen sie die Befunde detailliert vor und vermuten, daß deren mit 4½ Jahren verstorbener Bruder ebenfalls an der gleichen Erkrankung litt. BENDER u. ENGEL (1976) beobachteten mitochondriale Abweichungen bei einem 15jährigen Jungen mit nichtprogressiver proximaler Myopathie, Kardiomegalie (Röntgen), biventrikulärer Hypertrophie (EKG) sowie asymmetrischer Septumhypertrophie (Herzkatheteruntersuchung). GRANTZOW u. HÜBNER (1982) beschrieben bei einem 21 Monate alten Mädchen eine Kardiomyopathie mit hochgradiger Herzhypertrophie, der eine exzessive Vermehrung vergrößerter und abnorm strukturierter Mitochondrien zugrunde lag; ähnliche Mitochondrienveränderungen fanden sich in der gesamten Skelettmuskulatur (mitochondriale Myopathie).

1. Okulokraniosomatische Syndrome (Ophthalmoplegia plus, Kearns-Sayre-Syndrom)

Hier werden einander zumeist ähnliche okuläre Myopathien zusammengefaßt. Nach ROWLAND (1975) existieren derzeit annähernd 30 Untergruppen. Dabei steht kardiologischerseits eine von KEARNS u. SAYRE (1958) beschriebene Triade (externe Ophthalmoplegie, pigmentäre Retinadegeneration, kompletter Herzblock) im Vordergrund. Verschiedentlich sind Mitochondriopathien (WALTER 1981) bei okulären Syndromen nachweisbar. FAUCHIER et al. (1983) nehmen anhand von 52 bislang publizierten Kearns-Sayre-Fällen sogar an, daß dem Krankheitsbild eine mitochondriale Abnormität zugrunde liegt, die nur das neuromuskuläre und das kardiale Leitungssystem befalle. LÖSSNER et al. (1984) charakterisieren für neuromuskuläre Mitochondriopathien 3 klinische Leitsyndrome: okuläre (chronisch progressive externe Ophthalmoplegie), muskuläre und kardiomuskuläre Abweichungen. Da okulokraniosomatische Syndrome auch als metabolische Erkrankungen gelten, werden sie in der einschlägigen neurologischen Literatur sowohl unter den kongenitalen, wie unter den metabolischen Myopathien geführt (MORTIER 1981; SCHIMRICK 1981).

An kardialen Manifestationen sind vorwiegend Erregungsleitungsstörungen, aber auch Kardiomyopathien mitgeteilt worden. Beispielsweise beschrieben FEIT et al. (1979) eine nichtobstruktive Kardiomyopathie, stellten DOBIASCH u. KRAUSE (1980) echokardiographische Befunde einer kongestiven Kardiomyopathie vor, während LA COUR PETERSEN (1978) die von ihm diskutierte KMP nicht weiter spezifizierte. DRACHMAN (1975) vertrat den Standpunkt, daß man sozusagen automatisch für jeden Kearns-Sayre-Patienten frühe Stadien einer Kardiomyopathie annehmen müsse, auch wenn noch keine entsprechenden kardiologischen Befunde erkennbar seien.

Allgemein klinisch war für die Myokardbeteiligung keine richtungweisende Symptomatik herauszuarbeiten. Die Herzauskultation erwies sich bei annähernd 80 % der Kranken als normal (FAUCHIER et al. 1983). Wir fanden das mesotelesystolische Geräusch einer ballonierenden Mitralklappe (Abb. 4).

Röntgenologisch bestand in Abhängigkeit von Stadium und Ausmaß der Herzschädigung eine Vergrößerung der Herzsilhouette (s. a. Abb. 2).

Echokardiographisch bestimmten DOBIASCH u. KRAUSE (1980) eine verzögerte Relaxation des linken Ventrikels und eine grenzwertige Ejektionsfraktion, LE-

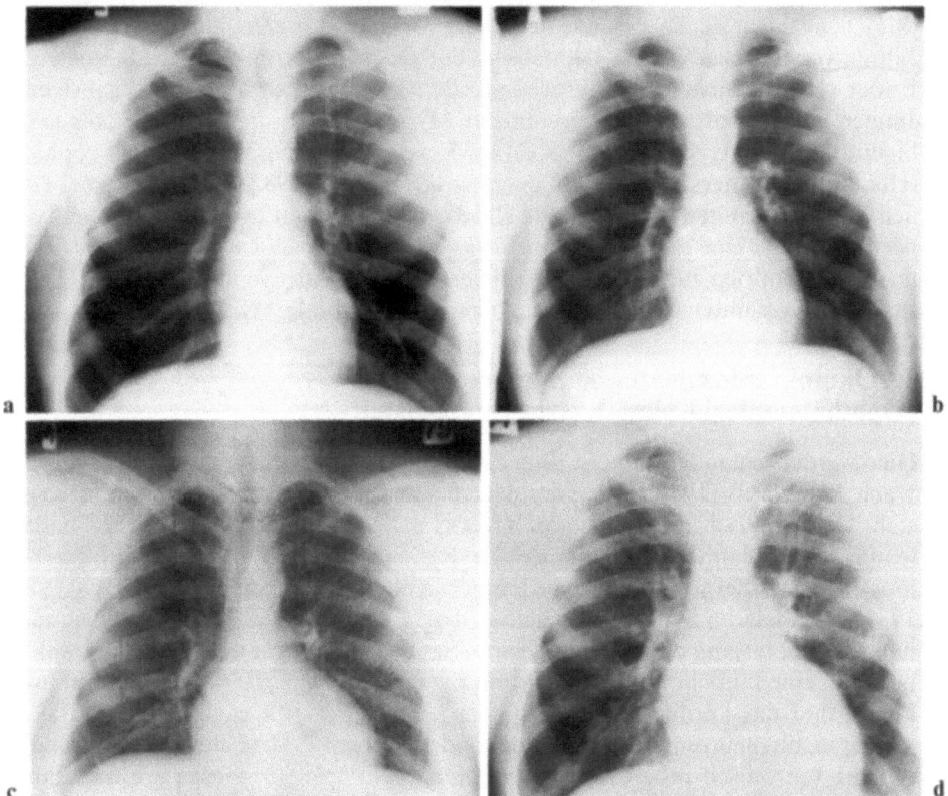

Abb. 2a–d. Röntgenschirmbildaufnahmen eines 40jährigen Mannes (s. auch Abb. 3a, b; 4) mit Ophthalmoplegia plus und dilatativer Kardiomyopathie: Zunahme der Herzgröße, Röntgen im Alter von **a** 27 Jahren, **b** 33 Jahren, **c** 35 Jahren, **d** 40 Jahren. (Nach Ruser et al. 1989)

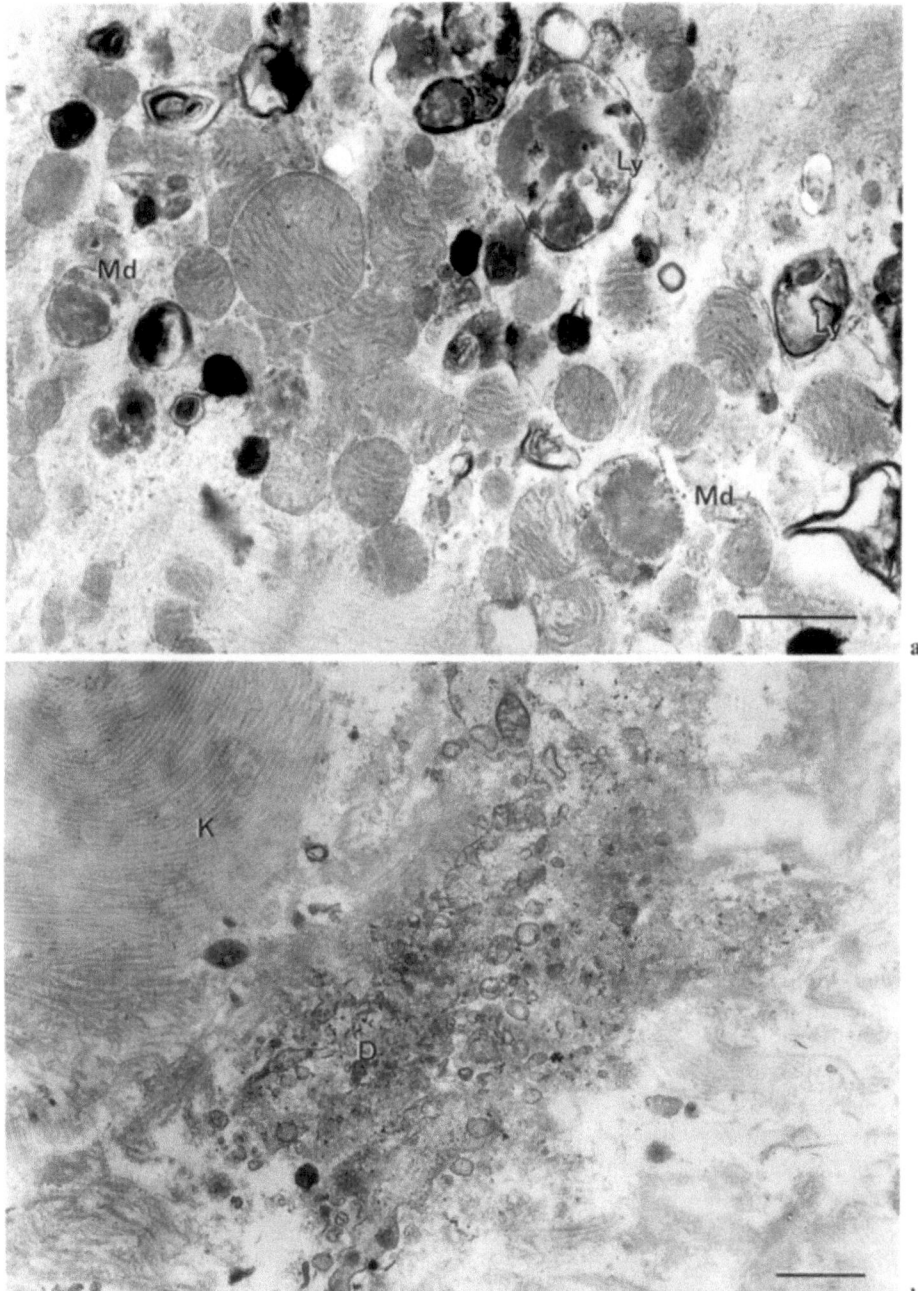

Abb. 3a, b. Elektronenmikroskopische Aufnahmen des Myokards (Dr. med vet. habil C.-H. Becker; Biopsie Dr. sc. med. F. Uhlich) von einem 40jährigen Patienten (s. auch Abb. 2a–d, 4) mit Ophthalmoplegia plus und dilatativer Kardiomyopathie: Mitochondriopathie mit Myokarddystrophien und -untergängen, **a** Mitochondriendegeneration (*Md*) mit lyosomaler Umwandlung (*Ly*), 16 700 ×, **b** Myokarduntergang (Detritus *D*) mit fibrotischer Umgebung (Kollagenfaserwirbel *K*), 11 400 ×

VEILLE u. NEWELL (1980) eine Septumhypertrophie ähnlich wie bei einer idiopathischen hypertrophischen Subaortenstenose, FAUCHIER et al. (1983) jedoch normale Daten. BOLTSHAUSER et al. (1977), die über Reizleitungsstörungen bei Kearns-Sayre-Syndrom berichteten, registrierten bei einer 18jährigen Patientin echokardiographisch eine verminderte Kontraktion des linken Ventrikels.

Eine Herzinsuffizienz wurde selten mitgeteilt (FEIT et al. 1979, FAUCHIER et al. 1983). Autopsiebefunde liegen nur vereinzelt vor.

GALLASTEGUI et al. (1987) wiesen bei der Sektion eine Dilatation aller vier Herzanteile und eine ausgeprägte Fibrose der gesamten Hinterwand nach. KLEBER et al. (1986) sicherten eine mitochondriale Kardiomyopathie autoptisch, SCHWARTZKOPFF et al. (1986) mittels Endomyokard-Katheterbiopsie. BASTIAENSEN et al. (1978) stellten am Biopsiematerial des Deltoideus und des rechten Ventrikels elektronenmikroskopisch parakristalline Einschlüsse in den Mitochondrien, verschiedene Abnormitäten der Cristae und subsarkolemmale mitochondriale Aggregationen fest (s. a. Abb. 3). Auch HARATI et al. (1977) fanden im Elektronenmikroskop mitochondriale Abnormitäten. McCOMISH et al. (1976) konnten im rechts- und linksventrikulären Bioptat lichtmikroskopisch fibrotische und hypertrophische Befunde, elektronenmikroskopisch eine Zunahme von Mitochondrien nachweisen. LIND u. PRAME (1963) vermuteten einen Gendefekt, der zu multiplen degenerativen Veränderungen an Herz-, Skelett- und Okularmuskulatur, am ZNS und an der Chorioidea führt.

Mehrfach sind Erregungs- und Leitungsstörungen (bevorzugt AV-Block dritten Grades, Links- und Rechtsblock) mit Neigung zu synkopalen Attacken, Pacemaker-Anwendung sowie histologische Veränderungen des Leitungsgewebes mitgeteilt worden, ohne daß dabei auf eine Myokardbeteiligung näher eingegangen wurde.

a) Mitochondriale „Ragged red"-Faser-Myopathie ohne Ophthalmoplegie

BOGOUSSLAVSKY et al. (1982) beschrieben eine entsprechende Myopathie mit Herzmuskelbeteiligung. Da das im übrigen auch anhand der „Ragged-red"-Fasern dem Kearns-Sayre-Syndrom sehr ähnliche Bild keine Ophthalmoplegie aufwies, stellten sie eine neurologische Sondergruppierung oder eine Einordnung innerhalb der okulären Myopathien zur Diskussion.

Klinisch lag bei dem von ihnen beobachteten 26jährig verstorbenen Patienten eine Herzinsuffizienz, im EKG ein WPW-Syndrom vor. Licht- bzw. elektronenmikroskopisch bestanden autoptisch im Skelettmuskel die namensgebenden rot angefärbten unregelmäßigen (ragged) subsarkolemmalen und interfibrillären Mitochondrienanhäufungen, myokardial neben wechselnden Muskelfasergrößen und -abständen intrazytoplasmatische Vakuolen.

Zusammenfassend diagnostizierten die Autoren eine „mitochondriale Kardiomyopathie". Die aufgetretene Herzinsuffizienz betrachteten sie als wahrscheinliche Folge einer Exazerbation der mitochondrialen Dysfunktion.

2. Nemaline- bzw. „Rod body"-Myopathie (Stäbchenmyopathie)

Bei dieser Erkrankung zeigen sich in den Muskelfasern des Biopsiematerials der Skelettmuskulatur stäbchenartige Strukturen, weswegen auch von „rod disease"

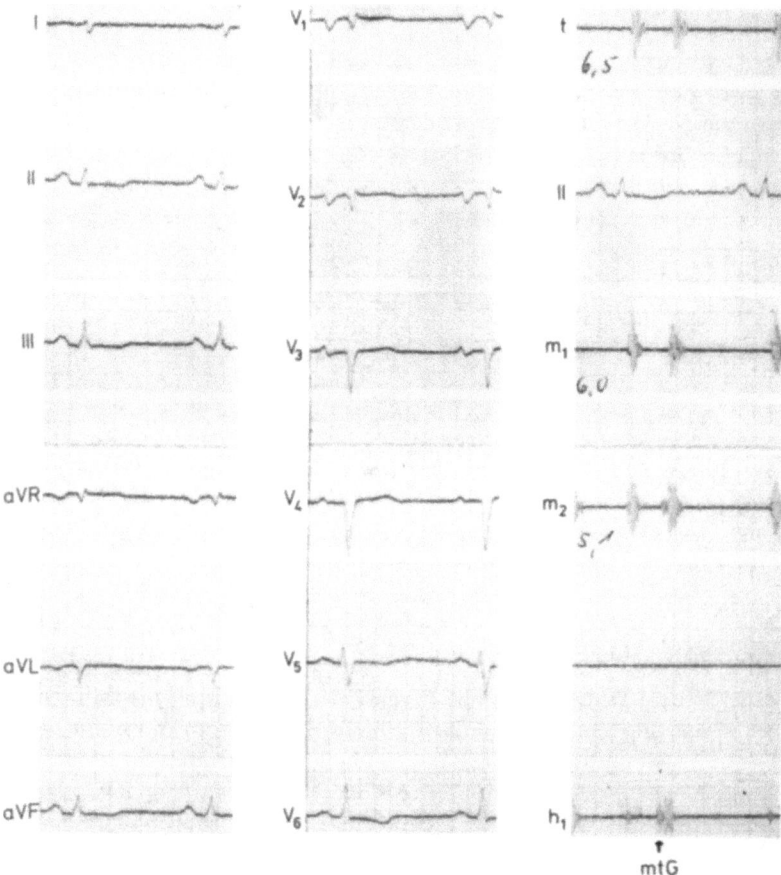

Abb. 4. Elektrokardiogramm (Standard-, Goldberger-, Brustwandableitungen) und Phonokardiogramm eines 40jährigen Mannes (s. auch Abb. 2 a – d; 3 a, b) mit Ophthalmoplegia plus und dilatativer Kardiomyopathie. EKG: P pulmonale und systolische Linksbelastung. PKG: über dem Endoapex mesotelesystolisches tonkurzes Geräusch (*mtG*) in m_2 und h_1; stethoakustisch Lautstärke 2/6

gesprochen wird. Einigen Autoren erscheint es zweifelhaft, ob die erhobenen Befunde den Begriff einer selbständigen Krankheitseinheit rechtfertigen.

DAHL u. KLUTZOW (1974) beobachteten bei der Autopsie eines 6jährigen Mädchens makroskopisch eine Dilatation und Hypertrophie vorwiegend des rechten Herzens, mikroskopisch fast ausschließlich hydropische Veränderungen. Kardiologisch-klinische Angaben wurden nicht mitgeteilt.

MEIER et al. (1984) diagnostizierten bei einer 29jährigen Patientin eine dilatative Kardiomyopathie mit linksanteriorem Hemiblock und ventrikulären ES. Neurologisch und elektromyographisch fanden sich keine Abweichungen, bei der Quadrizepsbiopsie jedoch typische Nemaline-Anhäufungen in über 50 % der Muskelfasern. Autoptisch wurde die Diagnose bestätigt, es ließen sich Nemaline-Strukturen auch im Arbeits- sowie im Leitungsgewebe des Myokards nachweisen.

3. Multicore-Myopathie

Auch bei dieser kongenitalen Myopathie (benigne, nichtprogressiv) erfolgt die Zuordnung nach dem histologischen Befund, der durch multifokale Degenerationsherde in den Muskelfasern gekennzeichnet ist.

Bei dem außerordentlich seltenen und vorwiegend im Kindesalter auftretenden Krankheitsbild wurden in über der Hälfte der Fälle Herzveränderungen beobachtet, die auf eine Myokardbeteiligung hindeuten. So bestanden im EKG Hypertrophiezeichen, aber auch Erregungsleitungsstörungen, im Röntgenbild Linksvergrößerung und klinisch Herzinsuffizienz (DE LUMLEY et al. 1976).

4. Zentronukleäre („myotubuläre") Myopathie

Diese ebenfalls seltene Myopathie ist durch zentralliegende Kerne und darum gruppierte degenerierte oder auch fehlende Myofibrillen gekennzeichnet. Klinisch stehen Hypotonie, distale Muskelatrophie und Ptosis im Vordergrund (MORTIER 1981).

VERHIEST et al. (1976) beobachteten bei 2 Brüdern mit zentronukleärer Myopathie eine dilatative Kardiomyopathie.

5. Carnitinmangel-Myopathien

Carnitin wird für den Transport langkettiger Fettsäuren durch die Mitochondrienmembran benötigt. Bei Carnitinmangel bleiben diese Fettsäuren ungenutzt im Sarkoplasma liegen und treten als Triglyzeride und Neutralfett im Retikulum in Erscheinung. Normalerweise stammen von den Fettsäuren über 50% der im Muskelgewebe erforderlichen Energie. Carnitinmangel äußert sich einerseits als myopathische Form mit Carnitindefizit in der Muskulatur, andererseits als generalisierte bzw. systemische Form mit zusätzlichem Carnitindefizit im Serum (MORTIER 1981; ENGEL 1982).

Für beide Formen wurden vereinzelt Kardiomyopathien bekannt und bei insgesamt etwa einem Drittel der Patienten Herzbeteiligungen beschrieben. Nach einer Zusammenstellung von JERUSALEM (1980) waren unter 13 Elektrokardiogrammen 2mal Reizleitungsstörungen, 2mal Sinustachykardien und 9mal normale EKG zu registrieren.

Für die myopathische Form fanden VAN DYKE et al. (1975) bei einem 8jährigen Jungen eine Kardiomyopathie mit elektrokardiographischen Rechtshypertrophiezeichen, vektorkardiographischen Befunden einer Linkshypertrophie, echokardiographisch nachweisbarer biventrikulärer Hypertrophie und röntgenologischer Vergrößerung des Herz-Thorax-Index. HART et al. (1978) beobachteten bei einem 23 Monate alten Kind eine schwere „progressive Kardiomyopathie" mit prätibialen Ödemen, Hepatomegalie und protodiastolischem Galopp, linksventrikulärer Hypertrophie im Echokardiogramm und vergrößertem Herz-Thorax-Index im Röntgenbild. Der Patient verstarb trotz Behandlung unter zunehmender Herzinsuffizienz. Bei der Autopsie bestand im Myokard lichtmikroskopisch eine generelle Vergrößerung der Muskelfasern, elektronenmikroskopisch eine deutliche Vermehrung der Mitochondrien.

Für die generalisierte Form teilten CORNELIO et al. (1979) eine kongestive Kardiomyopathie bei einem 13jährigen Jungen mit. Der Carnitingehalt war im Muskel erheblich und im Serum mäßig vermindert. Mittels Carnitin- und Prednisontherapie ließ sich die Herzinsuffizienz nicht bessern, so daß der Junge nach 1 Jahr verstarb. MORAND et al. (1979) berichteten über eine Kardiomyopathie bei einem 5jährigen Mädchen, das klinisch eine ausgeprägte Herzinsuffizienz, röntgenologisch eine Kardiomegalie, elektrokardiographisch eine Linkshypertrophie und echokardiographisch Dilatation sowie Hypokinesie des linken Ventrikels zeigte. Unter Behandlung mit Carnitinchlorhydrat, Digitoxin und Lasix normalisierten sich die pathologischen Herzbefunde. MATSUISHI et al. (1985) erzielten bei 2 Knaben (Geschwister) mit herzmuskelbioptisch bestätigter hypertrophischer Kardiomyopathie bei systemischem Carnitinmangel und Lipidspeichermyopathie durch Carnitinbehandlung eine deutliche klinische Besserung. BOUDIN et al. (1976) berichten über eine 20jährig verstorbene Patientin mit autoptisch nachgewiesenen Myokardveränderungen. Nach ENGEL (1982) war von 9 Patienten mit generalisiertem Carnitinmangel der Carnitingehalt des Herzmuskels in den 4 myokardial untersuchten Fällen herabgesetzt.

6. Carnitin-Palmityltransferase-Mangel-Myopathie

Bei diesem Enzymdefekt zeigen sich neurologischerseits teilweise Ähnlichkeiten mit der Carnitinmangel-Myopathie, aber auch mit Glykogenosen (MORTIER 1981).
 SACREZ et al. (1982) fanden bei 3 Männern (34, 38 und 44 Jahre alt) mit entsprechenden Skelettmuskelveränderungen eine kongestive Kardiomyopathie. Echo- und ventrikulographisch bestanden linksventrikulär Dilatation und Hypokinesie. 2 Patienten verstarben nach 5 bzw. 14 Monaten Beobachtung. Die Herzsektion ergab eine massive Lipidakkumulation und eine ausgeprägte progressive Fibrose mit Dissoziierung atrialer sowie ventrikulärer Herzmuskelfasern.

7. Progressive infantile Poliodystrophie (Alpers)

Obgleich eine Zuordnung zu den kongenitalen Myopathien nicht eindeutig ist, sei dieses Krankheitsbild mit histochemischen und elektronenmikroskopischen Veränderungen der Skelettmuskulatur, Störungen von Pyruvatmetabolismus und Mitochondrien hier erwähnt, da PRICK et al. (1981) am Myokard eines 3jährigen Kindes lichtmikroskopisch interstitielle Fibrose und elektronenmikroskopisch mitochondriale Abnormitäten mit irregulär geschwollenen Cristae nachgewiesen hatten.

VII. Myositiden

1. Polymyositis und Dermatomyositis

Sie stellen eine entzündlich-degenerative Erkrankung der Skelettmuskulatur dar, wahrscheinlich auf der Grundlage pathologischer Immunprozesse. Klinisch stehen Paresen und Myalgien im Vordergrund, wobei Symptomatik und Histologie sehr variabel sind. Bei der Dermatomyositis treten zusätzlich typische Hautveränderungen auf (HUDGSON u. WALTON 1979; BETHLEM 1980; JERUSALEM 1981; MUMENTHALER 1982).

Bei Durchsicht der Literatur nach Parallelaspekten zwischen Skelettmuskel und Myokard entsteht zunächst der Eindruck, daß sich die Herzbeteiligung der Polymyositis vorwiegend in Rhythmusstörungen äußert. Es finden sich jedoch auch Publikationen mit Hinweisen auf Kardiomyopathien. HENDERSON et al. (1980) stellten bei 3 Kranken mit synkopalen Attacken und entsprechenden EKG (Vorhofflimmern, AV-Block dritten Grades und zeitweise Kammerstillstand in einem Fall; Rechtsschenkelblock und linksanteriorer Hemiblock in 2 Fällen) echokardiographisch eine dilatative Kardiomyopathie fest. LYNCH (1971) erhob bei einem 28jährigen Mann die Herzkatheterbefunde einer restriktivem Kardiomyopathie; klinisch bestanden ein Rechtsschenkelblock, ein kompletter AV-Block und eine Herzinsuffizienz; histologisch fanden sich extensive Fibrosen in rechtem Vorhof und rechter Kammer sowie in Teilen von His-Bündel und SA-Knoten. HENDERSON et al. (1980) sahen die Kardiomyopathie als Folge von nekrotisierender Myokarditis und Fibrose an. NAMBA et al. (1974) beschrieben eine Riesenzellmyokarditis und trugen 13 Fälle aus dem Schrifttum zusammen. GOTTDIENER et al. (1978) fanden an Herz- und Skelettmuskulatur übereinstimmende Veränderungen mit mononukleärer Zellinfiltration, Muskelfaserdegeneration, -regeneration und -fibrose. LIGHTFOOT et al. (1977) faßten ihre Autopsieergebnisse als „fibrotische Kardiomyopathie" zusammen. HAUPT u. HUTCHINS (1982) beobachteten unter 16 autoptisch untersuchten Polymyositis- und Dermatomyositis-Patienten 7mal klinisch eine Herzinsuffizienz, 2mal einen Faszikelblock, 3mal eine aktive Vaskulitis und 8mal auch histologisch eine Myokardbeteiligung (4mal eine aktive Myokarditis, 4mal eine fokale Myokardfibrose). Zwischen der Schwere des Gesamtkrankheitsbildes und dem Nachweis einer Myokarditis konnte keine Korrelation hergestellt werden. Unter den von BEHAN et al. (1987) untersuchten Patienten mit kardialer Beteiligung erwiesen sich 69% als Anti-Ro (SSA)- seropositiv.

Im Hinblick auf eine mögliche Entwicklung von komplettem AV-Block und Synkopen betonen REID u. MURDOCH (1979) und HENDERSON et al. (1980) die Problematik einer Langzeittherapie mit Steroiden und Immunsuppressiva bei bereits vorliegenden Leitungsstörungen.

Bei der sog. eosinophilen Polymyositis mit eosinophilen Infiltraten und Bluteosinophilie (SCHRÖDER 1982) gibt es ebenfalls vereinzelt Fälle mit neurokardiologischen Befunden. LAYZER et al. (1977) beobachteten bei 3 Patienten einen Überleitungsblock und Herzinsuffizienz, STARK (1979) bemerkte bei einem 43jährigen Mann Perikarditis und Myokarditis mit Herzinsuffizienz.

2. Endemische Myalgie

Bei der endemischen Myalgie sind skelettmuskelbioptisch fokale myositische Veränderungen bekannt (JERUSALEM 1981). KOMURA et al. (1984) beschrieben verschiedene EKG-Veränderungen (Sinustachykardien, ES, Vorhofflimmern, AV-Block, Niedervoltage, ST-Hebung) und wiesen in einem Fall autoptisch eine Myokarditis nach.

C. Skelettmuskelbeteiligung bei primär beobachteten Kardiomyopathien

Zusätzlich zu der üblichen Fragestellung nach einer Herzbeteiligung bei zugrundeliegender Skelettmuskelerkrankung wurden auch umgekehrt bei Patienten mit anscheinend „primärer" Kardiomyopathie ohne bis dahin auffällige neurologische Symptomatik elektromyographische und histologische Untersuchungen der Skelettmuskulatur vorgenommen. Dabei kamen MEERSCHWAM u. HOOTSMANS (1970) aufgrund ihrer Ergebnisse an peripheren Muskeln zu dem Resultat, daß bei einer beträchtlichen Anzahl von Patienten mit hypertrophischer obstruktiver Kardiomyopathie eine generalisierte asymptomatische Muskelerkrankung anzunehmen ist; in zwei ihrer Fälle lag zudem in der Verwandtschaft eine progressive Muskeldystrophie vor.

Auch KUNZE et al. (1976) wie späterhin DARSEE et al. (1979) fanden „bei der anscheinend primär kardiologischen und nur das Herz betreffenden Erkrankung der asymmetrischen Septumhypertrophie (ASH)" eine Beteiligung der Skelettmuskulatur „im Sinne eines generalisierten myopathischen" Prozesses. Bei den von ihnen elektromyographisch und histologisch untersuchten 11 ASH-Patienten bestand ein subklinischer myopathischer Befund im Bereich proximaler Muskelgruppen der oberen und unteren Extremitäten, besonders des M. pectoralis. Außer einer Verkürzung der Einzelpotentiale lagen u. a. eine Faser I- und eine Faser II-Hypertrophie vor.

Von PAULY-LAUBRY et al. (1977) wurden bei 2 Schwestern (7 und 13 Jahre alt) mit ausgedehnter subvalvulärer Aortenstenose in Form eines fibrös-muskulären Kanals sowie mit Mitralinsuffizienz myopathische Befunde an der Skelettmuskulatur erhoben. SMITH et al. (1976) untersuchten die Skelettmuskulatur bei 10 Kranken mit hypertrophischer Kardiomyopathie. In allen Fällen zeigte das EMG eine Verminderung von Potentialamplitude und -dauer, außerdem eine Zunahme kürzerer polyphasischer Ausschläge, wie sie in der Regel auf einen myopathischen Prozeß hinweisen. Licht- und elektronenmikroskopisch ergaben sich bei 8 von 11 Patienten pathologische Abweichungen am Deltoideus bzw. an paraspinalen Muskeln. Aufgrund ihrer Befunde verstehen die Autoren die hypertrophische Kardiomyopathie als nur eine Manifestationsform eines größeren Krankheitsspektrums mit Beteiligung von Skelett- und Herzmuskulatur.

Von ISAACS u. MUNCKE (1975) stammen histologische, histochemische, ultramikroskopische und elektromyographische Untersuchungen der Skelettmuskulatur bei 3 Patienten mit kongestiver Kardiomyopathie. In allen 3 Fällen ließen sich pathologische, aber untereinander verschiedene Befunde erheben, die zwischen mitochondrialer Myopathie, spinaler Atrophie und vakuolärer Myopathie variierten. DUNNIGAN et al. (1984) fanden bei 10 vorgestellten Kardiomyopathien mit Dysrhythmien histologische Abweichungen in der skeletalen Muskulatur. KARPATI et al. (1969) schlugen auch für idiopathische nichtobstruktive Kardiomyopathien eine Skelettmuskelbiopsie vor.

GRIGGS (1974) wies unter anderem bei einem 55jährigen Mann, der wegen einer idiopathischen dilatativen Kardiomyopathie zur Beobachtung kam, am Skelettmuskel elektromyographisch verhältnismäßig niedergespannte und kurzdauernde Potentiale nach. Bioptisch fanden sich am Gastrocnemius Zunahme von endomysialem Bindegewebe und zentralen Nuklei, Atrophie von Muskelfasern Typ II sowie gelegentlich nekrotische Muskelfasern. GILGENKRANTZ et al. (1972) und ISCH et al. (1975) konnten unter jeweils 45 Kardiomyopathie-Patienten 6- bzw. 5mal einen pathologischen EMG-Befund an der Skelettmuskulatur erheben, wobei GILGENKRANTZ aber keine hinreichende Beziehung zwischen Herzvergrößerung und Skelettmuskelveränderungen sah.

D. Atrophisierende Prozesse des Zentralnervensystems mit Myokardbeteiligung

I. Neurologische Kurzcharakteristik

Die atrophisierenden Prozesse gehören zu den Stoffwechsel- und degenerativen Krankheiten des ZNS. Die Stoffwechselkrankheiten gehen mit Ausfallserscheinungen einher, die auf Funktionsstörungen des spezifischen neuronalen Parenchyms, d. h. der Nervenzellen mit ihren Dendriten, Axonen, Markscheiden und Synapsen beruhen. Bei der Degeneration handelt es sich um einen Untergangsprozeß, wobei vorwiegend funktionell zusammengehörige Kern- und Bahnsysteme betroffen sind und ursächlich eine Strukturstoffwechselstörung sowohl von nervösem Parenchym als auch von Glia in Frage kommt (ERBSLÖH 1974a; POECK 1982). Die Erscheinungsbilder der atrophisierenden Prozesse ähneln z. T. den Myopathien so sehr, daß sie nicht selten differentialdiagnostische Schwierigkeiten bereiten. Manchmal läßt sich die Frage nach neurogenem oder myopathischem Ursprung praktisch nicht klären.

II. Systematische Atrophien der zerebellaren Systeme

Das Kleinhirn besitzt die afferente Kontrolle der Koordination der Motorik sowie der Gleichgewichtserhaltung und reguliert den Muskeltonus. Das führende Symptom bei allgemeinem zerebellaren Funktionsausfall ist die Ataxie, wovon es verschiedene Formen gibt (POECK 1982).

1. Spinozerebellare Heredoataxien

Sie basieren auf dem Befall von Bahnen im Rückenmark und Anteilen im Kleinhirn sowie teilweise auch anderer zentralnervöser Strukturen. Führende Symptome sind Ataxie, Koordinations-, Geh- und Sprachstörungen sowie Reflexanomalien, die auf verschiedene Weise kombiniert sein können.

a) Friedreichsche Ataxie

α) **Neurologische Kurzcharakteristik**
Im fortgeschrittenen Stadium ist der Friedreich-Kranke schwer körperbehindert. Er fällt durch statische und lokomotorische Ataxie und unkoordinierte Wackel-

bewegungen von Rumpf, Armen, Kopf und durch skandierende, verwaschene Sprache auf. Im neurologischen Status führen Hypotonus der Skelettmuskulatur, Areflexie und positive Pyramidenbahnzeichen.

Erste Anzeichen werden von den Betroffenen in der Kindheit oder Jugend, meist um das 12. Lebensjahr bemerkt. Sie beginnen an den unteren Extremitäten zunächst mit Müdigkeit und Schwäche und entwickeln sich bis zur charakteristischen Stand- und Gangataxie. Oft erst nach Jahren sind obere Extremitäten und Sprechwerkzeuge ebenfalls beteiligt. Der typische Hohlfuß (pes equinovarus, Friedreich-Fuß) gilt als „Frühsymptom". Ein Nystagmus ergänzt den Befund. Nicht selten finden sich eine Kyphoskoliose und andere dysrhaphische Thorax- und Skelettveränderungen. Der Erbgang der Friedreichschen Ataxie ist autosomal-rezessiv, allerdings soll ein X-chromosomal-rezessiver Modus auch möglich sein. Pathologisch-anatomisch liegt eine Degeneration der Hinterstränge und der Kleinhirnseitenstränge vor, selten der Pyramidenbahnen. Der unterschiedliche Befall der einzelnen Bahnen erklärt das variierende klinische Bild (FRIEDREICH 1863, 1875, 1876; BODECHTEL 1953; SCHÖLMERICH 1960; BECKER 1966; ERBSLÖH 1974a; FREYE u. QUANDT 1974; TYRER 1975; D'ANGELO et al. 1980; SCHEID 1980; MUMENTHALER 1982; LEMKE u. RENNERT 1987).

Eine subtile neurologische Abgrenzung der übrigen Ataxievarianten wird insbesondere auch für den Kardiologen bedeutungsvoll sein, da bislang nur die Friedreich-Ataxie eine extrem hohe Herzbeteiligung aufweist. Dabei kann die Originalbeschreibung von FRIEDREICH (1863, 1876) selbst immer noch als eine der einprägsamsten und komplettesten Schilderungen des Krankheitsbildes gelten. Zudem beobachtete er bei fünf seiner sechs Ataxiepatienten kardiale klinische Abweichungen und wies anhand der in drei Fällen vorgenommenen Sektion morphologische Herzveränderungen nach.

β) **Kardiale Befunde**
Neben dem auffallenden neurologischen Bild der Friedreichschen Ataxie erweisen sich die Erscheinungen des gleichzeitig befallenen Herzens im großen und ganzen als weniger charakteristisch. In der Regel entsprechen sie der Symptomatik einer Kardiomyopathie, wobei unterschiedliche Formen beschrieben werden. Häufig handelt es sich um Befunde einer hypertrophischen KMP. Zuweilen ist der linke Ventrikel nur gering bis mäßig hypertroph (THERRIAULT et al. 1984). Nicht selten liegt eine konzentrische Hypertrophie vor, in einigen Fällen geht sie mit asymmetrischer Septumhypertrophie und Subaortenstenose einher (THORÉN 1964; CÔTÉ et al. 1979). Nach ALBOLIRAS et al. (1984) besteht zumeist eine konzentrische Linkshypertrophie, doch beobachteten auch sie vereinzelt asymmetrische Septumhypertrophie und dilatative Kardiomyopathie. Schon früh teilte SOULIÉ bei einem 13jährigen Mädchen und einem 11jährigen Jungen eine obstruktive Kardiomyopathie mit, die ersten Anzeichen einer Herzbeteiligung traten im 9. Lebensjahr auf (SOULIÉ et al. 1966).

αα) *Häufigkeit.* Die Friedreichsche Ataxie ist verhältnismäßig selten. Für Schweden beispielsweise wurde ihr Vorkommen mit 0,0035% der Bevölkerung beziffert (SJÖGREN 1943), für Süditalien eine höhere Prävalenz errechnet (CAMPANELLA et al. 1980).

Die Angaben zur Häufigkeit von Herzveränderungen bei Friedreichscher Krankheit weichen stark voneinander ab. Sie schwanken zwischen 30%, (MANNING 1950), 50%, 70–75% (HARDING 1981), 90% (THORÉN 1964) und 100% (RUSER u. RUSER 1976b; BARBEAU 1976; THORÉN 1977; PASTERNAC et al. 1980; PENTLAND u. FOX 1983) herzbeteiligte Patienten, bezogen auf die Anzahl der jeweiligen untersuchten Fälle mit Friedreichscher Ataxie. Für ein derartig unterschiedlich angegebenes Auftreten der Herzbeteiligung mag es mehrere Gründe geben: erstens wurden anscheinend nicht nur reine Friedreichsche Formen kardiologisch untersucht, zweitens gelangten verschiedene Stadien der Friedreichschen Ataxie ohne weitere Unterteilung zur Untersuchung, und drittens fanden von seiten der einzelnen Autoren nicht immer vergleichbare kardiologische Untersuchungstechniken Anwendung. Ein hoher Prozentsatz pathologischer Herzbefunde ergab sich vor allem bei gleichzeitigem Einsatz mehrerer Methoden. So konnten BARBEAU et al. durch Kombination von konventionellem EKG mit Vektor- und Echokardiographie eine Kardiomyopathie in 100% ihrer Fälle bestätigen (PASTERNAC et al. 1980). Auch mittels Kombination von Holter-EKG, Echokardiographie und Szintigraphie war bei allen explorierten Patienten eine Herzbeteiligung erkennbar (PENTLAND u. FOX 1983). In unserem Friedreich-Krankengut (6 Patienten mit beginnenden bzw. abortiven neurologischen Stadien, und 6 Patienten mit ausgeprägtem klassischen Bild) zeigte kein neurologisch diskreter Fall einen pathologischen kardiologischen Befund, hingegen wiesen alle neurologisch voll entwickelten Friedreich-Kranken EKG-Veränderungen auf (RUSER u. RUSER 1976b). Bei Langzeitbeobachtungen bis zu 27 Jahren stellte THORÉN (1977) schließlich in all seinen Friedreich-Fällen früher oder später eine Kardiomyopathie dar.

ββ) Allgemeinsymptome und Beschwerden. Als kardiale Beschwerden werden in der Literatur hauptsächlich „häufige und starke Herzpalpitationen, vorübergehende Gefühle von Athemnot, Beklemmung und Bangigkeit" (FRIEDREICH 1863) vermerkt, doch keineswegs von jedem Friedreich-Kranken angegeben. PASTERNAC et al. (1980) beobachteten Herzklopfen, Dyspnoe und uncharakteristische Präkordalgien bei 9 ihrer 15 Patienten (60%), HARDING (1981) Dyspnoe bei annähernd der Hälfte seiner Fälle. Präkordiale Schmerzen (THORÉN 1964; WENGER 1970) traten in Ruhe und/oder bei Belastung, teilweise mit Angstgefühlen und bis zu infarktähnlicher Intensität auf. Doch können Brustschmerzen und auch Atemnot bei kyphoskoliotisch deformierten Patienten sowie Beteiligung der Atemmuskulatur nicht in jedem Fall auf das Herz bezogen werden (CÔTÉ et al. 1979; PASTERNAC et al. 1980).

Auffällig schien eine hohe Herzfrequenz bei normalem Blutdruck (CÔTÉ et al. 1976), die mit zunehmenden neurologischen Veränderungen (THORÉN 1964) und bereits unter leichtem Streß (MALO et al. 1976) erheblich anstieg.

γγ) Klinische Befunde. Bei klinischer Untersuchung finden sich nicht selten hebender, verbreiterter sowie nach außen verlagerter Herzspitzenstoß und tastbarer Pulmonalklappenschluß infolge pulmonaler Hypertension.

Ein Teil der zahlreich beschriebenen Geräusche kann sich bei Korrelation mit den übrigen jeweils mitgeteilten kardiologischen Befunden als Hypertrophiegeräusch bei hypertropher Kardiomyopathie, ein weiterer als relative Mitralinsuffizienz deuten lassen. Zu erwarten wären auch mesotelesystolische Obstruktionsgeräusche. Aus den Tonabweichungen der im Schrifttum aufgeführten Fälle (Akzentuierung des II. Tones, weite Spaltung des II. Tones oder III. Ton) sind keine wesentlichen diagnostischen Konsequenzen abzuleiten. Ein Galopprhythmus (BERG et al. 1980) ist zumeist Anzeichen einer Herzinsuffizienz.

Eher von Bedeutung könnten ein mesotelesystolischer Ton und/oder Geräusch als Hinweis auf einen Mitralklappenprolaps und damit möglicherweise auf eine Papillarmuskelbeteiligung sein.

$\delta\delta$) *Elektrokardiographische Befunde.* Das EKG, die erste in die Friedreich-Diagnostik eingeführte apparative kardiologische Untersuchungsmethode, wird nun seit 60 Jahren vorwiegend für die Feststellung einer Herzbeteiligung herangezogen. Im Vergleich mit moderneren Möglichkeiten zeigt es anscheinend immer noch am häufigsten pathologische Befunde an: unter 23 Patienten beispielsweise wiesen das EKG in 75%, das Vektorkardiogramm in 55% und das Echokardiogramm in 50% der Fälle Normabweichungen auf (CAMPANELLA et al. 1980); unter weiteren 15 Friedreich-Kranken ergaben sich in 100% pathologische EKG und VKG, dagegen nur in 73% echokardiographische Abweichungen (PASTERNAC et al. 1980).

Als charakteristischsten EKG-Befund des Morbus Friedreich kann man eine T-Negativität ansehen (RUSER u. RUSER 1976b) (Abb. 5), die von den meisten Autoren beschrieben wurde. Dabei bestand in unserem Krankengut eine Korrelation zur Ausprägung der neurologischen Befunde (Tabelle 2): unter den klassischen Friedreich-Patienten wiesen die neurologisch am stärksten betroffenen eine

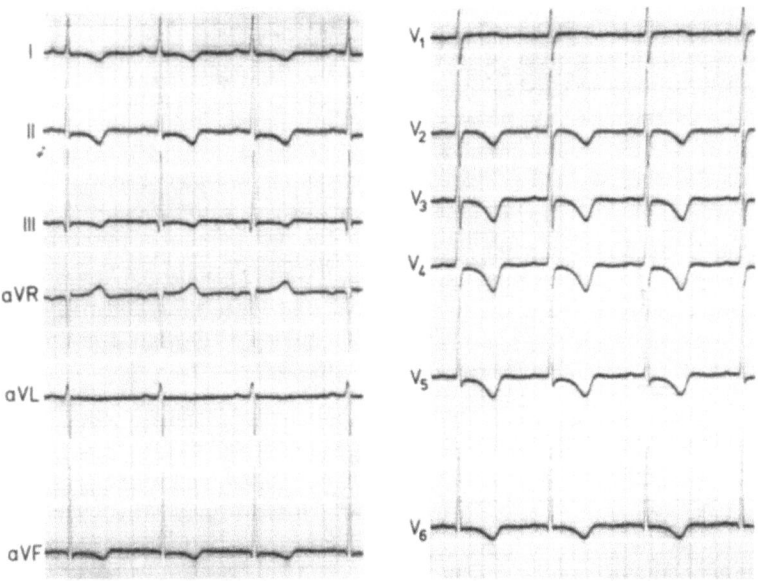

Abb. 5. Elektrokardiogramm (Standard-, Goldberger-, Brustwandableitungen) einer 17jährigen Patientin mit Friedreichscher Ataxie: ausgeprägte T-Negativität in I, II, III, aVF, V_{2-6}

Tabelle 2. Wesentliche neurologische und elektrokardiographische Befunde bei Friedreichscher Krankheit

Patient	M.R.	E.W.	V.W.	I.S	C.M.	E.K.	I.D.
Alter (Jahre)	17	38	40	43	17	49	43
Krankheitsdauer (Jahre)	9	20	12	23	13	41	12
Geschlecht	♀	♂	♂	♀	♂	♀	♀
Ataxie	+	+	+	+	+	+	+
Areflexie	+	+	+	∅	+	+	+
Hypotonus der Skelettmuskulatur	+	+	+	∅	+	+	+
Pyramidenbahnzeichen	+	+	∅	+	∅	∅	∅
Dysarthrie	+	+	+	+	+	(+)	∅
Friedreich-Fuß	+	+	+	+	+	+	+
EKG: T-Negativität	+	+	+	∅	∅	∅	∅
ST-Senkung	∅	∅	∅	+	∅	∅	∅
Hemiblock	∅	∅	∅	∅	+	+	+

T-Negativität auf, die neurologisch geringer ausgeprägten jedoch ST-Senkung beziehungsweise Blockbildung; die abortiven Friedreich-Fälle dagegen waren ohne pathologische EKG-Abweichungen (RUSER u. RUSER 1976 b).

Die T-Negativität wurde vorwiegend in I, II, aVF und V_6, aber auch in V_{2-6} nachgewiesen. BLÖMER et al. (1981) publizierten T-Inversion bei einem 23jährigen mit den klinischen Zeichen einer hypertrophisch-obstruktiven Kardiomyopathie.

Im übrigen ergaben die mitunter über mehrere Jahre vorgenommenen EKG-Langzeitbeobachtungen ein unterschiedliches T-Verhalten: gleichbleibende Befunde, Zunahme der T-Negativität, und schließlich auch Verminderung von T-Inversionen.

Unter den verschiedensten bei Morbus Friedreich beobachteten Rhythmusstörungen werden Sinustachykardie, Sinusbradykardie, Vorhoftachykardie, Vorhofflimmern, Vorhofflattern, AV-Block, ventrikuläre Parasystolie, supraventrikuläre und ventrikuläre Extrasystolen sowie das Sick-Sinus-Syndrom genannt (RUSER u. RUSER 1976b; HEINECKER 1980), wobei sich Vorhofflimmern und -flattern nach THORÉN (1977) erst in späteren Stadien entwickeln.

Seltener fand man Linksschenkelblock-, Rechtsschenkelblock- und Hemiblockbilder und das einen Herzinfarkt simulierende tiefe Q, häufiger wiederum septale, links- und rechtsventrikuläre sowie rechts- und biatriale Hypertrophien (NEDELJKOVIĆ et al. 1977; HEINECKER 1980), in den letzten 15 Jahren des öfteren parallel zu echo- und angiokardiographischen Befunden.

εε) *Nichtinvasive röntgenologische Befunde.* Vor allem in fortgeschrittenen neurologischen Stadien wird die röntgenologische Beurteilung des Herzens durch eine Kyphoskoliose erheblich erschwert. Unabhängig davon sind nach unserer Beobachtung Röntgenabweichungen weitaus seltener als EKG-Veränderungen (RUSER u. RUSER 1976b). In diesem Zusammenhang sei angemerkt, daß Kardiomyopathien anderer Genese auch ohne wesentliche Herzvergrößerung vorkommen können (ASOKAN 1972).

Als pathologische Befunde gelangten „linksventrikuläre Hypertrophien", „Vergrößerung des transversalen Herzdurchmessers", globale Kardiomegalie,

Herzvergrößerungen mit Lungenödem und „mäßige Prominenz der Pulmonalarterie" zur Darstellung (BARRILLON et al. 1973; BERG et al. 1980).

ζζ) *Echokardiographische Befunde.* Wenn auch Thorax- und Wirbelsäulendeformierungen nicht selten ein ideales akustisches Fenster vermissen lassen (RUSER 1982b) sind pathologische Befunde doch in 50% (CAMPANELLA et al. 1980), 70% (BEULCKE et al. 1982), 73% (PASTERNAC et al. 1980; KRÓL et al. 1982) bzw. 80% (GATTIKER et al. 1976) der echokardiographisch untersuchten Fälle zu erheben. Insgesamt sprechen die Daten für das bevorzugte Auftreten hypertrophischer Kardiomyopathien mit überwiegend symmetrischen gegenüber asymmetrischen Formen, selten mit Obstruktion des linksventrikulären Ausflußtraktes.

So beobachteten GOTTDIENER et al. (1982) unter 24 Patienten in 13 Fällen (54%) eine symmetrische Wandstärkenzunahme von interventrikulärem Septum und posteriorer Wand der linken Kammer. Bei 6 von ihnen lag außerdem eine Zunahme des linksventrikulären Durchmessers vor. In keinem Fall fand sich eine systolische Anteriorbewegung der Mitralklappe (SAM), so daß eine Obstruktion des linksventrikulären Ausflußtraktes nicht angenommen wurde. Der diastolische Durchmesser wies 8mal eine Verminderung, einmal eine Vergrößerung auf. Schließlich gelangten noch 14 neurologisch asymptomatische Verwandte der Friedreich-Kranken mit Kammerwandverdickung zur echokardiographischen Untersuchung, bei ihnen ließ sich jedoch kein entsprechender Echobefund nachweisen.

KRÓL et al. (1982) gaben für 10 ihrer 15 Patienten eine konzentrische Hypertrophie des Kammerseptums und der posterioren linken Kammerwand an, in einem Fall von einer anterioren Mitralbewegung begleitet. Unter den 18 Friedreich-Kranken von BEULCKE et al. (1982) fand sich 7mal eine konzentrische und 6mal eine asymmetrische linksventrikuläre Hypertrophie; in keinem Fall waren eine SAM oder andere Zeichen einer linksventrikuären Ausflußbahnobstruktion zu erheben. D'ANGELO et al. (1980) nahmen echokardiographische Untersuchungen bei 18 Patienten vor, wobei sich 7mal eine asymmetrische Septumhypertrophie und 5mal eine konzentrische linksventrikuläre Hypertrophie ergab. In 10 der 15 Fälle von PASTERNAC et al. (1980) wurde eine symmetrische linksventrikuläre Hypertrophie nachgewiesen, und in einem weiteren Fall paradoxe Septumbewegung sowie fehlende Verdickung von Septum und lävoposteriorer Ventrikelwand als Anzeichen einer „diffusen Kardiomyopathie" gedeutet. SUTTON et al. (1980) erhoben bei den 7 von ihnen untersuchten Friedreich-Kranken gleichfalls Befunde einer symmetrischen linksventrikulären Hypertrophie. Bei SMITH et al. (1977) zeigten 4 von 11 Patienten parallel zu einer elektrokardiographisch nachgewiesenen Linkshypertrophie Kriterien einer hypertrophischen Kardiomyopathie, darunter 2 außerdem eine systolische Anteriorbewegung des anterioren Mitralsegels, wahrscheinlich als Ausdruck einer linksventrikulären Ausflußtraktobstruktion. Zwei weitere Patienten (Geschwister, 12 und 14 Jahre alt) ließen eine erhebliche Dickenzunahme des Kammerseptums erkennen, der Ältere zudem eine deutliche SAM (VAN DER HAUWAERT u. DUMOULIN 1976).

ηη) *Nuklearkardiologische Befunde.* Isotopenventrikulographie und Thalliumszintigraphie sollten dann als diagnostische Methoden beim Morbus Friedreich eingesetzt werden, wenn ausgeprägte Thoraxdeformierungen eine echokardiographische Befunderhebung schwierig gestalten. THERRIAULT et al. (1984) fanden anhand vergleichender Untersuchungen von 10 Friedreich-Kranken echokardiographisch 10mal und nuklearkardiologisch 9mal linksventrikuläre Hypertrophiezeichen. Bei der Thalliumszintigraphie ergaben sich eine relative Hypoperfusion in den anterolateralen Segmenten und eine relative Hyperfixation in den infraapikalen Regionen des linken Ventrikels sowie den posterioren Bereichen des Septums. Die isotopenventrikulographisch bestimmte Ejektionsfraktion lag in allen Fällen über 50%.

ϑϑ) Herzkatheterbefunde. Die mitgeteilten Herzkatheterergebnisse sind ebenfalls nicht einheitlich. In verschiedenen Fällen von Rechtsherzkatheterismus zeigten die Befunde keine wesentlichen Auffälligkeiten. Andererseits wurde häufig eine Erhöhung des rechtsventrikulären enddiastolischen Drucks nachgewiesen (THORÉN 1964; CÔTÉ et al. 1976). Der cardiac output erwies sich in annähernd einem Drittel der Fälle als erhöht (THORÉN 1964; CÔTÉ et al. 1976), im übrigen erniedrigt (RUSCHHAUPT et al. 1972) oder normal. THORÉN (1964) konnte bei in 17 Fällen durchgeführtem Rechtskatheterismus mit Erhöhung des rechts- und linksatrialen Drucks sogar eine Beziehung zwischen der Dauer des Bestehens der neurologischen Symptome und dem Grad der hämodynamischen Veränderungen finden.

ιι) Angiokardiographische Befunde. Auch angiokardiographische Untersuchungen ergaben eine unterschiedliche Beteiligung einzelner Kavitäten wie Rechts- und Linksvergrößerung, linksventrikuläre Wandverdickung und Dyskinesien (THORÉN 1964; ELIAS et al. 1972; RUSCHHAUPT et al. 1972; GUERIN et al. 1976). Bei THORÉN (1964) zeigte sich in 2 Fällen neben einer linksventrikulären Hypertrophie eine abartige Kontraktion im rechtsventrikulären Infundibulum, ohne daß eine regelrechte Obstruktion vorlag.

RUSCHHAUPT et al. (1972) fanden bei allen 5 von ihnen untersuchten Patienten eine linksventrikuläre Hypertrophie und beobachteten in 2 dieser Fälle zudem eine abnorme Kontraktion mit einer inkompletten endsystolischen Separierung der linken Kammer in einen schlitzförmigen Apex- und einen kleineren konischen Ausflußtraktanteil. In Verknüpfung mit ihren EKG- und Herzkatheterergebnissen interpretierten sie diese Befunde als idiopathische hypertrophische Subaortenstenose. BARRILLON et al. (1973) stellten 2 eigene Fälle mit intrakardialer Obstruktion bei Rechts- und Linksvergrößerung und 7 weitere Fälle aus der Literatur, die zuvor in erster Linie als muskuläre Subaortenstenose diagnostiziert worden waren, nun unter dem Begriff obstruktive Kardiomyopathie bei Friedreichscher Ataxie zusammen. Nach THORÉN (1977) besteht eine Kardiomyopathie zwar in jedem Friedreich-Fall, ein typisches HOCM-Syndrom mit Subaortenstenose aber nur selten. Bei FROMENT et al. (1972) fanden sich in einer Familie eine obstruktive und eine nichtobstruktive Form.

κκ) Langzeitbeobachtung. Im Schrifttum überwiegen einmalige kardiologische Untersuchungen kleinerer oder größerer Krankengruppen bei weitem, Längsschnittkontrollen (CÔTÉ et al. 1979) dagegen sind selten beschrieben.

Verschiedentlich konnte eine Beziehung zwischen der Ausprägung neurologischer Veränderungen auf der einen und elektrokardiographischer (RUSER u. RUSER 1976 b), echokardiographischer (GOTTDIENER et al. 1982) sowie angiokardiographischer Veränderungen (THORÉN 1964) auf der anderen Seite gefunden werden. Nach GRAHAM (1971) schreitet die kardiale Komponente entsprechend der neurologischen fort. Nach THORÉN (1977) waren Zunahme von linksventrikulärer Wanddicke und linksatrialem Durchmesser bei neurologisch hochgradigem Friedreich signifikant größer.

Laut der von KOLB et al. (1963) vorgenommenen Aufschlüsselung von zumeist jahrelangen EKG-Verlaufsserien der Literatur halten sich gebesserte, gleichbleibende und verschlechterte EKG-Befunde zahlenmäßig etwa die Waage. Kardiale Komplikationen sind, wie der folgende Abschnitt zeigt, oft erst ante finem auffällig.

In vereinzelten Fällen wurden kardiologische Abweichungen vor neurologischen Veränderungen diagnostiziert (THORÉN 1977; SCHMIDT u. BECKER 1979; ALDAY u. MOREYRA 1984). BERG et al. (1980) berichteten über 2 Brüder, die bereits mit 3 bzw. 5 Jahren eine Herzinsuffizienz bei Kardiomyopathie aufwiesen und erst danach die neurologische Diagnose Morbus Friedreich erbrachten. Sie starben im Alter von 6 und 12 Jahren. Autoptisch lag neben einer ausgeprägten hypertrophischen nichtobstruktiven Kardiomyopathie ein klassischer Friedreich vor.

λλ) Prognose des Morbus Friedreich. Nach einer Studie von HEWER (1968) über 82 Friedrich-Todesfälle starben 46 Patienten in Herzinsuffizienz und weitere 14 an anderen kardialen Komplikationen, das sind insgesamt 73% Herztodesfälle in jüngerem oder mittlerem Lebensalter. Bei drei Viertel dieser Patienten war die Herzinsuffizienz erst im letzten halben Jahr vor dem Tod aufgetreten, bei den übrigen im Durchschnitt etwa 2 Jahre vor dem Exitus. In den meisten Fällen handelte es sich um eine Rechts-Links-Insuffizienz. GOTTDIENER et al. (1982) berichteten über 2 Friedreich-Fälle mit Herzinsuffizienz und Exitus letalis im 25. bzw. 15. Lebensjahr, bei denen die echokardiographische Untersuchung keine Zunahme der linksventrikulären Wanddicke ergeben hatte, während bei allen anderen Patienten die Wandverdickung des linken Ventrikels stets zum kompletten Friedreich-Bild gehörte.

41 der von HEWER (1968) untersuchten 82 Patienten wiesen Arrhythmien auf, davon 34 Vorhofflimmern; bei 23% entwickelte sich das Vorhofflimmern erst relativ kurz vor dem Tode, häufig führte es zu einer Herzinsuffizienz.

Hin und wieder beschriebene plötzliche Todesfälle (HEWER 1968) wurden durch Arrhythmien, zerebrale Embolie und Lungenembolie ausgelöst. HEWER (1968) berichtete über embolischen Verschluß von systemischen Arterien bei 4 und über Koronarthrombosen bei 11 Patienten. Die 2 von BERG et al. (1980) mitgeteilten Todesfälle im Alter von 6 und 12 Jahren mit Kardiomyopathie zeigten ausgedehnte Thrombosen im Pulmonalkreislauf und der V. cava cranialis.

Insgesamt ist die Prognose auch heute noch ungünstig. Friedreich-Kranke überleben das 40. Lebensjahr nur selten, und es hat den Anschein, als ob ihre Lebenserwartung entscheidend von der Ausprägung des Herzbefalls abhängt. So betont HUXTABLE (1978), daß vor allem die kardiale Situation der Patienten verbessert werden muß, da Kardiomyopathie und kardiopulmonale Veränderungen sonst wie bisher um das 30. Lebensjahr zum Tode führen.

μμ) *Pathologisch-anatomische Befunde.* Zahlreiche Herzsektionen bei zumeist zwischen dem 20. und 30. Lebensjahr verstorbenen Friedreich-Kranken geben Einblick in die Morphologie der Myokardbeteiligung. Makroskopisch bestand am häufigsten eine Vergrößerung des linken Ventrikels, weniger oft eine Hypertrophie beider Ventrikel (HEWER 1969), noch seltener eine überwiegende Rechtshypertrophie (LAMARCHE et al. 1980). FRIEDREICH (1863) selbst beschrieb die „Muskulatur des linken Ventrikels stark hypertroph", mit „colossaler Fettentartung" und „eigenthümlich fleckig marmorirtem Aussehen".

Die mikroskopischen Berichte sind im Verlauf der über 100 Jahre vorwiegend durch 3 Interpretationen gekennzeichnet: Myokarditis, Myokardfibrose, Koronarsklerose bzw. small vessel disease. Dabei herrschte die Deutung der histologischen Bilder als Myokarditis am längsten vor.

THORÉN (1964) beobachtete dann eine diffuse Myokardfibrose und daneben in mittleren und größeren Koronarästen subintimal fibrotische Hyperplasien. HEWER (1969) sah die Gefäßkomponente dagegen als wenig bedeutend an, da in seinem mikroskopischen Material extreme interstitielle Fibrose und Faserdegeneration gegenüber seltenem Befall verschieden weiter Herzkranzgefäße im Vordergrund standen.

JAMES kam bei seinen Untersuchungen zur small vessel disease verschiedener Krankheitsbilder immer wieder auf die Friedreichsche Ataxie zurück (JAMES u. MARSHALL 1975; JAMES 1977; JAMES et al. 1987). In etwa 50% seiner Patienten beobachtete er besonders enge small vessels, bei den übrigen normale Kalibrierungen. Für mehrere Fälle von asymmetrischer Hypertrophie des Herzens nahm er fokale ischämische Fibrosen und abnorme kompensatorische Hypertrophie als ursächliche Faktoren an.

LAMARCHE et al. (1980) wiesen außer interstitiellen Fibrosen, segmentalen Muskelnekrosen, Hypertrophien und Degenerationen von Muskelfasern in ihren 3 Fällen elektronenmikroskopisch Lipofuszingranula und Eisenablagerungen in den Muskelfasern nach, konnten aber nicht die von SANCHEZ-CASIS et al. (1976) beschriebenen Kalziumablagerungen ausfindig machen. Die von UNVERFEHRT et al. (1987) durchgeführten Herzbiopsien ergaben neben interstitieller Fibrose Myozytenhypertrophien.

Unter 20 000 Sektionen beobachteten RAHLF et al. (1982) einen Friedreich-Fall, dessen Befunde abschließend einige typische pathomorphologische Merkmale herausstellen sollen: ♂, 29 Jahre; Herzgewicht 505 g; makroskopisch hochgradige Hypertrophie beider Ventrikel; leichte Vorwölbung des subaortalen Ventrikelseptums in den linksventrikulären Ausflußtrakt, geringe Wandverdickkung beider Vorhöfe, normales Klappen- und Koronargefäßsystem; mikroskopisch „als typische Leitveränderung" das Bild einer diffusen interstitiellen Fibrose bei Hypertrophie der Herzmuskelzellen; in Septum und linksventrikulärer Hinterwand unregelmäßige Faserdurchflechtung (disarray), wie sie häufig bei hypertrophischer obstruktiver Kardiomyopathie vorkommt, disseminierte Einzelzellnekrosen in verschiedenen Stadien als Ausdruck einer aktiv fortschreitenden Schädigung der Muskulatur.

γ) **Neurokardiologische Pathogenese**

Bis heute konnte die Pathogenese des Morbus Friedreich noch nicht geklärt werden, obgleich sie für eine kausale Therapie dieses schwerwiegenden Krank-

Tabelle 3. Hypothesen zur neurokardiologischen Pathogenese der Friedreichschen Krankheit. (Mod. nach RUSER 1983)

FROMENT et al.	(1972)	„Dysgenetische Ursache"
PERLOFF	(1972)	Vermehrte Sympathikus- und verminderte Parasympathikusaktivität
RUSER u. RUSER; RUSER	(1976, 1977)	„Neuro-myokardiales biochemisches Geschehen"; „zusätzlich Übergewicht des Sympathikus als funktionelle Belastung am Herzen und Gesamtorganismus"
STUMPF	(1978)	„A multisystem disorder, affects heart, nervous system, skeletal muscle, and the metabolism of carbohydrates"
LAMARCHE et al.	(1980)	„A neurocardiac degenerative disease with a membrane defect.... related to defective metabolism of vitamin E or other micronutrients"
BARBEAU	(1980)	„Biochemical defects ... mitochondrial energy deprivation"
STUMPF et al.	(1982)	„Abnormal pyruvate-malate metabolism in Friedreich ataxia"

heitsbildes mit frühzeitiger kardialer Mortalität von offenkundiger Bedeutung ist (s. a. Tabelle 3).

PERLOFF erwog 1972 eine vermehrte Sympathikus- und verminderte Parasympathikusaktivität für die Kardiomyopathien von „heredofamiliären neuromyopathischen Krankheiten". Auch aufgrund der im folgenden Abschnitt erwähnten therapeutischen Beeinflussung von Friedreich-Symptomen spricht einiges für einen erhöhten Sympathikotonus (RUSER 1977 a, b). Unlängst wiesen PASTERNAC et al. (1982) bei Friedreichscher Kardiomyopathie einen Katecholaminanstieg im Plasma nach.

Die Annahme einer gemeinsamen neurologischen und kardiologischen Pathogenese der Friedreichschen Krankheit wurde durch familiäre Häufungen von EKG-Veränderungen belebt (LORENZ et al. 1950; THORÉN 1964).

STUMPF (1978) definierte den Morbus Friedreich als „multisystem disorder, affects heart, nervous system, skeletal muscle, and the metabolism of carbohydrates". Nach seiner Meinung könne die Diagnose Friedreich-Ataxie nur dann gestellt werden, wenn gleichzeitig eine Kardiomyopathie vorliege. Ähnlich wurde in den verschiedenen Quebecer Kooperationsstudien (HUXTABLE 1978; D'ANGELO et al. 1980; BARBEAU 1980, 1982, 1984) von einer komplexen progressiven degenerativen Multisystemerkrankung gesprochen und hervorgehoben, daß die Kardiomyopathie ein „kardinaler" „integraler" Bestandteil der Erkrankung sei „und kein sekundäres Phänomen".

Eine Aufklärung des zugrunde liegenden biochemischen Geschehens wird derzeit von verschiedenen Seiten versucht. BARBEAU (1980, 1982) hält einen mitochondrialen Energiemangel mit verminderter Pyruvatdehydrogenase-Aktivität, Azetyl-CoA-Defizit und Defekt von Azetylcholinsynthese und oxidativer Phosphorylierung für das zentrale pathogenetische Geschehen; außerdem könne ein erhöhter adrenerger Tonus zu einem Anstieg des Taurineinstroms in die Zellen und damit zu einem Einfluß auf die Kardiomyopathie führen. Die degenerativen neurokardiologischen Veränderungen werden auch als Folge eines Membrandefekts mit metabolischen Störungen von Vitamin E, anderen Mikronutriten (LAMARCHE et al. 1980) oder Biotin (BARBEAU 1984) verstanden. Den Herz und ZNS umgreifenden biochemischen Defekt sehen STUMPF et al. (1982) in einer spezifischen Störung des mitochondrialen Maleinenzyms (MEm). Denn unter Verwendung von Muskelmitochondrien Friedreich-Kranker ergaben sich spezifische Veränderungen der Pyruvatmaleat-Utilisation in polygraphen Assays. Bei Untersuchungen an Fibroblasten betrug die MEm-Aktivität von 8 Friedreich-Patienten nur 10% der mittleren MEm-Aktivität einer Kontrollgruppe von 14 Probanden (Normalpersonen und andere neurologische Erkrankungen). Wie Gewebeuntersuchungen an der Kontrollgruppe gezeigt hatten, war die Maleinenzymaktivität im Herzen und im Nervensystem normalerweise sogar am höchsten.

Zusammengefaßt ist demnach ein Dysmetabolismus – vermutlich dysgenetischer Art – anzunehmen, dessen Äußerungen am ZNS und am Herzen oft zeitlich korreliert, aber auch nacheinander ablaufen können. Ein solcher Dysmetabolismus schließt am Herzen Myokard- und Gefäßprozesse als Folgeerscheinungen mit ein. Es hat den Anschein, als ob sich Störungen des vegetativen Nervensystems mit Übergewicht des Sympathikus zusätzlich als funktionelle Belastungen am Herzen und Gesamtorganismus aufpfropfen und wohl weniger die eigentliche Ursache der Kardiomyopathie bilden (RUSER 1977a, 1983).

δ) Neurokardiologische Behandlung

Eine gezielte neurologische Therapie des Morbus Friedreich ist bisher nicht möglich.

Bei Herzdekompensation ist die klassische Insuffizienzbehandlung indiziert.

In Anbetracht der ungünstigen prognostischen Wirkung der Kardiomyopathie auf den Gesamtverlauf des Morbus Friedreich sollte das therapeutische Hauptanliegen in einer KMP-Beeinflussung liegen. NEDELJKOVIĆ et al. (1977) hielten eine Verringerung der linksventrikulären Hypertrophie für entscheidend.

THORÉN (1977) behandelte dementsprechend 15 nichtobstruktive Friedreich-Kardiomyopathien mit Propranolol: bei 3mal täglich 20–40 mg verschwand die Ruhetachykardie, das systolische Geräusch wurde leiser; EKG-Veränderungen gingen nur wenig zurück; 5 Patienten erhielten außerdem Digitoxin; lediglich in einem Fall entwickelte sich eine Herzinsuffizienz. Für die Formen mit Subaortenstenosen sind β-Rezeptorenblocker ebenfalls diskutiert worden.

Im Rahmen der „Quebec Cooperative Study of Friedreich's Ataxia" (BARBEAU 1976, 1978, 1980, 1982, 1984) wurde die Anwendung von Kalziumantagonisten aufgrund ihrer spezifischeren Wirkung bevorzugt (HUXTABLE 1978) und von BARBEAU (1976) Verapamil empfohlen. Die Autoren regten weiterhin eine orale Taurinapplikation an. Taurin reguliere den Kalziumtransport und erziele eine Kalziumstabilisierung im irritierten Gewebe (HUXTABLE 1978; BARBEAU 1978, 1982). Nach den Untersuchungen von AZARI et al. (1980) am syrischen Goldhamster entwickelten die Tiere innerhalb von 60 Tagen eine Kardiomyopathie und zeigten insbesondere im linken Ventrikel deutlich erhöhte Kalziumkonzentrationen und nekrotische Läsionen. Bei tierexperimentell prophylaktisch verabfolgtem Taurin ab 35. Tag im Trinkwasser waren die Kalziumakkumulation im Herzen um 57% und die Myokardläsionen um 40% verringert. Über 4 Monate

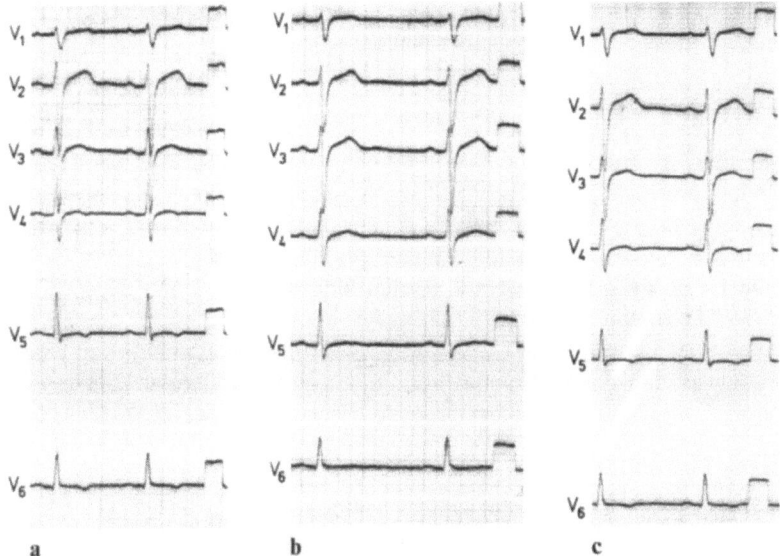

Abb. 6a–c. Elektrokardiogramm (Brustwandableitungen V_{1-6}) eines 38jährigen Patienten mit Friedreichscher Ataxie, **a** vor Behandlung: T-Negativität in V_{4-6}, **b** während Behandlung mit 3mal 25 mg Propranolol/Tag: Rückgang der T-Negativität, **c** Aussetzen von Propranolol: Wiederauftreten der T-Negativität

verabreichtes Taurin hatte einen protektiven Effekt, indem es den Grad der Läsionen um 21% und die Kalziumkonzentration um 35% senkte.

Die von uns vorgenommene Propranololbehandlung (RUSER u. RUSER 1976a; RUSER 1977a, b) bewirkte neben Rückbildung der kardiologischen Befunde eine gewisse Besserung des Allgemeinbefindens auch aus neurologischer Sicht. Nach niedrigerer Dosierung mit 3mal 12 mg und Verschwinden von Tachykardien kam es unter 3mal 25 mg Propranolol pro Tag zu Rückgang der T-Inversion und EKG-Normalisierung (Abb. 6). Nebenwirkungen waren nicht zu beobachten. Die Patienten gaben an, daß keine Präkordalgien mehr auftraten, sie sich ruhiger und ausgeglichener fühlten.

ε) „Acadian Ataxia"

Als Sonderform stellten BARBEAU et al. (1984) eine sog. „Acadian Ataxia" vor. Bei der in 31 entsprechenden Fällen durchgeführten kardiologischen Untersuchung (EKG und Echokardiographie) ergab sich nur in 16,1% eine Kardiomyopathie. Bei klassischer Friedreichscher Ataxie (22 Fälle) dagegen hatte die Arbeitsgruppe vergleichsweise in 72,8% eine hypertrophische KMP gefunden.

Auch neurologisch weist die neu beschriebene Form Unterschiede auf, wie späteren Beginn und geringere Progression; die Lebenserwartung ist dementsprechend höher. Die Benennung erfolgt nach der früheren kanadischen Provinz „Acadia" mit bevölkerungs- und ernährungsmäßig sowie klimatisch unterschiedlichen Verhältnissen zu übrigen Landesteilen. Die Autoren vermuten, daß darüber hinaus in anderen Regionen der Welt neben dem klassischen Friedreich ebenfalls ein akadischer Typ vorkommt und erklären damit die oft unterschiedlichen Untersuchungsergebnisse bei der F.-Ataxie.

b) Dystasia areflexiva hereditaria (Roussy-Levy)

Das Krankheitsbild ist dem Morbus Friedreich neurologisch nahe verwandt und ebenfalls durch Gangstörungen, Hohlfuß und fehlende Sehnenreflexe gekennzeichnet. Sprachstörungen, Sensibilitätsstörungen, Amyotrophien und zerebelläre Symptome treten nicht auf (MUMENTHALER 1982).

Eine Herzbeteiligung ist dagegen außerordentlich selten (THORÉN 1964; BARBIERI et al. 1984). In einem Fall von NEDELJKOVIĆ et al. (1977) waren die EKG-Veränderungen unerheblich. LASCELLES et al. (1970) beobachteten bei einer 21jährigen Patientin eine Kardiomyopathie, die zur Herzinsuffizienz führte.

2. Zerebellare Heredoataxien (Nonne-Pierre Marie)

Auch wenn die zerebellaren Ataxien neurologisch als ein „Sammeltopf" (WALTHER 1982) heterogener Ursachen, Erbgänge und morphologischer Veränderungen gelten, werden sie hier gemeinsam besprochen. Ihr Hauptmerkmal ist die Ataxie, in der Regel im mittleren Lebensalter auftretend und progredient verlaufend. Hypotonie der Skelettmuskulatur, Paresen, Pyramidenbahnzeichen, Augenmotilitätsstörungen, Optikusatrophie, Demenz und autosomaldominante Vererbung sind oft nachweisbar. Am häufigsten soll die Nonne-Pierre Marie-Form sein (SCHEID 1980; LEMKE-RENNERT 1987).

Im Vergleich mit dem klassischen Friedreich ist eine kardiologische Beteiligung aber bisher selten gefunden worden. Wir beobachteten bei einem 45jährigen Mann eine ballonierende Mitralklappe bei möglicher Papillarmuskelbeteiligung (RUSER u. RUSER 1976b; RUSER 1977a). TANAKA et al. (1972) beschrieben bradykarde Arrhythmie und Kardiomyopathie bei einem 38jährigen Mann mit zerebellarer Ataxie. Bei der Autopsie fanden sich makroskopisch eine symmetrische Herzvergrößerung mit Dilatation aller Kavitäten und Hypertrophie beider Ventrikel, mikroskopisch eine extensive Myokardfibrose und Fettinfiltration bei markanter Hypertrophie der Myokardfasern.

CHALLA et al. (1978) berichteten über einen ataktischen Knaben mit Kleinhirnwurmatrophie und kongestiver Kardiomyopathie, der 5½jährig in Herzinsuffizienz verstarb. Die Autopsie ergab Herzhypertrophie und -dilatation sowie linksatrial und -ventrikulär eine massive Endokardfibroelastose.

3. Familiäre spastische Ataxie

CHOUZA et al. (1984) stellen anhand von 4 Patienten die Kombination einer familiären spastischen Ataxie mit dem Ehlers-Danlos-Syndrom vor. Bei einem 15jährigen Knaben war echokardiographisch ein Mitralklappenprolaps nachweisbar.

III. Atrophisierende Prozesse des pyramidal-motorischen Systems

Die hier zu besprechenden Krankheitsbilder mit Herzbeteiligung gehören überwiegend zu den nukleären Atrophien und werden zumeist als spinale progressive Muskelatrophien bezeichnet. Bei den ersten zwei Formen (Werdnig-Hoffmann; Wohlfart-Kugelberg-Welander) sind die Vorderhornganglienzellen befallen, klinisch stehen als Trias schlaffe, rein motorische Lähmungen, Muskelatrophien und Faszikulationen im Vordergrund.

1. Infantile spinale Muskelatrophie (Werdnig-Hoffmann)

Neurologisch sind oft schon intrauterin verminderte Kindsbewegungen, bei der Geburt Schlaffheit und Schwäche der Muskulatur auffällig. Meist lernen die Kinder nicht sitzen und stehen. Häufig kommt es in den ersten Lebensjahren zum Exitus letalis. Auf Varianten einzelner Untergruppen sei nicht näher eingegangen (ERBSLÖH 1974a).

STERZ et al. (1971) stellten kardiologische Befunde einer Patientin mit der neurologischen Diagnose Werdnig-Hoffmann vor. Da die Kranke älter als 20 Jahre wurde, könnte es sich um eine spätinfantile Form gehandelt haben. Allerdings ist eine Differenzierung zwischen spätinfantilem Werdnig-Hoffmann und Morbus Wohlfahrt-Kugelberg-Welander mitunter kaum möglich, so daß auch von fließenden Übergängen gesprochen wird (ERBSLÖH 1974a; MUMENTHALER 1982). Bei dieser Patientin von STERZ et al. (1971) waren seit dem 4.–5. Lebensjahr langsamer Puls und Ohnmachtsanfälle auffällig. Mit etwa 26 Jahren zeigten sich Symptome einer Linksherzinsuffizienz, elektrokardiographisch eine totale AV-Blockierung und eine Kammerbradykardie von 38/min, röntgenologisch eine Kardiomegalie. Die von KOVICK et al. (1975) bei Morbus Werdnig-Hoffmann durchgeführten kardiologischen Untersuchungen ergaben neben unauffälligen klinischen auch normale EKG- und Röntgenbefunde; im Echokardiogramm waren SEVM undf DEVM in 2 Fällen vergrößert, doch wurde keine eindeutige Abgrenzung vom Morbus Wohlfart-Kugelberg-Welander mitgeteilt.

2. Atrophia musculorum spinalis pseudomyopathica (Wohlfart-Kugelberg-Welander)

Neurologisch handelt es sich um eine Pseudomyopathie neurogenen Ursprungs, auch als juvenile pseudodystrophische progressive spinale Muskelatrophie bezeichnet. Proximale Paresen und Muskelatrophien sind führend, häufig werden Faszikulationen beobachtet. Der Krankheitsbeginn liegt in der Regel zwischen dem 2. und 10. Lebensjahr oder im Jugendalter. Bei zumeist langsamer Progredienz stellt sich die Symptomatik zunächst vorwiegend in den unteren Extremitäten dar. Der Erbgang verläuft unregelmäßig dominant (SCHEID 1980; MUMENTHALER 1982). Das Vorkommen ist gar nicht so selten, doch wird das Krankheitsbild des öfteren verkannt. Nach HEYCK (1978) leiden 10% der als progressive Muskeldystrophie diagnostizierten Patienten unter einem Wohlfart-Kugelberg-Welander (HEYCK u. LAUDAHN 1966, 1969). Und wie im vorangehenden Abschnitt erwähnt, ist auch die Abgrenzung vom spätinfantilen Werdnig-Hoffmann nicht immer einfach.

Gezielte kardiologische Untersuchungen lassen bei der Wohlfart-Kugelberg-Welander-Form verschiedentlich Herzveränderungen erkennen. Unter 10 Patienten verschiedener Autoren ergaben sich bei MATSUMOTO et al. (1971), LAGARDE et al. (1976), KIMURA et al. (1980) linksventrikuläre Hypertrophiezeichen und AV-Leitungsstörungen.

Bei 7 der genannten Patienten stellte sich anhand der Thoraxübersichtsaufnahme eine Kardiomegalie dar (STERZ et al. 1971; MATSUMOTO et al. 1971; TANAKA et al. 1976; LAGARDE et al. 1976), bei KIMURA et al. (1980) mit markanter Größenzunahme im Verlaufe nur eines Jahres.

Echokardiogramm und Lävokardiogramm zeigten eine Vergrößerung des rechtsventrikulären und des linksatrialen Durchmessers sowie Hypokinese des linken Ventrikels, z. T. aber auch unauffällige Befunde (TANAKA et al. 1976; KIMURA et al. 1980).

Pathologisch-anatomisch beobachteten GARDNER-MEDWIN et al. (1967) bei einem 12jährigen Kind Herzmuskelhypertrophie und Myokardfibrose, wie sie bei Kardiomyopathien beschrieben worden sind. TANAKA et al. (1977) stellten in ihrem Herzmuskelbioptat lichtmikroskopisch bis auf geringere interstitielle Fibrosen keine signifikanten Abweichungen fest. Doch konnten sie elektronenmikroskopisch Zeichen degenerativer Myokardveränderungen finden (Verlust von Myosinfilamenten; Abnormitäten von Mitochondrien sowie von Z-Bändern).

Auch für den Morbus-Kugelberg-Welander einschließlich Kardiomyopathie ist die Ätiologie derzeit noch ungeklärt, eine kausale Behandlung steht also nicht zur Verfügung. Nach Schrittmachertherapie kam es zu Verminderung der Kardiomegalie, Blutdrucknormalisierung, Rückgang der Schwindelzustände und Besserung des Befindens (STERZ et al. 1971).

3. Neurogene fazioskapulohumerale Atrophie

Im Gegensatz zu der unter Abschnitt B.I. 5.a besprochenen fazioskapulohumeralen Muskeldystrophie handelt es sich hier nicht um eine echte Myopathie, sondern um ein neurogenes pseudomyopathisches Leiden. Schon wegen der analogen Lokalisation muß die neurogene Atrophie elektromyographisch und muskelbioptisch gesichert werden (ERBSLÖH 1974a).

Kardiologischerseits sollen insofern Unterschiede zu beobachten sein, als nach FURUKAWA u. PETER (1978) EKG-Abweichungen beim pseudomyopathischen neurogenen fazioskapulohumeralen Syndrom häufiger sind als beim myopathischen.

4. Neurogene skapuloperoneale Atrophie

Auch hier handelt es sich im Gegensatz zu skapuloperonealen Muskeldystrophien um pseudomyopathische Krankheitsbilder. Eine Trennung zwischen myogenen und neurogenen Formen gelingt allerdings nicht immer, es kommen sog. Mischbilder vor (KAESER 1981, s. Abschn. B.I. 6). Insbesondere hinsichtlich solcher „Hybriden" erscheint die allgemeine Bezeichnung skapuloperoneales Syndrom angebracht.

In einigen der mitgeteilten neurogenen Fälle ist eine Herzbeteiligung bekannt (FURUKAWA u. PETER 1978). Bei 2 Patienten von KAESER (1981) mit vorwiegend neurogenem skapuloperonealen Syndrom wurde eine Kardiomyopathie diagnostiziert. JENNEKENS et al. (1975) fanden bei 2 holländischen Familien mit „Scapulo-Ilio-Peroneal Atrophy" gehäuft Herzveränderungen. Zwar zeigte die Skelettmuskulatur im EMG und bei der Biopsie sowohl Hinweise für neurogene wie für myogene Abweichungen, doch überwog die neurogene Komponente auch hier. Die Autoren konnten eine Parallelität zwischen dem Grad der atrophischen und der elektrokardiographischen Veränderungen feststellen: pathologische EKG fanden sich nur in ausgeprägten bzw. späten neurologischen Stadien, kardiale Abweichungen niemals vor neurologischer Manifestation. Insgesamt waren 16 Probanden untersucht worden. In der einen Familie bestanden in 2 Fällen Vorhofflimmern und Kardiomegalie, bei dem einen von ihnen außerdem AV-Block dritten Grades, bei dem anderen linksatriale und linksventrikuläre Hypertrophie; bei den übrigen Familienangehörigen fanden sich z. T. ebenfalls auffällige Befunde im EKG. In der zweiten Familie lag bei einem Kranken ein trifaszikulärer Block mit Kardiomegalie vor; bei einem weiteren Rechtsschenkelblock, AV-junktionale Tachykardie, linksatriale und linksventrikuläre Hypertrophie sowie Kardiomegalie; in 2 Fällen ein linksanteriorer Hemiblock; einmal Sinusstillstand.

MAWATARI u. KATAYAMA (1973) untersuchten 22 Mitglieder einer japanischen Familie, in der eine skapuloperoneale Muskelatrophie vorgekommen war. In 5 Fällen fanden sich entsprechende neurologische Bilder; die Muskelbiopsie sprach für ein neurogen-myogenes Mischbild, das EMG für ein neurogenes Geschehen. Bei 3 von ihnen konnten EKG abgeleitet werden: 3mal wurden Linksüberdrehung von QRS, 2mal kompletter AV-Block und Bradykardie, auch paroxysmale atriale Tachykardien und ventrikuläre ES beobachtet. Des weiteren bestand in einem Fall röntgenologisch eine mäßige Linksvergrößerung des Herzens, jedoch keine Herzinsuffizienz. Aber nicht nur Merkmalsträger, sondern auch Konduktorinnen (2 Mütter und eine Großmutter der Erkrankten) zeigten Linksüberdrehung von QRS und AV-Block ersten Grades. Die Autoren leiteten aus ihren Beobachtungen ein neues klinisches Krankheitsbild her, wobei sie die Herzbeteiligung als integralen Bestandteil ansahen. TAKAHASHI et al. (1971) beschrieben 4 neurologisch ähnliche Fälle, darunter bei 2 Brüdern eine Kardiomyopathie.

5. Amyotrophische Lateralsklerose („Maladie de Charcot")

Häufiger als die bisher genannten Vorderhornaffektionen tritt die amyotrophische bzw. myatrophische Lateralsklerose auf, etwa 4 Fälle auf 100 000 Einwohner. Es handelt sich bei ihr gewissermaßen um eine Kombination zwischen spinaler Muskelatrophie und spastischer Spinalparalyse, also um eine degenerative Erkrankung des gesamten motorischen Systems. So kommt es bei den Patienten einerseits zu Muskelatrophien mit Faszikulationen, andererseits zu Pyramidenbahnzeichen und Reflexsteigerung. Bei der spinalen Form sind nur Rumpf und Extremitäten beteiligt. Bei der bulbären Form finden sich Atrophien und Faszikulationen von Zunge, Mund- und Schlundmuskulatur, d. h. maskenhafte Gesichtszüge, erschwertes Schlucken und Sprechen. Daneben gibt es unter anderem einen sporadischen und einen familiären, einen protrahierten und einen malignen

Typ. Insgesamt stellt die Lateralsklerose eine Erkrankung des Erwachsenenalters mit einem Gipfel im 50.–60. Lebensjahr dar.

Kardiologische Befundmitteilungen liegen für die amyotrophische Lateralsklerose seltener vor und erweisen sich zumeist als wenig spezifisch. Dennoch kann für einige der hier referierten Fälle eine Myokardbeteiligung angenommen werden. Die bei dieser Altersgruppe ohnehin häufigen ischämiebedingten EKG-Veränderungen sind nicht ohne weiteres von amyotrophiebedingten zu differenzieren. Unter den von Zavalishin et al. (1971) untersuchten 30 Kranken im Alter von 20–40 Jahren bestanden außer Rhythmusstörungen in annähernd der Hälfte der Fälle QRS-Verbreiterung auf 0,10–0,11 s, 3mal Linksdrehung von QRS, 2mal eine T-Negativität und 2mal eine ST-Senkung. Bei den von uns beobachteten 5 Patienten ergab sich neben Hemiblockbildern, QRS-Verbreiterung, P pulmonale und Niedervoltage einmal eine horizontale ST-Senkung in $V_{4,5}$.

Jokelainen (1977) berichtete über 255 Verläufe von amyotrophischer Lateralsklerose aller Altersgruppen in Finnland. In 44 Fällen wurde anamnestisch eine Herzkreislauferkrankung vermerkt, ein Patient verstarb an einer Kardiopathie. Da keine weiteren kardiologischen Angaben zu ersehen sind, kann die Frage nach einem ursächlichen Zusammenhang zum neurologischen Krankheitsbild nicht beantwortet werden.

E. Dystrophische Prozesse des Zentralnervensystems mit Myokardbeteiligung

Sie gehören wie die unter Abschnitt D erörterten Atrophien zu den Stoffwechselkrankheiten und degenerativen Prozessen des Zentralnervensystems und brauchen kardiologischerseits nur anhand vereinzelter Krankheitsbilder erwähnt zu werden.

I. Wernicke Enzephalopathie (Leigh-Syndrom) und Carnavan's disease

Neurologisch handelt es sich um eine im Kindesalter auftretende sog. nekrotisierende Enzephalomyelopathie, die bei relativ einheitlichen pathologisch-anatomischen Befunden ein divergierendes klinisches Bild aufweist.

Cavazzuti et al. (1973) berichteten über ein kleines Mädchen, das mit 3½ Jahren an einer progredienten Enzephalopathie erkrankte und innerhalb einiger Wochen ad exitum kam. Bei der Sektion zeigte sich am Gehirn der Befund eines Leigh-Syndrom und am Herzen eine ausgeprägte Hypertrophie mit diffuser Vakuolisierung sämtlicher Muskelfasern. Bereits klinisch war im EKG eine bilaterale, vorwiegend linksventrikuläre Hypertrophie und im Röntgenbild eine Kardiomegalie auffällig. Die Autoren stellten einen pathogenetischen Zusammenhang von Herzmuskel- und Gehirnveränderungen in Form einer evtl. Thiaminstoffwechselstörung zur Diskussion.

Später berichteten Stocker et al. (1977) über einen Jungen, der mit 6½ Monaten an einem Leigh-Syndrom verstarb. Er zeigte klinisch eine biventrikuläre

Hypertrophie (EKG), eine Kardiomegalie (Röntgen) und autoptisch eine Hypertrophie beider Ventrikel mit subvalvulärer Obstruktion.

CROSBY u. CHOU (1973) beschrieben bei einem 10jährigen Jungen eine Multisystemerkrankung mit Kardiomyopathie, Ophthalmoplegia plus, Ataxie, pyramidalen und extrapyramidalen Zeichen, wobei die von ihnen in diesem Fall neuropathologisch nachgewiesene Kombination von Leighscher nekrotisierender Enzephalomyelopathie und „Ragged red"-Fasern in der Muskulatur als ungewöhnlich gelten kann.

Nachdem GULLOTTA (1975) und EXSS et al. (1974) zuvor bereits über Wernicke-Enzephalopathie und Kardiomyopathie berichtet hatten, stellten sie ein 10jähriges Mädchen mit der neurologisch verwandten Carnavanschen Erkrankung vor. Die Sektion des Herzens ergab histologisch eine netz- oder fleckförmige Faserfibrose neben Einzelfaserfibrosen mit entzündlich-rundzelliger Reaktion (AZUBUIKE et al. 1975).

II. Juvenile Zeroidlipofuszinose (Spielmeyer-Vogt-Sjögren)

Eine Zeroidlipofuszin-Speicherung ist bei Hirnrindenbiopsien, aber u. a. auch im Skelettmuskel nachweisbar. Die juvenile Form beginnt zwichen dem 6.–10. Lebensjahr und währt bis zu 10 Jahren. Es besteht eine progressive Demenz, die meist in eine totale Amaurose übergeht. Motorische Störungen sind zunächst nicht so auffällig, im Endstadium liegt eine allgemeine spastisch-rigide Immobilisation mit Beugekontrakturen vor. Häufig ist eine Pigmentdegeneration der Retina (ERBSLÖH 1974a).

MICHIELSEN et al. (1984) beobachteten Herzveränderungen bei 2 Geschwistern. Bei dem nun 27jährigen Bruder begannen mit 7 Jahren neurologische Abweichungen. In EKG und VKG bestanden jetzt biventrikuläre Hypertrophie und linksatriale Vergrößerung, röntgenologisch Vergrößerung von rechtem Vorhof und linkem Ventrikel. Im Echokardiogramm fand sich eine diffuse Verdickung des linksventrikulären Myokards mit bevorzugter Beteiligung der posterioren Wand und verlangsamter Relaxation. Im Holter-EKG ließen sich atriale Tachykardie, ventrikuläre ES, kurzdauernde ventrikuläre Tachykardien und Sinusstillstand (maximal 3,3 sec.) erkennen. Bei der 19jährigen Schwester waren die Herzveränderungen geringgradiger.

RESKE-NIELSEN et al. (1981) beschrieben 13 Autopsiefälle. Mikroskopisch war eine Hypertrophie der Myokardzellen mit gehäuftem intrazellulären Lipopigment und vereinzelt Nekrosen sowie kalzifiziertem Gewebe auffällig. Makroskopisch bestand eine Zunahme des Herzgewichts.

F. Familiäre spastische Paraplegie

Sie stellt eine hereditäre neurologische Erkrankung mit klinisch zunehmender Spastizität der unteren Extremitäten und pathologisch-anatomischer Demyelinisierung der Pyramidenbahnen dar, wobei die posterioren Stränge in geringem Maße beteiligt sind. Die Pathogenese ist noch ungeklärt (SUTHERLAND 1975).

TYRER u. SUTHERLAND (1961) beobachteten bei einem Kind mit familiärer spastischer Paraplegie wiederholt eine Herzinsuffizienz, im Röntgenbild eine Kardiomegalie und im EKG eine T-Inversion in aVF und V_{3-6}, so daß eine Myokardbeteiligung anzunehmen war. In einem anderen Fall von 3 neurologisch erkrankten Brüdern (38, 37 und 32 Jahre alt) ist eine Myokardbeteiligung dagegen nicht wahrscheinlich gewesen.

G. Polyneuropathien mit Myokardbeteiligung

Sie stellen diffuse bzw. polytope Erkrankungen des peripheren Nervensystems inklusive Hirnnerven dar. Polyneuropathien und Polyneuritiden werden als klinisches Syndrom aufgefaßt mit charakteristischen subjektiven und objektiven Funktionsstörungen hinsichtlich Sensibilität, Muskelkraft, Eigenreflexen und vegetativer Peripherie (BODECHTEL 1974; KAESER 1981; MUMENTHALER 1982). Mitteilungen über Myokardveränderungen liegen für nur einige Gruppen von Polyneuropathien vor, die nachfolgend unabhängig von der neurologisch üblichen Klassifizierungsreihenfolge angeführt sind.

I. Peroneale Muskelatrophie (Charcot-Marie-Tooth)

Unter den verschiedenen sog. neuralen Muskelatrophien kann sie als Hauptform mit Herzbeteiligung angesehen werden, auf weitere ähnliche Varianten wird hier nicht eingegangen. Aber selbst die peroneale Muskelatrophie ist neurologisch kein einheitliches Krankheitsbild. Atrophie und Parese der peronealen Muskeln mit Fußheberschwäche, Steppergang und „Storchenbeinen" stehen im Vordergrund, meist liegt ein Hohlfuß vor. Häufig beginnen die Erscheinungen in der Kindheit. Aufgrund geringer Progredienz sind die Kranken trotz Behinderung in der Regel lange arbeitsfähig (MUMENTHALER 1982).

Unter den kardiologischen Publikationen führten zunächst Blockbilder und Rhythmusstörungen. Später wurden auch Kardiomyopathien beschrieben, die nach SALISACHS et al. (1982) in mehreren Charcot-Marie-Tooth-Fällen vorliegen. LITTLER (1971) beobachtete in 3 Generationen einer Familie bei 9 Personen Peronealatrophie und EKG-Abweichungen (2mal Adams-Stokes-Anfälle mit komplettem AV-Block, im übrigen Rechtsschenkelblockbildungen) (KAY et al. 1972).

BENSAID et al. (1972) berichteten über obstruktive Kardiomyopathien bei einer 46jährigen Frau mit neurologisch ausgeprägtem, und bei deren 15jährigen Tochter mit geringerem Charcot-Marie-Tooth. In beiden Fällen bestand neben einer linksventrikulären Hypertrophie ein permanenter Vorhofstillstand. ISNER et al. (1979) wiesen in 20 von 68 Fällen einen Mitralklappenprolaps nach, wobei dafür möglicherweise auch eine Papillarmuskelbeteiligung ursächlich in Frage kommt. Bei weiteren 7 Kranken fanden sie Leitungs- und Rhythmusstörungen.

II. Idiopathische Polyneuritiden

Sie seien gesondert erwähnt, da KUNST u. GROSSER (1974) in einer entsprechenden Gruppe mit unterschiedlicher Lähmungs- und Hirnnervenbeteiligung in einem hohen Prozentsatz kardiale Abweichungen nachwiesen. Unter 58 Patienten fanden sich im EKG 41mal Erregungsrückbildungsstörungen, von den Autoren auf eine Myokardbeteiligung bezogen. Daneben bestanden 5mal Rhythmusstörungen. Auch MERTENS (1973a) diskutierte eine myokardiale Schädigung aufgrund vorliegender EKG-Bilder und wochenlang unbeeinflußbarer Tachykardien.

III. Weitere Polyneuropathien mit Herzbeteiligung

Verschiedene Polyneuropathien weisen gehäuft kardiale Abweichungen auf. So ergaben sich bei der akuten Polyradikuloneuritis (Landry-Guillain-Barré-Syndrom) nach MEINERTZ et al. (1983) vorwiegend atriale und ventrikuläre Tachykardien sowie AV-Überleitungsstörungen. DAVIES u. DINGLE (1972) dagegen beobachteten in erster Linie ST-Senkung und T-Inversion, die sich in fast allen Fällen nach Rückbildung der neurologischen Guillain-Barré-Zeichen normalisierten.

Nach OLOFSSON et al. (1980) zeigten Polyneuropathien bei Amyloidose in 67% der Fälle atrioventrikuläre und/oder intraventrikuläre Leitungsstörungen, die auf die Polyneuropathie zurückgeführt wurden.

Literatur

Aarli JA, Milde E-J, Thunold S (1975) Arthritis in myasthenia gravis. J Neurol Neurosurg Psychiatry 38:1048–1055
Alboliras ET, Shub C, Gomez MR, Reeder GS, Hagler DJ, Seward JB, Tajik AJ (1984) The spectrum of cardiac involvement in Friedreich's ataxia: a two-dimensional echocardiographic study. Circulation (Suppl II) 70:293
Alday LE, Moreyra E (1984) Secondary hypertrophic cardiomyopathy in infancy and childhood. Am Heart J 108:996–1000
Anderson M (1977) Probable Thomsen's disease with cardiac involvement. J Neurol 214:301–304
Ashok PP, Ahuja GK, Manchanda SC, Jalal S (1983) Cardiac involvement in myasthenia gravis. Acta Neurol Scand 68:113–120
Asokan SK (1972) Cardiomyopathy without cardiomegaly in alcoholics. Am Heart J 84:13–18
Atarashi H, Saito H, Aoki H, Hayakawa H (1981) A case of myotonic dystrophy associated with sick sinus syndrome. Jpn Circ J 45:763–768
Azari J, Brumbaugh P, Barbeau A, Huxtable R (1980) Taurine decreases lesion severity in the heart of cardiomyopathic hamsters. Can J Neurol Sci 7:435–440
Azubuike JCh, Gullotta F, Kallfelz HC, Gellissen K, Mende S, Exss R (1975) Juvenile spongiöse Dystrophie des ZNS mit Medullanekrose. Neuropaediatr 6:292–306
Balzereit F (1966) Therapie bei Polyneuropathien. Dtsch Med Wochenschr 91:1194–1196
Barbeau A (1976) Friedreich's ataxia 1976 – an overview. Can J Neurol Sci 3:389–397
Barbeau A (1978) Friedreich's ataxia 1978 – an overview. Can J Neurol Sci 5:161–165
Barbeau A (1980) Friedreich's ataxia 1980 – an overview. Can J Neurol Sci 7:455–468

Barbeau A (1982) Friedreich's disease 1982: etiologic hypotheses, a personal analysis. Can J Neurol Sci 9:243–263

Barbeau A (1984) The Quebec cooperative study of Friedreich's ataxia: 1974–1984 – 10 years of research. Can J Neurol Sci (Suppl) 11 (4):646–660

Barbeau A, Roy M, Sadibelouiz M, Wilensky MA (1984) Recessive ataxia in Acadians and "Cajuns". Can J Neurol Sci (Suppl) 11:(4):526–533

Barbieri F, Filla A, Ragno M, Crisci C, Santoro L, Corona M, Campanella G (1984) Evidence that Charcot-Marie-Tooth disease with tremor coincides with the Roussy-Levy syndrome. Can J Neurol Sci (Suppl) 11 (4):534–540

Barrillon A, Bensaid J, Coirault R, Scebat L, Maurice P, Gerbaux A (1973) Myocardiopathie obstructive et maladie de Friedreich. Arch Mal Coeur 66:1525–1535

Bartley O, Örndahl G (1963) The isometric relaxation phase of the left ventricle in myotonia. Acta Radiol (Diagn) [Stockh] 1:33–41

Bastiaensen LAK, Joosten EMG, Roosy JAM de, Hommes OR, Stadhouders AM, Jaspar HHJ, Veerkamp JH, Bookelman H, van Hinsberh VWM (1978) Ophthalmoplegia-plus, a real nosological entity. Acta Neurol Scand 58:9–34

Becker PE (1953) Die Myopathien. In: v. Bergmann G, Frey W, Schwiegk H (Hrsg) Neurologie II. Springer, Berlin Göttingen Heidelberg (Handbuch der inneren Medizin, 4. neubearb Aufl, Bd V/2, S 922–966)

Becker PE (1962) Two new families of benign sex-linked recessive muscular dystrophy. Rev Can Biol 21:551–556

Becker PE (1966) Krankheiten mit hauptsächlichster Beteiligung des spino-cerebellaren Systems (erbliche Ataxien). In: Becker PE (Hrsg) Humangenetik, Bd V/1. Thieme, Stuttgart, S 208–313

Beckmann R (1965) Myopathien – Genetik, Biochemie, Pathologie, Klinik und Therapie unter besonderer Berücksichtigung des Kindesalters. Thieme, Stuttgart

Beckmann R, Schmit B (1976) Das Herz bei Muskelerkrankungen. Med Klin 71:1135–1145

Behan WMH, Behan PO, Gairns J (1987) Cardiac damage in polymyositis associated with antibodies to tissue ribonucleoproteins. Br Heart J 57:176–180

Bender AN, Engel WK (1976) Light-cored dense particles in mitochondria of a patient with skeletal muscle and myocardial disease. J Neuropathol Exp Neurol 35:46–52

Bensaid J (1975) Persistent atrial standstill in patients affected with the facio-scapulo-humeral (Landouzy-Déjérine) type of muscular dystrophy. A fortuitous risk or not? Am Heart J 90:809

Bensaid J, Gilgenkrantz JM, Fernandez F, Dodinot B, Scebat L, Himbert J, Faivre G, Lenègre J (1972) Paralysie auriculaire permanente familiale en rapport probable avec une maladie génétique du type Charcot-Marie. Arch Mal Coeur 65:935–952

Berg RA, Kaplan AM, Jarrett PB, Molthan ME (1980) Friedreich's ataxia with acute cardiomyopathy. Am J Dis Child 134:390–393

Besana D, Saviotti M, Lanzi G, Venco A (1980) La distrofia miotonica in eta evolutiva. Studio della funzionalita cardiaca. Minerva Pediatr 32:93–100

Bethlem J (1980) Myopathies, 2nd edn. Elsevier/North-Holland Biomedical Press, Amsterdam

Beulcke G, Bottoni R, Casazza F (1979) Evolutivita della compromissione miocardica neela malattia di Duchenne. Aspetti electro-vettorcardiografici, policardiografici et ecocardiografici. G Ital Cardiol 9:1079–1090

Beulcke G, Bottoni R, Casazza F, Uzziel G, Morpurgo M (1982) Aspects cardiologiques de l' hérédoataxie du type Friedreich. Arch Mal Coeur 75:583–592

Biddison JH, Dembo DH, Spalt H, Hayes MG, Ledoux CW (1979) Familial occurrence of mitral valve prolapse in X-linked muscular dystrophy. Circulation 59:1299–1304

Bieler M, Sefidpar M, Engel UR, Reutter FW (1976) Dystrophia myotonica Curschmann-Steinert und Adams-Stokes'sche Anfälle. Schweiz Med Wochenschr 106:1647–1649

Birnberger KL, Weindl A, Struppler A, Schinko J, Pongratz D (1973) Ophthalmoplegia externa progressiva: eine klinische und morphologische Untersuchung. Z Neurol 205:323–340

Birnberger KL, Rüdel R, Struppler A (1975) Clinical and electrophysiological observations in patients with myotonic muscle disease and the therapeutic effect of N-propyl-Ajmalin. J Neurol 210:99–110

Blömer H, Delius W, Wirtzfeld A, Wüst I (1981) Neuromuskuläre Erkrankungen. In: Krayenbühl HP, Kübler W (Hrsg) Kardiologie in Klinik und Praxis. Thieme, Stuttgart New York, S 57.7–57.15

Bloomfield DA, Sinclair-Smith BC (1965) Persistent atrial standstill. Am J Med 39:335–340

Bodechtel G (1974) Polyneuritische Krankheitsbilder. In: Bodechtel G (Hrsg) Differentialdiagnose neurologischer Krankheitsbilder, 3. Aufl. Thieme, Stuttgart, S 6–56

Bodechtel G, Schrader A (1953) Die amyotrophische Lateralsklerose (A.L.S.). Die spinale und cerebellare hereditäre Ataxie. In: von Bergmann G, Frey W, Schwiegk H (Hrsg) Neurologie II. Springer, Berlin Göttingen Heidelberg, (Handbuch der inneren Medizin, 4. neubearb Aufl, Bd V, S 501–512, 512–518)

Bogousslavsky J, Perentes E, Deruaz JP, Regli F (1982) Mitochondrial myopathy and cardiomyopathy with neurodegenerative features and multiple brain infarcts. J Neurol Sci 55:351–357

Boltshauser E, Jerusalem F, Niemeyer G, Huber Ch (1977) Kearns-Syndrom. Schweiz Med Wochenschr 107:1880–1888

Bonano JA, Lies J, Taylor RG (1973) Early detection of cardiomyopathy in muscular dystrophies. Am J Cardiol 31:121

Bossen EH, Shelburne JD, Durham NC, Verkauf BS (1974) Respiratory muscle involvement in infantile myotonic dystrophy. Arch Pathol 97:250–252

Boudin G, Mikol J, Guillard A, Engel AG (1976) Fatal systemic carnitine deficiency with lipid storage in skeletal muscle, heart, liver and kidney. J Neurol Sci 30:313–325

Büyüköztürk K, Özdemir C, Kohen D (1976) Electrocardiographic findings in 24 patients with myasthenia gravis. Acta Cardiol (Brux) 31:301–305

Burke JS, Medline NM, Katz A (1969) Giant cell-myocarditis and myositis associated with thymoma and myasthenia gravis. Arch Pathol 88:359–366

Buruma OJS, Schipperheyn JJ (1979) Periodic paralysis. In: Vinken PJ, Bruyn GW (eds) Diseases of muscle, part II. North-Holland, New York Oxford (Handbook of Clinical Neurology, vol XLI, pp 147–174)

Cammann R, Vehreschild T, Ernst K (1974) Eine neue Sippe von X-chromosomaler benigner Muskeldystrophie mit Frühkontrakturen (Emery-Dreifuß). Psychiatr Neurol Med Psychol (Leipz) 26:431–438

Campanella G, Filla A, Falco F de, Mansi D, Durivage A, Barbeau A (1980) Friedreich's ataxia in the south of Italy: A clinical and biochemical survey of 23 patients. Can J Neurol Sci 7:351–357

Carroll JE (1979) Facioscapulohumeral and scapuloperoneal syndromes. In: Vinken PJ, Bruyn GW (eds) Diseases of muscle, part I. North-Holland, Amsterdam New York Oxford, (Handbook of Clinical Neurology, vol XL, pp 415–431)

Carstens V, Behrenbeck DW (1985) Kardiomyopathie als erste klinische Manifestation bei progressiver Muskeldystrophie. Herz Kreislauf 17:147–153

Cavazzuti GB, Gobbi U, Gullotta F, Spigolon G (1973) Wernicke's encephalopathy in a child with congenital cardiomegaly. Helv Paediatr Acta 28:559–568

Chakrabarti A, Pearce JMS (1981) Scapuloperoneal syndrome with cardiomyopathy: report of a family with autosomal dominant inheritance and unusual features. J Neurol Neurosurg Psychiatry 44:1146–1152

Chouza C, Caamaño JL, Medina O de, Bogacz J, Oehninger C, Vignale R, Anda G de, Novoa E, Bellis R de, Cardozo H, Crispino B, Romero S, Correa H, Feres S (1984) Familial spastic ataxia associated with Ehlers-Danlos syndrome with platelet dysfunction. Can J Neurol Sci (Suppl) 11 (4):541–549

Church SC (1967) The heart in myotonia atrophica. Arch Intern Med 119:176–181

Chyatte SB, Rudman D, Patterson JH, Ahmann P, Jordan A (1974) Human growth hormone in myopathy: myotonic dystrophy, Duchenne muscular dystrophy, and limb-girdle muscular dystrophy. South Med J 67:170–172

Cornelio F, di Donato S, Testa D (1979/1980) Carnitine deficient myopathy and cardiomyopathy with fatal outcome. Ital J Neurol Sci 1/2:95–100
Cossio PM, Cornejo L, Herrera M, Vasquez C, Arana RM (1973) Sceletal and heart muscle antibodies in myasthenia gravis. Biomedicine 19:261–266
Côté M, Davignon A, Elias G (1976a) Hemodynamic findings in Friedreich's ataxia. Can J Neurol Sci 3:333–336
Côté M, Davignon A, Peckodrouin K, Solignac A, Geoffroy G, Lemieux B, Barbeau A (1976b) Cardiological signs and symptoms in Friedreich's ataxia. Can J Neurol Sci 3:319–322
Côté M, Bureau M, Leger C, Martin J, Gattiker H, Cimon M, Larose A, Lemieux B (1979) Evolution of cardio-pulmonary involvement in Friedreich's ataxia. Can J Neurol Sci 6:151–157
Crosby TW, Chou SM (1973) "Ragged red" fibers in Leigh's disease. Neurology 23:429
Dahl DS, Klutzow FW (1974) Congenital rod disease further evidence of innervational abnormalities as the basis for the clinicopathologic features. J Neurol Sci 23:371–385
D'Angelo A, Di Donato S, Negri G, Beulcke F, Uziel G, Boeri R (1980) Friedreich's ataxia in northern Italy. I. Clinical, neurophysiological and in vivo biochemical studies. Can J Neurol Sci 7:359–365
Danilowicz D, Rutkowski M, Myung D, Schively D (1980) Echocardiography in Duchenne muscular dystrophy. Muscle Nerve 3:298–303
Darsee JR, Nutter DO, Hopkins LC, Heymsfield SR (1979) Neurogenic skeletal myopathy in patients with primary cardiomyopathy. Circulation 59:492–497
Davies AG, Dingle HR (1972) Observations on cardiovascular and neuroendocrine disturbance in the Guillain-Barré syndrome. J Neurol Neurosurg Psychiatr 35:176–179
Dobiasch H, Krause KH (1980) Das Kearns-Sayre-Syndrom. Ein kasuistischer Beitrag. Nervenarzt 51:55–59
Drachman DA (1975) Ophthalmoplegia plus; a classification of the disorders associated with progressive external ophthalmoplegia. In: Vinken PJ, Bruyn GW (eds) System disorders and atrophies, part II. North-Holland, Amsterdam Oxford (Handbook of Clinical Neurology, vol XXII, pp 203–216)
Dujardin JJ, Thery C, Gosselin B, Lekieffre J, Demarcq JM, Saudemont M, Samaille PP, Masure C (1980) La maladie de Steinert compliquée de bloc auriculo-ventriculaire. Ann Cardiol Angeiol (Paris) 29:197–200
Dunnigan A, Pierpont ME, Smith SA, Breningstall G, Denditt DG, Benson jr DW (1984) Cardiac and skeletal myopathy associated with cardiac dysrhythmias. Am J Cardiol 53:731–737
Élias G, Guérin R, Spitaels S, Fouron JC, Davignon A (1972) Sténose musculaire sous-aortique et ataxie de Friedreich. Union Med Can 101:474–478
Emery AEH (1969) Abnormalities of the electrocardiogram in female carriers of Duchenne muscular dystrophy. Br Med J II:418–420
Emery AEH, Skinner R, Howden LC, Matthews WB (1982) Verapamil in Duchenne muscular dystrophy. Lancet 1:559
Engel AG (1982) Carnitine deficiency. In: Vinken PJ, Bruyn GW (eds) Neurogenetic disorders, part II. North-Holland, New York Oxford (Handbook of Clinical Neurology, vol XLIII, pp 175–176)
Erbslöh F (1974a) Dystrophische Prozesse des Zentralnervensystems. Atrophisierende Prozesse. In: Bodechtel G (Hrsg) Differentialdiagnose neurologischer Krankheitsbilder, 3. Aufl. Thieme, Stuttgart, S 554–716
Erbslöh F (1974b) Muskelkrankheiten. In: Bodechtel G (Hrsg) Differentialdiagnose neurologischer Krankheitsbilder, 3. Aufl. Thieme, Stuttgart, S 815–910
Exss R, Gullotta F, Kallfelz HC, Völpel M (1974) Wernicke's encephalopathy and cardiomyopathy in a boy with Friedreich's ataxia. Neuropaediatrie 5:162–174
Fairfax AJ, Lambert CD (1976) Neurological aspects of sinoatrial heart block. J Neurol Neurosurg Psychiatr 39:576–580
Faivre G, Souris D, Gregoire P, Neimann JL, Worms AM, Schmitt J, Briquel F, Floquet A (1978) Les myocardopathies des affections neuro-musculaires héréditaires. Arch Mal Coeur 71:397–405

Falk R, Sigsbee A, Libbey C, Skinner M, Huntington M, Cohen A (1984) Echocardiography in familial amyloid polyneuropathy. Circulation 70 Suppl II:II-139

Farah MG, Evans EB, Vignos PJ jr (1980) Echocardiographic evaluation of left ventricular function in Duchenne's muscular dystrophy. Am J Med 69:248–254

Fauchier JP, Monpere C, Latour F, Neel Ch, Cosnay P, Brochier M (1983) Bloc auriculoventriculaire au cours d'un syndrome de Kearns et Sayre. Arch Mal Coeur 76:295–303

Feit JP, Carrier H, David M (1979) Maladie neuromusculaire oculo-cranio-somatique. Arch Fr Pediatr 36:487–492

Fenichel GM, Sul YC, Kilroy AW, Blouin R (1982) An autosomal-dominant dystrophy with humeropelvic distribution and cardiomyopathy. Neurology 32:1399–1401

Fisch C (1951) The heart in myotonia atrophia. Am Heart J 41:525–538

Fowler WM jr, Layzer RB, Taylor RG, Eberle ED, Sims GE, Munsat TL, Philippart M, Wilson BW (1974) The Schwartz-Jampel syndrome: its clinical, physiological and histological expression. J Neurol Sci 22:127–146

Frankel KA, Rosser RJ (1976) The pathology of the heart in progressive muscular dystrophy: epimyocardial fibrosis. Hum Pathol 7:375–386

Freye HA, Quandt J (1974) Genetische Grundlagen neurologischer Erkrankungen. In: Quandt J, Sommer H (Hrsg) Neurologie – Grundlagen und Klinik, Bd II. Thieme, Leipzig, S 766–805

Friedreich N (1863) Ueber degenerative Atrophie der spinalen Hinterstraenge. Virchows Arch Pathol Anat 26:391–419, 433–459; 27:1–26

Friedreich N (1875) Über hereditäre Ataxie. Allg Z Psychiatr 32:539–541

Friedreich N (1876) Ueber Ataxie mit besonderer Berücksichtigung der hereditären Formen. Virchows Arch Pathol Anat 68:145–245

Froment R, Loire R, Boissel JP (1972) Rôle des facteurs dysgénétiques dans les myocardiopathies primitives non obstructives des adolescents ou des adult jeunes. Arch Mal Coeur 65:7–17

Fukuda K, Okada R (1982) Clinicopathological study in muscular dystrophy. Jpn Circ J 46:858

Furukawa T, Peter JB (1978) The muscular dystrophies and related disorders. II. Diseases simulating muscular dystrophies. JAMA 239:1654–1659

Gaffney FA, Anderson RJ, Nixon JV, Blomquist CG (1982) Cardiovascular function in patients with progressive systemic sclerosis (scleroderma). Clin Cardiol 5:569–576

Gallastegui J, Hartman RJ, Handler B, Lev M, Bharati S (1987) Cardiac involvement in the Kearns-Sayre syndrome. Am J Cardiol 60:385–388

Gardner-Medwin D, Hugdson P, Walton JN (1967) Benign spinal muscular atrophy arising in childhood and adolescence. J Neurol Sci 5:121–158

Gattiker HF, Davignon A, Bozio A (1976) Echocardiographic findings in Friedreich's ataxia. Can J Neurol Sci 3:329–332

Genever EE (1971) Suxamethonium – induced cardiac arrest in unsuspected pseudohypertrophic muscular dystrophy. Br J Anaesth 43:984–986

Genkins G, Mendelow H, Sobel HJ, Osserman KE (1961) Myasthenia gravis: analysis of 31 consecutive post-mortem examinations. In: Viets HR (ed) Myasthenia gravis. Thomas, Springfield IL, pp 519–530

Gibson TC (1975) The heart in myasthenia gravis. Am Heart J 90:389–396

Gilgenkrantz JM, Duc ML, Hua G, Faivre G (1972) Resultats d'une étude systématique de l'électromyographie dans les myocardiopathies primitives. Arch Mal Coeur 65:143–150

Gilroy J, Cahalan JL, Berman K, Newman M (1963) Cardiac and pulmonary complications in Duchenne's progressive muscular dystrophy. Circulation 27:484–493

Goldberg SJ, Feldman L, Reinecke C (1980) Echocardiographic determination of contraction and relaxation measurements of the left ventricular wall in normal subjects and patients with muscular dystrophy. Circulation 62:1061–1069

Goldberg SJ, Stern LZ, Feldman L, Reinecke C, Sahn DJ, Allen HD (1982) Serial two-dimensional echocardiography in Duchenne muscular dystrophy. Neurology 32:1101–1105

Gottdiener JS, Sherber HS, Hawley RJ, Engel WK (1978) Cardiac manifestations in polymyositis. Am J Cardiol 41:1141–1149

Gottdiener JS, Hawley RJ, Maron BJ, Bertorini TF, Engel WK (1982) Characteristics of the cardiac hypertrophy in Friedreich's ataxia. Am Heart J 103:525–531

Graeff J de, Lameijer LDF (1965) Periodic paralysis. Am J Med 31:70–80

Graham GR (1971) Myokardiopathie bei Friedreichscher Ataxie. Verh Dtsch Ges Inn Med 77:1400–1407

Grantzow R, Hübner G (1982) Mitochondriale Cardiomyopathie mit hochgradiger Herzmuskelhypertrophie. Monatsschr Kinderheilkd 130:909–910

Griggs RC (1974) Hypertrophy and cardiomyopathy in the neuromuscular diseases. Circ Res (Suppl II) 34 u. 35; II–145–II–151

Griggs RC, Davis RJ, Anderson DC, Dove JT (1975) Cardiac conduction in myotonic dystrophy. Am J Med 59:37–42

Griggs RC, Reeves W, Moxley RT (1977) The heart in Duchenne dystrophy. In: Rowland LP (ed) Pathogenesis of human muscular dystrophies. Excerpta Medica, Amsterdam, pp 661–671

Grimm T (1975) Ages of onset and at death in dystrophia myotonica. J Genet Hum (Suppl) 23:172

Guerin R, Elias G, Davignon A (1976) Cardiac angiographic findings in Friedreich's ataxia. Can J Neurol Sci 3:337–342

Gullotta F (1975) Wernicke's encephalopathy in cardiopathic children. Int Congr Ser No 362, vol II. Excerpta Medica, Amsterdam, pp 701–704

Harati Y, Patten BM, Sheehan M, Judge D, Wood JM (1977) Cardiac biopsy in Kearns-Sayre-syndrome. Int Congr Ser No 427. Excerpta Medica, Amsterdam, p 318

Harding AE (1981) Friedreich's ataxia: a clinical and genetic study of 90 families with an analysis of early diagnostic criteria and intrafamilial clustering of clinical features. Brain 104:589–620

Hart ZH, Chung-Ho Ch, Di Mauro S, Farooki Q, Ayyar R (1978) Muscle carnitine deficiency and fatal cardiomyopathy. Neurology (Minn) 28:147–151

Hartmann F (1982) Erkrankungen der Muskeln (Myopathien) In: Gross R, Schölmerich P (Hrsg) Lehrbuch der Inneren Medizin. Schattauer, Stuttgart New York, S 1155–1162

Hartwig GB, Rao KR, Radoff FM, Coleman RE, Jones RH, Roses AD (1983) Radionuclide angiocardiographic analysis of myocardial function in myotonic muscular dystrophy. Neurology 33:657–660

Hassan ZU, Fastabend CP, Mohanty PK, Isaacs ER (1979) Atrioventricular block and supraventricular arrhythmias with X-linked muscular dystrophy. Circulation 60:1365–1369

Haupt HM, Hutchins GM (1982) The heart and the cardiac conduction system in polymyositis-dermatomyositis: a clinicopathologic study of 16 autopsied patients. Am J Cardiol 50:998–1006

Hauwaert LG van der, Dumoulin M (1976) Hypertrophic cardiomyopathy in Friedreich's ataxia. Br Heart J 38:1291–1298

Heinecker R (1980) EKG in Praxis und Klinik, 11. Aufl. Thieme, Stuttgart New York, S 241–242

Held H, Bass L (1973) Über die Beteiligung des Herzmuskels bei der Myasthenia gravis pseudoparalytica. Z Kardiol 62:450–465

Henderson A, Cumming WJK, Williams DO, Hudgson P (1980) Cardiac complications of polymyositis. J Neurol Sci 47:425–428

Heraudeau A, Page A, Guyot JC, Monie J, Besson I, Caze MC, Pouget-Abadie JF (1983) Insuffisance cardiaque globale inaugurant l'atteinte myocardique d'une maladie de Steinert. Ann Cardiol Angeiol (Paris) 32:187–190

Herishanu Y, Rosenberg P (1975) β-blockers and myasthenia gravis. Ann Intern Med 83:834–835

Herishanu Y, Abramsky O, Feldman S (1976) Myasthenia gravis in the elderly. J Ann Geriatr Soc 24:228–231

Hertel G, Mertens HG, Ricker K, Reuther P (1981) Myasthenia gravis. In: Hopf HCh, Poeck K, Schliack H (Hrsg) Neurologie in Praxis und Klinik, Bd II. Thieme, Stuttgart New York, S 1.137–1.161

Hewer RL (1968) Study of fatal cases of Friedreich's ataxia. Br Med J 3:649–652
Hewer RL (1969) The heart in Friedreich's ataxia. Br Heart J 31:5–14
Heyck H (1978) Muskelkrankheiten. Springer, Berlin Heidelberg New York
Heyck H, Laudahn G (1966) Muscle and serum enzymes in muscular dystrophy and neurogenic muscular atrophy. Int Congr Ser No 147. Excerpta Medica, Amsterdam, pp 232:244
Heyck H, Laudahn G (1969) Die progressiv-dystrophischen Myopathien. Springer, Berlin Heidelberg New York
Heymsfield SB, Mc Nish T, Perkins JV, Fehner JM (1978) Sequence of cardiac changes in Duchenne muscular dystrophy. Am Heart J 95:283–294
Himbert J (1970) L'atteinte cardiaque dans les myopathies. Rev Prat (Paris) 20:217–223
Hirata S, Nakagawa K, Sunagawa T, Nishida N, Kashiro S, Yotsukura M, Ishikawa M, Kanemitsu H, Okada M, Shimada H, Ishikawa K, Ishihara T, Aoyagi A, Tamura T (1984) Two-dimensional echocardiographic study in progressive muscular dystrophy of Duchenne type – three years follow up study evaluated by wall motion index and pattern of wall thickness. Jpn Circ J 48:786
Hiromasa S, Ikeda T, Kubota K, Hattori N, Nishimura M, Watanabe Y, Maldonado C, Palakurthy PR, Kupersmith J (1987) Myotonic dystrophy: Ambulatory electrocardiogram, electrophysiologic study, and echocardiographic evaluation. Am Heart J 113:1482–1488
Hofstad H, Ohm O-J, Mørk SJ, Aarli JA (1984) Heart disease in myasthenia gravis. Acta Neurol Scand 70:176–184
Hooey MA, Jerry LM (1964) The cardiomyopathy of muscular dystrophy. Can Med Assoc J 90:771–774
Hudgson P, Walton JN (1979) Polymyositis and other inflammatory myopathies. In: Vinken PJ, Bruyn GW (eds) Diseases of muscle, part II. North-Holland, Amsterdam New York Oxford (Handbook of Clinical Neurology, vol XLI, pp 51–93)
Huffelen AC van, Gabreëls FJM, Luyden-Horst JS van, Sloff JL, Stadhouders AM, Korten JJ (1974) Chondrodystrophic myotonia: a report of two unrelated Dutch patients. Neuropädiatrie 5:71–90
Huffmann G (1978) Zur Klinik, Elektrodiagnostik und Therapie der Myopathien. Fortschr Neurol Psychiatr 46:597–612
Hunsaker RH, Fulkerson PK, Barry FJ, Lewis RP, Leier CV, Unverferth DV (1982) Cardiac function in Duchenne's muscular dystrophy. Results of 10-year follow-up study and noninvasive test. Ann J Med 73:235–238
Hunter S (1980) The heart in muscular dystrophy. Br Med Bull 36:133–134
Huxtable RJ (1978) Cardiac pharmacology and cardiomyopathy in Friedreich's ataxia. Can J Neurol Sci 5:83–91
Ioffe LA, Anokhin LA, Komarov BD (1962) Changes of the cardiac activity in myasthenic patients in Anticholinesterase (oxazyl and proserin) treatment (in Russian). Ter Arkh 34:99–104
Isaacs H, Muncke G (1975) Idiopathic cardiomyopathy and skeletal muscle abnormality. Am Heart J 90:767–773
Isch F, Stoebner P, Isch-Treussard C, Jesel M, Sengel A, Mauromati-Margat M (1975) Etude électromyographique et histopathologique des muscles squelettiques dans les cardiomyopathies. Rev Electroencephalogr Neurophysiol Clin 5:411–417
Isner JM, Hawley RJ, Weintraub AM, Engel WK (1979) Cardiac findings in Charcot-Marie-Tooth disease. Arch Intern Med 139:1161–1165
James TN (1977) Small arteries of the heart. Circulation 56:2–14
James TN, Marshall TK (1975) De subitaneis mortibus XII. Asymmetrical hypertrophy of the heart. Circulation 51:1149–1166
James TN, Cobbs BW, Coghlan HC, McCoy WC, Fisch C (1987) Coronary disease, cardioneuropathy, and conduction system abnormalities in the cardiomyopathy of Friedreich's ataxia. Br Heart J 57:446–457
Jennekens FGI, Busch HFM, Hemel van NM, Hoogland RA (1975) Inflammatory myopathy in scapulo-ilio-peroneal atrophy with cardiopathy – a study of two families. Brain 98 (IV):709–722
Jerusalem F (1979) Muskelerkrankungen. Klinik-Therapie-Pathologie. Thieme, Stuttgart

Jerusalem F (1980) Carnitin-Mangel-Myopathien. Nervenarzt 51:266–271
Jerusalem F (1981) Myositiden. In: Hopf HCh, Poeck K, Schliak H (Hrsg) Neurologie in Praxis und Klinik, Bd II. Thieme, Stuttgart New York, S. 1.117–1.137
Jokelainen M (1977) Amyotrophic lateral sclerosis in Finland. I: An epidemilogic study, II: Clinical characteristics. Acta Neurol Scand 56:185–193, 194–204
Kaeser HE (1981) Skapuloperoneales Syndrom. In: Hopf HCh, Poeck K, Schliack H (Hrsg) Neurologie in Praxis und Klinik, Bd II. Thieme, Stuttgart New York, S 1.62–1.66
Karpati G, Carpenter S, Wolfe LS, Sherwin A (1969) A pecular polysaccharide accumulation in muscle in a case of cardioskeletal myopathy. Neurology 19:553–564
Kastor JA, Goldreyer BN (1973) Ventricular origin of bidirectional tachycardia. Case report of a patient not toxic from digitalis. Circulation 48:897–903
Katiyar BC, Misra S, Somani PN, Chaterji AM (1977) Congestive cardiomyopathy in a family of Becker's X-linked muscular dystrophy. Postgrad Med J 53:12–15
Kay JM, Littler WA, Meade JB (1972) Ultrastructure of myocardium in familial heart block and peroneal muscular atrophy. Br Heart J 34:1081–1084
Kearns TP, Sayre GP (1958) Retinitis pigmentosa, external ophthalmoplegia, and complete heart block: unusual syndrome with histologic study in one of two cases. Arch Ophthalmol 60:280–289
Kennel AJ, Titus JL, Meredith J (1974) Pathologic findings in the atrioventricular conduction system in myotonic dystrophia. Mayo Clin Proc 49:838–842
Kimura S, Yokota H, Tateda K (1980) A case of the Kugelberg-Welander syndrome complicated with cardiac lesions. Jpn Heart J 21:417–422
Kleber FX, Park JW, Johannes A, Hübner G, König E (1986) Mitochondriale Kardiomyopathie bei Kearns-Sayre-Syndrom. Z Kardiol (Suppl 1) 75:11
Kohn NN, Faires JS, Rodman T (1964) Unusual manifestations due to involvement of involuntary muscle in dystrophia myotonica. N Engl J Med 271:1179–1183
Kohn PM, Tucker HJ, Kozokoff NJ (1965) The clinical manifestations of myasthenia gravis with particular reference to electrocardiographic abnormalities. Ann J Med Sci 249:561–570
Kohn R, Kuhn E (1965) Kardiale Beteiligung bei Myopathien. Verh Dtsch Ges Inn Med 71:641–645
Kolb P, So C-S, Blömer H (1963) Die Herzerkrankung bei Friedreichscher Ataxie (Übersicht über die seit 1929 beschriebenen Fälle und 10 eigene Beobachtungen). Arch Kreislaufforsch 42:112–156
Komura A, Sugiura T, Shintani U (1984) Epidemic myalgia associated with ECG abnormalities in a local prison. Jpn Circ J 48:786–787
Kornfeld P, Horowitz SH, Genkins G, Papatestas AE (1976) Myasthenia gravis unmasked by anti-arrhythmic agents. Mt Sinai J Med (NY) 43:10–14
Kovick RB, Fogelman AM, Abbasi AD, Peter JB, Pearce ML (1975) Echocardiographic evaluation of posterior left wall motion in muscular dystrophy. Circulation 52:447–454
Krogmann ON, Voit Th, Borggreve M, Rammos S, Goebel HH, Lenard HG, Bourgeois M (1987) Emery-Dreifuss-Muskeldystrophie: Herzbeteiligung schon im Kindesalter. Herz Kreislauf 19:126
Król R, Pasternac A, Krutak-Król H (1982) Clinical and echocardiographic findings in cardiomyopathy in patients with Friedreich's ataxia (in Polish). Kardiol Pol 25:307–313
Kuhn E (1969) Hereditäre Myopathien. Ergeb Inn Med Kinderheilkd 28:188–290
Kuhn E (1971) Myokardiopathien bei Myopathien. Verh Dtsch Ges Inn Med 77:289–301
Kuhn E (1975) Rehabilitation von Patienten mit erblichen Muskelerkrankungen. In: Jochheim KA, Scholz JF (Hrsg) Rehabilitation, Bd III. Thieme, Stuttgart, S 68–88
Kuhn E (1976) Myotonie. Dtsch Med Wochenschr 101:1362–1364
Kuhn E (1981) Myotonische Dystrophie. In: Hopf HCh, Poeck K, Schliack H (Hrsg) Neurologie in Praxis und Klinik. Thieme, Stuttgart New York, S 1.82–1.88
Kuhn E, Holldack K (1955) Untersuchungen am Herzen bei myotonischer Dystrophie. Nervenarzt 26:334–339

Kuhn E, Fiehn W, Rüdel R, Schröder JM, Seiler D (1979) Hereditäre und experimentelle Myotonie. Eine vergleichende Studie. Nervenarzt 50:653–657

Kunst H, Grosser KD (1974) Das Elektrokardiogramm bei idiopathischen Polyneuritiden. Dtsch Med Wochenschr 99:1350–1354

Kunze K, Schlepper M, Schaper J, Zimmermann P (1976) Pathologische Veränderungen in der Skelettmuskulatur bei Patienten mit asymmetrischer septaler Hypertrophie (ASH). Verh Dtsch Ges Kreislaufforsch 42:366–369

La Cour Petersen E (1978) Third degree atrioventricular block, chronic progressive external ophthalmoplegia and pigmentary degeneration of retina. Acta Med Scand 203:39–42

Lagarde P, Bakouche P, Lamotte-Barrillon S (1976) La maladie de Wohlfart-Kugelberg-Welander. A propos d'un cas clinique avec myocardiopathie non obstructive. Sem Hop Paris 52:1017–1021

Lamarche JB, Côté M, Lemieux B (1980) The cardiomyopathy of Friedreich's ataxia – morphological observations in 3 cases. Can J Neurol Sci 7:389–396

Lambert CD, Fairfax AJ (1976) Neurological associations of chronic heart block. J Neurol Neurosurg Psychiatr 39:571–575

Lane RJM, Maskrey P, Nicholson GA, Siddiqui PQR, Nicholson M, Gascoigne P, Pennington RJT, Gardner-Medwin D, Walton JN (1979) An evaluation of some carrier detection techniques in Duchenne muscular dystrophy. J Neurol Sci 43:377–394

Lane RJM, Gardner-Medwin D, Roses AD (1980) Electrocardiographic abnormalities in carriers of Duchenne muscular dystrophy. Neurology 30:497–501

Lascelles RG, Baker IA, Thomas PK (1970) Hereditary polyneuropathy of Roussy-Lévy type with associated cardiomyopathy. Guy's Hosp Rep 119:253–262

Layzer RB, Shearn MA, Sataya-Murti S (1977) Eosinophilic polymyositis. Ann Neurol 1:65–71

Leinonen H, Juntunen J, Somer H, Rapola J (1979) Capillary circulation and morphology in Duchenne muscular dystrophy. Eur Neurol 18:249–255

Lemke R, Rennert H (1987) Neurologie und Psychiatrie sowie Grundzüge der Kinderpsychiatrie. Lehrbuch für Studium und Praxis, 8. Aufl. Barth, Leipzig

Leveille AS, Newell FW (1980) Autosomal dominant Kearns-Sayre syndrome. Ophthalmology 87:99–108

Levin RN, Narahara KA (1985) Right-axis deviation and anterior wall Thallium-201 defect in Becker's muscular dystrophy. Am J Cardiol 56:203–204

Lightfoot PR, Bharati S, Lev M (1977) Chronic dermatomyositis with intermittent trifascicular block. Chest 71:413–416

Lind I, Prame G (1963) Chronic progressive external ophthalmoplegia and muscular dystrophy. Acta Ophthalmol (Copenh) 41:497–507

Lisak RP, Lebeau J, Tucker SH, Rowland LP (1972) Hyperkalemic periodic paralysis and cardiac arrhythmias. Neurology 22:810–815

Littler WA (1970) Heart block and peroneal muscular atrophy. A family study. Q J Med 39:431–439

Lössner J, Ruchholtz U, Ziepan J, Oertel G, Kühn H-J, Krause Th, Zotter J (1984) Klinische Beobachtungen bei sogenannten neuromuskulären Mitochondropathien. Dtsch Gesundheitswes 39:900–907

Loos U, Boxler K, Grube E, Koischwitz D, Simon H (1983) Kardiomyopathie bei Skelettmuskelerkrankungen. Herz Kreislauf 15:18–21

Ludatscher RM, Kerner H, Amikam S, Gellei B (1978) Myotonia dystrophica with heart involvement: an electron microscopic study of skeletal, cardiac, and smooth muscle. J Clin Pathol 31:1057–1064

Luderschmidt Ch, Kaulertz I, König G, Leisner B, (1984) Progressive systemische Sklerodermie. Klinisches Spektrum und prognostische Parameter von 131 Patienten. Dtsch Med Wochenschr 109:1389–1397

Lukasik E (1975) Electrocardiographic studies in female carriers of Duchenne muscular dystrophy. J Neurol 209:279–285

Lukasik E, Liszewska-Pfejer D, Rubach K, Szwed H (1980) Long-term electrocardiographic studies in patients with Duchenne progressive muscular dystrophy. Acta Med Pol 21:181–191

Lumley L de, Vallat J-M, Catanzano G (1976) Étude clinique et ultrastructurale d'un cas de myopathie congénitale a foyers multiples. Ann Pédiatr (Paris) 23:733–736

Luomanmäki J, Hokkanen E, Heikkilä J (1969) Electrocardiogram in myasthenia gravis. Analysis of a series of 97 patients. Ann Clin Res 1:236–245

Lynch PG (1971) Cardiac involvement in chronic polymyositis. Br Heart J 33:416–419

Malo S, Latour Y, Côté M, Geoffroy G, Lemieux B, Barbeau A (1976) Electrocardiographic and vectocardiographic findings in Friedreich's ataxia. Can J Neurol Sci 3:323–328

Manning GW (1950) Cardiac manifestations in Friedreich's ataxia. Am Heart J 39:799–816

Manning GW, Cropp GJ (1958) The electrocardiogram in progressive muscular dystrophy. Br Heart J 20:416–420

Markesberry WR, Griggs RC, Herr B (1977) Distal myopathy: electron microscopic and histochemical studies. Neurology (Minn) 27:727–735

Matsuda M, Akatsuka N, Yamaguchi T, Saito T, Takahashi H, Tomomatsu K, Tamura T, Furukawa T, Murakami T (1977) Systolic time intervals in patients with progressive muscular dystrophy of Duchenne typ. Jpn Heart J 18:638–651

Matsuishi T, Hirata K, Terasawa K, Kato H, Yoshino M, Ohtaki E, Hirose F, Nonaka I, Sugiyama N, Ohta K (1985) Successful carnitin treatment in two siblings having lipid storage myopathy in hypertrophic cardiomyopathy. Neuropediatrics 16:6–12

Matsumoto K, Kakiuchi F, Kakihana M, Katayama S, Sakamoto T, Murao S (1971) Kugelberg-Welander disease with cardiopathy of unknown etiology. Clinical report of a case (in Japanese, Abstr. in English). Kokyu To Junkan 19:863–870

Mawatari S, Katayama K (1973) Scapuloperoneal muscular atrophy with cardiopathy. An X-linked recessive trait. Arch Neurol 28:55–59

McComish M, Compston A, Jewitt D (1976) Cardiac abnormalities in chronic progressive external ophthalmoplegia. Br Heart J 38:526–529

McKusick VA (1964) A genetical view of cardiovascular disease. Circulation 30:326–357

McKusick VA (1968) Humangenetik. Fischer, Stuttgart

Meerschwam IS, Hootsmans JM (1970) Electromyographic findings in hypertrophic obstructive cardiomyopathy. Pathol Microbiol 35:86–89

Meier C, Voellmy W, Gertsch M, Zimmermann A, Geissbühler J (1984) Nemaline myopathy appearing in adults as cardiomyopathy. A clinicopathologic study. Arch Neurol 41:443–445

Meinertz T, Kasper W, Matthiesen P (1983) Ätiologie kardialer Rhythmusstörungen. In: Lüderitz B (Hrsg) Herzrhythmusstörungen. Springer, Berlin Heidelberg New York (Handbuch der inneren Medizin, 5. Aufl, Bd IX/1, S 251–353)

Mertens HG (1973a) Entzündliche Krankheiten des peripheren Nervensystems mit Tetanus und Botulismus. Intensivmed 10:63–75

Mertens HG (1973b) Myotone Syndrome. In: Hornbostel H, Kaufmann W, Siegenthaler W (Hrsg) Innere Medizin in Praxis und Klinik, Bd II. Thieme, Stuttgart, S. 8.18–21

Michielsen P, Martin JJ, Vanagt E, Vrints C, Gillebert T, Snoeck J (1984) Cardiac involvement in juvenile ceroid lipofuscinosis of the Spielmeyer-Vogt-Sjögren type: prospective noninvasive findings in two siblings. Eur Neurol 23:166–172

Moffa PJ, Lamartine de Assis J, Saraiva S, Tranchesi J, Ebaid M (1968) Miastenia grave. Estudo electro e vectocardiografico. Arq Bras Cardiol 21:341

Morand P, Despert F, Carier HN (1979) Lipidique lidique avec cardiomyopathie severe par deficit generalisé en carnitine. Evolution favorable sous un traitement par chlorhydrate de carnitine. Arch Mal Coeur 72:536–544

Morpurgo M, Beulcke G, Colombo B, Cornelio F, Rampulla C (1976) Le coeur dans la myasthenie grave. Schweiz Med Wochenschr 106:443–449

Mortier W (1981) Kongenitale Myopathien und Muskelhypotonie. Progressive Muskeldystrophien. In: Hopf HCh, Poeck K, Schliack H (Hrsg) Neurologie in Praxis und Klinik, Bd II. Thieme, Stuttgart New York, S 1.3–1.62

Motta J, Guilleminault C, Billingham M, Barry W, Mason J (1979) Cardiac abnormalities in myotonic dystrophy – electrophysiologic and histopathologic studies. Am J Med 67:467–473

Mumenthaler M (1982) Neurologie. Ein Lehrbuch für Ärzte und Studenten, 7. Aufl. Thieme, Stuttgart New York

Mumenthaler M, Lütschg J (1976) Die Myasthenia gravis pseudoparalytica. Diagnostische und therapeutische Aspekte anhand von 60 eigenen Beobachtungen. Schweiz Arch Neurol Psychiatr 118:23–56

Mundler F, Brunner M, Vondermuhl O, Caron J (1975) Multidisciplinary study of Steinerts disease in children. J Genet Hum (Suppl) 23:158

Namba TJ, Brunner NG, Grob D (1973) Association of myasthenia gravis with pemphigus vulgaris, Candida albicans infection, polymyositis and myocarditis. J Neurol Sci 20:231–242

Namba TJ, Brunner NG, Grob D (1974) Idiopathic giant cell polymyositis. Report of a case and review of the syndrome. Arch Neurol 31:27–30

Nebel W, Sabin G, Haan J (1982) Echokardiographische Untersuchungen bei primären Muskelerkrankungen. Med Welt 33:967–969

Nedeljković V, Marjanović B, Papić R, Bumbaširević S (1977) Friedreich's cardiomyopathy in comparison with the other forms of spinocerebellar ataxia. Eur J Cardiol 5:282–283

Nobuhiro V, Hiromitsu T, Tatsuri N, Nabuo H, Masakiro Y, Skinicki T, Takuya K (1973) Electrophysiological and histological abnormalities of the heart in myotonic dystrophy. Am Heart J 86:616

Örndahl G, Thulesius O, Enestrom S, Dehlin O (1964) The heart in myotonic disease. Acta Med Scand 176:479–491

Örndahl G, Rindby A, Selin E (1982) Myotonic dystrophy and selenium. Acta Med Scand 211:493–499

Örndahl G, Rindby A, Selin E (1983) Selenium therapy of myotonic dystrophy. Acta Med Scand 213:237–239

Olofsson BO, Andersson R, Furberg B (1980) Atrioventricular and intraventricular conduction in familial amyloidosis with polyneuropathy. Acta Med Scand 208:77–80

Oxenhandler R, Adelstein EH, Hart MN (1977) Immunopathology of skeletal muscle. Hum Pathol 8:321–328

Pailloncy M, Citron B, Hersch B, Heiligenstein D, Ponsonnaille J, Gras H (1982) L'electrocardiogramme chez les femmes transmettrices de la myopathie de Duchenne de Boulogne. Ann Cardiol Angeiol (Paris) 31:47–50

Pasternac A, Krol R, Petitclerc R, Harvey C, Andermann E, Barbeau A (1980) Hypertrophic cardiomyopathy in Friedreich's ataxia: symmetric or asymmetric? Can J Neurol Sci 7:379–382

Pauly-Laubry C, Forman J, Daussy M, Maurice P (1977) Rétrécissement aortique sous-valvulaire syndrome familial dysmorphique et maladie musculaire périphérique. Arch Mal Coeur 70:405–409

Pentland B, Fox KAA (1983) The heart in Friedreich's ataxia. J Neurol Neurosurg Psychiatr 46:1138–1142

Perloff JK (1971) Cardiomyopathy associated with heredofamilial neuromyopathic diseases. Mod Concepts Cardiovasc Dis 40:23–26

Perloff JK (1972) Cardiac involvement in heredofamilial neuromyopathic diseases. In: Burch GE (ed) Cardiomyopathy. Davis, Philadelphia, pp 333–334

Perloff JK (1980) Neurological disorders and heart disease. In: Braunwald E (ed) Heart disease. A textbook of cardiovascular medicine. Saunders, Philadelphia London Toronto, pp 1801–1824

Perloff JK, Leon AC de, O'Doherty D (1966) The cardiomyopathy of progressive muscular dystrophy. Circulation 33:625–648

Perloff JK, Henze E, Schelbert HR (1984a) Alterations in regional myocardial metabolism, perfusion, and wall motion in Duchenne muscular dystrophy studied by radionuclide imaging. Circulation 69:33–42

Perloff JK, Stevenson WG, Roberts NK, Cabeen W, Weiss J (1984b) Cardiac involvement in myotonic muscular dystrophy (Steinert's disease): a prospective study of 25 patients. Am J Cardiol 54:1074–1081

Poeck K (1982) Neurologie. Ein Lehrbuch für Studierende und Ärzte, 6. Aufl. Springer, Berlin Heidelberg New York
Prick MJJ, Gabreels FJM, Renier WO, Trijbels JMF, Sengers RCA, Slooff JL (1981) Progressive infantile poliodystrophy. Association with disturbed pyruvate oxidation in muscle and liver. Arch Neurol 38:767–772
Prystowsky EN, Pritchett ELC, Roses AD, Gallagher J (1979) The natural history of conduction system disease in myotonic muscular dystrophy as determined by serial electrophysiologic studies. Circulation 60:1360–1364
Rabending G, Wagner A (1982) Muskelerkrankungen. Myasthenische Syndrome. In: Quandt J, Sommer H (Hrsg) Neurologie, Grundlagen und Klinik, 2. Aufl, Bd II. Thieme, Leipzig, S 1049–1075
Rahlf G, Fischer G, Bachmann M (1982) Die Kardiomyopathie bei hereditären neuromuskulären Erkrankungen. Verh Dtsch Ges Pathol 66:400–410
Reeves WC, Griggs R, Nanda NC, Thomson K, Gramiak R (1980) Echocardiographic evaluation of cardiac abnormalities in Duchenne's dystrophy and myotonic muscular dystrophy. Arch Neurol 37:273–277
Reid JM, Murdoch R (1979) Polymyositis and complete heart block. Br Heart J 41:628–629
Reske-Nielsen E, Baandrup U, Bjerregaard P, Bruun I (1981) Cardiac involvement in juvenile amaurotic idiocy – a specific heart muscle disorder. Acta Pathol Microbiol [Immunol] Scand [A] 89:357–365
Reznik M (1974) Deux cas de syndrome myasthenique avec thymome, polymyosite, myocardite et thyroidite. J Neurol Sci 22:341–351
Ricker K, Mertens HG, Hertel G, Haass A (1981) Myotonia congenita, Paramyotonia und Neuromyotonie. In: Hopf HCh, Poeck K, Schliack H (Hrsg) Neurologie in Praxis und Klinik, Bd II. Thieme, Stuttgart New York, S 1.71–1.82
Ringel SR, Carroll JE, Schold SC (1977) The spectrum of mild X-linked recessive muscular dystrophy. Arch Neurol 34:408–416
Robertson WC, Raymond WMC Kornguth SE (1980) Familial infantile myasthenia. Arch Neurol 37:117–119
Roses AD, Harper PS, Bossen EH (1979) Myotonic muscular dystrophy. In: Vinken PJ, Bruyn GW (eds) Diseases of muscle, part I. North-Holland, Amsterdam New York Oxford (Handbook of clinical neurology, vol XL, pp 485–532)
Rotthauwe HW, Mortier W, Beyer H (1972) Neuer Typ einer recessiv X-chromosomal vererbten Muskeldystrophie: Scapulo-humerodistale Muskeldystrophie mit frühzeitigen Kontrakturen und Herzrhythmusstörungen. Humangenetik 16:181–200
Rowland LP (1975) Progressive external ophthalmoplegia. In: Vinken PJ, Bruyn GW (eds) System disorders and atrophies, part II. North-Holland, Amsterdam Oxford New York (Handbook of clinical neurology, vol XXII, pp 177–202)
Rowland LP, Layzer RB (1979) X-linked muscular dystrophies. In: Vinken PJ, Bruyn GW (eds) Diseases of muscle, part I. North-Holland, Amsterdam New York Oxford (Handbook of clinical neurology, vol XL, pp 349–414)
Rowland LP, Hoefer PFA, Aranow H, Merrit HH (1956) Fatalities in myasthenia gravis. A review of 39 cases with 26 autopsies. Neurology (Minn) 6:307–326
Rubler S, Perloff JK, Roberts WD (1977) Clinical pathologic conference. Duchenne's muscular dystrophy. Am Heart J 94:776–784
Ruschhaupt DG, Thilenius OG, Cassels DE (1972) Friedreich's ataxia associated with idiopathic hypertrophic subaortic stenosis. Am Heart J 84:95–102
Ruser HR (1971) QT – bzw. Pseudohypokaliämie-Syndrom. Z Kreislaufforsch 60:752–758
Ruser HR (1973) Albinismus und Myokardiopathie. Z Kardiol 62:22–24
Ruser HR (1977a) Fakten und Probleme der Neurokardiologie. Diss B (Habil-Schr) Halle (S)
Ruser HR (1977b) Neurokardiologie als Dispensaire. Z Gesamte Hyg 23:426–427
Ruser HR (1978a) QT-Syndrom. Herz Kreislauf 10:329–331, 396–400, 432–435
Ruser HR (1978b) Zur alkoholischen Herzkrankheit. Dtsch Gesundheitswes 33:307–310

Ruser HR (1982a) Parallelaspekte von Kardiomyopathien und skeletalen Myopathien. Dtsch Gesundheitswes 37:337–341, 385–388
Ruser HR (1982b) Morbus Friedreich als neurokardiologische Krankheit. I. Klinische Symptomatologie. Herz Kreislauf 14:558–562
Ruser HR (1983) Morbus Friedreich als neurokardiologische Krankheit. II. Pathomorphologie, Pathogenese, Therapie. Herz Kreislauf 15:14–17
Ruser HR, Ruser I (1976a) Faszikelblock und skeletale Myopathie. Z Kardiol 65:631–635
Ruser HR, Ruser I (1976b) T-Inversion bei Friedreichscher Ataxie. Z Kardiol 65:795–799
Ruser HR, Ruser I (1977) Herzbeteiligung bei chronischem Alkoholismus. Psychiatr Neurol Med Psychol (Leipz) 29:145–151
Ruser HR, Pahl L et al. (1983a) Stethoakustische Kardiomyopathiebefunde im Vergleich mit echokardiographischen Untersuchungsergebnissen. Abstr Wiss Sympos Kardiomyopathien, Jena, S 49–50
Ruser HR, Thiel H, Schäfer RO, Menz M, Pahl L (1983b) Phonocardiographic pre-field investigations in patients suffering from cardiomyopathies. Abstr 3rd Eur Conf Mechanocardiography, Berlin, Abstr.-No P46
Ruser HR, Thiel H, Pahl L (1988) Stethoakustische KMP-Charakteristika bei echokardiographisch untersuchten Kardiomyopathien. Wiss Beiträge Friedr Schiller Univ, Jena (im Druck)
Ruser HR, Becker C-H, Lössner J (1989) Ophthalmoplegia plus und dilatative Kardiomyopathie. Psychiatr Neurol Med Psychol (Leipz) (im Druck)
Sacrez A, Porte A, Hindelang C, Bieth R, Merian B (1982) Myocardiopathie avec surcharge lipidique et déficit en palmityl carnitine transferáse (PCT) leucocytaire. Arch Mal Coeur 75:1371–1379
Salisachs P, Findley LJ, Codina M, La Torre P, Martinez-Lage JM (1982) A case of Charcot-Marie-Tooth disease mimicking Friedreich's ataxia: is there any association between Friedreich's ataxia and Charcot-Marie-Tooth disease? Can J Neurol Sci 9:99–103
Sanchez-Casis G, Côté M, Barbeau A (1976) Pathology of the heart in Friedreich's ataxia: review of the literature and report of one case. Can J Neurol Sci 3:349–354
Sanyal SK, Johnson WW, Thapar MK, Pitner SE (1978) An ultrastructural basis for electrocardiographic alterations associated with Duchenne's progressive muscular dystrophy. Circulation 57:1122–1129
Sanyal SK, Leung RKF, Tierney RC (1979) Mitral valve prolapse syndrome in children with Duchenne's progressive muscular dystrophy. Pediatrics 63:116–123
Sanyal SK, Johnson WW, Dische MR, Pitner SE, Beard C (1980) Dystrophic degeneration of papillary muscle and ventricular myocardium. Circulation 62:430–437
Sanyal SK, Tierney RC, Syamasundar Rao P, Pitner SE, George StL, Gioins DR (1982) Systolic time interval characteristics in children with Duchenne's progressive muscular dystrophy. Pediatrics 70:958–964
Scaff M, Mendonça LIZ, Levy LA, Canelas HM (1979) Chondrodystrophic myotonia: electromyographic and cardiac features of a case. Acta Neurol Scand 60:243–249
Scheid W (1980) Lehrbuch der Neurologie, 4. Aufl. Thieme, Stuttgart New York
Schimrigk K (1981) Metabolische Myopathien. In: Hopf HCh, Poeck K, Schliack H (Hrsg) Neurologie in Praxis und Klinik, Bd II. Thieme, Stuttgart New York, S 1.96–1.109
Schipperheyn JJ, Buruma OJS, Voogd PJ (1978) Hypokalaemic periodic paralysis and cardiomyopathy. Acta Neurol Scand 57:374–378
Schmidt H, Becker P (1979) Kardiomyopathie bei Friedreichscher Ataxie ein differentialdiagnostischer Beitrag. Kinderärztl Prax 47:251–256
Schmidt-Redemann B, Beckmann R, Schaupeter W, Schmidt-Redemann W, Vogt J (1978) Kardiomyopathien bei Duchennescher Muskeldystrophie. Med Klin 73:1621–1626
Schmitt J, Schmidt C (1975) Maladie de Steinert et myocarde. Expressivité totale du gène pour le tissu musculaire du coeur. J Genet Hum 23:59–64
Schmitt J, Schmidt C, Clerget M, Luporsi D (1974) Les troubles cardiaques de la maladie de Steinert. Ann Med Interne (Paris) 125:195–199

Schölmerich P (1960) Myokarditis und weitere Myokardiopathien. In: Bergmann G von, Frey W, Schwiegk H (Hrsg) Springer, Berlin Göttingen Heidelberg (Handbuch der inneren Medizin 4. neubearb Aufl, Bd IX/2, S 869–1034)

Schott E (1935) Über Paramyotonia congenita (Mit Untersuchungen von nichterkrankten Angehörigen und Elektrokardiogrammen). Dtsch Arch Klin Med 178:255

Schröder JM (1982) Pathologie der Muskulatur. In: Doerr W, Uehlinger E (Hrsg) Spezielle pathologische Anatomie, Bd 15. Springer, Berlin Heidelberg New York

Schwartzkopff B, Frenzel H, Lösse B, Borggrefe M, Toyka KV, Hammerstein W, Seitz R, Deckert M, Breithardt G (1986) Herzbeteiligung bei progressiver externer Ophthalmoplegie (Kearns-Sayre-Syndrom): elektrophysiologische, hämodynamische und morphologische Befunde: Z Kardiol 75:161–169

Seay AR, Ziter FA, Hill HR (1978) Defective neutrophil function in myotonic dystrophy. J Neurol Sci 35:25–30

Secchi MB, Wu SC, Obbiassi M, Oltrona L, Folli G (1982) Etude électro-vectocardiographique dans la dystrophie musculaire progressive de Duchenne de Boulogne. Arch Mal Coeur 75:1297–1309

Sefidpar M, Burckhardt D (1972) Dystrophia myotonica mit Adams-Stokesschen Anfällen. Z Kreislaufforsch 61:88–93

Seidel K, Schulze HAF, Göllnitz G (1987) Neurologie und Psychiatrie, 3. Aufl, Volk u. Gesundheit, Berlin

Sengers RCA, ter Haar JMF, Trijbels JMF (1975) Congenital cataract and mitochondrial myopathy of skeletal and heart muscle associated with lactic acidosis after exercise. J Pediatr 86:873–880

Sengers RCA, Stadhouders AM, Jaspar HHJ, Trijbels JMF, Daniels O (1976) Cardiomyopathy and short stature associated with mitochondrial and/or lipid storage myopathy of skeletal muscle. Neuropaediatrie 7:196–208

Serratrice G, Pouget J, Pellissier JF, Gastaut JL, Cros D (1982) Les atteintes musculaires a transmission autosomique récessive liées a l'x avec rétractions musculaires précoces et troubles de la conduction cardiaque. Rev Neurol (Paris) 138:713–724

Sghirlanzoni A, Peluchetti D, Mantegazza R, Fiacchino F, Cornelio F (1984) Myasthenia gravis: Prolonged treatment with steroids. Neurology 34:170–174

Siegel IM (1972) Cardiomyopathy: presenting symptom of progressive muscular dystrophy. JAMA 222:1060

Sjögren T (1943) Klinische und erbbiologische Untersuchungen über die Heredoataxien. Acta Psychiatr Neurol Scand (Suppl) 27:1–200

Smith ER, Heffermann LP, Sangalang VE, Vaughan LM, Flemington CS (1976) Voluntary muscle involvement in hypertrophic cardiomyopathy. Ann Intern Med 85:566–572

Smith ER, Sangalang VE, Heffernan LP, Welch JP, Flemington CS (1977) Hypertrophic cardiomyopathy – heart disease of Friedreich's ataxia. Am Heart J 94:428–434

Soulié P, Vernant P, Gaudeau S, Calisti G, Joly F, Bouchard F, Forman J (1966) Le coeur dans la maladie de Friedreich. Etude hémodynamique droite et gauche. Mal Cardiovasc 7:369–386

Stark RJ (1979) Eosinophilic polymyositis. Arch Neurol 36:721–722

Sterz H, Harrer G, Marchet H, Kaserer HP, Schlamberger H, Samec Hj, Stark U (1971) Primäre und neurogene Skelettmuskelerkrankungen bzw. -paralysen mit schweren kardialen Rhythmusstörungen. Z Kreislaufforsch 60:1–13

Stewart HJ, Smith JJ, Milhorat AT (1940) Electrocardiographic and serum potassium changes in familial periodic paralysis. Am J Med Sci 199:789–795

Stocker FP, Weber JW, Egger K, Tönz O, Vassella F, Locher GW, Kraus-Ruppert R (1977) Cardiomyopathy in subacute infantile necrotizing encephalomyelopathy (M. Leigh). Eur J Cardiol 5:283

Storstein O (1962) Myocardial involvement in progressive muscular dystrophy. Rev Can Biol 21:577–585

Strasberg B, Kanakis C, Dhingra RC, Rosen KM (1980) Myotonia dystrophica and mitral valve prolapse. Chest 78:845–848

Stumpf DA (1978) Friedreich's ataxia and other hereditary ataxias. In: Tyler HR, Dawson MD (eds) Current neurology, vol 1. Houghton-Mifflin Professional Publ, Boston, pp 86–111

Stumpf DA, Parks JK, Eguren LA, Haas RH (1982) Friedreich's ataxia. III. Mitochondrial malic enzyme deficiency. Neurology 32:221–227

Sutherland JM (1957) Familial spastic paraplegia. Its relation to mental and cardiac abnormalities. Lancet I:169–170

Sutherland JM (1975) Familial spastic paraplegia. In: Vinken PJ, Bruyn GW (eds) System disorders and atrophies, part II. North-Holland, Amsterdam Oxford New York (Handbook of clinical neurology, vol 22, pp 421–431)

Sutton MGStJ, Olukotun AY, Tajik AJ, Lovett JL, Giuliani ER (1980) Left ventricular function in Friedreich's ataxia. An echocardiographic study. Br Heart J 44:309–316

Takahashi K, Nakamura H, Tanaka K, Matsumura T (1971) Neurogenic scapuloperoneal amyotrophy associated with dystrophic changes. Clin Neurol Neurosurg 10:650–658

Tanaka H, Niimura T, Kashima T, Uemura N, Kanehisa T, Kawaike K, Hatanaka H, Sakae K, Kato N (1972) Cardiomyopathy with hereditary cerebellar ataxia. Report of an autopsied case. Jpn Heart J 13:369–377

Tanaka H, Tanaka M, Takeda M, Niimura T, Kanehisa T, Terashi S (1973) Cardiomyopathy in myotonic dystrophy. A light and electron microscopic study of the myocardium. Jpn Heart J 14:202–212

Tanaka H, Uemura N, Toyama Y, Kudo A, Ohkatsu Y, Kanehisa T (1976) Cardiac involvement in the Kugelberg-Welander syndrome. Am J Cardiol 38:528–532

Tanaka H, Nishi S, Nuruki K, Tanaka N (1977) Myocardial ultrastructural changes in Kugelberg-Welander syndrome. Br Heart J 39:1390–1393

Tanaka H, Nishi S, Katanasako H (1979) Natural course of cardiomyopathy in Duchenne muscular dystrophy. Jpn Circ J 43:974–984

Therriault L, Lamoureux G, Côté M, Plourde G, Lemieux B (1984) The cardiomyopathy in Friedreich's ataxia: isotopic ventriculography and myocardial imaging with thallium-201. Can J Neurol Sci 11:588–591

Théry C, Keterlers JY, Gosselin B, Lekieffre J, Béthouart M, Warembourg H (1975) Le bloc auriculo-ventriculaire de la maladie de Steinert. Étude électrophysiologique et histologique des voies de conduction. Arch Mal Coeur 68:1087–1093

Thomas PK, Calne DB, Elliott CF (1972) X-linked scapuloperoneal syndrome. J Neurol Neurosurg Psychiatry 35:208–215

Thomasen E (1948) Myotonia, Thomsen's disease, paramyotonia, dystrophia myotonica. A clinical and heredobiologic investigation. Universitetsforlaget, Aarhus, pp 1–251

Thomson AMP (1968) Dystrophia cordis myotonica studied by serial histology of the pacemaker and conducting system. J Pathol Bacteriol 96:285–295

Thorén C (1964) Cardiomyopathy in Friedreich's ataxia. With studies of cardiovascular and respiratory function. Acta Paediatr (Scand) (Suppl 153) 53:1–136

Thorén C (1977) Cardiomyopathy in Friedreich's ataxia (follow-up study of ECG and effects of beta-receptor blockade). Eur J Cardiol 5:282

Toyo-oka T, Tanaka H, Iino T, Kawasaki K, Shiina A, Tsuchiya M, Yaginuma T, Hosoda S (1985) Emery-Dreifuss syndrome. A report of a family. Jpn Circ J 49:469

Turpin J-C (1975) Le dépistage clinique de la myopathie. Ann Pediatr (Paris) 22:99–101

Tyrer JH (1975) Friedreich's ataxia. In: Vinken PJ, Bruyn GW (eds) System disorders and atrophies, part I. North-Holland, Amsterdam Oxford New York (Handbook of clinical neurology, vol 21, pp 319–364)

Tyrer JH, Sutherland JM (1961) The primary sino-cerebellar atrophies and their associated defects. Brain 84:289–300

Uemura N, Tanaka H, Niimura T (1973) Electrophysiological and histological abnormalities of the heart in myotonic dystrophy. Am Heart J 86:616–624

Unverfehrt D, Schmidt WR, Baker PB, Wooley CF (1987) Morphologic and functional characteristics of the heart in Friedreich's ataxia. Am J Med 82:5–10

VanDyke DH, Griggs RG, Markesberry W, DiMauro S (1975) Hereditary carnitine deficiency of muscle. Neurology 25:151–154

Venco A, Saviotti M, Besana D, Finardi G, Lanzi G (1978) Noninvasive assessment of left ventricular function in myotonic muscular dystrophy. Br Heart J 40:1262–1266

Verhiest W, Brucher JM, Goddeeris P, Lauweryns J, Geest H de (1976) Familial centronuclear myopathy associated with cardiomyopathy. Br Heart J 38:504–509

Viitasalo MT, Kala R, Karli P, Eisalo A (1983) Ambulatory electrocardiographic recording in mild or moderate myotonic dystrophy and myotonia congenita (Thomsen's disease). J Neurol Sci 62:181–190

Voog R, Denis B, Cabanel G (1970) Insuffisance cardiaque congestive primitive au cours d'une myasthénie. Sem Hop (Paris) 46:1298–1303

Walter GF (1981) Neuromuskuläre Mitochondriopathien. Fischer, Stuttgart New York

Walther JU (1982) Zur Nosologie der zerebellaren Ataxien. Fortschr Neurol Psychiatr 50:258–266

Wanner WR, Williams ThE, Fulkerson PhK, Mendell JR, Leier CV (1983) Postoperative pericarditis following thymectomy for myasthenia gravis. Chest 83:647–649

Waters DD, Nutter DO, Hopkins LC, Dorney ER (1975) Cardiac features of an X-linked humeroperoneal neuromuscular disease. N Engl J Med 293:1017–1022

Weigert C (1901) Pathologisch-anatomischer Beitrag zur Erb'schen Krankheit (Myasthenia gravis). Neurol Zentralbl 20:597–601

Welander L (1951) Myopathia distalis tarda hereditaria, 249 examined cases in 72 pedigrees. Acta Med Scand [Suppl] 141:265:1–124

Wenger NK (1970) Myocardial involvement in systemic disease. In: Hurst JW, Logue RB (eds) The heart, arteries and veins, 2nd edn. McGraw-Hill, New York, pp 1236–1239

Wexberg E (1917) Eine neue Familie mit periodischer Lähmung. Jahrbuch Psychiatr Neurol 37:108–131

Wiegand V, Rahlf G, Meinck M, Kreuzer H (1984) Kardiomyopathie bei Trägerinnen des Duchenne-Gens. Z Kardiol 73:188–191

Willis T (1672) De Anima Brutorum. Theatro Sheldoniano, Oxford

Wright ML, Elsas LJ (1980) Hereditary and degenerative diseases. Am J Med Genet 6:315–329

Yamashita M, Matsuki A, Oyama T (1976) General anaesthesia for a patient with progressive muscular dystrophy. Anaesthesist 25:76–79

Yazawa Y (1984) Mitral valve prolapse related to geometrical changes of the heart in cases of progressive muscular dystrophy. Clin Cardiol 7:198–204

Yazawa Y, Hayashi S, Hosokawa O, Watanabe K, Takano S, Ohno M, Shu T, Tamura K, Shibata A, Takasawa N (1981) Regional wall motion of the left ventricle in congestive cardiomyopathy. In comparison with progressive muscular dystrophy of Duchenne type. J Cardiogr 11:1233–1239

Yazawa Y, Miyatani N, Takasawa N, Shu T, Arai Y, Shibata A (1982) The causative mechanisms of mitral valve prolapse in progressive muscular dystrophy – thorax and thoracic spine deformity and left ventricular dysfunction. Jpn Circ J 46:845

Yazawa Y, Ohtaki E, Nagai T, Hayashi S, Hosokawa O, Watanabe K, Shibata A, Takasawa N (1984) The causative mechanisms of mitral valve prolapse in progressive muscular dystrophy in reference to thorax and thoracic spine deformities and left ventricular dysfunction. Jpn Circ J 48:321–327

Yotsukura M, Ishizuka T, Horie H, Kanamaru S, Tsuya T, Shirato C, Yanagisawa A, Okada M, Ishikawa K, Ishihara T, Aoyagi A (1984) Hemodynamic characteristics in terminal stage of patients with progressive muscular dystrophy of Duchenne type. Jpn Circ J 48:786

Young RSK, Gang DL, Zalneraitis EL, Krishnamoorthy KS (1981) Dysmaturation in infants of mothers with myotonic dystrophy. Arch Neurol 38:716–719

Zavalishin IA, Urutskoeva SN, Nizovtseva EB (1971) Electrocardiographic investigation in lateral amyotrophic sclerosis (in Russian). Klin Med (Mosk) 49 (9):77–80

VII. Genetische Defekte mit Myokardbeteiligung

U. Theile

Mit 9 Tabellen

A. Einführung

Moderne zytogenetische und biochemische Untersuchungsverfahren haben dazu geführt, daß immer mehr angeborene Störungen und erbliche Stoffwechseldefekte pathogenetisch aufgeklärt, Enzymdefekte erfaßt und Einzeldiagnosen aus Gruppenbezeichnungen herausgelöst werden konnten. Diese Kenntnisse finden in der genetischen Beratung betroffener Familien und z.T. in der pränatalen Diagnostik Anwendung. Es steht zu erwarten, daß auch therapeutische Konsequenzen aus der zunehmenden Kenntnis pathogenetischer Zusammenhänge gezogen werden können.

In den letzten Jahren sind zusätzlich Methoden der DNA-Analyse entwickelt worden, die diagnostische, aber auch prognostische Aussagen ermöglichen.

In Anbetracht der sich rasch verbessernden technischen Möglichkeiten erscheint es notwendig, eine Darstellung der Auswirkungen genetischer Defekte auf das Myokard zur Verfügung zu haben.

B. Hypertrophe Kardiomyopathie

Unter der Bezeichnung „familiäre Kardiomegalie" sind zwischen 1949 und 1960 zahlreiche Beobachtungen über familiär gehäuftes Auftreten einer Kardiomyopathie mitgeteilt worden, die in zwei aufeinanderfolgenden Generationen Betroffene zum Nachweis brachten (Evans 1949; Gaunt u. Lecutier 1956). Autosomal dominanter Erbgang wird seit Brock 1957 in diesen Familien angenommen. Seither ist über viele weitere Familien berichtet worden, unter anderem von Brigden (1957), Becker et al. (1970), Rywlin et al. (1969), Csanady u. Szasz (1976), Kuhn (1977), Sacrez et al. (1979), Inoh et al. (1981).

Nach klinischen Merkmalen, den Ergebnissen der apparativen Untersuchungsverfahren (EKG, Röntgenthorax, Echokardiogramm) und vom pathologisch-anatomischen Befund lassen sich eine hypertrophe (HCM) und eine hypertroph-obstruktive Kardiomyopathie (HOCM) unterscheiden. Während bei der erstgenannten Form, bei McKusick unter Nummer 11 520 geführten Erkrankung eine diffuse Hypertrophie des gesamten Herzens bzw. des linken Ventrikels beobachtet wird, findet sich bei der HOCM (McKusick 19 260) eine asymmetrische Septumhypertrophie, die besonders im kranialen Anteil des Septums, im

Ansatzbereich des vorderen Mitralsegels lokalisiert ist. Diese Septumhypertrophie bewirkt eine Obstruktion überwiegend des linksventrikulären Ausflußtraktes, nicht selten auch der rechtsventrikulären Ausflußbahn.

Beide Formen der hypertrophen Kardiomyopathie sind klinisch durch eine uncharakteristische kardiale Schmerzsymptomatik, Dyspnoe bei Belastung, Palpitationen und tachykarde Herzrhythmusstörungen supraventrikulären und ventrikulären Typs gekennzeichnet. Synkopen und plötzlicher Herztod sind häufige Phänomene, die sich auch in den betroffenen Familien anamnestisch erfassen lassen.

In Einzelfällen sind in Familien mit hypertropher Kardiomyopathie auch kongestive Verlaufsformen beobachtet worden (GOODWIN u. KRIKLER 1976; MCKUSICK 1986 – P15207 –; MØLLER et al. 1979). Nach den meisten Beobachtungen findet sich bei hypertropher Kardiomyopathie eine Texturstörung der Myokardfasern, die bei der nicht obstruktiven Form weniger ausgeprägt zu sein scheint als bei der obstruktiven Krankheitsform. Hier lassen sich besonders im Bereich des verdickten Septums diese Veränderungen nachweisen. Koronararterien und Herzklappen sind bei der hypertrophen Kardiomyopathie in der Regel normal. Allerdings gibt es Patienten, bei denen zusätzlich eine koronare Herzkrankheit vorliegt (ANSELMI et al. 1975; INOH et al. 1981).

Diese Befunde zeigen, daß es sich bei den hypertrophen Kardiomyopathien offenbar um ein heterogenes Krankheitsbild handelt, dies gilt vor allem für die genetische Zuordnung. EMANUEL et al. (1971) haben dominanten und rezessiven Erbgang mit statistischen Analysen an einem großen Material überprüft; bei den sporadischen Fällen läßt sich, nach Ansicht der Autoren, ein autosomal rezessiver Erbgang nicht ausschließen. YAMAGUCHI et al. haben 1977 in einer umfangreichen japanischen Studie bei 64% ihrer Familien Konsanguinität nachweisen können und sehen hierin einen deutlichen Hinweis auf ein rezessiv vererbtes Krankheitsbild. Demgegenüber sind die meisten Familienbeobachtungen mit einem autosomal dominanten Erbgang mit hoher Penetranz vereinbar. Männer und Frauen fanden sich gleich häufig, sowohl unter den Probanden wie auch unter den Angehörigen. Bei diesen konnte vor allem durch echokardiographische Untersuchungen in jüngerer Zeit in einem hohen Prozentsatz ebenfalls ein Hinweis auf das Vorliegen einer Kardiomyopathie, überwiegend in subklinischer Form, erbracht werden. Vor den 70er Jahren kamen überwiegend EKG- und Röntgenuntersuchungen der Thoraxorgane als aussagekräftigste Maßnahmen zur Erfassung entsprechender Veränderungen zur Anwendung. Die Quote der positiven Familienangehörigen hat sich seitdem durch die Einführung der Echokardiographie – dem derzeitigen Standardverfahren zur Diagnose dieser Erkrankung – deutlich erhöht.

Bemerkenswerterweise finden sich in Familien mit HCM bei der Ausgangsperson unter den Angehörigen sowohl Personen mit HCM wie mit HOCM, wie auch bei Familien mit HOCM Familienangehörige mit und ohne asymmetrische Septumhypertrophie (ASH). Die wichtigsten Familienuntersuchungen der letzten Jahre sind in der Tabelle 1 zusammengestellt, wobei deutlich wird, daß die hypertrophe Kardiomyopathie in den meisten Familien autosomal dominant vererbt wird, daß eine große Zahl der mit speziellen Methoden erfaßten betroffenen Angehörigen klinisch beschwerdefrei ist und eine strenge Trennung in Familien

Tabelle 1. Familienuntersuchungen bei hypertropher Kardiomyopathie

Autor	Jahr	Prob. Fallzahl HCM	HOCM	Angehörige n	Pos. Bef.		Untersuchungsmethode
KARIV et al.	1971		11	98	47/98 HCM	9× kong. Herzinsuffizienz 6× Adams-Stokes Anfälle 4/6 Schrittmacher 4× WPW-Syndrom	Anamnese, EKG, Rö.-Thorax Langzeit-EKG klinischer Befund
CLARK et al.	1973		30	105	44/101 ASH	48% der Eltern 55% der Geschwister 30% der Kinder betroffen	Echokardiographie IVS: LVPW = 1,3:1
VAN DORP et al.	1976		14	73	23/73 ASH	3 sichere und 7 fragliche Fälle bei Eltern 39/78 Kinder	Echokardiographie
TEN CATE et al.	1979		33	116	35/116 ASH	42% der Eltern 58% der Geschwister	Klinik, EKG, Rö.-Thorax Echokardiographie
KÖHLER et al.	1979	25	38	32 107	2/32 ASH 33% ASH	52% der Eltern 39% der Geschwister 18% der Kinder	Klinik und Echokardiographie

Tabelle 2. Zwillingsbeobachtungen bei hypertropher Kardiomyopathie

Autor	Jahr			1. Paarl.	2. Paarl.	Konkordanz
LITTLER	1972	EZ	m	HOCM	HOCM	+
			w	HCM (schwer)	HCM (leicht)	+
ANSELMI et al.	1975		m	HCM	HCM	+
CLARK et al.	1973		m	ASH	ASH	+
LITTLER	1972	ZZ	PZ	HCM	(EKG+)	(−)
HARLEY u. ORGAIN	1971	gleichgeschl.	w	HCM	HCM	+
CLARK et al.	1973	gleichgeschl.	w	ASH	−	−

PZ, Pärchenzwillinge; EZ, eineiige, ZZ, zweieiige Zwillinge

mit HCM und solche mit HOCM nicht möglich erscheint (vergl. hierzu auch NASSER et al. 1967; RYWLIN et al. 1969; PERNOT 1980).

Insgesamt sieben Zwillingspaare mit Kardiomyopathie sind in der Literatur belegt. Sie werden in Tabelle 2 zusammengestellt.

Zwei größere Studien berichten über Langzeitbeobachtungen, einmal über einen Zeitraum von 3–7 Jahren (KARIV et al. 1971) und zum anderen über einen Zeitraum von 15 Jahren (ROSENQVIST et al. 1980). Hieraus wird erkennbar, daß Aussagen über die Prognose für den einzelnen Patienten, bei dem beispielsweise durch echokardiographische Untersuchungen Veränderungen im Sinne der hypertrophen Kardiomyopathie nachgewiesen wurden, nicht möglich sind. Neben rasch progredienten Verläufen mit Auftreten von Rhythmusstörungen, Synkopen und/oder plötzlichem Herztod, gelegentlich auch einer kongestiven Herzinsuffizienz, werden Fälle beobachtet, bei denen EKG-Veränderungen ohne Zeichen einer Progredienz über Jahre persistieren. Von prognostischer Bedeutung scheint der Nachweis eines Wolff-Parkinson-White-Syndroms zu sein, das sich gehäuft bei Patienten mit hypertropher Kardiomyopathie (HCM und HOCM) findet (KARIV et al. 1971).

Die Annahme eines autosomal dominanten Erbganges für die hypertrophe Kardiomyopathie erscheint in den meisten Fällen gerechtfertigt, die Übertragung erfolgt häufiger über betroffene Frauen, jedoch ist auch Vater-Sohn-Vererbung nachgewiesen (VAN DORP et al. 1976). CLARK et al. (1973) kommen bei 93% ihrer Probanden zum Nachweis betroffener Familienangehöriger und nehmen bei den verbleibenden 7% Neumutationen an. JÖRGENSEN (1968) konnte ein höheres Vateralter der sporadischen Fälle nachweisen und deutet diese Beobachtung ebenfalls als Ausdruck dominanter Neumutationen.

In den meisten Familienstudien ist in der jüngsten Generation die Zahl der Betroffenen deutlich geringer als in der Generation der Probanden oder ihrer Eltern. Daraus ergibt sich die Folgerung, daß die Symptomatologie der Kardiomyopathie mit höherem Alter deutlicher wird. Vom klinischen Bild her werden die meisten Patienten mit HOCM zwischen dem 20. und 30. Lebensjahr auffällig. DARSEE et al. haben 1979 Zusammenhänge zwischen HLA-Typen und Kardiomyopathie untersucht. Auch GARDIN et al. (1982) haben sich mit diesem Gebiet befaßt. Enge Korrelationen zu bestimmten Formen der Kardiomyopathie sind bisher nicht erwiesen, es fand sich allerdings bei Weißen, die von einer HOCM betroffen waren, häufiger der HLA-Typ B 12, bei schwarzen Betroffenen häufiger der Typ HLA B 5.

C. Familiäre Muskeldystrophien

Myopathien und atrophisierende Prozesse im ZNS mit Muskelbeteiligung werden ebenso wie familiäre Ataxien im Kapitel RUSER, S. 453 ff. bearbeitet.

D. Familiäre Bindegewebs- und Kollagenkrankheiten
I. Marfan-Syndrom (MCKUSICK 15 470)

1. Klinisches Bild

Das Erscheinungsbild des Marfan-Syndroms ist charakteristisch und durch eine Kombination von Augenveränderungen, kardiovaskulären Störungen und Skelettabnormitäten mit familiärer Häufung gekennzeichnet. PYERITZ u. MCKUSICK haben 1979 diagnostische Kriterien zusammengestellt, sie unterscheiden als „harte Kriterien" Linsenluxation, Aortendilatation, schwere Kyphoskoliose und ventrale Thoraxdeformierungen. Hinzu kommen als „weiche Kriterien" Myopie, Mitralklappenprolaps, Hochwuchs, Überstreckbarkeit der Gelenke und Arachnodaktylie. Die Häufigkeit wird mit 4 bis 6 auf 100 000 angegeben (PYERITZ u. MCKUSICK 1979).

2. Pathogenese

Bis heute ist ein Enzymdefekt als Ursache des Marfan-Syndroms nicht gesichert. Differentialdiagnostisch ist bedeutsam, daß keine Homozysteinurie vorliegt. Eine Degeneration der elastischen Fasern wird ursächlich diskutiert, neuere Studien lassen an eine Störung der Quervernetzung der Kollagenmoleküle denken (HEIN et al. 1985).

3. Genetik

Das Marfan-Syndrom wird autosomal dominant vererbt. 85% aller Beobachtungen sind familiär, in 15% werden Neumutationen angenommen (MCKUSICK 1972). Das mittlere Zeugungsalter der Väter sporadischer Fälle liegt um 7 Jahre höher als das der familiären Fälle (MURDOCH et al. 1972b). Das Gen zeigt eine wechselnde Expressivität, formes frustes sind bekannt, im Einzelfall aber schwer abgrenzbar. Genetische Beratung erfolgt entsprechend dem autosomal dominanten Erbgang, pränatale Diagnostik wurde von KÖNIGSBERG et al. (1981) durch Messung der Extremitäten im Ultraschallbild im zweiten Trimenon angewandt.

4. Herzbeteiligung
a) Allgemein

Für die Lebenserwartung der Patienten mit Marfan-Syndrom sind die kardiovaskulären Veränderungen von überragender Bedeutung. So fanden MURDOCH et al.

(1972) bei 95% der Verstorbenen (mittleres Alter 32 Jahre) eine kardiovaskuläre Todesursache, LORNOY et al. (1968) bei 20% bis 40% ihrer Patienten, SPANGLER et al. (1976) bei 40–60% eine Herzbeteiligung; sie wird auch im frühen Kindesalter beobachtet (SISK et al. 1983). Es findet sich bevorzugt eine Aortenektasie, zumeist unter Einbeziehung des Klappenringes, so daß eine Schlußunfähigkeit der Aortenklappe und damit eine Aorteninsuffizienz resultieren (PHORNPHUTKUL et al. 1973a). Ebenso werden Ektasie der Arteria pulmonalis und des Sinus Valsalvae nicht selten nachgewiesen. Die Ruptur eines Aortenaneurysmas stellt nach CRAWFORD (1983) die häufigste Todesursache dar. Myxoedematöse Veränderungen der Herzklappen, bevorzugt der Mitralis, führen zur Ausbildung eines Mitralklappenprolaps-Syndroms (floppy valve), Erweiterungen des Mitralklappenansatzringes können ebenso wie verlängerte Chordae tendineae einen Mitralklappenprolaps mit der Folge einer Mitralinsuffizienz auslösen. Rhythmusstörungen und arterielle Embolien sind Folgen (BULKLEY et al. 1975; FOWLER u. BEL-KAHN 1979). Endokarditis vor allem im Bereich der Mitralklappe und Endokardfibrose werden gelegentlich beschrieben (WHITFIELD et al. 1951; TASCHEN 1953). Mit Hilfe der Echokardiographie können Erweiterungen der Aortenwurzel und beginnende Aneurysmabildung frühzeitig erfaßt werden (COME et al. 1983).

b) Myokardbeteiligung

Eine isolierte Beteiligung des Myokards beim Marfan-Syndrom ist selten. Mehrfach wird auf Verkalkungen im Klappenansatzring der Mitralis hingewiesen (BULKLEY u. ROBERTS 1975; CRAWFORD 1983). Über eine Myokardfibrose berichtet TASCHEN (1953) bei drei Geschwistern, die an plötzlichem Herztod verstarben. Histologisch beschreibt er eine „eigenartige Herzhypertrophie und Myofibrosis cordis". Über weitere Beobachtungen berichten WHITFIELD et al. (1951) und GOYETTE u. PALMER (1953) mit makroskopischem und histologischem Nachweis einer myokardialen Hypertrophie. Zwei weitere Fälle werden von HEDINGER (1953) mitgeteilt, bei einem einjährigen Mädchen und einem 17jährigen jungen Mann wurden massive Herzvergrößerungen gefunden, die Herzkammern waren exzentrisch hypertrophiert, histologisch war die Muskulatur fibrosiert. 1959 berichtet bereits VAN BUCHEM über eine Myokardfibrose bei einem Marfan-Patienten, SAPONARO et al. (1980) fanden in der Myokardszintigraphie von 11 Patienten Zeichen der Myokardbeteiligung, bei den hämodynamischen Messungen zeigten sich erhöhte enddiastolische Füllungsdrücke. Der von WHITFIELD et al. (1951) mitgeteilte Fall läßt am ehesten an das Vorliegen einer HOCM denken. Auch die Beobachtungen von TASCHEN (1953) könnten dieses Krankheitsbild aufgewiesen haben.

Die isolierte Myokardbeteiligung beim Marfan-Syndrom ist als Ausnahme anzusehen. Echokardiographische Langzeitkontrollen können frühzeitig ihre Erfassung gestatten und zur Einleitung symptomatischer Maßnahmen führen.

II. Ehlers-Danlos-Syndrom (MCKUSICK 13000)

1. Klinisches Bild

Unter der Bezeichnung Ehlers-Danlos-Syndrom wird eine Gruppe genetischer Krankheitsbilder zusammengefaßt, deren Hauptmerkmale eine Hyperelastizität der Haut und Überstreckbarkeit der Gelenke sind. Hinzu kommen zahlreiche klinische Merkmale, die aus der Tatsache erklärbar werden, daß der Krankheitsgruppe eine Störung des kollagenen Gewebes zugrunde liegt (HORTON 1979; MCKUSICK 1974; PROCKOP u. KIVIRIKKO 1984; HEIN et al. 1985).

2. Pathogenese

Bis heute werden 11 verschiedene Typen des Ehlers-Danlos-Syndroms unterschieden, davon ist bei fünf Formen ein zugrundeliegender Enzymdefekt bekannt oder wird zumindestens vermutet. Während von dem „klassischen" Typ 1 des Ehlers-Danlos-Syndroms ca. 500 Fälle in der Literatur beschrieben sind, finden sich von einigen der anderen Typen nur wenige Mitteilungen.

3. Genetik

Sieben der 11 Typen des Ehlers-Danlos-Syndroms, darunter die häufigen Typen 1–4, werden autosomal dominant vererbt. Typ 4 wird gelegentlich auch autosomal rezessiv beobachtet, ebenso wie Typ 7 und Typ 10. X-chromosomal rezessiver Erbgang wird für die Typen 5 und 9 angenommen.

4. Herzbeteiligung

a) Allgemein

Es ist bis heute nicht entschieden, ob die bei einer Reihe von Beobachtungen vorhandenen Herzfehler bzw. Herzrhythmusstörungen zufällige Begleitstörungen darstellen oder als syndromtypische Merkmale anzusehen sind (MCKUSICK 1974). Anhand von 300 Beobachtungen aus der Literatur hat BEIGHTON (1969) 13 Beispiele für Herzbeteiligungen herausgefunden. Sie erscheinen unspezifisch.

Aneurysmabildungen der größeren oder kleineren Arterien mit z.T. fatalen Folgen sind ein Charakteristikum des Typs 4, sie betreffen im Einzelfall auch Koronararterien oder die Aorta (BARABAS 1972). ANTANI et al. (1975) fanden bei 102 Fällen von Ehlers-Danlos-Syndrom 14mal einen Mitralklappenprolaps.

b) Myokardbeteiligung

Die Zahl der mitgeteilten Beobachtungen über myokardiale Veränderungen bei Ehlers-Danlos-Syndrom ist klein. MADISON et al. berichten 1963 über einen 17jährigen Jungen, der über 10 Jahre beobachtet wurde, in dieser Zeit eine zunehmende Herzsymptomatik entwickelte und unter den Zeichen einer schweren Herzinsuffizienz verstarb. Er stammt aus einer Familie, in der über 4 Generationen ein Ehlers-Danlos-Syndrom beobachtet wurde. Er selbst war mit den charakteristischen Merkmalen behaftet. Im Alter von 17 Jahren wurde röntgenologisch und angiographisch eine massive Kardiomegalie mit Vergrößerung aller Herzhöhlen und Verkalkung der Mitralklappe nachgewiesen. Autoptisch fanden sich ein Herzgewicht von 500 g, eine Erweiterung aller Herzhöhlen, geringe Verkalkungen im Bereich der Mitralklappe, die übrigen Herzklappen waren unauffällig. Ein Aortenaneurysma war nicht nachweisbar. In der Histologie zeigte sich eine

Myokardfibrose, vor allem im Bereich der Papillarmuskeln. Im Bereich der Mitralklappe fanden sich auffällig dünne und in der Zahl verminderte elastische Fasern. Das Krankheitsbild muß als dilatative Kardiomyopathie gewertet werden.

1972 beschrieben MAGRINI et al. einen 37jährigen Mann mit den charakteristischen Merkmalen des Ehlers-Danlos-Syndroms ohne familiäre Belastung. Anginöse Beschwerden und Dyspnoe führten zur stationären Aufnahme. Es fanden sich Zeichen einer Herzvergrößerung, einer schweren Linksherzhypertrophie und angiokardiographisch eines stark hypertrophierten linken Ventrikels mit Einengung der Lichtung in Systole und Diastole ohne Nachweis eines Klappenfehlers. Bei diesem Patienten wurde eine HOCM angenommen.

ROTBERG et al. berichteten 1978 über einen 27jährigen Patienten mit Ehlers-Danlos-Syndrom Typ 2, der einen totalen AV-Block, röntgenologisch eine Kardiomegalie mit rechts- und linksventrikulärer Vergrößerung aufwies und einen Vorhofseptumdefekt hatte. Bei der endomyokardialen Biopsie zeigte sich im Bereich des rechten Vorhofes eine starke Hypertrophie des Myokards mit lokaler Fibrose und leichter Endokardfibrose. Der rechte Ventrikel ließ eine mäßige Hypertrophie und interstitielle Fibrose, der linke Ventrikel eine diffuse Hypertrophie und konfluierende Fibrose des Myokards erkennen. Es wurde die Diagnose einer Kardiomyopathie unklarer Ursache bei Ehlers-Danlos-Syndrom gestellt.

Bei den 14 von ANTANI et al. (1975) mitgeteilten Patienten, bei denen ein Mitralklappenprolaps-Syndrom vermutet wurde, kann bei drei Patienten aufgrund der mitgeteilten Befunde wie Kardiomegalie im Röntgenbild, Dyspnoe, pansystolisches Geräusch 1.–3. Grades sowie linksventrikulärer Hypertrophie im EKG ebenfalls an das Vorliegen einer Kardiomyopathie gedacht werden.

III. Pseudoxanthoma elasticum – Grönblad-Strandberg Syndrom (PXE) (MCKUSICK 26 480 und 17 785)

1. Klinisches Bild

Meist nach dem 20. Lebensjahr treten bei den betroffenen Patienten Veränderungen im Bereich der Haut, besonders im Nacken, im Bereich der Axilla und in anderen Gelenkregionen auf. Hier kommt es zu xanthomähnlichen Veränderungen, histologisch lassen sich Degenerationen der elastischen Fasern identifizieren. Am Augenhintergrund sind radiär verlaufende Streifen, sog. angioid streaks nachzuweisen, die als syndromtypisch gelten. Sie bedingen schwere Sehstörungen. Kardiovaskuläre Veränderungen mit Hypertonie, Angina pectoris sowie Durchblutungsstörungen der Extremitäten und Hirngefäße sind häufig. Bemerkenswerterweise können die vaskulären Symptome bereits im Kindesalter auftreten, sie beeinflussen die Lebenserwartung der Kranken erheblich.

2. Pathogenese

Die Pathogenese des Leidens ist bisher nicht sicher geklärt, manche Autoren diskutieren eine Degeneration der Elastika, andere sehen den entscheidenden Defekt in der Kollagenzusammensetzung (MCKUSICK 1986).

3. Genetik

Aufgrund der verschiedenen Familienbeobachtungen werden heute zwei autosomal rezessive und zwei autosomal dominante Krankheitstypen unterschieden (POPE 1974; MCKUSICK 1986):

Typ I   autosomal rezessiv, klassische Form;
Typ II autosomal rezessiv, generalisierte Hautveränderungen ohne Augenbeteiligung und Gefäßveränderungen (sehr selten);
Typ I   autosomal dominant, klassischer Hautbefund, schwere vaskuläre Symptome, schwere Augenveränderungen;
Typ II autosomal dominant, fokale Hautveränderungen, die Haut ist abhebbar, Myopie, blaue Skleren und Überstreckbarkeit der Gelenke (vierfach häufiger als der autosomal dominant vererbte Typ I).

4. Herzbeteiligung

a) Allgemein

Häufigster Befund bei dem Pseudoxanthoma elasticum ist die Linksherzhypertrophie. Sie wird entweder auf einen länger bestehenden Hochdruck zurückgeführt oder ist Ausdruck einer Anpassung an die restriktiven Veränderungen des Endokards. Klinisch imponieren die Herzveränderungen bei Pseudoxanthoma elasticum entweder in Form einer „Angina pectoris" oder im Sinne einer Herzinsuffizienz. Die bei Autopsien gefundenen Veränderungen an Herzklappen lassen erkennen, daß die Klappenfunktion durch massive Verdickung, nicht aber durch Verklebung der Kommissuren beeinträchtigt ist (NAVARRO-LOPEZ et al. 1981). Zur Herzbeteiligung bei Pseudoxanthoma elasticum vergleiche Tabelle 3.

b) Myokardbeteiligung

Die Herzveränderungen bei Pseudoxanthoma elasticum sind am ehesten im Sinne einer restriktiven Kardiomyopathie, gelegentlich auch in Spätphasen im Sinne einer kongestiven Kardiomyopathie zu werten. In manchen Fällen finden sich bei klinischem und elektrokardiographischem Hinweis auf einen durchgemachten

Tabelle 3. Herzbeteiligung bei Pseudoxanthoma elasticum. (Nach EDDY u. FARBER 1962, ergänzt)

Alter in Jahren	Zahl der Patienten	Angina pectoris bzw. Infarkt	Röntgen-Veränderungen des Herzens (bes. LVH)	EKG-Veränderungen
0–20	45[a]	5	1[b]	3[c]
21–30	34	3	3	2
31–50	100	28	14	10
mehr als 50	33	6	13	19

212 Fälle

[a] 1 Kind verstarb mit 6 Wochen an einem Infarkt, die Mutter war an Pseudoxanthoma elasticum erkrankt.
[b] Koronarangiographisch Verkalkungen der Koronarien.
[c] 1 × VKG: Infarktnachweis.

Tabelle 4. Autoptische Befunde bei Pseudoxanthoma elasticum (Herzbefunde; nach SCHACHNER 1974, ergänzt)

Autor	Jahrgang	Alter (Jahre)	Patient Geschlecht	Herzbefund
BALZER	1884	49	m	Weiß-gelbliche Verdickung im rechten Vorhof und im Bereich der Trabekulae des linken Ventrikels
PRICK	1938	43	w	Verdickte weiß-gelbliche Flecken auf der Mitralklappe
REINER[a]	1955	27	w	Verdicktes und undurchsichtiges Endokard in beiden Vorhöfen und im linken Ventrikel
COFFMAN u. SOMMERS	1959	63	w	Weißlich-gelbe Plaques im Bereich des Vorhofendokards, Verdickung und Verkalkung der Mitralklappe (i.S. einer Mitralstenose)
CARLBORG	1959	61	w	Diffuse graue Verdickung des linken Vorhofs und Plaques auf den Klappen
HUANG	1967	35	w	Verdickung des vorderen Mitralsegels und der Chordae tend., perlartig weiße Verdickung des Endokards beider Vorhöfe u. d. li. Ausflußbahn, Verkalkungen und Fragmentation der Elastica interna der Muskelarterien auch im Reizleitungssystem
McKUSICK	1972	63	m	Verdickung des Endokards, d. re. Vorhofs, der Trabekel und des post. Segels der Trikuspidalklappe
		13	w	Elastose des Endokards im Vorhof
		47	w	Koronararteriensklerose, Myokardnarben
WILHELM u. PRAVER	1972	15	m	Myokardinfarkt, atheromatöser Verschluß d. li. ant. Astes der Koronararterie mit Verkalkungen als Folge von Pseudoxanthoma elasticum
		12	m	Trübe Fibrose des posterioren Anteils der Hinterwand des linken Ventrikels, Verkalkungen und Veränderungen der Elastika in der Aorta
MENDELSOHN et al.	1978	47	w	Kongestive Herzinsuffizienz, elastotische Degeneration und Fragmentation, Verkalkungen in den tieferen Endokardlagen
		63	m	
		79	w	

NAVARRO-LOPEZ et al.	1981	39	w	Porzellanartige Verdickung des Endokards im gesamten verkleinerten li. Ventrikel, Papillarmuskeln u. Trabekel inbegriffen. Verdickung der Mitralklappe ohne Verklebung, im li. Vorhof weißl. erhabene Plaques i.S. jet lesion. Elastische Proliferationen mit Fragmentation der elast. Fasern
Herzbiopsien				
BETE et al.	1975	18	w	Subendotheliale Verdickung, Mediafibrose, verklumpte elast. Fasern in der re. Koronararterie. Rechter Vorhof: Interstitielle Fibrose, plaqueartige Areale mit Elastorrhexis
RAMIREZ et al.	1981	59	m	Rechter Ventrikel und Septum: Fragmentierte elastische Fasern, verdickt. Befund wie an der Haut

[a] Zit. nach COFFMAN u. SOMMERS (1959).

Myokardinfarkt keinerlei Veränderungen an den Herzkranzgefäßen (MENDELSOHN et al. 1978).

Über autoptische Untersuchungen des Herzens bei Patienten mit Pseudoxanthoma elasticum informiert Tabelle 4, der auch zwei bioptische Untersuchungen angefügt sind, die durch Herzkatheteruntersuchungen gewonnen wurden.

E. Familiäre Speicherkrankheiten des Lipidstoffwechsels

I. Morbus Gaucher (MCKUSICK 23080 Typ I; 23090 Typ II; 23100 Typ III)

1. Klinisches Bild

Der Morbus Gaucher stellt eine erbliche Stoffwechselkrankheit mit Speicherung von Glukozerebrosid in den Zellen des retikuloendothelialen Systems dar. In diesem Gewebe und in anderen Organen werden sog. Gaucher-Zellen nachweisbar. Sie werden auch im Knochenmark, in Leber und Milz gefunden.

Nach Verlauf und Organbefall werden drei Krankheitstypen unterschieden. Typ I ist die chronische, adulte Verlaufsform, die ohne neurologische Symptome bleibt. 90 % aller beobachteten Fälle gehören zu dieser Form. Der Krankheitsbeginn wurde in allen Altersstufen zwischen dem 1. und 86. Lebensjahr beobachtet. Bei den klinischen Zeichen stehen Organomegalie, hämatologische Symptome, „osteoporotische" Knochenläsionen (Befall des Knochenmarks mit Gaucher-Zellen) im Vordergrund.

Als Typ II wird die akute oder infantile Verlaufsform beschrieben, bei der es zu einer deutlichen Beteiligung des ZNS kommt. Der Beginn der Erkrankung liegt gewöhnlich vor dem 6. Lebensmonat, der Tod der Kinder tritt zwischen dem 1. und 2. Lebensjahr ein. Klinisch stehen Hepatosplenomegalie, Lähmungserscheinungen, Strabismus, Laryngospasmus, Opisthotonus und Debilität im Vordergrund.

Als subakute, juvenile Verlaufsform wird der Typ III abgegrenzt, der mit einer Beteiligung des zentralen Nervensystems einhergeht. Die Symptome treten gewöhnlich später auf als bei Typ II, sie äußern sich als Krämpfe, extrapyramidale oder zerebellare Symptome, Verhaltensstörungen und geistige Retardierung.

Die bei allen Krankheitsformen beobachtete Hepatosplenomegalie und Blutungskomplikationen haben z. T. ihre Ursache in einer diffusen Infiltration des Knochenmarks mit Gaucher-Zellen. Die Differenzierung der drei Krankheitstypen erfolgt nach klinischen Gesichtspunkten, der zugrunde liegende Enzymdefekt ist bei den drei Formen der gleiche. Kardiale Komplikationen beim Morbus Gaucher sind nur in Einzelfällen bekannt geworden.

2. Pathogenese

BRADY et al. haben 1965 das Fehlen der Betaglukosidase (= Glukozerebrosidase) als Ursache des Morbus Gaucher definiert. Der Enzymdefekt ist in Zellen der Leber, der Leukozyten und Fibroblasten nachweisbar. Wegen der Möglichkeit, auch an Amnionzellen den Enzymdefekt zu diagnostizieren, ist eine pränatale Diagnostik beim Morbus Gaucher (BRADY u. BARRANGER 1983) durchführbar.

3. Genetik

Alle drei Formen des Morbus Gaucher werden autosomal rezessiv vererbt. HSIA et al. berichten 1959 über eine Familie mit Erkrankung in zwei Generationen. Sie vermuten autosomal dominanten Erbgang in dieser Familie, jedoch ist das Phänomen der Pseudodominanz nicht ausgeschlossen. Heterozygotenteste stehen für Typ I und II zur Verfügung, die Zuordnung ist nur bei bekannter Familienvorgeschichte möglich, d. h. bei bereits vorhandenem kranken Kind. Dann muß entsprechend dem autosomal rezessiven Erbgang ein Wiederholungsrisiko von 25 % genannt werden.

4. Herzbeteiligung

a) Allgemein

In der Literatur finden sich fünf Mitteilungen über eine Perikarditis, z. T. mit Perikarderguß, z. T. als Perikarditis constrictiva (BENBASSAT et al. 1968; HARVEY et al. 1969).

b) Myokardbeteiligung

Eine interstitielle Infiltration von Gaucher-Zellen in das Myokard fanden SMITH et al. (1978) und EDWARDS et al. (1983). Bei dem von GROEN u. GARRER (1948) beschriebenen Fall werden zwar kardiale Symptome erwähnt, sie können aber auch Folge einer pulmonalen Störung sein. Eine autoptische Sicherung liegt nicht vor.

In dem vom SMITH et al. (1978) beschriebenen Fall einer 25jährigen Negerin wurde die Diagnose eines Morbus Gaucher bereits im ersten Lebensjahr gestellt. Mit 23 Jahren zeigten sich im Röntgenbild der Lunge eine interstitielle Zeichnungsvermehrung und im EKG eine Niederspannung und Zeichen der Rechtsherzbelastung. Echokardiographisch ließ sich eine konzentrische Verdickung des linken Ventrikels erfassen. Bei der Autopsie der im Herzversagen verstorbenen Patientin ließen sich eine rechtsventrikuläre Hypertrophie sowie eine diffuse interstitielle Infiltration von Gaucher-Zellen zwischen den Myokardfasern des linken Ventrikels nachweisen. Der rechte Ventrikel war nur gering, das Reizleitungssystem nicht betroffen.

Bei einer 34jährigen Frau mit Morbus Gaucher Typ 1 konnten EDWARDS et al. (1983) anläßlich einer Herzkatheteruntersuchung Biopsien aus dem rechten Ventrikel entnehmen. Bei unauffälligem Endokard und mäßiger Hypertrophie des Myokards wurden im verbreiterten Interstitium herdförmig angeordnete Gaucher-Zellen nachgewiesen.

Eine Herzbeteiligung beim Morbus Gaucher ist selten. Die Mitteilungen über konstriktive Perikarditis oder Perikardergüsse werden von den Autoren – die in keinem Fall Gaucher-Zellen im Perikard nachweisen konnten – als Spätfolge einer Blutungskomplikation angesehen. In diesen Fällen ist also, im Gegensatz zu den beschriebenen beiden Kasuistiken mit diffuser Infiltration des Interstitiums mit Gaucher-Zellen, die „Herzbeteiligung" als ein Epiphänomen zu werten.

II. Gangliosidosen, speziell Morbus Sandhoff (McKusick 26 880)

1. Klinisches Bild

Bei den Gangliosidosen handelt es sich um eine Gruppe erblicher Speicherkrankheiten des Lipidstoffwechsels, bei denen es, vor allem im Nervengewebe, zu Ablagerungen von Glykosphingolipiden kommt. Die betroffenen Patienten zeigen schon in den ersten Lebensmonaten klinische Erscheinungen, der Tod tritt, bei den verschiedenen Krankheitsformen unterschiedlich, im frühen oder späten Kindesalter ein. Zwei Formen der G_{M1} Gangliosidosen werden von drei Typen der G_{M2} Gangliosidosen unterschieden. Zur letzten Gruppe gehört der Morbus Tay-Sachs, eine im wesentlichen auf das Nervensystem begrenzte Speicherkrankheit. Als G_{M2} Gangliosidose Typ II wird die Sandhoff-Variante beschrieben. Hier wird neben der Ablagerung von Glykosphingolipiden im Gehirn eine Beteiligung der viszeralen Organe beobachtet, bevorzugt Leber und Milz. Auch das Skelettsystem und das Herz sind gelegentlich beteiligt. Am Augenhintergrund findet sich der charakteristische kirschrote Fleck, es kommt zu Optikusatrophie und Hyperakusis.

2. Pathogenese

Während dem Morbus Tay-Sachs ein Defekt der Hexosaminidase Typ A zugrunde liegt, fehlen bei Patienten mit Sandhoff-Variante die Hexosaminidasen Typ A und B. Es werden Gangliosid G_{M2} und Hexosamin-haltige Oligosaccharide oder Glykopeptide abgelagert (Harzer u. Benz 1976).

3. Genetik

Die G_{M2} Gangliosidosen werden autosomal rezessiv vererbt. Die Sicherung der Diagnose ist aus Lymphozyten und kultivierten Fibroblasten möglich, pränatale Diagnostik mit Hilfe der Amnionzellkultur steht zur Verfügung.

4. Herzbeteiligung

Eine kardiale Mitbeteiligung beim Morbus Sandhoff ist nur in wenigen Fällen beschrieben worden, obgleich gelegentlich auf eine Kardiomegalie hingewiesen wird. Blieden et al. (1974) beobachten bei zwei Geschwistern autoptisch eine Endokardfibroelastose des linken Herzens (Vorhof und Ventrikel). Histologisch wurden Speichersubstanzen im Myokard nachgewiesen, biochemische Analysen identifizierten diese als Globoside. Krivit et al. berichten 1972 über einen Patienten mit Kardiomegalie und Herzgeräuschen, der ebenfalls eine Endokardfibrose des linken Herzens aufwies. Zusätzlich fanden sich eine Verdickung der Mitralklappe, im EKG Zeichen einer biventrikulären Hypertrophie und histochemisch der Nachweis von Globosidablagerungen.

Bei der G_{M2} Gangliosidose Typ I, Tay-Sachs, ist eine Herzbeteiligung nicht beobachtet worden.

III. Angiokeratoma corporis diffusum universale, Morbus Fabry
(MCKUSICK 30150)

1. Klinisches Bild

Zwischen dem 5. und 15. Lebensjahr kommt es bei den Patienten an bestimmten Prädilektionsstellen zum Auftreten dunkelbraun-roter punktförmiger Hautveränderungen, die auf Druck nicht abblassen und leicht erhaben (papulös) sein können. Eine begleitende Hyperkeratose ist eher selten, Blutungen werden nur bei Verletzungen beobachtet. Bevorzugte Lokalisation ist der kaudale Anteil des Rumpfes, periumbilikal und in der Genito-Analregion. Aber auch Glutaen und Oberschenkel bis zum Knie sind befallen, Hände und Füße sowie Gesicht werden nur in Ausnahmefällen betroffen. Histologisch handelt es sich um Gefäßerweiterungen, die durch Einlagerung lipidhaltiger Substanzen in die Gefäßwandung reaktiv ausgelöst werden (GROOT 1964).

Neben diesen, gelegentlich auch vom Arzt übersehenen, Hauterscheinungen kommt es um das 15.–20. Lebensjahr zu Akroparästhesien an Fingern und Zehen, die auf Wärme Verschlimmerung zeigen, mit leichtem Fieber und BSG-Beschleunigung einhergehen können und als außerordentlich unangenehm beschrieben werden.

Diagnostisch bedeutsam sind Veränderungen der Gefäße am Auge, die sich in aneurysmatischen Erweiterungen oder Schlängelungen der Kapillaren und kleinsten Gefäße im Bereich der Konjunktiven und der Retina bei fast allen Betroffenen nachweisen lassen (DUBACH u. GLOOR 1966). Im Bereich der Hornhaut finden sich wirbelartige Verdichtungen, die als pathognomonisch gelten können.

Im 2.–4. Lebensjahrzehnt entwickeln sich Zeichen der Gefäßbeteiligung im Bereich von Nieren und kardiovaskulärem System. In manchen Fällen ist bei bestehendem Bluthochdruck nicht zu entscheiden, ob mehr die renale oder die kardiale Symptomatik ursächlich im Vordergrund steht. Urämie oder dekompensierte Herzinsuffizienz, seltener apoplektischer Insult stellen die Todesursache dar. Herzrhythmusstörungen mit oder ohne Symptome eines Herzklappenfehlers können für den Verlauf entscheidend sein.

Die Lebenserwartung der männlichen Erkrankten ist deutlich reduziert, der älteste beschriebene Patient wurde 61 Jahre alt (JOHNSTON et al. 1968).

Der Morbus Fabry wird überwiegend bei Männern beobachtet. Krankheitssymptome im weiblichen Geschlecht sind außerordentlich selten. Klinisch betroffene Frauen entwickeln meist nicht das Vollbild, sie haben dann allerdings ebenfalls eine verminderte Lebenserwartung (FERRANS et al. 1969). Die vaskulären Komplikationen treten gewöhnlich später auf als bei betroffenen Männern (BURDA u. WINDER 1967).

Eine langfristig wirksame Therapiemöglichkeit liegt derzeit noch nicht vor. Zum klinischen Bild vergleiche BECKER et al. (1975), HORNBOSTEL et al. (1950), KAHLKE (1967), SCHÖLMERICH (1960), WITSCHEL u. MEYER (1968).

2. Pathogenese

Dem Morbus Fabry liegt ein lysosomaler Enzymdefekt zugrunde, nachgewiesen wurden Defekte an den Isoenzymen der α-Galaktosidase A (KINT 1970). Hierdurch kommt es zur Ablagerung von Ceramid-Tri-Hexosid und Ceramid-Di-Hexosid, besonders in den Endothelzellen und den benachbarten Epithelien der Gefäße, der Nierenglomerula sowie in den glatten Muskelzellen und dem Herzmuskel. BECKER et al. (1975) diskutieren, daß die Einlagerungen in den Herzmuskel als primäre Störungen und die Nierenveränderungen sekundär als Folge der vermehrten Ausscheidung der Ceramid-Hexoside über den Urin anzusehen sind. Ablagerungen der Glykolipide führen zu Verdickungen der Gefäßmedia, zu aneurysmatischen Erweiterungen der Kapillaren und vermehrter Schlängelung der Gefäße. Entsprechende Veränderungen werden in der Haut, Bindehaut, Netzhaut, in peripheren Gefäßen, Gefäßen der Darmwand und des Gehirns sowie des Herzens beobachtet.

Der Nachweis der Erkrankung gelingt aus dem Urin durch Erfassung von Ceramid-Hexosid, ebenso aus dem Plasma und aus kultivierten Fibroblasten. Das Verhältnis von Ceramid-Tri-Hexosid zu Ceramid-Di-Hexosid unterscheidet sich bei beiden Geschlechtern. Bei Männern finden sich die genannten Substanzen im Verhältnis von 6 bis 8:1, bei Frauen im Verhältnis von 1:1 (PILZ u. DENDEN 1972). Der Enzymdefekt läßt sich zusätzlich auch an isolierten Leukozyten, kultivierten Fibroblasten, in der Tränenflüssigkeit und an Amnionzellen erfassen. Pränatale Diagnostik erscheint daher möglich (PILZ u. DENDEN 1972; KREMER u. DENK 1968).

3. Genetik

Bei dem Angiokeratoma corporis diffusum universale handelt es sich um ein Krankheitsbild, von dem etwa 200 Fälle bisher beschrieben wurden (DESNICK et al. 1976). Es wird vermutet, daß multiple Allelie eines X-chromosomalen Gens vorliegt, das bei männlichen Hemizygoten zur klassischen Symptomatologie führt, bei weiblichen Heterozygoten nur selten das Vollbild auslöst. Als Heterozygotennachweis werden vor allem die wirbelartigen Verdichtungen in der Hornhaut herangezogen (DUBACH u. GLOOR 1966; PILZ u. DENDEN 1972; WISE et al. 1962). Im Erscheinungsbild finden sich interfamiliär deutlichere Unterschiede als intrafamiliär (WISE 1966). Das auslösende Gen zeigt vollständige Penetranz, jedoch wechselnde Expressivität (DESNICK et al. 1976). Eine sichere Übertragung der Erkrankung von Vater auf Sohn wurde bisher nicht beobachtet, in den beschriebenen Familien findet sich keine erhöhte Konsanguinitätsrate.

4. Herzbeteiligung

a) Allgemein

An den arteriellen Gefäßen des Herzens finden sich, ebenso wie an anderen Gefäßbezirken, Verdickungen der Media, die das Lumen nicht wesentlich einengen. Eine atherosklerotische Veränderung der Koronargefäße ist untypisch (RUITER et al. 1947). Einzelne Krankheitsfälle mit der Symptomatologie von Herzklappenfehlern (Mitralstenose, Aorteninsuffizienz) wurden mitgeteilt, gelegentlich entwickelt sich eine Linksherzdilatation mit dem Bild einer relativen Mitralinsuffizienz (DESNICK et al. 1976; BECKER et al. 1975; DUBACH u. GLOOR 1966; WISE et al. 1962; KUSKE u. BAUMGARTNER 1962).

b) Myokardbeteiligung

Linksventrikuläre Hypertrophie, Kardiomegalie und Herzrhythmusstörungen stehen, bei nachgewiesener Herzbeteiligung, ganz im Vordergrund (KUSKE u. BAUMGARTNER 1962; BECKER et al. 1975).

Im EKG werden Vorhofflimmern und Schenkelblockbilder beobachtet, sowie Veränderungen der P-Wellen und unspezifische ST-T-Streckenänderungen. Gelegentlich werden infarktähnliche Bilder beschrieben (PARKINSON u. SUNSHINE 1961).

Histologisch und elektronenmikroskopisch zeigen sich Einlagerungen von Glykolipiden in den Herzmuskelzellen nahe dem Zellkern, im elektronenoptischen Bild lassen sich lamelläre Strukturen, teilweise granulaartig, teilweise als parallelstreifige Bänder erfassen. Sie führen zu Verdickungen der Muskulatur, wobei sie die Bewegungsabläufe in den Muskelzellen beeinträchtigen (COHEN et al. 1983). Sie wurden vor allem in der Muskulatur der Herzkammern, der Vorhöfe und des Reizleitungssystems, aber auch in Mitral- und Trikuspidalklappen nachgewiesen (BECKER et al. 1975). Diese Glykolipideinlagerungen werden teilweise flächenhaft, teilweise klumpig angeordnet nachgewiesen. Histochemisch lassen sie sich als Ceramid-Hexosid identifizieren. Bei den obduzierten Fällen mit Herzbeteiligung findet sich eine deutliche Vermehrung des Herzgewichtes (im Mittel 800 g), meist zeigen Herzklappen und Koronararterien nur diskrete Veränderungen, die Wandverdickung betrifft nicht selten auch die rechte Herzkammer und die Vorhöfe (BURDA u. WINDER 1967; COHEN et al. 1983).

IV. Refsum-Syndrom – Heredopathia atactica polyneuritiformis
(MCKUSICK 26 650)

1. Klinisches Bild

Zwischen dem 20. und 30. Lebensjahr erkranken die meisten Patienten mit Refsum-Syndrom, einer Störung, die vor allem bei Personen beobachtet wird, die aus skandinavischen Ländern stammen. Aus Veröffentlichungen von RICHTERICH et al. (1965a) und STEINBERG (1979, 1983) lassen sich die wichtigsten klinischen Symptome mit ihrer Häufigkeit in folgender Weise angeben:

Retinopathia pigmentosa, gelegentlich atypisch, verbunden mit Nachtblindheit	100%
Periphere Polyneuropathie, motorisch und sensibel	90%
Erhöhung des Liquor-Eiweiß bei normaler Zellzahl	85%
Zerebellare Ataxie, Nystagmus	75%
Epiphysäre Dysplasie (verkürztes Metatarsale IV, Hammerzehe, Syndaktylie)	60%
Innenohrschwerhörigkeit	50%

Unspezifische EKG-Veränderungen	bis 50%
Pupillenstörungen, Katarakt	40%
Anosmie	35%
Ichthyosiforme Hautveränderungen	nicht ganz selten

Die Lebenserwartung der Betroffenen ist verkürzt, 6 von 33 Patienten verstarben vor dem 40. Lebensjahr. Gelegentlich verstarben Kinder an plötzlichem Herztod (REFSUM et al. 1949). Wenige Patienten wurden im Alter zwischen 50 und 60 Jahren beobachtet. Die Todesursache scheint in vielen Fällen eine Herzrhythmusstörung zu sein.

2. Pathogenese

Die in der Leber und anderen Organen gespeicherte Substanz ist 3,7,11,15-Tetramethyl-Hexadekansäure (Phytansäure) (KLENK u. KAHLKE 1963). Phytansäure ist kein endogenes Stoffwechselprodukt, sondern Nahrungsbestandteil, der bei den Betroffenen aufgrund eines Enzymdefektes ungenügend abgebaut wird. Zwei Enzymdefekte wurden inzwischen identifiziert: 1. Fehlen der Phytansäure-α-Oxydase und 2. Fehlen der Phytansäure-α-Hydroxylase (HERNDORN et al. 1969; STEINBERG et al. 1967, 1970; STEINBERG 1983).

Nach Sicherung der alimentären Herkunft der Phytansäure im Organismus betroffener Personen entwickeln ELDJARN et al. (1966) eine diätetische Therapie, bei der minimale Mengen phytanhaltiger Nahrungsmittel aufgenommen werden.

3. Genetik

Autosomal rezessiver Erbgang wurde bereits von REFSUM bei der ersten Mitteilung 1946 angenommen, die Beobachtungen in der Literatur bestätigen diesen Erbgang. In den betroffenen Familien findet sich eine hohe Konsanguinitätsrate. Betroffen sind meist Geschwister beiderlei Geschlechts, Eltern und Kinder dieser Personen sind gesund.

1969 gelingt UHLENDORF et al. der Nachweis des Enzymdefektes an kultivierten Amnionzellen, so daß pränatale Diagnostik möglich erscheint.

4. Herzbeteiligung

a) Allgemein

RICHTERICH et al. berichten 1965 über eine Herzbeteiligung bei 20 ihrer 25 Patienten mit Refsum-Syndrom. Vor allem werden EKG-Veränderungen beschrieben, wobei unspezifische ST- und T-Streckenveränderungen, Verbreiterung des QRS-Komplexes, Verlängerung der QT-Zeit und Aufsplitterung des QRS-Komplexes erwähnt werden; seltener sind Schenkelblockbilder sowie tachykarde oder bradykarde Rhythmusstörungen.

b) Myokardbeteiligung

Eine Beteiligung des Myokards bei Refsum-Syndrom wird in der Literatur bei 7 Fällen belegt (Tabelle 5). Führend ist dabei die Linksherzvergrößerung. Bemer-

Tabelle 5. Myokardbeteiligung bei Refsum-Syndrom

Autor	Jahr	Patient Geschlecht	Alter (Jahre)	Art der Myokardbeteiligung	Nachweismethode
ASHENHURST et al.	1958	w	23	Linksherzvergrößerung	Röntgen, EKG
GORDON u. HUDSON	1959	m	51	HOCM	Klinik, Röntgen, EKG, Autopsie: Herzgew. 500–600 g, Hypertrophie des li. Ventr.. Das Septum wölbt sich in die Lichtung des rechten Ventrikels vor
RICHTERICH et al. RICHTERICH et al.	1963 1965b	w	7	Links- und Rechtsherzvergrößerung	Klinik, EKG, Herzkatheter
NEVIN et al.	1967	w	29	leichte LVH	Autopsie: Herzgew. 300 g, Fibrose u. Verdickung im Bereich des AV-Knotens
STEINBERG et al.	1970	m w	34 29	LVH	EKG, nach 7monatiger Diät rückläufig (Probanden sind Geschwister)
LUNDBERG et al.	1972	w	41	LVH	EKG

kenswert erscheint, daß die beiden von STEINBERG et al. (1970) publizierten Fälle nach 7monatiger diätetischer Therapie eine teilweise Rückbildung der EKG-Veränderungen erkennen lassen. Histologische Ergebnisse werden von NEVIN et al. (1967) vorgelegt (s. Tabelle 5).

F. Familiäre Speicherkrankheiten des Kohlenhydratstoffwechsels

I. Glykogenose Typ II, Pompe (McKUSICK 23 230)

1. Klinisches Bild

Die Glykogenose Typ II gilt als die klassische Form der Glykogenose mit Herzbeteiligung. Es werden heute aufgrund unterschiedlicher Enzymkonzentrationen drei verschiedene Verlaufsformen differenziert, die bezüglich der Organ- und Altersverteilung abzugrenzen sind (HOWELL u. WILLIAMS 1983; ANGELINI et al. 1972; ASKANAS et al. 1976).

Bei der infantilen Form werden erste Symptome kurz nach der Geburt, spätestens im 2. Lebensmonat, manifest, der Tod tritt nach rasch progredientem Verlauf zwischen 5½ und 34 Monaten ein. Hypotonie, Muskelschwäche und rasch fortschreitende, therapierefraktäre Herzinsuffizienz, große Zunge und charakteristische EKG-Veränderungen kennzeichnen die schwere Verlaufsform des frühen Kindesalters. Demgegenüber steht die Lebervergrößerung im Hintergrund.

Im EKG finden sich Zeichen der Linksherzhypertrophie. Bei der Obduktion lassen sich in 20% der Fälle Endomyokardfibrosen nachweisen (DINCSOY et al. 1965), in den übrigen Fällen zeigen sich biventrikuläre Hypertrophie und diffuse Verdickungen des Myokards. Eine subvalvuläre Aortenstenose mit dem klinischen Bild der HOCM wurde in Einzelfällen beobachtet (EHLERS u. ENGLE 1963). Die Herzklappen bleiben in der Regel frei von Veränderungen, Glykogeneinlagerungen in das Reizleitungssystem wurden nachgewiesen (BULKLEY u. HUTCHINS 1978), Rhythmusstörungen im Sinne eines WPW-Syndroms und eines zweitgradigen AV-Blockes beobachtet (BULKLEY u. HUTCHINS 1978; FRANCESCONI u. AUFF 1982). Außer in den Zellen des Myokards und der Skelettmuskeln wurde eine Glykogenspeicherung auch in Leber und ZNS nachgewiesen.

Die juvenile Form beginnt gelegentlich ebenfalls früh, meist später im Kindesalter, sie zeigt eine langsamere Progredienz. Bisher ist keiner der Patienten älter als 19 Jahre alt geworden (HOWELL u. WILLIAMS 1983). Langsam fortschreitende Muskelschwäche steht klinisch im Vordergrund. Eine Herzmuskelbeteiligung ist bisher nicht beschrieben worden. Der Tod tritt bei diesen Patienten meist durch respiratorische Insuffizienz, z. B. im Rahmen einer Pneumonie, ein. Eine Glykogenspeicherung wurde bisher nur in Skelettmuskelzellen nachgewiesen.

Bei der erst zwischen dem 20. und 40. Lebensjahr auftretenden Krankheitsform wird diskutiert, ob es sich um Heterozygotenmanifestation der schweren, infantilen Verlaufsform handelt. Die Progredienz dieser Form ist sehr langsam, das Beschwerdebild relativ diskret. Diese Erwachsenenform der Glykogenose Typ II erinnert in ihrem Verlauf eher an andere chronische Muskelkrankheiten. Muskelschwäche und rasche Ermüdbarkeit sind die führenden Symptome. Die seltener erfaßten EKG-Veränderungen ähneln denen, die bei der infantilen Verlaufsform beobachtet werden. Meist stellen sich allmählich Symptome einer Herzinsuffizienz ein. FRANCESCONI u. AUFF berichten 1982 über einen Fall mit WPW-Syndrom und zweitgradigem AV-Block.

2. Pathogenese

Ursächlich liegt der Glykogenose Typ II, Pompe, ein Mangel an lysosomaler α-1-4-Glukosidase zugrunde, dieses Enzym wird auch als saure Maltase bezeichnet. Es kann in Urin, kultivierten Fibroblasten, Leukozyten, Muskel- und Amnionzellen nachgewiesen werden. Auf diese Weise ist eine Heterozygotenerfassung möglich, die Zuordnung zu den verschiedenen Verlaufsformen kann jedoch nur mit Hilfe der Familienvorgeschichte erfolgen (LOONEN et al. 1981).

3. Genetik

Die Glykogenose Typ II, Pompe, wird autosomal rezessiv vererbt. Dieser Erbgang gilt für alle drei Verlaufsformen.

II. Glykogenose Typ III, Forbes (McKUSICK 23 240)

1. Klinisches Bild

Die Glykogenose Typ III, Forbes, nimmt einen relativ milden Verlauf, Leber und Herzmuskel sind vor allem betroffen. Infolge der Bildung eines abnormen Glykogens entwickeln sich Hypoglykämien und Ketose, bemerkenswert ist eine Verkleinerung der im Kindesalter deutlich vergrößerten Leber in späteren Jahren. Über hämodynamische und angiokardiographische Befunde bei Glykogenose Typ III berichten HERNANDEZ et al. (1966) und RUTTENBERG et al. (1964).

2. Pathogenese

Ursächlich liegt der Glykogenose Typ III ein Mangel an Amylo-1,6-Glukosidase = Debranching enzyme zugrunde. Der Mangel an diesem Enzym führt zur Bildung eines abnormen Glykogens als Speicherprodukt. Der Enzymdefekt läßt sich in Leberzellen, Leukozyten und Erythrozyten erfassen.

3. Genetik

Auch die Glykogenose Typ III folgt dem autosomal rezessiven Erbgang.

4. Herzbeteiligung

Über eine Herzbeteiligung bei Glykogenose Typ III liegen einige kasuistische Beobachtungen aus der Literatur vor. So berichten VAN CREVELS u. HUIJING (1965) über ein 5½jähriges Mädchen, bei dem sich bei der Obduktion in den tieferen Lagen des Herzmuskels vakuolige Einlagerungen – vermutlich das abnorme Glykogen – nachweisen ließen.

MILLER et al. berichteten 1972 über eine Familie, in der aufgrund von Blutsverwandtschaft der Eltern Kranke in zwei aufeinanderfolgenden Generationen beobachtet wurden. Bei der 45jährigen Mutter fanden sich neben den klinischen Zeichen der Mitralinsuffizienz elektrokardiographisch unspezifische Repolarisationsstörungen. Bei dem Sohn, der im Alter von 24 Jahren verstarb, ließen sich im EKG Zeichen einer linksventrikulären Hypertrophie und autopisch massive Glykogeneinlagerungen in der Leber sowie die linksventrikuläre Hypertrophie nachweisen. Die Schwester des Patienten ließ im Alter von 6 Jahren Zeichen einer Glykogenose Typ III erkennen, eine weitere Beobachtung war nicht möglich. Der jüngere Bruder der Geschwister wies im Alter von 14 Jahren eine Vergrößerung von Leber und Milz auf.

Eine weitere Beobachtung liegt von MILLER et al. aus dem Jahre 1972 vor. Das von diesen Autoren beobachtete Kind verstarb im Alter von 3 Monaten plötzlich, es fand sich eine Herzvergrößerung auf das Doppelte der Norm. In der Leber konnte der Enzymdefekt nachgewiesen werden. Als Ursache für den plötzlichen Tod wurde eine Obstruktion des linksventrikulären Ausflußtraktes diskutiert, da sich bei der Obduktion Verdickungen des Myokards mit Einengung der Ventrikellichtung nachweisen ließen. Die Autoren zitieren zwei weitere entsprechende Beispiele von BROWN u. BROWN (1968).

Durch Endomyokardbiopsie gelang es OLSON et al. (1984), eine Herzbeteiligung bei Glykogenose Typ III bei einer 25jährigen Frau nachzuweisen. Durch zweidimensionale Echokardiographie wurde der Verdacht auf eine Verdickung der linksventrikulären Kammerwand geäußert, Hinweise für eine Obstruktion der linksventrikulären Ausflußbahn ergaben sich nicht. An den entnommenen Gewebeproben ließen sich nicht nur die charakteristischen histochemischen Befunde, sondern auch der Enzymdefekt nachweisen.

III. Glykogenose Typ IV, Amylopektinose (MCKUSICK 23 250)

Ursache der Glykogenose Typ IV ist ein Mangel an Amylo-1,4-1,6-Transglukosidase (Branching enzyme). Dieser Enzymdefekt bewirkt die Ablagerung eines abnormen Glykogens, des Amylopektins.

Berichte über die Glykogenose Typ IV finden sich in der Literatur nur spärlich. SIDBURY et al. beobachteten 1962 einen 4½jährigen Knaben, der nach verschiedenen Oesophagusvarizenblutungen verstarb. Die Obduktion zeigte ein mäßig vergrößertes Herz mit leichter Linksherzhypertrophie. Gelbliche fleckförmige Einlagerungen wurden im linksventrikulären Myokard und im Septum nachgewiesen. Histologisch fand sich das gleiche Material wie in der zirrhotisch veränderten, verkleinerten Leber. Das Speicherprodukt konnte als Amylopektin identifiziert werden.

Über das Auftreten einer Kardiomyopathie berichten STEIN et al. (1965) und SCHOLLMEYER et al. (1969) in zwei großen Sippen. An dem Biopsiematerial aus Leber und Skelettmuskel ließ sich biochemisch ein vermehrter Glykogengehalt nachweisen, eine eindeutige Zuordnung zu einer bestimmten Form der Glykogenosen war den Autoren nicht möglich. In beiden Sippen muß autosomal dominanter Erbgang oder deutliche Heterozygotenmanifestation bei autosomal rezessivem Erbgang angenommen werden.

IV. Mukopolysaccharidosen (MPS)

Die Krankheitsgruppe der Mukopolysaccharidosen (MPS) gehört zu den lysosomalen Speicherkrankheiten; derzeit sind zehn verschiedene Enzyme bekannt, deren Fehlen eine MPS auslösen kann. In wechselnder Ausprägung gehören die mehr oder weniger deutliche Vergröberung der Gesichtszüge, Skelettveränderungen, Minderwuchs, Hornhauttrübung, Hörstörung und Gelenkversteifungen zum klinischen Bild, die nicht selten die Verdachtsdiagnose auf den ersten Blick erlauben. Die genaue Analyse der Einzelmerkmale jedoch gestattet erst die Zuordnung zu einer der sieben Formen, die sich entweder durch den Nachweis des Enzymdefektes selbst oder durch die Erfassung erhöhter Mukopolysaccharidausscheidung im Urin absichern läßt (SPRANGER 1972, 1974; MCKUSICK u. NEUFELD 1983).

Für die Differenzierung und das Verständnis der verschiedenen Typen sind die Experimente von FRATANTONI et al. (1968, 1969) besonders bedeutsam, die durch Mischung von Fibroblastenkulturen der MPS Typ I und Typ II eine Korrektur des jeweiligen Defektes nachweisen konnten. Erst danach waren eine eindeutige Abgrenzung der beiden Krankheitsformen und auch einiger anderer Typen sowie die Möglichkeit einer exakten pränatalen Diagnostik gegeben (FRATANTONI et al. 1968, 1969). Aus dieser historischen Anmerkung wird verständlich, daß in der Literatur vor 1968 die beiden Krankheitsformen Typ I, Pfaundler-Hurler, und Typ II, Hunter, nicht immer exakt getrennt werden konnten. Daher können Hinweise aus dieser Zeit auf eine Herzbeteiligung nach Art und Häufigkeit nicht den Einzelformen zugeordnet werden.

Kardiovaskuläre Störungen werden bei Mukopolysaccharidosen häufig gefunden, ganz überwiegend beziehen sich die Angaben in der Literatur auf Klappenveränderungen und Einengung der Koronargefäße (MCKUSICK u. NEUFELD 1983; SCHIEKEN et al. 1975). Hier kommt es zu Einlagerungen von Mukopolysacchariden (als sog. helle Zellen und als granulierte Zellen), außerdem ist eine Vermehrung der kollagenen Fasern nachweisbar. Die Speichersubstanz bewirkt Einengung der Gefäße, es wird, in Analogie zur Arteriosklerose, von MPS-Sklerose gesprochen. Histochemisch lassen sich Dermatansulfat und Heparansulfat nachweisen, die auch im Urin der betroffenen Personen vermehrt ausgeschieden werden (OKADA et al. 1967; LAGUNOFF et al. 1962).

Über Myokardveränderungen wird erst seit Einführung elektronenoptischer Verfahren berichtet. Eine Mitbeteiligung des Myokards am zugrundeliegenden Prozeß der Speicherung der Mukopolysaccharide kann daher bei den vorher publizierten Fällen ebenfalls vermutet werden, auch wenn überwiegend nur von Klappenveränderungen berichtet wird.

IV. a) Mukopolysaccharidose Typ I, Pfaundler-Hurler
(McKusick 25 280)

1. Klinisches Bild

Entsprechend den ausführlichen Darstellungen von McKusick u. Neufeld (1983) sowie Spranger (1972) sind die klinischen Merkmale der Patienten gekennzeichnet durch grobe Gesichtszüge, Minderwuchs, Hörstörung, Hornhauttrübung, schwere geistige Retardierung, Gelenkversteifungen (Entwicklung einer Klumphand, Beugung im Ellenbogen- und Hüftgelenk), Hepatosplenomegalie, Gibbusbildung im Bereich der LWS bei Kyphosierung in diesem Bereich sowie Hühnerbrust, Makrozephalie und Neigung zur Hernienbildung. Der Tod tritt bis zum 10. Lebensjahr ein. Häufige Todesursache ist neben der respiratorischen eine kardiovaskuläre Insuffizienz.

2. Pathogenese

Die Ursache der Mukopolysaccharidose Typ I ist ein Defekt der α-L-Iduronidase. Dieser Enzymdefekt läßt sich in Fibroblasten, Lebergewebe und Urin nachweisen. Der Enzymdefekt führt zur Ablagerung metachromatisch reagierender Substanzen, bei denen es sich um saure Mukopolysaccharide handelt. Pränatale Diagnostik aus Amnionzellkulturen ist möglich.

3. Genetik

Die Mukopolysaccharidose Typ I, Pfaundler-Hurler, wird autosomal rezessiv vererbt.

4. Herzbeteiligung

a) Allgemein

Bei der Herzbeteiligung bei Mukopolysaccharidose Typ I stehen einerseits Veränderungen der Koronargefäße im Vordergrund, Angina pectoris ist häufig und wurde ab dem 4. Lebensjahr beobachtet. Andererseits kommt es zur globalen Herzinsuffizienz bei Vorhandensein von Herzklappenfehlern. Insuffizienzen der Mitral- und Aortenklappe sind in der Häufigkeit führend. Krovetz et al. (1965) beobachteten Herzveränderungen bei bis zu 50% ihrer Patienten.

b) Myokardbeteiligung

Aus der Mitteilung von Krovetz et al. aus dem Jahre 1965 über 15 eigene Fälle geht hervor, daß meist gröbere Normabweichungen der hämodynamischen Parameter bei diesen Patienten nicht erfaßt wurden, allerdings fand sich eine Verminderung der Kontraktilität des linken Ventrikels. In einem Fall konnte eine kongestive Herzinsuffizienz ohne Hinweis auf Klappenfehler oder Koronargefäßveränderungen nachgewiesen werden. Die Zusammenstellung von 58 Beobachtungen aus der Literatur über Herzbeteiligung bei Pfaundler-Hurlerscher Mukopolysaccharidose zeigt, daß die verschiedenen anatomischen Strukturen des Herzens durch die Grundkrankheit beeinträchtigt sind: KROVETZ et al. (1965) fanden

Klappenveränderungen in	40 Fällen, davon
Mitralis	39mal
Trikuspidalis	19mal
Aorta	16mal
Pulmonalis	8mal
Veränderungen der Gefäße in	28 Fällen, davon
Koronararterien	20mal
Aorta (Plaques, Atherome)	15mal
Pulmonalarterienfibrose	einmal
Veränderungen anderer Gefäße	5mal, weiterhin
Endokardfibroelastose	11mal
Myokardveränderungen	8mal
Epikardiale Verdickung	2mal
Keine signifikanten Veränderungen	4mal
Keine Angaben	6mal.

Es muß darauf hingewiesen werden, daß KROVETZ et al. (1965) eine Trennung von Mukopolysaccharidose Typ I und II noch nicht durch Anwendung biochemischer Methoden zur Erfassung des Enzymdefektes möglich war. Von den 76 erfaßten Patienten waren 49 männlichen und 27 weiblichen Geschlechtes. Bei den männlichen Betroffenen läßt sich bezüglich der Lebenserwartung eine bimodale Verteilung erkennen. Vermutlich handelt es sich bei den Patienten mit längerer Lebensdauer um Kranke mit Mukopolysaccharidose Typ II.

Histologische und elektronenmikroskopische Untersuchungen des Herzens bei Mukopolysaccharidose werden unter anderem von LAGUNOFF et al. (1962), von RENTERIA et al. (1976) sowie von RENTERIA u. FERRANS (1976) vorgelegt. Bereits LAGUNOFF hat zwei verschiedene Zelltypen bei MPS beschrieben, sog. helle Zellen, deren Mukopolysaccharid-haltige Vakuolen beim Fixierungsvorgang herausgelöst werden, so daß die Zellen leer erscheinen, und granuläre Zellen. Diese Befunde wurden durch die Analysen von RENTERIA et al. (1976) erweitert. An den Herzklappen von Patienten mit Morbus Pfaundler-Hurler fanden diese Autoren helle Zellen und eine vermehrte Ablagerung von Kollagen. Bei fünf Autopsien waren kleine Fibroseherde sowie helle Zellen im basalen Drittel der Wand des linken Ventrikels nachweisbar. Ähnliche Veränderungen wurden auch im Papillarmuskel beobachtet. Helle Zellen fand man zwischen den Zellen des Reizleistungssystems nahe dem AV-Knoten. LAGUNOFF et al. (1962) kommen anhand der elektronenoptischen Untersuchungen zu folgenden Ergebnissen: Bei Patienten mit Pfaundler-Hurler-Syndrom sind alle Klappen und das wandständige Endokard verdickt. Die Veränderungen der Segel, des Klappenansatzringes und der Sehnenfäden sind durch Kollagenvermehrung und Infiltration von hellen Zellen und granulären Zellen gekennzeichnet. Im Myokard zeigen sich helle und granuläre Zellen im Interstitium und lamelläre Körperchen sowie gelegentlich klare Vakuolen in den Muskelzellen. Die myokardiale Funktionseinschränkung bei Mukopolysaccharidose Typ I wird als Ergebnis einer Kombination verschiedener auslösender Faktoren angesehen. Sie umfassen die reduzierte myokardiale Compliance als Folge der myokardialen Infiltration mit hellen und granulären Zellen, die interstitielle Fibrose und die Ablagerung von Speichermaterial in den Herzmuskelzellen. Zu diesen Veränderungen gesellen sich Klappenveränderungen, koronare Gefäßeinengungen, Hypertonus, Anämie und Hypoproteinämie sowie respiratorische Störungen hinzu (RENTERIA et al. 1976).

IV. b) Mukopolysaccharidose Typ II, Hunter (McKusick 30 990)

1. Klinisches Bild

Die klinischen Merkmale des Morbus Hunter sind denen bei Pfaundler-Hurler sehr ähnlich, wichtigstes Unterscheidungsmerkmal ist die fehlende Hornhauttrübung, außerdem wird eine längere Lebenserwartung beobachtet. LICHTENSTEIN et al. (1972) haben auf unterschiedliche Schweregrade der Erkrankung hingewiesen, heute werden eine schwere und eine milde Krankheitsform unterschieden. YOUNG et al. (1982a, b) fanden in einer epidemiologischen Studie in England 88 Hunter-Patienten, 52 wurden der schweren, 31 der milden Form zugeordnet. Die juvenile, schwere Verlaufsform ist gekennzeichnet durch raschen progredienten Verlauf und ausgeprägte geistige Retardierung, sie wird 3–4fach häufiger als die milde Verlaufsform beobachtet, bei der erste Symptome zwischen dem 4. und 8. Lebensjahr auftreten. Die psychomotorische und mentale Entwicklung erscheinen weitgehend normal oder nur gering beeinträchtigt.

2. Pathogenese

Der Mukopolysaccharidose Typ II, Hunter, liegt ein Defekt der Dermatan-Sulfat-Sulfatase zugrunde, dieses Enzym wird auch als Sulfo-Iduronat-Sulfatase bezeichnet. Es läßt sich in Fibroblasten und Leukozyten nachweisen. Das Fehlen dieses Enzyms führt zu einem Stillstand des Abbaues von Dermatansulfat bzw. Heparansulfat auf der Stufe der Sulfoiduronatabspaltung (SPRANGER 1974).

3. Genetik

Die Mukopolysaccharidose Typ II ist die einzige Mukopolysaccharidose, die dem X-chromosomal rezessiven Erbgang folgt, das heißt, es ist in der Regel nur damit zu rechnen, daß Knaben an dieser Störung erkranken. Die Genlokalisation auf dem X-Chromosom ist in letzter Zeit durch die Beobachtung einer X/5-Chromosomen-Translokation bei einem Mädchen mit Hunter-Syndrom im Bereich von Xq26–27 möglich geworden (MOSSMAN et al. 1983). Über weitere Beobachtungen eines Hunter-Syndroms bei Mädchen berichten NEUFELD et al. (1977), hier wurden Chromosomenveränderungen nicht nachgewiesen. Die Autoren diskutieren die Frage, ob selten ein autosomal rezessiv erbliches Hunter-Syndrom anzunehmen ist. Heterozygotenuntersuchungen sind an Serum und Lymphozytenextrakt ebenso wie an Lymphozytenkulturen möglich. Pränatale Diagnostik geschieht durch Nachweis des Enzymdefektes an kultivierten Amnionzellen (ZLOTOGORA u. BACH 1984).

4. Herzbeteiligung

YOUNG u. HARPER berichten 1982 über kardiovaskuläre Störungen bei der milden Verlaufsform des Morbus Hunter. Bei 23 von 31 Patienten mit dieser Spätform der Erkrankung wurden überwiegend Aorten- und Mitralinsuffizienz gefunden. Entsprechend wurden systolische und diastolische Herzgeräusche beschrieben. Kongestive Herzinsuffizienz bzw. Herzinfarkt stellen die häufigsten kardial bedingten Todesursachen dar.

V. Oxalose – primäre Hyperoxalurie
[McKUSICK 21 990 Typ I (KOCH et al. 1967)]
[McKUSICK 26 000 Typ II (WILLIAMS u. SMITH 1968)]

1. Klinisches Bild

Bereits im frühen Kindesalter kommt es zur Ablagerung von Kalziumoxalatsteinen in der Niere und in der Folge zur Niereninsuffizienz. Neben einer sehr früh zum Tode in der Urämie führenden Krankheitsform wird eine Oxalose im Erwachsenenalter beobachtet, die um das 30. Lebensjahr den Tod herbeiführt. Dieser Typ II ist bisher in vier Fällen belegt, sehr viel häufiger wird Typ I beobachtet. Klinisch stehen die Symptome der Nephrolithiasis und nachfolgend der Niereninsuffizienz mit Wachstums- und Gedeihstörungen der Kinder ganz im Vordergrund. Bei der adulten Form kommt es nach unauffälliger Entwicklung relativ plötzlich zum Nierenversagen und zu kardialer Dekompensation, die teilweise Folge der Hypertonie, gelegentlich auch einer Oxalatablagerung in den Zellen des Myokards und des Reizleitungssystems ist.

2. Pathogenese

Für die beiden differenzierbaren Typen der Oxalose sind unterschiedliche Enzymdefekte nachgewiesen worden. Typ I beruht auf einem Defekt der α-Ketoglutarat-Glyoxylat-Karboligase. Typ II der Oxalose wird durch einen Defekt der D-Glyzerat-Dehydrogenase hervorgerufen. Bei Typ II ließ sich in den Leukozyten der Eltern dreier betroffener Kinder eine verminderte Enzymaktivität finden. Ein Heterozygotentest bei der Oxalose Typ I ist bis heute noch nicht vorhanden (WILLIAMS u. SMITH 1968, 1983; KOCH et al. 1967).

3. Genetik

Beide Typen der Oxalose werden autosomal rezessiv vererbt.

4. Herzbeteiligung

a) Allgemein

Totaler AV-Block sowie inkomplette Schenkelblockbilder sind in der Literatur belegt, über eine Myokardbeteiligung mit Ablagerung von Kristallen im Herzmuskel berichtet BURI (1962) anhand von 11 Fällen aus der Literatur, denen er einen eigenen hinzufügt. Kristalleinlagerung im Hisbündel sowie in Gefäßen nahe dem AV-Knoten mit der Folge eines totalen AV-Blocks wird von STAUFFER (1960), COLTART u. HUDSON (1971) sowie ENGER et al. (1965) berichtet.

b) Myokardbeteiligung

Folgende kasuistische Mitteilungen finden sich in der Literatur: COCHRAN et al. (1968) beobachteten einen jungen Mann, der mit 21 Jahren plötzlich Symptome einer rasch progredienten Niereninsuffizienz zeigte, eine schwere Polyneuropathie entwickelte und im Lungenödem verstarb. Im Myokard wurden Oxalatkristalle nachgewiesen.

Eine Kardiomegalie bei einer 31jährigen Patientin beobachteten WALLS et al. (1969). Dieser Befund wird durch Röntgenbild, EKG und Autopsie der Patientin belegt. Sie verstarb im Alter von 31 Jahren an „Herzversagen". Bei einem Herzgewicht von 400 g waren die Herzklappen unauffällig und die Wand des linken Ventrikels verdickt. Histologisch fand sich eine feine interstitielle Fibrose des linken Ventrikels mit zahlreichen Kristalleinlagerungen ohne entzündliche Reaktion. Diese Veränderungen ließen sich im rechten Ventrikel nur in ganz geringem Umfang erkennen. Oxalatkristalle wurden auch im Hisbündel nachgewiesen, hier fand sich jedoch keine Fibrose.

Der von STAUFFER 1960 mitgeteilte Fall eines 13jährigen Mädchens ist neben dem schon erwähnten totalen AV-Block als Folge von Kristallablagerungen im Reizleitungssystem auch wegen der gleichzeitig nachweisbaren Einlagerungen im Myokard und im interstitiellen Bindegewebe des Herzens bemerkenswert.

Myokardiale Veränderungen bei Oxalose sind insgesamt selten, sie sind vermutlich im Sinne einer Begleitstörung anzusehen. Sie scheinen eher bei der adulten Verlaufsform dieser Stoffwechselstörung vorzukommen und bewirken dann rasch einen deletären Krankheitsverlauf.

G. Mukoviszidose – zystische Fibrose – zystische Pankreasfibrose (MCKUSICK 21 970)

1. Klinisches Bild

Die Mukoviszidose führt zu einer Störung der exokrinen Drüsen, wodurch es zu einer Veränderung des Sekretes dieser Drüsen kommt, dieses ist zähflüssiger und führt zur Verstopfung der Drüsenausführungsgänge und zu deren zystischer Erweiterung mit Schädigung des Organs. Besonders schwerwiegend sind die Auswirkungen im Bereich des Bronchialsystems und des Magen-Darm-Traktes. Im Schweiß werden vor allem Natrium und Chlorid in hoher Konzentration abgegeben, die Patienten sind einerseits durch den Elektrolytverlust, andererseits durch eine auffällige Hitzeunverträglichkeit gefährdet. Bei fast allen Kranken entwickelt sich ein Cor pulmonale, das die Lebenserwartung wesentlich bestimmt. DI SANT'AGNESE u. DAVIES haben 1979 an 221 erwachsenen Probanden folgende Symptomatologie gefunden:

Lungenkrankheiten (Emphysem, Bronchiolitis,
    Atelektasen, chronischer Husten, Bronchiektasen)   185 von 190 = 97%

Pankreasinsuffizienz	143 von 151 = 95%
Hämoptysen, gering	113 von 190 = 60%
Hämoptysen, massiv	15 von 221 = 7%
Polypen im Nasenraum	91 von 190 = 48%
Mekoniumileus-Äquivalente	18 von 75 = 24%
Intestinale Obstruktionen	40 von 190 = 21%
Pneumothorax	31 von 190 = 16%
Hitzeunverträglichkeit	7 von 145 = 5%
Biliäre Zirrhose	10 von 221 = 5%

Männliche Betroffene sind nur in 2–3% fertil, Schwangerschaften bei Frauen mit Mukoviszidose wurden beobachtet, in der Literatur sind mehr als 80 Schwangerschaften belegt (DI SANT'AGNESE u. DAVIES 1979; HERROD u. SPOCK 1977). Einige der Kinder waren ebenfalls an zystischer Pankreasfibrose erkrankt. Eine Schwangerschaft kann bei einer Frau mit zystischer Fibrose zu einer Verschlechterung des Krankheitsbildes führen.

2. Pathogenese

Für die zystische Fibrose ist ein Enzymdefekt bisher nicht nachgewiesen. Seit 1953 ist durch Untersuchungen von DI SANT'AGNESE et al. bekannt, daß die Elektrolytzusammensetzung im Schweiß betroffener Personen von der Norm abweicht. Die frühzeitige Erfassung Betroffener ist im Hinblick auf die Verbesserung der Prognose durch frühzeitige Anwendung prophylaktischer Therapieschemata bedeutsam.

3. Genetik

Autosomal rezessiver Erbgang ist für zystische Pankreasfibrose durch zahlreiche Familienbeobachtungen nachgewiesen. Mädchen und Knaben werden gleich häufig betroffen, zeigen jedoch eine unterschiedliche Lebenserwartung. Die mittlere Lebenserwartung für Mädchen wird mit 12 Jahren, die für Knaben mit 16 Jahren angegeben (GIAMMONA 1979). Das Gen konnte auf dem Chromosom 7 lokalisiert werden. Mit Hilfe molekulargenetischer Methoden sind Heterozygotennachweis und pränatale Diagnostik seit kurzem möglich.

4. Herzbeteiligung

a) Allgemein

Die Entwicklung eines chronischen Cor pulmonale ist nahezu bei allen Kranken zu beobachten (LIEBMAN et al. 1976; MATTHAY et al. 1980; MOSS 1982). In wenigen Fällen ist gleichzeitig oder auch unabhängig davon eine Myokardfibrose des gesamten Myokards oder besonders des linken Ventrikels nachweisbar. Die in der Literatur belegten Fälle fanden sich überwiegend bei Kindern, die bis zum 2. Lebensjahr verstorben sind.

b) Myokardbeteiligung siehe Tabelle 6.

Tabelle 6. Myokardbeteiligung bei Mukoviszidose

Autor	Jahr der Veröffentl.	Alter	Herzbefund
WISSLER u. ZOLLINGER	1945	8 Monate	Fleckige Myokardfibrose
KINTZEN	1950	18 Monate	Vakuolige Veränderungen in den degenerierten Muskelfasern, ersetzt durch narbiges Gewebe
FEER	1952	7 Monate	Myokardfibrose, dazu Xerophthalmie
POWELL et al.	1957	31 Monate 18 Monate 8 Monate 8 Monate 1 Tag	Fleckige Areale mit Muskelfibrose, teilweise konfluierend, Atrophie, Degeneration, Fragmentation, Pyknose der Zellkerne. Sternförmige Anordnung der Fibrose oder ringförmig, in derMitte des Myokards gelegen, Ausläufer zu Epi- und Endokard
MCGIVEN	1962	32 Monate	Hypertrophie und Dilatation des Herzens, fleckige Fibrose des linken Ventrikels. Fibroelastose über linkem Vorhof
BARNES et al.	1970	10 Monate 15 Monate 5 Monate 7 Monate 32 Monate 11 Monate	Fibrose im re. und li. Ventrikel verdicktes Endokard kongestive Herzinsuffizienz Endokardfibrose Myokardfibrose kongestive Herzinsuffizienz
NIZNIKOWSKA et al.	1971	4 Monate	QTVerlängerung im EKG, inkompl. RSB, T-Abflachung, LVH. Inselförmige, polyzyklisch begrenzte Fibrose, sternförmige Ausläufer
		5 Monate	Niederspannung im EKG, disseminierte plaqueartige Fibrose des Herzmuskels, vakuolige Degeneration, mäßige Fibroelastose des Endokards
		3 Monate	Tachykardie, sonst unauffälliges EKG. Inselartige Fibrose sternförmig angeordnet, im Myokard vertreut. Keine Entzündungsreaktion. Fibroelastose des Endokards
		5 Tage	Sternförmige Plaques des fibrösen Myokards, Periarteriolo-Sklerose, kein Gefäßverschluß. Reichlich vakuolisierte Fibrose. Fibroelastose des Endokards
OPPENHEIMER u. ESTERLY	1973	5 Monate	Fokale Myokardnekrosen, Ecchymosen am linken Ventrikel
		60 Monate	Infarktähnliches Bild im rechten und linken Ventrikel
		30 Monate	Akute, infarktähnliche Nekrose d. li. Vorhofs
		42 Monate	Akute Myokarditis, Mikroabszeß des li. Ventrikels
		8 Monate	Chronisch interstitielle Myokarditis, fokale Fibroelastose des linken Ventrikels

Tabelle 6. (Fortsetzung)

Autor	Jahr der Veröffentl.	Alter	Herzbefund
CHIPPS et al.	1979	21 Patienten zwischen 4 und 27 Jahren	7/21 zeigten li. ventrikuläre Dysfunktion, 3 unter Belastung, 4 in Ruhe. (Untersuchung mit M-mode Echokardiographie und Radionuklidtechnik) 1/21 LVH im EKG und im VKG 8/19 abnorme Beweglichkeit des Septums im VKG 4/19 erniedrigte linksventrikuläre Ejektionsfraktion, weitere 4 Pat. zeigten grenzwertige LVEF. Die Beteiligung des linken Ventrikels im oben beschriebenen Sinne korrelierte mit dem klinischen Schweregrad der zystischen Pankreasfibrose

H. Krankheiten mit vermehrter Eisenspeicherung

I. Idiopathische Hämochromatose (McKUSICK 23 520)

1. Klinisches Bild und **2. Pathogenese** sowie Ergebnisse technischer Untersuchungen werden ausführlich S. 355 ff. behandelt.

3. Genetik

Familiäres Vorkommen einer idiopathischen Hämochromatose ist seit langem bekannt (SHELDON 1935). Eine Fülle entsprechender Beobachtungen findet sich in der Literatur. Dennoch ist der Vererbungsmodus lange Zeit umstritten gewesen und gilt auch heute noch als nicht vollkommen aufgeklärt. Die meisten Autoren nehmen autosomal rezessiven Erbgang mit verminderter phänotypischer Ausbildung im weiblichen Geschlecht an (SADDI u. SCHAPIRA 1979). Homozygote Merkmalsträger zeigen das Vollbild mit

Diabetes mellitus (Bronze-Diabetes) in	50–70%
Pigmentierung der Haut	90%
Allgemeine Schwäche	45%
Schmerzen, vor allem in der Leberregion	30%
Libidoverlust	15%
Kardiale Störungen (Extrasystolen, supraventrikuläre Tachykardie, Vorhofflimmern und restriktive Kardiomyopathie)	bis 50%

Bei Heterozygoten finden sich Symptome der Eisenspeicherung meist nur bei Anwendung spezieller Suchverfahren:
Ferritin im Serum
Eisen in der Leber.

Treten exogene Faktoren hinzu (Alkohol, Hepatitis, schlechte Ernährung) können sich vor allem Leberzirrhose und Diabetes mellitus entwickeln.

Mit Hilfe positiver Korrelationen zu den HLA-Typen A3 und B14 scheint sich der oben skizzierte Erbgang bestätigen zu lassen: HLA A3 wurde bei 78,4% der Patienten mit idiopathischer Hämochromatose gefunden (bei 27% der Kontrollen); der HLA-Typ B14 war bei 25% der Hämochromatosepatienten nachweisbar, im Gegensatz zu 3,4% bei den Kontrollen (SIMON et al. 1975, 1977).

4. Herzbeteiligung

a) Allgemein

Auffälligerweise erfolgt die Herzbeteiligung in den verschiedenen Lebensaltern unterschiedlich. Jugendliche und Kinder zeigen eine schnellere Einlagerung von Eisen im Gewebe, bei ihnen beobachtet man besonders frühzeitig eine Speicherung im Herzmuskel. Eine Herzinsuffizienz, meist auf der Basis eines myogenen Versagens, ist häufig. Sie führt bei Jugendlichen meist innerhalb eines Jahres zum Tode.

b) Myokardbeteiligung

Eine Kardiomyopathie bei Familien mit idiopathischer Hämochromatose ist in den Fällen der Tabelle 7 belegt.

II. Thalassämie (MCKUSICK 27350)

1. Klinisches Bild

Schwere klinische Symptome werden in der Regel bei der Thalassämie nur bei Homozygoten des Thalassämiegens beobachtet, dies entspricht der Maior-Form der Erkrankung oder der Cooley-Anämie. Seltener finden sich deutliche hämatologische und allgemeine klinisch behandlungsbedürftige Befunde bei Heterozygoten, in diesem Falle spricht man von Thalassämia intermedia.

Wichtigste Symptome sind Blässe, Müdigkeit, Wachstumsretardierung (Infantilismus), Hepatosplenomegalie. In der zweiten oder dritten Lebensdekade, wenn diese überhaupt erlebt wird, entwickeln sich deutliche Zeichen von Herzdekompensation, Leberzirrhose und Pankreasinsuffizienz als Ausdruck einer Hämosiderose. Diese wird zum einen auf die gesteigerte Hämolyse bei den Patienten bezogen, zum anderen auch auf die Eisenüberladung durch häufig notwendige Transfusionen. Chelatbildner werden therapeutisch eingesetzt, sie können nach Beobachtungen von FREEMAN et al. (1983) sogar zu einer Reduzierung bereits manifester Organsymptome führen.

Genetische Defekte mit Myokardbeteiligung 547

Tabelle 7. Kardiomyopathie bei idiopathischer Hämochromatose

Autor	Jahr	Patienten	Herzbeteiligung	Nachweis
BOTHWELL et al.	1959	Bruder u. Schwester 21 und 28 J. alt	KMP, beide	Autopsie
		Bruder und 4 Geschwister (2 m, 2 w) 46 J. u. 49, 40, 42, 35 J. Vater fragl. betroffen	KMP	Klinik und Autopsie Geschwister: Eisenspeicherung in Leberbiopsie nachgewiesen. Vater: Akutes Herzversagen
PERKINS et al.	1965	Bruder und 3 Geschwister (13.–20. Leb.J.; 13, 12, 7 J) (2 m, 2 w)	LVH	Klinik, EKG, Röntgen, nach Aderlaßtherapie rückläufig. Geschwister auch behandelt
CHARLTON et al.	1967	2mal Bruder und Schwester 19–28 J.	LVH und Dilatation Rhythmusstörungen: supraventrik. Tachykardie, VES	Klinik, EKG, Autopsie
ANTHOPOULOS et al.	1970	Bruder und Schwester 27 J. und 26 J. Vater fragl. betr.	Kardiomyopathie (Bruder) supraventr. Tachykardie (Schwester)	Klinik, Röntgen, EKG, Rechtsherzkatheter. (Schwester starb an KMP)
		Bruder und Schwester 28 J. u. ?	Kongest. Herzinsuffizienz (Bruder), Herzrhythmusstörungen (Schwester)	Klinik, Autopsie ?
DURST et al.	1975	3 von 5 Geschwistern jugendliches Alter	„Myokardiopathie"	Daran verstorben (Autopsie?)
ZELUFF et al.	1975	2 Brüder, 42 J. u. ?	KMP	Klinik, Autopsie. Bruder: Serum-Ferritin
MCLARAN et al.	1982	3 Brüder, 27 J. u. jünger	KMP	Klinik, EKG, Röntgen, Echokardiographie, Autopsie
CEBALLOS et al.	1983	2 Brüder, 18 J. u. 16 J.	KMP (dilatative)	Klinik, EKG, Röntgen, Autopsie (beide: Eisenspeicherung im Reizleitungssystem)

2. Pathogenese

Die Thalassämie beruht auf einer Mutation der Alpha- oder Betakette des Hämoglobins. Es kommt damit zur Bildung eines abnormen Hämoglobins, welches dazu führt, daß die Lebensdauer der Erythrozyten vermindert ist. Die Thalassämie gehört zu den hämolytischen Anämien.

3. Genetik

McKusick (1986) ordnet die Thalassämie in die Gruppe der autosomal rezessiv vererbten Erkrankungen ein, eine Besonderheit stellt die meist klinisch erfaßbare Heterozygotenmanifestation dar. Hier werden Thalassämia minor (ohne gravierende Symptome) von Thalassämia intermedia (mit behandlungsbedürftigen Symptomen) unterschieden. Pränatale Diagnostik der Thalassämia maior ist durch Hämoglobinelektrophorese aus dem Blut des Feten, das bei einer Fetoskopie gewonnen wird, möglich (Kan et al. 1975).

4. Herzbeteiligung

Die bei dieser hämolytischen Anämie – aber auch bei anderen, z. B. der Sichelzellanämie – beobachtete Herzbeteiligung ist in erster Linie auf die Eisenspeicherung im Myokard zurückzuführen. Bei der kardiologischen Diagnostik sind allerdings anämiebedingte Veränderungen der Frequenz, der Hämodynamik und des Auskultationsbefundes zu berücksichtigen (Montaldo et al. 1979; Pisano et al. 1981). Für die Frühdiagnose bei noch fehlender klinischer Symptomatik ist die Echokardiographie besonders geeignet (Borow et al. 1982; Freeman et al. 1983). Vasquez Rodriguez et al. berichten 1969 über eine Myokardiopathie bei einem Patienten mit Thalassämia intermedia. Eine „Herzdekompensation" bei Thalassämia maior wird von Fronzo et al. (1978 a, b) mitgeteilt.

Der Tod aus kardialer Ursache ist bei der Thalassämia maior häufig, es kommt zum therapierefraktären Herzversagen als Folge einer exzessiven Eisenspeicherung im Myokard. Herzrhythmusstörungen werden beobachtet, stehen aber quantitativ hinter den Symptomen des myogenen Versagens zurück.

J. Amyloidose

Bei der systemischen Amyloidose handelt es sich um eine Krankheitsgruppe, bei der es zur extrazellulären Ablagerung besonders gefalteter Proteinfibrillen kommt. Sie führen zur Druckatrophie der Zellen und zur Verhärtung des Gewebes, teilweise bewirken sie den Zelltod. Über klinisches Bild, Pathogenese und technische Untersuchungen der Amyloidose wird S. 347 ff. ausführlich berichtet. Familiäres Vorkommen der Amyloidose ist bereits von Ostertag 1932 beobachtet und ausführlich von ihm 1950 dargestellt worden. Seit dieser Zeit sind aus allen Teilen der Welt große und kleinere Familienbeobachtungen mitgeteilt worden, die sich vom zeitlichen Verlauf und von der Organbeteiligung teilweise erheblich unterscheiden. Es werden daher regionale Formen unterschieden. Dieses Einteilungsprinzip muß so lange unscharf bleiben, bis eine exakte biochemische Zuordnung der Einzelformen möglich ist.

Für alle Formen der Amyloidose wird überwiegend autosomal dominanter Erbgang beschrieben, in einzelnen Beobachtungen über 3 und 4 Generationen (ANDRADE et al. 1970).

I. Portugiesischer Typ (McKusick 10 480)

ANDRADE berichtet 1952 aus Portugal über systematische Untersuchungen einer großen Sippe mit Amyloidose. Herzbeteiligung im Sinne einer restriktiven Kardiomyopathie ist ein häufiger Befund in der Spätphase der Erkrankung (ANDRADE et al. 1970). Amyloidablagerungen um das Reizleitungssystem herum sind ein besonderes Merkmal dieser portugiesischen Erkrankungsform. Klinisch manifestieren sie sich als Schenkelblock- und AV-Blockbilder I. und II. Grades. Eine ganz ähnliche Verlaufsform wurde in Japan mitgeteilt (ARAKI et al. 1968), hier wurden im EKG vor allem ST- und T-Streckenveränderungen beobachtet, Amyloidablagerungen im Myokard sind belegt. Bei einer großen Sippe in Indiana (FALLS 1955) steht besonders in der Finalphase eine chronische kongestive Herzinsuffizienz im Vordergrund.

II. Amyloidose Typ III (kardialer Typ) (McKusick 10 500)

FREDERIKSEN et al. haben 1962 in Dänemark eine Familie mit Kardiomyopathie bei 7 von 12 Geschwistern beobachtet, in 5 Fällen wurde die Amyloidose bei der Obduktion im Herzmuskel (vor allem rechter Vorhof und linker Ventrikel) nachgewiesen. Bei 2 weiteren Fällen sprechen Anamnese und Verlauf für die Annahme einer gleichartigen Erkrankung.

Im Vordergrund des klinischen Bildes stand die Beeinträchtigung der diastolischen Füllung im Sinne einer restriktiven Kardiomyopathie. In jüngerer Zeit wurden in Schweden 100 Fälle von familiärer Amyloidose untersucht, 62 von 71 auswertbaren EKGs zeigten Veränderungen, wobei Vorhofflimmern und AV-Überleitungsstörungen in 67% nachgewiesen wurden, 10 Patienten benötigten einen Schrittmacher (OLOFSSON 1983). Echokardiographisch fand sich eine „interventrikuläre" Verdickung bei 19 von 22 Untersuchten, 36% dieser Patienten wiesen eine linksventrikuläre Hypertrophie auf (BACKMAN u. OLOFSSON 1983; ERIKSSON et al. 1984). Bei der angiokardiographischen Untersuchung wurde in 5 von 11 Fällen eine restriktive Kardiomyopathie und in 6 von 11 Fällen eine subvalvuläre Obstruktion rechts- und linksventrikulär nachgewiesen (OLOFSSON et al. 1982). Histologisch wurde 6mal Amyloid im Bereich des Reizleitungssystems, 9mal im Bereich des Sinusknotens beobachtet.

Über ein familiäres Auftreten von Amyloidose mit Vorhofstillstand berichten ALLENSWORTH et al. (1969) sowie HARRISON u. DERRICK (1969). In der Familie von ALLENSWORTH et al. mußten 3 Geschwister mit einem permanenten Schrittmacher versorgt werden. Im EKG waren Bradykardie, fehlende P-Wellen und ein normaler QRS-Komplex nachweisbar. Die Vorhofbiopsie eines Patienten zeigte eine Hypertrophie des Myokards, im Interstitium fanden sich amorphe Amyloidmassen eingelagert. HARRISON u. DERRICK (1969) berichten über einen Vorhofstillstand bei 2 Patienten.

III. Familiäres Mittelmeerfieber (McKusick 24 910)

Bei der im Rahmen des familiären Mittelmeerfiebers auftretenden Amyloidose kommt es praktisch niemals zur Ablagerung von Amyloid im Herzen. Hier steht die Nephropathie ganz im Vordergrund von Klinik und Prognose. HELLER et al. (1958) berichten allerdings über einen Fall mit linksventrikulärer Hypertrophie, wobei nicht zu entscheiden ist, ob eine renal bedingte Hypertonie ursächlich bedeutsam war.

Das familiäre Mittelmeerfieber wird autosomal rezessiv vererbt, erste klinische Erscheinungen beginnen bereits im Kindes- und Jugendalter. Die Prognose der Patienten ist schlecht, der Tod tritt in der Regel im 3. Lebensjahrzehnt ein.

K. Spezielle Syndrome

I. Noonan-Syndrom – Turner Phänotyp mit normalem Karyotyp (McKusick 16 395)

1. Klinisches Bild

Anhand von 260 Beobachtungen hat SUMMIT (1969) die klinische Symptomatologie zusammengestellt. Patienten mit Noonan-Syndrom zeigen

Minderwuchs in	72%
Kryptorchismus (männliche Probanden)	70%
Geistige Retardierung	61% (von 210 Fällen)
Kardiovaskuläre Störungen	55%
Gesichtsdysmorphien	
auffällig geknickte Ohren	84%
Hypertelorismus	84%
abfallende Lidachse	83%
Ptose	66%
hoher Gaumen	65%
tiefansetzende Ohren	62%
Epikanthus	51%
Sonstige Symptome	
Cubitus valgus	86%
tiefer Nackenhaaransatz	81%
Pterygium colli	78%
Trichter-/Hühnerbrust	77%
periphere Lymphödeme	37%

Der Chromosomensatz ist unauffällig männlich bzw. weiblich. Die klinischen Merkmale lassen sehr an das Vorliegen eines Turner-Syndroms denken, das Vorkommen bei männlichen und weiblichen Personen mit unauffälligem Chromosomensatz und normaler Fertilität grenzen das Noonan-Syndrom eindeutig von der Monosomie X (Ullrich-Turner-Syndrom) ab.

2. Pathogenese

Die Pathogenese des Noonan-Syndroms ist bisher nicht bekannt.

3. Genetik

In zahlreichen familiären Fällen ist autosomal dominanter Erbgang belegt. Einzelne Beobachtungen (ABDEL-SALAM u. TEMTAMY 1969; DIEKMANN et al. 1967) zeigen Geschwisterbefall bei gesunden, teilweise verwandten Eltern, so daß in diesen Familien ein autosomal rezessiver Erbgang zu erwägen ist.

Für manche Beobachtungen läßt sich multifaktorielle Vererbung diskutieren. Insgesamt scheint es sich um ein genetisch noch heterogenes Krankheitsbild zu handeln, so daß bei der genetischen Beratung der Einzelfallanalyse bezüglich der Familiarität große Bedeutung zukommt. Sporadische Fälle wurden beobachtet.

4. Herzbeteiligung

a) Allgemein

Die Zahl der kardialen Begleitstörungen bei Noonan-Syndrom kann auslesebedingt zu hoch sein, da viele Beobachtungen von kardiologischen Arbeitsgruppen mitgeteilt wurden. Kongenitale Fehlbildungen des rechten Herzens werden bereits von den Erstbeschreibern hervorgehoben, wobei als führend eine valvuläre und infundibuläre Pulmonalstenose allein oder in Kombination mit einem Vorhof-Septum-Defekt angesehen wird. Bezüglich der im einzelnen vorkommenden Herzfehler vergleiche CHAR et al. (1972), die über 45 Fälle berichten, KEUTEL (1977) berichtet über 52 Fälle, PEARL (1977) über 206 Fälle und VOGT u. SCHMIDT-REDEMANN (1977) analysieren 18 Fälle.

b) Myokardbeteiligung

Im Vordergrund der Herzbeteiligung bei Noonan-Syndrom stand lange Zeit das rechte Herz. Erst moderne Untersuchungsverfahren haben dazu geführt, daß in den letzten 10 Jahren häufiger auch Veränderungen des linken Herzens erfaßt wurden. WILLIAMS et al. haben allerdings 1969 bereits eine „idiopathische" myokardiale Hypertrophie bei einer 24jährigen Patientin beschrieben. EHLERS et al. haben 1972 eine Familie beobachtet, in der die Mutter und 5 der 7 Kinder eine eigenartige exzentrische Hypertrophie des linken Ventrikels zeigten. Sie fanden ähnliche Veränderungen auch bei 4 sporadischen Fällen von Noonan-Syndrom. Bei nur diskreten kardialen Beschwerden in 9 von 10 Fällen fanden die Autoren besondere Veränderungen im EKG im wesentlichen im Sinne einer Linksherzhypertrophie. EHLERS et al. beobachteten 1972 bei der Obduktion eines im Alter von

5 Monaten an therapierefraktärer Herzinsuffizienz verstorbenen Kindes mit diesem Syndrom eine schwere Linksherzhypertrophie mit Obstruktion der Ausflußbahn.

In der Folge wurden zahlreiche ähnliche Beobachtungen mitgeteilt (MARIN et al. 1974; REITHER et al. 1974; HIRSCH et al. 1975; ROSSIGNOL et al. 1976; TANIMURA et al. 1977).

Zusammenfassend ergibt sich, daß bei der Myokardbeteiligung zu unterscheiden ist

a) die exzentrische linksventrikuläre Hypertrophie (EVH),
b) die hypertrophe obstruktive Kardiomyopathie (HOCM),
c) die hypertrophe nicht-obstruktive Kardiomyopathie (HCM, bzw. HNCM).

Durch Echokardiographie und Angiokardiographie läßt sich nachweisen, daß von der exzentrischen Ventrikelhypertrophie vor allem die Vorderwand in ihren kranialen Anteilen und der linke Ventrikel im posterior-inferioren Anteil betroffen sind. Zusätzlich wird das Septum in Form einer asymmetrischen Hypertrophie im Bereich der Ausflußbahn verändert. In ausgeprägten Fällen wird die Lichtung des linken Ventrikels durch die hypertrophierten Muskelwülste bis auf ein sichelförmiges Lumen reduziert. Bei ausgeprägter Septumhypertrophie wirkt sich die funktionelle Obstruktion nicht nur im linken, sondern auch im rechten Ventrikel aus.

Angiokardiographisch sind HOCM und EVH gelegentlich nicht sicher zu unterscheiden. Bei EVH wird ein Druckgradient innerhalb des linken Ventrikels nur bei deutlicher septaler Ausprägung einer Hypertrophie zu erwarten sein. In manchen Fällen kann diese Veränderung durch einen weiten Abstand zwischen dem Ramus circumflexus der linken Koronararterie und der bei der Angiokardiographie durch Kontrastmittel abgrenzbaren Innenkontur des linken Ventrikels erfaßbar werden (EHLERS et al. 1972; VOGT u. SCHMIDT-REDEMANN 1974).

Die Echokardiographie kann als die Methode der Wahl zur Erfassung von Myokardveränderungen bei Noonan-Syndrom angesehen werden (NORA et al. 1975). Durch regelmäßige Anwendung dieser Methode und Linksherzkatheterisierung mit Kontrastdarstellung der Herzhöhlen sowie Druckmessungen werden vermutlich in Zukunft mehr Beispiele für eine Myokardbeteiligung bei Noonan-Syndrom erfaßt werden.

II. Leopard-Syndrom – progressive kardiomyopathische Lentiginose
(MCKUSICK 15110)

1969 wurde das Syndrom erstmals zusammenfassend von GORLIN et al. anhand von 6 Fällen dargestellt. Die Autoren schlugen die Bezeichnung „Leopard-Syndrom" vor, ein Begriff, der den Hautaspekt der Betroffenen beschreibt, andererseits aber auch eine Aneinanderreihung der wichtigsten Symptome darstellt:

L = Lentigines, E = elektrokardiographische Besonderheiten, O = okulärer Hypertelorismus, P = Pulmonalstenose, A = Abnormitäten des Genitale, R = Retardierung des Wachstums, D = Taubheit (*d*eafness). Die Erstbeschreiber berichten bereits von familiärem Vorkommen und postulieren monogene Vererbung.

1. Klinisches Bild

In über 80% der Fälle finden sich bis 5 mm große, sehr dunkle Pigmentflecken in großer Zahl, mehr am Oberkörper als an den Beinen, meist die Schleimhaut freilassend. Sie werden durch Sonneneinstrahlung weder in der Größe noch in der Farbintensität und Anzahl beeinflußt. Die Lentigines treten meist um das 2. Lebensjahr auf, vermehren sich dann stark und kommen bei vielen Patienten zu Hunderten vor.

In 75% der Fälle findet sich ein okulärer Hypertelorismus, bei 50% der männlichen Probanden sind Abnormitäten des Genitale nachweisbar. Diese äußern sich überwiegend als Kryptorchismus, Hypospadie oder Fehlen eines Hodens. Wachstumsverzögerungen werden bei 90% aller Fälle beobachtet, eine Taubheit demgegenüber nur in 15% der Fälle. In bis zu 95% der Fälle werden EKG-Veränderungen und valvuläre oder infundibuläre Pulmonalstenose gefunden.

2. Pathogenese

Die Pathogenese des Leopard-Syndroms ist nicht bekannt.

3. Genetik

Neben sporadischen Fällen sind viele familiäre Beobachtungen mitgeteilt worden. Sie zeigen das Vorkommen des Leopard-Syndroms in aufeinanderfolgenden Generationen. Daraus, und aus der Tatsache, daß Vater-Sohn-Vererbung beobachtet wurde (GORLIN et al. 1969), wird autosomal dominanter Erbgang mit hoher Penetranz und variabler Expressivität abgeleitet. Im Einzelfall werden nicht alle Symptome gefunden, die zur Namensgebung des Syndroms führten, gelegentlich fehlen sogar die Lentigines (VORON et al. 1976).

Unter insgesamt 87 Fällen finden sich 51 männliche und 33 weibliche Patienten, bei 3 Kasuistiken ist das Geschlecht nicht mitgeteilt worden. Die Beobachtung, daß häufiger Frauen das Merkmal an ihre Kinder vererben, wird mit den Genitalveränderungen im männlichen Geschlecht in Zusammenhang gebracht, die eine Reduzierung der Fertilität bewirken könnten.

4. Herzbeteiligung

a) Allgemein

In ca. 95% der Fälle mit Leopard-Syndrom wird die Verdachtsdiagnose einer Pulmonalstenose gestellt, in einem Teil wurde sie durch Rechtsherzkatheterisierung und/oder Operation gesichert. Die beobachteten EKG-Veränderungen entsprechen häufig einem Linkslagetyp mit sog. S_1, S_2, S_3 Konfiguration (WALTHER et al. 1966; KUHN et al. 1977). Schenkelblockbilder und die Ausbildung eines totalen AV-Blockes wurden beim Leopard-Syndrom beobachtet (SMITH et al. 1970; NORDLUND et al. 1973).

Denkbar ist, daß bei einer größeren Zahl der Fälle eine obstruktive Kardiomyopathie vorliegt, die aber nicht erfaßt wurde, da eine Linksherzkatheter-Untersuchung nicht erfolgte (SOMERVILLE u. BONHAM-CARTER 1972; ST. JOHN SUTTON et al. 1981).

b) Myokardbeteiligung

POLANI u. MOYNAHAN haben 1972 erstmals auf eine Linksherzbeteiligung bei Leopard-Syndrom hingewiesen. Weitere Berichte stammen von MOYNAHAN (1970); SMITH et al. (1970); WALTHER et al. (1966); in jüngerer Zeit KUHN (1977); BUTENSCHÖN et al. (1979); JURECKA et al. (1983). Hierbei hat es sich überwiegend um eine obstruktive Kardiomyopathie gehandelt, meist fanden sich nur mäßig ausgeprägte kardiale Insuffizienzerscheinungen.

ST. JOHN SUTTON et al. (1981) diskutieren Zusammenhänge zwischen Lentigines und Kardiomyopathie anhand von 11 eigenen Fällen. Bis auf eine Beobachtung hat es sich bei allen Patienten um sporadische Erkrankungsfälle gehandelt. Die charakteristischen Merkmale des Leopard-Syndroms waren bei diesen Beobachtungen nicht vorhanden, so daß die Autoren an ein eigenes Krankheitsbild denken, bei dem Lentigines und Kardiomyopathie gemeinsam vorkommen. Die unterschiedliche Expressivität der Merkmale, die bei Leopard-Syndrom beschrieben ist, erschwert allerdings eine solche Abgrenzung.

Aus der Literatur wurden 26 sichere und 4 fragliche Beobachtungen mit Kardiomyopathie bei Leopard-Syndrom erfaßt, sie sind in Tabelle 8 zusammengestellt. Über Reizleitungsstörungen bei diesem Krankheitsbild unterrichtet Tabelle 9.

Eine Myokardbeteiligung bei Leopard-Syndrom muß als selten angesehen werden, ihr Vorhandensein bewirkt für die Patienten eine Verschlechterung der Prognose. Sie ist für die wenigen mitgeteilten Todesfälle bei Leopard-Syndrom verantwortlich zu machen (POLANI u. MOYNAHAN 1972; WATSON 1967).

L. Sonderfälle

In dem folgenden Abschnitt soll noch auf einige Sonderfälle aus der Literatur hingewiesen werden, bei denen familiäre Erkrankungen in Kombination mit Kardiomyopathie beobachtet wurden. Teilweise handelt es sich um Krankheitsbilder mit syndromartigem Charakter, deren Pathogenese noch nicht geklärt ist, z.T. handelt es sich auch um eine seltene kardiale Mitbeteiligung bei bekannten monogenen Krankheitsbildern.

I. Hypertrophe Kardiomyopathie in Verbindung mit Minderwuchs und endokrinen Störungen

FATOURECHI et al. berichten 1982 über 2 Brüder aus einer Verwandtenehe, die in ähnlicher Weise erkrankt waren. Der Proband wurde im Alter von 23 Jahren

Tabelle 8. Kardiomyopathie bei Leopard-Syndrom

Lfd. Nr.	Autor	Jahr	Geschlecht	Alter (Jahre)	Kardialer Befund	Wie gesichert	Besonderheiten
1	KRAUNZ u. BLACKMON	1968	w	22	HOCM	Rechts- und Linksherzkatheter	
2	LYNCH	1970	m	9	IHSS		
3	MOYNAHAN	1970	m	14	HOCM biventr.	Obduktion Herzkatheter und Obduktion	Herzgewicht 980 g
4			m	16	HOCM biventr.		
5	SOMERVILLE u. BONHAM-CARTER	1972	m	16	HOCM	Herzkatheter und Obduktion	Herzgewicht 950 g
6			w	13½	Extr. Septumhypertrophie, Vorwölbung in re. u. li. Ausflußbahn	Herzoperation, Herzkath. Propranolol-Test	
7			m	14	LVH, Septumhypertrophie in re. Ventrikel vorspringend	Obduktion	Herzgewicht 429 g
8	PERNOT et al.	1972	w	22	HOCM biventr.	Rechts- und Linksherzkatheter	
9	POLANI u. MOYNAHAN	1972	w	14	HOCM oder Fibroelastose	Herzkatheter	
10			w	16	LVH/HOCM	Kardiologische Untersuchung	
11			m	13	IHSS	Kardiologische Untersuchung	
12			m	4	Vermutl. IHSS	Kardiologische Untersuchung	11 und 12 sind Brüder

Tabelle 8. (Fortsetzung)

Lfd. Nr.	Autor	Jahr	Geschlecht	Alter (Jahre)	Kardialer Befund	Wie gesichert	Besonderheiten
13	Hopkins et al.	1975	w	31	LVH/HOCM	Angiographie, Isoproterenol-Test Herzkatheter	13 und 14 sind Halbgeschwister
14			m	29	LVH/HOCM		
15 bis 25	St. John-Sutton et al.	1981	10 m 1 w	16 Mo. bis 69 J.	HOCM linksventr. 3mal auch rechtsventrikulär	9mal Herzkath. u. li. ventr. Angiographie, 10mal Echokardiographie	7/11 erfolgreich OP (Myektomie)
26	Cleland et al.	1983	w	35	HOCM	Echokardiographie, Li.-herzkath., Angiogr.	

Verdachtsfälle

Lfd. Nr.	Autor	Jahr	Geschlecht	Alter (Jahre)	Kardialer Befund	Wie gesichert	Besonderheiten
27	Walther et al.	1966	m	11	KMP fragl., IHSS	EKG, VKG, Rechtsherzkatheter	Infarktähnliches EKG
28			w	13	KMP fragl., IHSS	EKG, VKG	Befund wie bei Aortenstenose, 27 und 28 sind Geschwister
29	Selmanowitz et al.	1970, 1971	w	51	KMP?	Kardiologische Untersuchung, EKG, Klinik	
30	Jurecka et al.	1983	m	43	Kardiomegalie, li. apikale Wandverdikkung, keine HOCM	Herzkatheter, Echokardiographie	HMV 15 l/min, großes AV-Aneurysma der Nierengefäße

Tabelle 9. Erregungsleitungsstörungen bei Leopard-Syndrom

Lfd.	Autor	Jahr	Geschlecht	Alter (Jahre)	Kardialer Befund	Wie gesichert	Besonderheiten
1	Walther et al.	1966	w	37	RSB	EKG, VKG	1 und 2 sind Mutter und Sohn
2			m	11	inkompl. RSB	EKG, VKG, Herzkatheter	
3	Smith et al.	1970	m	23	Li. post. Hemiblock	EKG, VKG	
4			m	55	Totaler AV-Block	EKG	4 und 5 sind Mutter und Sohn
5			w	76	RSB	EKG	
6	Nordlund et al.	1973	m	20	Li. ant. Hemiblock	EKG, VKG	
7	Schmidt, B.	1975	m	6½	LSB-ähnliches Bild (RVH)	EKG, VKG, Herzkatheter	
8	Senanez et al.	1976	m	11	Totaler AV-Block	EKG	
9	Butenschön et al.	1979	w	61	RSB bifasz. Block	EKG	
10			w	35	Li. ant. Hemiblock	EKG	
11	Schmidt, H.	1980	m	14	Inkompl. RSB	EKG	

beobachtet, sein Bruder verstarb im Alter von 10 Jahren an unbekannter Ursache.

Bei dem Probanden bestanden u. a. ein Zwergwuchs, ein dreieckig geformtes Gesicht mit beidseitiger leichter Ptose, eine Trichterbrust und Überstreckbarkeit der Gelenke, ein horizontaler Nystagmus und eine bilaterale Chorioretinitis.

Röntgenologisch zeigte sich eine Kardiomegalie, im EKG bestand eine linksventrikuläre Hypertrophie.

Die Herzkatheteruntersuchung erbrachte eine bilaterale Obstruktion des Ausflußtraktes, cineangiographisch ergab sich das typische Bild der HOCM.

Blutsverwandtschaft der Eltern und ähnliches Betroffensein der beiden Brüder läßt an autosomal rezessiven Erbgang bei dieser Störung denken, die durch einige Besonderheiten vom Noonan-Syndrom abzugrenzen ist.

II. Kardiomyopathie mit Genitalfehlbildung, geistiger Behinderung und testikulärer Unterfunktion

NAJJAR et al. erfaßten 1973 und NAJJAR et al. 1984 insgesamt 5 Knaben aus 2 Ehen zwischen blutsverwandten Eltern mit einer genitalen Hypoplasie, geistigen Retardierung und einer röntgenologisch und klinisch gesicherten Kardiomyopathie. Zeichen der Herzinsuffizienz, Herzgeräusche, EKG-Veränderungen und Kardiomegalie im Röntgenbild führen zur Annahme einer nicht näher klassifizierten Kardiomyopathie, invasive Methoden und echokardiographische Untersuchungen erfolgten nicht.

Das Vorkommen gleichartiger Störungen bei jeweils 2 bzw. 3 Brüdern aus einer Ehe zwischen Vettern I. Grades läßt einen autosomal rezessiven Erbgang für dieses Krankheitsbild vermuten. Ähnliche Fälle sind in der Literatur bisher nicht belegt.

III. Familiäre Kardiomyopathie, Hypogonadismus und Kollagenombildung am behaarten Kopf

SACKS et al. berichten 1980 über 3 Brüder im Alter von 48, 46 und 29 Jahren, bei denen eine Kardiomyopathie nachgewiesen wurde, die sich vornehmlich auf das rechte Herz erstreckte. Bei dem ältesten Patienten führte diese Störung zum Tode unter der Symptomatologie einer Trikuspidalinsuffizienz. Gleichzeitig bestand eine primäre testikuläre Unterfunktion im Sinne eines hypergonadotropen Hypogonadismus, interessanterweise waren diese Veränderungen kombiniert mit knotenartigen Verdickungen im Bereich des behaarten Kopfes, bei denen es sich um kollagenreiche Veränderungen handelt. Von dem Vater der 3 Brüder ist bekannt, daß er im Alter von 68 Jahren unter den Zeichen einer Herzinsuffizienz verstarb, Vorhofflimmern und Kardiomegalie sind mindestens 4 Jahre vor seinem Tod belegt, Hautveränderungen im Bereich des Kopfes sollen in ähnlicher Weise vorhanden gewesen sein.

Die Autoren diskutieren, ob zwischen den verschiedenen Störungen ursächliche Zusammenhänge anzunehmen sind. Das Vorkommen einer Kardiomyopathie bei Vater und 3 Söhnen läßt an ein autosomal dominant vererbtes Merkmal denken.

IV. Edwards-Syndrom (Trisomie 18) mit diffuser Myokardfibrose

In ihrer Publikation aus dem Jahre 1968 berichten KURIEN u. DUKE über ein Kind mit Edwards-Syndrom, das im Alter von 5 Monaten verstarb. Am Herzen zeigte sich eine deutliche Hypertrophie beider Ventrikel mit Fibrose, die bis in eine Tiefe von 0,5 cm vom Endokard in das Myokard vordrang. Im gesamten Myokard wurde eine floride Fibrose nachgewiesen, an manchen Stellen fand sich eine verstärkte Kapillaraussprossung. Der Befund wurde im Sinne einer kongestiven Kardiomyopathie gewertet.
Kardiomyopathien bei chromosomalen Aberrationen stellen einen seltenen Befund dar, angeborene Herzfehlbildungen sind dagegen häufig. Im vorgelegten Fall scheint die diffuse und schwere Myokardfibrose entscheidend für den Verlauf gewesen zu sein, Klappenfehler oder entzündliche Veränderungen wurden nicht nachgewiesen.
  Bei der Trisomie 18 handelt es sich um eine der Chromosomenaberrationen, die mit höherem Alter der Eltern häufiger beobachtet werden. Die meisten Fälle entstehen als freie Trisomie 18, sie sind abzugrenzen von Translolationstrisomien, die familiär gehäuft vorkommen können und Anlaß zur Anwendung der pränatalen Diagnostik sein sollten.

V. Mittelgesichtshypoplasie, subvalvuläre Aortenstenose und Hornhauttrübung

Über diese Kombination berichten FRYNS u. VAN DEN BERGE 1979 bei 2 Geschwistern, Kindern aus einer Ehe nichtverwandter Eltern. Beide Kinder sind sehr ähnlich betroffen. Sie zeigen eine Mittelgesichtshypoplasie, kurze Hände und Füße, mäßige geistige und körperliche Retardierung. In Kombination damit werden diffuse Trübungen der Kornea, ein erhöhter Augeninnendruck und ein Strabismus beobachtet. Die Diagnose der subvalvulären Aortenstenose ist durch Herzkatheter gesichert.
  Das Auftreten gleicher Symptome bei 2 Geschwistern unterschiedlichen Geschlechtes läßt an das Vorliegen einer autosomal rezessiv erblichen Erkrankung denken.

VI. TBG (Thyroxin-bindendes Globulin)-Mangel und hypertrophe obstruktive Kardiomyopathie

KALLEE et al. berichten 1978 über eine Familie, bei der bei 4 männlichen Personen ein TBG-Mangel (Athyropexinämie) nachgewiesen wurde, und bei 2 dieser Patienten Zeichen einer hypertrophen obstruktiven Kardiomyopathie vorhanden waren. Aus dem Familienstammbaum läßt sich auf X-chromosomal rezessive Vererbung dieser Krankheit schließen; die Mutter des Probanden, der selbst von einer HOCM betroffen war, zeigte das gleiche Krankheitsbild, war aber frei von dem TBG-Mangel. Da der TBG-Mangel als X-chromosomal rezessiv vererbtes Merkmal bekannt ist, diskutieren die Autoren, daß es sich um das Zusammentreffen von 2 seltenen erblichen Anomalien handelt, sie sehen in ihrer Beobachtung keinen Anlaß, eine enge Kopplung der beiden auslösenden Erbanlagen zu vermuten.

VII. Fukosidose

Bei der Fukosidose handelt es sich um eine Stoffwechselerkrankung, die zur Speicherung von Glykolipid in Lymphozyten, Haut, Leber und anderen Geweben führt. Dem Krankheitsbild liegt ein Defekt der α-L-Fukosidase zugrunde, es wird autosomal rezessiv vererbt. Eine Herzbeteiligung ist selten. DURAND et al. berichten 1969 über 2 Geschwister unterschiedlichen Geschlechtes, die im Alter von fast 4 und 5 Jahren verstarben. In beiden Fällen war röntgenologisch eine Kardiomegalie nachgewiesen worden, im EKG des Knaben fand sich ein inkompletter Rechtsschenkelblock, beide Kinder zeigten bei der Obduktion eine starke Vergrößerung des Herzens mit Linksherzhypertrophie und Dilatation des rechten Herzens. Im Myokard fand sich eine fleckige Degeneration, histologisch wurden in diesen Bezirken PAS positive Speichersubstanzen nachgewiesen. Im Zytoplasma kamen Vakuolen zum Nachweis.

VIII. Hypertrophe Kardiomyopathie bei Albinismus

RUSER berichtet 1972 über Beobachtungen bei Jugendlichen mit Albinismus und findet bei 20 Patienten mit Albinismus in 4 Fällen eine nicht obstruktive und in 2 Fällen eine obstruktive hypertrophe Kardiomyopathie. Die Pathogenese der Herzbeteiligung bei Albinismus ist nicht geklärt, dennoch erscheint das Zusammentreffen bei 6 von 20 Fällen überzufällig. Albinismus wird autosomal rezessiv vererbt.

IX. MADD (Multiple acyl-CoA dehydrogenation deficiency) und hypertrophe Kardiomyopathie

NIEDERWIESER et al. berichten 1983 über einen 7 Monate alten Sohn blutsverwandter Eltern, der akut mit Fieber, Krämpfen und nicht ketotischer Hypoglykämie erkrankte und infolge von Herzrhythmusstörungen verstarb. Außer einer Lebervergrößerung wurde echokardiographisch eine HCM nachgewiesen. Im Urin konnte ein Mangel verschiedener Acyl-CoA-Dehydrogenasen erfaßt werden, der das klinische Bild erklärt. Dieser Enzymdefekt wird autosomal rezessiv vererbt, 12 Fälle aus der Literatur werden zitiert. In einer weiteren Schwangerschaft der gleichen Eltern konnte pränatale Diagnostik angewendet werden, allerdings erst in der 37. Woche. Das kurz danach geborene Mädchen muß als betroffen gelten.

X. HOCM (Hypertrophisch-obstruktive Kardiomyopathie) bei Neurofibromatose

ELLIOTT et al. berichten 1976 über eine 44jährige Frau, bei der eine Neurofibromatose vorlag, die auch in der Familie bereits beobachtet wurde. Bei der klinischen Untersuchung wurde der Verdacht auf eine HOCM geäußert, der echokardiographisch bestätigt werden konnte. Die Autoren diskutieren einen ursächlichen Zusammenhang zwischen den beiden Störungen und fügen die HOCM in die kardiale Symptomatologie des Morbus Recklinghausen ein. Die Erkrankung wird autosomal dominant vererbt.

Literatur

Abdel-Salam E, Temtamy SA (1969) Familial Turner phenotype. J Pediatr 74:67–72

Allensworth DC, Rice GJ, Lowe GW (1969) Persistent atrial standstill in a family with myocardial disease. Am J Med 47:775–784

Andrade C (1952) A peculiar form of peripheral neuropathy: familial atypical generalized amyloidosis with special involvement of peripheral nerves. Brain 75:408–427

Andrade C, Araki S, Block WD, Cohen AS, Jackson ChE, Kuroiwa Y, McKusick VA, Nissim J, Sohar E, Allen MW van (1970) Hereditary amyloidosis. Arthritis Rheum 13:902–915

Angelini C, Engel AG, Titus JL (1972) Adult acid maltase deficiency. N Engl J Med 287:948–951

Anselmi A, Suarez JA, Anselmi G, Moleiro F, Suarez C de, Ruesta V (1975) Primary cardiomyopathy in identical twins. Am J Cardiol 35:97–102

Antani JA, Srinivas HV, Shivashankar A (1975) Clinical manifestations of papillary muscle dysfunction in Ehlers-Danlos syndrome. Jpn Heart J 16:235–242

Anthopoulos L, Plassaras G, Moulopoulos S (1970) Myocardiopathy in familial hemochromatosis. Pathol Microbiol 35:125–129

Araki S, Mawetari S, Ohta M (1968) Polyneuritic amyloidosis in a japanese family. Arch Neurol 18:593–602

Ashenhurst EM, Millar JHD, Milliken TG (1958) Refsum's syndrome affecting a brother and two sisters. Br Med J 2:415–417

Askanas V, Engel WK, DiMauro S, Brooks BR, Mehler M (1976) Adult-onset acid maltase deficiency. N Engl J Med 294:573–578

Backman C, Olofsson BO (1983) Echocardiographic features in familial amyloidosis with polyneuropathy. Acta Med Scand 214:273–278

Balzer F (1884) Recherches sur les caractères anatomiques du xanthelasma. Arch Physiol Norm Pathol 4:65–80

Barabas AP (1972) Vascular complications on the Ehlers-Danlos syndrome, with special reference to the „arterial type" or Sack's syndrome. J Cardiovasc Surg (Torino) 13:160–167

Barnes GL, Gwynne JF, Watt JM (1970) Myocardial fibrosis in cystic fibrosis of the pancreas. Aust Paediatr J 6:81–87

Becker AE, Schoorl R, Balk AG, van der Heide RM (1975) Cardiac manifestation of Fabry's disease. Am J Cardiol 36:829–835

Becker HJ, Kaltenbach M, Khan MH, Martin H, Schollmeyer P (1970) Zur familiären Kardiomyopathie. Z Kreislaufforsch 59:242–250

Beighton P (1969) Cardiac abnormalities in the Ehlers-Danlos syndrome. Br Heart J 31:227–232

Benbassat J, Bassan H, Milwidsky H, Sacks M, Groen JJ (1968) Constrictive pericarditis in Gaucher's disease. Am J Med 44:647–652

Bete JM, Banas JS, Moran J, Pinn V, Levine HJ (1975) Coronary artery disease in an 18 year old girl with pseudoxanthoma elasticum: successfull surgical therapy. Am J Cardiol 36:515–520

Blieden LC, Desnick RJ, Carter JB, Krivitt W, Moller JH, Sharp HL (1974) Cardiac involvement in Sandhoff's disease. Inborn error of glycosphingolipid metabolism. Am J Cardiol 34:83–88

Borow KM, Propper R, Bierman FZ, Grady S, Inati A (1982) The left ventricle end-systolic pressure dimension. Relation in patients with thalassemia major. Circulation 66:980–985

Bothwell TH, Cohen I, Abrahams CL, Perold SM (1959) A familial study in idiopathic hemochromatosis. Am J Med 27:730–738

Brady RO, Barranger JA (1983) Glucosylceramide lipidosis: Gaucher's disease. In: Stanbury JB, Wyngaarden JB, Fredrickson DS, Goldstein JL, Brown MS (eds) The metabolic basis of inherited disease, 5th edn. McGraw Hill, New York, pp 842–856

Brady RO, Kanfer JN, Shapiro D (1965) Metabolism of glucocerebrosides. II. Evidence of an enzymatic deficiency in Gaucher's disease. Biochem Biophys Res Commun 18:221–225

Brandt IK, Luca VA de (1966) Typ III glycogenosis. Am J Med 40:779–784

Brigden W (1957) Uncommon myocardial diseases, the non-coronary cardiomyopathies. Lancet II:1243–1249

Brock RC (1957) Functional obstruction of the left ventricle. Guy's Hosp Rep 106:221–238

Brown BJ, Brown DH (1968) Glycogen storage diseases: Types I, III, IV, V, VII and unclassified glycogenoses. In: Dickens F, Randle PJ, Whelan WJ (eds) Carbohydrate metabolism and its disorders, vol 2. Academic, London New York, pp 123–150

Buchem FSP van (1959) Arachnodactyly heart. Circulation 20:88–95

Bulkley BH, Roberts WC (1975) Dilatation of the mitral anulus. A rare cause of mitral regurgitation. Am J Med 59:457–463

Bulkley BH, Hutchins GM (1978) Pompe's disease presenting as hypertrophic myocardiopathy with Wolff-Parkinson-White syndrome. Am Heart J 96:246–252

Burda CD, Winder PR (1967) Angiokeratoma corporis diffusum universale (Fabry's disease) in female subjects. Am J Med 42:293–301

Buri JF (1962) L'oxalose. Helv Paediatr Acta 17: [Suppl] Fasc 2

Butenschön H, Burg G, Lentze M (1979) Das Leopard-Syndrom. Z Hautkr 54:613–618

Carlborg U, Ejruo B, Grönblad E, Lund F (1959) Vascular studies in pseudoxanthoma elasticum and angioid streaks. Acta Med Scand [Suppl 350] 166:1–84

Ceballos AA, Sanz RR, Somolinos FM, Taylor SF, Costa JR (1983) Miocardiopatia hemocromatosa familiar. Med Clin (Barc) 80:499–501

Char F, Rodriguez-Fernandez HL, Scott ChI jr, Borgoankar DS, Bell BB, Rowe RD (1972) The Noonan syndrome – a clinical study of forty-five cases. Birth defects. Orig Art Ser VIII (5):110–118

Charlton RW, Abrahams C, Bothwell TH (1967) Idiopathic hemochromatosis in young subjects. Arch Pathol 83:132–140

Chipps BE, Alderson PO, Roland JMA, Yang S, Aswegen A von, Martinez CR, Rosenstein BJ (1979) Noninvasive evaluation of ventricular function in cystic fibrosis. J Pediatr 95:379–384

Clark CE, Henry WL, Epstein SE (1973) Familial prevalence and genetic transmission of idiopathic hypertrophic subaortic stenosis. N Engl J Med 289:709–714

Cleland JGF, Mann L, Findlay J, McArthur J (1983) The first Scottish "Leopard"? Scott Med J 28:300–301

Cochran M, Hodgkinson A, Zarembski PM, Anderson CK (1968) Hyperoxaluria in adults. Br J Surg 55:121–128

Coffman JD, Sommers SC (1959) Familial pseudoxanthoma elasticum and valvular heart disease. Circulation 19:242–250

Cohen IS, Fluri-Lundee J, Wharton TP (1983) Two-dimensional echocardiographic similarity of Fabry's disease to cardiac amyloidosis: a function of ultrastructural analogy? J Clin Ultrasound 11:437–441

Coltart DJ, Hudson REB (1971) Primary oxalosis of the heart: a cause of heart block. Br Heart J 33:315–319
Come PC, Fortuin MJ, White RI, McKusick VA (1983) Echocardiographic assessment of cardiovascular abnormalities in the Marfan syndrome. Comparison with clinical findings and with roentgenographic estimation of aortic root size. Am J Med 74:465–474
Crawford ES (1983) Marfan's syndrome. Broad spectral surgical treatment cardiovascular manifestations. Ann Surg 198:487–505
Crefeld S van, Huijing F (1965) Glycogen storage disease. Am J Med 38:554–561
Csanady M, Szasz K (1976) Familial cardiomyopathy. Cardiology 61:122–130
Darsee JR, Heymsfield SB, Nutter DO (1979) Hypertrophic cardiomyopathy and human leukocyte antigen linkage: differentiation of two forms of hypertrophic cardiomyopathy. N Engl J Med 300:877–882
Desnick RJ, Blieden LC, Sharp HL, Hofschire PJ, Moller JH (1976) Cardiac valvular anomalies in Fabry disease. Clinical, morphologic, and biochemic studies. Circulation 54:818–825
Diekmann L, Pfeiffer RA, Hilgenberg F, Bender F, Reploh HD (1967) Familiäre Kardiomyopathie mit Pterygium colli. Münch Med Wochenschr 50:2638–2645
Dincsoy MY, Dincsoy HP, Kessler AD, Jackson MA, Sidbury JB (1965) Generalized glycogenosis and associated endocardial fibroelastosis. J Pediatr 67:728–740
di Sant'Agnese PA, Darling RC, Perera GA, Shea E (1953) Abnormal electrolyte composition of sweat in cystic fibrosis of the pancreas. Pediatrics 12:549–563
di Sant'Agnese PA, Davies PB (1979) Cystic fibrosis in adults. 75 cases and a review of 232 cases in the literature. Am J Med 66:121–132
Dorp WG van, ten Cate FJ, Vletter WB, Dohmen H, Roelandt J (1976) Familial prevalence of asymmetric septal hypertrophy. Eur J Cardiol 4:349–357
Dubach UC, Gloor F (1966) Fabry Krankheit, (Angiokeratoma corporis diffusum universale). Phosphatidspeicherkrankheit bei 2 Familien. Dtsch Med Wochenschr 91:241–245
Durand P, Borrone C, Della Cella G (1969) Fucosidosis. J Pediatr 75:665–674
Durst OE, Lang E, Weikl A, Hahn U, Pesch HJ (1975) Myokardiopathie bei der familiären Eisenspeicherkrankheit. Z Kardiol (Suppl) 2:105
Eddy DD, Farber EM (1962) Pseudoxanthoma elasticum. Arch Dermatol 86:729–740
Edwards WD, Hurdey HP, Partin JR (1983) Cardiac involvement by Gaucher's disease documented by right ventricular endomyocardial biopsy. Am J Cardiol 40:654
Ehlers KH, Engle MA (1963) Glycogen storage disease of myocardium. Am Heart J 65:145–147
Ehlers KH, Engle MA, Levin AR, Deely WJ (1972) Eccentric ventricular hypertrophy in familial and sporadic instances of 46, XX, XY Turner phenotype. Circulation 45:639–652
Eldjarn L, Try K, Strokke O, Munthe-Kaas AW, Refsum S, Steinberg D, Avigan J, Mize Ch (1966) Dietary effects on serum-phytanic-acid levels and on clinical manifestations in heredopathia atactica polyneuritiformis. Lancet I:691–693
Elliott ChM, Tajik AJ, Giuliani ER, Gordon H (1976) Idiopathic hypertrophic subaortic stenosis associated with cutaneous neurofibromatosis: Report of a case. Am Heart J 92:368–372
Emanuel R, Withers R, O'Brien K (1971) Dominant and recessive modes of inheritance in idiopathic cardiomyopathy. Lancet II:1065–1067
Enger E, Serck-Hanssen A, Rokkones T (1965) Oxalosis. A case report. Acta Med Scand 177:409–414
Eriksson A, Eriksson P, Olofsson BO, Thornell LE (1984) The sinoatrial node in familial amyloidosis with polyneuropathy. Virchows Arch Pathol Anat 402:239–246
Falls HF, Jackson CE, Carey JH, Rukavina JG, Block WD (1955) Ocular manifestations of hereditary primary systemic amyloidosis. Arch Ophthalmol 54:660–664
Fatourechi V, Sheikhzadeh AH, Gavam M (1982) Obstructive cardiomyopathy in a male dwarf with cryptorchidism. Clin Cardiol 5:301–303
Feer W (1952) Xerophthalmie und Myokardschaden bei Pankreasfibrose. Schweiz Med Wochenschr 82:102–103

Ferrans VJ, Hibbs RR, Burda CD (1969) The heart in Fabry's disease. A histochemical and electron microscopic study. Am J Cardiol 24:95–110

Fowler NO, Bel-Kahn v d JM (1979) Indications for surgical replacement of the mitral valve with particular reference to common and uncommon causes of mitral regurgitation. Am J Cardiol 44:148–157

Francesconi M, Auff E (1982) Cardiac arrhythmias and the adult form of type II glycogenosis. N Engl J Med 306:937–938

Fratantoni JC, Hall CW, Neufeld EF (1968) Hurler and Hunter syndromes: mutual correction of the defect in cultured fibroblasts. Science 162:570–572

Fratantoni JC, Neufeld EF, Uhlendorf BW, Jacobson CB (1969) Intrauterine diagnosis of the Hurler and Hunter syndromes. N Engl J Med 280:686–688

Frederiksen T, Gøtzsche H, Harboe N, Klaer W, Mellemgaard K (1962) Familial primary amyloidosis with severe amyloid heart disease. Am J Med 33:328–348

Freeman AP, Giles RW, Berdoukas VA, Walsh WF, Choy D, Murray PC (1983) Early left ventricular dysfunction and chelation therapy in thalassemia major. Ann Intern Med 99:450–454

Fronzo R, Meloni L, Pintus A, Carcassi U, Cherchi A (1978a) Rilievi ecocardiografici in talassemici adulti. Boll Soc Ital Cardiol 23:184–191

Fronzo R, Meloni L, Virgilis S de, Turco M, Raffo M, Cherchi A (1978b) Rilievi ecocardiografici in talassemici in eta infantile. Boll Soc Ital Cardiol 23:193–201

Fryns JP, van den Berghe H (1979) Corneal clouding, subvalvular aortic stenosis and midfacial hypoplasia. Associated with mental deficiency and growth retardation – a new syndrome? Eur J Pediatr 131:179–183

Gardin JM, Gottdiener JS, Radvany R, Maron BJ, Lesch M (1982) HLA linkage as association in hypertrophic cardiomyopathy: evidence for the absence in a heterogeneous caucasian population. Chest 81:466–472

Gaunt RT, Lecutier MA (1956) Familial cardiomegaly. Br Heart J 18:251–258

Giammona ST (1979) Cystic fibrosis. In: Bergsma D (ed) Birth defects compendium, 2nd edn. The National Foundation-March of Dimes. Macmillan, New York, p 237

Gibbert FB, Billimoria JD, Page NGR, Retsas S (1979) Heredopathia atactica polyneuritiformis (Refsum's disease) treated by diet and plasma-exchange. Lancet I:575–578

Goodwin JF, Krikler DM (1976) Arrhythmia as a cause of sudden death in hypertrophic cardiomyopathy. Lancet II:937–940

Gordon N, Hudson REB (1959) Refsum's syndrome, heredopathia atactica polyneuritiformis. A report of three cases, including a study of the cardiac pathology. Brain 82:41–55

Gorlin RJ, Anderson RC, Blaw ME (1969) Multiple lentigines syndrome. Complex comprising multiple lentigines, electrocardiographic conduction abnormalities, ocular hypertelorism, pulmonary stenosis, abnormalities of genitalia, retardation of growth, sensorineural deafness, and autosomal dominant hereditary pattern. Am J Dis Child 117:652–662

Goyette EM, Palmer PW (1953) Cardiovascular lesions in arachnodactyly. Circulation 7:373–379

Groen J, Carrer AH (1948) Adult Gaucher's disease with special reference to the variations in its clinical course and value of sternal puncture as an aid to its diagnosis. Blood 3:1221–1237

Groot WP de (1964) Angiokeratoma corporis diffusum Fabry. Dermatologica 128:321–349

Harley A, Orgain ES (1971) Hypertrophic cardiomyopathy with unusual features in a family. Br Heart J 33:55–61

Harrison WH jr, Derrick JR (1969) Atrial standstill. A review and presentation of two new cases of familial and unusual nature with reference to epicardial pacing in one. Angiology 20:610–617

Harvey PKP, Jones MC, Anderson EG (1969) Pericardial abnormalities in Gaucher's disease. Br Heart J 31:603–606

Harzer K, Benz HEU (1976) Gangliosidosen. In: Schettler G, Greten H, Schlierf G, Seidel D (Hrsg) Fettstoffwechsel. Springer, Berlin Heidelberg New York (Handbuch der inneren Medizin, 5. Aufl, Bd VII/4, S 613–643)

Hedinger C (1953) Herz- und Gefäßveränderungen bei Marfan'schem Syndrom (Arachnodaktylie). Schweiz Z Allg Pathol Bakteriol 16:977–983
Hein R, Nerlich A, Müller P, Krieg T (1985) Angeborene Erkrankungen des Kollagens. Klinische Heterogenität und molekulare Defekte. Internist 26:420–428
Heller H, Sohar E, Sherf L (1958) Familial mediterranean fever. AMA Arch Int Med 102:50–71
Hernandez A, Marchesi V, Goldring D, Kissane J, Hartmann AF (1966) Cardiac glycogenosis. J Pediatr 68:400–412
Herndorn JH, Steinberg D, Uhlendorf BW (1969) Refsum's disease: defective oxidation of phytanic acid in tissue cultures derived from homozygotes and heterozygotes. N Engl J Med 281:1034–1038
Herrod HG, Spock A (1977) Mother and daughter with cystic fibrosis. J Pediatr 91:276–277
Hirsch HD, Gelband H, Garcia O, Gottlieb S, Tamer DM (1975) Rapidly progressive obstructive cardiomyopathy in infants with Noonan's syndrome. Report of two cases. Circulation 52:1161–1165
Hopkins BE, Taylor RR, Robinson JS (1975) Familial hypertrophic cardiomyopathy and lentiginosis. Aust NZ J Med 5:359–364
Hornbostel H, Spier W, Koch H, Scriba K (1950) Angiokeratoma corporis diffusum Fabry mit cardio-vasorenalem Symptomenkomplex als Allgemeinerkrankung auf dem Boden einer Thesaurismose. Hautarzt 1:183–184
Horton WA (1979) Ehlers-Danlos syndrome. In: Bergsma D (ed) Birth defects compendium, 2nd edn. The National Foundation – March of Dimes. Macmillan, New York, p 386
Howell RR, Williams JC (1983) The glycogen storage disease. In: Stanbury JB, Wyngaarden JB, Fredrickson DS, Goldstein JL, Brown MS (eds) The metabolic basis of inherited disease, 5th edn. McGraw Hill, New York, pp 141–166
Hsia DYY, Naylor J, Bigler JA (1959) Gaucher's disease. Report of two cases in father and son and review of the literature. N Engl J Med 261:164–169
Huang S, Kumar G, Steele HD, Parker JO (1967) Cardiac involvement in pseudoxanthoma elasticum. Report of a case. Am Heart J 74:680–686
Inoh T, Nakai K, Hatani H, Takezawa H, Ugai K, Kyogoku M, Tomomatsu T, Fukuzaki H (1981) An autopsied case of congestive type of idiopathic familial cardiomyopathy with aortic medionecrosis – with clinical considerations of his familiy. Kobe J Med Sci 27:1–7
Jörgensen G (1968) Genetische Untersuchungen bei funktionell-obstruktiver subvalvulärer Aortenstenose (irregulär hypertrophische Kardiomyopathie). Humangenetik 6:13–28
Johnston AW, Weller SDV, Warland BM (1968) Angiokeratoma corporis diffusum. Some clinical aspects. Dis Child 43:73–79
Jurecka W, Gebhart W, Knobler R, Schmoliner R, Möslacher H (1983) Das Leopardsyndrom, ein kardiokutanes Syndrom. Wien Klin Wochenschr 95:652–656
Kahlke W (1967) Angiokeratoma corporis diffusum (Fabry's disease) In: Schettler G (ed) Lipids and lipidoses. Springer, Berlin Heidelberg New York, pp 332–351
Kallee E, Bohner J, Eichstädt H, Haasis R, Wahl R, Kochsiek K (1978) Absoluter TBG Mangel (Athyropexinämie) und hypertrophische obstruktive Kardiomyopathie. Klin Wochenschr 56:1213–1216
Kan YW, Golbus MS, Trecartin R (1975) Prenatal diagnosis of homozygous beta-thalassaemia. Lancet II:790–791
Kariv I, Kreisler B, Sherf L, Feldman S, Rosenthal T (1971) Familial cardiomyopathy. A review of 11 families. Am J Cardiol 28:693–706
Keutel J (1977) Spezielle kardiologische Probleme des Noonan Syndroms. Monatsschr Kinderheilkd 125:483–484
Kint JA (1970) Fabry's disease: alpha-galactosidase deficiency. Science 167:1268–1269
Kintzen W (1950) Zystische Pankreasfibrose kombiniert mit Myokardfibrose. Int Z Vitaminforsch 22:273
Klenk E, Kahlke W (1963) Über das Vorkommen der 3,7,11,15-tetramethyl-Hexadecansäure (Phytansäure) in den Cholesterinestern und anderen Lipoidfraktionen der Organe bei einem Krankheitsfall unbekannter Genese (Verdacht auf Heredopathia

atactica polyneuritiformis – Refsum Syndrom). Hoppe Seylers Z Physiol Chem 333:133–139

Koch J, Stokstad EL, Williams HE, Smith LH (1967) Deficiency of 2-oxo-glutarate: glyoxylate carboligase activity in primary hyperoxaluria. Proc Natl Acad Sci USA 57:1123–1129

Köhler E, Thurow J, Kuhn H, Neuhaus Ch, Bluschke V, Bosilj M (1979) Klinische und echokardiographische Untersuchungen zur familiären Verbreitung der hypertrophisch obstruktiven (HOCM) und hypertrophisch nichtobstruktiven (HNCM) Kardiomyopathie. Z Kardiol 68:511–519

Königsberg M, Factor S, Cho S, Herskowitz A, Nitowsky H, Morecki R (1981) Fetal Marfan syndrome: prenatal ultrasound diagnosis with pathologic confirmation of skeletal and aortic lesions. Prenat Diagn 1:241–247

Kraunz RF, Blackmon JR (1968) Cardiocutaneous syndrome continued. N Engl J Med 279:325

Kremer GJ, Denk R (1968) Angiokeratoma corporis diffusum (Fabry). Lipoidchemische Untersuchungen des Harnsedimentes. Klin Wochenschr 46:24–26

Krivit W, Desnick RJ, Lee J, Moller J, Wright F, Sweeley CC, Snyder PD Sharp H (1972) Generalized accumulation of neutral glycosphingolipids with G_{M2} Ganglioside accumulation in the brain. Am J Med 52:763–770

Krovetz LJ, Lorincz AE, Schiebler GL (1965) Cardiovascular manifestations of the Hurler syndrome. Circulation 31:132–141

Kuhn E (1977) Die Bedeutung der Vererbung bei Kardiomyopathien. Klin Wochenschr 55:673–675

Kuhn H, Haensch R, Lösse B, Jehle J (1977) Hypertrophisch obstruktive Kardiomyopathie und Lentiginosis. Dtsch Med Wochenschr 102:679–683

Kurien VA, Duke M (1968) Trisomy 17–18 syndrome. Report of a case with diffuse myocardial fibrosis and review of cardiovascular abnormalities. Am J Cardiol 21:431–435

Kuske H, Baumgartner P (1962) Demonstrationen. Dermatologica 124:298–300

Lagunoff D, Ross R, Benditt EP (1962) Histochemical and electron microscopic study in a case of Hurler's disease. Am J Pathol 41:273–286

Lichtenstein JR, Bilbrey GL, McKusick VA (1972) Clinical and probable genetic heterogeneity within mucopolysaccharidosis II. Report of a family with a mild form. Johns Hopkins Med J 131:425–435

Liebman J, Lucas RV, Moss A, Rosenthal A (1976) Cor pulmonale and related cardiovascular effects of cystic fibrosis. In: Mangos JA, Talamo RC (eds) Cystic fibrosis: projection into the future. Stratton, New York, pp 41–80

Littler WA (1972) Twin studies in hypertrophic cardiomyopathy. Br Heart J 34:1147–1151

Loonen MCB, Schram AW, Koster JF, Niermeijer MF, Busch HFM, Martin JJ, Brouwer-Kelder B, Mekes W, Slee RG, Tager JM (1981) Identification of heterozygotes for glycogenosis 2 (acid maltase deficiency). Clin Genet 19:55–63

Lornoy J, Vincke J, Pannier S, Verstraeten J, Kunnen M (1968) Syndrome de Marfan avec lésions cardiovasculaires. Acta Clin Belg 23:279–290

Lundberg A, Lilja LG, Lundberg PO, Try K (1972) Heredopathia atactica polyneuritiformis (Refsum's disease). Experiences of dietary treatment and plasmapheresis. Eur Neurol 8:309–324

Lynch PJ (1970) Leopard Syndrome. Arch Dermatol 101:119

Madison WM, Bradley EJ, Castillo AJ (1963) Ehlers-Danlos syndrome with cardiac involvement. Am J Cardiol 11:689–693

Magrini F, Fiorentini C, Polese A, Gregorini L, Guazzi M (1972) Cardiovascular features in a case of Ehlers-Danlos syndrome. Case report. Jpn Heart J 13:272–279

Marin MP, Bermejo MR, Abizanda JAR, Martinez JM, Teruel ML (1974) Una variedad de sindrome de Turner, con ovarios normales e hipertrofia cardiaca idiopatica. Rev Iber Endocrinol 123:241–262

Matthay RA, Berger HJ, Loke J, Dolan TF, Fagenholz SA, Gottschalk A, Zaret BL (1980) Right and left ventricular performance in ambulatory young adults with cystic fibrosis. Br Heart J 43:474–480

McGiven AR (1962) Myocardial fibrosis in fibrocystic disease of the pancreas. Arch Dis Child 37:656–660

McKusick VA (1972) Heritable disorders of connective tissue, 4th edn. Mosby, St. Louis

McKusick VA (1974) Multiple forms of the Ehlers-Danlos syndrome. Arch Surg 109:475–476

McKusick VA (1986) Mendelian inheritance in man, 7th edn. Johns Hopkins University Press, Baltimore London

McKusick VA, Neufeld EF (1983) The mucopolysaccharide storage disease. In: Stanbury JB, Wyngaarden JB, Fredrickson DS, Goldstein JL, Brown MS (eds) The metabolic basis of inherited diseases. 5th edn. McGraw Hill, New York, pp 751–787

McLaran CJ, Bett JHN, Nye JA, Halliday JW (1982) Congestive cardiomyopathy and haemochromatosis – rapid progression possibly accelerated by excessive ingestion of ascorbic acid. Aust NZ Med 12:187–188

Mendelsohn G, Bulkley BH, Hutchins GM (1978) Cardiovascular manifestations of pseudoxanthoma elasticum. Arch Pathol Lab Med 102:298–302

Miller CG, Alleyne GA, Brooks SEH (1972) Cross cardiac involvement in glycogen storage disease type III. Br Heart J 34:862–864

Møller P, Lunde P, Hovig T, Nitter-Hauge S (1979) Familial cardiomyopathy. Autosomally, dominantly inherited congestive cardiomyopathy with two cases of septal hypertrophy in one family. Clin Genet 16:233–243

Montaldo PL, Loddo M, Satta L, Multineddu R, Lixi M, Carcassi U (1979) Valutazione funzionale del cuore in pazienti affetti da morbo di Cooley a mezzo dello studio cardiopoligrafico nel corso di esercizio muscolare progressivo. Boll Soc Ital Cardiol 24:93–102

Moss AJ (1982) The cardiovascular system in cystic fibrosis. Pediatrics 70:728–741

Mossman J, Blunt S, Stephens R, Jones EE, Pembrey M (1983) Hunter's disease in a girl: association with X:5 chromosomal translocation disrupting the Hunter gene. Arch Dis Child 58:911–915

Moynahan EJ (1970) Progressive cardiomyopathic lentiginosis: First report of autopsy findings in a recently recognized inheritable disorder (autosomic dominant). Proc R Soc Med 63:448–451

Murdoch JL, Walker BA, Halpern BL, Kuzma JW, McKusick VA (1972a) Life expectancy and causes of death in the Marfan syndrome. N Engl J Med 286:804–808

Murdoch JL, Walker BA, McKusick VA (1972b) Parental age effects on the occurrence of new mutations for the Marfan syndrome. Ann Hum Genet 35:331

Najjar SS, Der Kaloustian VM, Nassif SJ (1973) Genital anomaly, mental retardation and cardiomyopathy. A new syndrome? J Pediatr 83:286–288

Najjar SS, Der Kaloustian VM, Ardati KO (1984) Genital anomaly and cardiomyopathy: a new syndrome. Clin Genet 26:371–373

Nasser WK, Williams JF, Mishkin ME, Childress RH, Helmen C, Merritt AD, Genovese PD (1967) Familial myocardial disease with and without obstruction to left ventricular outflow: clinical, hemodynamic and angiographic findings. Circulation 35:638–652

Navarro-Lopez F, Llorian A, Ferrer-Roca O, Betriu A, Sanz G (1981) Restrictive cardiomyopathy in pseudoxanthoma elasticum. Chest 78:113–115

Neufeld EF, Liebaers I, Epstein CJ, Yatsiv S, Milunsky A, Migeon BR (1977) The Hunter syndrome in females: is there an autosomal recessive form of iduronate sulfatase deficiency? Am J Hum Genet 29:455–461

Nevin NC, Cumings JN, McKeown F (1967) Refsum's syndrome. Heredopathia atactica polyneuritiformis. Brain 90:419–428

Niederwieser A, Steinmann B, Exner U, Neuheiser F, Redweik U, Wang M, Rampini S, Wendel U (1983) Multiple acyl-Co A dehydrogenation deficiency (MADD) in a boy with nonketotic hypoglycemia, hepatomegaly, muscle hypotonia and cardiomyopathy. Helv Paediatr Acta 38:9–26

Niznikowska-Marks J, Okninska A, Kaminski Z (1971) Fibrose myocardique au cours de la mucoviscidose. Helv Paediatr Acta 26:56–62

Nora JJ, Lortscher RH, Spangler RD (1975) Echocardiographic studies of left ventricular disease in Ullrich-Noonan syndrome. Am J Dis Child 129:1417–1420

Nordlund JJ, Lerner AB, Braverman IM, McGuire JS (1973) The multiple lentigines syndrome. Arch Dermatol 107:259–261
Okada R, Rosenthal IM, Scaravelli G, Lev M (1967) A histopathologic study of the heart in gargoylism. Arch Pathol 84:20–30
Olofsson BO (1983) Cardiac involvement in familial amyloidosis with polyneuropathy. Int J Cardiol 4:379–383
Olofsson BO, Bjerle P, Osterman G (1982) Hemodynamic and angiocardiographic observations in familial amyloidosis with polyneuropathy. Acta Med Scand 212:77–81
Olson LJ, Reeder GS, Moller KL, Edwards WD, Howell RR, Michels VV (1984) Cardiac involvement in glycogen storage disease III: morphologic and biochemical characterization with endomyocardial biopsy. Am J Cardiol 53:980–981
Oppenheimer EH, Esterly JR (1973) Myocardial lesions in patients with cystic fibrosis of the pancreas. Johns Hopkins Med J 133:252–261
Ostertag, B (1932) Demonstration einer eigenartigen familiären "Paraamyloidose". Naturforscherversammlung, Wiesbaden
Ostertag B (1950) Familiäre Amyloid-Erkrankung. Z Menschl Vererb Konstitutionsl 30:105–115
Parkinson JE, Sunshine A (1961) Angiokeratoma corporis diffusum universale (Fabry). Am J Med 31:951–958
Pearl W (1977) Cardiovascular anomalies in Noonan's syndrome. Chest 71:677–679
Perkins KW, McInnes IWS, Blackburn ChRB, Beal RW (1965) Idiopathic haemochromatosis in children. Am J Med 39:118–126
Pernot C (1980) Myocardiopathie obstructive du nourisson de l'enfant et de l'adolescent. A propos de 59 observations. Cardiol Angéiol (Paris) 29:159–169
Pernot C, Henry M, Worms AM (1972) Cardiomyopathie obstructive, trouble de la conduction intraventriculaire et lentiginose profuse. Coeur Med Int 11:249–257
Phornphutkul C, Rosenthal A, Nadas AS (1973a) Cardiac manifestations of Marfan syndrome in infancy and childhood. Circulation 47:587–596
Phornphutkul C, Rosenthal A, Nadas AS (1973b) Cardiomyopathy in Noonan's syndrome. Report of 3 cases. Br Heart J 35:99–102
Pilz H, Denden A (1972) Glykolipidausscheidung im Urin bei einer Sippe mit Fabry'scher Krankheit. (Angiokeratoma corporis diffusum). Dtsch Med Wochenschr 97:120–123
Pisano GF, Binaghi F, Putzu ML, Bragotti R, Manconi E, Urgu G, Pitzus F (1981) Monitoraggio degli effetti dannosi del ferro nel cuore dei pazienti con beta-thalassemia major con tecniche cardiologiche non invasive. Boll Soc Ital Cardiol 26:1227–1233
Polani PE, Moynahan EJ (1972) Progressive cardiomyopathic lentiginosis. Q J Med 41:205–225
Pope FM (1974) Autosomal dominant pseudoxanthoma elasticum. J Med Genet 11:152–157
Powell LW, Newman S, Hooker JW (1957) Cystic fibrosis of the pancreas complicated by myocardial fibrosis. Virginia Med Mth 84:178
Pride JJG (1938) Pontine Pseudobulbärparalyse bei Pseudoxanthoma elasticum. Eine klinische anatomische Studie. Thesis, Maastrich (zit. Eddy und Farber 1962)
Prockop DJ, Kivirikko KI (1984) Heritable diseases of collagen. N Engl J Med 311:376–386
Pyeritz RE, McKusick VA (1979) The Marfan syndrome: diagnosis and management. N Engl J Med 300:772–777
Ramirez A, Carrillo E, Rohman I, Kandora H (1981) Seudoxanthoma elastico con compromiso de corazon. Rev Med Chil 109:435–440
Read RS, Thal AP, Wendt VE (1965) Symptomatic valvular myxomatous transformation (The floppy valve syndrome): a possible forme fruste of the Marfan syndrome. Circulation 32:897–910
Refsum S (1946) Heredopathia atactica polyneuritiformis: a familial syndrome not hitherto described: contribution to clinical study of hereditary diseases of nervous system. Acta Psychiatr Scand [Suppl] 38:1–303
Refsum S, Salomonsen L, Skatvedt M (1949) Heredopathia atactica polyneuritiformis in children. J Pediatr 35:335–343

Reither M, Schwanitz G, Eschenbacher HL (1974) Das Noonan Syndrom. Klinische und zytogenetische Untersuchungen unter besonderer Berücksichtigung kardiologischer Befunde. Klin Padiatr 186:325–335

Renteria VG, Ferrans VJ (1976) Intracellular collagen fibrils in cardiac valves of patients with the Hurler syndrome. Lab Invest 34:263–272

Renteria VG, Ferrans VJ, Roberts WC (1976) The heart in the Hurler syndrome. Am J Cardiol 38:487–501

Richterich R, Kahlke W, Mechelen P van, Rossi E (1963) Refsum's Syndrom (Heredopathia atactica polyneuritiformis): ein angeborener Defekt im Lipid-Stoffwechsel mit Speicherung von 3,7,11,15-Tetramethyl-Hexadecansäure. Klin Wochenschr 41:800–801

Richterich R, Mechelen P van, Rossi E (1965a) Refsum's disease (Heredopathia atactica polyneuritiformis): an inborn error of lipid metabolism with storage of 3,7,11,15-tetramethyl-hexadecanoic acid. Am J Med 39:230–236

Richterich R, Moser H, Rossi E (1965b) Refsum's disease (Heredopathia atactica polyneuritiformis), a review of the clinical findings. Humangenetik 1:322–332

Rosenquist M, Biörck G, Faire U de, Freyschuss U, Lindvall K, Magnusson B (1980) Familial cardiomyopathy – a 15 year follow-up. Eur J Cardiol 12:107–120

Rossignol AM, Rossignol B, Frappat P, Sandor C, Bost M (1976) Place de la myocardiopathie dans le syndrome de Noonan. Pediatr 31:287–293

Rotberg T, Sanagustin MT, Salinas L, Macias R (1978) Sindrome de Ehlers-Danlos asociado a comunicacion interauricular, bloqueo a-v completo, aneurisma de aorta y crecimiento del ventriculo izquierdo (miocardiopatia). Arch Inst Cardiol Mex 47:562–571

Ruiter M, Pompen AWM, Wijers HJG (1947) Über interne und pathologisch-anatomische Befunde bei Angiokeratoma corporis diffusum (Fabry). Dermatologica 94:1–12

Ruser HR (1972) Albinismus und Myokardiopathie. Z Kardiol 62:22–24

Ruttenberg HD, Steidl RM, Carey LS, Edwards JE (1964) Glycogen-storage disease of the heart. Am Heart J 67:469–480

Rywlin AM, Barold SS, Linhart JW, Kramer HC, Meitus ML, Samet Ph (1969) Idiopathic familial cardiopathy, a study of two families. J Genet Hum 17:453–470

Sacks HN, Crawley IS, Ward JA, Fine RM (1980) Familial cardiomyopathy, hypogonadism, and collagenoma. Ann Intern Med 93:813–817

Sacrez A, Porte A, Batzenschlager A, Barsy Th de, Wolff F, Grison D, Stoeckel L, Ferrière P (1979) Myocardiopathie familiale. Arch Mal Coeur 72:786–792

Saddi R, Schapira G (1979) Hemochromatosis idiopathic. In: Bergsma D (ed) Birth defects compendium, 2nd edn. The National Foundation – March of Dimes. Macmillan, New York, pp 514–515

Saponaro A, Martelli M, Martinez R, Pitucco G, Rizzo P, Dragagna G, Barbato G (1980) La miocardiopatia marfaniana. Studio di 11 casi. Boll Soc Ital Cardiol 25:995–1002

Schachner L, Young D (1974) Pseudoxanthoma elasticum with severe cardiovascular disease in a child. Am J Dis Child 127:571–575

Schieken RM, Kerber RE, Ionasescu VV, Zellweger H (1975) Cardiac manifestations of the mucopolysaccharidoses. Circulation 52:700–705

Schmidt B (1975) Die kardialen Reizleitungsstörungen im Vektorkardiogramm beim Leopard Syndrom. Klin Paediatr 187:367–369

Schmidt H (1980) Hereditäre Syndrome mit Herzfehlern und Anomalien der Haut unter besonderer Berücksichtigung des Leopard Syndroms. Dermatol Monatsschr 166:622–628

Schölmerich P (1960) Myokarditis und weitere Myokardiopathien. In: Bergmann GV v, Frey W, Schwiegk H (Hrsg) Springer, Berlin Göttingen Heidelberg (Handbuch der inneren Medizin, 4. Aufl, Bd IX 2, S 960–1034)

Schollmeyer P, Jeschke D, Caesar K (1969) Familiäre Kardiomegalie mit vermehrter Glykogenspeicherung. Dtsch Med Wochenschr 94:1012–1019

Selmanowitz VJ, Orentreich N (1970) Lentiginosis profusa in daughter and mother: multiple granular cell "myoblastomas" in the former. Arch Dermatol 101:615–616

Selmanowitz VJ, Orentreich N, Felsenstein JM (1971) Lentiginosis profusa syndrome (multiple lentigines syndrome). Arch Dermatol 104:393–401

Senanez H, Mane-Garzon F, Kolski R (1976) Cardio-cutaneous syndrome (the "Leopard" syndrome), review of the literature and a new family. Clin Genet 9:266–276

Sheldon JH (1935) Haemochromatosis. University Press, Oxford

Sidbury JB, Mason J, Burns WB, Ruebner BH (1962) Type IV glycogenosis. Report of a case proven by characterization of glycogen and studied at necropsy. Bull Johns Hopkins Hosp 111:157–181

Simon M, Pawlotsky Y, Bourel M, Fauchet R, Genetet B (1975) Hémochromatose idiopathique. Maladie associée à l-antigene tissulaire HL-A 3? Nouv Presse Med 4:1432

Simon M, Bourel M, Genetet B, Fauchet R (1977) Idiopathic hemochromatosis. Demonstration of recessive transmission and early detection by family HLA typing. N Engl J Med 297:1017–1021

Sisk HE, Zahka KG, Pyeritz RE (1983) The Marfan syndrome in early childhood: analysis of 15 patients diagnosed at less than 4 years of age. Am J Cardiol 52:353–358

Smith RF, Pulicicchio LU, Holmes AV (1970) Generalized lentigo: electrocardiographic abnormalities, conduction disorders and arrhythmias in three cases. Am J Cardiol 25:501–506

Smith RRL, Hutchins GM, Sack GH, Ridolfi RL (1978) Unusual cardiac, renal and pulmonary involvement in Gaucher's disease. Am J Med 65:352–360

Somerville J, Bonham-Carter RE (1972) The heart in lentiginosis. Br Heart J 34:58–66

Spangler RD, Nora JJ, Lortscher RH, Wolfe RR, Okin JT (1976) Echocardiography in Marfan's syndrome. Chest 69:72–78

Spranger JW (1972) The systemic mucopolysaccharidoses. Ergeb Inn Med Kinderheilkd 32:165–265

Spranger JW (1974) Mucopolysaccharidosen. In: Linneweh F (Hrsg) Erbliche Defekte des Kohlenhydrat-, Aminosäuren- und Proteinstoffwechsels. Springer, Berlin Heidelberg New York (Handbuch der inneren Medizin, 5. Aufl, Bd 7/1, S 209–270)

Stauffer M (1960) Oxalosis. Report of a case with review of the literature and discussion of the pathogenesis. N Engl J Med 263:386–390

Stein E, Löhr GW, Eggstein M, Schollmeyer P, Anhegger E, Schairer E (1965) Familiäre Kardiomegalie im Erwachsenenalter infolge Glykogenspeicherung. Verh Dtsch Ges Kreislauff 31:138–144

Steinberg D (1979) Phytanic acid storage disease. In: Bergsma D (ed) Birth defects compendium, 2nd edn. The National Foundation – March of Dimes. Macmillan, New York, p 869

Steinberg D (1983) Phytanic acid storage disease (Refsum's disease) In: Stanbury JB, Wyngaarden JB, Fredrickson DS, Goldstein JL, Brown MS (eds) The metabolic basis of inherited disease, 5th edn. McGraw Hill, New York, pp 731–747

Steinberg D, Herndon JH, Uhlendorf BW, Mize CE, Milne GWA (1967) Refsum's disease. Nature of the enzyme defect. Science 156:1740–1742

Steinberg D, Mize CE, Herndon JH, Fales HM, Vroom FQ (1970) Phytanic acid in patients with Refsum's syndrome and response to dietary treatment. Arch Intern Med 125:75–87

St. John-Sutton MG, Tajik AJ, Guiliani ER, Gordon H, Daniel WP (1981) Hypertrophic obstructive cardiomyopathy and lentiginosis: a little known neural ectodermal syndrome. Am J Cardiol 47:214–217

Summit RL (1969) The Noonan syndrome. Birth Defects Orig Art Ser 5(5):39–42

Summit RL (1979) Noonan syndrome. In: Bergsma D (ed) Birth defects compendium, 2nd edn. The National Foundation – March of Dimes. Macmillan, New York, pp 778–779

Tanimura A, Hayashi I, Adachi K, Nakashima T, Ota K, Toshima H (1977) Noonan syndrome with hypertrophic obstructive cardiomyopathy. Acta Pathol Jpn 27:225–230

Taschen B (1953) Über plötzliche familiäre Herztodesfälle im Jugendalter. Virchow's Arch 323:39–48

Ten Cate FJ, Hugenholtz PG, Dorp WG van, Roelandt J (1979) Prevalence of diagnostic abnormalities in patients with genetically transmitted asymmetric septal hypertrophy. Am J Cardiol 43:731–737

Uhlendorf BW, Jacobson CB, Sloan HR, Mudd SH, Herndon JH, Brady RO, Seegmiller JE, Fujimoto W (1969) Cell cultures derived from human amniotic fluid: The possible application in the intrauterine diagnosis of heritable metabolic disease. In Vitro 4:158

Vazquez Rodriguez JJ, Tella PB, Perez JH, Herrera LM (1969) Miocardiopatia en la anemia hemolitica. Rev Esp Cardiol 22:437–449

Vogt J, Schmidt-Redemann B (1977) Angiokardiographische und vektorkardiographische Befunde beim Noonan Syndrom. Klin Padiatr 189:253–260

Voron DA, Hatfield HH, Kalkhoff RK (1976) Multiple lentigines syndrome. Case report and review of the literature. Am J Med 60:447–456

Walls J, Morley AR, Kerr DNS (1969) Primary hyperoxaluria in adult siblings: with some observations on the role of regular haemodialysis therapy. Br J Urol 41:546–553

Walther RJ, Polansky BJ, Grots IA (1966) Electrocardiographic abnormalities in a family with generalized lentigo. N Engl J Med 275:1220–1225

Watson GH (1967) Pulmonary stenosis, café-au-lait spots, and dull intelligence. Arch Dis Child 42:303–307

Whitfield AGW, Arnott WM, Stafford JL (1951) "Myocarditis" and aortic hypoplasia in arachnodactyly. Report of a case. Lancet I:1387–1391

Wilhelm K, Praver K (1972) Sudden death in pseudoxanthoma elasticum. Med J Aust 2:1363–1365

Williams GH, Rose LJ, Jagger PJ, Lauler DP (1969) A Turner's syndrome variant with polycystic ovaries and idiopathic myocardial hypertrophy. Ann Intern Med 70:571–576

Williams HE, Smith LH (1968) L-glyceric aciduria. A new genetic variant of primary hyperoxaluria. N Engl J Med 278:233–239

Williams HE, Smith LH (1983) Primary hyperoxaluria. In: Stanbury JB, Wyngaarden JB, Fredrickson DS, Goldstein JL, Brown MS, (eds) The metabolic basis of inherited diseases, 5th edn. McGraw Hill, New York London, pp 204–228

Wise D (1966) Diffuse Angiokeratomata (J. Fabry). In: Gottron HA, Schnyder UW (Hrsg) Vererbung von Hautkrankheiten. Springer, Berlin Heidelberg New York (Handbuch Haut- und Geschlechtskrankheiten, Bd VII, S 743–749)

Wise D, Wallace HJ, Jellinek EH (1962) Angiokeratoma corporis diffusum. A clinical study of eight affected families. Q J Med 31:177–206

Wissler H, Zollinger HU (1945) Die familiäre kongenitale zystische Pankreasfibrose mit Bronchiektasen. Helv Paediatr Acta Suppl 1:3–88

Witschel H, Meyer W (1968) Der Morbus Fabry als Beispiel einer erblichen Lipoidspeicherkrankheit. Neuere Gesichtspunkte zur Pathogenese, Klinik und Morphologie. Klin Wochenschr 46:72–76

Yamaguchi M, Toshima H, Yanasee T, Ikeda H, Koga Y, Yoshioka H, Ito M, Fujino T, Yasuda H (1977) A family study of idiopathic cardiomyopathy. Proc Jpn Acad 53 (Ser B):209–213 (zit nach McKusick 1986)

Young ID, Harper PS (1982) Mild form of Hunter's syndrome: clinical delineation based on 31 cases. Arch Dis Child 57:828–836

Young ID, Harper PS, Archer IM, Newcombe RG (1982a) A clinical and genetic study of Hunter's syndrome. I. Heterogeneity. J Med Genet 19:401–407

Young ID, Harper PS, Newcombe RG, Archer IM (1982b) A clinical and genetic study of Hunter's syndrome. II. Differences between the mild and severe forms. J Med Genet 19:408–411

Zeluff GW, Alfrey CP, Jackson D (1975) Hemochromatosis – cardiomyopathy and other complications. Heart Lung 8:761–765

Zlotogora J, Bach G (1984) Heterozygote detection in Hunter's syndrome. J Med Genet 17:661–665

VIII. Die Wirkung ionisierender Strahlen auf das Myokard

J. SLANINA

Mit 7 Abbildungen und 2 Tabellen

A. Allgemeiner Teil

I. Einführung

Bereits zwei Jahre nach der Veröffentlichung ROENTGENS „Über eine neue Art von Strahlen" (1895) untersuchten SABRAZES u. RIVIERE (1897) die Wirkung intensiver Röntgenstrahlung auf das Froschherz und stellten keinen Effekt fest. Weitere tierexperimentelle Untersuchungen blieben (ebenso wie Mitteilungen über Strahlenveränderungen am menschlichen Herzen) bis in die frühen 60er Jahre spärlich und in ihren Ergebnissen widersprüchlich. Beobachtungen an Hunde-, Kaninchen- und Rattenherzen (WARREN u. WHIPPEL 1922; WARTHIN u. POHLE 1929; LEACH u. SUGIURA 1941) schienen den Befund von SABRAZES u. RIVIERE zu bestätigen. SENDEROFF et al. (1960) stellten sogar eine Lebensverlängerung bei Hunden fest, deren Herzen nach Koronarligatur mit niedrigen Dosen bestrahlt worden waren. Dagegen standen Befunde von DAVIS (1924), der als erster radiogene Fibrosen und Blutungen des rechten Vorhofes bei Hunden und Kaninchen (und beim Menschen) beschrieb, oder von HARTMANN et al. (1927) und WARTHIN u. POHLE (1931), die ähnliche Veränderungen an Schaf-, Hunde- und Rattenherzen nachwiesen. JONEK u. KOSMIDER (1963) fanden pathologische Enzymveränderungen des Herzmuskels bei bestrahlten Meerschweinchen. Solche Befunde wurden relativiert durch Berichte, nach denen Myokardnekrosen im Tierexperiment erst mit Dosen von 20 000 R auslösbar waren (MOSS et al. 1963; STONE et al. 1964; BISHOP et al. 1965).

Am menschlichen Herzen waren Strahlenfolgen als Nebeneffekt der Tumor-Strahlentherapie zu erwarten, die sich wie die Röntgendiagnostik unmittelbar nach der Entdeckung der Röntgenstrahlen entwickelte (SCHINZ 1959). Eine Reihe von Autoren fand nach mediastinaler Strahlentherapie keine pathologischen Herzveränderungen (EMERY u. GORDON 1925; RUBIN et al. 1958; VAETH et al. 1961: VINKE 1962). Andere Autoren stellten zwar pathologische Befunde am Herzen fest, deuteten diese aber nicht als Strahlenfolgen, sondern als psychogene Effekte (SEGUY u. QUENISSET 1897), Tumoreffekte (COUTARD u. LAVEDAN 1922), Folgen von Situsänderungen (EGGERS 1941; LEACH 1943a, b) oder unspezifischer Einflüsse auf das Herz (THIBAUDEAU u. MATTICK 1929). Manche Veröffentlichungen (CATTERALL 1960; JONES u. WEDGWOOD 1960) bewerteten Befunde als vorübergehend, gutartig oder unbedeutend. Daneben finden sich für das menschliche Herz Hinweise auf ernstzunehmende Strahlenfolgen. Hervorzuheben ist ein Fallbericht von SCHWEIZER (1924), der in seiner Arbeit erstmals histopathologische Veränderungen des Peri- und Myokards bei einem mediastinal bestrahlten Hodgkin-Patienten als spezifisch radiogen beschrieb. SCHWEIZERS Handzeichnung des mikroskopischen Bildes war so perfekt, daß TROTT (1984), der die gleichen Veränderungen am Myokard von Ratten feststellte, sie in seine Publikation übernehmen konnte. In der Folgezeit kam eine Reihe kasuistischer Beobachtungen pathologischer Herzveränderungen nach Tumor-Strahlentherapie hinzu (GOTTESMAN u. BENDICK 1926; RENFER 1927, ROSS 1932). Die Widersprüchlichkeit der Veröffentlichungen, bedingt durch heterogene Methodik, Dosierungsungenauigkeiten, zu kurze Beobachtungszeiten und Fehlinterpretationen von Ergebnissen begünstigte die allgemeine Annahme, daß das Herz global ausgesprochen strahlenresistent und somit strahlenbiologisch kein Risikoorgan sei.

Die in den 60er Jahren aufkommende moderne Megavolt-Strahlentherapie mit standardisierten Bestrahlungsmethoden, Großfeldtechnik und exakter Dosimetrie führte insbesondere beim Morbus Hodgkin zu bisher nicht gekannten Langzeit-Heilungserfolgen (KAPLAN 1972 u. a.), die einerseits die Erforschung langfristiger Strahlenfolgen am Herzen ermöglichten, andererseits die Notwendigkeit begründeten, sie im Hinblick auf Prävention und Rehabilitation zu intensivieren. Wegen der standardisierten Mediastinalbestrahlung waren Patienten mit Hodgkinscher Erkrankung für derartige Untersuchungen besonders geeignet. Folgerichtig wurden die ersten umfassenden Studien zur Strahlenwirkung am Herzen von der Stanford-Gruppe veröffentlicht (STEWART et al. 1967, u. s. f.). Die erste geschlossene Darstellung radiogener Folgezustände des Herzens stammt von RUBIN u. CASARETT (1968), erweitert von RUBIN (1984) und STEWART u. FAJARDO (1984). Weitere Beiträge stammen von den Arbeitsgruppen um GILETTE (1985) und TROTT (1984). Aus strahlentherapeutischer Sicht sei auf eine Übersicht von GLANZMANN (1985) hingewiesen, ebenso auf Übersichtsbeiträge von HOLMANN, ROSENTHAL et al., WYNNE u. BRAUNWALD sowie von WENGER et al. und CRAWLEY in den klinischen Standardwerken über das Herz, herausgegeben von BRAUNWALD (1984) bzw. HURST (1985).

Nach dem gegenwärtigen Stand der Forschung kann man davon ausgehen, daß nach wie vor global der Satz einer relativen Strahlenresistenz des Herzens gilt, die eine effiziente Tumor-Strahlentherapie im Bereich des Mediastinums erlaubt. Doch wird man heute, gleichermaßen fern von unkritischer Strahleneuphorie wie ungerechtfertigter Radiophobie, das bestehende kardiale Risiko differenziert berücksichtigen.

II. Ätiologische Wertigkeit verschiedener Strahlenarten und Applikationsformen

Effekte inkorporierter radioaktiver Substanzen auf das Herz sind bisher nicht beschrieben. In Betracht kämen die diagnostische oder therapeutische Ingestion (Schilddrüse), Instillation (Pleura, Perikard) oder Injektion radioaktiver Nuklide im nuklearmedizinischen Bereich. Speziell in der Herzdiagnostik erfordert die Anwendung radioaktiver Isotope (Radiopharmaka) nach dem gegenwärtigen Stand des Wissens lediglich Rücksichtnahme auf bekanntermaßen strahlensensible Gewebe wie Knochenmark und Gonaden (HOLMAN 1984). Veränderungen des Herzens nach herznaher interstitieller Strahlentherapie, z. B. nach einer temporären Spickung mit Ra^{226}-Nadeln (GOTTESMAN u. BENDICK 1926; ROSS 1932), analog mit Ir^{192}- oder Ta^{182}-Drähten, Co^{60}-Perlen, bzw. nach einer Permanentimplantation von Au^{198}-, Y^{90}-, J^{125}- oder Ir^{192}-Körnern (Seeds) haben bisher nur akzidentellen Charakter. Es ist jedoch damit zu rechnen, daß diese Therapieform durch die sich in den letzten Jahren progressiv entwickelnde ferngesteuerte Afterloading-Technik (HENSCHKE et al. 1963; HENSCHKE u. HILARIS 1975) in Zukunft mehr an Bedeutung gewinnen wird, so daß vermehrt mit kardialen Folgezuständen gerechnet werden kann. Das gleiche gilt für die intrakavitäre Therapie mit den genannten Strahlen, besonders in der Behandlung des Ösophaguskarzinoms (RENFER 1927). Sieht man von seltenen Fällen einer möglichen Strahlenexposition durch Reaktor- und andere Strahlenunfälle ab, so bleibt die Anwendung ionisierender Strahlen, d. i. die perkutane Strahlentherapie mit Tumordosen, die einzige relevante Quelle möglicher Strahlenfolgezustände am Herzen. Im Spektrum der perkutanen Strahlentherapie scheiden Pionen-, Schwerionen- und Protonenstrahlung wegen ihres noch experimentellen Charakters vorerst für die Betrachtung aus. Über die Wirkung der Neutronenstrahlung auf das Herz liegen bereits Beobachtungen vor (OKAMOTO et al. 1969; 1978; BRADLEY et al. 1981; ZOOK et al. 1981). Sie bestätigen die infolge des hohen linearen Energietransfers (LET) von Neutronen (SILVERMAN u. STASIO 1980) zu erwartende, gegenüber der Photonenstrahlung erhöhte biologische Gewebewirkung für das Herz. Die wesentlichen neuen Erkenntnisse über die Einwirkung ionisierender Strahlen auf das Herz gehen auf die inzwischen weltweit als Routinetherapie eingeführte perkutane Megavolt-Photonenstrahlung (Co^{60}, Beschleunigeranlagen) sowie (mit Einschränkung) auf die perkutane Elektronenbestrahlung zurück, während die Orthovolt-Photonentherapie (bis 300 kV) wegen ihres ungünstigen Verhältnisses von Oberflächenbelastung und Tiefenwirkung seit den 60er Jahren ihre Bedeutung für die Tiefentherapie und damit für die kardiale Exposition verloren hat.

III. Beurteilung der Wirksamkeit einer Strahlendosis am Herzen
1. Die biologisch effektive Strahlendosis

Die Beurteilung einer Strahlendosis am Herzen schließt die Zeit-Dosis-Beziehung ein. Wie STRANDQUIST (1944) als erster für die Haut zeigte, richtet sich die Wirkung einer Strahlung auf lebendes Gewebe nicht nur nach der physikalischen Gesamtdosis, sondern auch nach der Zeit, in der die Dosis eingestrahlt wird. Die gleiche Strahlendosis hat bei kurzzeitiger, einmaliger Applikation einen stärkeren Gewebeeffekt als bei protrahierter oder fraktionierter, über längere Zeit verteilter Applikation. Bei der letztgenannten nimmt der biologische Effekt mit Verkleinerung der Einzeldosen und längerer Dauer der Serie ab. Diese Gesetzmäßigkeit gilt auch für das Myokard, wie GILLETTE et al. (1985) am Hundeherzen bewiesen. Sie fanden bei fraktionierter Bestrahlung und Einzeldosen von 2 Gy bis zu einer Gesamtdosis von ca. 75 Gy keine Fibrosezeichen des linken Ventrikels, bei Einzeldosen von 3 Gy bzw. 4 Gy hingegen bereits bei Gesamtdosen von ca. 50 Gy bzw. 60 Gy (Abb. 1). Von verschiedenen Ansätzen, einen rechnerischen Ausdruck für

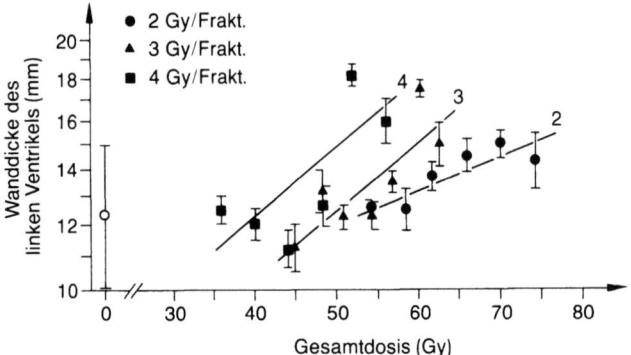

Abb. 1. Echokardiographisch bestimmte Wandschichtdicke des linken Ventrikels in Diastole bei Beagle-Hunden als Maß der Myokardfibrose 6 Monate nach unterschiedlich fraktionierter Herzbestrahlung. Ausgängliche Wandschichtdicke vor Bestrahlung 15 mm. Regressionsgeraden mit Standardabweichungen. (Nach GILLETTE et al. 1985)

biologisch isoeffektive Strahlendosen unter Berücksichtigung der Zeit-Dosis-Beziehung zu finden (STRANDQUIST 1944; COHEN 1968; ELLIS 1969; KIRK et al. 1971; KELLERER 1977), hat sich bisher die Nominale Standard-Dosis (NSD) nach ELLIS durchgesetzt. Die NSD ($D \cdot N^{-0,24} \cdot T^{-0,11}$) wird in der (nicht-physikalischen) Maßeinheit ret angegeben und ist ein Maß für die biologische Wirkung einer Strahlendosis D, die in N Fraktionen in der Zeit T (in Tagen) appliziert wird. Als Bezug dient die (isoeffektive) Wirkung konventioneller Fraktionierungsschemata in der Strahlentherapie, über die seit Beginn der 20er Jahre (COUTARD 1932 u. a.) Erfahrungsberichte vorliegen. Mit Hilfe der ELLISschen Formel ist es möglich, die biologische Wirkung unterschiedlicher Kombinationen von D, N und T annäherungsweise zu vergleichen, beispielsweise mit dem gebräuchlichsten und daher in seiner Wirkung empirisch am besten abgesicherten Fraktionierungsschema mit Einzeldosen von je 2 Gy an 5 Tagen in der Woche. Bei diesem Fraktionierungsschema entspricht eine Gesamtdosis von 60 Gy (6000 rd) einer NSD von 1800 ret. Zur Abschätzung der biologischen Wirkung einer einzeitigen Strahlendosis (N = 1, T = 1) wird für den klinischen Gebrauch gelegentlich der Dosiswert in rd (= cGy) mit der NSD in ret gleichgesetzt. Dieses Verfahren ist zwar nur tierexperimentell annäherungsweise gesichert (STEWART u. FAJARDO 1984), liefert jedoch vorläufig in Ermangelung anderer Verfahren für die klinische Praxis ausreichende Näherungswerte.

2. Die topographische Dosisverteilung am Herzen

Um mögliche Strahlenfolgezustände am Herzen abzuschätzen, muß man außer der biologisch effektiven Dosis auch die topographische Verteilung der Strahlendosis in den einzelnen Herzabschnitten kennen. Die Darstellung der räumlichen Dosisverteilung ist heute nach Angabe der Bestrahlungsparameter mit Hilfe der Computertomographie und der computertomographisch gestützten Dosimetrie auch nachträglich noch möglich (Abb. 2a–c, 3a, b).

Die Wirkung ionisierender Strahlen auf das Myokard 577

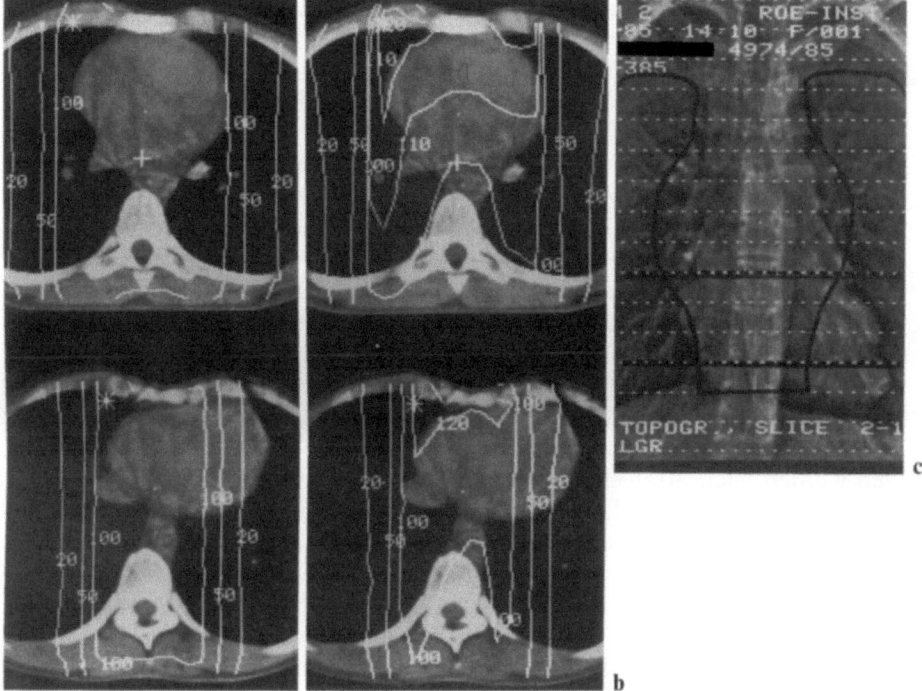

Abb. 2a–c. Dosisverteilung in 2 Schnittebenen des Herzens bei typischer Mediastinalbestrahlung wegen Morbus Hodgkin. Die Isodosenlinien umschließen Zonen gleicher Dosis in Prozent der Gesamtdosis. **a** ventral:dorsal gleichgewichtete Gegenfelder, **b** ventral:dorsal im Verhältnis 2:1 gewichtete Gegenfelder. Referenzpunkt der Dosis für **a** und **b** in Körpermitte auf dem Zentralstrahl. **c** Topogramm mit mediastinalem Bestrahlungsfeld und Angabe der Schnittebenen

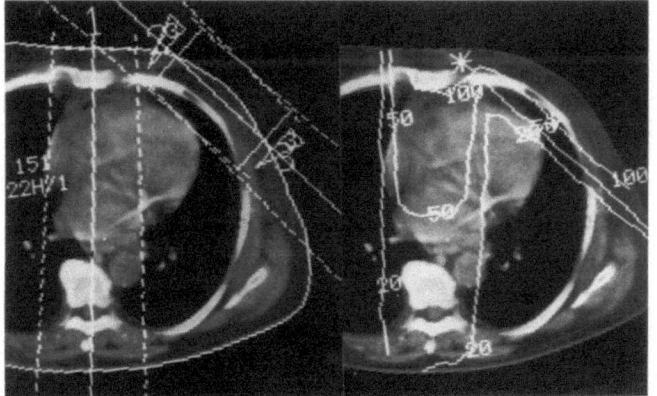

Abb. 3. a Feldgrenzen und **b** Dosisverteilung in mittlerer Herzhöhe bei postoperativer Bestrahlung wegen eines linksseitigen Mammakarzinoms mit ventralem Paraaortalfeld (Referenzpunkt der Dosis in 2,5 cm Körpertiefe) und tangentialen Thoraxwand-Gegenfeldern (Referenzpunkt der Dosis in der Mitte des mittleren Körperdurchmessers auf dem Zentralstrahl). Isodosenangaben in Prozent der Gesamtdosis

IV. Strahlensensibilität und Strahlentoleranz des Herzens

1. Strahlensensibilität

Die Strahlensensibilität des Herzens ist in Partialbereichen unterschiedlich hoch. PRIGNITZ et al. (1974; 1976a, b) stellten z. B. bereits nach Einzeldosen von 250 bzw. 1000 R signifikante Veränderungen des Energiestoffwechsels, Noradrenalingehalts und der Glykosidempfindlichkeit im Herzmuskel des Meerschweinchens fest. Dabei ist eine Übertragung von tierexperimentell gewonnenen Sensibilitätsdaten auf das menschliche Herz nur annäherungsweise möglich, da selbst bei Tieren artspezifische Sensibilitätsdifferenzen bestehen. GAVIN u. GILLETTE (1982) konnten bei Beagle-Hunden schon nach 12 Gy Einzeldosis Strahlenfolgen am Herzen feststellen, während sich vergleichbare Veränderungen am Kaninchenherzen erst mit Dosen von 18 Gy bzw. 54 Gy in 12 Fraktionen auslösen ließen, Einzeldosen unter 16 Gy jedoch wirkungslos blieben (STEWART et al. 1968; FAJARDO u. STEWART 1970). Kammerendteilveränderungen im EKG wie bei Schichtschäden wurden nach Strahlendosen von 27 bzw. 36 Gy registriert (CATTERALL u. EVANS 1960; BILLER et al. 1979). Der strahlenempfindlichste Partialbereich des Herzens ist offenbar das Perikard. So stellten CARMEL u. KAPLAN (1976) bei einem Gesamtkollektiv von 477 Hodgkin-Patienten nach Mediastinalbestrahlung mit $\leq$ 599 cGy in 7,6 %, mit 600–1500 cGy in 12 %, mit 1501–3000 cGy in 19 %, und mit > 3000 cGy in 50 % Perikarditiden fest.

Die genannten Beispiele verdeutlichen, daß sich durch weitere Fokussierung der Nachweismethoden das Spektrum partieller Sensibilitätsangaben nahezu beliebig erweitern ließe. Diese Erkenntnis fördert die differenzierte Beurteilung möglicher Strahlenfolgen am Herzen. Sie sollte nicht zu einer Überbewertung isolierter Befunde führen, sondern lediglich der Transparenz der kardialen Gesamtbeurteilung dienen.

2. Strahlentoleranz

Der Begriff der Strahlentoleranz gibt nach klinischen Maßstäben die Grenzen der globalen Strahlenbelastbarkeit des Herzens an. Nach RUBIN et al. (1978) sind die minimale Toleranzdosis (TD 5/5) und die maximale Toleranzdosis (TD 50/5) als Schwellenwerte definiert, deren Überschreiten innerhalb von 5 Jahren nach der Bestrahlung in 5 $\rightarrow$ 50 % zu gravierenden, lebensgefährdenden Strahlenfolgen am Herzen führt. Der so definierte Toleranzbereich liegt nach den Angaben der Autoren unter den Bedingungen einer therapeutisch fraktionierten Bestrahlung zwischen 45 und 55 Gy, wenn mindestens 50 % des Herzvolumens erfaßt wurden, und zwischen 70 und 80 Gy, wenn das bestrahlte Herzvolumen nicht mehr als 25 % beträgt. Diese Toleranzdosendefinition stützt sich maßgeblich auf Untersuchungen von STEWART u. FAJARDO (1971a), die anhand eines homogenen Untersuchungskollektivs (Stanford-Kollektiv) von 318 Hodgkin-Patienten mit definierter großräumiger Bestrahlung des Mediastinums in einer Serie eine Dosiseffektkurve für das Herz ermittelten (Abb. 4). Danach ist bei Bestrahlung von mindestens 50 % des Herzens ab 1250 ret in Einzelfällen mit diskreter Karditis zu rechnen. Mit dem Erreichen einer Dosis von 1500 ret führt die Dosiseffektkurve über die 5 %-Risikogrenze und überschreitet bei 1650 ret die 50 %-Risikogrenze.

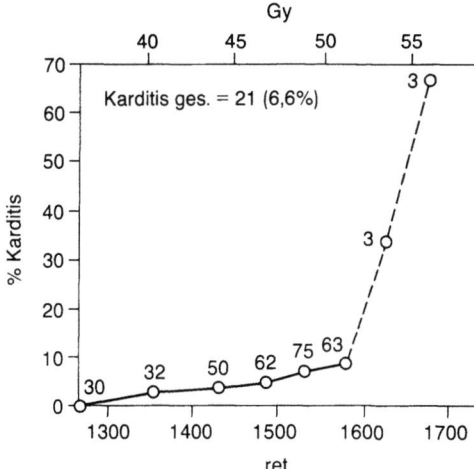

Abb. 4. Häufigkeit der Strahlenpankarditis in Beziehung zur Strahlendosis. Dosisangaben in *ret* (Nominal Standard Dosis (NSD) nach ELLIS) und vergleichsweise in *Gy* (berechnet aus der NSD bei Annahme einer Fraktionierung von 5mal 2 Gy pro Woche). Bestrahlung des Mediastinums mit dorso-ventralen Gegenfeldern. Referenzpunkt der Dosis bei gleichgewichteten Feldern in Körpermitte, bei ventral gewichteten Feldern in 5 cm Körpertiefe auf dem Zentralstrahl. Megavolt, Volumenbelastung des Herzens $\geq$ 50%, mittlere Beobachtungszeit 1 Jahr. (Nach STEWART u. FAJARDO 1971a)

Tabelle 1. Häufigkeit der Strahlen(pan)karditis in Beziehung zur Gesamtstrahlendosis am Herzen. Hodgkin-Patienten mit Rezidivbestrahlung in zwei und mehr Serien, Beobachtungszeit mindestens 1 Jahr (Stanford-Kollektiv, n = 25). (Nach STEWART u. FAJARDO 1971a)

Approximierte Gesamt-Herzdosis cGy	Anzahl der Fälle n	Anzahl mit Karditis n	Prozent Karditis %
$\leq$ 5000	4	0	0
5001 – 6000	3	1	33
6001 – 9800	18	9	50
Gesamt	25	10	40

Ingesamt registrierten die Autoren in diesem Kollektiv eine Karditisrate von 6,6%. In einem Fall (0,3%) nahm die Karditis als schwere Pankarditis einen letalen Verlauf. In einem erweiterten Kollektiv von 411 Patienten (Stanford-Kollektiv und Kollektiv der University of California – San Francisco) betrug die Karditisrate nach denselben Autoren 5,8%. Bei 25 Hodgkin-Patienten des Stanford-Kollektivs, die wegen Rezidivs zwei und mehr Bestrahlungsserien mit Gesamtdosen bis 98 Gy (Aufschlüsselung diese Kollektivs in Tabelle 1) erhalten hatten und ebenfalls mindestens 1 Jahr beobachtet wurden, erhöht sich die Karditisrate auf 40%. Von diesen Patienten wiesen 4 (16%) letale Verläufe auf mit autoptisch nachgewiesener Pankarditis einschließlich Myokardfibrose mit/ohne Endokardfibrose (STEWART u. FAJARDO 1971a).

Bei kleinvolumiger Strahlenbelastung des Herzens (max. 20–30% des Herzvolumens) nach Strahlentherapie wegen Mammakarzinoms fanden die Autoren bei 201 nach strahlentherapeutisch-methodischen Gleichheitskriterien selektierten Patientinnen und mindestens einjähriger Beobachtungszeit unterhalb einer Nominalen Standard-Dosis (NSD) von 1850 ret keine Zeichen einer kardialen

Strahlenreaktion. Bei Dosen zwischen 1850 und 2000 ret beobachteten sie in 5,7 % und oberhalb von 2000 ret in 50 % Karditiden. Insgesamt wurden in diesem Kollektiv 9 Karditiden (4,5 %) beobachtet, die in 4 Fällen (2 %) als Pankarditis gravierende klinische Symptome aufwiesen und in einem Fall (0,5 % des Gesamtkollektivs) einen letalen Ausgang nahmen. Bei einem weiteren Kollektiv von 117 Patientinnen mit Mammakarzinom, die nach derselben Methode definiert bestrahlt worden waren, hatten STEWART et al. (1967) mit 3,5 % eine annähernd gleich hohe Karditisinzidenzrate beobachtet.

Diese Zahlen zeigen, daß bei therapeutischer Anwendung ionisierender Strahlen unter Einhaltung der Toleranzdosen das Risiko schwerer, letal gefährdender Strahlenfolgen am Herzen unter 1 % liegt. Es ist im Vergleich zum letalen Risiko einer unbehandelten Tumorerkrankung gering. Die Orientierung an den Toleranzdosen bietet dem Strahlentherapeuten somit genügend Freiraum für eine effiziente Bestrahlung mediastinaler Tumoren mit üblicherweise erforderlichen Herdvernichtungsdosen zwischen 40 und 60 Gy, optimale Bestrahlungsplanung und Berücksichtigung der Volumenbelastung des Herzens vorausgesetzt.

V. Die zeitliche Entwicklung der Strahlenreaktion des Herzens

1. Die akute und subakute Phase der Strahlenreaktion

FAJARDO u. STEWART (1970) wiesen tierexperimentell nach, daß die Strahlenreaktion des Herzens im Prinzip die gleiche zweigipfelige Verlaufskurve zeigt (Abb. 5), wie sie seit den Untersuchungen von MIESCHER (1924) für das Röntgenerythem der Haut bekannt ist. Nach einer toleranzüberschreitenden Einzeldosis (i. B. 20 Gy) setzt nach einer kurzen 1. Latenzphase von 6–48 Std. eine akute inflammatorische Reaktion aller Herzschichten mit granulozytärer Exsudation ein. Diese Phase der akuten Strahlenpankarditis bleibt klinisch-funktionell stumm. Das Exsudat bildet sich nach 3–5 Tagen lichtmikroskopisch zurück. In der folgenden 2. Latenzphase, die sich über 3–70 Tage erstrecken kann, entzieht sich die Strahlenreaktion dem morphologischen und klinischen Nachweis. Während dieser Phase wird die Grenze überschritten, die bei niedrigerer Dosierung noch eine

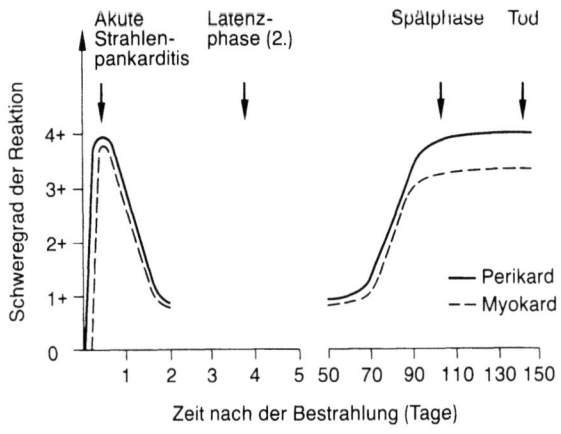

Abb. 5. Phasischer Verlauf der floriden Strahlenreaktion des Kaninchenherzens nach einer Einzeldosis von 20 Gy. (Nach FAJARDO u. STEWART 1970, leicht geändert nach STEWART u. FAJARDO 1984)

Restitutio ad integrum erlaubt. Ein Anstieg des ^{3}H-Thymidin-Index in den Endothelzellen der Kapillaren (FAJARDO u. STEWART 1971) weist auf eine zunehmende Änderung der Kapillarqualität hin, die nach Ablauf der 2. Latenzphase ursächlich zu einer erneuten morphologischen Manifestation der Strahlenreaktion führt.

Während der subakuten Phase resultieren aus erneuter Exsudation und progressiver Fibrosierung, die bevorzugt das Perikard, fakultativ jedoch alle Strukturen des Herzens betreffen, die klinisch-funktionellen Zeichen der radiogenen Herzerkrankung (Radiation Induced Heart Disease = RIHD). Häufigkeit und Schweregrad sind direkt proportional der Höhe der Strahlendosis (STEWART u. FAJARDO 1971 b).

Der im Tiermodell nachgewiesene Verlauf der Strahlenreaktion des Herzens stellt einen Rahmen dar, der in weiten Grenzen auch eine zeitliche Einordnung und Beurteilung der Strahlenreaktion des menschlichen Herzens erlaubt. Wegen der unter therapeutischen Bedingungen bedeutend geringeren Herzbelastung sind die einzelnen Phasen nicht so scharf abgegrenzt wie im Tierexperiment. Speziell die akute inflammatorische Phase ist nur in seltenen Ausnahmefällen klinisch nachweisbar (STEWART u. FAJARDO 1984). Die Frage, wann die radiogenen Fibrosierungsvorgänge am menschlichen Herzen abgeschlossen sind, ist histopathologisch nicht und klinisch nur schwer zu beantworten. Über ihre Verselbständigung als unlimitiert progressive Erkrankung ist nichts bekannt. Man darf vielmehr davon ausgehen, daß die Fibrosierung, soweit es den aktuellen radiogenen Anlaß betrifft, analog zur röntgenmorphologisch gut zu beobachtenden Strahlenfibrose der Lunge etwa 6–9 Monate nach Beginn der Bestrahlung ein stationäres Stadium erreicht (SLANINA et al. 1982). Diese Schlußfolgerung wird von einer Reihe tierexperimenteller Befunde unterstützt. So beobachtete MAEDA (1980) am Kaninchenherzen neben einer elektronenoptischen Bestätigung der akuten inflammatorischen Phase während der subakuten Phase in bis zu 6 Monaten floride ultrastrukturelle Veränderungen. GAVIN u. GILLETTE (1982) stellen 4–6 Monate nach der Bestrahlung an Herzen von Beagle-Hunden eine Plateaubildung für Kapillarverlust und Fibrosierung fest. YEUNG u. HOPEWELL (1985) fanden 4–10 Monate nach der Bestrahlung von Rattenherzen eine Verringerung des Schlagvolumens. Neueste Befunde von IKAEHEUMO et al. (1985) bestätigen dieses Verhalten auch für das menschliche Herz. Die Autoren beobachteten nach postoperativer Strahlentherapie wegen Mammakarzinoms bei engmaschigen Kontrollen (Echokardiographie, syst. Zeitintervallmessung) eine signifikante Herabsetzung der Funktion des linken Ventrikels, die sich in allen Fällen innerhalb von 6 Monaten wieder normalisierte.

2. Die chronische Phase der Strahlenreaktion

Die chronische Phase der Strahlenreaktion wird in ihrer pathologischen Wertigkeit durch das Ausmaß der irreversiblen Residuen der am Herzen abgelaufenen Strahlenreaktion bestimmt. Als Folge dieser Residuen sind alle Übergänge von einem quantitativ unbedeutenden und daher pathophysiologisch zu vernachlässigenden Substanzverlust des Herzens bis zur manifesten Herzinsuffizienz möglich. Klinisch inapparente Residualzustände der Strahlenreaktion können eine latente

Minderung der Leistungsbreite des Organs verursachen, die nur durch spezielle Feindiagnostik aufzudecken ist (SLANINA et al. 1977; GOTTDIENER 1983 u. a.). Sie kann als Voralterung des Organs begriffen werden und stellt damit einen Risikofaktor dar (SLANINA et al. 1977). Bereits der physiologische Alterungsvorgang, speziell der Gefäße, jedoch auch andere zusätzliche Noxen, wie kardiotoxische Medikamente (Adriamycin u. a.), spezielle Gefäßnoxen (Nikotin), Stoffwechselfaktoren (Überernährung, Diabetes), Rechtsherzbelastung durch pulmonale Prozesse, Linksherzbelastung durch Hypertonie, Bewegungsarmut (Trainingsmangel) können in einem nicht vorhersehbaren Zeitraum, nach Jahren und Jahrzehnten, kumulativ oder synergistisch zu einer kardialen Krisis führen. Verlief die chronische Phase der Strahlenreaktion latent, wird es kaum möglich sein, den radiogenen Anteil einer solchen Krisis nachzuweisen oder zu quantifizieren. Exakte Zahlen zur Inzidenz solcher Fälle gibt es daher nicht. Richtwerte sind auch für diese Fälle die globalen Angaben zur Inzidenz der Strahlenkarditis von STEWART u. FAJARDO (1971a) (s. Abschn. A. IV. 2). Für die kardiologische Führung eines mediastinal bestrahlten Patienten ist die Kenntnis des phasischen Ablaufs der kardialen Strahlenreaktion notwendig, um über Zeitpunkt und Auswahl diagnostischer Maßnahmen, Prävention, Therapie und Rehabilitation zu entscheiden sowie das Risiko zusätzlicher kardialer Erkrankungen zu beurteilen.

VI. Klinische Klassifikation der radiogenen Herzveränderungen

Gewebeschichten unterschiedlicher Strahlendurchlässigkeit bestehen am Herzen nicht. Bei einer Bestrahlung des Herzens, zumal unter Megavoltbedingungen, werden sämtliche Schichten des Herzens, Peri-, Epi-, Myo- und Endokard einschließlich Koronargefäßen und Klappenapparat gleichermaßen von der ionisierenden Strahlung erfaßt. Abstufungen der Gewebebelastung können sich durch ventrodorsale Gewichtung oder tangentialen Strahlengang ergeben (s. Abschn. A. III. 2., Abb. 2a–c, 3a, b). Eine isolierte Wirkung auf eine der genannten Strukturen gibt es nicht. Eine Differenzierung der Strahlenfolgen ergibt sich aus einer unterschiedlichen räumlichen Dosisverteilung und vor allem aus einer Sensi-

Tabelle 2. Klinische Klassifikation der radiogenen Herzveränderungen. (In Anlehnung an STEWART et al. 1967 und APPLEFELD u. POLLOCK 1980)

  I. Perikarditis/Perikardfibrose
     a) Akute Perikarditis ohne Erguß
     b) Akute Perikarditis mit Erguß mit/ohne Herztamponade
     c) Chronische exsudative Perikarditis
     d) Exsudativ-konstriktive Perikarditis
     e) Chronische perikardiale Konstriktion
     f) Okkulte konstriktive Perikarditis
 II. Myokardfibrose
III. Koronare Verschlußkrankheit
 IV. Störungen des Reizbildungs- und Erregungsleitungssystems
  V. Endokardfibrose/Fibroelastose. Klappeninsuffizienz oder -stenose

bilitätsdifferenz der genannten Herzstrukturen, wobei der perikardialen Strahlenreaktion eine führende Rolle zukommt. In Tabelle 2 ist das Spektrum möglicher Strahlenfolgen am Herzen in der Reihenfolge der klinischen Wertigkeit (Häufigkeit) in Form einer klinischen Klassifikation dargestellt, wie sie von STEWART et al. (1967) in den Grundzügen vorgeschlagen und später von APPLEFELD u. POLLOCK (1980) erweitert wurde.

VII. Kanzerogenese

Autochtone Malignome des Herzens sind extrem selten (NOLTENIUS 1981). Es überrascht daher nicht, daß sich in großen Übersichten (United Nations Scientific Committee on the Effects of Atomic Radiation 1977; Committee on the biological effects of ionizing radiations – Division of medical sciences assembly of life sciences – National Research Council 1980) keine Hinweise für eine radiogene Kanzerogenese am Herzen finden.

B. Spezieller Teil

I. Myokard

1. Die Pathogenese radiogener Myokardveränderungen

Die reifen Parenchymzellen des Myokards gelten als postmitotisch fixiert und sind daher wenig strahlensensibel (CASARETT 1964, 1972; RUBIN u. CASARETT 1968). Schrittmacher der myokardialen Strahlenreaktion ist das regeneratorisch aktive Stroma des Interstitiums. Wie grundlegende Untersuchungen am Tierherzen in Überstimmung mit autoptischen Befunden am menschlichen Herzen gezeigt haben, reagieren die empfindlichen Endothelzellen der interstitiellen Kapillaren (und Arteriolen) als erste auf die Strahlennoxe (SCHWEIZER 1924; FAJARDO et al. 1968; FAJARDO u. STEWART 1970, 1971, 1973; STEWART u. FAJARDO 1971 b; GREENWOOD et al. 1974; STEPHANOV 1979; TROTT 1984; LAUK et al. 1985; GILETTE et al. 1985). Tierexperimentell konnte nachgewiesen werden, daß bereits wenige Stunden oder Tage nach einer toleranzüberschreitenden Strahlendosis Veränderungen der endothelialen Ultrastruktur eintreten. Je nach Intensität der Noxe kommt es zu einer Schwellung der Endothelzellen, die bis zu einem gewissen Maße noch reversibel ist, oder zu einer irreversiblen Lösung der Zellen aus dem endothelialen Verband. Beide Vorgänge führen über eine Störung der Membranfunktion der Kapillarwand, analog der pulmonalen Strahlenreaktion (ROSWIT u. WHITE 1977; TROTT 1985), zu einer gesteigerten Gefäßpermeabilität mit Übertritt von Blutplasma und später auch von Blutzellen in das extravasale Interstitium (interstitielles Ödem, interstitielle Entzündung). Diese initiale exsudative Phase klingt in wenigen Tagen bis Wochen ab. Sie bleibt beim Menschen in der Regel klinisch stumm. In den folgenden zwei bis drei Monaten der myokardialen Strahlenreaktion sind weiterhin ultrastrukturelle Veränderungen der Kapillarendothelien nachweiswar, während die Kapillaren lichtmikroskopisch intakt erscheinen (STEWART u. FAJARDO 1984). Diese Phase ist gekennzeichnet durch kompensatorische Proliferation nichtgeschädigter Endothelzellen, deren reparatives Potential jedoch nicht ausreicht, den anhaltenden radiogenen Endothelverlust auszugleichen. Gegen Ende dieser Phase überwiegt mehr und mehr die herdförmig fortschreitende irreversible Endothelzelldegeneration mit konsekutiver Kapillarthrombose oder -ruptur. Durch die Ruptur gelangen zusätzlich Blutzellen in den interzellulären Raum und führen unter dem Bilde einer unspezifischen Entzündung zur kapillären Hyalinose. Quantitative autoradiographische Messungen haben gezeigt, daß nach 120–540 Tagen die kapilläre Dichte im Verhältnis zu den Herzmuskelzellen bis zu 50% abnimmt (STEWART u. FAJARDO 1984). Durch vikariierende Proliferation von Bindegewebszellen und deren Differenzierung zu Fibroblasten tritt schließlich eine irreversible interstitielle Fibrose ein (RUBIN 1984). Auch im Bereich der Arteriolen können sich Verdickung der Intima, Degeneration und Hyalinose der Media zeigen (SCHWEIZER 1924; WARREN 1942; TROTT 1984; LAUCK et al. 1985). Die primäre Störung der Mikrozirkulation (primäre Strahlenvaskulopathie) führt sekundär zum ischämischen Parenchymuntergang. Stufen der Muskelzelläsion sind Quellung der Myofibrillen, Verlust der Längs- und Querstreifung, Granulation und schließlich Homogenisation des Sarkoplasmas mit nachfolgendem komplettem Detritus und Schwund des Protoplasmas. Die Sarkolemmschläuche persistieren zunächst. Ihre Wände legen sich im weiteren Verlauf zusammen und hinterlassen ein feines kernloses Fasernetz, dem eine gewisse Strahlenspezifität zugeschrieben wird (SCHWEIZER 1924). Die Zellkerne zeigen Pyknose, Hyperchromasie der Nukleusmembran, Fragmentation, schließlich komplette Desintegration und Lyse (SCHWEIZER 1924, WARREN 1942; STEWART et al. 1967; TROTT 1984). Da die regeneratorische Fähigkeit der Herzmuskelzellen (wenn überhaupt vorhanden) sehr gering ist, werden die untergehenden Zellen durch narbiges Gewebe ersetzt. Die Myokardfibrose entwickelt sich somit additiv aus einer primären interstitiellen und sekundären parenchymatösen Fibrose.

Von dieser regelhaften Reparatur der Strahlennoxe abweichend wurden in Einzelfällen nach massiven lokalen Strahlendosen oder nach Neutronenstrahlung, die auf Grund ihres hohen linearen Energietransfers auch mitotisch nichtaktive Zellen angreift, späte floride Myokardnekrosen beobachtet (MOSS et al. 1963; STRYKER et al. 1980; ZOOK et al. 1981; GAVIN u. GILLETTE 1982).

Das Verteilungsmuster der Myokardfibrose ist charakteristischerweise multifokal und unterscheidet sich damit von der postmyokarditischen Schwielenbildung (SCHWEIZER 1924). Die Fibroseherde entwickeln sich in der Frühphase mehr feinfleckig-dispers. Erst in der Spätphase treten größere Herdbildungen auf, wenn die vaskulopathischen Areale nach längerem Verlauf der Strahlenreaktion an Größe zunehmen und konfluieren (SCHWEIZER 1924; WARREN 1942; TROTT 1984). Wie TROTT betont, deutet das Fehlen von Demarkationszonen, wie sie bei plötzlichem Gefäßverschluß beobachtet werden, auf die (strahlenspezifische) Langsamkeit des Fibrosierungsvorganges hin. Derselbe Autor sieht die These von der primären Strahlenvaskulopathie mit sekundärer Myokardfibrose auch dadurch bestätigt, daß sich Gefäßschäden nur in fokal-dystrophen Muskelzellbereichen nachweisen lassen, nicht jedoch umgekehrt.

Die direkte Wirkung der ionisierenden Strahlung auf die Muskelzellen des Herzens tritt gegenüber der indirekten klinisch zurück. Sie wurde in vitro von

PETROVIC et al. (1977), allerdings mit extrem hohen Strahlendosen (50 000 R und mehr), an Herzzellkulturen neugeborener Ratten anhand von Irritation der Zellbewegung und Zelltod nachgewiesen. Auch in vivo finden sich Hinweise auf eine direkte Strahlenwirkung an den Herzmuskelzellen. Im Gegensatz zu WARREN (1942), Moss et al. (1963) und PHILIPS et al. (1964), die diese Veränderungen als unspezifisch deuteten, betonen COTTIER u. BARANDUN (1963), BURCH et al. (1968), KHAN (1973) und KHAN u. OHANIAN (1974) die Strahlenspezifität ultrastruktureller Veränderungen der Myokardzellen, die sehr rasch nach der Bestrahlung eintreten. Nach diesen Autoren läßt sich elektronenmikroskopisch die extensive Desorganisation der Mitochondrien, Myofibrillen, Kern- und Sarkolemmstrukturen nach Strahleneinwirkung deutlich von derjenigen anoxischer Myokardzellen nach ischämischem Infarkt differenzieren. Die bestrahlten Zellen zeigen keine Zunahme der Lipidtröpfchen. Ihr sarkoplasmatisches Retikulum zeigt keine Schwellung, und die Myofilamente sind nicht hyalinisiert. Auch MAEDA et al. (1977) und MAEDA (1980, 1982) weisen auf charakteristische Vergrößerungen der Mitochondrien als Folge direkter Strahlenwirkung auf die Herzmuskelzellen bei Menschen und Kaninchen hin. Eine besonders eindrucksvolle Zerstörung der mitochondrialen Strukturen mit Mitochondrienschwund stellten KIMLER et al. (1984) elektronenoptisch nach einer Kombination von thorakaler Einmalbestrahlung (12–24 Gy) und Anthrazyklinen fest. Bei alleiniger Strahlentherapie und Strahlendosen im therapeutischen Bereich dürften jedoch keine direkten Schäden an den Herzmuskelzellen von Mensch und Tier zu beobachten sein (STEWART u. FAJARDO 1971 b).

2. Klinische Symptomatologie und Diagnostik

Die Myokardfibrose führt je nach Dispersionsgrad, Ausdehnung und Lokalisation der Herde im Arbeits-, Reizbildungs- und Erregungsleitungsmyokard zu unterschiedlichen klinischen Zeichen und Symptomen. Diese sind in ihrem Erscheinungsbild nicht strahlenspezifisch und können in das Spektrum anderer Myokarderkrankungen eingeordnet werden. Sie sind daher differentialdiagnostisch abzugrenzen und als mögliche Strahlenfolge durch den Nachweis der stattgehabten Bestrahlung sowie den zeitlichen und räumlichen Zusammenhang mit dieser zu legitimieren (RUBIN u. CASARETT 1968). Dabei ist in Rechnung zu stellen, daß gleichzeitige Strahlenreaktionen anderer Organe, insbesondere der Lunge, gelegentlich auch der Schilddrüse, die kardiale Symptomatologie mittelbar beeinflussen können.

Die Fibrose ist in ihrem Ausmaß variabel und kann sich überall im Myokard manifestieren. Bevorzugte Lokalisationen sind offenbar der rechte Vorhof und rechte Ventrikel (SCHWEIZER 1924; RUBIN u. CASARETT 1968) sowie die ventrale Portion des linken Ventrikels (BROSIUS et al. 1981; APPLEFELD u. WIRNING 1983; GOTTDIENER et al. 1983; BURNS et al. 1983). Diese Beobachtungen dürften jedoch weitgehend auf eine bestrahlungstechnisch bedingte ventrale Gewichtung der Strahlenexposition des Herzens zurückzuführen sein. Das gilt in besonderem Maße für die Befunde von GOTTDIENER et al. (1983), worauf MAUCH et al. (1983) hinweisen und damit die Bedeutung der räumlichen Dosisverteilung im Mediastinum betonen (s. a. Abschn. A. III.2). Akute Symptome von Seiten des Myokards werden selten beobachtet (BIRAN et al. 1969; STEWART u. FAJARDO 1971 b, HOTCHKISS u. HURST 1981). Symptome sind erst dann zu erwarten, wenn sich aus der Strahlenvaskulopathie die Myokardfibrose entwickelt (TROTT 1984).

a) Arbeitsmyokard

Überschreitet die myokardiale Strahlenreaktion nicht die Fibroseschwelle, sind die Veränderungen reversibel bis zur Restitutio ad integrum. Sie treten in diesem Stadium klinisch-funktionell, röntgenologisch und enzymatisch nicht in Erscheinung. Einzige Zeichen der ablaufenden Strahlenreaktion können transitorische Repolarisationsstörungen im EKG sein (BIRAN et al. 1969), die sich nach CATTARALL u. EVANS (1960) bzw. BILLER et al. (1979) bereits bei therapeutisch fraktionierter Belastung der vorderen Herzwand mit Dosen von 27 bzw. 36 Gy nachweisen lassen und formal Schichtirritationen wie bei Myoperikarditis signalisieren. Sie lassen sich gut mit dem Ablauf der biochemischen und histopathologischen Vorgänge der Strahlenreaktion an der Herzvorderwand erklären (BILLER et al. 1979). Charakteristisch sind transitorische Kammerendteilveränderungen in den Brustwandableitungen (Abb. 6) mit ST-Streckenhebungen, präterminal bis terminal negativen T-Wellen-Abflachungen, die von diskreter Andeutung alle Übergänge bis zum extremen Bild gleichschenklig negativer T-Wellen aufweisen können (LEACH 1943 a, b; WHITEFIELD u. KUNKLER 1957; JONES u. WEDGWOOD 1960; CATTERALL u. EVANS 1960; VAETH et al. 1961; VINKE 1962; RUBIN u. CASARETT 1968; BILLER et al. 1979; WEHR et al. 1982a). Sie sind in einer Häufigkeit von 35–69% (BRAND u. KLEMM 1970, BILLER et al. 1979; LINDAHL et al. 1983) zu registrieren. Eine differentialdiagnostische Abgrenzung dieser Kammerendteilveränderungen gegenüber einem Vorderwand-Schicht-Infarkt im postakuten Stadium ist nach BILLER et al. (1979) und WEHR et al. (1982a) durch das Fehlen weiterer infarktspezifischer EKG-Zeichen und das Ausbleiben einer CPK- oder GOT-Erhöhung im Serum möglich. Andererseits machen NYANDIEKA (1981) und SYROMIATNIKOVA u. KALLISTOVA (1982) darauf aufmerksam, daß bei systematischen Enzymuntersuchungen während einer Bestrahlungsserie, die das Herz einschließt, diskrete CPK-Erhöhungen sogar häufig vor elektrokardiographischen Veränderungen auftreten können.

Ein weiterer Hinweis auf die myokardiale Strahlenreaktion ist eine Verlängerung der nach BAZETT (1920) bestimmten korrigierten QT-Zeit, die nach linksseitiger Mammabestrahlung in 6–24% beobachtet werden kann (BILLER et al. 1979; WEHR et al. 1982a). Sie ist ein frühes Zeichen und steht im Einklang mit den tierexperimentellen Befunden der initialen transitorischen Myoperikarditis (STEWARD u. FAJARDO 1984). TAKAOKA et al. (1968) beobachteten bei 37 von 41 Patienten mit Gesamtdosen am Herzen von 50 bis 70 Gy in therapeutischer Fraktionierung QT-Zeit-Verlängerungen, deren Ausmaße direkt proportional zur Höhe der Strahlendosis und Größe des Strahlenfeldes waren. Die QT-Zeit-Verlängerung ist in der Regel diskret und hat für die Beurteilung der myokardialen Strahlenreaktion eine geringere Bedeutung als die T-Wellen-Verlängerungen (BILLER et al. 1979). Das gleiche gilt für eine gelegentlich beobachtete P-Wellen-Betonung und Abdrehung des QRS- Hauptvektors nach rechts, wobei ätiologisch in erster Linie das frühzeitige Auftreten kleinerer Perikardergüsse

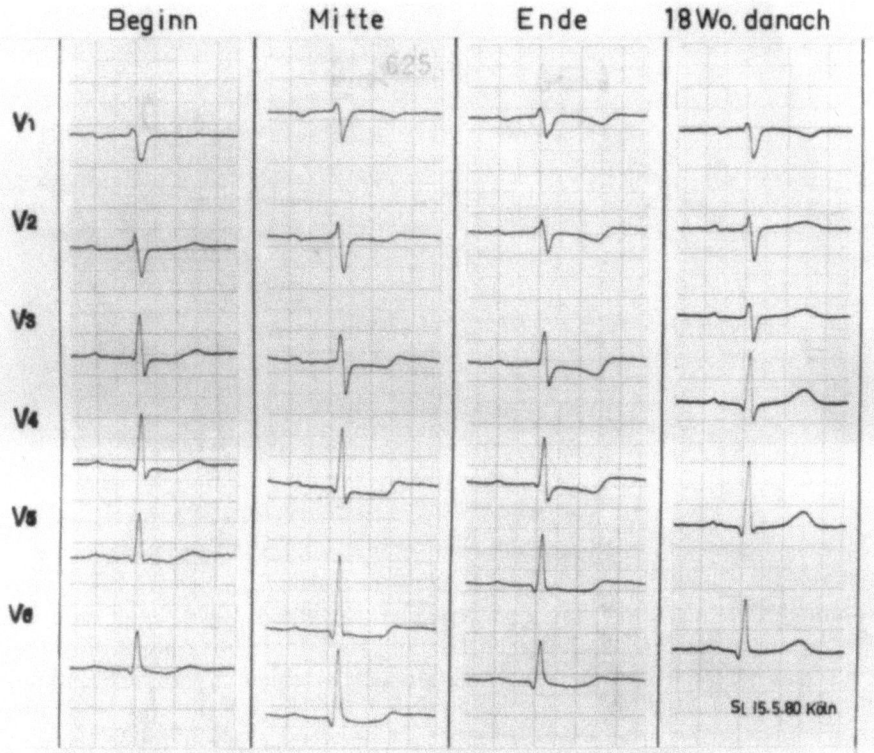

Abb. 6. Änderungen des Kurvenverlaufs im Brustwand-EKG nach Strahlentherapie wegen linksseitigen Mammakarzinoms. Inhomogene Herzdosis nach 3 Wochen (Mitte der Bestrahlung) ca. 6–15 Gy, nach 6 Wochen (Ende der Bestrahlung) ca. 12–30 Gy. Durchgehende Medikation mit zweimal 0,1 mg β-Acetyldigoxin tgl. (Eigene Beobachtung)

bzw. einer Rechtsherzbelastung durch eine gleichzeitig bestehende pulmonale Strahlenreaktion diskutiert werden (TAKAOKA et al. 1968; WEHR et al. 1982a).

Die etablierte Myokardfibrose kann zu einem meßbaren Elastizitäts- und Kontraktilitätsdefizit des Herzmuskels führen (SHAPIRO 1981), dessen Leistungsbreite in Abhängigkeit von der Intensität der Fibrose latent oder klinisch-manifest eingeschränkt wird. Mit verfeinerten diagnostischen Methoden lassen sich auch bei klinisch asymptomatischen Patienten, insbesondere unter Belastung, Funktionsstörungen des Herzens nachweisen. Bei Rechtsherzkatheter- und Ergometeruntersuchungen fanden SLANINA et al. (1977) bei der Untersuchung von 45 Hodgkin-Patienten im Alter zwischen 20 und 60 Jahren (davon 40/45 unter 41 Jahren), die sich nach einer homogenen Mediastinalbestrahlung mit Herddosen zwischen 40 und 44 Gy in Langzeitremission befanden, unter Belastung in 9% rechts- und/oder linksventrikuläre Funktionsstörungen, in 2% globale Herzinsuffizienz und in 53% eine Einschränkung der maximalen Ergometerleistungsfähigkeit. Eine Bestimmung des Herzvolumens in Korrelation zum Körpergewicht (KAHLSDORF 1932; MUSSHOFF u. REINDELL 1969; ROHRER 1916/17) bei 42 in gleicher Weise bestrahlten männlichen Hodgkin-Patienten in Langzeitremission

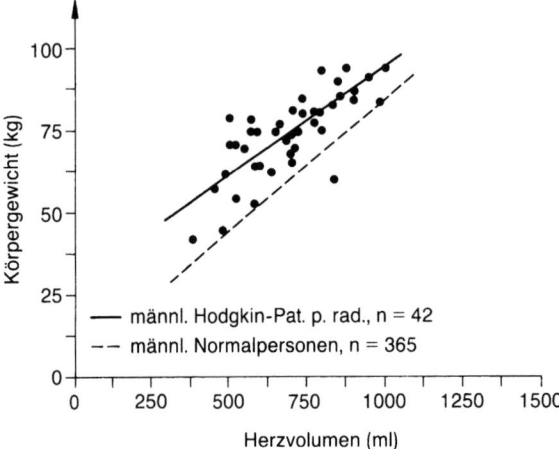

Abb. 7. Herzvolumen in Relation zum Körpergewicht bei männlichen Hodgkin-Patienten nach Strahlentherapie des Mediastinums (n = 42). [Vergleich mit der Regressionsgeraden männlicher Normalpersonen (nach MUSSHOFF et al. 1961 und KÖNIG et al. 1961), n = 365.] Unterschied signifikant mit p = <0,001. (Nach SLANINA 1977)

ergab gegenüber einem Normalkollektiv im Alter zwischen 10 und 60 Jahren eine signifikante Abnahme des relativen Herzvolumens (Abb. 7) (SLANINA 1977). Dieser Befund, der sich in der Tendenz auch für Frauen bestätigte, kann differentialdiagnostisch als Hinweis auf einen Trainingsrückstand, auf eine Umformung des Herzens bei Rechtsbelastung nach pulmonaler Strahlenreaktion (Cor pulmonale I), aber auch als Folge eines radiogenen Substanzverlustes des Myokards gewertet werden (FAJARDO u. STEWART 1981). APPLEFELD u. WIRNING (1983) untersuchten 48 Hodgkin-Patienten im Mittel 97 Monate nach Strahlentherapie des Mediastinums mittels Echokardiographie, Gated-Radionuclid-Ventrikulographie und Herzkatheterisierung. Sie stellen bei 46 Patienten (96%) pathologische Herzbefunde fest. Unter diesen befanden sich 2 Patienten mit linksventrikulären Funktionsstörungen und 2 Patienten mit manifester Herzinsuffizienz. In einem Kollektiv von 21 asymptomatischen Erwachsenen, die ebenfalls wegen eines Morbus Hodgkin eine therapeutisch fraktionierte mediastinale Bestrahlung mit Dosen zwischen 20 und 70 Gy erhalten hatten, wiesen Burns et al. (1983) 7–20 Jahre nach der Therapie durch Gated-Radionuclid-Angiographie in Ruhe und unter Belastung in 57% abnormale links- und/oder rechtsventrikuläre Schlagvolumina nach. Von diesen Patienten hatte keiner eine kardiotoxische Chemotherapie erhalten. Aufschlußreich sind auch die Beobachtungen von GOTTDIENER et al. (1983), die 25 zuvor herzgesunde Hodgkin-Patienten im Alter zwischen 25 und 59 Jahren elektro- und echokardiographisch sowie mit Radionuclid-Cine-Angiographie untersuchten. Diese Patienten hatten eine ventral gewichtete therapeutisch fraktionierte Mediastinalbestrahlung ohne Subkarina-Schild (CARMEL u. KAPLAN 1976) erhalten, die zu einer ventrodorsal abgestuften Herzbelastung zwischen 60 und 40 Gy (MAUCH et al. 1983) führte. Bei 75% dieser 5–15 Jahre nach Therapie untersuchten, klinisch asymptomatischen Patienten ließen sich Zeichen einer unterschiedlich ausgeprägten Myokardfibrose nachweisen, die in Ruhe und unter Belastung zu rechts- und linksventrikulären Funktionsstörungen führte. Eine in der Regel zu beobachtende Verkleinerung des Lumens des linken Ventrikels wurde von den Autoren als Ausdruck einer restriktiven Kardiomyopathie gedeutet. Weitere Berichte über Ergebnisse der kardialen Radionuklidfunktionsdiagnostik mediastinal bestrahlter asymptomatischer Patienten liegen von STAPLETON (1980), FEIGLIN et al. (1981), GOMEZ et al. (1983) und MORGAN et al. (1985) vor. Bei Nachbeobachtungszeiten zwischen 5 und 26 Jahren fanden diese Autoren in 25–100% bzw. im Vergleich zu Normalpersonen signifikant erhöht latente, überwiegend linksventrikuläre Funktionsstörungen. Auch nach Bestrahlung wegen linksseitigen Mammakarzinoms konnten WEHR et al. (1982b, 1983) durch Messung des systolischen Zeitintervalls nach WEISSLER (1977) einen signifikanten Anstieg linksventrikulärer Funktionsstörungen nachweisen. – Faßt man zusammen, so belegt die relative Häufigkeit der Berichte über latente myokardiale Bestrahlungsfolgen die Notwendigkeit, diese vermehrt in die differentialdiagnostische Beurteilung einer kardialen Gesamtsituation, speziell auch im Hinblick auf Kombination oder Kumulation mit anderen Noxen, Prophylaxe und Rehabilitation einzubeziehen. Andererseits dürfen die Häufigkeitsangaben in den zitierten Arbeiten nicht dazu verführen, aus ihnen Angaben über die tatsächliche Inzidenz ableiten zu wollen, da die Untersuchungskollektive klein sind und eine Selektion nach jeweils unterschiedlichen Gesichtspunkten erfolgte.

Auf die Möglichkeit einer echokardiographischen Beurteilung der Myokardfibrose weisen AKEIKE et al. (1985) und PERRAULT et al. (1985) hin. Als invasive diagnostische Methoden zur Beurteilung einer radiogenen Kardiomyopathie können in Einzelfällen die endomyokardiale Biopsie oder die offene Biopsie während einer Perikardektomie erwogen werden (STEWART u. FAJARDO 1984; URSELL u. FENOGLIO 1984).

Fälle klinisch symptomatischer Myokardfibrosen sind selten (COHN et al. 1967; TAYMOR-LURIA et al. 1983). Dabei ist das Herz selbst, sofern keine anderen nicht-radiogenen Gründe für eine Kardiomegalie vorliegen, nicht vergrößert, sondern eher klein und atrophisch (FAJARDO u. STEWART 1981). In Einzelfällen kann eine ausgedehnte Myokardfibrose zu einer therapierefraktären Ruhe-Herzinsuffizienz führen (WESTERHOFF u. VAN DER PUTTE 1976). Die Myokardfibrose wird dann meist von einer schweren konstriktiven Perikarditis begleitet, da die perikardiale Strahlenreaktion in der Regel die myokardiale in ihrer Intensität übertrifft (STEWART u. FAJARDO 1984). Singulär besteht aber auch die Möglichkeit, daß eine Myokardfibrose eine konstriktive Perikarditis vertäuscht (BOTTI et al. 1968).

b) Reizbildungs- und Erregungsleitungssystem des Myokards

Die im Reizbildungs- und Erregungsleitungsmyokard ablaufende Strahlenreaktion kann zu Herzrhythmusstörungen führen. Diese sind passager, solange die Strahlenreaktion die erste und zweite Phase, d. h. die Fibroseschwelle nicht überschreitet. Als häufigste, früh einsetzende EKG-Veränderung werden Sinustachykardien beschrieben. BRAND u. KLEMM (1979) fanden bei 34 Tumorpatienten nach mediastinaler Bestrahlung mit mittleren Herddosen zwischen 15 und 60 Gy in therapeutischer Fraktionierung in 44% digitalisrefraktäre Sinustachykardien in einem Frequenzbereich zwischen 108 und 144/min, die durch andere Faktoren nicht zu erkären waren. Über häufige, ebenfalls durch Digitalis nicht zu beeinflussende Sinustachykardien berichten auch TAKAOKA et al. (1968). Während BILLER et al. (1979) bei einem Kollektiv von 42 Patientinnen nach linksseitiger Mammabestrahlung keine relevante Änderung der Sinusfrequenz beobachteten, stellten WEHR et al. (1982a), die derselben Arbeitsgruppe angehören, bei 9 von 13 weiteren, in gleicher Weise bestrahlten Patientinnen einen Anstieg der Sinusfrequenz fest, die sich nach Abschluß der Strahlentherapie wieder normalisierte. In einem Fall war der Frequenzanstieg während der Bestrahlung durch Digitalis aufzuheben. Ätiologisch ist nicht geklärt, ob dem reversiblen Frequenzanstieg des Sinusrhythmus eine direkte Strahlenwirkung auf den Sinusknoten zu Grunde liegt, oder ob die Frequenzenerhöhung auf Rechtsherzbelastung durch eine gleichzeitige pulmonale Strahlenreaktion oder das frühzeitige Auftreten kleinerer transitorischer Perikardergüsse zurückzuführen ist (WEHR et al. 1982a). Gegebenenfalls sollte differentialdiagnostisch auch an eine passagere hyperthyreote Störung als Ursache einer Sinustachykardie gedacht werden, wenn die Schilddrüse mitbestrahlt wurde (radiogene Thyreoiditis) und eine Jodinkorporation, z.B. durch Lymphographie, vorausging (eigene Beobachtung).

In Einzelfällen wird bei Manifestation von Fibroseherden im Reizleitungssystem über das Auftreten eines atrioventrikulären Blocks berichtet (Fallberichte: BROSIUS et al. 1981; HOTCHKISS u. HURST 1981; KEREIAKES et al. 1983).

3. Therapie

Vor jeder Therapie ist der Prävention myokardialer Strahlenfolgen ein besonderer Stellenwert einzuräumen. Dies geschieht in der Tumor-Strahlentherapie durch tumorspezifische Dosisreduktion, schonende Fraktionierung und Protrahierung der Bestrahlung sowie stadiengerechte Begrenzung des Zielvolumens. Voraussetzung einer derartigen Optimierung der Strahlentherapie sind modernstes Gerät (Megavolttherapieanlagen, Simulatortechnik, computergestützte Bestrahlungsplanung) und fortschreitende Empirie. CARMEL u. KAPLAN (1976) erreichten dadurch, daß sie temporär ein sog. Subkarina-Schild einführten, das bei Mediastinalbestrahlung die Strahlenbelastung am Herzen auf ein Viertel der Tumordosis herabsetzt, eine Senkung der Perikarditisrate von 17,0 auf 4,8%, ohne die Rezidivgefahr zu erhöhen. Eine homogene dorso-ventrale Bestrahlung des Mediastinums mit 40 Gy bei Hodgkin-Patienten war mit einer geringeren Rate kardialer Komplikationen belastet als eine ventral gewichtete, die in vorderen Herzschichten zu Dosisspitzen bis 60 Gy führt (GOTTDIENER et al. 1983; MAUCH et al. 1983). Gravierende EKG-Veränderungen, die im Verlauf einer Bestrahlungsserie auftreten, sollten als warnender Hinweis aufgefaßt werden, die Bestrahlung zu protrahieren oder zeitweise auszusetzen (HARTMANN et al. 1927; WHITEFIELD u. KUNKLER 1957).

Tierexperimentell konnten Kortisonpräparate und kortisonfreie Antiphlogistika, rechtzeitig verabreicht, die Entwicklung der Myokardfibrose mildern (REEVES et al. 1980, 1982; TAJUDDIN et al. 1983). Beim Menschen wird die manifeste Perikarditis erfolgreich mit Kortison behandelt (KEELAN u. RUDDERS 1974; COLOMBEL et al. 1978). Bei einer Kortisontherapie ist jedoch streng darauf zu achten, daß der zeitliche Ablauf der myokardialen Strahlenreaktion berücksichtigt wird, da Kortisonentzug vor Abklingen der floriden Phase zu einer Exazerbation der Strahlenreaktion führen kann (CASTELLINO et al. 1974; WEINSTEIN et al. 1976; STEWART u. FAJARDO 1984).

Kardiotoxische Substanzen sollen nach Möglichkeit besonders während der floriden Phase der myokardialen Strahlenreaktion nicht verabreicht werden, da ihre Wirkung additiv die Strahlennoxe verstärken kann (FAJARDO u. STEWART 1970, 1973; ELTRINGHAM et al. 1975, 1979; WEINSTEIN et al. 1976; ELTRINGHAM 1979; RUBIN 1984). Auf die Gefahr zusätzlicher Noxen wie Nikotin- und Alkoholabusus wird hingewiesen (SLANINA et al. 1977).

Bei einer klinisch asymptomatischen Myokardfibrose sind ärztlich überwachte Trainingsmaßnahmen angezeigt, um negative Auswirkungen eines Trainingsdefizits auf das Herz-Kreislaufsystem auszugleichen (SLANINA et al. 1977). In wieweit tierexperimentelle Beobachtungen über eine Reduzierung der kardialen β-Rezeptoren (TIMMERMANS u. GERBER 1984) oder eine Modifizierung des Glykosideffekts (PRIGNITZ et al. 1976b, GERSL 1979) durch Bestrahlung des Herzens zu therapeutischen Ansätzen führen, bleibt vorerst offen. Die Therapie einer klinisch manifesten Myokardfibrose, insbesondere mit kardialen Insuffizienzzeichen, ist die gleiche wie bei einer nicht-radiogenen Herzmuskelerkrankung.

II. Perikard s. S. 639

Literatur

Akaike A, Kogure T, Oyama K, Oda M (1985) Schädigung des Herzens durch Tumorbestrahlung im Thorax. Eine echokardiographische Studie. Radiologe 25(9):430–436

Applefeld MM, Pollock SH (1980) Cardiac disease in patients who have malignancies. Curr Probl Cardiol 4:1–37

Applefeld MM, Wierning PH (1983) Cardiac disease after radiation therapy for Hodgkin's disease: analysis of 48 patients. Am J Cardiol 51(10):1679–1681

Bazett HC (1920) An analysis of the time-relations of electrocardiograms. Heart 7:353

Biller H, Koop EA, Prignitz R (1979) EKG-Veränderungen nach postoperativer Bestrahlung von Mammakarzinom-Patientinnen. Strahlentherapie 155:541–548

Biran S, Hochmann A, Stern S (1969) Therapeutic irradiation of the chest and electrocardiographic changes. Clin Radiol 20:433–439

Bishop VS, Stone HL, Yates J, Simek J, Davis JA (1965) Effects of external irradiation of the heart on cardiac output, venous pressure and arterial pressure. J Nucl Med 6:645–650

Botti RE, Driscol TE, Pearson DH, Smith JC (1968) Radiation myocardial fibrosis simulating constrictive pericarditis. Cancer 22:1254–1261

Bradley EW, Zook BC, Casarett GW, Rogers CC (1981) Coronary ateriosclerosis and atherosclerosis in fast neutron or photon irradiated dogs. Int J Radiat Oncol Biol Phys 7(8):1103–1108

Brand E, Klemm J (1970) Schädigung des Herzens durch Tumorbestrahlung im Thoraxbereich. Strahlentherapie 139:410–417

Braunwald E (ed) (1984) Heart disease. A textbook of cardiovascular medicine, 2nd edn. Saunders, Philadelphia London Toronto

Brosius FC, Waller BF, Roberts WC (1981) Radiation and heart disease. Analysis of 16 young (aged 15 to 33 years) necropsy patients who received over 3500 rads to the heart. Am J Med 70(3):519–530

Burch GE, Sohal RS, Sun SC, Miller GC, Colcolough HL (1968) Effects of radiation on the human heart: an electronmicroscopic study. Arch Intern Med 121:230–234

Burns RJ, Bar-Shlomo BZ, Druck MN, Herman JG, Gilbert BW, Perrault DJ, McLaughlin PR (1983) Detection of radiation cardiomyopathy by gated radionuclide angiography. Am J Med 74(2):297–302

Carmel RJ, Kaplan HS (1976) Mantle irradiation in Hodgkin's disease. An analysis of technique, tumoreradication and complications. Cancer 37:2813–2825

Casarett GW (1964) Similarities and contrasts between radiation and time pathology. In: Strehler B (ed) Advances in gerontological Research. Academic Press, New York, pp 109–163

Casarett GW (1972) Aging. In: Vaeth JM (ed) Frontiers of radiation therapy and oncology, vol 6. Karger, New York, pp 479–485

Castellino RA, Glatstein E, Turbow MM, Rosenberg, S, Kaplan HS (1974) Latent radiation injury of lungs and heart activated by steroid withdrawal. Ann Intern Med 80:593–599

Catterall M (1960) The effect of radiation upon the heart. Br J Radiol 33:159–164

Catterall M, Evans W (1960) Myocardial injury from therapeutic irradiation. Br Heart J 22:168–174

Cohen L (1968) Theoretical "iso-survival" formulae for fractionated radiation therapy. Br J Radiol 41:522–528

Cohen SI, Bharati S, Glass J, Lev M (1981) Radiotherapy as a cause of complete atrioventricular block in Hodgkin's disease. An electrophysiological-pathological correlation. Arch Intern Med 141(5):676–679

Cohn KE, Stewart JR, Fajardo LF, Hancock EW (1967) Heart disease following radiation. Medicine (Baltimore) 46:281–298

Colombel, P, Dana M, Bayle-Weissgerber C, Teillet F, Desprez-Curelly JP, Bernard J, Chotin G (1978) Pericarditis following wide field irradiation of the mediastinum for Hodgkin's disease. Radiol Electrol Nucl Med 59:335–341

Committee on the biological effects of ionizing radiations. – Division of medical sciences assembly of life sciences – National Research Council (1980) The effects on populations of exposure to low levels of ionizing radiation: 1980. National Academy Press, Washington, D.C.

Cottier H, Barandun S (1963) Effects of ionizing radiation in cellular components: Electronmicroscopic observations. In: Harries RJC (ed) Cellular basis and aetiology of late somatic effects of ionizing radiation. Academic, New York, pp 113–118

Coutard H (1932) Roentgen therapy of epitheliomas of the tonsillar region, hypopharynx and larynx from 1920 to 1926. Am J Roentgenol 28:313–331

Coutard H, Lavedan J (1922) Troubles cardio-vasculaires determinés par les rayons X au cour du traitement des néoplasmes. C R Soc Biol (Paris) 86:666–668

Crawley JS (1985) The heart and other medical problems. Effect of noncardiac drugs, radiation, electricity, and poisons on the heart. In: Hurst JW (ed) The heart. McGraw Hill, New York London

Davis KS (1924) Intrathoracic changes following X-ray treatment: a clinical and experimental study. Radiology 3:301–322

Eggers P (1941) Rhythmusstörungen des Herzens durch Röntgenbestrahlung. MMW 88:242

Ellis F (1969) Dose, time and fractionation: a clinical hypothesis. Clin Radiol 20.1–7

Eltringham JR (1979) Cardiac response to combined modality therapy. Front Radiat Ther Oncol 13:21–35

Eltringham JR, Fajardo LF, Stewart JR (1975) Adriamycin cardiomyopathy: enhanced cardiac damage in rabbits with combined drey and cardiac irradiation. Radiology 115:471–472

Eltringham JR, Fajardo LF, Stewart RJ, Klauber MR (1979) Investigation of cardiotoxicity in rabbits from adriamycin and fractionated cardiac irradiation: preliminary results. Front Radiat Ther Oncol 13:21–35

Emery ES jr, Gordon G (1925) The effect of roentgenotherapy on the human heart. Am J Med Sci 170:884

Fajardo LF, Stewart JR (1970) Experimental radiation-induced heart disease. I. Light microscopic studies. Am J Pathol 59:299–316

Fajardo LF, Stewart JR (1971) Capillary injury preceding radiation-induced myocardial fibrosis. Radiology 101:429–433

Fajardo LF, Stewart JR (1973) Pathogenesis of radiation-induced myocardial fibrosis. Lab Invest 29:244–257

Fajardo LF, Stewart JR (1981) Heart disease following therapeutic Radiation (Meeting abstract). Long Term Normal Tissue effects of Cancer Treatment, April 13–15, 1981, Bethesda, Maryland Committee for Radiation Oncology Studies

Fajardo LF, Stewart JR, Cohn KE (1968) Morphology of radiation-induced heart disease. Arch Pathol 86:512–519

Feiglin DH, Bar-Schlomo B, Druck M, Morch J, Jablonsky G, Hilton D, Gilbert B, Perreault D, Herman J, Moore K, McLaughlin PR (1981) Ventricular function in patient treated by mediastinal irradiation for Hodgkin's disease (Meeting Abstract). 44th Annual Meeting of the Canadian Association of Radiologists held conjointly with the Canadian Association of Nuclear Medicine and the Canadian Association of Physics, April 12–16, 1981, Toronto, Ontario. The Associations, 256 pp

Gavin PR, Gilette EL (1982) Radiation response of the canine cardiovascular system. Radiat Res 90(3):489–500

Gersl V (1979) Some effects of lanatoside C in irradiated rabbits with acute heart overloading. Radiobiol Radiother 20(6):753–761

Gillette EL, McChesny SL, Hoopes PJ (1985) Isoeffect curves for radiation-induced cardiomyopathy in the dog. Int J Radiat Oncol Biol Phys 11(12):2091–2097

Glanzmann Ch (1985) Maligne Systemerkrankungen (bei Erwachsenen!). In: Diethelm L, Heuck F, Olsson O, Strnad F, Vieten H, Zuppinger A (Hrsg) Spezielle Strahlentherapie maligner Tumoren. Springer, Berlin Heidelberg New York Tokyo (Handbuch der medizinischen Radiologie, Bd XIX/6, S 111–465)

Gomez GA, Park JJ, Panahon AM, Parthasarathy KL, Pearce J, Reese P, Bakshi S, Henderson ES (1983) Heart size and function after radiation therapy to the mediastinum in patients with Hodgkin's disease. Cancer Treat Rep 67(12):1099–1103

Gottdiener JS, Katin MJ, Borer JS, Bacharach SL, Green MV (1983) Late cardiac effects of therapeutic mediastinal irradiation. N Engl J Med 308(10):569–572

Gottesman J, Bendick AJ (1926) Pneumopericardium from radium necrosis. Am J Med Sci 171:715–719

Greenwood RD, Rosenthal A, Cassady R, Jaffe N, Nadas AS (1974) Constrictive pericarditis in childhood due to mediastinal irradiation. Circulation 50:1033–1039

Hartmann FW, Bollinger A, Doub HF, Smith FJ (1927) Heart lesions produced by the deep x-ray: an experimental and clinical study. Bull Hopkins Hosp 41:36:61

Henschke UK, Hilaris BS (1975) Afterloading for interstitial gamma-ray-implantation. In: Fletscher GH (ed) Text book of radiotherapy. Lea & Febinger, Philadelphia

Henschke UK, Hilaris BS, Nahan GD (1963) Afterloading in interstitial and intracavitary radiotherapy. Am J Roentgen 90:386–395

Holman BL (1984) Nuclear Cardiology. In: Braunwald E (ed) Heart disease. A textbook of cardiovascular medicine, 2nd edn. Saunders, Philadelphia London Toronto

Hotchkiss RS, Hurst JW (1981) Radiation and the heart. In: Hurst JW (ed) "Uptake V: The Heart". McGraw Hill, New York

Hurst JW (ed) (1985) The heart. McGraw Hill, New York London

Ikaeheimo MJ, Niemelae KO, Linnaluoto MM, Jakobsson MJ, Takkunen JT, Taskinen PJ (1985) Early cardiac changes related to radiation therapy. Am J Cardiol 56(15):943–946

Ikeda T (1978) Effects of radiation on the LDH-isoenzyme and chromosome of developing embryo and embryonic heart, special references to abnormal cardiogenesis. Jpn Circ J 42:1187–1191

Jonek J, Kosmider S (1963) Histochemical studies on the behavior of some enzymes in the myocardium after whole-body irradiation of the cardiac region. Strahlentherapie 122:198–210

Jones A, Wedgwood J (1960) Effects of radiation on the heart. Br J Radiol 33:138–158

Kahlsdorf A (1932) Über eine orthographische Herzvolumenbestimmung. Fortschr Roentgenstr 45:123–146

Kaplan HS (1972) Hodgkin's disease. Harvard University Press, Cambridge

Keelan MH jr, Rudders RA (1974) Succesful treatment of radiation pericarditis with corticosteroids. Arch Intern Med 134:145:147

Kellerer AM (1977) Grundlagen der Ellis-Formel. Strahlentherapie 153(6):384–392

Kereiakes DJ, Morady F, Ports TA (1983) High-degree atrioventricular block after radiation therapy. Am J Cardiol 51(7):1233–1234

Khan MY (1973) Radiation-induced cardiomyopathy. I. An electron microscopic study of cardiac muscle cells. Am J Pathol 73:131:146

Khan MY, Ohanian M (1974) Radiation-induced cardiomyopathy. II. An electron microscopic study of myocardial microvasculature. Am J Pathol 74:125–136

Kimler BF, Mansfield CM, Svoboda DJ, Cox GG (1984) Ultrastructural evidence of cardiac damage resulting from thoracic irradiation and anthracyclines in the rat. Int J Radiat Oncol Biol Phys 10(8):1465:1469

Kirk J, Gray WM, Watson ER (1971) Cumulative radiation effect: Part I: Fractionated treatment regimes. Clin Radiol 22:145–155

König K, Reindell H, Musshoff K, Roskamm H, Kessler M (1961) Das Herzvolumen und die körperliche Leistungsfähigkeit bei 20–60-jährigen Männern. Arch Kreislaufforsch 35:37–61

Lauk S, Kiszel Z, Buschmann J, Trott KR (1985) Radiation-induced heart disease in rats. Int J Radiat Oncol Biol Phys II:801–806

Leach JE (1943a) Effect of roentgen therapy on the heart: clinical study. Arch Intern Med:715–745

Leach JE (1943b) Some of the effects of roentgen irradiation on cardiovascular system. Am J Roentgenol 50:616–628

Leach JE, Sugiura K (1941) The effect of high voltage roentgen rays on the heart of adult rats. Am J Roentgenol 45:414–425

Lindahl J, Strender LE, Larson LE, Unsgaard A (1983) Electrocardiographic changes after radiation therapy for carcinoma of the breast. Incidence and functional significance. Acta Radiol [Oncol] 22(6):433–440

Maeda S (1980) Pathology of experimental radiation pancarditis. I. Observation on radiation-induced heart injuries following a single dose of x-ray irradiation to rabbit heart with special reference to its pathogenesis. Acta Pathol Jpn 30(1):59–78

Maeda S (1982) Pathology of experimental radiation pancarditis. II. Correlation between ultrastructural changes of the myocardial mitochondria and succinic dehydrogenase activity in rabbit heart receiving a single dose of x-ray irradiation. Acta Pathol Jpn 32(2):199–218

Maeda S, Yamamoto M, Kawaguchi Y (1977) Pathology of radiation pancarditis: cardiac lesions in thirty-four autopsy cases of malignant tumors following radiation therapy to a portion of the heart. J Kyorin Med Soc 8:239–251

Mauch P, Hellmann S, Belli J (1983) Cardiac effects of mediastinal irradiation. N Engl J Med 309:378

Miescher G (1924) Das Röntgenerythem. Strahlentherapie 16:333–371

Morgan GW, Freeman AP, McLean RG, Jarvie BH, Giles RW (1985) Late cardiac, thyroid and pulmonary sequelae of mantle radiotherapy for Hodgkin's disease. Int J Radiat Oncol Biol Phys 11(11):1925–1931

Moss A, Smith DW, Michaelson S, Schriener BF, Murphy QW (1963) Radiation induced acute myocardial infarction in the dog. University of Rochester, Atomic Energy Commission Report UR-625

Musshoff K, Reindell H (1969) Herzmaße. In: Vieten H (red von) Röntgendiagnostik des Herzens und der Gefäße. Springer, Berlin Heidelberg New York (Handbuch der medizinischen Radiologie, Bd X/1, S 34–115)

Musshoff K, Reindell H, König K, Keul J, Roskamm H (1961) Das Herzvolumen und die körperliche Leistungsfähigkeit bei 10–19jährigen Kindern und Jugendlichen. Arch Kreislauff 35:12–96

Noltenius H (1981) Systematik der Onkologie. Klassifizierung- Morphologie-Klinik, Bd 1. Urban & Schwarzenberg, München Wien Baltimore

Nyandieka HS (1981) Clinical significance of glyoxalase and creatine phosphokinase during therapeutic radiation of the myocardium. East Afr Med J 58(4):248–252

Okamoto N, Ikeda T, Satow Y (1969) Effects of 14.1 MeV fast neutron irradiation on cardiovascular system of the rat embryo. In: Sikov MR, Mahlum DD (ed) Radiation biology of fetal and juvenile mammals. US Atomic Energy Commission, Oakridge

Perrault DJ, Levy M, Herman JD, Burns RJ, Bar Shlomo BZ, Druck MN, Wu WQ, Mc Laughlin PR, Gilbert BW (1985) Echocardiography abnormalities following cardiac radiation. J Clin Oncol 3(4): 546–551

Petrovic D, Brown SM, Yatrin MB (1977) Effects of adriamycin and irradiation on beating of rat heart muscle cells in culture. Int J Radiat Oncol Biol Phys 2:505–513

Phillips SJ, Reid JA, Rugh R (1964) Electrocardiographic and pathologic changes after cardiac x-irradiation in dogs. Am Heart J 68:524–533

Prignitz R, Kohler M, Hoffmeister G (1974) Untersuchungen über den Einfluß von Röntgenstrahlen auf Elektrolytverschiebungen und Stoffwechsel des Herzmuskels. IV. Strahlenbedingte Veränderungen des Gehaltes energiereicher Phosphatverbindungen. Strahlentherapie 148:645–652

Prignitz R, Saurbier B, Hoffmeister G (1976a) Untersuchungen über den Einfluß von Röntgenstrahlen auf Elektrolytverschiebungen und Stoffwechsel des Herzmuskels. VI. Strahlenbedingte Veränderungen des Katecholamingehaltes. Strahlentherapie 151:53–60

Prignitz R, Fröhlich D, Hoffmeister G (1976b) Untersuchungen über den Einfluß von Röntgenstrahlen auf Elektrolytverschiebungen und Stoffwechsel des Herzmuskels. VII. Strahlenbedingte Hemmung einer Na- und K-aktivierbaren mikrosomalen Transport-ATPase. Strahlentherapie 151–356–365

Reeves WC, Stryker JA, Abt AB, Chung CK, Whitesell L, Zelis R (1980) Early corticosteroid administration in experimental radiation-induced heart disease. Radiology 134(2):533–535

Reeves WC, Cunningham D, Schwitzer EJ, Abt A, Skarlatos S, Wood MA, Whitesell L (1982) Myocardial hydroxyproline reduced by early administration of methylprednisolone or ibuprofen to rabbits with radiation-induced heart disease. Circulation 65:924–927

Renfer E (1927) Über zwei Fälle von Radiumnekrosen des Myocards. Le Cancer (Brux) 4:431–441

Röntgen WC (1895) Über eine neue Art von Strahlen. Vorläufige Mitteilung. Sitzungsbericht der Physikalisch-Medizinischen Gesellschaft zu Würzburg 9, 132–141

Rohrer F (1916/17) Volumenbestimmung an Körperhöhlen und Organen auf orthodiagraphischem Wege. Fortschr Roentgenstr 24:385–294

Rosenthal DS, Handin RI, Braunwald E (1984) Hematologic-oncologic disorders and heart disease. In: Braunwald E (ed) Heart disease. A textbook of cardiovascular medicine, 2nd edn. Saunders, Philadelphia London Toronto

Ross JM (1932) A case illustrating the effects of prolonged action of radium. J Pathol Bacteriol 35:899

Roswit B, White DC (1977) Severe radiation injuries of the lung. Am J Roentgenol 129:127–136

Rubin P (1984) The Franz Buschke Lecture: late effects of chemotherapy and radiation therapy: a new hypothesis. Int J Radiat Oncol Biol Phys 10(1):5–34

Rubin P, Casarett GW (1968) Clinical radiation pathology, vol I. Saunders, Philadelphia

Rubin P, Andrews JR, Paton R, Flick A (1958) Response of radiation pneumonitis to adrenocorticoids. Am J Roentgenol 79:453–464

Rubin P, Cooper RA, Phillips TL (eds) (1978) Radiation biology and radiation pathology syllabus. Am College Radiation Public, Chicago

Sabrazes J, Riviere P (1897) Recherches sur l'action biologique des rayons X. C R Acad Sci (Paris) 124:979–982

Schinz HR (1959) 60 Jahre Medizinische Radiologie. Probleme und Empirie. Thieme, Stuttgart

Schweizer E (1924) Über spezifische Röntgenschädigungen des Herzmuskels. Strahlentherapie 18:812–828

Seguy G, Quenisset F (1897) Actions des rayons X sur le coeur. C R Acad (Clermont Ferrand) 124:790
Senderoff E, Khan M, Peck H, Caronofsky ID (1960) The effect of cardiac irradiation upon the electrocardiogram of the normal canine heart. Am J Roentgenol 83:1078–1082
Shapiro IB (1981) X-ray evaluation of cardiac function during radiotherapy of Hodgkin's disease. Med Radiol (Mosk) 26(9):27–30
Silverman R, Di Stasio J (eds) (1980) Radiation therapy with heavy particles and fast electrons. Noyes Data Corp, Park Ridge, NJ
Slanina J (1977) Untersuchungen über somatische Spätschäden nach ausgedehnter Strahlentherapie. Habil.-Schrift., Universität Freiburg
Slanina J, Musshoff K, Rahner T, Stiasny R (1977) Long-terme side effects in irradiated patients with Hodgkin's disease. Int J Radiat Oncol Biol Phys 2:1–19
Slanina J, Wannenmacher M, Bruggmoser G, Krüger HU (1982) Die pulmonale Strahlenreaktion im Röntgenbild. Radiologe 22:74–82
Stapleton JF (1980) Myopericardial disease. Med Times 108(10):87–90
Stepanov RP (1979) Early changes of the endothelium of capillaries of the myocardium after irradiation with X-ray (electron microscopic study). Arkh Anat Gistol Embriol 77(11):80–86
Stewart JR, Fajardo LF (1971 a) Dose response in human and experimental radiation-induced heart disease. Radiology 99(2):403–408
Stewart JR, Fajardo LF (1971 b) Radiation-induced heart disease. Clinical and experimental aspects. Radiol Clin North Am 9:511–531
Stewart JR, Fajardo LF (1984) Radiation-induced heart disease. An update. Prog Cardiovasc Dis 27(3):173–194
Stewart JR, Cohn KE, Fajardo LF, Hancock W, Kaplan HS (1967) Radiation induced heart disease. A study of twenty-five patients. Radiology 89(2):302–310
Stewart JR, Fajardo LF, Cohn KE, Page V (1968) Experimental radiation-induced heart disease in rabbits. Radiology 91:814–817
Stone HL, Bishop VS, Guyton AC (1964) Progressive changes in cardiovascular function after unilateral heart irradiation. Am J Physiol 207:677–682
Strandquist M (1944) Studien über die kumulative Wirkung der Röntgenstrahlen bei Fraktionierung. Erfahrungen aus dem Radiumhemmet bei 280 Haut- und Lippenkarzinomen. Acta Radiol [Oncol] (Suppl) 55:1–300
Stryker JA, Lee KJ, Abt AB (1980) The effects of x-radiation on the canine heart. Radiat Res 82:200–210
Syromiatnikova EN, Kallistova LP (1982) Enzyme tests in diagnosis of complications after radiotherapy of thoracic neoplasms. Med Sestra 11:3–6
Tajuddin MR, Johri SK, Tariq M, Ram V (1983) Effects of propranolol and hydrocortisone pretreatment on radiation-induced myocardial injury in rats. Adv Myocardiol 4:255–262
Takaoka A, Kaneda H, Urano M, Kikkawa S (1968) An electrocardiographic study of cardiac damage secondary to radiotherapy of malignant intrathoracic tumors. Radiol Clin Biol 37:1–12
Taymor-Luria H, Kohn K, Pasternak RC (1983) Radiation heart disease. J Cardiovasc Med 8:113–123
Thibaudeau AA, Mattick WL (1929) Histological findings in hearts which have been exposed to radiation in course of treatment of adjacent organs. J Cancer Res 13:251–259
Timmermans R, Gerber GB (1984) The effect of x irradiation on cardiac beta-adrenergic receptors in the rabbit. Radiat Res 100(3):510–518
Trott KR (1984) Chronic damage after radiation therapy: challenge to radiation biology. Int J Radiat Oncol Biol Phys 10(6):907–913
United Nations Scientific Committee on the Effects of Atomic Radiation (1977) 1977 report to the General Assembly, with annexes: Sources and effects of ionizing radiation. United Nations, New York
Ursell PC, Fenoglio JJ (1984) Spectrum of cardiac disease diagnosed by endomyocardial biopsy. Pathol Annu 2:197–219

Vaeth JM, Feigenbaum LZ, Merrill MD (1961) Effects of intensive radiation on the human heart. Radiology 76:755–762

Vinke B (1962) The incidental effect on the heart of x-ray irradiation. Acta Med Scand 172:711–713

Warren S (1942) Effects of radiation on normal tissue: VI. Effects of radiation on the cardiovascular system. Arch Pathol 34:1070–1079

Warren SL, Whipple GH (1922) Roentgen ray intoxication. I. Unit dose over thorax negative – over abdomen lethal; epithelium of small intestine sensitive to x-rays. J Exp Med 35:187–202

Warthin AS, Pohle EA (1929) The effect of roentgen rays on the heart. II. The microscopic changes in the heart muscle of rats and rabbits following a series of exposures. Arch Intern Med 43:15–34

Warthin AA, Pohle EA (1931) The effect of roentgen rays on the heart. III. The toleration dose for the myocardium of rats. Am J Radiol 25:635–643

Wehr M, Rosskopf BG, Schwenk D, Prignitz R (1982a) Elektrokardiographische Untersuchungen zur strahleninduzierten Kardiomyopathie bei Mammakarzinom-Patientinnen während postoperativer Hochvolttherapie. Z Kardiol 71(2):112–118

Wehr M, Rosskopf BG, Pittner PM, Schwenk D, Prignitz R (1982b) Die Funktion des Herzens unter postoperativer Hochvolttherapie bei Patientinnen mit linksseitigem Mammakarzinom. Klin Wochenschr 60(24):1505–1507

Wehr M, Rosskopf BG, Pittner PM, Schwenk D, Prignitz R (1983) The effect of radiation therapy on the heart in patients with left-sided mammary carcinoma (Meeting Abstract). International Association for Breast Cancer Research, March 20–24, 1983, Denver, CO, pp A 23

Weinstein P, Greewald ES, Grossman J (1976) Unusual cardiac reaction to chemotherapy following mediastinal irradiation in a Patient with Hodgkin's disease. Am J Med 60:152–156

Weissler AM (1977) Systolic time intervals. N Engl J Med 296:321–324

Wenger NK, Goodwin JF, Roberts WC (1985) Cardiomyopathy and myocardial involvement in systemic disease. In: Hurst JW (ed) The heart. McGraw Hill, New York London, pp 1181–1284

Westerhof PW, van der Putte SCJ (1976) Radiation pericarditis and myocardial fibrosis. Eur J Cardiol 4:213–218

Whitefield AGW, Kunkler PB (1957) Radiation reactions in the heart. Br Heart J 19:53–58

Wynne J, Braunwald E (1984) The cardiomyopathies and myocarditides. In: Braunwald E (ed) Heart disease. A textbook of cardiovascular medicine, 2nd edn. Saunders, Philadelphia London Toronto

Yeung TK, Hopewell JW (1985) Effects of single doses of radiation on cardiac function in the rat. Radiother Oncol 3(4):339–345

Zook BC, Bradley EW, Casarett GW, Rogers CC (1981) Pathologic changes in the hearts of beagles irradiated with fractionated fast neutrons or photons. Radiat Res 88(3):607–618

IX. Erkrankungen des Perikards

P. Schölmerich

Mit 27 Abbildungen und 5 Tabellen

A. Einleitung

Der Rückgang bakterieller Infektionskrankheiten, insbesondere der Tuberkulose, hatte in den 40er und 50er Jahren die Häufigkeit von Perikarderkrankungen deutlich vermindert. In den letzten 20 Jahren wurde aber ein Anstieg von Herzbeutelerkrankungen registriert, der z. T. mit der Entwicklung diagnostischer und therapeutischer Verfahren in der Medizin in Zusammenhang steht, zu einem anderen Teil aber auch durch eine Änderung des Krankheitspanoramas bedingt ist. So hat die ansteigende Zahl von Herzinfarkten auch die Begleit- und Folgeerkrankungen wie Infarktperikarditis und Postmyokardinfarktsyndrom prozentual ansteigen lassen. Ebenso bedeutsam ist die Zunahme postoperativer Herzbeutelreaktionen als Folge einer Eröffnung des Perikards bei herzchirurgischen Eingriffen. Das gilt für operative Korrekturen angeborener wie erworbener Herzfehler, in besonderem Umfang aber auch für koronarchirurgische Eingriffe, die an Zahl die übrigen Herzoperationen weit übertreffen. Echokardiographische Kontrollen haben in 20–25% aller Fälle einen meist passageren Herzbeutelerguß sowohl nach Infarkt als auch nach operativen Eingriffen am Herzen erkennen lassen. Die Zunahme vorwiegend stumpfer Thoraxtraumen, insbesondere bei Autounfällen, hat gleichfalls zu einer Zunahme sog. traumatischer Perikarditiden geführt. Schließlich vermochten neue therapeutische Verfahren wie die Immunsuppression oder die Anwendung wirksamerer Zytostatika einen protrahierteren Krankheitsverlauf bei immunologischen oder tumorösen Erkrankungen zu bewirken, so daß im Langzeitverlauf der Erkrankungen perikardiale Reaktionen häufiger beobachtet wurden. Das gilt auch für die chronische Niereninsuffizienz, bei der Dialyse und Transplantation neue therapeutische Möglichkeiten und Lebensverlängerung eröffnet haben, zugleich aber urämische Perikarditiden, insbesondere bei Dialysepatienten, als klinisch erfaßbare Komplikation an Zahl vermehrt haben. Relativ unverändert an Zahl und Bedeutung sind virale Erkrankungen des Perikards meist in Zusammenhang mit einer Virusmyokarditis geblieben.

Die Anwendung echokardiographischer und computertomographischer Untersuchungsverfahren hat zudem auch die Diagnose kleinerer Flüssigkeitsansammlungen im Perikard erleichtert, so daß die Anzahl der diagnostizierten Perikarderkrankungen sich wesentlich erhöht hat und bei einigen Krankheitsformen der Zahl der autoptisch verifizierten abgelaufenen oder manifesten Perikarderkrankungen nahekommt.

Erkrankungen des Perikards stellen in der Mehrzahl der Fälle Begleitphänomene der Grundkrankheiten dar, die eine stärkere hämodynamische Rückwirkung vermissen lassen. Zwei besondere Verlaufsformen haben aber hohe klinische Dignität, einmal die Herztamponade, bei der ein rascher Druckanstieg im intraperikardialen Raum eine Füllungsbehinderung des Herzens bewirkt und damit die Auswurfleistung reduziert. Die Herztamponade stellt eine ausgesprochene Notfallssituation dar, bei der rasche Erkennung und Behandlung lebensrettend sind. Die 2. Sonderform ist die konstriktive Perikarditis, bei der durch fibrosierende oder kalzifizierende Umwandlung des Perikards eine mehr oder weniger ausgeprägte Begrenzung der diastolischen Füllung zustande kommt mit Einflußstauung vor dem rechten Herzen und verminderter Auswurfleistung. Dieses Krankheitsbild wird häufig als myokardiale Insuffizienz verkannt und stellt eine der Ursachen therapierefraktärer Insuffizienz bei Anwendung herzwirksamer Pharmaka dar. In diesen Fällen ist die Beseitigung des mechanischen Hindernisses die einzig wirksame Behandlungsform. Das Spektrum kardialer Funktionsabweichungen wird ergänzt durch das Auftreten nicht entzündlicher Ergüsse, z. B. bei Herzinsuffizienz, Hypoproteinämie, Hypothyreose, im Schwangerschaftsverlauf, die auf Grund echokardiographischer Untersuchungen häufiger sind, als bisher angenommen wurde.

Die in dieser Übersicht gegebene Darstellung befaßt sich in erster Linie mit einer Systematik von Pathogenese, klinischer Symptomatologie und Therapie von Perikarderkrankungen. Fragen der physiologischen Bedeutung des Herzbeutels und der Rückwirkungen des strukturell unveränderten Perikards auf die myokardiale Funktion werden nur thesenartig erwähnt, nachdem in diesem Handbuch 1984 eine ausführliche Darstellung dieser Problematik von BIAMINO et al. gegeben worden ist. Es ist dabei bemerkenswert, daß in der deutschsprachigen Literatur keine neuere monographische Bearbeitung der Klinik von Perikarderkrankungen vorliegt, wenn man von den knappen Darstellungen in den verschiedenen kardiologischen Lehrbüchern und Standardwerken absieht (SCHÖLMERICH 1981; SCHOLLMEYER 1982; BOLTE 1982; SCHÖLMERICH u. THEILE 1984). In der englischen Literatur sind dagegen allein seit 1980 drei Monographien erschienen, die teils mit ausführlicher Darstellung der normalen und pathologischen Physiologie, teils aber auch unter Beschränkung auf klinische Probleme das ungewöhnlich große experimentelle und klinische Erfahrungsgut zusammenfassen (SHABETAI 1981; REDDY et al. 1982; FOWLER 1985). Zudem sind in den großen Standardwerken der Kardiologie von HURST (1982) und BRAUNWALD (1984) umfangreiche Darstellungen enthalten (HUDSON 1982; LORELL u. BRAUNWALD 1984).

Die Zahl der tierexperimentellen und klinischen Mitteilungen allein seit 1980 liegt bei mehreren Tausend Beiträgen, so daß eine vollständige Literaturübersicht im Gegensatz zur Darstellung des Jahres 1960 (SCHÖLMERICH 1960) nicht mehr möglich erscheint.

B. Anatomie

Der Herzbeutel besteht aus zwei Blättern, die durch einen schmalen Flüssigkeitssaum voneinander getrennt sind. Das äußere Blatt, als parietales Perikard bezeichnet, besteht aus einer Schicht kollagener und elastischer Fasern, der zum

Perikardlumen gerichtet eine Mesothellage, nach außen gerichtet epiperikardiales Bindegewebe angelagert sind. Das viszerale, das Myokard unmittelbar umschließende Blatt läßt gleichfalls zum Perikardlumen gerichtet ein einschichtiges Mesothel erkennen, unter dem eine im Vergleich zum parietalen Blatt weniger starke Schicht kollagenen Gewebes mit vereinzelten elastischen Fasern gelegen ist. Zwischen der äußeren Myokardschicht und dem kollagenen Gewebe des viszeralen Blattes läßt sich vielfach eine dünne Fettschicht nachweisen, die in der echokardiographischen und computertomographischen Abgrenzung kleiner Ergüsse von diagnostischer Bedeutung ist. Diese Fettschicht erfährt mit zunehmendem Alter eine eher deutliche Ausprägung.

Viszerales und parietales Blatt haben eine gemeinsame Umschlagfalte oberhalb der Wurzel von Aorta und Pulmonalarterie und andererseits im Bereich der venösen Zuflüsse aus dem großen und kleinen Kreislauf in rechten bzw. linken Vorhof. Zwischen den als arterielles und venöses Mesokardium bezeichneten Ausbuchtungen liegt der Sinus transversus, während der Sinus obliquus eine Ausstülpung des Perikardraumes hinter dem linken Vorhof darstellt.

Eine der Funktionen des Perikards stellt die Erhaltung der relativen Lagekonstanz des Herzens im Thoraxraum dar. Sie wird durch Ligamente garantiert, die vom äußeren Perikard zum Sternum, zum Diaphragma und zum Mediastinum führen. In gleichem Sinn ist die Anheftung des Herzbeutels an die großen Gefäße wirksam. Die Funktion dieser Strukturen wird deutlich bei Fehlen des Perikards, ein angeborener oder aber operativ induzierter Zustand, der eine stärkere Mobilität des Herzens im Thoraxraum erkennen läßt.

Histologisch lassen sich in der sog. Fibrosa des parietalen Perikards neben kollagenen und elastischen Fasern neurale Elemente, Fibroblasten, Mastzellen, Histiozyten und Lymphozyten nachweisen. Die Kollagenfasern sind durch eine wellige Struktur charakterisiert, die eine Dehnungsreserve des Perikards darstellen. Hort u. Bräun (1961, 1962) haben eine mit zunehmendem Alter sich vermindernde Dehnungsfähigkeit nachgewiesen. In den letzten beiden Jahrzehnten durchgeführte ultramikroskopische Untersuchungen (Staubesand 1960, 1963; Holt u. Rhode 1960; Holt 1970; Hort 1970; Ishihara et al. 1981) haben wesentliche Beiträge zur Struktur- und Funktionsaufklärung des Perikards geleistet. So konnten elektronenmikroskopisch sog. Mikrovilli nachgewiesen werden, die zum Lumen hin ausgerichtete Ausstülpungen des Mesothels sowohl des parietalen wie des viszeralen Blattes darstellen. Ihre Funktion wird in einer Verminderung des Reibungswiderstandes beider Perikardblätter in der Bewegung des Herzens gesehen. Darüber hinaus stellen sie eine wesentliche Vergrößerung der Austauschoberfläche für Elektrolyte und Flüssigkeit dar (Ferrans et al. 1982). Interzelluläre Verbindungen zwischen den Mesenthelzellen und intrazelluläre Filamente erhöhen die Festigkeit des Perikards trotz hoher Verformbarkeit.

Die arterielle Versorgung des Perikards erfolgt aus Ästen der Aorta, der A. mammaria interna und der A. pericardiophrenica. Es bestehen Anastomosen mit Ästen aus den Bronchialarterien und den Ösophagus und Zwerchfell vorsorgenden arteriellen Gefäßen. Der venöse Abstrom kommt über die V. azygos, die Vv. thyreoideae und pericardiophrenicae zustande. Der Lymphabstrom erfolgt über den Ductus thoracicus und das Lymphgefäßsystem, das Pleura und Mediastinum drainiert.

C. Perikardflüssigkeit

Die Perikardflüssigkeit wird von den meisten Autoren als Ultrafiltrat des Plasma angesehen. Sie enthält Elektrolyte in einer dem Serum entsprechenden Konzentration, aber einem deutlich geringeren Proteingehalt bei relativ höherem Albuminanteil (GIBSON u. SEGAL 1978). Die Osmolarität ist entsprechend geringer als im Plasma. Es wird angenommen, daß das viszerale Blatt größeren Anteil an der Produktion der Flüssigkeit besitzt. Wahrscheinlich erfolgt auch ein kleinerer Anteil des venösen Abstroms aus dem Myokard über den Perikardraum. Dafür spricht der Nachweis von myokardtypischen Enzymen in der Perikardflüssigkeit. Neuere Untersuchungen haben ergeben, daß auch Prostaglandine im Mesothel des Perikards gebildet werden (CLAEYS 1979; DUSTING et al. 1983). Die Mehrzahl dieser Befunde bezieht sich allerdings auf tierexperimentelle Untersuchungen mit nicht geringen artspezifischen Unterschieden. In diesem Bereich sind zahlreiche Fragen über Bildung, Zusammensetzung und Abstrom der Perikardflüssigkeit ebenso wie über mögliche immunologische Abwehrmechanismen im Herzbeutel offen. Die Forschung befindet sich auf diesem Gebiet derzeit in starkem Fluß (SHABETAI 1985; FOWLER 1985).

D. Funktion des Perikards

Die Funktion des normalen Perikards ist beim gesunden und ebenso beim insuffizienten Herzen unter Zusammenfassung der umfangreichen experimentellen und klinischen Untersuchungen in diesem Handbuch von BIAMINO et al. (1984) dargestellt worden. Seither haben sich keine prinzipiell neuen Gesichtspunkte ergeben, so daß hier nur eine Zusammenfassung der Befunde erfolgt.

I. Physiologische Bedeutung des Perikards

Aus einer von SPODICK (1983b) vorgenommenen Auflistung der Perikardfunktionen geht hervor, daß dem intakten Herzbeutel eine mechanische, eine membranöse und eine lagestabilisierende Funktion zukommt. In Bezug auf die hämodynamischen Wirkungen des Perikards lassen sich zahlreiche Partialfunktionen differenzieren. Experimentell und klinisch leicht belegbar ist eine Schutzfunktion des intakten Perikards gegen akute Überdehnung, z. B. durch eine Volumenüberlastung. Das gesunde Perikard hat neben dem myokardialen Anteil und der Septumverlagerung eine mitbestimmende Bedeutung für die Gesamtcompliance der Ventrikel (HOLT 1970; HOLT u. RHODE 1960; SHABETAI 1981, 1985; SHABETAI et al. 1979). Durch die gleichmäßige Übertragung des intraperikardialen Drucks auf die gesamte Herzoberfläche werden orthostatische und respiratorische Schwankungen der Vorhof- und Kammerfüllung äquilibriert. Die ventrikuläre Interaktion erfährt durch das Perikard unter Normalbedingungen eine Optimierung. Die intraperikardiale Drucksenkung während der systolischen Auswurfphase fördert zusätzlich zur Verschiebung der AV-Klappenebene die Vorhoffüllung. Wahrscheinlich haben Neuro- und Mechanorezeptoren des Perikards Bedeutung für die Regulation von Herzfrequenz und arteriellem Druck.

Einfacher übersehbar ist die Wirkung des Perikards als Membran. Die besondere Struktur der Oberfläche des parietalen und viszeralen Blattes des Herzbeutels erleichtert die systolisch-diastolische Bewegung des Herzens. Zugleich besteht eine Barriere gegenüber entzündlichen Einwirkungen der dem Herzen benachbarten Strukturen. Schließlich kommt dem Perikard eine bisher im einzelnen noch nicht festgelegte fibrinolytische und immunologische Schutzfunktion zu (MILLER et al. 1971; FOWLER 1985).

II. Funktion des normalen Perikards bei Herzerkrankungen

Eine intakte Perikardfunktion führt bei einseitigem enddiastolischem Druckanstieg zu einer Verminderung der Compliance des anderen Ventrikels, so daß z. B. bei linksventrikulärer Insuffizienz die Auswurfleistung des rechten Ventrikels reduziert wird und sich damit die Überfüllung des Lungenkreislaufs vermindert. Der gleichzeitige Anstieg des intraperikardialen Drucks bei höherem enddiastolischem Druck im Ventrikel läßt den transmuralen Druck weniger stark ansteigen als den absolut gemessenen Druck im Ventrikel. Der intakte Herzbeutel trägt auch dazu bei, die Rechtsverlagerung der Druckvolumenkurve bei akuter myokardialer Insuffizienz zu begrenzen und damit die Starling-Kurve in einem günstigeren Funktionsbereich zu halten. Bei akuter AV-Klappeninsuffizienz behält das Herz zunächst weitgehend seine äußere Form trotz starkem enddiastolischem Druckanstieg und massiven Rückstroms in den betroffenen Vorhof. Auch bei einer akuten myokardialen Insuffizienz durch einen Herzinfarkt erklärt sich die verminderte Compliance des betroffenen Ventrikels nicht allein durch Änderungen der Dehnungsfähigkeit der Herzmuskulatur, sondern auch durch die begrenzte Weitbarkeit des Perikards. Bei chronischer myokardialer Insuffizienz kommt es zu einer adaptiven Erweiterung des Perikards, oft mit Perikarderguß, so daß die protektive Wirkung des Herzbeutels unter diesen Bedingungen reduziert wird.

III. Beeinflussung der Herzfunktion durch Perikarderkrankungen

Die klassischen Rückwirkungen gestörter perikardialer Funktion sind bei Herztamponade und bei konstriktiver Perikarditis zu beobachten. Beide haben als experimentell leicht reproduzierbare Formen gestörter Herztätigkeit ausgedehnte tierexperimentelle Untersuchungen angeregt und sind auch unter klinischen Gesichtspunkten vielfach bearbeitet worden.

Eine besondere Bedeutung hat dabei die Druck-Volumen-Beziehung im Herzbeutel bei Vermehrung der Perikardflüssigkeit. Ist die Perikardstruktur ungestört, so bewirkt eine Volumenzunahme im Perikard zunächst eine Dehnung des parietalen Blattes durch Streckung der normalerweise welligen Struktur der Kollagenfasern. Beim Erwachsenen liegt die Dehnungsreserve, gemessen am Volumen, bei

200–300 ml. Bis zu diesem intraperikardialen Volumen verläuft die Druck-Volumen-Beziehung flach. Sie erfährt bei weiterer Zunahme des Flüssigkeitsvolumens im Akutversuch einen steilen Anstieg, der auch die enddiastolischen Drücke in den Herzkammern und damit die Füllungsdrücke ansteigen läßt. Damit ist eine Begrenzung der diastolischen Füllung gegeben, die auch das Auswurfvolumen reduziert. Bei verminderter Strukturfestigkeit, d. h. vergrößerter Dehnbarkeit, verlagert sich der Steilanstieg zu größeren Volumina, der Druckanstieg bei Erreichen eines kritischen Volumens erfolgt weniger steil. In Extremfällen kann bei chronisch entzündlichen Perikarderkrankungen ein Volumen bis zu mehreren Litern im Perikard enthalten sein, ohne daß der Druck stärker ansteigt (s. S. 667).

Bei einer konstriktiven Perikarditis erfährt die Druck-Volumen-Kurve der Ventrikel eine Linksverlagerung mit steilerem Verlauf nach Erreichen des mehr oder weniger stark reduzierten Füllungsvolumens, dessen Begrenzung durch die verminderte Compliance der Ventrikel bestimmt wird (s. S. 673ff.).

E. Akute Perikarditis

I. Einleitung

FOWLER (1985) hat darauf hingewiesen, daß die akute Perikarditis an Häufigkeit in den letzten 2 Jahrzehnten deutlich zugenommen hat. Dabei ist eine Änderung in der prozentualen Häufigkeit der Einzelursachen zu registrieren. Bakterielle, insbesondere tuberkulöse Perikarditiden sind sehr viel seltener geworden, virale und idiopathische Formen haben wohl den gleichen Stellenwert wie früher, eine deutliche Zunahme ist bei Perikardreaktionen nach herzchirurgischen Eingriffen, Urämie und bei der Tumorperikarditis zu bemerken. Diese gesteigerte Häufigkeit reflektiert z. T. die Weiterentwicklung therapeutischer Verfahren, z. B. der verbreiteten Anwendung herzchirurgischer Eingriffe, vor allem in der Koronar-

Tabelle 1. Ursachen eines Perikardergusses in 2 statistischen Zusammenstellungen (Angaben in %)

Krankheit	MARKIEWICZ et al. (1982)	WESTER (1984)
Idiopathische Perikarditis	23	
Strahlenperikarditis	8	
Dressler Syndrom	7	15,7
Bakterielle Perikarditis	4	
Akutes rheumatisches Fieber	3	
Neoplasie	20	13,2
Urämie	7	7,0
Kollagenkrankheiten	5	7,0
Chronisch idiopathische Perikarditis	4	–
Andere	7	7,0
Herzinsuffizienz	12	14,0
Herzklappenfehler		21,1
Herzinfarkt		15,0

chirurgie, der immunsuppressiven Therapie von Kollagenkrankheiten und der lebensverlängernden Behandlung einiger maligner Tumoren. Zugleich ist die ausgedehnte Anwendung von Dialyseverfahren bei chronischer Niereninsuffizienz mit der Ausbildung von Perikardergüssen.

Die Anzahl der klinisch diagnostizierten Fälle hat sich dabei dank verbreiteter Anwendung echokardiographischer Verfahren gleichfalls drastisch erhöht. WESTER (1984) konnte unter 1000 konsekutiv untersuchten Patienten in nicht weniger als 12% einen Perikarderguß und in 3% eine Perikardverdickung nachweisen. Unter 153 Fällen ergab sich die in Tabelle 1 aufgelistete Verteilung der ursächlichen Erkrankungen. Die pathologischen Befunde beziehen sich auf ein ausgelesenes Krankengut, bei dem zumindest die Indikation zur echokardiographischen Untersuchung bestand. Auffällig ist der relativ hohe Anteil von Perikardergüssen bei Herzklappenfehlern und Herzinsuffizienz, der 40% aller krankhaften Befunde ausmacht. Entzündliche Reaktionen können in etwa 45% aller Fälle angenommen werden. In einem Teil ist die spezielle Natur des Ergusses ungeklärt.

II. Ätiologie

Eine akute Perikarditis kann durch eine Vielzahl von Ursachen ausgelöst werden (Tabelle 2). Das ätiologische Spektrum hängt in den zahlreichen publizierten Statistiken in starkem Maße von der Zusammensetzung des primären Krankengutes ab. So überwiegen in Zusammenstellungen von internistischen Abteilungen primärer und sekundärer Tumorbefall des Perikards (ROBERTSON u. MULDER 1984), Urämie, Herzinfarkt und Infektionskrankheiten (KRAYENBÜHL et al. 1976; WESTER 1984). In Gesamtstatistiken haben Perikarditiden nach herzchirurgischen Eingriffen einen wesentlichen Anteil (STEVENSON et al. 1984). In chirurgischen bzw. Unfallkrankenhäusern spielen naturgemäß traumatische Perikarditiden eine erhebliche Rolle. Hinzu kommen strahleninduzierte Perikarditiden, Kol-

Tabelle 2. Ursachen entzündlicher Perikarderkrankung in 3 großen Statistiken (Angaben in %)

Krankheit	SPODICK (1975)	AGNER u. GALLIS (1979)	ROBERTSON u. MULDER (1984)
Niereninsuffizienz	34	13,1	10,4
Neoplasie	20	10,0	29,0
Idiopathische Perikarditis	12	35,1	19,3
Viruserkrankung	11	–	10,4
Bakterieller Infekt (einschl. TBC)	9	9,6	14,6
Herzinfarkt	5	9,0	–
Kollagenkrankheiten	7	10,5	8,8
Postperikardiotomiesyndrom	–	5,1	3,0
Trauma	1	0,75	4,5
Arzneimitteleinwirkung	1	1,5	–
Hypothyreose	–	1,5	–
Strahleneinwirkung	–	0,75	–
Herzinsuffizienz	–	3,0	–

lagenkrankheiten (MARKIEWICZ et al. 1982), Einwirkungen von Medikamenten (BROWNING et al. 1984) und Komplikationen bei invasiver Diagnostik oder therapeutischer Katheterapplikation (STRAUSS et al. 1983). Im pädiatrischen Krankengut spielen Infektionskrankheiten noch eine dominante Rolle, NETZ et al. (1978) berichten über 12 Fälle nichtrheumatischer Perikarditis im Kindesalter, von denen 3 starben.

In einem nicht geringen Anteil, der in verschiedenen Statistiken zwischen 30 und 60% beträgt, läßt sich eine Ursache nicht eruieren. Diese Formen figurieren unter dem Begriff der idiopathischen Perikarditis, unter denen der Anteil tatsächlich virusbedingter Formen wahrscheinlich relativ hoch ist.

III. Pathologisch-anatomische Befunde

Das Reaktionsmuster der Perikardblätter auf pathogene Mechanismen ist beschränkt. Es umfaßt zelluläre Reaktionen, Fibrinabsonderung und Ergußbildung, die isoliert oder in Kombination manifest werden können. Ergüsse können serös, serofibrinös, sanguinolent, hämorrhagisch, purulent, chylös und cholesterinhaltig sein. Es bestehen enge Beziehungen zwischen bestimmten Formen einer Perikarditis und dem dominanten Bild pathologisch-anatomischer Veränderungen. So sind die entzündlichen Reaktionen am Perikard bei Herzinfarkt, Kollagenkrankheiten, Strahleneinwirkung und idiopathischer Perikarditis meist fibrinöser Natur (FOWLER 1985), während Infektionskrankheiten, Thoraxtrauma, Zustand nach Herzoperation und Urämie in der Mehrzahl einen serofibrinösen Erguß aufweisen. Bakterielle Infektionen und die Mehrzahl offener Perikardtraumen verursachen purulente Ergüsse, Neoplasien sind durch sanguinolente Flüssigkeitsansammlungen gekennzeichnet. Hämorrhagische Ergüsse entstehen durch Ruptur von Aneurysmen in den Perikardsack, Ventrikelperforation und Antikoagulantieneinwirkung. Diese Angaben beziehen sich auf statistische Auswertungen (ROBERTS u. FERRANS 1982). Es handelt sich also nur um Verteilungsmaxima unter den o. a. Reaktionsmustern. Die zellulären Reaktionen bestehen in der Mehrzahl aus einer Ansammlung von mononukleären Zellen, Histiozyten und Fibroblasten. Bei purulenter Perikarditis stehen Granulozyten im Vordergrund. In Einzelfällen sind entzündliche Perikardreaktionen beim hypereosinophilen Syndrom beobachtet worden (VIRMANI et al. 1984). Granulomatöse Perikardreaktionen kommen bei Sarkoidose, Tuberkulose, Pilzbefall und Parasiteneinwirkung sowie bei Cholesterinperikarditis vor. Fremdkörper, z. B. Talkum, vermögen ähnliche Reaktionen auszulösen (FERRANS u. ROBERTS 1982). Chronische Perikarditiden lassen häufig einen Ersatz des Mesothels durch ein Granulationsgewebe erkennen (MAMBO 1981). Sonderformen mit mehr oder weniger entzündlicher Reaktion stellen chylöse Ergüsse (s. S. 672) und Flüssigkeitsansammlungen mit hohem Cholesteringehalt (s. S. 670) dar.

IV. Beschwerdebild

Die Klagen der Patienten mit akuter Perikarditis beziehen sich in erster Linie auf Schmerzen in der Herzregion, deren Inzidenz und Intensität bei ätiologisch unterschiedlich definierten Formen sehr verschieden sind. Ein weiteres relativ häufiges Symptom ist eine Dyspnoe ohne Orthopnoe, meist mit Steigerung der Atemfrequenz. Bei Ergußbildung, erst recht unter den Bedingungen einer Tamponade, können Oppressionsgefühl, Hustenreiz und sogar Dysphagie in Erscheinung treten. Wenn das Herzzeitvolumen durch einen kompressiven Erguß induziert ist, kommen geringe Belastbarkeit, Müdigkeit, Schwindelneigung hinzu. Das Beschwerdebild der akuten Perikarditis wird häufig durch die Symptome der Grundkrankheit modifiziert, d. h. durch Allgemeinsymptome eines Infektes oder spezielle Symptome einer koronaren Herzkrankheit oder einer Urämie.

Von den perikardialen Strukturen ist nur das äußere Blatt sensibel versorgt, wobei die afferenten Fasern im N. phrenicus verlaufen. Damit erklärt sich z. T. die sehr unterschiedliche Ausprägung von Schmerzreizen, die gelegentlich im Gegensatz zum deutlich nachweisbaren perikarditischen Reibegeräusch steht. Die idiopathische Perikarditis und die Virusperikarditis sind eher durch den ausgeprägten Schmerz von stechendem Charakter gekennzeichnet, während bei Infarkt oder Urämie der Schmerz häufig erst auf spezielles Befragen registriert wird. Auch bei tuberkulöser Perikarditis und bei Kollagenkrankheiten mit Perikardbeteiligung werden Schmerzäußerungen meist nur im Krankheitsbeginn geäußert. Für das Schmerzbild der Perikarditis ist die Abhängigkeit von Atemphase, Körperlage, Husten, Niesen und Bewegung des Oberkörpers typisch. Diese Besonderheiten erlauben in der Regel eine differentialdiagnostische Abgrenzung vom akuten Infarkt oder einem Infarktrezidiv, das bei Symptomen eines Dressler-Syndroms erwogen werden muß.

Die Ausstrahlungen des perikarditischen Schmerzes erfolgen in die Schultern, in den Nacken, gelegentlich auch in die Oberarme und das Epigastrium. Die Hauptlokalisation ist aber die retrosternale Region.

V. Untersuchungsbefunde

1. Auskultatorische und phonokardiographische Besonderheiten

Perikardreiben ist häufig das erste charakteristische Zeichen einer akuten Perikarditis. Auskultatorisch hat es kratzenden oder schabenden Charakter. Seine Mehrphasigkeit wird als Lokomotivgeräusch bezeichnet. In der Tonregistrierung bestehen die Geräuschkomplexe aus hochfrequenten Schwingungen unharmonischer Anordnung, die in verschiedenen Phasen der Herzaktion nachweisbar sind. Die Geräusche kommen durch Bewegung der mit fibrinösen Auflagerungen behafteten Perikardblätter zustande und manifestieren sich bei Volumenschwankungen von Vorhöfen und Kammern (Abb. 1).

Systematische Untersuchungen von SPODICK (1975) haben an 100 Fällen ergeben, daß am häufigsten ein dreiphasisches Geräusch vorkommt, dessen Komponenten auf die systolische Kontraktion, die protodiastolische Füllungsphase und die aktive Vorhofentleerung in der Präsystole zurückgehen. Bei Vorhofflimmern ist dieser vorhofbezogene Anteil nicht nachweisbar, so daß das Geräusch einen zweiphasischen Charakter annimmt. Bei höherer Frequenz ist meist ein die ganze Diastole ausfüllendes Geräusch erkennbar. FOWLER (1985) hat bei langsamer

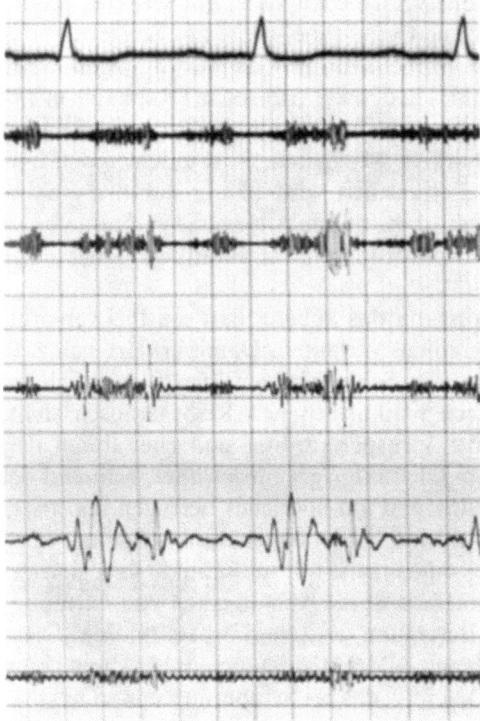

Abb. 1. Charakteristisches Phonokardiogramm bei akuter fibrinöser Perikarditis

Herzfrequenz gelegentlich 4 Geräuschgruppen und zwar eine zusätzliche in der Mitte der Diastole registriert.

Die Inspiration verstärkt das Geräusch, wie SPODICK (1975) festgestellt hat, in 41%, die Exspiration in 24%. In den restlichen Fällen fand sich keine Änderung der Lautstärke mit der wechselnden Atemphase. Auch bei Erguß, selbst unter den Bedingungen einer Tamponade, hat Fowler (1985) in 29% ein Perikardreiben festgestellt. Lageänderungen des Körpers wurden nicht systematisch geprüft. Die Abhängigkeit der Geräuschintensität von der Körperlage ist aber bekannt. Die günstigste Auskultationsstelle ist der linke Sternalrand im Bereich der absoluten Herzdämpfung. In einem Viertel aller Fälle konnte von SPODICK (1975) ein Geräuschaequivalent auch palpatorisch nachgewiesen werden.

Differentialdiagnostisch ist Pleurareiben, z. B. bei Lungeninfarkt (LE GALL et al. 1982), abzugrenzen, das streng atemabhängig ist und durch herznahe gelegene fibrinöse Auflagerungen der Pleura im Zusammenhang mit Herzbewegungen erklärt werden kann, selbst wenn keine Perikardbeteiligung vorliegt. Auch ein Mediastinalemphysem kann dem perikarditischen Reiben ähnliche Schallphänomene auslösen, läßt sich aber durch die typischen Phänomene bei Palpation der Haut leicht abgrenzen. LE GALL et al. (1982) erwähnen auch dem Perikardreiben ähnliche Geräusche bei intrakardialen Thromben.

Eine größere Ansammlung von Flüssigkeit im Herzbeutel läßt die Lautstärke der Herztöne abnehmen. Allerdings liegt die Inzidenz dieses Symptoms selbst bei

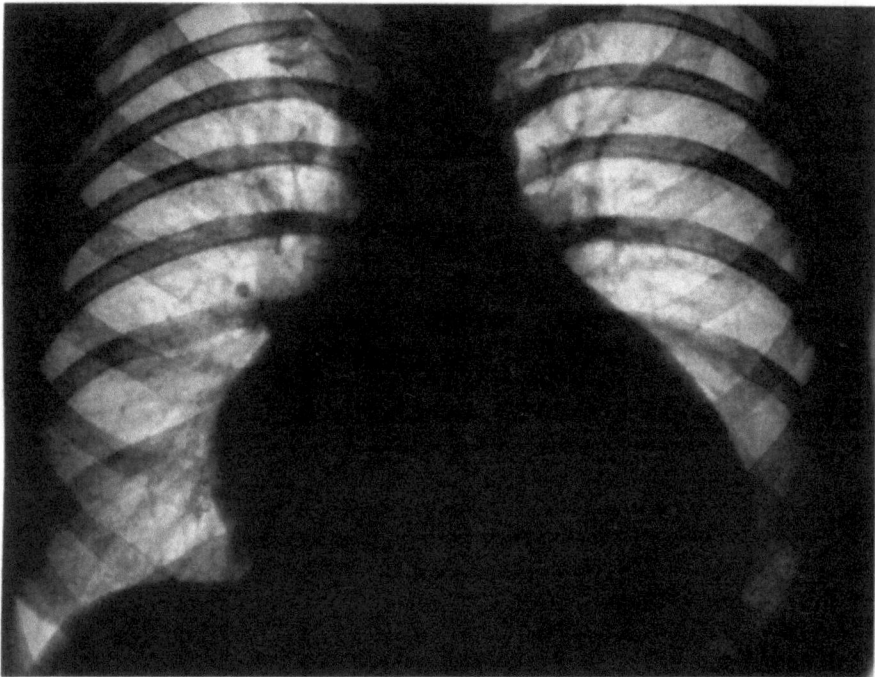

Abb. 2. Idiopathische Perikarditis mit Bocksbeutelform des Herzens, hinter der die hilären Strukturen verschwinden

Tamponade nicht höher als 34% (GUBERMAN et al. 1981). Die charakteristischen auskultatorischen phonokardiographischen Zeichen der Constrictio sind S. 678 referiert.

2. Röntgenologische Befunde

Von der Norm abweichende röntgenologische Befunde bei akuter Perikarditis beziehen sich auf die Umgestaltung der kardioperikardialen Silhouette durch einen Perikarderguß. Ein intraperikardiales Volumen oberhalb von 200–300 ml verursacht zunächst eine Ausfüllung der beiderseitigen Herzzwerchfellwinkel, eine Verbreiterung der Herzbasis, in der die Abgrenzung des Pulmonalisbogens und des Aortenknopfes sich weniger deutlich markiert, und ein Verschwinden der hilären Strukturen hinter dem Herzschatten. Damit ist eine Herzvergrößerung des Herzschattens verbunden, die eine breitbasige Konfiguration oder aber je nach Struktur des entzündlich veränderten Perikards auch eine Bocksbeutelform annehmen kann (Abb. 2).

Der Verdacht auf das Vorliegen eines Perikardergusses muß bei sehr rascher Vergrößerung des Herzschattens, ebenso wie bei schneller Rückbildung aufkommen, vor allem dann, wenn bei verbreitertem Herzschatten keine Lungenstauung besteht, die bei myokardialer Verursachung der Dilatation als Insuffizienzzeichen erwartet werden müßte.

Bei Durchleuchtung fällt die verminderte oder gar aufgehobene Randpulsation des Herzens im Vergleich zur ungestörten Aortenpulsation auf.

1977 haben SPOONER et al. bei Untersuchungen an Kindern darauf hingewiesen, daß vor allem bei Durchleuchtung einer subepikardial gelegene dünne Fettschicht nachgewiesen werden kann, deren Abstand von der äußeren Begrenzung des Herzschattens im Normalfall 2 mm nicht überschreitet. Eine Vergrößerung dieses Abstandes macht einen Erguß wahrscheinlich, und zwar um so mehr, je stärker die Distanz sich erhöht hat. CARSKY et al. (1980) konnten diesem Symptom eine Spezifität von 52% zuweisen. Auch bei der Bewertung computertomographischer Aufnahmen spielt dieser Abstand eine wichtige Rolle.

Größere Ergüsse führen zu einer Spreizung der Carina wie CHEN et al. (1982) an 54 Patienten nachgewiesen haben.

Angiographische Untersuchungen haben als Nachweismethode eines Ergusses keine Bedeutung mehr, wohl aber bei Verdacht auf Ein- oder Ausflußbehinderung, z. B. durch Tumoren. Ebenso ist die Herzkatheterisierung als Nachweismethode durch die Echokardiographie abgelöst. Auch die CO_2-vermittelte Darstellung oder die Luftauffüllung des Perikards sind obsolet. Radionuklidverfahren, die vor 20 Jahren als Screening-Methode bei Verdacht auf Perikarderguß einen hohen Stellenwert hatten, sind angesichts der echokardiographischen und computertomographischen Möglichkeiten kaum noch angewandt. HAKKI et al. (1982) konnten bei Auswertung eines first pass-Ventrikulogramms unter Verwendung von einem Radionuklid eine Pseudoanergie des linken Ventrikels nachweisen, die sich als Schaukelbewegung des Herzens in einem großen Erguß dekuvrierte.

3. Elektrokardiographische Befunde bei Perikarderkrankungen

Elektrokardiographische Abweichungen von der Norm sind bei Perikarderkrankungen seit langem bekannt. Sie treten als Ausdruck einer subepikardialen Beteiligung in Erscheinung, können durch veränderte Ableitbedingungen infolge eines Ergusses, einer Schwiele bedingt sein, oder eine Myokardfibrose, in Fällen von Constrictio eine Myokardatrophie reflektieren. Lageänderungen des Herzens bei Perikardeinrissen mit hernienartiger Ausstülpung von Herzanteilen führen zu Abweichungen der Projektion der Hauptvektoren unter den verschiedenen Ableitbedingungen. Schließlich haben hämodynamische Rückwirkungen der gestörten ventrikulären Compliance Auswirkungen auf die Entleerung der Vorhöfe, so daß Störungen der intraaurikulären Erregungsausbreitung und Vorhofflimmern auftreten. Myokardiale Begleitprozesse in der Nähe des Sinusknotens können Störungen von Erregungsbildung und Erregungsleitung auslösen. So ergibt sich, wenn man noch koronarbedingte Änderungen der Perfusion bei Constrictio und postoperative Befunde mit einbezieht, ein sehr vielfältiges Bild elektrokardiographischer Abnormitäten, das zu systematischen Untersuchungen, aber auch zu zahlreichen kasuistischen Mitteilungen Anlaß gegeben hat. SHAH (1982) und SPODICK (1985) haben in einer Übersicht die umfangreiche Literatur und letzterer seine eigenen zahlreichen Beiträge seit 1959 zusammengefaßt.

Am längsten bekannt sind Veränderungen des ST und T bei einer akuten Perikardentzündung, wenn subepikardiale Myokardschichten mit einbezogen sind. Im deutschen Sprachraum hat HOLZMANN (1936) als erster auf den charakteristischen Ablauf der elektrokardiographischen Veränderung hingewiesen, der in 4 Stadien differenziert werden kann. Diese Einteilung ist später von allen Autoren, auch im angloamerikanischen Sprachgebiet, übernommen worden (SPODICK 1959). Das erste Stadium stellt eine ST-Überhöhung in allen Ableitungen in unterschiedlich deutlicher Ausprägung dar, die sich bei diffuser Perimyokarditis mit der Ausbildung eines ST-Vektors zwischen entzündlich veränderter Außenschicht des Myokards und der übrigen nicht betroffenen Herzmuskulatur erklärt. Der Vektor ist bei normaler Herzlage nach links unten und ventral gerichtet, so daß er sich in allen Extremitäten-, Goldberger- und Brustwandableitung als ST-Überhöhung erfassen läßt, mit der Ausnahme der Goldbergerableitung aVR, in der eine ST-Senkung zum Ausdruck kommt. Wenn die entzündliche Perikardaffektion mit Beteiligung des Myokards auf einzelne Bereiche beschränkt ist, etwa bei Tumorbefall, oder bei Traumatisierung, so kann die ST-Überhöhung auch nur in wenigen Ableitungen nachweisbar sein (Abb. 3).

Das zweite Stadium der elektrokardiographischen Entwicklung, das das erste nach wenigen Tagen, manchmal sogar nach 24 Std. ablöst, besteht in einer Rückkehr der ST-Überhöhung in Richtung auf die isoelektrische Linie mit gleichzeiti-

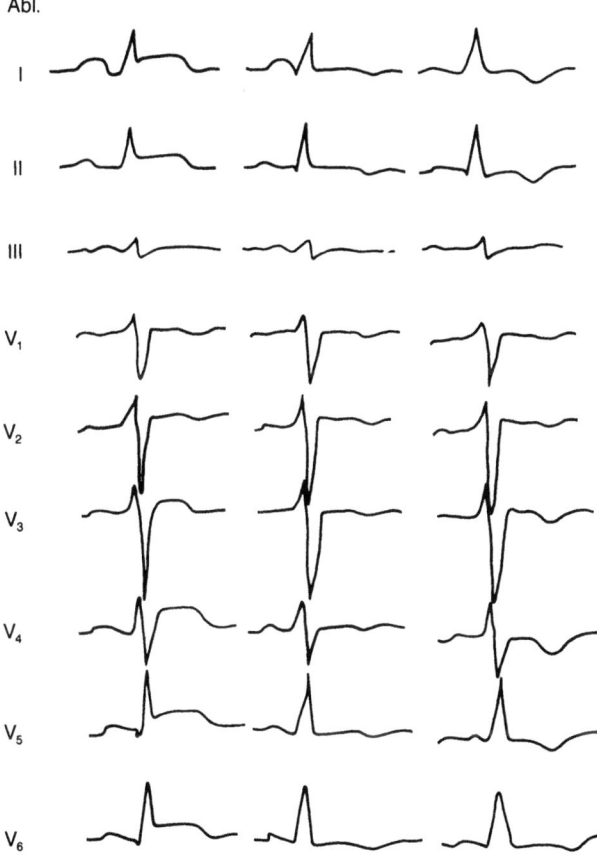

Abb. 3. Charakteristischer Ablauf elektrokardiographischer Veränderungen bei akuter Perikarditis mit Beteiligung des subepikardialen Myokards

ger Abflachung der T-Welle. In der dritten Phase erfährt die T-Welle eine Negativierung bei unverändert isoelektrischem ST. Sie erklärt sich mit einer Verzögerung der Erregungsrückbildung in den äußeren Myokardschichten, die in den gleichen Ableitungen zum Ausdruck kommt, in denen eine ST-Überhöhung in der ersten Phase nachweisbar ist. In der vierten Phase können die Veränderungen zur Norm zurückkehren.

GINZTON u. LAKS (1982) haben versucht, beim Vergleich von 19 Fällen mit akuter Perikarditis und 20 gesunden Jugendlichen mit einer mehr oder weniger deutlichen ST-Überhöhung bei vegetativer Labilität Kriterien mit möglichst hoher Vorhersagekraft festzulegen. Dabei hat sich ergeben, daß das Verhältnis der Höhe von ST über der isoelektrischen Nullinie zur Höhe von T ein guter Prädiktor zur Abgrenzung pathologischer EKG-Formen von Variationen der Norm darstellte. Der mittlere Wert dieses Quotienten betrug bei akuter Perikarditis 0,57, bei Gesunden lag der Maximalwert bei 0,2. Bei einem Wert von über 0,25 des Verhältnisses von ST:T fand sich kein falsch positiver oder falsch negativer Fall. Diese diskriminatorische Funktion war allen anderen Ansätzen, insbesonders vektoriellen Analysen von QRS und T, auch in der Form des Ventrikelgradienten, überlegen.

SPODICK hat 1973 auf ein zweites charakteristisches Symptom einer akuten Perikarditis aufmerksam gemacht, das leicht übersehen wird: Eine Senkung der normalerweise in der isoelektrischen Linie liegenden Strecke zwischen Ende P und dem Beginn des Kammerkomplexes QRS. Sie läßt sich außer bei Sinustachykardie mit kurzem AV-Intervall beim Vergleich mit der isoelektrischen Linie zwischen Ende der T-Welle und dem Beginn der nachfolgenden P-Welle gut erfassen. Die Inzidenz einer Senkung des PR-Segmentes bei akuter Perikarditis wird von SPODICK 1973 mit 82% angegeben. Dieses Symptom ist in der Folgezeit mehrfach analysiert worden und hat sich als charakteristische Besonderheit auch in der Darstellung von CURTISS (1982) bewährt.

Die enge anatomische Beziehung zum Sinusknoten und die Möglichkeit eines Überganges der entzündlichen Veränderungen auf weitere Bereiche des Herzens kann Störungen von Reizbildung und Erregungsleitung auslösen. Auch diese Frage ist von SPODICK (1984) mit Hilfe von Langzeitregistrierungen des EKG bei 49 Fällen untersucht worden. Dabei ließen sich in 4 Fällen intermittierende supraventikuläre Tachykardien nachweisen. In 10 Fällen kam es zu Extrasystolen in einer Häufigkeit von 1–30 ektopischen Schlägen pro Stunde, und zwar auch in Fällen, in denen keine andere Herzerkrankung vorlag. War dies der Fall, z. B. bei 21 Fällen von Perikarditis nach Herzinfarkt, so lag die Zahl extrasystolischer Formen deutlich höher. Der Autor kommt zu dem Schluß, daß Rhythmusstörungen bei isolierter akuter Perikarditis kein klinisch bedeutsames Problem darstellen. Wenn sie gehäuft in Erscheinung treten, so ist darin ein Hinweis auf begleitende andere kardiale Erkrankungen zu sehen.

Bei Ergußbildung im Perikard, die meist mit akuten entzündlichen Prozessen in Zusammenhang steht, sind die erwähnten typischen Störungen des Erregungsablaufs diagnostisch gleichfalls von Bedeutung. Besonderheiten beziehen sich aber auf 2 Phänomene, die im Zusammenhang mit der echokardiographischen Bestimmung von Ergüssen und der Abschätzung der Ergußmenge interessant geworden sind: Die Abnahme der ableitbaren Potentiale von QRS, P und T und der elektrischen Alternans. Größere Ergüsse, die das Herz in toto umgeben, führen zu einer Verminderung der Potentiale, die angesichts der großen Variabilität der QRS-Höhe zwar als wenig sensitives Kriterium gilt, dessen Spezifität aber als hoch anzusetzen ist. CASALE et al. (1984) haben die Zusammenhänge sehr systematisch untersucht. Dabei hat sich unter echokardiographischer Abschätzung der Ergußmenge ergeben, daß Perikardergüsse in 1% auch bei Herzgesunden beobachtet wurden, bei Herzklappenfehlern betrug die Quote sogar 28%, bei Hochdruck 30% und bei manifesten Perikarderkrankungen 86%. Es ließ sich ein Zusammenhang zwischen Größe des Ergusses und eingeschränkter kardialer Funktion nachweisen, während die Potentialverminderung des QRS nur in einem losen Zusammenhang mit der Größe stand. Das zweite bedeutsame Phänomen ist der elektrische Alternans, der mit der Lageänderung des Herzens im Perikarderguß in Zusammenhang steht und in einer umfangreichen Literatur der letzten Jahre diskutiert worden ist, die CURTISS (1982) zusammengefaßt hat (s. S. 665).

Im Gegensatz zum EKG beim Perikarderguß ist die Niederspannung ein ziemlich konstantes Symptom bei länger bestehender Constrictio. Sie erklärt sich einmal mit den veränderten Ableitbedingungen durch mehr oder weniger ausgeprägte Schwielen, bei längerem Krankheitsverlauf aber mehr noch mit einer das Myokard betreffenden Fibrose und Atrophie (s. S. 677).

4. Echokardiographie

Die Entwicklung der Echokardiographie, deren Anwendung bei Perikardergüssen HERTZ u. EDLER (1954) erstmals durchgeführt haben, stellt zweifellos den größten Fortschritt in der Diagnostik von Perikarderkrankungen dar. Sie hat die älteren röntgenologischen Verfahren der Kymographie einschließlich der Elektrokymographie, überflüssig gemacht und auch die Indikation zu angiographischen und szintigraphischen Untersuchungen stark eingeschränkt. Der besondere Vorteil liegt in der fehlenden Strahlenbelastung und der beliebigen Wiederholbarkeit ohne wesentliche Belästigung. CHANG u. CHANG (1981) haben die historische Entwicklung seit der Wiederaufnahme des Verfahrens durch FEIGENBAUM et al. (1965) nachgezeichnet. Aktuelle Übersichten stammen von BIAMINO et al. (1984), und DEVEREUX (1984) hat einen „state of the art" – Bericht über Technik, Indikation und diagnostische Aussagefähigkeit der Echokardiographie gegeben. Spezielle technische Einzelheiten sind in mehreren Monographien (FEIGENBAUM 1976; EFFERT et al. 1979; BLEIFELD et al. 1980; KÖHLER 1986) referiert.

a) M-Mode-Verfahren

Die ersten von FEIGENBAUM et al. 1965 erhobenen Befunde bezogen sich auf Perikardergüsse. Sie sind durch einen echofreien Raum zwischen Epikard und parietalem Perikard gekennzeichnet. Die Darstellung des Perikard, die Abgrenzung von myokardialen Strukturen einerseits und der Pleura andererseits ist dadurch möglich, daß das Perikard im Vergleich zum Endokard stärkere Reflexionen besitzt, die durch Manipulation der Schallintensität im Vergleich zum Endokard erfaßt werden können. HOROWITZ et al. (1974) haben darauf hingewiesen, daß schon Ergußmengen von mehr als 15 ml nachweisbar sind, und zwar durch einen schmalen echofreien Raum, der an der Hinterwand des linken Ventri-

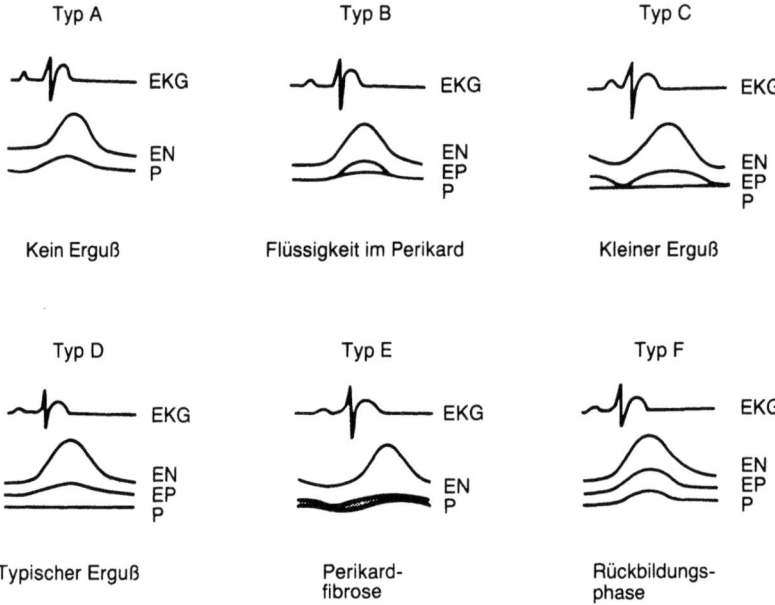

Abb. 4. Schematische Darstellung der Differenzierung kleinerer Flüssigkeitsmengen im Perikard von größeren Ergüssen. (Nach HOROWITZ et al. 1974)

kels erfaßbar ist und durch unterschiedliche Bewegungsamplitude von Endokard/ Epikard im Vergleich zum parietalen Blatt des Perikards nachweisbar ist. Die systolisch-diastolische Bewegung des Perikards scheint im Vergleich zum Epikard abgeflacht. Die Analyse dieser Bewegungsimpulse läßt eine grobe Abschätzung der Ergußmenge zu, wie HOROWITZ et al. (1974) (Abb. 4) gezeigt haben. Kleine Ergüsse lassen nur in der Systole eine Distanz zwischen Epikard und Perikard erkennen, Ergüsse von mehr als 100 ml führen zu einer Trennung beider Perikardblätter während des ganzen Herzzyklus, bei einer Ergußmenge von mehreren 100 ml beträgt der Abstand bis zu 1 cm. Dabei ist das Herz, wenn intraperikardiale fibrotische Stränge fehlen, von einem Ergußmantel umgeben, so daß auch vor dem rechten Ventrikel ein echofreier Raum resultiert. Charakteristisch für einen Perikarderguß ist der Nachweis, daß die echoarme Zone sich beim Schwenk des Schallkopfes am Übergang vom linken Ventrikel zum linken Vorhof verliert, da hier die Umschlagfalte des Perikards an der Einmündungsstelle der Lungenvenen liegt. Sehr große Ergüsse füllen den Sinus pericardii obliquus aus und stellen sich auch hinter dem linken Vorhof dar, dessen Wandung stärker pulsiert (Abb. 5).

Eine Quantifizierung der Ergußmenge ist nur in Form einer groben Abschätzung möglich (SCHURTZ et al. 1982). Hier erscheint das 2D-Verfahren überlegen.

Differentialdiagnostisch müssen Fettansammlungen vor dem rechten Ventrikel und auch im posterioren Bereich des linken Ventrikels, die nach RIFKIN et al. (1984) vor allem bei adipösen und älteren Patienten vorkommen, abgegrenzt werden. Schwierig ist die Unterscheidung von Pleuraergüssen, besonders wenn

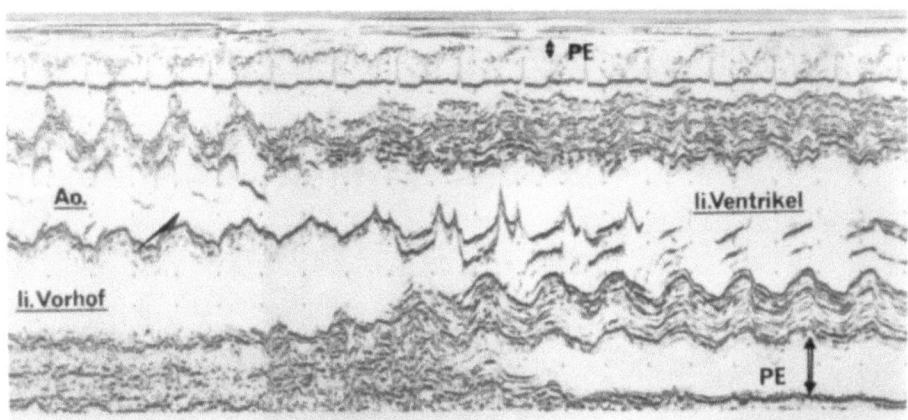

Abb. 5. Nachweis eines typischen Perikardergusses, vorwiegend im Bereich der Hinterwand, gering im Bereich der Vorderwand, bei bestehender Linksherzhypertrophie bei arterieller Hypertonie. *PE*, Perikarderguß, *Ao.*, Aorta. (Aufnahme von Prof. Erbel, Mainz)

gleichzeitig Perikard- und Pleuraergüsse vorliegen. Echofreie Zonen können auch durch den Koronarsinus, die deszendierende Aorta oder einen stark erweiterten linken Vorhof fälschlicherweise auf einen Perikarderguß bezogen werden (CANDRARATNA 1983). Eine Analyse der speziellen Natur des Ergusses ist mit dem M-Mode-Verfahren nicht mit genügender Sicherheit möglich. Hier erscheint die Computertomographie überlegen.

Fibrotische Verdickungen von Epikard und Perikard stellen sich als eine doppellinige echodichte Struktur dar, deren systolisch-diastolische Bewegung je nach Ausprägung der Fibrose eingeschränkt oder bei Constrictio ganz aufgehoben sein kann. In Fällen von effusiv-konstriktiver Perikarditis kann der Raum zwischen den beiden verdickten Perikardblättern durch unregelmäßige Echos ausgefüllt sein, die fibrotische Stränge oder Fibrinzotten darstellen (HOROWITZ et al. 1979).

b) 2D-Echokardiographie

Die Anwendung der 2D-Echokardiographie vermag bei verschiedenen Anlotungsverfahren in Längs- und Querebenen, von apikal und subkostal her Umfang und Lokalisation von Ergüssen genauer zu definieren. Die Lokalisation steht in enger Beziehung zur Ergußmenge. Kleinere Ergüsse sind bevorzugt hinter dem linken Ventrikel nachweisbar, Zunahme der Ergußmenge führt auch zu einer Ausfüllung des Perikardraumes im Spitzenbereich und in den lateralen Partien des Herzens (Abb. 6). Schließlich kann auch vor dem rechten Ventrikel und hinter dem linken Vorhof eine echoarme Zone nachgewiesen werden (Abb. 7). Auch abgekapselte Ergüsse lassen sich mit diesem Verfahren darstellen, die bei Verwendung der M-Mode-Technik der Untersuchung entgehen können. Die Frage der Quantifizierung von Ergüssen ist vielfach auf Grund experimenteller und klinischer Befunde diskutiert worden. Alle Berechnungen gehen von Modellen aus, die allenfalls bei größeren Ergüssen eine Annäherung an die tatsächlichen Werte

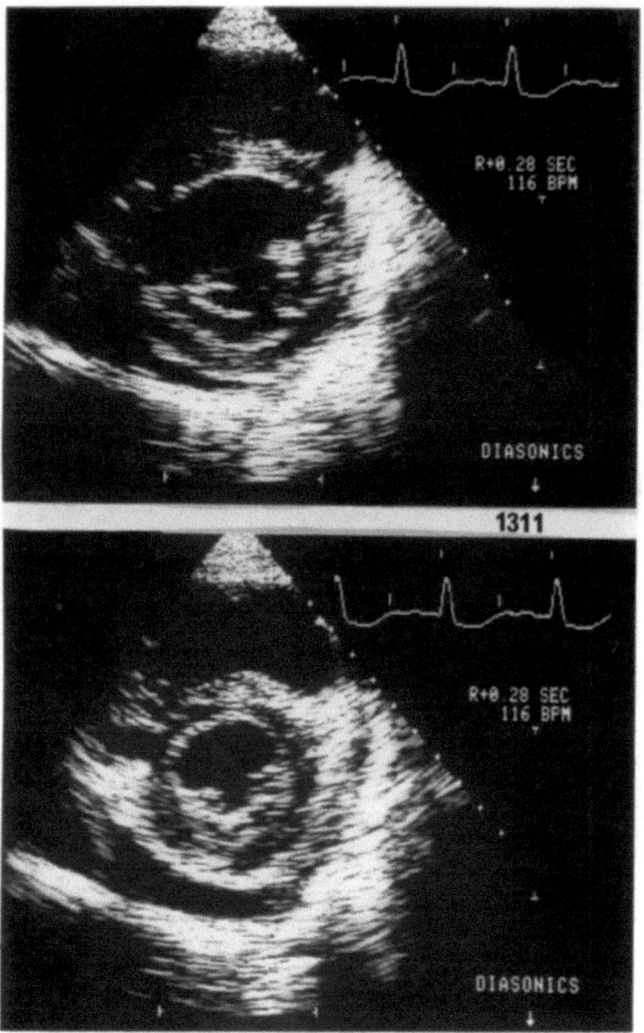

Abb. 6. Zweidimensionales Echokardiogramm im linksparasternalen Querschnitt in Diastole und Systole mit Perikardergußausbildung an der Hinterwand des linken Ventrikels. (Aufnahme von Prof. Erbel, Mainz)

möglich machen. Eine semiquantitative Erfassung ist in diesem Bereich möglich (Abb. 8). MARKIEWICZ et al. (1982) haben die geschätzten Ergußmengen zu klinischen, elektrokardiographischen, röntgenologischen Befunden in Beziehung gesetzt und auch die Frage ventiliert, ob eine Korrelation zwischen abnehmender Spannung im EKG und Ergußmenge bestehe. Es hat sich dabei gezeigt, daß die Streuung der Einzelbefunde sehr groß war. Am besten gelang die Separierung noch unter Verwendung einer Herzfernaufnahme. Auch CASALE et al. (1984) haben nur eine sehr lose Bezeihung zwischen Ergußmenge und Niederspannung im EKG konstatiert.

Erkrankungen des Perikards

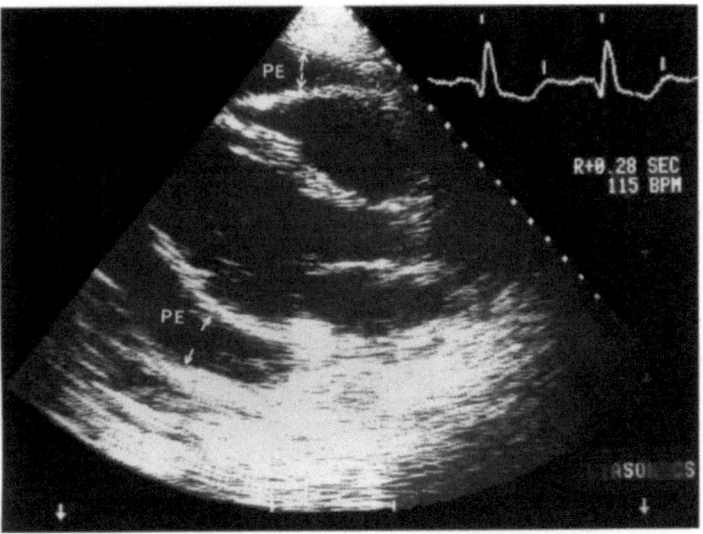

Abb. 7. Großer Perikarderguß bei swinging heart mit Flüssigkeitsansammlung an der Vorderwand und Hinterwand (*PE*). Die Pfeile kennzeichnen die Dimension des Ergusses. (Aufnahme von Prof. Erbel, Mainz)

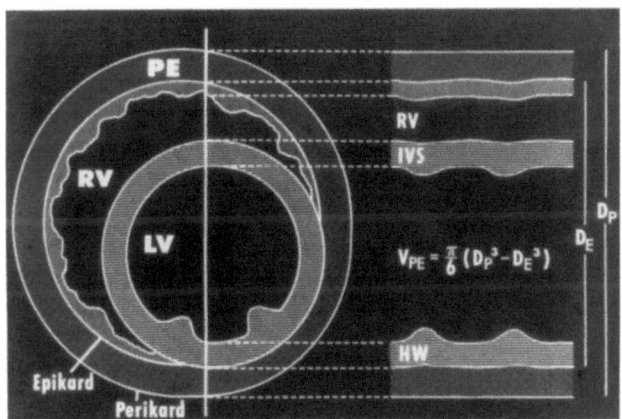

Abb. 8. Schematische Darstellung zur Bestimmung des Perikardergusses. Notwendig ist die Durchmesserbestimmung des Perikard- und Epikardabstandes (*DP/DE*). *IVS* = interventrikuläres Septum. (Prof. Erbel, Mainz)

Das 2D-Verfahren ist auch geeignet, die Pendelbewegungen des Herzens unter Einschluß von mehr oder weniger deutlicher Rotation während des Herzzyklus nachzuweisen, die im M-Mode-Verfahren die Erscheinung des swinging heart verursachen, gleichzeitig aber zu abnormen Mitralklappenbewegungen führen, die als Prolapssyndrom mißdeutet werden können (Abb. 9).

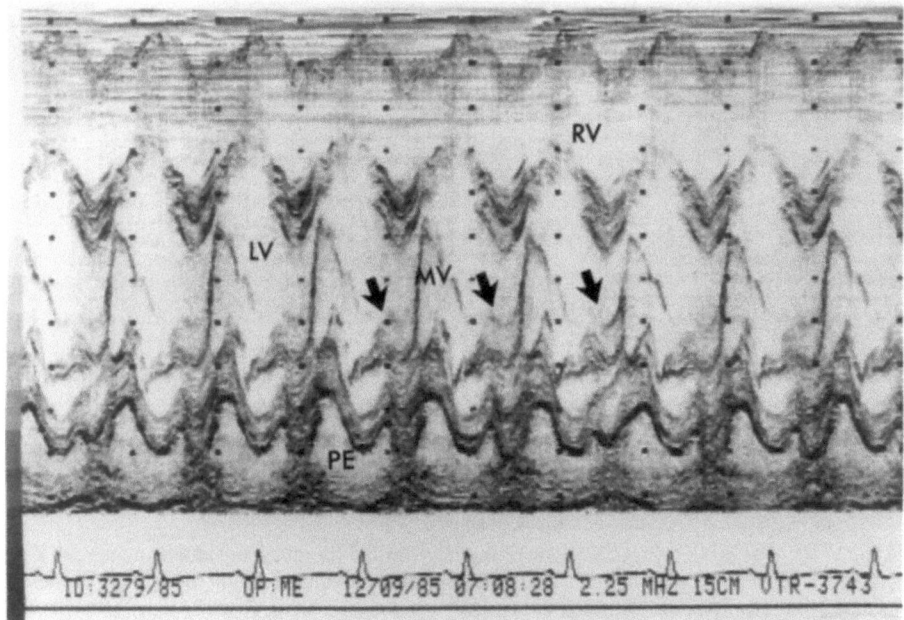

Abb. 9. M-Mode-Echokardiogramm mit Nachweis eines Mitralklappenprolaps (*Pfeile*) bei bestehendem Perikarderguß (*PE* Perikarderguß, *RV/LV* rechter Ventrikel/linker Ventrikel, *MV* Mitralklappe). (Aufnahme von Prof. Erbel, Mainz)

Ein besonderer Vorteil der 2D-Technik liegt darin, daß einmal die Abgrenzung von Perikard- und Pleuraergüssen zuverlässiger gelingt, und andererseits auch die Abgrenzung von Pseudoaneurysmen des linken Ventrikels, Perikardtumoren, abnormer Erweiterung des linken Vorhofs, Fettansammlungen vor und hinter dem Herzen und der deszendierenden Aorta zuverlässiger gelingt. Es lassen sich auch bei größeren Ergüssen zottenartige Fibrinauflagerungen im Herzbeutel, thrombotisches Material, Tumoren und Metastasen in ihren Lagebeziehungen besser erfassen.

Die speziellen echokardiographischen Symptome einer Herztamponade werden auf S. 652 referiert, die bei Constrictio auf S. 682.

5. Computertomographie

Die Einführung der Computertomographie in die klinische Diagnostik hat auch die Erkennung von Perikarderkrankungen über die Fortschritte hinaus, die die Echokardiographie vermittelt hat, weiter verbessert (HEUSER et al. 1979, DOPPMANN et al. 1981; KÖSTER et al. 1982). Im CT ist in praktisch allen Fällen die Abgrenzung des Perikard im kaudalen und anterioren Teil des Herzens möglich. Die Differenzierung wird hier durch das Vorhandensein einer subepikardialen Fettschicht erleichtert, die sich in ihrer Dichte deutlich von der des Perikards unterscheidet. Im posterioren Anteil des Herzens ist eine solche Abgrenzung bei normalem Perikard schwieriger. Das Perikard läßt sich in einer Dicke von 1 bis

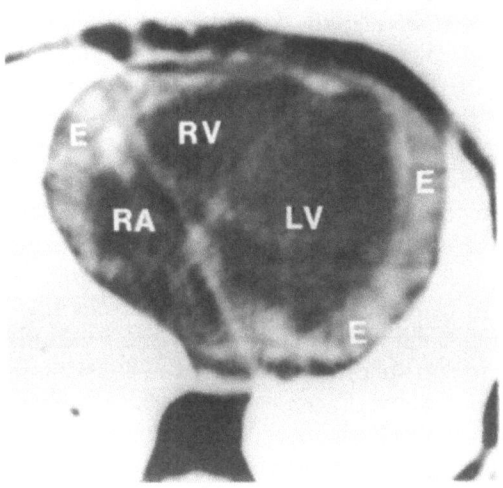

Abb. 10. Computertomographischer Nachweis eines Perikardergusses, der das gesamte Herz umgibt.
(*E* Perikarderguß, *RA* rechter Vorhof, *RV* rechter Ventrikel, *LV* linker Ventrikel)

2 mm beim Gesunden darstellen. Mit großer Zuverlässigkeit können sich Ergüsse, wenn sie eine Dimension von mehr als 50 ml umfassen, auf Grund ihrer geringeren Dichte zwischen Epikard und Perikard, nachweisen lassen (Abb. 10). In solchen Fällen, erst recht bei größeren Ergüssen, die in der Regel beim liegenden Patienten an der Hinterwand des linken Ventrikels nachweibar sind, ist eine sehr exakte Beurteilung der Struktur des Perikards möglich, so daß auch isolierte Verdickungen, abgekapselte Ergüsse, die invasive Natur von Tumoren oder eine metastatische Beteiligung erkennbar werden (LACKNER et al. 1982). Die systematische Anwendung der CT ließ eine hinter der aufsteigenden Aorta gelegene anatomische Struktur erkennbar werden, die in Form des superioren recessus bisher dem röntgenologischen Nachweis entgangen ist, oder als Lymphknoten fehlinterpretiert wurde. ARONBERG et al. (1984) konnten die anatomische Zuordnung dieses 1,2–3,5 cm tiefen Recessus an einem unausgewählten Krankengut von 116 Fällen in 49% nachweisen und seine Beziehung zum Recessus obliquus und dem transversal verlaufenden Recessus darstellen. Der Nachweis der Zugehörigkeit dieser Struktur zum Perikard hat besondere differentialdiagnostische Bedeutung.

In mehreren Untersuchungen ist an großen Fallzahlen ein Vergleich der CT mit der Echokardiographie in Form des M-Mode-Verfahrens wie der 2D-Echokardiographie vorgenommen worden. Dabei hat sich eine gewisse Überlegenheit der CT sowohl bei dem Nachweis von Verdickungen wie bei Ergüssen gezeigt. In der ausführlich dargestellten Fallsammlung von ISNER et al. (1982) ist vor allem auf die Überlegenheit bei der Bestimmung der Schichttiefe von Verdickungen hingewiesen worden. Bei 47 Patienten war 5mal eine echokardiographische Darstellung nicht möglich, die in der CT gelang. Ebenso lassen sich metastatische Prozesse am Perikard und Primärtumoren in ihrer anatomischen Ausdehnung und Lokalisation besser darstellen. Bei der Abschätzung der Ergußmenge waren Echokardiographie und CT gleichwertig. SILVERMAN et al. haben sich 1983 vor allem mit der Frage befaßt, ob der Charakter des Ergusses mit Hilfe der CT näher bestimmt werden kann. Dabei hat sich ergeben, daß Transsudate und Exsudate an ihrem Dichtekoeffizienten differenziert werden können. Ebenso können Blutungen in das Perikard mit ihrem hohen Dichtekoeffizienten, der in Hounsfield-Einheiten erfaßt wird, abgegrenzt werden. Hier besteht eine besondere Überlegenheit gegenüber der Echokardiographie, da geronnenes Blut oder Ergüsse mit sehr hohem Eiweißgehalt im Echokardiogramm leicht als Verdickung des Perikards mißdeutet werden können. MONCADA et al. (1982) verdanken wir eine systematische Analyse der Möglichkeiten, die die CT in der Diagnostik von Perikarderkrankungen bietet. Über die bisher erwähnten Möglichkeiten hinaus wird vor allem auf die differentialdiagnostisch wichtige Erfassung von Pleuraprozessen, Ergüssen, Mediastinaltumoren, Lymphknoten in der Nachbarschaft des Herzens hingewiesen. Auch für die Erfassung von Perikardzysten und Perikardtumoren ist das Verfahren überlegen, so daß auf die angiographische Darstellung in den meisten Fällen verzichtet werden kann (LACKNER et al. 1982). Auf die Möglichkeit, eine Constrictio von einer restriktiven Kardiomyopathie abzugrenzen, haben ISNER et al. (1983) hingewiesen. Keinen entscheidenden Beitrag vermag die CT allerdings zur Bewertung haemodynamischer Rückwirkungen bei Tamponade oder Constrictio zu liefern. Hier sind klinische Befunde und hämodynamische Meßwerte deutlich überlegen.

Der universellen Anwendung stehen der technische Aufwand und die Strahlenbelastung entgegen. So wird man die Indikation zur Vornahme einer CT-Untersuchung auf differentialdiagnostisch schwierige Fälle, abgekapselte Ergüsse, Tumorverdacht und kongenitale Anomalien oder Zysten beschränken. Für Screening-Untersuchungen, zur Verlaufsbeobachtung und als erste diagnostische Maßnahme bleibt die Echokardiographie überlegene Methode; die Begrenzung ihrer Aussagefähigkeit muß aber in jedem Fall bedacht werden.

VI. Diagnose und Differentialdiagnose

Die wesentlichen diagnostischen Merkmale einer akuten Perikarditis sind Schmerzen in der Herzregion von pleuritischem Typ „pleuritische" Reibegeräusche in der Herzregion und elektrokardiographische Abweichungen im Sinn einer ST-Überhöhung. Die Kardinalsymptome werden im einzelnen in den entsprechenden Abschnitten dieses Kapitels beschrieben. Bei Ergußbildungen kommt der echokardiographischen Untersuchung heute eine dominante Rolle zu, die an technischer Einfachheit der Anwendung der Computertomographie überlegen, in ihrer Sensitivität und Spezifität dieser aber bei einigen Sonderfällen unterlegen ist. So lassen sich die Lokalisation von vor allem abgekapselten Ergüssen und die Abgrenzung von perikardialen von pleuralen Ergüssen mit der Computertomographie leicher deutlich machen. Der röntgenologische Nachweis einer Kardiomegalie bei fehlender Lungenstauung, rascher Änderung der Herzgröße, Bocksbeutelform oder dreieckiger Konfiguration mit breiter Basis des Herzschattens legt einen Perikarderguß nahe. Bei einer Tamponade sind verstärkte Jugularvenenfüllung, Pulsus paradoxus, Dyspnoe, in schweren Fällen arterieller Druckabfall wichtige Hinweissymptome, die durch spezielle echokardiographische oder computertomographische Befunde in ihrer Signifikanz erhöht werden. Es sei auf die Darstellung in entsprechenden Abschnitten dieses Kapitels verwiesen.

Unter den differentialdiagnostisch in Fragen kommenden Krankheitsformen müssen in erster Linie akuter Herzinfarkt, Pleuritis, Pneumothorax und Mediastinalemphysem genannt werden (HANCOCK 1983 a, b; SCHÖLMERICH u. THEILE 1984).

Die Unterscheidung einer akuten Perikarditis vom akuten Herzinfarkt läßt sich bei transmuraler Ausdehnung des Infarktes dadurch erleichtern, daß neben den ST-T-Überhöhungen beider Zustandsbilder beim Infarkt zusätzlich Veränderungen der QRS, Ausprägung von Q-Zacken, R-Verlust in den Brustwandableitungen erkennbar sind, die bei akuter Perikarditis fehlen. Bei Schichtinfarkten kann die Unterscheidung schwierig sein. Ebenso kommen geringere ST-Überhöhungen auch bei vegetativ Labilen vor, die von der Ausprägung bei akuter Perikarditis gelegentlich schwer zu unterscheiden sind. Hierbei ist der Nachweis von CPK-Erhöhung beim Infarkt von Bedeutung. Bei der Perikarditis sind die CPK-Werte meist normal, allenfalls geringgradig erhöht. Perikardreiben kommt bei infarktausgelöster Perikarditis erst am zweiten oder dritten Tag nach dem Schmerzanfall zur Ausprägung, während z. B. bei idiopathischer oder viraler Perikarditis mit Fieber und Schmerzangaben sofort Perikardreiben nachweisbar ist.

Pleurareiben ist als Zeichen einer isolierten Pleuritis an in- oder exspiratorische Atembewegung gebunden, außer bei einer herznahe lokalisierten entzündlichen Pleurareaktion, die auch bei Atemstillstand durch die Herzbewegung ein Pleurareiben auslösen kann. Unveränderter Erregungsablauf im EKG bei mehreren Kontrollen spricht dann gegen eine Perikarditis. Der gleiche Gesichtspunkt gilt für die Abgrenzung eines Pneumothorax, der einen akuten Thoraxschmerz auslösen kann, sich aber durch physikalische und röntgenologische Befunde von einer Perikarditis abgrenzen läßt. Das mediastinale Emphysem ist gleichfalls an typischen physikalischen, vor allem palpatorischen Befunden und charakteristischen röntgenologischen Manifestationen zu erkennen. Auch hierbei können, wie bei akuter Perikarditis, Lokomotivgeräusche auftreten, die eine Abgrenzung von der akuten Perikarditis notwendig machen. Eine akute Ergußbildung mit oder ohne Tamponade läßt sich echokardiographisch oder computertomographisch nachweisen. Die vielfältige Anwendung der Echokardiographie hat die Häufigkeit der klinisch erkannten Perikarderkrankungen erheblich erhöht. Bei Nachweis einer akuten Perikarditis erhebt sich die wichtige Frage der Klärung der speziellen Pathogenese, die auch unter therapeutischen Aspekten Bedeutung besitzt (s. S. 647).

VII. Verlaufsformen

Verlaufsformen und Prognose sind von der speziellen Verursachung der akuten Perikarditis abhängig und werden in den einzelnen, nach ätiologischen Gesichtspunkten geordneten Erkrankungen behandelt. Ein erheblicher Teil der akuten Perikarditiden verläuft ohnehin subklinisch als fibrinöse oder auch als serofibrinöse Form mit Rückbildung der entzündlichen Reaktion. Das gilt für die Mehrzahl der Virusperikarditiden, für die idiopathische Form, für die Infarktperikarditis. Andere neigen zu rezidivierenden akuten Entzündungen. Solche Manifestationen können sich über Monate und Jahre bei idiopathischer Perikarditis, aber auch beim Postperikardiotomiesyndrom, beim Postmyokardinfarktsyndrom wiederholen. Die Mehrzahl der Perikardreaktionen entzündlicher Natur bei rheumatoider Arthritis verläuft wie bei anderen Kollagenkrankheiten ohne ausgeprägtere Symptomatik. So lassen sich bei rheumatoider Arthritis in 50% aller autoptisch kontrollierten Fälle fibröse Adhäsionen des Perikards nachweisen, ohne daß die Diagnose einer akuten Perikarditis gestellt worden wäre. Ergüsse können sich langsam entwickeln und dann durch Abnahme der Perikardfestigkeit selbst größere Flüssigkeitsmengen ohne intraperikardiale Drucksteigerung aufweisen oder aber bei rascher Ergußbildung und erhaltener Festigkeit des parietalen Perikards das mehr oder weniger dramatisch verlaufende Bild der akuten Herztamponade auslösen. In anderen Fällen, so nicht selten bei Tuberkulose, Urämie und neoplastischen Perikarditiden, bei Cholesterinperikarditis und chylösen Ergüssen können größere Flüssigkeitsansammlungen über lange Zeit persistieren und zum Syndrom eines chronischen Perikardergusses Anlaß geben. Die Kombination von Erguß und fibröser Perikardverdickung des parietalen Blattes verursacht das von HANCOCK (1971) abgetrennte Syndrom der effusivkonstriktiven Perikarditis. Tamponade, Constrictio und chronischer Perikarderguß entzündlicher Genese werden in Sonderkapiteln behandelt.

VIII. Therapie

Die Therapie orientiert sich an den speziellen Ursachen einer akuten Perikarditis und wird in den entsprechenden Abschnitten referiert. Bei idiopathischer Perikarditis, bei Dressler-Syndrom und entzündlichen Reaktionen nach herzchirurgischen Eingriffen, ebenso wie bei Virusinfektionen, bei denen eine ursachenbezogene Therapie nicht möglich ist, sind Antiphlogistika, z. B. Indometacin 3mal 25–50 mg/tgl., meist ausreichend zur Temperatursenkung und Schmerzbekämpfung. SHERRY et al. (1982) haben bei Kindern eine prompte Rückbildung der entzündlichen Erscheinungen einschließlich der Ergüsse beobachtet. Die Indikation zur Kortikosteroidanwendung beschränkt sich auf Fälle mit ungenügender Wirkung der Medikation mit nichtsteroidalen Antirheumatika und auf rezidivierende Formen. Die Dosis soll dabei initial 50 mg Prednisolon betragen unter Reduktion um jeweils 10 mg im Abstand von 3–5 Tagen, so daß nach etwa 2 Wochen eine Dosis von 10 mg erreicht wird, die je nach klinischem Befund für eine Woche, oder bei persistierenden entzündlichen Reaktionen auch noch weiter fortgesetzt werden kann. Rezidive erfordern u. U. auch über Wochen eine Fortführung dieser niedrig dosierten Behandlung. Vereinzelt sind in solchen Fällen auch Immunsuppressiva, wie Imurek, zur Behandlung eingesetzt worden (SHABETAI 1981), die bisherigen Erfahrungen lassen aber keine sicher überlegene Nutzen-Risikobewertung im Vergleich zu Kortikosteroiden zu.

Bei den übrigen Formen steht eine spezielle Therapie, z. B. durch Tuberkulostatika, Antibiotika, Zytostatika zur Verfügung, bei der Analgetika bzw. Antiphlogistika je nach Temperaturverlauf und Schmerzintensität eine zusätzliche passagere Indikation haben.

In jedem Falle ist eine sorgfältige Beobachtung des klinischen Zustandsbildes unter Bettruhe zur rechtzeitigen Erfassung einer sich eventuell entwickelnden Tamponade notwendig, die eine Perikardpunktion notwendig macht. Indikation und technische Einzelheiten sind auf S. 661 beschrieben. Auch die Anzeige zur Perikardektomie ist bei der Darstellung der einzelnen Formen akuter Perikarditis genannt. Sie beschränkt sich auf nicht therapierbare rezidivierende Perikarditiden und chronische Ergüsse. Bei Hinweisen auf eine frühzeitige Constrictio ist sie in jedem Fall notwendig. Das gilt auch für die u. U. schon nach Wochen nachweisbare sog. effusiv-konstriktive Perikarditis.

IX. Folgeerscheinungen akuter Perikarditiden

Seröse Ergüsse können folgenlos resorbiert werden. Fibrinöse Auflagerungen führen meist zu lokalisierten oder ausgedehnteren Adhäsionen zwischen beiden Perikardblättern mit mehr oder weniger ausgeprägter fibröser Verdickung des Epikards und/oder Perikards. In einem Teil der Fälle kommen sekundäre Kalzifizierungen mit oder ohne Constrictio vor. Zum Teil persistieren Ergüsse über Monate, wobei hämodynamische Rückwirkungen fehlen, andererseits aber auch das Bild einer Tamponade manifest werden kann. Rasche Ergußbildung bei erhaltener Festigkeit des Perikards führt unter intraperikardialer Drucksteigerung zur Kompression des Herzens unter dem Bild einer akuten Tamponade.

X. Spezielle Formen akuter Perikarditis

1. Virusperikarditis

a) Ätiologie

Daß Virusinfektionen mit einer Perikarditis einhergehen können, ist in zahlreichen Statistiken seit vielen Jahren belegt. Eine besondere Kardiotrophie haben offenbar Coxsackieviren, vor allem Typ B 5, und Echoviren, besonders Typ 8. TALSMA et al. (1984) haben die Übertragung einer mütterlichen Coxsackie A 9-Infektion auf ein Neugeborenes, das an einer Perikarditis erkrankte, berichtet. Für die Mehrzahl von Viruskrankheiten liegen Einzelberichte über Perikarditismanifestationen vor, so für Mononukleose, Mumps (KLEINFELD et al. 1958), Hepatitis (ADLER et al. 1978), Influenzainfektionen, auch nach Grippeimpfung (STREIFLER et al. 1981), Zytomegalie (ETIENNE et al. 1982), Herpex zoster, Varizellen (WINFIELD u. JOSEPH 1980). Eine große Übersicht findet sich bei FOWLER u. MANITSAS (1973). In einem Teil der Fälle, vor allem bei Coxsackie- und Echovirusinfektionen, ließ sich gleichzeitig eine Myokarditis mit mehr oder weniger ausgeprägter klinischer Symptomatologie nachweisen, so daß meist von Myoperikarditis gesprochen wird (FUKUHARA et al. 1983)

b) Pathogenese und pathologische Anatomie

Eine Virusperikarditis kann als isolierte Erkrankung in Erscheinung treten und bereitet dann diagnostisch häufig erhebliche Schwierigkeiten, oder sie manifestiert sich als Komplikation einer generalisierten Viruserkrankung, bei der der Virusnachweis mit serologischen Verfahren oder durch Nachweis im Rachenspülwasser oder in den Fäzes gelingt. Pathologisch anatomisch gibt es kein typisches Bild, das sich von vielen anderen Formen einer akuten Herzbeutelentzündung unterscheiden ließe. Es finden sich die schon dargestellten Reaktionsmuster von seröser oder serofibrinöser Entzündung mit kleineren oder auch größeren serosanguinolenten Ergüssen, die auch einen ausgeprägt hämorrhagischen Charakter annehmen können. Relativ selten kommt es zu Verdickung der Perikardblätter, häufiger aber bei diffuser Ausprägung der Entzündung zu einer völligen Obliteration. Hämodynamische Rückwirkungen im Sinn einer Constrictio sind sehr selten. Auch eine Tamponade kommt nur in einer Minderzahl von Fällen vor. Die Ergußmenge übersteigt selten 300 ml, so daß eine erhebliche Drucksteigerung im Perikardraum meist vermißt wird.

c) Klinische Symptomatologie

Die Herzbeutelentzündung äußert sich wie bei anderen Formen akuter Perikarditis in retrokardialem und retrosternalem Schmerz, der in den ganzen Thoraxbereich, vor allem nach links, ausstrahlen kann. Es ist häufig auch mit einem Pleuraschmerz verbunden, da eine gleichzeitige Pleuritis, wie WEISS u. SPODICK (1983) gezeigt haben, in 17 von 35 Fällen, und zwar vorwiegend auf der rechten Seite, nachweisbar war. Die Krankheitserscheinungen äußern sich auch in den typischen Allgemeinsymptomen eines fieberhaften Infektes. Objektiv ist Perikardreiben in Verbindung mit charakteristischen elektrokardiographischen Veränderungen (s. S. 610) eine wichtige Grundlage der Diagnostik. Echokardiographisch lassen sich Ergüsse, selbst kleinerer Dimension, nachweisen. Bei stärkerer Beteiligung des Myokards können Herzinsuffizienz, Rhythmusstörung oder Leitungsverzögerung im AV-Knoten auftreten.

d) Diagnose

Die Diagnose ist leicht, wenn im Rahmen einer typischen Viruserkrankung kardiale Symptome manifest werden. Bei isolierter Perikarditis ist in jedem Fall eine sorgfältige Suche nach möglichen anderen Ursachen einer Perikarditis anzustellen, insbesondere nach Systemerkrankungen, Tumoren, rheumatischen Affektionen oder bakteriellen, speziell tuberkulösen Infektionen. Auch die Histoplasmose vermag ein ähnliches Krankheitsbild auszulösen.

Serologische Testverfahren sind diagnostisch bedeutsam, haben aber für die Therapie wegen der mehrwöchigen Latenz bis zu einem positiven Ergebnis keine Bedeutung. In differentialdiagnostischer Hinsicht und auch im Hinblick auf die Langzeitprognose ist aber ein Virusnachweis wichtig, so daß auch Untersuchungen von Rachenspülwasser und Fäzes zum diagnostischen Routineprogramm gehören.

e) Verlauf und Prognose

Die Mehrzahl der Fälle heilt ohne spezielle Therapie in wenigen Wochen ab. Es kommt dabei zur Resorption des Ergusses bzw. Organisation der fibrinösen Auflagerungen mit oder ohne Adhäsionen. In etwa 10% ist gleichzeitig eine Myokarditis von klinischer Relevanz nachweisbar. Bedeutsam ist eine Rezidivneigung, die in etwa 30–40% (DARSEE u. BRAUNWALD 1980; FOWLER 1985) auftritt. Sie wird als immunologisch ausgelöst angesehen (MAISCH 1984, 1987). Die Rezidive können in einem Zeitabstand von Wochen oder Monaten, in seltenen Fällen auch nach Jahren in Erscheinung treten und das ursprüngliche Symptombild in voller Ausprägung bieten (SHABETAI 1981). Offen ist, ob sich aus einer Myoperikarditis viraler Genese nicht später eine sog. dilatative Kardiomyopathie entwickeln kann, wofür zahlreiche Verlaufsbeobachtungen sprechen (MAISCH 1984, 1987, s. S. 209 ff.).

f) Therapie

Die Therapie beschränkt sich in der Mehrzahl der Fälle auf symptomatische Maßnahmen der Schmerzbekämpfung und Entzündungshemmung mit Antiphlogistika, wie Indometacin (3mal 50 mg) oder Azetylsalizylsäure (3mal 1 g). Bei schwerem Verlauf und bei Rezidiven ist eine Steroidtherapie indiziert, die in der Regel mit einer gleichzeitigen Verwendung von nicht steroidalen Antirheumatika verbunden werden soll und möglichst bald in der Dosis reduziert werden muß, um unerwünschte Wirkungen zu vermeiden. Selten ist eine Perikardpunktion notwendig, in wenigen Fällen eine Perikardektomie wegen einer Constrictio.

2. Idiopathische Perikarditis

a) Ätiologie

Die Frage, ob virusbedingte Perikarditiden und die sog. idiopathische, früher auch benigne Perikarditis genannte Form nicht identische Krankheitsbilder darstellen, wird nicht einheitlich beantwortet. Die Mehrzahl der Autoren differenziert beide als eigenständige Formen. Es ist aber kein Zweifel, daß wahrscheinlich viele Fälle von idiopathischer Perikarditis tatsächlich virusbedingt sind, und andererseits manche Fälle, die auf Grund serologischer Hinweise für eine Virusperikarditis gehalten werden, idiopathischer Natur sind. SHABETAI (1981) hat beide Formen in einem Kapitel zusammengefaßt, während DARSEE u. BRAUNWALD (1980), ebenso wie FOWLER (1985), eine getrennte Darstellung bevorzugt haben. Die formale Differenzierung erfolgt derzeit so, daß von idiopathischer Perikarditis gesprochen wird, wenn kein definierbarer pathogenetischer Mechanismus nachweisbar ist, insbesondere keine Virusverursachung. Es handelt sich also in der Regel um Ausschlußdiagnosen.

b) Pathogenese und pathologisch-anatomische Befunde

Die Pathogenese ist definitionsgemäß unbekannt. Die Mehrzahl der Autoren nimmt eine immunologisch vermittelte Auslösung an, wobei Virusinfekte eine Starterfunktion haben können. In diesem Zusammenhang ist ein in 25–30% aller Fälle anamnestisch nachweisbarer katharrhalischer Infekt von Bedeutung, der

2–4 Wochen vor Ausbruch perikarditischer Symptome eruierbar ist. Die immunologisch vermittelte entzündliche Reaktionsweise kommt auch beim Postperikardiotomiesyndrom und beim Postmyokardinfarktsyndrom zum Ausdruck.

c) Klinische Symptomatologie

Die klinische Symptomatologie stimmt mit der einer Virusperikarditis weitgehend überein, so daß eine Abgrenzung von einer echten Virusperikarditis nur auf Grund fehlenden serologischen Nachweises oder negativen Ausfalls serologischer Untersuchungen, oder eines direkten Virusnachweises möglich ist. Im Vordergrund der klinischen Symptome stehen Schmerzen im Thoraxbereich, häufig verbunden mit pleural ausgelösten atemabhängigen Schmerzsensationen, Fieber, Tachykardie, beschleunigte Blutkörperchensenkungsgeschwindigkeit, Leukozytose. Unter den objektiven Zeichen sind Perikardreiben, elektrokardiographische Hinweise auf eine subepikardiale Myokarditis und Ergußbildungen, die echokardiographisch in etwa der Hälfte aller Fälle nachweisbar sind, wichtige Hinweissymptome. Eine Tamponade ist selten. GUBERMAN et al. (1981) haben unter 50 Fällen mit Tamponade viermal eine idiopathische Perikarditis als Ursache angenommen. Die Entwicklung einer Constrictio ist gleichfalls auf wenige Fälle beschränkt (FOWLER 1985). Eine entzündliche Myokardbeteiligung kann zu klinischen Erscheinungen kardialer Insuffizienz führen. Sie läßt sich mit Hilfe von markiertem Gallium auf Grund erhöhter Einbaurate in das entzündlich veränderte Gewebe nachweisen.

d) Diagnose und Verlauf

Die Diagnose einer entzündlichen Perikarditis läßt sich aus den geschilderten Symptomen stellen. Die spezielle Natur ist nur per exclusionem definierbar. Differentialdiagnostisch kommen Perikarditiden bei Viruskrankheiten, traumatisch ausgelöste entzündliche Reaktionen, Begleitperikarditiden bei Systemerkrankungen, wie Kollagenosen und auf Grund eines klinisch wenig dramatischen Verlaufes auch eine Perikarditis bei Histoplasmose in Frage.

Der Verlauf entspricht dem Krankheitsablauf bei Virusperikarditiden. In etwa 60–70% bilden sich alle entzündlichen Symptome in 3–6 Wochen zurück. In 25–30% kommt es zu Rezidiven, die im Abstand von Wochen oder Monaten, sehr selten sogar nach Jahren manifest werden.

e) Therapie

Die Therapie kann sich meist auf Antiphlogistika (Azetylsalizylsäure, Indometacin) beschränken. Bei Resistenz der Krankheitssymptome sind Steroide indiziert. Tamponade erfordert eine sofortige Perikardiocentese, evtl. mit anschließender Drainage, die Constrictio eine Perikardektomie.

3. Bakterielle Perikarditis

a) Häufigkeit und Ätiologie

Die Einführung der Antibiotikatherapie hat die Zahl bakterieller Perikarditiden erheblich vermindert. Die frühzeitige und wirksame Behandlung, vor allem von

Pneumonien, aber auch von septischen Erkrankungen, vermochte die früher gefürcheten Begleit- oder Folgeerkrankungen auf wenige Prozent im Gesamtkrankengut entzündlicher Perikarderkrankungen zu vermindern. Gleichzeitig ging die Zahl der pneumokokkenbedingten Perikarditiden in der Gesamtstatistik zugunsten staphylokokkenausgelöster deutlich zurück (KLACSMAN et al. 1977; FELDMAN 1979). Im Zusammenhang mit der wachsenden Zahl herzchirurgischer Eingriffe haben aber bakterielle Infektionen des Perikardraumes in den letzten beiden Jahrzehnten eine Zunahme erfahren. Zusätzlich spielen in der Ätiologie Komplikationen bei der vielfachen Anwendung von zentralvenös applizierten Sonden im Rahmen der Infusionstherapie oder parenteraler Ernährung eine größere Rolle. Eine weitere Ursache von bakteriellen Komplikationen stellt die verbreitete Anwendung immunsuppressiver Verfahren dar, bei denen sowohl bakterielle Entzündungen des Perikards wie Pilzinfektionen in Erscheinung treten können. Resistenzminderungen bei Kleinkindern und bei Patienten im höheren Alter spielen eine quantitativ schwer faßbare Rolle. Größere Statistiken über Perikarditiden lassen eine Bevorzugung der Manifestation im Kindesalter erkennen (FELDMAN 1979; SPODICK 1982).

b) Erregerspektrum

Das bakterielle Erregerspektrum umfaßt beinahe alle beim Menschen pathogenen Keime. Im Kindesalter ist die Mehrzahl der eitrigen Perikarderkrankungen immer noch durch Staphylokokken bedingt (FELDMAN 1978). Eine besonders hohe Inzidenz wird aus Entwicklungsländern mit einer hohen Quote von Osteomyelitiden berichtet (WEIR u. JOFFE 1977). Entzündungen des Perikards durch Haemophilus influencae stellen bei Kindern nach Staphylokokkeninfektionen die häufigste Ursache einer Perikarderkrankung dar (FELDMAN 1978; CHEATHAM et al. 1980). GAUDELUS et al. (1983) haben 52 Fälle aus der Literatur, FYFE et al. (1984) 77 Fälle gesammelt. Im Erwachsenenalter sind Hämophilusinfektionen selten. SINK et al. (1982) und BUCKINGHAM et al. (1983) haben über je einen Fall berichtet.

Eine Perikarditis durch Meningokokken kommt als Primärform ohne Meningitis (RAO et al. 1980), häufiger aber in Verbindung mit einer eitrigen Meningitis durch Meningokokken vor (MORDOWICZ et al. 1982). FELDMAN (1978) fand unter 163 Fällen purulenter Perikarditis in 9% Meningokokken als Erreger.

Streptokokkeninfektion des Perikards werden am häufigsten im Zusammenhang mit bakteriellen Endokarditiden durch diese Erregergruppe registriert (RIBEIRO et al. 1985). Zahlreiche weitere Erreger einer purulenten Perikarditis sind als Fallberichte publiziert. Umfassende Zusammenstellungen stammen von DARSEE u. BRAUNWALD (1980), SPODICK (1982), THIJS u. BRONSVELD (1982) sowie FOWLER (1985). HOLOSHITZ et al. (1984) fanden bei einem Patienten mit Immundepression als Erreger einer Perikarditis Listeria nonocytogenes, KHAN (1983) sah eine Perikarditis durch Serratia marcescens, MAYOCK et al. (1983) und FRIEDLAND et al. (1984) je einen Fall mit Legionella pneumophila. Mykoplasmen kommen als Erreger vor (VAN DER MEER et al. 1983). Campylobacter wurde von LIEBER et al. (1981) als Erreger bei einem Patienten mit Hypothyreose festgestellt. Auch durch Gonokokkeninfektion, bei Tularämie, Typhus, Ruhr, Brucellose, Coli sind Einzelfälle gesehen worden (DARSEE u. BRAUNWALD 1980).

c) Infektionsweg

Der häufigste Infektionsweg war vor der Antibiotika-Ära ein unmittelbares Übergreifen bakterieller Entzündungen von Nachbarorganen des Herzens, insbesondere der Lunge. Dieser Mechanismus ist in jüngeren Statistiken nicht mehr Hauptursache von Perikarditiden, wenn auch Einzelfälle (BEITZKE et al. 1982; STIEGLER et al. 1983) berichtet sind. Eine größere Rolle spielten früher wie heute septische Allgemeininfektionen, vor allem bei Immunsuppression und Steroidtherapie, sowie geringer Infektresistenz bei schlechtem Allgemeinzustand in höherem Alter und auch bei Kleinkindern. Als weitere Ursachen kommen iatrogene Einwirkungen, kardiochirurgische Eingriffe, Applikation zentralvenöser Katheter bei parenteraler Ernährung, Herztraumen durch Stich- oder Schußverletzungen, Perforationen von Ulcera oder Tumoren des Ösophagus (MELTZER et al. 1983) in Frage. In Einzelfällen sind auch Fisteln zwischen Kolon und Herzanteilen als Ursache einer purulenten Perikarditis nachgewiesen (Greenwood u. Young 1984).

d) Pathologisch-anatomische Befunde

Die Mehrzahl der bakteriellen Perikarditiden ist durch die Ausbildung eitriger Ergüsse charakterisiert, die mit stärkeren fibrinösen Auflagerungen und einer Neigung zur Verdickung von Epikard und Perikard verbunden sind. Zeitgestalt und Dimension der Ergußbildung sind außerordentlich variabel. Eitrige Ergüsse können ohne merkliche Drucksteigerung im Perikard über längere Zeit persistieren, andererseits kann aber eine rasche Zunahme des Perikardinhaltes bei erhaltener Strukturfestigkeit in kurzer Zeit eine bedrohliche Tamponade auslösen. Bei längerem Verlauf führt eine Verdickung des äußeren Perikards unter gleichzeitiger Vermehrung des Perikardinhaltes zum Bild einer „effusiv-konstriktiven" Perikarditis (HANCOCK 1982). Obliteration des Herzbeutels und schwielige Umwandlung der Perikardblätter bestimmen das klinische Bild einer klassischen Constrictio, deren häufigste Ursache die eitrige Perikarditis darstellt.

e) Klinische Symptomatologie

In der klinischen Symptomatologie besteht häufig eine Dominanz des Grundleidens, d. h. der bakteriellen Infektion, etwa im Rahmen einer Osteomyelitis. Die Diagnose einer Perikardbeteiligung läßt sich durch Perikardreiben, elektrokardiographische Veränderungen, echokardiographischen Nachweis einer Ergußbildung (BROWN et al. 1985), röntgenologische Herzvergrößerung und hämodynamische Veränderungen im Sinn von Tamponade oder Constrictio stellen. Bei Erkrankungsformen, die auf das Perikard beschränkt sind, sind für die Diagnostik Temperatursteigerung, Leukozytose, Erhöhung der Blutkörperchensenkungsgeschwindigkeit, Fieber, u. U. Schüttelfrost neben den erwähnten klinischen Zeichen wesentliche Hinweissymptome. Die Sicherung der Diagnose sollte in jedem Fall einschließlich des Erregernachweises angestrebt werden. Dazu ist eine Perikardiocentese bei subxiphoidalem Zugang indiziert. Bei hochgradigem Verdacht auf eine eitrige Perikarditis ist an deren Stelle allerdings eine operative Freilegung des Perikards mit Punktion und Drainage zu bevorzugen.

f) Verlauf, Prognose und Therapie

Eine eitrige Perikarditis stellt in jedem Fall ein bedrohliches Krankheitsbild dar, dessen Prognose vor der Antibiotikaanwendung durch eine Sterblichkeit bis zu 70% (KLACSMAN et al. 1977) bestimmt war. Die ausgiebige Verwendung von Antibiotika nach Testung der Erregerempfindlichkeit in Verbindung mit Drainagebehandlung und die teilweise Durchführung einer Perikardektomie hat die Prognose deutlich verbessert. Die Mehrzahl der größeren Statistiken bezieht sich auf Fälle aus einem Zeitraum, der mehrere Jahrzehnte umfaßt, so daß die Letalitätszahlen dieser Statistiken immer noch relativ hoch sind. So werden für Staphylococcus aureus-Infektionen 40%, für Infektionen mit gramnegativen Erregern sogar 70% Letalität angegeben (FELDMAN 1979). Im einzelnen hängt die Prognose von Erregerspektrum, Lebensalter, sozialem Milieu und den gewählten Therapieverfahren ab. Die Bedeutung einer kombinierten Therapie mit Antibiotikagabe und operativem Zugang hat GAUDELUS (1983) an einer Statistik von 52 Fällen aus der Literatur dargetan, von denen 24 perikardektomiert wurden, 26 aber ohne eine solche Maßnahme behandelt wurden. Von der letzteren Gruppe starben 24, von der ersteren 5. MORGAN et al. (1983) berichten über 15 Fälle. In 4 Fällen waren Punktion und Antibiotikatherapie alleine therapeutisch wirksam, in 9 bestand die Notwendigkeit einer operativen Intervention, darunter 7mal in Form einer Perikardektomie, 2mal in Form einer Drainage. Alle jüngeren Berichte betonen die Notwendigkeit einer Frühdiagnose und empfehlen eine Perikardektomie, sofern sich eine Tamponade nach der Drainage wieder einstellt, oder Zeichen einer Constrictio deutlich werden. Die Letalität hat sich in den zuletzt publizierten Statistiken auf diese Weise erheblich senken lassen. Sie liegt in der Mehrzahl der Berichte bei 10–20%.

4. Tuberkulöse Perikarditis

a) Allgemeines

Mit der verminderten Anzahl tuberkulöser Erkrankungen in der Gesamtbevölkerung hat sich auch die Zahl tuberkulöser Perikarditiden absolut und in ihrem prozentualen Anteil in der Gesamtheit von Perikarderkrankungen stark reduziert. Die Anwendung von Tuberkulostatika vermochte zudem bei spezifischen Affektionen des Perikards in etwa zwei Drittel aller Fälle eine Heilung zu erreichen, bevor eine fibröse Umwandlung des Herzbeutels mit zunehmender Verdikkung und u.U. Verkalkung Symptome einer Constrictio auslösen konnte. Die Zahl der Publikationen ist seit der letzten deutschsprachigen Handbuchbearbeitung (SCHÖLMERICH 1960) stark zurückgegangen. Größere neuere Zusammenstellungen offenbaren den sozioökonomischen Hintergrund in der Pathogenese. Sie kommen vorwiegend aus Entwicklungsländern oder beziehen sich auf unterprivilegierte gesellschaftliche Schichten (GOOI u. SMITH 1978; WILLIAMS u. HETZEL 1978; DESAI 1979). Es ist aber kein Zweifel, daß auch im Zusammenhang mit größeren Bevölkerungsbewegungen der tuberkulösen Perikarditis nach wie vor aktuelle Bedeutung zukommt. MAISCH et al. (1982) konnten unter 149 Patienten mit Perikarditis in 8% eine tuberkulöse Ursache feststellen.

b) Ätiologie und Pathogenese

Die Infektion des Herzbeutels mit Tuberkelbakterien kommt in der Mehrzahl der Fälle durch Kontakt mit spezifisch erkrankten Lymphknoten oder Übergreifen spezifischer Prozesse in der Nachbarschaft des Herzens zustande. Weitere Infektionswege sind hämatogene und lymphogene Ausbreitung. Einzelfälle sind aber auch beschrieben, in denen eine sog. primäre Perikardtuberkulose manifest wurde, ohne daß klinisch erfaßbare andere Ogantuberkulosen nachweisbar waren.

c) Pathologie

Die klassische Entwicklung der tuberkulösen Perikarditis beginnt in der Regel mit einer fibrinösen Entzündung der Perikardblätter, aus der sich mit wechselnder Geschwindigkeit und Intensität ein Erguß, häufig serös-sanguinolenter Natur, entwickelt. Bei längerem Bestehen läßt sich eine Verdickung der Perikardblätter durch Granulationsgewebe erkennen, die vor der Ära der Tuberkulostatika in etwa 80–90% zu einer Constrictio führte. Histologisch sind spezifische Granulome nachzuweisen, die bei bioptischer Untersuchung die Diagnose wahrscheinlich machen.

d) Klinische Symptologie

Die initialen Phasen der fibrinösen Erkrankung werden häufig nicht erkannt, so daß die Diagnose Perikarditis erst bei einem größeren Erguß festgestellt wird. Im Verlauf der entzündlichen Alteration kann das parietale Perikardblatt an Strukturfestigkeit verlieren, so daß selbst große Exsudatmengen ohne wesentliche Drucksteigerung sich im Perikardraum ansammeln können. Relativ selten kommt es, bei rascher Exsudation, zu einer Tamponade. In dieser Phase läßt sich die Diagnose eines Ergusses im Perikard leicht mit Hilfe der Echokardiographie klären (CHIA et al. 1984), wobei sogar Fibrinzotten erkennbar werden. Die Weiterentwicklung zur Constrictio, die auch heute noch in etwa 30% aller Fälle beobachtet wird, ändert das Symptombild durch Ausbildung einer Einflußstauung vor dem rechten Herzen mit hohem Jugularvenendruck, Perikardzusatzton, diastolischem Dip im rechten Herzen, Störung der Erregungsrückbildung im EKG, häufig mit Niederspannung, und Hepatomegalie mit Aszites. Die echokardiographische Untersuchung vermag hierbei Perikardverdickung, Verkalkung, Bewegungsbehinderung des Herzens nachzuweisen (s. S. 682).

e) Diagnose

Die Diagnose der spezifischen Natur der Perikarditis ist schwierig. Im Punktat gelang FOWLER (1985) positiver Erregernachweis in 42%. Die Rate positiver Tierversuche liegt bei etwa 60%. Der Tuberkulintest war in FOWLERS 1985 referiertem Krankengut in zwei Drittel aller Fälle positiv. Gelingt der unmittelbare Nachweis einer tuberkulösen Ätiologie nicht, so sind Nachweis anderer Organtuberkulosen, klinische Symptomatologie, die mit Allgemeinsymptomen wie Gewichtsabnahme, Nachtschweiß, Müdigkeit, Temperaturerhöhung einhergeht, von um so größerer Bedeutung. Schließlich ist eine Diagnose ex juvantibus vertretbar, bei der die Anwendung einer Dreierkombination von Tuberkulostatika in 2–3 Wochen das klinische Bild positiv beeinflussen müßte, wenn eine tuberkulöse Ätiologie vorliegt.

f) Therapie

Die Entwicklung von Tuberkulostatika hat die Krankheit in etwa 80–90% heilbar gemacht, wenngleich in einem Teil der Fälle deutliche Residuen bleiben. Die Behandlung besteht in der tuberkulostatischen Dreiertherapie, die als Langzeittherapie indiziert ist. Umstritten ist die Frage einer Kortikoidbehandlung als Zusatztherapie. Sie wird von einigen Autoren nach einer initialen tuberkulostatischen Standardtherapie als Begleitbehandlung empfohlen, und zwar beginnend mit einer Dosis von 50 mg Prednison/Tag für eine Woche und Reduktion im Verlauf der nächsten 3–4 Wochen auf eine Erhaltungsdosis von 10 mg. FOWLER (1985) beschränkt die zusätzliche Gabe von Steroiden auf Fälle, bei denen eine Kompression durch Erguß oder Granulationsgewebe mit einer isolierten tuberkulostatischen Behandlung allein nicht ausreichend beeinflußbar ist.

Sofern ein Erguß zur Tamponade führt und durch Drainage und wiederholte Punktion nicht beseitigt werden kann, ist eine Perikardektomie angezeigt. Eine nachweisbare Constrictio stellt ohnehin eine Indikation für eine solche Maßnahme dar, und zwar auch bei bestehender Aktivität des spezifischen Prozesses. In dem Krankengut von FOWLER (1985) mußten von 19 Fällen 5 operativ behandelt werden, also 28%.

5. Pilzinfektionen

a) Ätiologie

Pilzinfektionen sind mit der ausgedehnten Verwendung von Antibiotika und Immunsuppressiva in den letzten beiden Jahrzehnten stärker verbreitet. Die ältere Literatur enthält vorwiegend Berichte über Einzelfälle. Aus jüngster Zeit liegen aber größere Statistiken über eine Perikardbeteilung vor. So haben PICARDI et al. (1976) über 16 Fälle, WHEAT et al. (1983) über 45 Fälle von Perikarditis durch Histoplasma capsulatum berichtet, die im Rahmen von 2 größeren Endemien von Histoplasmose in Indianapolis/USA auftraten. WALSH u. BULKLEY (1982) sahen bei immunsupprimierten Patienten 6 Fälle von Aspergillose mit Perikardbefall, ENG et al. (1981) 7 Fälle von Candida-Perikarditis. Ältere Berichte über Perikardbefall bei Blastomykose, Kryptokokkose und Kokzidioidomykose sind von DARSEE u. BRAUNWALD (1980) und von FOWLER (1985) zusammengefaßt worden.

b) Pathogenese und pathologische Anatomie

Die Infektion des Perikards erfolgt bei Histoplasmose häufig durch Übergreifen von befallenen Lymphknoten in Hilusnähe oder von der Lunge auf das Perikard. Bei Aspergillose sind ebenso wie bei Histoplasmose und Kokzidioidomykose Myokardabszesse mit Durchbruch in das Perikard als Ursache der Infektion des Herzbeutels nachgewiesen. Auch hämatogene Perikardinfektionen kommen vor. Die lokalen Folgeerscheinungen am Perikard bestehen in Bildung eines trüben Ergusses, der sich bei Histoplasmose meist schnell, bei den übrigen pilzbedingten

Formen häufig sehr langsam bildet und gelegentlich über Monate oder sogar Jahre ohne wesentliche hämodynamische Folgeerscheinungen persistieren kann. Außer der Histoplasmose kommt es aber in der Mehrzahl der Pilzinfektionen zur Verdickung des Perikards und schließlich zu einer Constrictio. Vereinzelt sind auch Verkalkungen des Perikards bei Pilzinfektionen nachgewiesen.

c) Symptomatologie

Die Symptomatologie des Perikardbefalls wird nicht selten angesichts der meist schweren Grunderkrankung nicht bemerkt, wenn nicht systematisch nach Perikardergüssen oder Zeichen einer Einflußstauung gesucht wird. Die Verwendung echokardiographischer Untersuchungsmethoden hat die Diagnose wesentlich erleichtert (WHEAT et al. 1983). Röntgenologisch ist bei Histoplasmose der Nachweis von Lungen- und Lymphknotenbefall von Bedeutung (KIRCHNER et al. 1978).

d) Diagnose

Als Nachweismethoden einer Pilzinfektion bieten sich serologische Verfahren, Perikardbiopsie und der Versuch des Pilznachweises aus Perikarderguß an. Die größte Bedeutung haben dabei die serologischen Nachweismethoden, wobei ein vierfacher Titeranstieg als beweisend für eine Infektion angesehen wird. Ein kultureller Pilznachweis aus dem Perikarderguß gelingt nur selten (YOUNG et al. 1978). Hautteste haben als diagnostische Verfahren keine Bedeutung. Differentialdiagnostisch kommen tuberkulöse Perikarditis, Tumorbefall, parasitäre Perikarderkrankungen und bakterielle Infektionen in Frage.

e) Verlauf, Prognose und Therapie

Eine Histoplasma-Perikarditis gilt als prognostisch günstig. Auch ohne spezielle Therapie heilt die Mehrzahl der Fälle aus. WHEAT et al. (1983) beschrieben allerdings unter 45 Fällen 9 mit einer vorübergehenden Tamponade und einen Fall mit konstriktivem Verlauf. Therapeutisch wurden Antiphlogistika und Steroide verwandt. Die Aspergillose verläuft in der Mehrzahl der Fälle ungünstiger, wobei allerdings der Einfluß der meist deletären Grundkrankheiten bedacht werden muß. Als Therapeutikum der Wahl wird ebenso wie bei Candida-Infektionen Amphotericin B, Fluorocytosin oder Miconazol empfohlen (COOPER et al. 1981). Bei der Ausbildung einer Constrictio ist eine Perikardektomie indiziert. Bei Fällen mit protrahiertem Verlauf und Therapieresistenz stellt sich die gleiche Indikation.

6. Parasitäre Erkrankungen des Perikards

a) Ätiologie

Unter den parasitären Erkrankungen kommen Perikarditiden durch Amoebiasis, Toxoplasmose (THEOLOGIDES u. KENNEDY 1969), Echinokokkose (BÄHR u. HUZLY 1984) und Zystizerkose vor. Die Häufigkeit ist regional sehr unterschiedlich. Die Publikationen beziehen sich auf Einzelfälle oder Zusammenfassungen kleiner Fallzahlen. KEAN u. BRESLAU haben 1964 eine monographische Bearbeitung parasitärer Erkrankungen des Herzens vorgelegt, in der die bis dahin erschienene Literatur zusammengefaßt ist. Eine jüngere Übersicht findet sich bei DARSEE u. BRAUNWALD (1980).

b) Pathogenese und pathologische Anatomie

Die Infektionswege sind bei den verschiedenen Formen different. Die Mehrzahl der Amöben-Perikarditiden nimmt ihren Ausgangspunkt von Leberabszessen, die durch das Zwerchfell in das Perikard perforieren. Die Toxoplasmainfektion erfolgt in der Mehrzahl im Zusammenhang mit einem myokardialen Befall, bei dem der Parasit zu einer Koronargefäßverstopfung mit sekundärer granulomatöser Reaktion und Beteiligung des Perikards führt (MIRADA et al. 1976). SAGRISTA-SAULEDA et al. (1982) haben 2 Fälle mit neun- und vierzehnjährigem Verlauf unter dem Bild eines chronischen Perikardergusses beschrieben. Echinokokkuszysten sind primär in der Herzmuskulatur nachweisbar. Sie können in das Perikard perforieren und Tochterzysten mit entzündlichen Reaktionen bilden. Auch die Zystizerkose nimmt diesen Weg. Amöbenergüsse sind meist purulent, Toxoplasmainfektionen verlaufen eher als fibrinöse Perikarditis mit Granulombildung, Echinokokkus- und Zystizerkuszysten haben stärkere lokale Entzündungsreaktionen und können gelegentlich verkalken.

c) Klinische Symptomatologie

Die klinische Symptomatologie steht in enger Beziehung zu Ausmaß und Stärke der entzündlichen Perikardreaktionen. Amöben-Perikarditiden vermögen Tamponade und Constrictio hervorzurufen und damit in Einzelfällen Verläufe mit lebensbedrohlicher Symptomatik zu bieten, während bei Toxoplasmose mehr die myokardiale Beiteilung das klinische Bild bestimmt. Die Entdeckung von Echinokokkuszysten erfolgt meist als Zufallsbefund bei röntgenologisch auffälliger Herzkonfiguration oder beim Nachweis von Verkalkungen im Herzen. Die Anwendung echokardiographischer Untersuchungstechniken erleichtert die Erfassung von kleineren Ergüssen und Zysten. Bei Toxoplasmose steht der serologische Nachweis im Vordergrund. Bei Amöben-Perikarditiden ist eine mikroskopische Erkennung von Parasiten in der Perikardflüssigkeit möglich, bei Zystizerkose die histologische Untersuchung subkutaner Knötchen, in denen Larven entdeckt werden können. Punktionen bei Echinokokkose sind wegen der Gefahr von allergischen Reaktionen fehlindiziert. Die Gewinnung von Perikardflüssigkeit erfordert einen offenen Zugang mit Freilegung des Perikards.

d) Therapie

Die Therapie orientiert sich nach dem Grundleiden, wobei für Toxoplasmose und Amöbenruhr medikamentöse Verfahren zur Verfügung stehen. Echinokokkose und Zystizerkose bedürfen einer chirurgischen Therapie, bei letzterer ist eine Kombination mit medikamentöser Behandlung zweckmäßig.

7. Perikarderkrankungen nach Herzinfarkt

a) Infarktperikarditis

α) Allgemeines. Lokalisierte epikardiale Begleitentzündungen im Bereich eines transmuralen Infarktes sind, wie aus autoptischen Untersuchungen hervorgeht, in fast allen Fällen zu erwarten. Sie entziehen sich in der Mehrzahl einer klinischen Diagnose, weil sie keine oder nur geringe Beschwerden hervorrufen, deren Symptomatik vom klinischen Bild des akuten Infarktes schwer abgrenzbar ist, und das diagnostisch führende Symptom, nämlich Perikardreiben, häufig nur wenige Tage hörbar ist. Die klinisch erfaßbare Inzidenz einer Perikarditis epistenocardiaca wird im Mittel mit 10% angegeben bei einer erheblichen Schwankungsbreite von 5–20% (KHAN 1975; KRAININ et al. 1984).

β) Pathogenese und pathologische Anatomie. In der ganz überwiegenden Zahl der Fälle ist die entzündliche Reaktion auf das über dem infarzierten Bereich gelegene Epikard beschränkt. In etwa 10% aller Fälle von Infarktperikarditis werden aber auch diffuse Perikarditiden mit serosanguinolentem Erguß, nur in Einzelfällen unter dem Bild der Herztamponade, beobachtet. Gefäßneubildungen im entzündlichen Bereich machen in Einzelfällen hämorrhagische Beimengungen des Ergusses verständlich. Das Ausheilungsstadium ist durch fibrotische Plaques, lokale Obliteration beider Perikardblätter oder auch durch eine diffuse Accretio gekennzeichnet.

γ) Klinische Symptomatologie. Die Perikarditis tritt in der ersten Woche nach Infarkteintritt in Erscheinung, in der Mehrzahl am 2.–4. Tag, gelegentlich schon am 1. Tag oder auch erst mit längerem Intervall bis zum Ende der 1. Woche. Die fibrinöse Auflagerung kann einen typischen stechenden, atem- und lageabhängigen Schmerz hervorrufen, der sich vom Beschwerdebild des Herzinfarktes oder der Angina pectoris dadurch unterscheidet, daß er sich bei Husten und Veränderung der Körperlage oder atemabhängig verstärkt und in der Regel konstanter nachweisbar erscheint. Das entscheidende diagnostische Kriterium ist der Nachweis des perikarditischen Reibegeräusches, der bei häufiger Auskultation auch in verschiedenen Atemphasen und Körperlagen eher gelingt. Elektrokardiographische Abweichungen sind in der Regel in der frischen Phase des Herzinfarktes nicht als spezifische Zeichen erkennbar, wenngleich gelegentlich neu auftretende ST-Überhöhungen oder Änderungen des ST-Vektors auf eine Perikarditis hinweisen können. KRAININ et al. (1984) haben aber unter 31 Fällen mit Perikarditis von 423 Infarktpatienten nur einmal für eine Perikarditis charakteristische neuauftretende ST-Abweichungen gesehen. Echokardiographische Untersuchungen sind zum Ausschluß von Ergußbildungen, auch kleinerer Dimension, von Wert. Große Bedeutung haben sie in der Differentialdiagnose einer Tamponade, die gegenüber einem kardiogenen Schock abgegrenzt werden soll.

Die Diagnose stützt sich im wesentlichen auf Reibegeräusche und Schmerzsymptomatik. Differentialdiagnostisch sind Infarktrezidive, Lungenembolie und Hämoperikard durch protrahierte Ruptur zu erwägen.

δ) **Verlauf und Prognose.** Die Frage, ob eine nachgewiesene Perikarditis bei Infarkt prognostisch ungünstig sei, wird immer noch unterschiedlich beantwortet. KHAN (1975) hat keine höhere Letalität bei Patienten mit Perikarditis nach Infarkt nachweisen können, wohl aber eine höhere Inzidenz von Vorhofflimmern. DARSEE u. BRAUNWALD (1980) u. SHABETAI (1981) sind aber der Meinung, daß eine Perikarditis einen schwereren Verlauf mit häufigerer Herzinsuffizienz, vermehrten Rhythmusstörungen und höherer Letalität reflektiert. Im Krankengut von BECK et al. (1977) hatten unter 909 Infarktpatienten 91 eine Perikarditis. Von diesen starben 61 %. Die Letalität der 818 Patienten ohne Perikarditis lag bei 24 %.

ε) **Therapie.** Eine spezielle Therapie erübrigt sich, sofern nicht stärkere Schmerzen vom Typ des Perikardschmerzes im Vordergrund stehen. In solchen Fällen sind Analgetika indiziert. DARSEE u. BRAUNWALD (1980) empfehlen in schweren Fällen die vorübergehende Gabe von Steroiden, die eine rasche Rückbildung der fibrinösen Reaktionen bewirke. Die Frage, ob eine Antikoagulantientherapie begonnen oder weitergeführt werden könne, wenn eine Perikarditis nachgewiesen sei, war lange Zeit umstritten. Neuere Statistiken zeigen keine Häufung von hämorrhagischen Perikardergüssen unter dieser Therapie. Allerdings wird man nach den Empfehlungen von BECK et al. (1977) und SHABETAI (1981) bei einem protrahierten Verlauf die Antikoagulantientherapie unterbrechen bzw. nicht neu beginnen.

b) Herztamponade durch Myokardruptur bei Infarkt

Eine Myokardruptur mit Herztamponade stellt neben Herzinsuffizienz und kardiogenem Schock die häufigste Todesurache in den ersten Tagen nach Infarkteintritt dar. Monitorverfahren, verbesserte Diagnostik, vor allem mittels Echokardiographie, und erweiterte herzchirurgische Aktivitäten haben die Prognose dieser früher immer letalen Komplikation deutlich gewandelt. Nur stellt sich in den jüngsten Mitteilungen ein differenzierteres Bild der Wandruptur dar, bei der man die große Ruptur mit sofortiger deletärer Tamponade von protrahierten Verläufen kleinerer Defekte oder durch Thromben rasch verlegter Perforationen unterscheidet. BASHOUR et al. (1983) haben über 9 Fälle aus der Literatur und über 2 eigene erfolgreich operierte berichtet, BALAKUMARAN et al. (1984) über 6 eigene Fälle, von denen 4 erfolgreich operiert wurden. In Einzelfällen sind auch protrahierte Blutungen aus Aneurysmen beobachtet und operativ beseitigt worden (PAOLILLO et al. 1983). WINDSOR et al. (1984) haben über die zehnjährige Nachbeobachtung von 2 Patienten berichtet, die wegen einer subakuten Ruptur 1972 operiert worden waren.

c) Postinfarktsyndrom s. S. 234

8. Traumatische Schädigung des Perikards

a) Ätiologie

Traumatische Schädigungen des Perikards sind in den letzten beiden Jahrzehnten sehr viel häufiger geworden wie GREMMEL et al. (1979a, b) im Handbuch der medizinischen Radiologie in großen Übersichten dargestellt haben. Dazu haben eine gesteigerte Unfallhäufigkeit, vor allem in Form von Kraftfahrzeugunfällen (JACKSON u. MURPHY 1976), aber auch die starke Zunahme invasiver diagnostischer und therapeutischer Verfahren beigetragen (CALLAHAN 1978; SWARTZ et al. 1984). Eine weitere Ursache sind, wie früher, Traumatisierungen durch Stichwunden und Schußverletzungen (SCHLOSSER et al. 1981; DEMETRIADES 1984). Auch im Zusammenhang mit Wiederbelebungsmaßnahmen und bei Kardioversion kann es zu einer Perikardalteration kommen.

b) Pathologische Anatomie

Perikardtraumen vermögen alle bekannten Bilder von Perikarderkrankungen zu imitieren, so daß sich sehr unterschiedliche Befunde ergeben. Sie umfassen vorübergehende entzündliche Reaktionen fibrinösen Charakters, seröse oder serofibrinöse Ergüsse, sanguinolente Flüssigkeitsansammlungen und das Hämoperikard mit oder ohne Gerinnungsthromben sowie die Manifestation eines Pneumoperikards. In einem nicht geringen Prozentsatz kommt es auch zur Ausbildung einer konstriktiven Perikarditis als Spätfolge. Größere Perikardrisse können hernienartige Ausstülpungen des Herzens oder von Herzanteilen zur linken oder rechten Seite verursachen.

c) Symptomatologie und Diagnose

Die Diagnose einer Traumatisierung des Perikards, mit oder ohne Myokardbeteiligung, ist bei der häufigsten Ursache, den stumpfen Brustkorbtraumen, schwierig, weil oft ein Polytrauma vorliegt, dessen Auswirkungen perikardbezogene Symptome überlagern. Zunehmende Halsvenenstauung, arterieller Druckabfall, leise Herztöne und in einem wechselnden Ausmaß Pulsus paradoxus lassen sich als Hinweis für eine Tamponade ansehen. Röntgenologische Untersuchungen können größere Ergüsse erfassen lassen, wobei die Abgrenzung von myokardial bewirkter Herzdilatation differentialdiagnostisch Schwierigkeiten bereitet. Elektrokardiographische Befunde sind häufig unspezifisch und daher wenig aussagefähig. Als wesentlicher Fortschritt hat sich die echokardiographische Untersuchung erwiesen, wie MAYFIELD u. HURLEY (1984) gezeigt haben. MILLER et al. (1982c) konnten in 7 Fällen von Herztrauma durch stumpfe Gewalt typische Folgewirkungen an Myokard und Perikard erfassen. In der Notfallsituation wird man bei Verdacht auf eine Tamponade nach Trauma eher eine subxiphoidale Freilegung des Perikard mit Punktion vornehmen, an die je nach Ergebnis der Punktion und des klinischen Ablaufs eine Thorakotomie angeschlossen werden muß. Bei protrahierterem Verlauf, besonders nach Katheterperforation, hat eine Perikardiozentese diagnostische Bedeutung, bei Drucksteigerung im Perikard im Sinn einer Tamponade auch therapeutische Begründung. Computertomographische Untersuchungen haben sich, wenn die klinische Situation ihre Anwendung erlaubt, als der Echokardiographie überlegen erwiesen. Über NMR-Anwendung liegen in dieser Hinsicht noch keine Erfahrungen vor.

Verlagerungen des Herzens im Sinn einer Hernienbildung durch eine Perikardöffnung lassen sich röntgenologisch, insbesondere computertomographisch nachweisen. Vereinzelt ist auch eine Thorakoskopie zur Klärung des Befundes angewandt worden (RODGERS et al. 1979).

d) Einzelformen von Perikardtrauma

α) Stich- und Schußverletzungen. Stichverletzungen, die in der Regel Perikard und Myokard treffen, führen in etwa 80% aller Fälle zu einer Tamponade durch Blutung in das Perikard (SUGG et al. 1968; SYMBAS et al. 1976). Im Einzelfall hängt die hämodynamische Rückwirkung von der Größe des Defektes in der Vorhof- oder Kammerwandung und ihrem Verhältnis zur Ausdehnung des Perikarddefektes ab.

Schußverletzungen dagegen verursachen häufig größere Zerreißungen des Perikards, so daß ein Hämatothorax entsteht, der zum klinischen Bild eines Volumenmangelschocks führt. Beide Symptome erfordern eine rasche diagnostische Klärung und einen chirurgischen Eingriff mit Freilegung des Herzens. Mit rascherer Möglichkeit einer chirurgischen Versorgung hat sich die Prognose solcher Fälle sehr verbessert. Perikardpunktionen sind bei Tamponade u. U. lebensrettend, selten aber imstande, das dramatische klinische Bild definitiv zu beseitigen, so daß auch in diesen Fällen eine möglichst rasche chirurgische Versorgung angestrebt werden muß.

β) Stumpfes Brustkorb- oder Abdominaltrauma. Stumpfe Traumen im Bereich des Thorax, seltener auch im Bereich des Abdomens (ANDERS et al. 1981), vermögen vorübergehende entzündliche Reaktionen, Ergüsse, Hämoperikard und nachfolgende Constrictio oder seltener Perikardeinrisse mit Hämatothorax auszulösen. Dow (1982) hat in einem Editorial darauf hingewiesen, daß bei traumatischer Myokardruptur in zwei Drittel der Fälle das Perikard intakt bleibt, so daß eine Tamponade resultiert, in einem Drittel aber ein Hämatothorax durch gleichzeitige Perikardeinrisse zustande kommt.

Die klinischen Folgeerscheinungen bestehen in vorübergehenden Schmerzen bei fibrinöser Perikarditis. Bei Ergüssen steht die hämodynamische Rückwirkung mit dem Ausmaß des Druckanstiegs in engem Zusammenhang. Konstriktionen entwickeln sich meist schon im Lauf des ersten Jahres nach Trauma, in Einzelfällen sind aber auch sehr viel später konstriktive Perikarditiden durch fibröse Verdickung des Perikards, z. T. mit Verkalkung beobachtet worden.

Ein besonderes klinisches Syndrom kann durch isolierte Perikardrupturen ohne Beteiligung des Myokards zustande kommen. CLARK et al. (1983) haben 142 Fälle mit dieser Komplikation gesammelt, von denen der größte Teil durch Verkehrsunfälle bedingt war. Von 10 eigenen Fällen kamen 7 ad exitum, wobei die Schwere des Traumas eine Rolle spielte. Die Perikardrisse befanden sich in der Mehrzahl im linksanterioren Teil des Perikards, z. T. aber auch im diaphragmalen Anteil (MENG et al. 1979).

Unter den klinischen Symptomen ist eine hernienartige Ausstülpung von Herzanteilen durch den Perikardschlitz bemerkenswert, die zu hämodynamischen Rückwirkungen im Sinn einer Behinderung von Ein- oder Ausstrom am Herzen führen kann (KING u. SAPSFORD 1978).

In einigen Fällen ist auch ein Pneumoperikard mit gleichzeitigen Verletzungen der Lunge oder Kontakt mit gashaltigen Bauchorganen durch eine Zwerchfell- und Perikardruptur beobachtet worden (SCHUHFRIED 1979). Ausstülpungen von intraabdominalen Darmanteilen in das Perikard sind gleichfalls gesehen worden, gelegentlich aber auch eine hernienartige Ausstülpung des Herzens durch das Zwerchfell in den Bereich des oberen Abdomens.

Die Diagnose dieser besonderen Komplikation ist schwierig, zumal in den meisten Fällen weitere schwere Traumatisierungen im Bereich von Thorax oder Abdomen vorliegen. In der Mehrzahl beruht die Verdachtsdiagnose auf dem röntgenologischen Nachweise von Herzverlagerung, dem Nachweis von gashaltigen Strukturen im Perikard oder der röntgenologisch unmittelbar sichtbaren Verlagerung des Herzens durch eine Perikard- und Zwerchfellruptur in das obere Abdomen. Die Diagnose wird meist allerdings bei der operativen Korrektur von Thorax- oder Abdominalverletzungen gestellt. In der großen Statistik von CLARK et al. (1983) haben von 142 Fällen mit Perikardeinrissen immerhin 99 überlebt. Der Anteil spezieller perikardialer Komplikationen als Todesursache ist bei den übrigen begrenzt. Die Mehrzahl der Verstorbenen erlag schweren weiteren Verletzungen im Rahmen eines Polytrauma.

γ) **Katheterperforation.** Einen großen Raum nehmen in der neueren Literatur Komplikationen invasiver diagnostischer oder therapeutischer Maßnahmen ein und zwar Perforationen bei Herzkatheterisierung, der Applikation von Schrittmachersonden und noch häufiger bei Zufuhr von Infusionslösungen oder bei parenteraler Ernährung durch zentralvenöse Katheter. Perforationen im Bereich von Vorhof oder Kammer, aber auch im Bereich der zuführenden Hohlvenen können Tamponade durch Infusionsflüssigkeit, Nährlösung oder durch eine Blutung auslösen. Die Zahl der kasuistischen Mitteilungen über solche Komplikationen ist sehr groß. Besondere Bedeutung haben Perforationen durch zentralvenöse Katheter in der Pädiatrie, vor allem bei Neugeborenen (THEURING et al. 1982; AGARWAL et al. 1984; ABU-DALU et al. 1984). Über Komplikationen im Erwachsenenalter bei parenteraler Ernährung berichten HALEVEY et al. (1982), bei Schrittmachersonden HÖLSCHER et al. (1978) und HARRIS et al. (1984). GEHL et al. (1982) haben bei 6675 Herzkatheterisierung nur in 3 Fällen eine solche Komplikation gesehen (0,04%).

Vielfach bleiben Perforationen bei der Herzkatheterisierung ohne erkennbare Folgen. Fälle dieser Art bedürfen aber einer sorgfältigen Kontrolle, um eine verzögerte Entwicklung von Tamponade oder auch entzündlichen Reaktionen nicht zu übersehen. Spätkomplikationen in Form einer Constrictio sind in Einzelfällen beschrieben. Wird die Perforation rechtzeitig erkannt, so kann durch Perikardpunktion das Bild einer Tamponade beseitigt werden. In Fällen, in denen die Entlastung des Perikards keine klinische Besserung bewirkt, ist eine operative Revision notwendig. Nicht wenige Fälle haben einen letalen Ausgang, weil die Diagnose nicht rechtzeitig gestellt und das klinische Bild auf andere Ursachen, z. B. eine myokardiale Insuffizienz, eine Lungenembolie oder einen kardiogenen Schock durch das Grundleiden, bezogen wird.

δ) **Postkardiotomiesyndrom** s. S. 232

9. Tumoröse Perikarditis

Siehe Kapitel XI. Perikardtumoren (S. 761).

10. Strahleninduzierte Perikardreaktionen

(Siehe Kapitel VIII. SLANINA: Die Wirkung ionisierender Strahlen auf das Myokard, s. S. 573)

a) Ätiologie

Die Einführung der Hochvolttherapie zur Behandlung maligner Tumoren, insbesondere des Morbus Hodgkin und des Mammakarzinoms, hat sehr bald Berichte über das Auftreten von Perikardreaktionen während der Bestrahlung, im Anschluß an eine Bestrahlungsserie und vereinzelt auch noch Jahre nach Abschluß einer entsprechenden Behandlung in Erscheinung treten lassen (APPLEFELD u. POLLOK 1981). Begrenzung der applizierten Dosis und Änderung der Bestrahlungstechniken haben die Zahl der durch eine myokardiale oder perikardiale Schädigung betroffenen Patienten zwar insgesamt vermindert, worauf HANCOCK (1983b) mit Nachdruck hingewiesen hat. Verbesserte Nachweismethoden konnten andererseits aber belegen, daß kleinere Ergüsse nach Strahlentherapie im herznahen Bereich auch heute noch relativ häufig sind. Nachuntersuchungen haben gezeigt, daß in einem Drittel aller betroffenen Patienten Symptome myokardialer Beeinträchtigung oder perikardiale Alterationen nachweisbar sind (WEHR 1981; WEHR et al. 1983). Besonders bemerkenswert ist dabei, daß in einigen Fällen auch noch Jahre oder sogar Jahrzehnte nach einer Bestrahlung konstriktive Symptome oder größere Ergüsse in Erscheinung treten können (APPLEFELD et al. 1981; KRAMER et al. 1984a).

b) Pathogenese

Die Pathogenese dieser Veränderungen, vor allem bei Spätmanifestationen, ist nicht eindeutig geklärt. Sicher nachgewiesen sind entzündliche Reaktionen an den Endothelzellen, ebenso wie im Bereich des Bindegewebes und des Myokards (BROSIUS et al. 1981), so daß fibrinöse Entzündungen ebenso wie seröse Ergüsse auch am Perikard verständlich sind. In welchem Umfang Autoimmunprozesse beteiligt sind, bleibt offen. Von einigen Autoren wird auf die Ähnlichkeit mit dem Postperikardiotomiesyndrom oder dem Postmyokardinfarktsyndrom hingewiesen.

c) Klinische Symptomatologie

Die klinische Symptomatologie unterscheidet sich nicht von der anderer entzündlicher Perikarderkrankungen. Schmerzen in der vorderen Thoraxregion, bei größeren Ergüssen auch Kompressionsgefühl bei Tamponade, Dyspnoe und Halsvenenstauung, im Falle einer Constrictio das klassische Bild einer Stauung vor dem rechten Herzen sind beschrieben. WEHR et al. (1983) haben bei 13 Patienten mit linksseitigem Mammakarzinom 8mal Ergüsse bis 200 ml, 2mal Niederspannung im EKG, 11mal negative T-Wellen nachweisen können. KRAMER et al. (1984) konnten 5 Jahre nach einer Chemotherapie oder einer Kombination von Chemotherapie und Strahlenbehandlung in 24% von Patienten mit Morbus Hodgkin eine Perikardverdickung, in 9% einen Erguß, in 5% einen diastolischen Dip als Zeichen einer Constrictio und in 36% EKG-Abweichungen nachweisen. Ähnliche Ergebnisse sind von GOTTDIENER et al. (1983) bei echokardiographischen und nuklearmedizinischen Untersuchungen erhoben worden. HANCOCK (1983b) hat aber in einem Editorial auf die heterogene Auslösung abweichender Symptome hingewiesen und die Befunde unter dem Gesichtspunkt einer mittlerweile überholten Technik der Strahlenanwendung relativiert. Insgesamt kommt es selten zu einer Tamponade (RUCKDESCHEL et al. 1975). Eine Entwicklung zur Constrictio, auch nach jahrelanger Latenz, ist aber in verschiedenen Statistiken gesichert (SCULLY et al. 1984).

d) Diagnose

Die Anwendung echokardiographischer Untersuchungsmethoden hat die Diagnostik wesentlich erleichtert, so daß auch geringere Perikardreaktionen wie Verdickung der Perikardblätter und kleinere Ergüsse nachweisbar geworden sind. Nach wie vor spielt auch der röntgenologische Nachweis von Herzvergrößerung im Verlauf einer Strahlenserie oder im Anschluß an eine solche Behandlung diagnostisch eine wesentliche Rolle. Elektrokardiographische Abweichungen bestehen in der Mehrzahl in Änderungen der T-Welle, die bei der gleichzeitigen Myokardalteration nicht in jedem Fall als Hinweis für eine Perikarditis gewertet werden können. Die Abgrenzung von neoplastischen Manifestationen im Bereich des Perikards, die bei den Grundkrankheiten naheliegt, muß auf Grund des gesamten Verlaufes, der Untersuchung des Punktates oder durch Biopsie erfolgen.

e) Therapie

In der Mehrzahl der Fälle schwindet der Perikarderguß, wenn er während der Bestrahlung in Erscheinung tritt, mehr oder weniger langsam, manchmal erst nach Monaten, ohne spezielle Therapie. Bei Persistenz größerer Ergüsse ist eine Drainage indiziert. In einigen Fällen hat sich die vorübergehende Gabe von Steroiden bewährt. Eine generelle Prophylaxe mit Steroiden wird aber nicht empfohlen. Spätfolgen im Sinne einer Constrictio oder auch einer rezidivierenden Tamponade erfordern die Perikardektomie. WEHR et al. (1983) wenden sich auf Grund eigener Erfahrung gegen eine prophylaktische Perikardektomie bei Ergußbildung ohne Tamponade und Symptome einer Constrictio. Bei der Indikation zur Perikardektomie muß eine mögliche myokardiale Verursachung des klinischen Bildes vor dem operativen Eingriff abgeklärt werden. WESTERHOFF u. VAN DER PUTTE (1976) empfehlen dazu eine Myokardbiopsie. MARTIN et al. (1975) haben unter 81 Patienten mit einer Röntgenbestrahlung wegen eines Morbus Hodgkin 5mal eine partielle Perikardektomie nach Tamponade durchführen lassen.

11. Urämische Perikarditis

a) Ätiologie

Die urämische Perikarditis, früher als ominöses Zeichen in der Endphase einer Niereninsuffizienz registriert und in der Hälfte autoptisch untersuchter Fälle nachgewiesen, hat dank Dialyse und Nierentransplantation einen anderen Stellenwert bekommen. Diagnostische Erfassung und Behandlung dieser häufigen Begleiterscheinungen einer chronischen Niereninsuffizienz haben einen nicht unwesentlichen Anteil an der Verbesserung der Prognose dieses Leidens, vor allem unter Langzeitdialysebedingungen.

Aus großen Statistiken von SILVERBERG et al. (1977), HINDERMANN-FISCHER et al. (1978) und einer jüngst vorgelegten Übersicht von DE PACE et al. (1984) geht hervor, daß vor oder während der Dialyse etwa ein Viertel aller Fälle entzündliche Perikardreaktionen aufweist.

b) Pathogenese

Es besteht nach wie vor keine einhellige Meinung über die Ursachen der entzündlichen Folgeerscheinungen am Perikard, die in ähnlicher Form auch an anderen serösen Auskleidungen vorkommen. Es liegt nahe, an die Wirkung retinierter Substanzen, also eine chemische Auslösung, zu denken. Es besteht jedoch keine statistisch erkennbare Beziehung zum Ausmaß der Retention. So sind viele weitere Ursachen diskutiert worden, die FREI et al. (1979a) zusammengefaßt haben. In ihrer Aufstellung möglicher Auslösemechanismen finden sich infektiöse Komplikationen als Begleiterscheinungen von gehäuften Hämodialysen, Folgeerscheinungen von Hämorrhagien im Zusammenhang mit induzierten oder krankheitseigentümlichen Gerinnungsstörungen oder einer zufällige Koinzidenz mit Viruskrankheiten bei reduzierter Immunabwehr. Neben einer Gewebsalteration durch toxische Substanzen wird auch an die Möglichkeit einer immunologisch ausgelösten und unterhaltenen entzündlichen Reaktion gedacht, die in Analogie zum Postperikardiotomiesyndrom einen chronischen Verlauf nehmen könnte.

c) Pathologische Anatomie

Pathologisch-anatomisch finden sich alle Formen entzündlicher Perikardbeteiligung von rein fibrinösen Auflagerungen auf den Perikardblättern über den serösen, meist aber serosanguinösen Erguß bis zur Verdickung der Perikardblätter, die mit oder ohne Erguß in einer Constrictio enden kann. Die subepikardialen Schichten des Myokards sind nicht selten mitbefallen, so daß eine myogene Kontraktionsminderung in Einzelfällen beobachtet wird, die von der sog. urämischen Kardiomyopathie nicht sicher zu differenzieren ist (s. S. 367).

d) Klinische Symptomatologie

Die klinische Symptomatologie unterscheidet sich nicht wesentlich von dem klinischen Bild anderer entzündlicher Perikarderkrankungen mit fibrinösen Auflagerungen oder Erguß. Es finden sich also in absteigender Reihenfolge perikarditisches Reiben, Herzvergrößerung, Temperatursteigerung, Schmerzsensationen in der vorderen Brustpartie, elektrokardiographische Abweichungen, in etwa 20% mit Vorhofflimmern (DARSEE u. BAUNWALD 1980; REDDY et al. 1982).

Die Entwicklung der Echokardiographie hat, wie D'DRUZ et al. (1978) an einem größeren Krankengut gezeigt haben, auch die Erkennung kleinerer Ergüsse sehr erleichtert. Ein besonderer Vorteil der echokardiographischen Verfahren ist auch die Möglichkeit, abgekapselte Ergüsse oder auf die Sinus beschränkte Flüssigkeitsansammlungen nachzuweisen.

Die Mehrzahl der beobachteten Fälle verläuft unter dem Bild einer fibrinösen Perikarditis ohne wesentlichen Einfluß auf das Krankheitsbild der Urämie, die die Prognose bestimmt. In anderen Fällen besteht ein chronischer Erguß ohne hämodynamische Rückwirkungen, der je nach Dialysewirkung mehr oder weniger ausgeprägt ist. In 10–15% kommt es aber zu einer Tamponade, die die bedrohlichen Charakteristika dieser Notsituation erkennen läßt. Bei protrahiertem Verlauf einer solchen kompressiven Ergußbildung ist die Abgrenzung von einer muskulären Herzinsuffizienz nicht selten schwierig, die bei Urämie durch begleitende Hypertonie oder die schon erwähnte Myokardiopathie ausgelöst sein kann. Hierbei spielen auch Volumenüberlastungen im Rahmen der Dialyseverfahren eine auslösende Rolle. Auf der anderen Seite kann auch eine Tamponade bestehen, ohne daß etwa an der Halsvenenstauung dieses Symptom erkennbar wäre, weil durch Ultrafiltration das zirkulierende Volumen stärker reduziert ist und einige Symptome der Tamponade maskiert werden. So ist in schwierigen Fällen, vor allem unter dem Gesichtspunkt der Entscheidung zu einer operativen Behandlung, eine Druckmessung in den Herzhöhlen nicht entbehrlich. Bei Verdacht auf eine Tamponade vermag die Druckmessung vor und nach Perikardiozentese die Differentialdiagnose zwischen myokardialer Insuffizienz und Tamponade zu erleichtern. Etwa 5% aller Fälle entwickeln sich zu einer Constrictio, wobei die Kombination von Perikardverdickung und gleichzeitigem Erguß eine klinische Besonderheit darstellt. Diese Form wird auch als subchronische oder subakute Constrictio bezeichnet oder unter dem Begriff effusiv-konstriktive Perikarditis als besondere Verlaufsform aufgeführt (HANCOCK 1971).

e) Therapie

Seit die urämische Perikarditis als behandelbare Komplikation des chronischen Nierenversagens in Erscheinung getreten ist, besteht eine lebhafte Diskussion über die optimale Behandlung. Die umfangreichen Erfahrungen der letzten Jahre haben Einigkeit darüber erbracht, daß bei der fibrinösen Perikarditis und bei Ergußbildung ohne Zeichen einer Tamponade zunächst eine Intensivierung der Hämodialyse indiziert ist, worauf REDDY et al. (1982) mit Nachdruck hingewiesen haben. CONNORS et al. (1976) haben bei 37 Fällen in 21 damit Erfolg gehabt, DE PACE et al. (1984) unter 97 Fällen in 67. Sie soll nach Dauer der Einzeldialyse und im Hinblick auf die Dialysefrequenz gesteigert werden. THOMPSON et al. (1982) empfehlen eine 6stündliche Hämodialyse täglich für eine Woche.

DE PACE et al. (1984) haben in einer retrospektiven Studie bei 97 Fällen eine Faktorenanalyse durchgeführt, um eine Voraussage zu ermöglichen, mit einer wie großen Wahrscheinlichkeit von einer intensivierten Hämodialyse ein Erfolg erwartet werden kann.

Als Prädiktoren mit negativer Bedeutung für den Erfolg einer Hämodialyse erwiesen sich sehr große Ergüsse, ausgeprägte Jugularvenenstauung, Fieber, Leukozytose, Linksverschiebung im weißen Blutbild, Rasselgeräusche über der Lunge. Ohne diskriminierenden Wert waren elektrokardiographische Befunde, Durchmesser des linken Ventrikels, Arrhythmie, Pleuraergüsse, Vorbehandlung mit Antiphlogistika.

Läßt sich mit einer verstärkten Dialyseintensität kein Erfolg erzielen oder nimmt die Ergußbildung gar zu, so ist die Anlage eines Verweilkatheters als nächste Maßnahme indiziert, mit dem auf Grund von Erfahrungen, die KRAMER et al. (1975, 1984b) und FREI et al. (1979b) mitgeteilt haben, in einem wechselnden, insgesamt aber nicht sehr hohen Prozentsatz eine Beseitigung des Ergusses erreicht werden kann. Im Zusammenhang mit solchen Verfahren ist vielfach auch die Empfehlung gegeben worden, Indometacin in einer Dosierung von 3- bis 4mal 25 mg täglich zu geben. Den ersten positiven Ergebnissen sind aber kritische Stimmen gefolgt. So haben SPECTOR et al. (1983) in einer Doppelblindstudie gegen Plazebo gezeigt, daß Indometacin zwar die Temperatursteigerung beseitigt, die übrigen Symptome aber nicht beeinflußt wurden, so daß in den beiden Vergleichsgruppen, die 11 bzw. 13 Fälle umfaßten, in gleichem Umfang Punktionen und Perikardektomie notwendig wurden. Es ist auch der Versuch gemacht worden, lokal Steroide zu applizieren. Damit wurde in einigen Fällen eine schnelle Rückbildung entzündlicher Reaktionen und auch der Ergußbildung erreicht, wie BUSELMEIER et al. (1978) berichten. FEINROTH et al. (1981) weisen aber auf die Komplikationsmöglichkeiten durch bakterielle Infektionen hin.

So bleiben in etwa ⅓ aller Fälle operative Maßnahmen in Form von Perikardfensterung oder Perikardektomie, die von der Mehrzahl der Autoren bevorzugt wird. Entsprechende Erfahrungen sind von CONNORS et al. (1976) und jüngst von FRAME et al. (1983) mitgeteilt worden. Auch in der Übersichtsarbeit von DE PACE et al. (1984) war unter 97 Fällen in 22 eine chirurgische Therapie notwendig.

Die genannten therapeutischen Verfahren haben die Prognose der urämischen Perikarditis wesentlich verbessert. In größeren Statistiken liegt die Zahl der Fälle mit letalem Ausgang aber immer noch bei 5–10%, die auf die urämische Perikarditis und ihre unmittelbaren Folgewirkungen zu beziehen sind.

12. Perikardbeteiligung bei rheumatischem Fieber, chronischer Arthritis und Kollagenkrankheiten

a) Rheumatisches Fieber

Neben der tuberkulösen Perikarditis war die rheumatische Herzbeutelentzündung bis in die zwanziger Jahre die häufigste ätiologisch klassifizierte Perikarderkrankung. Sie ist in den Ländern mit hohem sozioökonomischem Standard mit der drastischen Verringerung der Inzidenz des rheumatischen Fiebers im Erwachsenenalter kaum noch beobachtet, im Kindesalter jedoch in Einzelfällen nachweisbar. Eine bedeutende Rolle spielt das rheumatische Fieber dagegen in den Ländern der Dritten Welt (KAWAI et al. 1983). Die durch die Perikardentzündung hervorgerufenen Symptome unterscheiden sich nicht von denen anderer akuter Perikarditiden. Als rheumatisch bedingt kann die Erkrankung nur dann nachgewiesen werden, wenn klinische und serologische Hinweise auf ein rheumatisches Fieber bestehen. In der älteren Literatur (SPODICK 1959; SCHÖLMERICH 1960; RUTENBERG 1971) sind Einzelfälle beschrieben worden, in denen die Perikarditis das einzige Symptom eines rheumatischen Fiebers war. In der Mehrzahl stehen aber klinische Zeichen einer Pankarditis, vor allem einer Myokarditis, in der akuten Phase im Vordergrund (SHABETAI 1981; LORELL u. BRAUNWALD 1984; ENENKEL 1986).

Pathologisch-anatomisch lassen sich fibrinöse Auflagerungen am parietalen und viszeralen Blatt, serofibrinöse Ergüsse, selten auch hämorrhagische Exsudationen nachweisen (FERRANS u. ROBERTS 1982). Die Entwicklung einer Tamponade ist selten, die Ausbildung einer Constrictio wurde von PRZYBOJEWSKI (1981) beschrieben.

In der ganz überwiegenden Zahl der Fälle bildet sich die entzündliche Reaktion ohne Residuen oder mit mehr oder weniger ausgedehnten hämodynamisch belanglosen Adhäsionen zwischen den Perikardblättern zurück. Neben der Therapie des rheumatischen Fiebers sind spezielle Maßnahmen, etwa eine Perikardiozentese, nur bei der seltenen Tamponade oder bei persistierendem Erguß indiziert.

b) Chronische Polyarthritis (cP)

Echokardiographische Untersuchungen haben die Häufigkeit der klinisch erkannten Perikarditiden bei chronischer Polyarthritis erheblich anwachsen lassen. Während bisher bei autoptischen Untersuchungen etwa in 50% eine adhäsive oder obliterative Perikarditis im fibrösen Stadium festgestellt wurde (ROBERTS u. SPRAY 1976), aber nur in wenigen Prozent die klinische Diagnose möglich war, hat sich die Zahl der klinisch diagnostizierten Fälle dem Prozentsatz autoptisch festgestellter inzwischen deutlich genähert (FINCH et al. 1984).

Pathologisch-anatomisch werden 2 Formen beschrieben, eine mit überwiegend am Epikard ausgeprägten Granulomen, die in ihrer Struktur den subkutan nachweisbaren Rheumaknoten ähnlich sind, und eine 2. Form, bei der fibrinöse, teils aber auch exsudative Verlaufsformen im Vordergrund stehen (FERRANS u. ROBERTS 1982). Die Kombination mit anderen extraartikulären Symptomen, insbesondere mit einer Vaskulitis, ist häufig und hat eine ungünstige Prognose (VALKENBORGH et al. 1976). Die Ergußbildung führt relativ selten zur Tamponade, Einzelfälle sind aber immer wieder beschrieben worden (COSH 1983a; SMITH et al. 1984).

In der klinischen Symptomatologie läßt sich Perikardreiben in aktiven Schüben der cP gelegentlich nachweisen. Elektrokardiographische Veränderungen entsprechen dem Spätstadium der Perikarditis mit negativer T-Konfiguration. Tamponade und Constrictio können Niederspannung hervorrufen. Die wichtigste Untersuchungsmethode ist die Echokardiographie, die in fast der Hälfte aller Fälle einem mehr oder weniger großen Erguß nachweisen läßt. Nicht selten verbindet sich die Perikarditis mit einem Pleuraerguß entzündlicher Genese. In Einzelfällen ist auch eine Kombination von Pneumonie, Pleuritis und Perikarditis ohne Arthritis auf Grund serologischer Rheumanachweise, vor allem bei Jugendlichen, als Äquivalent einer cP beschrieben worden (GOLDMAN et al. 1978).

Die Diagnose stützt sich auf Perikardreiben, echokardiographisch nachweisbare Ergußbildung bei gesicherter Grundkrankheit, die vor allem durch den serologischen Nachweis gesichert wird. An speziellen Befunden sind der exsudative Charakter des Ergusses mit hohem Eiweißgehalt, Leukozytose, Nachweis positiver Rheumafaktoren und Gammaglobulinkomplexen bei niedrigem Komplementtiter und vermindertem Glukosegehalt von diagnostischem Wert.

c) Weitere chronisch rheumatische Erkrankungen

Die Echokardiographie hat auch bei der juvenilen rheumatoiden Arthritis, dem Morbus Still, eine größere Inzidenz von Perikardergüssen erkennen lassen. Die Häufigkeit wird auf 7–10% geschätzt. YANCEY et al. (1981) haben in einem Fall eine rezidivierende Tamponade beschrieben, GARCIA et al. (1984) 3 Fälle, bei denen Perikarditis und Myokarditis Initialsymptome der Erkrankung darstellten.

Die Ausbildung einer Constrictio hat PEARL (1982) mitgeteilt. Auch bei Morbus Still des Erwachsenen ist von JAMIESON (1983) eine Tamponade beobachtet worden. Bei der Spondylitis ankylopoetica (Morbus Bechterew) wird von COSH (1983a) die Häufigkeit einer Perikardbeteiligung auf 1% geschätzt. In der gleichen Größenordnung liegt eine entzündliche Perikardbeteiligung bei dem Morbus Reiter. Beim Felty-Syndrom haben SHAPIRO u. BUCKINGHAM (1981) eine Perikarditis beschrieben. Einzelfälle sind auch bei Sjögren-Syndrom von DESABLENS et al. (1980) beobachtet worden.

Die Therapie der beschriebenen Krankheitsformen ist primär die der Grundkrankheit. Eine Tamponade macht eine Perikardiozentese, bei Persistenz eine Drainagebehandlung oder eine Perikardfensterung notwendig. Die selten auftretende Constrictio erfordert eine Perikardektomie.

d) Kollagenkrankheiten

α) **Systemischer Lupus erythematodes.** Autoptische Untersuchungen lassen in etwa 70% der Erkrankungen an systemischem Lupus erythematodes eine Perikardbeteiligung erkennen (BULKLEY u. ROBERTS 1975). In Langzeitverläufen werden auch, vor allem in aktiven Schüben der Grunderkrankung, in fast der Hälfte aller Fälle klinische Symptome erfaßt, die für eine Perikarditis typisch sind. In 2–3% aller Fälle ist die Perikarditis Erstmanifestation der Erkrankung (COSH 1983b).

Unter den pathologischen Befunden stehen fibrinöse Auflagerungen im Vordergrund, die zu einer Adhäsion beider Perikardblätter, meist mit weitgehender fibröser Obliteration führen. Ergußbildungen führen selten zur Tamponade (CARROL u. PARETT 1984). Nur in wenigen Fällen ist eine Entwicklung zur konstriktiven Perikarditis beschrieben worden (JAKOBSON u. REZA 1984).

Unter den klinischen Symptomen werden Schmerzen im retrosternalen Bereich, meist auch pleuritische Beschwerden bei gleichzeitiger Manifestation einer Pleuraentzündung angegeben. Größere Ergußbildungen führen zu Oppression und Dyspnoe. Elektrokardiographische Veränderungen bestehen in der Initialphase oder auch bei Rezidiven in ST-Überhöhungen, später in einer T-Negativierung. Echokardiographisch ließ sich bei 34 Fällen in 18% ein Erguß nachweisen (KÖHLER et al. 1982), während myokardiale Funktionsstörungen in etwa 80% festgestellt wurden. Im Punktat lassen sich Komplementverminderung, LE-Zellen, Immunkomplexe, antinukleäre Antikörper und ein niedriger Glukosegehalt nachweisen (MICHET u. HUNDER 1984).

β) **Sklerodermie.** Bei der Sklerodermie (progressive systemische Sklerose) lassen sich in 10–20% klinische Hinweise auf eine entzündliche Perikardbeteiligung nachweisen (MCWORTHER u. LEROY 1974). Die Echokardiographie hat den Prozentsatz klinisch erfaßter Perikarditiden verdreifacht (SMITH et al. 1979). Im Perikarderguß sind im Gegensatz zum systemischen Lupus erythematodes keine Immunkomplexe oder Autoantikörper nachweisbar, das Komplement ist nicht vermindert, der Glukosegehalt normal. Eine Tamponade ist selten. Die Prognose der Grundkrankheit ist bei Perikardbeteiligung schlechter (LORELL et al. 1984).

Das klinische Bild wird in der Regel durch pulmonale Hypertonie, Rechtsherzinsuffizienz und Myokardbeteiligung bestimmt (COSH 1983 b).

γ) **Weitere Kollagenkrankheiten.** Über eine Perikardbeteiligung bei weiteren Kollagenkrankheiten liegen nur kasuistische Mitteilungen vor. So haben DUPOND u. LECOMTE DES FLORIS (1982) Einzelfälle bei Arteriitis temporalis beschrieben. LORELL et al. (1984) weisen darauf hin, daß bei Periarteriitis nodosa eine Perikardentzündung, vor allem bei HBsAG-positiven Fällen, häufiger sei. Bei MCTD (mixed connective tissue diseases) liegen Mitteilungen von ALPERT et al. (1983) und OETGEN et al. (1983) vor. MAISCH (1988) erwähnt Perikarditiden beim CREST-Syndrom. FAUCI et al. (1983) fanden eine Periarteriitis in 6 von 85 Fällen einer Wegenerschen Granulomatose.

13. Einzelfälle mit Perikarditis

Einzelfälle mit der Symtomatologie einer Perikarditis sind in großer Zahl berichtet worden. Übersichten sind von DARSEE u. BRAUNWALD (1980), FOWLER (1985) vorgelegt. Neuere Publikationen beziehen sich auf Perikarditiden bei intestinalen Erkrankungen wie Pankreatitis, Colitis ulcerosa und Morbus Crohn (BECKER et al. 1981; PATWARDAHN et al. 1983). BIENVENU et al. (1976) haben einen Fall von Morbus Whipple mit Perikarditis mitgeteilt. Eine rezidivierende Herzbeutelentzündung ist von FAIZALLAH et al. (1982) in 3 Fällen von Zöliakie gesehen worden. In allen Fällen wird eine Immunpathogenese diskutiert. Der gleiche Gesichtspunkt gilt für einen Fall von Perikarditis bei einem Patienten mit einer Farmerlunge (TERHO et al. 1980). MARTÍNEZ-LAVÍN et al. (1983) berichten über ein hereditäres Syndrom, das durch Perikarditis, Arthritis und Kamptodaktylie gekennzeichnet war. Von SILVERMAN (1982) stammt eine Zusammenstellung von Perikarditiden, bei denen die äußerlich erkennbare Symptomatologie von Systemkrankheiten den Verdacht auf eine gleichzeitige Perikarditis nahelegen sollte. Zu diesen Krankheiten werden Dermatomyositis, Sklerodermie, Lupus erythematodes disseminatus, Reiter-Syndrom, Kawasaki-Syndrom, die Degossche Krankheit, Morbus Whipple, Hypothyreose und das sog. Mulibrey-Syndrom mit krankhaften Veränderungen an Muskeln, Leber, Hirn und Augen in Verbindung mit Kleinwuchs gezählt. Eine Histiozytose X kann auch viszerale Organe, darunter das Perikard, befallen. In einem Fall, über den PICKENS u. ROSENSHEIN (1981) berichten, wird die Diagnose allerdings von PITTMAN (1981) auf Grund des fehlenden Nachweises von Langerhans-Granula bezweifelt. HEUER (1979) hat eine Perikarditis bei diabetischer Ketoazidose berichtet.

Größere Bedeutung haben Pharmaka-induzierte Perikardititen, die unter Prokainamid (MCDEVITT u. GLASGOW 1967) und Hydralazin (CAREY et al. 1973) im Zusammenhang mit einem Lupussyndrom aufgetreten sind. Auch von Penicillin (SCHÖNWETTER u. SILBER 1975) sowie von Phenylbutazon sind solche Reaktionen bekannt geworden. Eine besondere Bedeutung haben Perikardergüsse bei Therapie mit Minoxidil (WEBB u. WHALE 1982; ZARUBA et al. 1982). Entzündliche epikardiale Reaktionen kommen auch durch Implantation bovinen Perikards im Rahmen herzchirurgischer Eingriffe vor (SKINNER et al. 1984).

Schließlich sind Perikardreaktionen entzündlicher Natur auch bei Aortenaneurysmen mit drohender Ruptur (MORRIS 1982) und einem Fall von Thrombose der oberen Hohlvene als Folge einer bronchogenen Zyste (GAYET et al. 1984) beobachtet worden. HINTERAUER et al. (1982) haben einen Fall berichtet, bei dem ein perforiertes Sinus Valsalvae Aneurysma die linke Kranzarterie komprimierte und eine rezidivierende Perikarditis auslöste. Auch ösophagoperikardiale Fisteln können zu entzündlichen Reaktionen am Perikard führen (MELTZER et al. 1983).

XI. Differentialdiagnose verschiedener Formen akuter Perikarditis

DARSEE u. BRAUNWALD (1980) haben ein diagnostisches Programm zur Differentialdiagnose der akuten Perikarditis unter ätiologischen Gesichtspunkten angegeben. Es umfaßt bei isolierter, d. h. ohne erkennbare Grundkrankheit auftretender Perikarditis, in erster Linie auf den Nachweis einer Viruserkrankung gerichtete serologische und kulturelle Untersuchungen, die auch tuberkulöse und andere bakterielle Verursachung, Pilzinfektionen, Parasitenbefall im Blickfeld haben. In solchen Fällen gehören die Bestimmung der Rheumafaktoren und der Tuberkulinteste, ebenso wie die Untersuchung auf antinukleäre Faktoren zum Standardprogramm, sofern nicht anamnestische Daten die Wahrscheinlichkeit einer Viruserkrankung in den Vordergrund der Überlegungen bringen. Hierbei ist ein begrenztes diagnostisches Programm zunächst vertretbar, da die Mehrzahl der virusbedingten oder auch idiopathischen Perikarditiden nach kurzer Zeit abklingt. Bei persistierender Symptomatik ist eine Perikarditis durch Tumorbefall zu erwägen, die zytologische Untersuchung eines vorhandenen Perikardergusses und – noch ergiebiger – eine bioptische Untersuchung des Perikards nahelegt. Bei Verdacht auf eine purulente Perikarditis kommt dem Erregernachweis aus dem Punktat eine besondere Bedeutung zu unter dem Aspekt einer Testung der Empfindlichkeit nachgewiesener Erreger.

AGNER u. GALLIS (1979) haben an 133 Fällen die Initialverdachtsdiagnose mit der definitiven Diagnose nach Vornahme einer großen Zahl von Untersuchungsverfahren verglichen und eine Wertung verschiedener diagnostischer Parameter vorgenommen. Dabei hat sich bei der Abgrenzung einer idiopathischen von einer tuberkulösen Perikarditis ergeben, die bei tuberkulöser Perikarditis häufiger ein gleichzeitiger Pleuraerguß vorhanden war, und daß die hämodynamische Rückwirkung dabei ausgeprägter war im Vergleich zu der bei idiopathischer Perikarditis. Ähnliche Unterschiede bestanden zwischen tuberkulöser und rheumatoider Perikarditis. EKG-Abweichungen waren bei maligner Perikarditis im Vergleich zur idiopathischen Form selten, große Perikardergüsse und hämodynamische Rückwirkungen dabei aber wesentlich häufiger. In ähnlicher Weise wurden Glukose- und Proteingehalt bei verschiedenen Formen von Perikarderkrankungen verglichen. Aus den Parametern ließ sich ein großes Spektrum an sog. Risikofaktoren (besser Indikatoren) für das Vorliegen der einen oder anderen Form einer akuten Perikarditis erstellen, das allerdings auf eine statistische Sicherung auf Grund der begrenzten Anzahl keinen Anspruch erhebt. KINDIG u. GOODMAN (1983) konnten entzündliche von nichtentzündlichen Ergüssen bei 13 Fällen an einem unterschiedlichen pH differenzieren, wobei entzündliche einen Mittelwert von 7,06, nichtentzündliche einen solchen von 7,42 aufwiesen. Auf Grund der geringen Zahl kommt auch diesem Verfahren keine überlegene diskriminatorische Bedeutung zu. Die angeführten Verfahren sind aber erste Ansätze für eine systematische Differentialdiagnose der verschiedenen Perikarditisformen unter Bewertung von Sensitivität, Spezifität und Voraussagewert verschiedener Parameter. Einen bemerkenswerten Ansatz in gleicher Richtung haben auch MARKIEWICZ et al. (1982) an 100 Fällen verschiedener Ätiologie und unterschiedlicher echokardiographisch nachgewiesener Ergußgröße geleistet.

F. Herztamponade

I. Allgemeines

Überschreitet der intraperikardiale Druck durch Flüssigkeitsansammlung die Dehnungs- und damit Volumenreserve des parietalen Herzbeutels, so kommt es zu einem steilen Druckanstieg im Perikardraum, der einen entsprechenden enddiastolischen Druckanstieg auch in den Ventrikeln und eine Erhöhung der Drücke in den Vorhöfen und den vorgeschalteten Kreislaufabschnitten verursacht. Mit steigendem intraperikardialem Druck nimmt das Auswurfvolumen ab, in ausgeprägten Fällen, z. B. bei Blutungen in das Perikard, stellen sich kardiogener Schock oder gar Kreislaufstillstand ein. Dieser akuten Tamponade stehen langsam sich entwickelnde oder chronische Formen gegenüber, bei denen die intraperikardiale Drucksteigerung auf einem Druckniveau verharrt, das nur begrenzte Rückwirkungen auf die Hämodynamik auslöst.

Eine akute Tamponade stellt eine klassische Notfallsituation dar, die rasche diagnostische Klärung und als therapeutische Soforthilfe eine Druckentlastung des Perikardraumes durch Perikardiozentese erfordert, wenn nicht, z. B. bei Herzwandruptur oder Trauma mit Blutung in das Perikard, eine operative Versorgung indiziert ist.

II. Ätiologie und Pathogenese

Zeitliche Entwicklung und Dauer der Symptome einer Herztamponade legen die Abgrenzung einer akuten, subakuten und chronischen Verlaufsform nahe. Ein Hämoperikard durch Perikardruptur oder Perforation eines Aortenaneurysma in den Herzbeutel, Herztraumen, chirurgische Eingriffe am Herzen, Antikoagulantientherapie und Tumoren von Herz und Perikard bewirkt eine akute Tamponade, u. U. mit rascher Entwicklung von Schock und Kreislaufstillstand. Unter den infektiösen Perikarditiden neigen bakteriell induzierte Formen eher zu akutem Verlauf, die tuberkulöse Perikarditis eher zu subakutem oder chronischem. Nicht infektiöse Ursachen wie Urämie, Dressler-Syndrom, Postperikardiotomie-Syndrom, Chyloperikard und Myxödem verlaufen überwiegend als subakute oder chronische Tamponade. Die letztgenannten Ursachen führen in der Mehrzahl aber auch zu Perikardergüssen ohne stärkere intraperikardiale Drucksteigerung (s. S. 670ff.). Das gilt insbesondere für das Myxödem und das Chyloperikard.

Die Statistiken über Ursachen und Häufigkeit der Herztamponade geben je nach Patientengut und medizinischer Fachrichtung unterschiedliche Zahlen an. Im chirurgischen Krankengut überwiegen naturgemäß perforierende oder stumpfe Brustkorbverletzungen sowie Folgeerscheinungen herzchirurgischer Eingriffe. In den nichtoperativen Fächern sind Hauptursachen primäre und sekundäre Herz- und Perikardtumoren, infarktbedigte Myokardruptur sowie die Folgeerscheinungen von Katheterapplikationen, erst in zweiter Linie entzündliche Herzbeutelerkrankungen zu eruieren. Eine gewichtige Rolle spielt die Antikoagulantientherapie (Tabelle 3).

In einer Übersicht von FOWLER (1985) entfielen unter 65 Fällen 32% auf maligne Tumoren, 9% auf Infarkte unter Heparintherapie. In 10 weiteren Fällen war aus anderer Indikation gleichfalls eine Behandlung mit Antikoagulantien durchgeführt. 7,5% aller Fälle wurden durch diagnostische Maßnahmen, vorwiegend Katheterisierungen, bewirkt. Unter den 65 Fällen fanden sich nur 4 mit bakterieller Verursachung und 3 mit tuberkulöser Ätiologie. Die Zahl der als idiopathisch bezeichneten Fälle betrug allerdings 8. Weitere Ursachen waren Strahleneinwirkungen, Dressler-Syndrom, Lupus erythematodes disseminatus und Myxödem.

In der neueren Literatur liegt der Schwerpunkt auf Berichten über iatrogene Ursachen, über die auch S. 605 referiert wird. Besonders gefährdet sind Frühgeborene und Kleinkinder (ABU-DALU et al. 1984; AGARVAL et al. 1984) unter den Bedingungen einer parenteralen Ernährung. Zentralvenös applizierte Katheter können bei Lageverschiebung Vorhof- oder Ventrikelwand perforieren. Entsprechende Fälle sind von HALEVEY et al. (1982) und JAURRIETA-MAS et al. (1982) berichtet. Auch bei der Applikation von Dialysekathetern wird eine solche Komplikation von HANSBROUGH et al. (1982) berichtet. GREENALL et al. (1975) haben unter 16 Fällen mit Herztamponade durch zentralen Venenkatheter 14mal einen letalen Ausgang beobachtet. Entsprechende Einzelfälle sind auch von THEURING et al. (1982) und SCHÖLMERICH et al. (1982) referiert. Bei Herzkatheterisierungen ist die Zahl der entsprechenden Komplikationen relativ geringer, da auch bei

Tabelle 3. Ursache einer Herztamponade. (Nach GUBERMAN et al. 1981)

Krankheit	n	[%]
Neoplasie	18	(32,0)
Idiopathische Perikarditis	8	(14,0)
Urämie	5	(9,0)
Infarkt (mit Heparin)	5	(9,0)
Diagnostischer Eingriff	4	(7,5)
Bakterielle Ursache	4	(7,5)
Tuberkulose	3	(5,0)
Strahleneinwirkung	2	(4,0)
Myxödem	2	(4,0)
Dissezierendes Aortenaneurysma	2	(4,0)
Postperikardiotomiesyndrom	1	(2,0)
Systemischer Lupus erythematodes	1	(2,0)
Kardiomyopathie (mit Heparin)	1	(2,0)

Perforation von Vorhof oder Ventrikel die Perforationsöffnung meist klein ist, und die Komplikation sofort bemerkt wird. GEHL et al. (1982) sahen unter 6675 Herzkatheterisierungen nur 3mal eine Tamponade (0,04%) ohne Todesfall. Auch bei Schrittmachersonden kommen Perforationen der Ventrikel- oder Vorhofwand vor. HARRIS et al. (1984) sahen unter 18 Fällen bei Kindern 2mal eine Tamponade. HÖLSCHER et al. (1978) haben 47 Fälle mit Perforation durch eine Schrittmachersonde zusammengestellt. In Einzelfällen hat sich auch bei ventrikuloatrialem Shunt, der zur Beseitigung eines Hydrozephalus angelegt war, eine Ventrikelperforation ereignet (HENRY et al. 1984).

Eine Herztamponade nach herzchirurgischen Eingriffen ist in der unmittelbar postoperativen Phase selten, da das eröffnete Perikard in der Regel postoperativ nicht völlig verschlossen wird, so daß über die Pleuradrainage Exsudat und Blut abgeleitet werden. Spät auftretende Tamponaden kommen aber vor (HOCHBERG et al. 1978). OFORI-KRAKYE et al. (1981) berichten über 10 Fälle unter 1290 Herzoperationen. Die Latenz betrug 15–180 Tage nach der Operation. Die Symptome wurden auf ein Postperikardiotomiesyndrom bezogen. BREYER et al. (1985) sahen unter 1361 Patienten, die in 5½ Jahren eine koronare Revascularisation erfuhren, keinen Fall von Herztamponade. Nach einer prophylaktischen Gabe von Aspirin und Dipyridamol als plättchenhemmende Substanz wurden innerhalb von 4 Monaten 3 Fälle unter 85 Operationen beobachtet.

Über eine Herztamponade durch stumpfe oder penetrierende Herzverletzungen wird auf S. 635ff. berichtet. Stichverletzungen sind besonders häufig durch eine Tamponade kompliziert (CAPLIN et al. 1984; DEMETRIADES 1984), während Schußverletzungen eine breitere Kommunikation zum Pleuraraum bewirken (SYMBAS et al. 1976). Bei stumpfen Traumen bleibt das Perikard im Gegensatz zum Myokard in zwei Drittel aller Fälle intakt, so daß eine Tamponade resultiert (DOW 1982). NICOLAOU et al. (1984) sahen eine Tamponade durch eine gastroperikardiale Fistel.

Perikardergüsse gehören beim Myxödem zum klinischen Bild. In Einzelfällen ist dabei auch eine intraperikardiale Drucksteigerung mit der Symptomatik einer Tamponade beobachtet, worüber SMOLAR et al. (1976) berichten. In einem Fall von DAS et al. (1982) persistierte die Tamponade auch nach voll wirksamer Thyroxin-Medikation, so daß eine chirurgische Behandlung notwendig war. In einem Einzelfall, über den TOURNIAIRE et al. (1983) berichten, wurde auch bei einer Hyperthyreose eine Tamponade beobachtet. Bei Dressler-Syndrom haben HERTZEANU et al. (1983) die Entwicklung einer Tamponade gesehen. Als kortikoidempfindlich erwies sich die Tamponade bei einem Fall jugendlicher rheumatoider Arthritis (KAHAN et al. 1983). Perikardergüsse bei Sarcoidose können vereinzelt eine Tamponade auslösen (VERKLEEREN et al. 1983). SULLAM u. FALK (1983) analysieren einen Fall von Herztamponade in der Wiederauffütterungsphase nach einer hochgradigen Abmagerung durch Nahrungskarenz.

III. Beschwerdebild

Das Beschwerdebild reicht von dem dramatischen Zustand eines kardiogenen Schocks bis zu mehr oder weniger ausgeprägten Zeichen einer Einflußstauung vor dem rechten Herzen, wie sie auch bei einer Rechtsherzinsuffizienz oder einer Globalinsuffizienz des Herzens manifest werden kann. Eine akute Herztamponade durch ein Hämoperikard bei Myokardruptur oder Schuß- oder Stichverletzung führt bei größerer Perforationsöffnung, wenn nicht sofortige chirurgische Hilfe möglich ist, zu einem Kreislaufstillstand. Bei kleinerer Perforationsöffnung stellt sich mit zeitlicher Verzögerung, manchmal von Stunden, ein kardiogener Schock ein. Dabei werden ebenso wie bei langsamer, in Stunden oder Tagen sich ausbildender Tamponade Oppressionsgefühl in der Herzregion, Dyspnoe, Unruhe, Schweißausbruch, kalte Extremitäten und in schweren Fällen auch Bewußtseinsstörungen oder Koma beobachtet (SHABETAI 1981). Eine chronische Tamponade ist bei einem intraperikardialen Druckanstieg auf 15–20 mm durch Symptome gekennzeichnet, die dem Bild einer isolierten Rechtsherzinsuffizienz oder einer Globalinsuffizienz entsprechen: verminderte Belastbarkeit, Müdigkeit, Dyspnoe, Druck im rechten Oberbauch durch Lebervergrößerung, Aszites und Ödemneigung. Sowohl bei akuter wie bei chronischer Tamponade werden die genannten Symptome häufig durch Manifestation des Grundleidens z. B. eines primären oder sekundären Herz- oder Perikardtumors oder Begleiterscheinungen von Infektionen oder Herzinfarkt überlagert.

IV. Untersuchungsbefunde

Außer bei Schock durch ein rasch sich ausbildendes Hämoperikard ist eine stärkere Jugularvenenfüllung bei protrahiert sich bildender Tamponade oder chronischer Verlaufsform sehr charakteristisch. Die Inspektion ergibt an Stelle der zweiphasischen Pulsation meist nur eine einphasische Füllungsverminderung der Jugularvenen in der Systole. Diese ist zudem häufig nur bei erhobenem Oberkörper sichtbar. Dabei lassen sich auch respiratorische Schwankungen mit inspiratorischer Füllungsverminderung nachweisen, die eine Differenzierung gegenüber der Constrictio ermöglichen. Die Erfahrungen bei Diuretikaanwendung oder Hämodialyse haben gezeigt, daß auch bei normalem Venendruck eine Tamponade vorliegen kann, wenn eine Hypovolämie existiert.

Auskultatorische Charakteristika einer Tamponade lassen sich nicht definieren. Perikardreiben war in 56 Fällen, über die GUBERMAN et al. (1981) berichten, in 29% nachweisbar. In etwa der gleichen Häufigkeit kommt auch eine Abschwächung der Lautstärke der Herztöne vor. Ein Perikardton in der frühen Diastole, der für die Constrictio charakteristisch ist, fehlt. Präkordiale Pulsationen sind bei größeren Ergüssen reduziert. Hat sich bei chronischen Entzündungen eine Accretio mit der Thoraxwand eingestellt, so können systolische Einziehungen beobachtet werden.

Der systolische arterielle Druck ist in größeren Statistiken nur in etwa 30% erniedrigt, die Blutdruckamplitude ebenso häufig verkleinert. Ein charakteristisches, diagnostisch wichtiges Symptom ist der Nachweis eines Pulsus paradoxus, dessen Besonderheiten im nachfolgenden Abschnitt besprochen werden. Auskultatorisch ist die Lunge, außer bei gleichzeitiger myokardialer Insuffizienz des linken Ventrikels, frei von Stauungssymptomen.

V. Echokardiographische Befunde bei Herztamponade

Die Echokardiographie hat sich als M-Mode-Verfahren oder als 2D-Methode in der Diagnose eines Perikardergusses als Routineverfahren allen anderen Nachweismethoden als überlegen erwiesen. Die Frage, ob damit auch eine qualitative oder quantitative Analyse über die hämodynamischen Besonderheiten einer Herztamponade möglich sei, hat in den letzten 10 Jahren eine große Fülle von experimentellen und klinischen Untersuchungen ausgelöst. Dabei sind nacheinander zahlreiche Einzelsymptome beschrieben worden, deren diagnostische Bedeutung durch neuere ausgedehntere Untersuchungen im Vergleich zu Befunden an Gesunden oder bei anderen kardialen Erkrankungen z. T. wieder relativiert wurde. So gilt für die Mehrzahl der erhobenen Symptome, daß die Befunde zwar mehr oder weniger charakteristisch, keineswegs aber spezifisch sind.

Das gilt auch für das Symptom des sog. schwingenden Herzens (swinging heart), bei dem das Herz in einem Perikarderguß größerer Dimension hin und her schwingen kann. Dies Symptom ist an die Existenz einer größeren Flüssigkeitsmenge im Perikard gebunden, kommt also mit oder ohne Tamponade vor (Abb. 11).

Bei Verwendung des M-Mode-Verfahrens sind von D'Cruz et al. (1975) Veränderungen der Mitralklappenbewegung beschrieben worden, die in einer Abnahme der frühdiastolischen Öffnungsbewegung (DE-Amplitude) und des EF-Slope bestanden. Konstanter war der Befund einer inspiratorischen Vergrößerung des rechtsseitigen Ventrikeldurchmessers bei gleichzeitiger Verkleinerung der linksventrikulären Dimension, die sich exspiratorisch umkehrte. Dieses Phänomen stellt eine verstärkte Einwirkung der Respiration im Vergleich zu prinzipiell gleichgerichteten Änderungen der Ventrikeldimension bei Gesunden dar. Dieser Befund wurde vielfach bestätigt und hat dazu beigetragen, das Phänomen des Pulsus paradoxus besser zu verstehen. Ein weiteres wichtiges Symptom wurde von SETTLE et al. (1977) beschrieben, nämlich die inspiratorisch erfolgende Verlagerung des interventrikulären Septums nach hinten, die exspiratorisch einer anterioren Bewegung Platz macht. Die Spezifität dieses Zeichens wurde aber bald dadurch relativiert, daß auch bei chronisch obstruktivem Emphysem (SETTLE et al. (1980), bei Lungenembolie und bei Störungen der Atemmuskulatur das gleiche Phänomen in Erscheinung trat. Unter diesen Bedingungen konnte auch ein Pulsus paradoxus nachgewiesen werden. Die Verlagerung des interventrikulären Septums in der Inspiration erklärt sich mit dem inspiratorisch verstärkten Zustrom zum rechten Herzen bei diastolischer Druckgleichheit in beiden Ventrikeln. Die inspiratorisch verminderte Auswurfleistung des linken Ventrikels wird, abgesehen von der Verkleinerung der linksseitigen Ventrikeldimension auch durch eine Erweiterung der Lungengefäßkapazität während der Inspiration erklärt. Die beschriebenen Veränderungen der Klappenöffnungszeit der Mitralklappe und der Dimension der Aortenklappenöffnung reflektieren das verkleinerte Füllungs- und Auswurfvolumen des linken Ventrikels in dieser Phase. Besondere Aufmerksamkeit wurde den diastolischen Bewegungen der rechtsseitigen freien Ventrikelwand gewidmet, bei der SHIINA et al. (1979) eine posteriore Bewegung in der Frühdiastole fanden. Diese Befunde wurden von ARMSTRONG et al. (1982) in Untersuchungen an zahlreichen Fällen von Perikarderguß mit und

Erkrankungen des Perikards

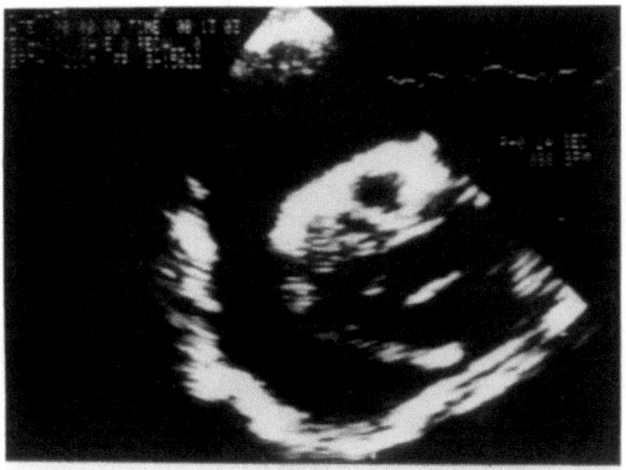
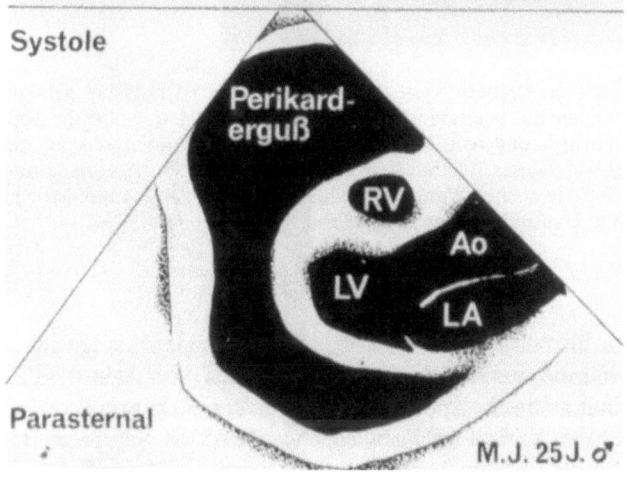

Abb. 11. Exzessiver Perikarderguß mit swinging heart. (Aufnahme von Prof. Erbel, Mainz)

ohne Tamponade überprüft, wobei sich in 14 von 17 Fällen mit Tamponade eine frühdiastolische Rückwärtsbewegung der linken Ventrikelwand ergab, während unter den 69 Fällen ohne Tamponade ein solches Phänomen nur 7mal nachweisbar war. ENGEL et al. (1982) konnten den Zeitpunkt dieser frühdiastolischen Bewegung näher festlegen und fanden, daß diese Bewegung etwa 50 msec nach der Öffnung der Mitralklappe einsetzt. Auch diese Autoren halten das Phänomen für weitgehend spezifisch.

Unter Verwendung der zweidimensionalen Echokardiographie, die sowohl die Lokalisation von Ergüssen wie auch die Beeinflussung der Vorhof- und Kammerdynamik besser zu erfassen gestattet, konnte der Einfluß einer Tamponade auf das enddiastolische Volumen von rechtem Vorhof und rechter Kammer genauer analysiert werden. Es fand sich dabei eine ausgeprägte Kompression des rechten Ventrikels, vor allem bei massiver Tamponade, die nach Ablassen des Ergusses

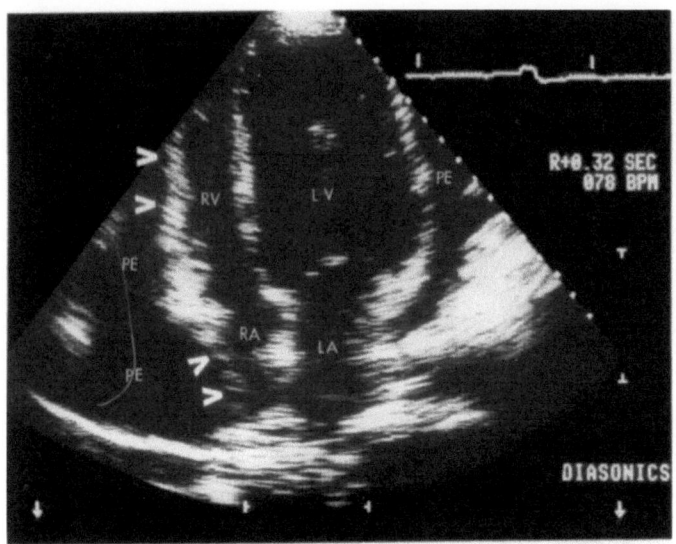

Abb. 12. Diastolischer Kollaps des rechten Ventrikels und rechten Vorhofs bei großem Perikarderguß. Dies ist als Zeichen der beginnenden Tamponade zu werten, da bei diastolischem Kollaps des rechten Vorhofs und rechten Ventrikels das Herzminutenvolumen bereits um 10–15% abgefallen ist. Dieses Zeichen tritt vor Anstieg der Herzfrequenz und Abfall des Blutdruckes auf. *RV/LV* rechter Ventrikel/linker Ventrikel, *LA/RA* linker/rechter Vorhof, *PE* Perikarderguß. (Aufnahme von Prof. Erbel, Mainz)

reversibel war (SCHILLER u. BOTVINICK 1977) (Abb. 12). Bei vergleichenden echokardiographischen und hämodynamischen Studien konnten von SINGH et al. (1984) eine weitgehende diagnostische Spezifität einer starken Kompression von rechtem Ventrikel und rechtem Vorhof nachgewiesen werden. Das Symptom des frühdiastolischen Kollapses des rechten Ventrikels wurde mit einer Spezifität von 100%, einer Sensitivität von 92% und mit einem Vorhersagewert von 100% bewertet (Abb. 13). Der gleichfalls beobachtete spätdiastolische und frühsystolische Kollaps des rechten Vorhofs hatte eine Sensitivität von 64%, eine Spezifität von 100% und einen Voraussagewert von gleichfalls 100%. Dabei kam in der zeitlichen Entwicklung einer zunehmenden Tamponade dem rechtsatrialen Kollaps eine besondere Bedeutung als Warnzeichen zu.

KRONZON et al. (1983a), (1983b) haben mit Hilfe der zweidimensionalen Echokardiographie gleichfalls die atriale Kompression als ein hochsensitives und weitgehend spezifisches Symptom einer Tamponade beschrieben. Sie vermochten auch eine Kompression des linken Vorhofs in einem Teil der Fälle nachzuweisen. Als Kriterium hat sich schließlich die Dauer des Vorhofkollapses erwiesen, der enddiastolisch und frühsystolisch in Erscheinung tritt, also in einer Zeitphase, in der der Vorhof durch Entleerung in den Ventrikel und einen frühdiastolischen Druckabfall im Perikard druckentlastet erscheint. FOWLER (1985) hat in experimentellen Untersuchungen sowohl den rechtsatrialen wie rechtsventrikulären Kollaps' bei Tamponade mit einem negativen transmuralen Druck in Beziehung

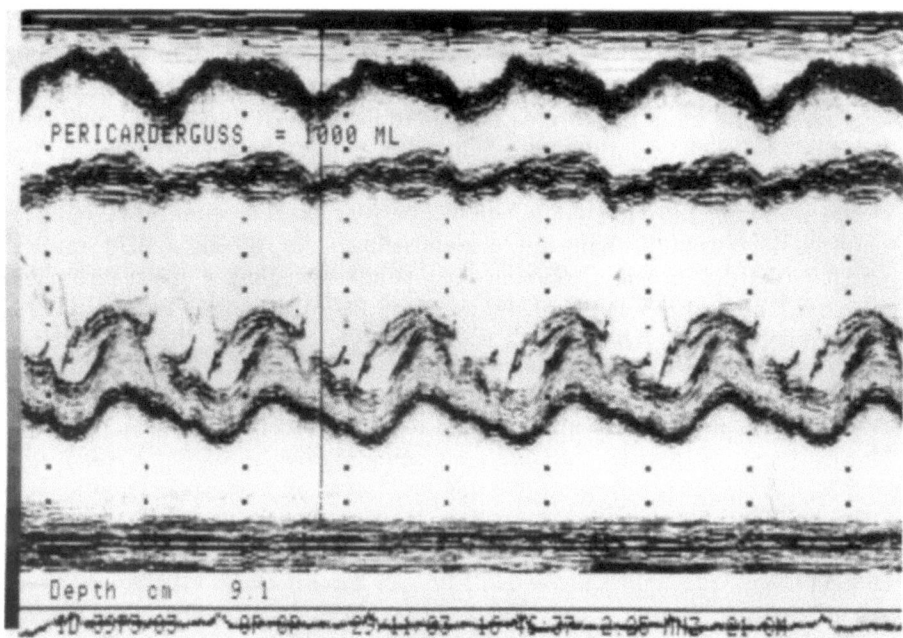

Abb. 13. Massiver Perikarderguß (1000 ml) mit Nachweis eines diastolischen Kollaps der Vorderwand des rechten Ventrikels in der Diastole. (Aufnahme von Prof. Erbel, Mainz)

gebracht. Bei linksventrikulärer Hypertrophie waren die Befunde noch ausgeprägter.

Einer Übersicht von Fowler (1985) läßt sich entnehmen, daß die Kompression des rechten Vorhofs unter allen Kriterien die höchste Sensitivität besitzt, während der Kompression des linken Vorhofs die höchste Spezifität zukommt. Eine relativ hohe Sensitivität hat die Bestimmung der Ventrikeldimension bei der Respiration sowie der frühdiastolische Kollaps des rechten Ventrikels. Eine entsprechend hohe Spezifität hat das „swinging heart", ebenso wie die Kompression des rechten Vorhofs und der frühdiastolische Kollaps des rechten Ventrikels.

VI. Elektrokardiographie

Elektrokardiographische Veränderungen spiegeln in erster Linie die kardiale Grundkrankheit, die zur Tamponade Anlaß gibt, also in der Mehrzahl tumoröse oder entzündliche Veränderungen des Perikards oder Infarzierungen des Herzens mit Hämoperikard. Bei traumatischer Verursachung einer Tamponade können Verletzungspotentiale erfaßt werden, wenn das Myokard beteiligt ist. In der Mehrzahl der Fälle liegen unspezifische ST- und T-Veränderungen vor, die diagnostisch nicht ergiebig sind. Katheterzwischenfälle durch Perforation von Vorhof- und Kammerwandung führen in der Regel nicht zu akut auftretenden elektrokardiographischen Veränderungen.

Im Vordergrund des Interesses bei Tamponade stehen 2 Besonderheiten, die Niederspannung und der elektrische Alternans. Beide sind in ihrer Ausprägung vom Umfang des zur Tamponade führenden Ergusses abhängig. Das Ausmaß der Niederspannung kann bei chronischer Tamponade auch durch eine muskuläre Atrophie zusätzlich beeinflußt sein. Zahlreiche Autoren haben sich mit dem Phänomen des elektrischen Alternans befaßt, den SPODICK (1962) in etwa einem Viertel aller Fälle mit Herztamponade beobachtet hat. FEIGENBAUM (1966) wies schon auf den Zusammenhang mit Lageänderungen des Herzens in dem ergußgefüllten Perikardraum hin, in dem das Herz Pendelbewegungen, meist verbunden mit einer Rotationsbewegung ausführt. Diese Befunde wurden echokardiographisch durch GABOR et al. (1971) bestätigt. PRICE u. DENNIS (1968) konnten in angiographischen Untersuchungen den gleichen Mechanismus als Ursache eines elektrischen Alternans bestätigen.

Der Alternans kann sich auf den QRS-Komplex beschränken oder als totaler Alternans Vorhof- und Kammererregung mit einbeziehen. SPODICK (1967) hält diese letztgenannte Form für ein charakteristisches Zeichen einer bedrohlichen Tamponade. FOWLER (1985) konnte unter 54 Fällen 11mal einen alternierenden QRS-Komplex, 4mal einen totalen Alternans beobachten. Die Tatsache, daß nach Ablassen eines tamponierenden Ergusses der Alternans verschwindet, läßt sich als weiterer Hinweis für eine mechanische Verursachung dieses Phänomens ansehen (MERKELE et al. 1980).

Schwierigkeiten bereitet die Erklärung für die auffällige Zeitgestalt des Alternans, der in einem Rhythmus von 1:1, 2:1, 3:1 auftreten kann. GOLDBERGER et al. (1984) haben komplizierte mathematische Modelle unter Bewertung von Herzfrequenz, hämodynamischen Größen und Atemfrequenz zur Erklärung herangezogen. Unter Bezugnahme auf Untersuchungen von BRODY et al. (1973) hat CURTISS (1982) aber bezweifelt, ob mechanische Faktoren einen Alternans in allen Fällen erklären. Vereinzelt sind vor allem bei ausgeprägten Tamponaden offenbar auch alternierende Formen der ventrikulären Erregungsausbreitung in Erscheinung getreten, wobei auch ein Zusammenhang mit ektopischen Erregungsbildungen diskutiert wird.

VII. Röntgenologische Befunde

1. Thoraxdurchleuchtung und -aufnahme

Die röntgenologischen Befunde bei Herzfernaufnahme und Durchleuchtung entsprechen denen bei nicht komprimierenden Perikardergüssen (s. S. 609). Herzgröße und Herzkonfiguration sind von Ergußmenge, Geschwindigkeit der Ergußbildung, Dehnungsfähigkeit des Perikard und dem kardialen Ausgangsbefund abhängig. Bei rascher Ergußbildung, z. B. durch Blutung in das Perikard, kann die Herzgröße trotz ausgeprägter Tamponade normal sein. Eine protrahierte Bildung eines entzündlichen Ergusses vermag dagegen die Struktur des Perikards so zu verändern, daß Ergüsse bis zu mehreren Litern erst zu einer Tamponade führen. Dabei nimmt das Herz meist eine eher dreieckige Konfiguration mit Ausfüllung der Herzzwerchfellwinkel an. Bei Durchleuchtung fehlt die Randpulsation. Ein für einen Erguß typisches Zeichen ist eine Diskrepanz zwischen der ausgeprägteren Pulsation einer schmalen subepikardialen Fettschicht, die als zarte Linie bei Erguß nachweisbar ist, und der aufgehobenen Pulsation des parietalen Perikardblattes (KRAYENBÜHL et al. 1976). Untersuchungen an größeren Fallzahlen (GUBERMAN et al. 1981; FOWLER 1985) lassen in bis zu 90% der Fälle eine Vergrößerung der kardioperikardialen Silhouette über die halbe Thoraxbreite hinaus erkennen.

2. Angiokardiographie

Während bei konventioneller Röntgenuntersuchung keine spezifischen Symptome einer Tamponade nachweisbar sind, lassen angiographische Untersuchungen als charakteristisches Zeichen eine größere Differenz zwischen minimaler und maximaler Weite der Vena cava superior in ihrem intraperikardialen Verlauf an der Einmündung in den rechten Vorhof erkennen. MILLER et al. (1982a) messen einem Quotient von 0,62 oder größer für die Distanzänderungen eine diagnostische Sensitivität von 80% und eine Spezifität von 90% zu. Ebenso bedeutsam sind die systolisch/diastolischen Weitenänderungen der Vena cava superior an der gleichen Stelle, die neben den respiratorisch induzierten bestehen. Eine konkave Kontur des rechten Vorhofs ist schon von SPITZ u. HOLMES (1972) als Zeichen einer Tamponade beschrieben und von SHABETAI (1981) und FOWLER (1985) als wichtiges Kriterium bestätigt worden.

Koronarangiographisch läßt sich bei Erguß wie Fibrose des Perikards eine tiefere Einbettung der Herzkranzgefäße in die äußeren Bezirke des Herzschattens nachweisen.

Die Einführung der Echokardiographie hat angiographische Untersuchungsmethoden stärker in den Hintergrund treten lassen. Eine Indikation besteht nach SPODICK (1983) nur noch, wenn die Echokardiographie aus technischen Gründen nicht anwendbar ist.

3. Szintigraphische Verfahren

Szintigraphische Methoden unter Verwendung von Radioisotopen, die in den 70er Jahren als nichtinvasives Verfahren zum Nachweis von Perikardergüssen vielfach benutzt wurden, werden in den letzten Jahren nur selten noch angewandt. UREN et al. (1980) haben bei der ersten Passage des Radionuklids eine Kompression von rechtem Vorhof und rechter Kammer nachweisen können. GUBERMAN et al. (1981) konnten unter 7 Fällen von Tamponade 6mal einen entsprechend positiven Befund erheben. HAKKI et al. (1982) vermochten in einer fortlaufenden Filmserie bei Verwendung von Technetium als Radionuklid ein swinging heart mit einer Pseudoasynergie der linksseitigen Ventrikelwand zu demonstrieren. SHABETAI (1981) hält die Verwendung von szintigraphischen Methoden bei Perikardergüssen wie bei Tamponade nur dann noch für indiziert, wenn die Echokardiographie keine verwertbaren Befunde ergibt. Die CO_2-Darstellung eines Perikardergusses ist obsolet.

4. Computertomographie

Computertomographische Untersuchungsverfahren sind zum Nachweis von Perikardverdickungen, Ergüssen, vor allem lokalisierten Ergußbildungen, Tumoren und Zysten auf Grund der hervorragenden anatomischen Darstellung besonders geeignet. Sie lassen aber keine Deutung der hämodynamischen Rückwirkungen zu.

VIII. Pulsus paradoxus

Ein großes Interesse hat das Phänomen des von KUSSMAUL (1873) so bezeichneten Pulsus paradoxus hervorgerufen. Der Autor bezog die Paradoxie auf die Diskrepanz zwischen dem inspiratorisch deutlich schwächer werdenden arteriellen Puls und dem unauffälligen Befund des Herzens, bewertet an präkordialer Pulsation und Auskultationsbefund. Der Pulsus paradoxus stellt eine Verstärkung des physiologischen Phänomens dar, das durch eine geringe arterielle Druckminderung während der Inspiration und einen Druckanstieg während der Exspiration beim intakten Kreislauf charakterisiert ist. Die Differenz beträgt beim Gesunden 4 bis 6 mm Hg, bei Tamponade wird als Kriterium eines positiven Befundes eine über 10 mm liegende Differenz angenommen, die in schweren Fällen bis zu 40 mm Hg ansteigen kann.

Die Frage nach dem Mechanismus dieser respiratorisch bedingten arteriellen Druckschwankung hat eine ganz ungewöhnliche Fülle von Publikationen ausgelöst und ist Gegenstand ausführlicher aktueller Darstellungen (ENGEL et al. 1982). SHABETAI (1981) widmet 10% seiner Monographie von 430 Seiten diesem diagnostisch wichtigen Symptom, die Monographie von REDDY (1981) enthält unter 28 Kapitel 4, die sich mit diesem Phänomen unter verschiedenen Aspekten befassen (SHABETAI 1982; ENGEL 1982; COHN u. HAMOSH 1982; CURTISS et al. 1982). BIAMINO et al. (1984) verdanken wir eine zusammenfassende Übersicht über die pathologischen Grundlagen der respiratorisch bedingten abnormen arteriellen Druckschwankungen, und FOWLER (1985) hat eine historische Darstellung der experimentellen und klinischen Forschung der letzten Jahrzehnte gegeben. Sie haben übereinstimmend ergeben, daß in der Inspiration ein stärkerer Zustrom zum rechten Ventrikel mit erhöhter Flußgeschwindigkeit in den zuführenden Venen zustande kommt, der in Zusammenhang mit der Vermehrung des intrakardialen Volumens den intraperikardialen Druck ansteigen läßt. Dieser Druckanstieg bewirkt einmal eine Verschiebung des interventrikulären Septums nach links, die auch echokardiographisch leicht nachgewiesen werden kann (D'CRUZ et al. 1975; SETTLE et al. 1977; FOWLER 1985). Gesteigerter intraperikardialer Druck und Septumverschiebung nach links bewirken inspiratorisch eine Verminderung des linksventrikulären Füllungsvolumens und damit eine Verkleinerung des Auswurfvolumens. Der transmurale Druck des linken Ventrikels kann inspiratorisch einen negativen Wert annehmen, so daß der Zufluß vorübergehend sogar sistieren kann. Zusätzlich bewirkt die inspiratorisch erfolgende Erweiterung der Gefäßkapazität in der Lunge, vor allem im Bereich der Lungenvenen, eine gleichgerichtete Hemmung des lungenvenösen Zustroms zum linken Herzen. In welchem Umfang der negative intrapleurale Druck zu einer Erweiterung arterieller Gefäße führt, die zum arteriellen Druckabfall beitragen könnten, ist umstritten.

Die Sensitivität dieses Symptoms ist bei isolierter Herztamponade hoch. Ein Pulsus paradoxus fehlt aber bei ausgeprägter Tamponade, wenn eine Linksherzinsuffizienz besteht oder wenn als Folge einer Aorteninsuffizienz ein starker diastolischer Rückstrom in den linken Ventrikel vorliegt. Bei beiden Zustandsbildern ist der enddiastolische Druck im linken Ventrikel erhöht, so daß er über den respiratorischen Schwankungen des intraperikardialen Druckes liegt und deren Auswirkungen auf den kräftigen linken Ventrikel vermindert. Ebenso vermag ein Vorhofseptumdefekt die Ausprägung eines Pulsus paradoxus bei Tamponade zu inhibieren, wie WINER u. KRONZON (1979) nachgewiesen haben.

Andererseits vermag eine verstärkte Inspiration bei Hyperventilation, bei obstruktivem Syndrom, insbesondere beim Asthma bronchiale, gleichfalls zu einem Pulsus paradoxus zu führen, der in einem kleinen Prozentsatz auch bei effusivkonstriktiver Perikarditis und bei einigen Formen der restriktiven Kardiomyopathie nachgewiesen wird. Auch bei einer Lungenembolie (COHEN et al. 1973) und bei Schockbildern ist das Auftreten eines Pulsus paradoxus beschrieben. Im Zusammenhang mit dem Nachweis eines Perikardergusses und bei erhöhtem Jugularvenendruck hat das Symptom aber eine hohe diagnostische Bedeutung.

IX. Intrakardiale Druckmessungen

Die Ergebnisse hämodynamischer Untersuchungen bei experimentell induzierter Tamponade haben sich bei Druckmessungen am Patienten weitgehend bestätigt (SHABETAI et al. 1979; HANCOCK 1983a; FOWLER 1985). Mit steigendem intraperikardialem Volumen erhöht sich, sofern das Perikard seine normale Festigkeit besitzt, der intraperikardiale Druck, der schnell den enddiastolischen Ventrikeldruck erreicht und bei weiterer Auffüllung des Perikards parallel zum Druckanstieg im Herzbeutel sich gleichfalls erhöht. Dabei wird eine Druckgleichheit in den diastolischen Drücken des rechten wie linken Ventrikels beobachtet. Gleichzeitig steigt der mittlere Vorhofdruck beidseits auf das gleiche Druckniveau, das enddiastolisch einreguliert wird. Damit ist auch eine entsprechende Erhöhung des diastolischen Pulmonalarteriendruckes und des Pulmonalkapillarverschlußdruckes verbunden. Im einzelnen stehen die gemessenen Druckerhöhungen mit der Geschwindigkeit der Ergußbildung, der Ergußmenge und der Compliance des Perikards in engem Zusammenhang. Es sind von REDDY et al. (1982) diastolische Druckwerte im rechten Ventrikel bis 37 mm Hg, im rechten Vorhof bis 32 mm Hg gemessen worden. Die Werte für den Pulmonal-Kapillardruck schwankten zwischen 17 und 28 mm Hg. Der diastolische Druck betrug in ausgeprägten Fällen mehr als ein Drittel des systolischen Drucks im rechten Ventrikel.

Ein langsam erfolgender intrakardialer Druckanstieg läßt dem Organismus Zeit zur Entwicklung kompensatorischer Mechanismen, zu denen vor allem die Vermehrung des Blutvolumens gehört. Eine plötzliche massive Drucksteigerung mit Verminderung des Auswurfvolumens und arteriellem Druckabfall aktiviert das sympathikoadrenale System und bewirkt über eine Katecholaminausschüttung Tachykardie, Steigerung des peripheren Gefäßwiderstandes, Erhöhung des Venentonus und eine verstärkte Kontraktilität der Herzmuskulatur, die sich in einer höheren Verkürzungsgeschwindigkeit und einer erhöhten Ejektionsfraktion äußert (FOWLER 1985). Der Verlauf der intraperikardialen Druck-Volumenkurve macht verständlich, daß von einem intraperikardialen Druck oberhalb von

20 mm Hg eine zunehmende Verminderung des Herzzeitvolumens mit Druckabfall resultiert. Bei weiterer Druckzunahme im Perikard kommt es zu Schockerscheinungen und – ohne Druckentlastung – zu Kreislaufstillstand.

Der Druckablauf im rechten Vorhof unterscheidet sich ebenso wie der Venenpuls von dem Druckprofil und den Volumenschwankungen bei der Constrictio cordis durch Fehlen des diastolischen Druckabfalls, so daß im Jugularvenenpuls das Y-Tal vermißt wird, und auch im Vorhofdruck ein stärkerer diastolischer Druckabfall nicht zustande kommt. Ein Druckabfall im rechten Vorhof wird in ausgeprägten Fällen nur während der Kammersystole gemessen, die eine Vorhofentleerung durch Tiefertreten des Trikuspidalostiums und einen raschen Zustrom aus den gestauten Jugularvenen (X-Tal) zuläßt. In der Ventrikeldruckkurve findet sich im Unterschied zur Constrictio kein diastolischer Dip. Es besteht vielmehr ein erhöhtes diastolisches Plateau, da die Füllungsbehinderung während der gesamten Diastole besteht, wohingegen sie bei der Constrictio nur in den letzten zwei Dritteln der Diastole wirksam ist. Diagnostisch bedeutsam sind darüber hinaus die respiratorischen Druckschwankungen sowohl im intraperikardialen Druck wie auch in der Pulmonalkapillardruckkurve, die bei der Darstellung des Pulsus paradoxus bereits diskutiert sind.

Eine wirksame Druckentlastung durch Herzbeutelpunktion läßt bei sonst normaler Herzfunktion die hämodynamischen Abweichungen sich augenblicklich normalisieren, wie in zahlreichen Mitteilungen belegt ist. AUTENRIETH (1980) hat in einem Fall vor Punktion ein Herzzeitvolumen von 1,8 ltr./m² KO. bestimmt, nach Ablassen des Ergusses ein solches von 4,2 ltr.

X. Diagnose

Die Erfahrungen an größeren Patientengruppen mit Tamponade unter verschiedenen ätiologischen Bedingungen haben die Bedeutung der Beckschen Trias, außer bei traumatischer Verursachung, relativiert. Die Kardinalsymptome, erhöhter Jugularvenendruck, arterieller Druckabfall und leise Herztöne beziehen sich auf eine ausgeprägte, akute Situation, bei der kompensatorische Mechanismen in Form einer Aktivierung des sympathikoadrenalen Systems und eine Hypervolämie noch nicht realisiert sind. Sehr viel größere diagnostische Bedeutung hat die Kombination von erhöhtem Venendruck und dem echokardiographischen Nachweis eines Ergusses im Herzbeutel. Ebenso ist die Kombination von erhöhtem Venendruck und Pulsus paradoxus eine wichtige diagnostische Konstellation. Der röntgenologische Nachweis einer Herzvergrößerung ohne Zeichen einer Lungenstauung, eine scharfe Konturierung der Herzgrenzen und eine Bocksbeutelform sind zwar wichtige Hinweissymptome, besitzen aber keine höhere Spezifität. Ebensowenig sind eine Niederspannung im EKG und ein elektrischer Alternans für eine Tamponade charakteristisch. Beide Symptome stehen in Beziehung zum Umfang des Ergusses, finden sich allerdings statistisch häufiger bei Tamponade. In Verbindung mit erhöhtem Venendruck oder Pulsus paradoxus kommt ihnen die Bedeutung eines gewichtigen Zusatzsymptoms zu (SPODICK 1983a).

XI. Differentialdiagnose

Differentialdiagnostisch muß an ein mediastinales Hämatom gedacht werden, das wie GONDI u. NANDA (1984) mitteilen, das klassische Bild einer Tamponade imitieren kann. Der gleiche Gesichtspunkt gilt für einen Infarkt des rechten Ventrikels, der sowohl Pulsus paradoxus wie erhöhten Venendruck auslöst. Der Nachweis eines Pulsus paradoxus allein kann nicht als Beweis für eine Tamponade angesehen werden, da Sensitivität und Spezifität begrenzt sind (s. S. 658). Unter diesen Bedingungen ist der echokardiographische Nachweis eines Ergusses differentialdiagnostisch umso wichtiger. Schwierigkeiten können bei Perikardergüssen als Begleiterscheinung einer globalen Herzinsuffizienz oder einer isolierten Rechtsherzinsuffizienz auftreten, bei der der Venendruck gleichfalls erhöht ist. Hierbei fehlt aber in der Regel ein Pulsus paradoxus. Die Beobachtung der hämodynamischen Meßwerte vor und nach Punktion ermöglicht die Differenzierung. In weniger ausgeprägten Fällen ist eine Diagnose ex juvantibus möglich.

XII. Verlauf und Prognose

Verlauf und Prognose hängen bei akuter Tamponade von der Menge und Geschwindigkeit der Flüssigkeitsansammlung und der Festigkeit des Herzbeutels ab. Adrenerge Stimulation mit Tachykardie, erhöhte Kontraktilität und gesteigerter Gefäßwiderstand in der Peripherie vermögen nur für eine kurze Zeit die Verminderung des Herzzeitvolumens zu kompensieren. Intraperikardiale Druckentlastung führt zu rascher Normalisierung des Herzzeitvolumens. Bei chronischer Herztamponade stellen sich die auch bei chronischer myokardialer Insuffizienz bekannten regulatorischen Mechanismen mit Vermehrung des Blutvolumens, erhöhtem Füllungsdruck, gesteigerter adrenerger Stimulation ein; die Symptomatik ähnelt der einer konstriktiven Perikarditis. Intrakardiale Druckmessungen lassen aber bei Tamponade einen diastolischen Dip vermissen, der für die Constrictio charakteristisch ist, während ein Pulsus paradoxus zum Erscheinungsbild gehört, der bei der Constrictio selten nachgewiesen werden kann. Die Perikardiozentese ist bei chronischer Tamponade häufig nur vorübergehend wirksam, in der Mehrzahl der Fälle läßt sich eine Perikardektomie nicht umgehen.

XIII. Therapeutische Verfahren bei Herztamponade

1. Perikardiozentese

Die wirksamste Therapie einer Herztamponade stellt eine druckentlastende Punktion des Herzbeutels mit Ablassen der Flüssigkeitsansammlung dar. CALLAHAN et al. (1985) haben die historische Entwicklung der technischen Verfahren seit dem Beginn des vorigen Jahrhunderts referiert. Die blinde Nadelpunktion wird heute nur noch in Notfallsituationen vorgenommen. In den Statistiken zwischen 1970 und 1980 liegt die Letalität dieses Verfahrens in größeren Fall-

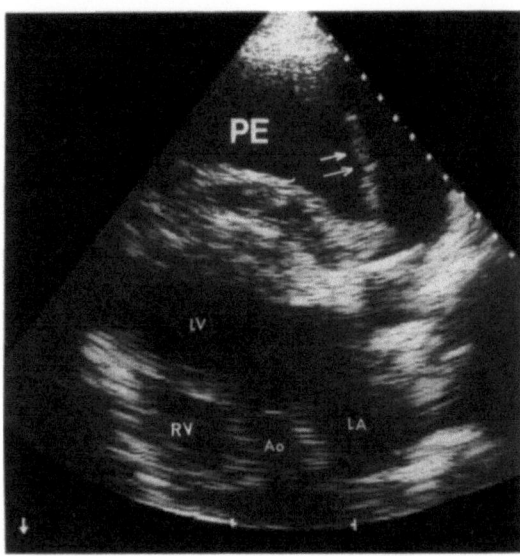

Abb. 14. Bei großem Perikarderguß mit swinging heart wird nach Punktion im Perikardraum (*PE*) der eingeführte Katheter sichtbar (*Pfeile*). *LV/LA* linker Ventrikel/Vorhof, *Ao* Aorta, *RV* rechter Ventrikel. (Aufnahme von Prof. Erbel, Mainz)

sammlungen von KRISKORIAN u. HANCOCK (1978), GUBERMAN et al. (1981) bei 1–2%, wobei als Todesursache Ventrikelperforation, Verletzung von Koronarästen oder Auslösung bedrohlicher Rhythmusstörungen nachgewiesen sind. WEI et al. (1978) haben dann eine Technik angegeben, die unter Kontrolle der zweidimensionalen Echokardiographie die Einführung eines Katheters ermöglicht, dessen Lokalisation leicht kontrolliert werden kann. Die Mehrzahl der Autoren benutzt dabei die Seldinger-Technik, deren Einzelheiten von MERX et al. (1979) und DÖNECKE (1984) sowie BIAMINO et al. (1984) ausführlich beschrieben sind. Von Vorteil ist dabei die Verwendung eines pig-tail-Katheters mit gerundeter Spitze und mehreren seitlichen Öffnungen, die eine Okklusion auch bei längerer Liegezeit verhindern. Unter echokardiographischer Kontrolle kann dieser Katheter über einen Führungsdraht in den Bereich der größten Flüssigkeitsansammlung dirigiert werden. Die Injektion von wenigen ml NaCl kann die Lage der Punktionsnadel verdeutlichen und die günstigste Lokalisation erleichtern (CIKES 1982) (Abb. 14). STRAUSS et al. (1983), SPODICK (1983a) und FOWLER (1985) haben ausgedehnte Erfahrungen bei Erwachsenen berichtet. Die Methode hat sich aber auch mit entsprechenden Modifikationen bei Kleinkindern (LOCK et al. 1984) wie nach herzchirurgischen Eingriffen (STEWART u. GOTT 1983) bewährt. Die besonderen Vorteile liegen nicht nur in der geringeren Komplikationsrate, sondern auch in der Möglichkeit, den Katheter mehrere Tage liegen zu lassen, so daß dieses Verfahren auch bei traumatischen Ergüssen und nach herzchirurgischen Eingriffen angewandt werden kann. Es eignet sich gleichfalls für eine intraperikardiale Applikation von Medikamenten wie Antibiotika oder Zytostatika (Abb. 15).

Die Anwendung der 2D-Echokardiographie hat die in den 70er Jahren verwandte elektrokardiographische Kontrolle durch Verwendung der Punktionsnadel als Elektrode weitgehend verdrängt. Als Zugang wird von den meisten Auto-

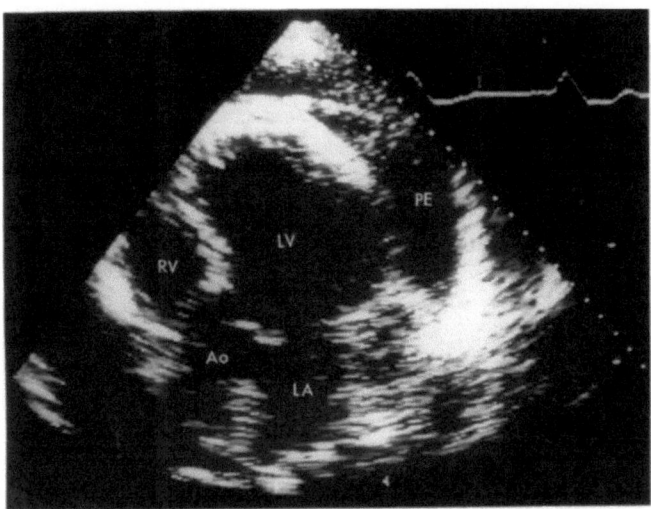

Abb. 15. Großer hämorrhagischer Perikarderguß. Um sicher zu sein, daß die Nadel korrekt im Perikardraum und nicht intrakardial liegt, wird eine Kontrastierung vorgenommen, so daß eine korrekte Lage der Nadel gewährleistet ist, *LV/LA* linker Ventrikel/Vorhof, *Ao* Aorta, *RV* rechter Ventrikel. (Aufnahme von Prof. Erbel, Mainz)

ren der Winkel zwischen Processus xiphoides und dem linkssternalen Rippenansatz gewählt. Die Nadel wird unter Sicht in Richtung auf die obere Wirbelsäule oder die linke Schulter oder die linke Scapula vorgeführt, wobei je nach der echokardiographisch bestimmten stärksten Flüssigkeitsansammlung Variationen der Richtung möglich sind. KAISER u. LÖWENECK (1981) haben nach anatomischen Studien empfohlen, die Nadel in Richtung auf das rechte Akromion vorzuführen. CALLAHAN et al. (1983, 1985) orientieren sich bei der Wahl des Zugangsortes an dem geringsten Abstand des äußeren Perikards zur Thoraxwandung. Dabei benutzen sie einen Teflonkatheter, der über einer Punktionsnadel in den Perikardraum eingeführt wird. Bei längerer Drainagedauer – maximal bis zu 13 Tagen – wird ein Drainagekatheter mit seitlicher Öffnung benutzt. Die Ergebnisse beziehen sich auf 132 Punktionen bei 117 Patienten der Mayo-Klinik, von denen über ein Drittel an primären oder sekundären Perikardtumoren litt. Komplikationen wurden nicht berichtet.

Die echokardiographisch gesteuerte Punktion hat auch die durchleuchtungsgezielten Verfahren zurückgedrängt, bei denen kleine Kontrastmittelinjektionen die Lage der Punktionsnadel, vor allem aber die Lokalisation des Ergusses ebenso wie den Nachweis von Tumoren und Gerinnsel innerhalb des Perikards, nach den Erfahrungen von MÄURER et al. (1981) und STRAUSS et al. (1983) besser zu erfassen gestatteten. FOWLER (1985) betont, daß größere Kontrastmittelmengen zur Persistenz von Perikardgüssen führen können.

Die nicht geringe Zahl von Komplikationen bei Blindpunktionen hat in den 70er Jahren dazu veranlaßt, chirurgischen Verfahren der subxiphoidalen Perikardiotomie eine Zeitlang den Vorzug zu geben. Ihre Komplikationsrate war deutlich geringer. Diese Methode ist nach wie vor eine Alternative zu den Drainageverfahren unter echokardiographischer Kontrolle. Ihr Vorteil liegt vor allem darin, daß Biopsiematerial gewonnen werden kann, das in der Differentialdiagnose, vor allem unter dem Aspekt der Tumorgenese, Aufschluß zu geben vermag (ALCAN et al. 1982). HANCOCK (1983) weist darauf hin, daß in 60% aller unkomplizierten Tamponaden die Perikardiozentese ausreichend ist, eine Tamponade zu beseitigen, sofern ein Erguß zwischen Sternum und Vorderwand des rechten Ventrikels bzw. über dem vorderen diaphragmalen Anteil des Herzens gelegen ist. Bei kleineren Ergüssen oder ausschließlich hinter dem linken Ventrikel lokalisierten ist eine Perikardiotomie indiziert, sofern eine diagnostische Klärung bei diesem Zustandsbild erforderlich ist, oder Symptome einer Tamponade bestehen. Der gleiche Gesichtspunkt gilt bei echokardiographisch nachgewiesenen Ergüssen und ergebnisloser Perikardiozentese, mit der in etwa 10% gerechnet werden muß.

Die Beseitigung der akuten mechanischen Kompression des Herzens durch einen erhöhten intraperikardialen Druck läßt die sofortige Beseitigung der Kardinalsymptome einer Tamponade erwarten. Jugularvenendruck und mittlerer Vorhofdruck, enddiastolischer links- und rechtsseitiger Kammerdruck, Pulmonalkapillardruck und diastolischer Pulmonalarteriendruck fallen innerhalb weniger Herzzyklen zur Norm ab, während sich Schlagvolumen und Herzzeitvolumen rasch erhöhen. Damit steigen arterieller Druck und arterielle Blutdruckamplitude. MANYARI et al. (1983) konnten bei 5 Patienten nach Beseitigung eines tamponierenden Ergusses eine Erhöhung des enddiastolischen Volumens im linken Ventrikel um 56% nachweisen, fanden aber keine Veränderung in der Ejektionsfraktion vor und nach Entlastung des Perikards, so daß die Erhöhung des Herzzeitvolumens allein auf das größere Füllungsvolumen bezogen wurde. Der Verlauf der Druckvolumenkurven macht verständlich, daß u. U. schon geringe Punktatmengen Symptome einer Tamponade beseitigen können.

Bei chronischer Tamponade kommt es zu einer verzögerten Anpassung mit Verminderung des kompensatorisch erhöhten Blutvolumens und der damit assoziierten klinischen Symptome. In Einzelfällen ist wie nach Perikardektomie bei Constrictio eine akute rechtsventrikuläre Dilatation angiographisch oder echokardiographisch (ARMSTRONG et al. 1984) oder sogar ein akutes Lungenödem (VANDYKE et al. 1983) nachgewiesen, so daß eine verzögerte Entlastung unter Monitorbedingungen angeraten wird.

2. Medikamentöse Therapieversuche bei Tamponade

Es sind zahlreiche Versuche unternommen worden, die Hämodynamik und die regionale Blutverteilung durch Volumenexpansion, Anwendung von Vasodilatatoren und positiv inotropen Substanzen zu verbessern (Literaturübersicht bei MILLARD et al. 1983). FOWLER (1985) zweifelt an der Übertragbarkeit einzelner positiver Ergebnisse und auch KERBER et al. (1982) haben bei Volumenexpansion und Anwendung von Nitroprussid-Natrium einen Effekt bei Patienten vermißt. Es ist offen, ob Substanzen mit vasodilatatorischer und zugleich positiv inotroper Wirkung bei einigen Konstellationen von Tamponade wirksam sind. In keinem Fall stellen aber medikamentöse Verfahren eine Alternative zur Perikardiozentese dar. Sie vermögen allenfalls bei zeitlicher Verzögerung einer Druckentlastung durch Punktion oder Perikardiotomie einen Beitrag zur Stabilisierung des Kreislaufs zu leisten.

G. Chronische Perikarditis

I. Allgemeines

In den Abschnitten „Verlauf und Folgen der akuten Perikarditis" (S. 621) ist darauf hingewiesen worden, daß sich in einem Teil der Fälle ein protrahierter Krankheitsverlauf bemerkbar macht. Unter diesem Gesichtspunkt ist eine Differenzierung in akute, subakute und chronische Perikarditis möglich. Die am Zeitablauf orientierten Abgrenzungskriterien sind arbitrarischer Natur. Überschreitet die entzündliche Alteration einen Zeitraum von 6 Wochen, so spricht man von subakuter Phase, jenseits von 6 Monaten von chronischer Perikarditis (DARSEE u. BRAUNWALD 1980). Eine solche Differenzierung hat keine engere Beziehung zur klinischen Symptomatologie, da die charakteristischen Erscheinungsformen einer entzündlichen Perikarderkrankung wie fibrinöse Perikarditis, entzündlicher Erguß, Tamponade und Constrictio in allen Entwicklungsphasen auftreten können, wenn auch mit unterschiedlicher Häufigkeit. So entwickelt sich eine Constrictio meist erst in der chronischen Phase, also im Langzeitverlauf, eine Tamponade hat ihr Häufigkeitsmaximum in der akuten oder subakuten Phase. Ein Erguß ist in jedem der drei definierten Zeiträume möglich. Eine fibrinöse Perikarditis stellt bei entzündlichen Herzbeutelerkrankungen in der Regel das Initialstadium dar. Bedeutung haben solchen Abgrenzungen nach dem Zeitablauf unter prognostischen Gesichtspunkten und auch zur Bewertung alternativer therapeutischer Verfahren, wenn als Erfolgskriterien Vermeidung eines chronischen Verlaufes, Verhinderung einer Tamponade oder einer Constrictio festgelegt werden.

II. Spezielle Manifestationen

Differenziert man die Manifestationsformen einer chronischen Perikarditis, so lassen sich fünf klinische Erscheinungsbilder abgrenzen:
1. Persistierende oder rezidivierende fibrinöse Entzündung.
2. Chronischer entzündlicher Erguß ohne intraperikardiale Drucksteigerung.
3. Chronische Tamponade.
4. Effusiv-konstriktive Perikarditis.
5. Constrictio cordis.

Diese Einteilung hat stark didaktischen Charakter insofern, als eine strenge Trennung einer chronisch entzündlichen Ergußbildung von einer chronischen Tamponade durch verschiedene Abstufungen der intraperikardialen Drucksteigerung nicht möglich ist. Es werden also willkürlich Grenzbefunde festgelegt, nicht aber die zahlreichen Zwischenstufen im einzelnen berücksichtigt. Unter dem Gesichtspunkt der Folgesymptome bzw. Ausheilungsstadien können in allen Gruppen adhäsive Prozesse beobachtet werden, die als Accretio bezeichnet werden, wenn Verschwielungen mit den das Herz umgebenden Strukturen vorliegen, vor allem also mit der Pleura. Von Concretio spricht man, wenn die beiden Perikardblätter fibrotisch lokalisiert oder diffus verlötet sind. Eine Constrictio hat zusätzlich den Charakter einer Kompression des Herzens.

1. Persistierende oder rezidivierende fibrinöse Entzündung

Eine rezidivierende fibrinöse Entzündung findet sich vor allem bei den häufigen Rezidiven idiopathischer wie viraler Perikardentzündung und ebenso nach einem Postmyokardinfarktsyndrom und einem Postperikardiotomiesyndrom. Eine persistierende fibrinöse Entzündung ist für Kollagenkrankheiten, insbesondere die rheumatoide Arthritis, weitgehend charakteristisch. Systematisch durchgeführte echokardiographische Untersuchungen haben allerdings gezeigt, daß mit einer fibrinösen Entzündung gleichzeitig kleinere Ergüsse nachweisbar sind, die der bisherigen Diagnostik entgangen sind. Die Symptomatologie der genannten Formen unterscheidet sich nicht von der einer akuten Perikarditis gleicher Verursachung. Im Vordergrund stehen also Schmerzangaben in der Herzregion, Reibegeräusche von seiten des Perikards und EKG-Veränderungen in Form von Störungen der Erregungsrückbildung. Hämodynamische Rückwirkungen fehlen. Echokardiographisch lassen sich bei häufigen Rezidiven oder längerer Laufzeit fibrotische Verdickungen des Perikards nachweisen, die gelegentlich auch zur Verkalkung führen. Die Therapie unterscheidet sich nicht von der entsprechender akuter Formen. Die autoptisch nachweisbaren, häufig fibrotischen Verwachsungen beider Perikardblätter in lokalisierter oder ausgedehnter Form gehen in der Mehrzahl auf solche persistierenden fibrinösen Entzündungen zurück, die nicht selten klinisch auch unbemerkt verlaufen.

2. Chronisch entzündliche Perikardergüsse

Ein chronisch entzündlicher Perikarderguß ohne Steigerung des intraperikardialen Druckes wird bei urämischer, tuberkulöser, neoplastischer Perikarditis sowie nach Röntgenstrahlenapplikation im Bereich des Mediastinums gesehen. In Einzelfällen können aber auch idiopathische Perikarditis, virale Entzündungen des Herzbeutels, Postmyokardinfarktsyndrom und Postperikardiotomiesyndrom zu längerer Zeit nachweisbaren Perikardergüssen, insbesondere bei den häufigen Rezidiven, führen. Eine weitere Ursache sind Ergüsse nach Thoraxtrauma und herzchirurgischen Eingriffen. Hinzu kommt als Sonderform die Cholesterinperikarditis. In Einzelfällen kann auch bei längere Zeit nachweisbarem Erguß plötzlich eine Tamponade sich einstellen. Das gilt insbesondere für Ergüsse bei Urämie unter den Bedingungen der Hämodialysebehandlung, bei der Flüssigkeitsverschiebungen mit Änderung des Blutvolumens bei gleichbleibender Ergußmenge vorübergehend zu kompressiven Symptomen führen können. Andere Fälle entwickeln sich nach langer Laufzeit unter dem Bild eines symptomlosen Ergusses doch noch zu einer effusiv-konstriktiven Perikarditis oder einer Constrictio.

Chronische Ergüsse ohne intraperikardiale Drucksteigerung sind oft völlig symptomlos. Ihre Entdeckung erfolgt zufällig anläßlich einer röntgenologischen oder echokardiographischen Untersuchung des Herzens. Auch Niederspannung im EKG oder Störungen der Erregungsrückbildung können Anlaß zu einer systematischen Untersuchung sein. In anderen Fällen wird von den Patienten über Druck in der Herzgegend, Dyspnoe unter Belastung, bei ausgedehnten Ergüssen auch über Hustenreiz, Schluckbeschwerden oder Heiserkeit geklagt.

a) Untersuchungsbefunde

Die klinischen Untersuchungsbefunde entsprechen den im Abschnitt „Akute Perikarditis" bei Perikardergüssen schon dargestellen Symptomen (s. S. 606ff.). Sie seien hier nur kurz zusammengefaßt. Diagnostisch führend sind leisere, dumpfere Herztöne durch Abschwächung höherer Tonfrequenzen im Erguß, eine Verbreiterung der absoluten Herzdämpfung bei fehlendem oder kaum erkennbarem Herzspitzenstoß und das Ewartsche Zeichen mit Dämpfung über dem linken Lungenunterfeld in Folge von Kompression des Lungengewebes durch große Ergüsse. Perikardreiben kann trotz ausgedehnter Ergußbildung hörbar sein, worauf SPODICK (1975, 1981) mit Nachdruck hinweist. Elektrokardiographisch findet sich in der Hälfte aller Fälle eine Niederspannung des QRS, in 80–90% eine Störung der Erregungsrückbildung, meist in Form einer negativen T-Welle. Ein elektrischer Alternans in Folge von Pendelbewegungen des Herzens im Erguß kommt in etwa einem Drittel aller Fälle vor, ist aber weiniger häufig als bei Tamponade. Die röntgenologischen Symptome stehen in enger Beziehung zur Ergußmenge und der Struktur des Perikards. Es finden sich sowohl eine Bocksbeutelform des Herzens wie eine eher dreieckige Konfiguration, hinter der die Hili mehr oder weniger verschwinden (s. S. 609). Für die Diagnose entscheidend ist der echokardiographische Nachweis einer echofreien Zone zwischen der äußeren Perikardbegrenzung und dem Epikard, das durch die subepikardiale Fettschicht erkennbar

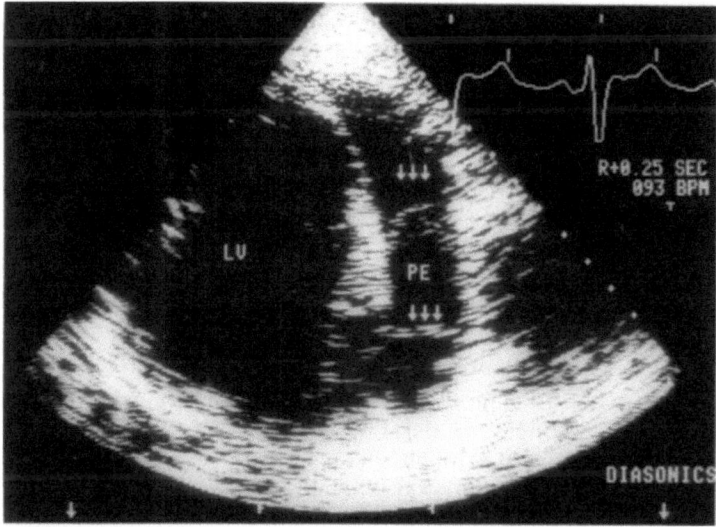

Abb. 16. Chronischer Perikarderguß mit Ausbildung von Septen im Perikardraum hinter dem linken Ventrikel (↓↓↓) (*LV*). *PE* Perikarderguß. (Aufnahme von Prof. Erbel, Mainz)

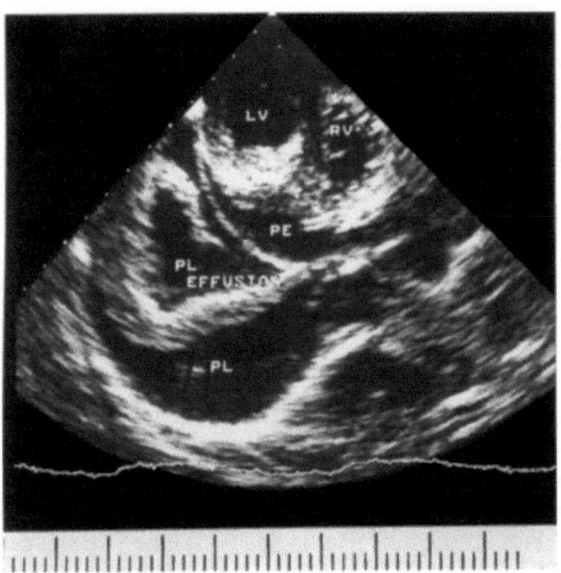

Abb. 17. Linksparasternales zweidimensionales Echokardiogramm mit Darstellung des linken und rechten Ventrikels (*LV/RV*), eines Perikardergusses (*PE*) und eines Pleuraergusses (*PL*) mit Anteilen der kollabierten Lunge. (Aufnahme von Prof. Erbel, Mainz)

ist, sofern nicht eine fibrotische Verdickung eine unmittelbare Darstellung erlaubt. Bei kleineren Ergüssen sind die charakteristischen Symptome einer in der Herzrevolution wechselnden Abgrenzbarkeit beider Perikardblätter posterior von der Hinterwand des linken Ventrikels als Kriterien verwertbar. Große Ergüsse umgeben das ganze Herz, so daß vor allem bei zweidimensionaler Echokardiographie eindrucksvolle Bilder entstehen (Abb. 16 u. 17). Die Einzelheiten sind S. 613 referiert. Eine gleich eindrucksvolle Darstellung gelingt mit Hilfe der Computertomographie, die den Vorzug hat, auch lokalisierte Ergüsse zu erfassen und bei gleichzeitigen Pleuraergüssen eine Differenzierung von Perikardergüssen zu ermöglichen. Die Verwendung der neuen bildgebenden Verfahren hat angiographische Methoden oder die Herzkatheterisierung zum Nachweis eines Perikardergusses weitgehend abgelöst. Auch die Anlage eines diagnostischen Pneumoperikards ist damit ebenso wie die Sichtbarmachung der inneren Herzkonturen durch CO_2-Applikation überflüssig geworden. Radionuklidverfahren sind gleichfalls den Nachweismethoden der Echokardiographie und Computertomographie deutlich unterlegen (Abb. 18).

Hämodynamische Abweichungen von der Norm lassen sich unter Ruhebedingungen nur mit subtilen Untersuchungsverfahren nachweisen. So haben SPODICK et al. (1983) das Verhalten der systolischen Zeitintervalle bei Patienten mit fibrinöser und exsudativer Perikarditis verglichen. Es fand sich eine deutliche Differenz in der inspiratorischen Verkleinerung der Austreibungszeit (17 msec gegenüber 8 msec) und in der Verlängerung der Präejektionsphase (PEP) (12 msec gegenüber 7 msec). In einer weiteren Mitteilung von SPODICK et al. (1983) wurden diese Befunde an 20 Patienten mit wechselnd großen Ergüssen ohne Tamponade bestätigt. WAYNE et al. (1984) konnten bei sehr großen Ergüssen echokardiographisch in der Inspiration eine Verkleinerung des linksventrikulären Durchmessers nachweisen, der eine Verkürzung der Austreibungszeit (LVET) entsprach. Ein

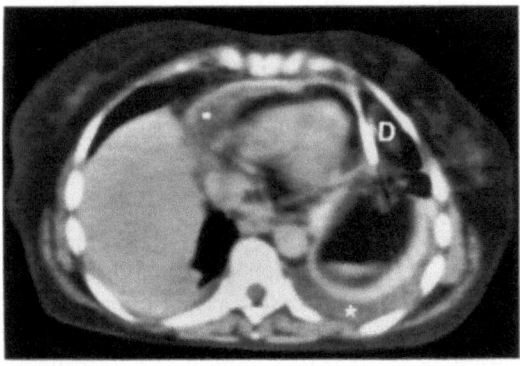

Abb. 18. R.M., geb. 12.09.1919: ausgedehnter Perikarderguß mit eingelegtem Katheter (*D*) zur Perikarddrainage. (Aufnahme von Prof. Thelen, Mainz)

Pulsus paradoxus war dabei nicht nachweisbar, so daß eine Tamponade nicht angenommen werden kann. FIRESTEIN et al. (1980) vermochten echokardiographisch bei kleineren Ergüssen ohne Tamponade eine gestörte Relaxation des linken Ventrikels nachzuweisen, die eine ergußbedingte Verminderung der perikardialen Compliance reflektierte.

b) Diagnose und Differentialdiagnose

Die Anwendung echokardiographischer und computertomographischer Verfahren hat die Diagnose eines Perikardergusses auf eine sehr viel sicherere Basis gestellt. Hinweissymptome sind Kardiomegalie ohne nachweisbare Lungenstauung, dumpfe Herztöne und Niederspannung im EKG. Das Beschwerdebild ist meist uncharakteristisch. Die Unterscheidung eines Ergusses mit Kompression (Herztamponade) von einer Ergußbildung ohne hämodynamische Rückwirkungen läßt sich auf Grund klinischer und echokardiographischer Kriterien stellen. Fehlen von Halsvenenstauung und Pulsus paradoxus sind wichtige Kriterien, die gegen einen gesteigerten intraperikardialen Druck sprechen. Die Echokardiographie vermittelt eine Reihe von charakteristischen Symptomen, die eine Differenzierung ermöglichen (s. S. 613).

Neben der Frage nach hämodynamischen Rückwirkungen ist das Problem der Ätiologie unter prognostischen wie therapeutischen Gesichtspunkten bedeutsam. Bei bekannter Grundkrankheit liegt es nahe, auch den Perikarderguß in das Krankheitsbild einzuordnen. Bei isolierter Ergußbildung ohne erkennbare Grundkrankheit muß eine systematische Suche stattfinden, die auch bei entsprechenden Formen akuter Perikarditis indiziert ist (s. S. 647). Zu diesem Programm gehört beim Perikarderguß auch eine Punktion mit zytologischer und bakteriologischer Untersuchung. Bleibt diese ohne Ergebnis, so vermag eine Perikardbiopsie, z.B. bei Tuberkulose, Pilzinfektionen, parasitären Erkrankungen, Sarkoidose und neoplastischen Ursachen die Pathogenese meist zu klären.

c) Verlauf und Prognose

Unbehandelt können entzündliche Perikardergüsse über Jahre persistieren, ohne hämodynamische Rückwirkungen zu verursachen. In einem kleineren Prozentsatz entwickelt sich durch Aktivierung der Grundkrankheit oder auch ohne erkennbare zusätzliche Ursache die Symptomatik einer Kompression durch Tamponade oder Constrictio bei fibrotischer Umwandlung des Perikards. Seit den 70er Jahren ist als Sonderform die effusiv-konstriktive Perikarditis bekannt (s. S. 622).

d) Therapie

Sofern ein chronischer entzündlicher Perikarderguß hinsichtlich seiner Ätiologie geklärt werden kann, orientiert sich die Therapie an den Gesichtspunkten, die auch bei akuter Manifestation im Rahmen einer Grundkrankheit indiziert sind. Sie finden bei der Besprechung der akuten Perikarditis ihre Erwähnung. In der Mehrzahl ist eine Perikardpunktion unter echokardiographischer Kontrolle allein aus diagnostischen Gründen indiziert. Es empfiehlt sich, dabei den Erguß möglichst weitgehend zu entleeren (Technik s. S. 661). In einem Teil der Fälle ist damit das therapeutische Problem gelöst insofern, als Flüssigkeitsansammlungen sich nicht erneut einstellen. Das gilt besonders für Perikardergüsse nach herzchirurgischen Eingriffen, nach Thoraxtrauma und bei sog. idiopathischen, möglicherweise immunologisch verursachten Ergüssen. Bei rezidivierenden Ergüssen, erst recht natürlich bei Symptomen einer Kompression, ist eine Perikardfensterung oder besser noch eine Perikardektomie indiziert.

III. Krankheitsbilder

1. Cholesterinperikarditis

Die Cholesterinperikarditis ist durch einen Cholesterinkristalle enthaltenden, meist gelblich-grünlich oder bräunlich gefärbten Erguß gekennzeichnet. Der Pathomechanismus dieser Ergußbidlung ist nach wie vor ungeklärt. Voraussetzung ist die Freisetzung von Cholesterin, dessen Herkunft aus entzündlich alterierten Perikardzellen, dem Zerfall von Erythrozyten oder nekrotischer Umwandlung von Granulomen diskutiert wird (BRAWLEY et al. 1966). Welche Rolle dabei eine gleichzeitig gestörte Lymphdrainage spielt, ist ungeklärt. Es ist vorstellbar, daß die Reabsorption freigesetzten Cholesterins durch eine Lymphblockade vermindert ist, so daß eine Ausfällung mit Kristallisation des Cholesterins, von einer bestimmten Sättigungsgrenze ab, erfolgt (RUTENBERG 1971). Diese Cholesterinkristalle wirken wahrscheinlich als Irritans des Perikards, so daß eine sich selbst unterhaltende entzündliche Reaktion zustande kommt. Auf der anderen Seite bestehen auch Beziehungen zur Hypercholesterinämie. DOHERTY u. JENKINS (1966) haben in Fällen von Cholesterinperikarditis einen verzögerten Turnover des Cholesterin nachgewiesen. Für einen solchen Zusammenhang spricht auch die Tatsache, daß entzündliche Perikardreaktionen bei Lipidgranulomatose und bei jugendlicher Xanthomatose (FERRANS u. ROBERTS 1982) vorkommen.

Histologisch lassen sich Histiozyten, Makrophagen mit Cholesterinkristalleinschlüssen und Riesenzellen nachweisen. Viszerales und parietales Perikard können fibrotisch verdickt sein. Die Ergüsse umfassen in Einzelfällen mehrere Liter.

BRAWLEY et al. (1966) konnten 47 Fälle analysieren und fanden als Hauptursache in 12 Fällen eine Hypothyreose. In anderen Fällen ließ sich eine Beziehung zu rheumatoider Arthritis oder zu Tuberkulose nachweisen. In über der Hälfte war eine Ursache aber nicht eruierbar. Der Choleringehalt im Erguß schwankte zwischen 12 und 848 mg%, er lag im Mittel um 245 mg%. Die normale Perikardflüssigkeit hat einen Cholesteringehalt, der zwischen 25 und 67 mg% schwankt.

Die Diagnose läßt sich durch den Nachweis von Cholesterinkristallen im Erguß und das charakteristische histologische Bild mit Makrophagen, Cholesterinkristallen und Riesenzellen stellen. Der sich selbst unterhaltende entzündliche Krankheitsprozeß läßt Langzeitverläufe verständlich sein. Gelegentlich kommt es zu Tamponade. STANLEY et al. (1980) sahen eine Constrictio als Spätmanifestation nach jahrelangem Verlauf.

Bei bekannter Ätiologie ist die Therapie die der Grundkrankheit. Idiopathische Formen erfordern Perikardpunktion bzw. Drainage, bei Rezidiven und bei Entwicklung von Tamponade oder Constrictio eine Perikardfensterung oder besser eine Perikardektomie. Die Indikation zur chirurgischen Therapie wird aber nur selten zu stellen sein.

2. Perikarderguß bei Myxödem

Flüssigkeitsansammlungen im Herzbeutel bei Myxödem sind seit langem bekannt. KERN et al. (1949) haben die ältere Literatur zusammengefaßt. Größeren Statistiken kann man entnehmen, daß in ctwa einem Drittel aller Fälle bei Myxödem ein Perikarderguß besteht.

Die Pathogenese ist durch klinisch experimentelle Untersuchungen von PARVING et al. (1979) klarer geworden. Es hat sich nachweisen lassen, daß die Ödemneigung bei schwerer Hypothyreose mit einer erhöhten Kapillardurchlässigkeit für Proteine in Zusammenhang steht. Die Autoren haben die transkapilläre Austauschrate von radioaktiv markiertem Albumin ebenso wie die Transitrate im extravasalen Raum untersucht und eine erhöhte Kapillarpermeabilität für Proteine ebenso wie eine verlangsamte Transitzeit festgestellt. Als zusätzlicher pathogenetischer Faktor wird eine reduzierte Lymphdrainage angenommen und in diesem Zusammenhang ein erschwerter Abtransport von Mukopolysaccharid-Proteinkomplexen diskutiert.

Der Perikarderguß ist meist klar oder strohgelb, selten von gallertiger Natur. Der Proteingehalt liegt meist über der Norm, auch der Cholesteringehalt ist erhöht, so daß die Hypothyreose als Hauptursache einer Cholesterinperikarditis in Erscheinung tritt. Stärkere entzündliche Reaktionen fehlen, wenn nicht Cholesterinkristalle sie auslösen (HARDISTY et al. 1980).

Die durch den Erguß bedingten klinischen Symptome sind in der Regel wenig eindrucksvoll. Es besteht eine Kardiomegalie in Abhängigkeit von der Ergußmenge, die in Einzelfällen mehrere Liter betragen kann. Die Differenzierung einer myokardial bedingten Herzvergrößerung von einer durch den Erguß verursachten gelingt durch die Echokardiographie leicht (ROY et al. 1986). KERBER u. SHERMAN (1975) konnten unter 33 Fällen 12mal eine erhebliche Vergrößerung des Herzschattens nachweisen, die 7mal durch einen Erguß, 5mal durch eine myokardiale Ursache bedingt war. Ein weiteres als klassisch geltendes Symptom ist die Niederspannung im EKG. Die gleichen Autoren haben aber in den Fällen mit Erguß nur in der Hälfte eine Niederspannung gesehen, das gleiche Phänomen aber in 5 von 23 Fällen ohne Erguß registriert, so daß die Niederspannung in einem Teil der Fälle als myokardial bedingt angesehen wird (Myxödemherz). TAJIRI et al. (1985) vermochten bei 39 Patienten eine positive Korrelation zwischen Niederspannung einerseits und dem Umfang des Ergusses, dem Lebensalter und niedrigen T4-Werten nachzuweisen.

Eine hämodynamische Rückwirkung im Sinn einer Tamponade ist selten. SMOLAR et al. (1976) haben 13 Fälle aus der Literatur zusammengestellt und ebenso wie DAS et al. (1982) je einen eigenen Fall einer verzögerten Rückbildung des Ergusses trotz einer Substitutionstherapie mit Schilddrüsenhormon mitgeteilt, KELLY u. BUTT (1985) sahen einen tödlichen Ausgang durch Tamponade bei einem Patienten, der aus religiösen Gründen jegliche Behandlung verweigerte. Die Ergußmenge betrug über 2 ltr.

Eine Substitutionsbehandlung mit Schilddrüsenhormon ist im Stande, die kardiale Funktion wieder zu normalisieren und auch den Erguß zur Rückbildung zu bringen. Sie kann allerdings, wie betont, im Einzelfall sehr verzögert erfolgen, so daß eine Perikardiozentese zweckmäßig erscheint. Bei einer Tamponade stellt sie eine Notfallsindikation dar.

3. Chyloperikard

Ein chylöser Erguß im Herzbeutel läßt sich in etwa in der Hälfte aller Fälle auf eine Verletzung des Ductus thoracicus oder eine Verlegung des Abflusses des Ductus in das Venensystem mit retrogradem Fluß der Lymphe in das lymphatische System des Herzens erklären. Die Obstruktion kann durch einen Tumor oder eine venöse Thrombose im Bereich der Einmündung am Zusammenfluß von Vena subclavia und Jugularvene bedingt sein. Verletzungen kommen durch Trauma oder bei operativen Eingriffen am Herzen, im Bereich der Lunge und des Mediastinums vor. Seit der ersten Mitteilung von THOMAS u. MCGOON (1971) über ein Chyloperikard nach der Operation eines kongenitalen Herzfehlers ist eine Reihe kasuistischer Mitteilungen über die gleiche postoperative Komplikation erschienen (ROSE et al. 1982; BAKAY u. WIJERS 1984). In den meisten Fällen war der Lymphabstrom durch eine venöse Thrombose mit Dissektion von Lymphgefäßen bei der Perikarderöffnung verbunden. FETEIH et al. (1983) haben aber auch ohne Perikarderöffnung bei einer Operation nach BLALOCK-TAUSSIG ein Chyloperikard gesehen und machen auf die sehr variable Anatomie des Lymphabstroms aus dem Herzen aufmerksam. Eine weitere Ursache stellt ein lymphangiomatöses Hamartom des Mediastinums mit oder ohne Verbindung des Ductus thoracicus mit dem Perikard dar (ROBERTS u. FERRANS 1982). Eine sehr seltene Manifestation eines Chyloperikard ist Teilsymptom einer pulmonalen Lymphangioleiomyomatosis, die durch eine Poliferation glatter Muskelfasern um das Lymphgefäßsystem der Lunge charakterisiert ist (FERRANS u. ROBERTS 1982). Unklar ist bislang der Zusammenhang eines Chyloperikards mit einer gestörten T-Zellfunktion, auf die CHARNILAS et al. (1977) hingewiesen haben. In der Hälfte aller Fälle, deren Zahl 1975 bei 23 lag (DUNN 1975), ließ sich eine Ursache nicht feststellen, so daß von primärem Chyloperikard gesprochen wird.

Der milchig-trübe Erguß enthält einen hohen Anteil von Chylomikronen, Triglyzeriden und auch an Cholesterin. Die Triglyzeridkonzentration betrug in einem Fall von FETEIH et al. (1983) über 1200 mg%. Äther vermag die Trübung zu klären. Mikroskopisch sind Fetttröpfchen zu sehen. Der Fettnachweis gelingt auch mit Sudanfärbung. In der klinischen Symptomatologie sind außer bei der Tamponade subjektive Erscheinungen wenig ausgeprägt. Sie können sich auf Oppressionsgefühl und Dyspnoe beziehen. Objektiv läßt sich der Erguß röntgenologisch und echokardiographisch erfassen. In Einzelfällen sind Mengen bis zu 1,5 ltr. punktiert worden. Bei postoperativen Chyloperikard ist mehrfach eine Tamponade beobachtet worden, unter den von FETEIH et al. (1983) aus der Literatur zusammengefaßten 11 Fällen allein 7mal.

Die Diagnose stützt sich auf die chemische Untersuchung des Punktates. SAVRAN et al. (1975) haben unter Verwendung von J^{121}-Triolein den chylösen Charakter eines Ergusses szintigraphisch gesichert. RANKIN et al. (1980) konnten lymphangiographisch und computertomographisch einen retrograden Fluß im Lymphgefäßsystem des Herzens bei Verschluß des Ductus thoracicus nachweisen. Der Druckanstieg im Ductus thoracicus kann den Normdruck von maximal 15 cm H_2O um das 2–3fache übersteigen.

Die Therapie besteht primär in einer Perikardiozentese, gegebenenfalls einer Drainagebehandlung über mehrere Tage. Bei neuerlicher Ergußbildung ist eine Ligatur des Ductus thoracicus distal von der Einmündung des kardialen Lymphsystems zweckmäßig. Alternativ kommt eine Ableitung des Ergusses durch Perikardfensterung oder eine Fistel in die Peritonealhöhle in Frage (BAKAY u. WIJERS 1984). Bei Lymphangiomen oder Lymphangiektasie ist eine Ligatur des Ductus thoracicus in jedem Fall indiziert. Von FETEIH et al. (1983) wird zusätzlich eine Diät mit Bevorzugung mittelkettiger Fettsäuren empfohlen. Unter den von ihm zusammengefaßten 11 Fällen kam es einmal zu einem letalen Verlauf ohne differente therapeutische Maßnahmen, ein Patient starb aus nicht kardialer Ursache, 9 wurden symptomlos.

Bei einem isolierten Lymphoperikard, das als Teil einer systemischen Lymphangiektasie vorkommt, ist der Erguß in der Regel klar (SHABETAI 1981).

H. Konstriktive Perikarditis

I. Einleitung

Die konstriktive Perikarditis ist durch eine Begrenzung der diastolischen Füllungsfähigkeit der Ventrikel gekennzeichnet, die durch eine fibrotische Umwandlung des viszeralen oder parietalen Perikardblattes, meist aber durch eine Fibrose beider Blätter mit oder ohne Verkalkung zustande kommt. In einem kleineren Teil der Fälle ist das diastolische Füllungsvolumen in Ruhe normal, kann aber unter Belastungsbedingungen nicht gesteigert werden. In der Mehrzahl der Fälle besteht aber eine mehr oder weniger erheblich reduzierte Füllungskapazität schon in Ruhe. Die diastolische Füllungsbehinderung löst eine Reihe von klinischen Folgeerscheinungen aus, die durch eine Einflußstauung vor dem rechten Herzen gekennzeichnet sind. Unterschiedliche Lokalisation und Ausdehnung der Schwielen mit oder ohne intraperikardiale Begleitergüsse, Fehlen oder Vorhandensein von myokardialer Beteiligung und Rhythmusstörungen bedingen eine erhebliche Variabilität des klinischen Bildes.

II. Ätiologie

Das ätiologische Spektrum der konstriktiven Perikarditis hat sich in den letzten Jahrzehnten deutlich gewandelt. Bis zur Mitte dieses Jahrhunderts stand die tuberkulöse Ätiologie ganz im Vordergrund (SCHÖLMERICH 1960). Sie wird heute in den ökonomisch entwickelten Ländern nur noch in wenigen Prozent nachgewiesen, hat aber in Entwicklungsländern nach wie vor als Ursache größere Bedeutung. Das breite Spektrum der Verursachung umfaßt alle entzündlichen Erkrankungen des Herzbeutels, die mit unterschiedlicher Häufigkeit in eine Constrictio münden können. Das gilt insbesondere für die durch bakterielle, virale und parasitäre Infektionen bedingten Formen, aber auch die idiopathische Perikarditis. Zahlreiche Mitteilungen liegen über eine Constrictio bei rheumatoider Arthritis (BLAKE et al. 1982, 1983), Kollagenkrankheiten (COOPER et al. 1978) und strahleninduzierte Perikarditiden (WEHR 1981, APPLEFELD et al. 1981) vor. Mit der dank Dialyse und Transplantation verlängerten Überlebenszeit urämischer Patienten entwickelt sich nicht selten eine Constrictio (KOSHY et al. 1982). Eine Vielzahl von kasuistischen Mitteilungen liegt über das Auftreten einer Constrictio bei Sarkoidose (BLAKE et al. 1983; GARETT et al. 1984), bei retroperitonealer und mediastinaler Fibrose (HANLEY et al. 1984) und bei Procainamid-induziertem Lupus erythematodes disseminatus (BROWNING et al. 1984) vor. BRASS (1984) berichtet über eine mögliche Beziehung zwischen Constrictio und Morbus Dupuytren. Ein eosinophiles Syndrom lag in 3 Fällen, über die VIRMANI et al. (1984) berichten, einer Constrictio zugrunde.

Eine größere Bedeutung als Ursache einer konstriktiven Perikarditis haben herzchirurgische Eingriffe gewonnen. KUTCHER et al. (1982) und KING u. KUTCHER (1983) beschrieben diese Folgeerscheinungen einer Traumatisierung des Perikards als eine neue klinische Entität. Die relative Häufigkeit ist zwar in ihrem Krankengut mit 12 Fällen bei 5207 herzchirurgischen Eingriffen nicht groß, angesichts der Vielzahl solcher Eingriffe stellt diese Ursache in der Gesamtzahl der Patienten mit Constrictio aber einen relativ hohen Anteil. Eine postoperative Constrictio ist sowohl nach Bypassoperationen (AYZENBERG et al. 1984; RIBEIRO et al. 1984) wie auch nach klappenchirurgischen Eingriffen beobachtet worden.

Eine weitere bedeutsame Ursache sind perforierende oder stumpfe Herztraumen, die ebenso wie Katheterperforationen zur Constrictio führen können (FORSTER 1982).

HARADA et al. (1978) haben in wenigen Fällen auf eine Koinzidenz von Vorhofseptumdefekt und Constrictio hingewiesen. Eine Form von Zwergwuchs mit Erkrankungen von Muskeln, Leber, Hirn und auch Augen (Mulibrey nanism) ist in Finnland (PERHEENTUPA et al. 1973) beobachtet und auch aus den USA berichtet worden (VOORHESS et al. 1976).

In einer relativ großen Anzahl, die bis zu 70% der Fälle geschätzt wird, ist die Ursache unbekannt. Diese Tatsache steht auch mit der Zeitgestalt der Entstehung einer Constrictio in engem Zusammenhang, die häufig bis zur klinischen Manifestation einer Einflußstauung einen Verlauf über Monate oder Jahre erkennen läßt. In den Fällen nach herzchirurgischen Eingriffen sind Latenzen zwischen wenigen Wochen und 3 Jahren beobachtet worden (COHEN u. GREENBERG 1979). Vereinzelt sind sogar noch sehr viel längere Zeitintervalle angenommen worden, wobei der Zusammenhang mit größerem Zeitabstand im Einzelfall problematisch wird.

III. Pathologische Anatomie

Pathologisch-anatomisch sind fibröse Verdickungen eines oder beider Perikardblätter erkennbar, die in langwierigen Verläufen in Einzelfällen zu einer ausgeprägten Apposition von bindegewebigem Material bis zu einer Dicke von mehreren Zentimetern führen können. Allerdings werden solche Entwicklungen heute seltener beobachtet, seit die Tuberkulose als ätiologischer Faktor keine dominante Rolle spielt. Je nach der Entwicklungsphase fibröser Umwandlung aus der akuten Entzündung sind gleichzeitige Ergüsse, Fibrinzotten, Verklebungen zwischen beiden Perikardblättern, abgekapselte Ergüsse und auch fleckförmig angeordnete Fibrosen nachweisbar. Bei bakterieller Verursachung lassen sich gelegentlich Abszedierungen, bei Tuberkulose käsige Herde auffinden. Rheumatische Erkrankungen sind abgesehen von den klinischen und serologischen Symptomen auch an typischen Granulomen erkennbar. Auch bei der Sarkoidose läßt sich die Diagnose aus dem charakteristischen Granulom stellen.

Die Häufigkeit einer Kalkimprägnation wird mit 30–50% angegeben (SCHÖLMERICH 1960). Sekundäre Kalzifizierungen haben ebenso wie derbe Schwielenbildungen eine bevorzugte Lokalisation in der Grenzzone zwischen Vorhöfen und Kammern, im Sulcus interventricularis und an der Einmündung der Vena cava caudalis. Behinderungen der Koronarzirkulation durch Verkalkungsprozesse kommen vor und sind für infarktähnliche EKG-Bilder verantwortlich.

Es ist schon betont worden, daß neben narbiger Obliteration des Herzbeutels auch mehr oder weniger ausgedehnte Ergußbildungen bei fibrotischer Umwandlung des viszeralen und oder parietalen Perikardblattes vorkommen, so daß eine spezielle Form einer effusiv-konstriktiven Perikarditis von HANCOCK (1971) abgerenzt wurde.

Das Myokard ist bei stärkerer Mitbeteiligung subepikardialer Schichten am auslösenden Krankheitsprozeß in Form einer Myokardfibrose beteiligt, deren Bedeutung LEVINE (1973) besonders betont hat. Häufig ist bei über Jahre wirksamer Constrictio eine Myokardatrophie erkennbar, die für postoperative Komplikationen verantwortlich sein kann.

IV. Experimentelle Constrictio

Experimentelle Untersuchungen zur Erzeugung einer Constrictio sind in großer Zahl zwischen 1940 und 1960 im Zusammenhang mit der damals aufgekommenen Druckmessung in den verschiedenen Herzabschnitten bei Constrictio durchgeführt worden. Sie sind in dem Handbuchbeitrag 1960 ausführlich dargestellt. Neuere Untersuchungen experimenteller Art beziehen sich in wenigen Einzelarbeiten auf die echokardiographische Analyse und sind dort referiert.

V. Klinische Symptomatologie

1. Beschwerdebild

Die durch eine Constrictio hervorgerufenen Mißempfindungen sind z.T. durch die ausgeprägte venöse Stauung vor dem rechten Herzen und ein reduziertes Auswurfvolumen erklärbar. Sie ähneln dem Bild einer myokardial ausgelösten Herzinsuffizienz, lassen also geringe Belastbarkeit, Müdigkeit, Dyspnoe, Druckerscheinungen in der oberen rechten Abdominalregion durch Lebervergößerung, Ansammlung von Flüssigkeit im Abdomen und Ödemneigung erkennen. Im Unterschied zur myokardialen Insuffizienz steht eine Orthopnoe durch Lungenstauung nicht im Vordergrund. Die Patienten mit Constrictio tolerieren Flachlagerungen, während solche mit Linksherzinsuffizienz dabei unter stärkerer Dyspnoe leiden. Auch nächtliche Anfälle von Atemnot sind bei Patienten mit Constrictio nicht zu beobachten. Diese Tatsache steht mit der Ummauerung des Gesamtherzens in Zusammenhang, die eine isolierte Lungenstauung stärkeren Grades verhindert. In Einzelfällen, so bei Lokalisation einer konstriktiv wirksamen Schwiele in der Vorhofkammergrenze kann aber das Bild einer Mitralstenose imitiert werden, das mit Lungenstauung einhergeht.

Ältere Berichte lassen erkennen, in welchem Umfang Fälle mit Constrictio als Herzinsuffizienz myokardialer Genese verkannt wurden und sich unter einer Behandlung mit Glykosiden und Diuretika in jahrelangem Verlauf langsam verschlechterten. Die Constrictio ist eine der klassischen Ursachen einer gegenüber Medikamentenanwendung refraktären Herzinsuffizienz.

2. Untersuchungsbefunde

Unter den bei klinischer Untersuchung erfaßbaren Symptomen ist die Halsvenenstauung das hervorstechendste Zeichen. Die Halsvenenfüllung erreicht oftmals ein ganz ungewöhnliches Ausmaß, das in dieser Form bei kardialer Insuffizienz nur in den seltenen Fällen von Trikuspalstenose oder bei einer schwersten Rechtsherzinsuffizienz beobachtet wird. Vom Bild eines Vena cava-Syndroms in Form der oberen Einflußstauung unterscheidet es sich durch Fehlen von Schwellungen und Ödemen in der Hals- und Gesichtsregion. Ein weitres Charakteristikum ist eine Pulsation des Venenpulses, die meist nicht im Liegen, sondern bei Hochlagerung oder im Stehen den von VOLHARD (VOLHARD u. SCHMIEDEN 1923) so genannten doppelten Venenkollaps erkennen läßt. – Bei der Auskultation ist in der Mehrzahl der Fälle neben dem eher leiseren ersten und zweiten Herzton häufig ein lauter zusätzlicher Ton nachweisbar, der protodiastolisch einfällt und als Perikardton (knock) bezeichnet wird, und wie aus gleichzeitigen graphischen Registrierungen der Vorhof- und Ventrikeldrucke rechts hervorgeht, in dem Augenblick hörbar wird, in dem die protodiastolische Füllungsphase des rechten Ventrikels die bei der Ummauerung maximal mögliche Dehnung des Perikards erreicht hat, so daß der Zustrom einen Stop erfährt (s. S. 680).

Die Herzfrequenz ist bei reduziertem Auswurfvolumen und verminderter arterieller Druckamplitude in der Regel erhöht. In 20–30% besteht eine Flimmerarhythmie, die das Auswurfvolumen zusätzlich reduziert. Eine paradoxe inspiratorische Verkleinerung der Pulsamplitude bei exspiratorischer Vergrößerung über das physiologische Maß hinaus findet sich in etwa einem Drittel aller Fälle, ist also im Vergleich zum Vorkommen bei der Herztamponade deutlich seltener.

3. Elektrokardiographie

Die elektrokardiographischen Besonderheiten einer konstriktiven Perikarditis sind seit Jahrzehnten bekannt, so daß sie hier nur kurz resümiert werden. Fast immer liegen Störungen der Repolarisation, meist mit negativer T-Welle vor. Starke Verschwielungen und vor allem chronische, über lange Zeiträume sich entwickelnde Prozesse lassen eine Niederspannung der Potentiale erkennen, die bis zu 90% der Fälle ausmacht (Abb. 19). Sie geht z.T. auf die veränderten Ableitungsbedingungen im Zusammenhang mit Schwielenbildung um das Herz, in stärkerem Maße auf eine Myokardfibrose und eine Myokardatrophie zurück (LEVINE 1973). In anderen Fällen kann die Fibrosierung auch zu koronaren Durchblutungsstörungen führen, oder Reizleitungsstrukturen erfassen, so daß Schenkelblockierung, Überleitungsstörungen, QRS-Typenwandel und infarktähnliche Konfigurationen auftreten. CHESLER et al. (1976) haben in 5 von 100 Fällen eine Rechtshypertrophie im EKG nachgewiesen, die mit einer konstriktiven Behinderung der rechtsventrikulären Ausflußbahn in Zusammenhang stand.

Bei der häufig dominanten Ummauerung der Kammern sind die Vorhöfe überdehnt, so daß in etwa einem Drittel aller Fälle Vorhofflimmern auftritt. In den Fällen mit Sinusrhythmus läßt sich meist eine Störung der intraatrialen

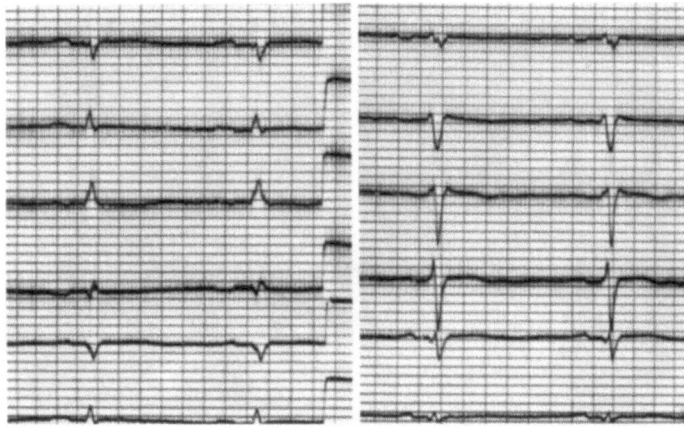

Abb. 19. Typisches Elektrokardiogramm bei Constrictio pericardii mit Verbreiterung der Vorhoferregung, Niederspannung des QRS und Abweichungen im ST- und T-Verlauf

Erregungsausbreitung vom Typ des sog. P mitrale erkennen. Eine differentialdiagnostische Abgrenzung von Infarktbildern und restriktiver Kardiomyopathie ist allein auf Grund des EKG häufig nicht möglich.

4. Phonokardiographie

Ein klinisch leicht erfaßbares Symptom ist der sog. Perikardton (knock), dessen Schwingungsfrequenz und Beziehungen zur Herzdynamik vielfach analysiert worden sind. Der Zusatzton fällt etwa 90–120 msec nach dem Aortenklappenschlußton ein, liegt also vor dem Einfall des physiologischen 3. Herztones, der als Galopp bei myokardialer Insuffizienz des Erwachsenen ein wichtiges Kriterium darstellt. Seine Manifestation liegt zeitlich jenseits des Mitralöffnungstones, dessen Zeitabstand vom 2. Herzton zwischen 60 und 100 msec schwankt. Die Schallfrequenz liegt zwischen 30 und 140 Hz, sie ist höher als die des 3. Herztones und niedriger als die Schallfrequenz des Mitralöffnungstones. Allerdings kann sie, je nach Höhe des Füllungsdruckes und der Schwingungsfähigkeit der Perikardschwiele auch in einem höheren Bereich verlagert sein (Abb. 20). Unter pathogenetischem Aspekt ist kein Zweifel, daß die Schwingungen, die durch die plötzliche Beendigung der schnellen frühdiastolischen Füllungsphase der Ventrikel entstehen, das Tonphänomen bedingen. Tyberg et al. (1980) haben mit Analysen der diastolischen Füllung nachgewiesen, daß zum Zeitpunkt des Auftretens des Perikardzusatztones 85% des diastolischen Volumens in den Ventrikel eingeströmt sind.

Die Manifestation des Perikardzusatztones ist eine Funktion der durch die Schwiele begrenzten Compliance der Ventrikel. Da diese aber vom Umfang der Umklammerung des Herzens, der Lokalisation, der Dicke der Schwiele, dem

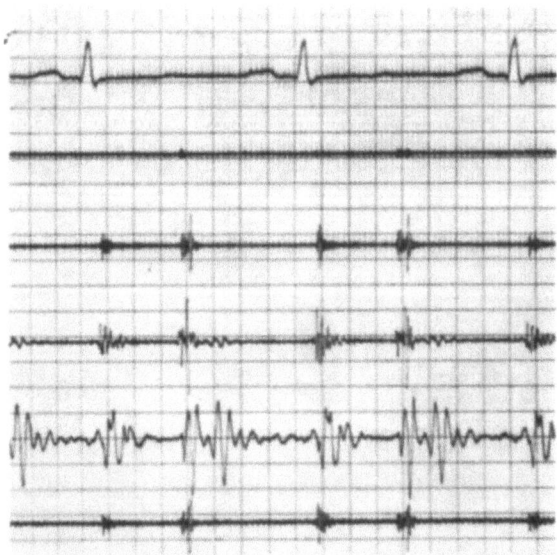

Abb. 20. Protodiastolischer Zusatzton bei konstriktiver Perikarditis mit überwiegend niederfrequenten Tonanteilen

Füllungsdruck und weiteren auch extrakardialen Faktoren wie z. B. einem Pleuraerguß oder einem Lungenemphysem abhängt, ist verständlich, daß auch der Perikardzusatzton kein ganz konstantes Phänomen bei konstriktiver Perikarditis darstellt, wenngleich es nur in wenigen Fällen bei sorgfältiger Prüfung vermißt wird, worauf BLAKE (1983) mit Nachdruck hinweist.

Weitere Schallphänomene sind nicht konstant und haben wie das gelegentliche Auftreten eines zusätzlichen Vorhoftones oder eines systolischen Clicks keine besondere diagnostische Bedeutung. Bemerkenswert ist, daß der Perikardzusatzton nach erfolgreicher Perikardektomie verschwindet und in einigen Fällen bei eingeschränkter Myokardfunktion einem typischen später einfallenden 3. Herzton Platz macht.

5. Venenpulsregistrierung

Auf den doppelten Venenkollaps VOLHARDS als charakteristisches Zeichen einer konstriktiven Perikarditis ist schon hingewiesen worden. Bei der graphischen Registrierung läßt sich eine Doppelgipfligkeit der Volumenkurve des Jugularvenenpulses mit einem zweifachen Kurvenabfall nachweisen. Die Erklärungen für diese ausgeprägten Variationen in der Füllung der Jugularvene wird durch eine deutliche Parallele zum Druckabfall im rechten Vorhof erleichtert, der gleichfalls einen zweifachen Gipfel mit doppeltem Druckabfall aufweist. Die diastolische Abwärtsbewegung (Y-Tal) wird durch einen raschen Abstrom von Blut aus dem unter hohem Füllungsdruck stehenden rechten Vorhof in der frühen Diastole erklärt, der eine ebenso schnelle Volumenentlastung der Jugularvenen bewirkt (Abb. 21). Der in der Systole beobachtete Kurvenabfall (X-Tal) kann mit dem Tiefertreten des Trikuspidalostiums in der Systole erklärt werden, das einen vorübergehenden Abstrom aus den Jugularvenen in den Bereich des rechten Vorhofs möglich macht. Im einzelnen ist aber die Variation der Venenpulskonfiguration nicht gering. Sie hängt von Körperlage, Atemphase, Blutvolumen, Ausmaß der Umschwielung des rechten Vorhofs und insbesondere dem Umfang der eingeschränkten Compliance des rechten Ventrikels ab, der sich in der Höhe des enddiastolischen Ventrikeldrucks ebenso wie in der Höhe des mittleren Vorhofdrucks spiegelt. In ausgeprägten Fällen kann auch eine isolierte Abwärtsbewegung des Venenpulses in der frühen Diastole bei konstanter Vorwölbung der Jugularvenen während der ganzen Systole beobachtet werden.

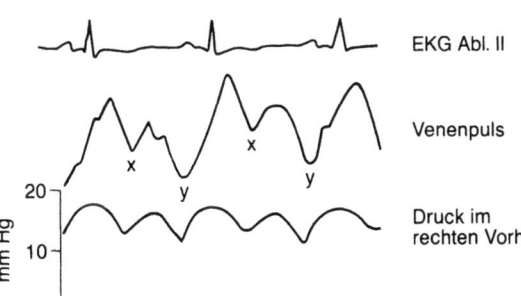

Abb. 21. Registrierung von Druckablauf im rechten Vorhof und Jugularvenenpuls bei Constrictio pericardii

6. Spitzenstoß

Mit der fibrotischen Umwandlung des Perikards ist häufig auch eine Accretio mit den umliegenden Strukturen des Herzens und damit auch mit der vorderen Thoraxwand verbunden, so daß eine systolische Einziehung anstelle der im Normalfall zu erwartenden systolischen Vorwölbung in etwa 70% aller Fälle nachweisbar ist. Dieses Symptom läßt sich aber nicht als Nachweis einer Constrictio werten, tritt vielmehr auch bei einer Accretio bzw. Concretio ohne weitere hämodynamische Rückwirkungen in Erscheinung.

7. Systolische Zeitintervalle

Unter den nichtinvasiven Verfahren der Funktionsanalyse des Herzens spielt die Analyse der systolischen Zeitintervalle eine wechselnd bewertete Rolle. BHATIA u. MANJURAN (1975) haben nachgewiesen, daß die Austreibungszeit erwartungsgemäß gegenüber der Norm verkürzt ist, und das Verhältnis Anspannungszeit zur linksventrikulären Austreibungszeit (PEP/LVET) über die Norm verlängert wird. Die Werte sind aber bei myokardialer Insuffizienz in der Regel noch stärker gegenüber der Norm verändert. Unter einer Glykosidanwendung ließ sich in einem Teil der Fälle eine Verlängerung der Austreibungszeit und eine Verkleinerung des Verhältnisses PEP/LVET nachweisen, was der Auffassung von BHATIA u. MANJURAN (1975) für einen myokardialen Anteil in der Genese des klinischen Bildes entspricht.

8. Intrakardiale Drücke

Die Druckmessung in den verschiedenen Herzabschnitten spiegelt die durch die verminderte Dehnungsfähigkeit des fibrotisch veränderten Perikards bedingte Limitierung der ventrikulären Kapazität. Das wichtigste diagnostische Kriterium, wenn auch keineswegs ein spezifisches Symptom, ist der frühdiastolische Dip, d.h. der ausgeprägte Druckabfall in der Relaxationsphase der Ventrikel, dem unmittelbar am Ende der frühdiastolischen Füllungsphase ein rascher Druckanstieg auf ein erhöhtes diastolisches Druckniveau folgt. Dieser Druckablauf wird auch als Quadratwurzelphänomen (Square-root-sign) bezeichnet (REDDY et al. 1982). Das erhöhte Druckniveau wird in gleichbleibender Dimension bis zum Ende der Diastole beibehalten und nur bei erhaltenem Sinusrhythmus mit einer wirksamen Vorhofkontraktion präsystolisch noch einmal um einen geringen Betrag gesteigert. Im einzelnen hängen Druckverlauf und Druckhöhe sowohl des tiefsten Druckpunktes (Dip) wie auch des enddiastolischen Druckes vom Verhältnis der Compliance des ventrikulären Myokards und des fibrotisch veränderten Perikards ab. In ausgeprägten Fällen bestimmt allein die Compliance des Perikards den Druckablauf. Die enddiastolische Druckhöhe kann bis zu 40 mm/Hg ansteigen In solchen Fällen liegt der frühdiastolische Minimaldruck bei 20–30 mm. In weniger ausgeprägten Fällen kann aber auch der diastolische Minimaldruck den Normwert erreichen, um dann auf ein höheres diastolisches Druckniveau anzusteigen. In der Regel übersteigt das diastolische Druckniveau 30% des systolischen Maximaldrucks (Abb. 22).

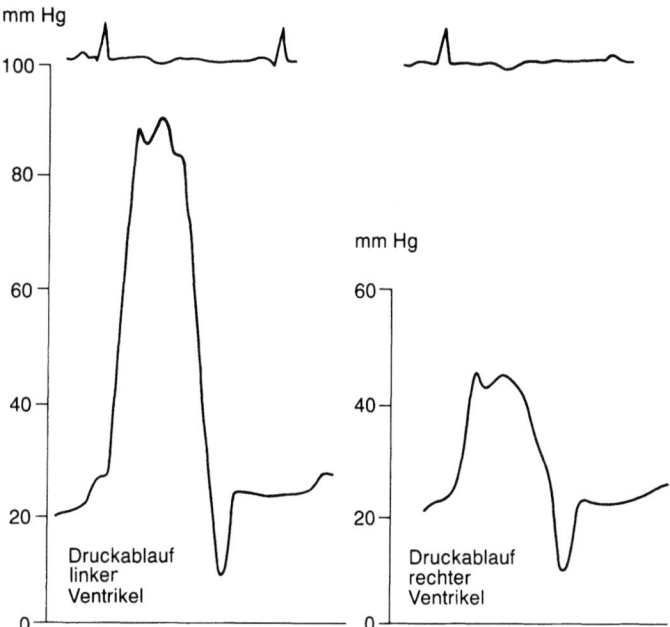

Abb. 22. Charakteristischer Druckablauf im linken und rechten Ventrikel bei Constrictio pericardii mit diastolischem Dip (Square-root-Phänomen)

Der rechtsseitige Vorhofdruck läßt, worauf BIAMINO et al. (1984) hinweisen, eine zweizeitige Füllungsphase erkennen, wenn ein Sinusrhythmus vorliegt, so daß eine M- oder W-förmige Konfiguration zustande kommt. Respiratorische Schwankungen fehlen dabei im Gegensatz zur Norm, weil angesichts der Ummauerung des Herzens der Einfluß wechselnder Atemphasen nicht auf das Herz übertragen werden kann.

Die zweite Besonderheit im intrakardialen Druckablauf ist die Tatsache, daß die diastolischen Druckwerte in beiden Ventrikeln identisch sind, und auch im Druckablauf der beiden Vorhöfe gleiche Druckschwankungen beobachtet werden. Sie spiegeln sich auch im Verlauf des Pulmonarkapillardrucks wider. Der diastolische Pulmonararteriendruck ist mit den enddiastolischen Drücken in den Ventrikeln identisch. Dieses Kriterium ist ein wichtiges Unterscheidungsmerkmal der konstriktiven Perikarditis im Vergleich zu einer myokardialen Herzinsuffizienz. Andererseits läßt sich ein gleiches Druckverhalten bei restriktiven Kardiomyopathien erkennen, so daß eine Differentialdiagnose gegenüber solchen Formen die Anwendung weiterer diagnostischer Maßnahmen erfordert (s. S. 688).

Die systolische Funktion des Herzens ist in Fällen, die nicht durch eine stärkere Myokardfibrose kompliziert sind, in der Regel nicht beeinträchtigt, was an Auswurffraktion und den Kontraktionsindizes des Herzens nachgewiesen werden kann (REDDY et al. 1982). Bei längerem Bestehen einer Constrictio kommt es aber zur Atrophie der Herzmuskulatur (LEVINE 1973), so daß zusätzlich myokardiale Faktoren in der Erklärung des klinischen Bildes eine Rolle spielen, wenngleich ihr

Nachweis bei der Dominanz der mechanischen Behinderung der Herzaktion durch die Schwiele schwierig ist.

Abweichungen von dem beschriebenen hämodynamischen Bild lassen sich bei regional betonter Constrictio nachweisen. So sind in Einzelfällen Einengung der Einfluß- oder Ausflußbahn der Kammern nachgewiesen, die bei Lokalisation in der Vorhofkammergrenze eine Mitral- oder Trikuspidalstenose imitieren können, oder bei Einengung der rechtsventrikulären Ausflußbahn Druckveränderungen wie bei einer Pulmonalstenose bewirken. Sehr selten kommt es auch zu isolierten Behinderungen im venösen Zustrom zum rechten Herzen.

Im Zusammenhang mit dem Nachweis der von HANCOCK (1971) so genannten effusiv-konstriktiven Perikarditis, deren hämodynamisches Bild dem einer Herztamponade ähnelt, sind Provokationsversuche unternommen worden, mit dem Ziel, den ergußbedingten Anteil von dem durch das fibrosierte Perikard zu unterscheiden. BUSH et al. (1977) haben durch eine rasche Infusion von 1000 ml Kochsalzlösung das typische Bild der oben beschriebenen gestörten Hämodynamik nachweisen können, wenn in Ruhe weder diastolischer Dip noch enddiastolische Drucküberhöhung erkennbar waren. Unter diesen Bedingungen schwanden auch die respiratorisch bedingten Schwankungen des rechtsseitigen Vorhofdrucks, die bei Herztamponade in ausgeprägter Form in Erscheinung treten.

Dieses Verfahren eignet sich auch zum Nachweis leichterer Formen einer Constrictio, die als okkulte Perikardkonstriktion bezeichnet werden (BUSH 1982). DARSEE u. BRAUNWALD (1980) weisen aber darauf hin, daß dieses Verfahren nicht ohne Risiko sei.

9. Echokardiographische Befunde

Die Echokardiographie vermag auch bei der konstriktiven Perikarditis einen diagnostischen Beitrag zu leisten, wenngleich die hämodynamischen Rückwirkungen mit dieser Methode allein nicht ausreichend erfaßbar sind (FEIGENBAUM 1976; BLEIFELD et al. 1980; BIAMINO et al. 1984). Spezifität und Sensitivität stehen in Abhängigkeit von der Schwere des klinischen Zustandsbildes und der angewandten Technik (DEVEREUX 1984). So ist zu verstehen, daß bei den angewandten Kriterien nur mit wechselnden Prozentsätzen positive Befunde von verschiedenen Autoren angegeben werden. Die unterschiedliche Bewertung spiegelt neben dem variablen klinischen Schweregrad auch die nicht seltene Kombination mit Begleiterkrankungen, Pleuraergüssen z. B. Mediastinalprozessen wider.

Im M-Mode Verfahren lassen sich häufig 2 dichte Echolinien, die im Herzzyklus parallel verlaufen, als Zeichen einer Verdickung des viszeralen und parietalen Blattes des Perikards nachweisen. Ihre Erfassung ist von technischen Voraussetzungen abhängig, die S. 613 erörtert sind. Bei stärkerer Ausprägung von Schwielen an der Vorderwand des rechten Ventrikels kann der Nachweis posterior gelegener durch Absorption des Schalles erschwert sein. Ein weiteres wichtiges Kriterium sind geringe oder völlig aufgehobene Bewegungen der hinteren Ventrikelwand in der Phase der mittleren und späten Diastole (SCHNITTGER et al. 1978; HOROWITZ et al. 1979; TRAPPE et al. 1986). Am Ende der frühdiastolischen Füllungsphase läßt sich in der Regel eine kurzzeitige, rasche Auswärtsbewegung der hinteren Ventrikelwandung mit plötzlichem Stop nachweisen (Abb. 23). Dieser

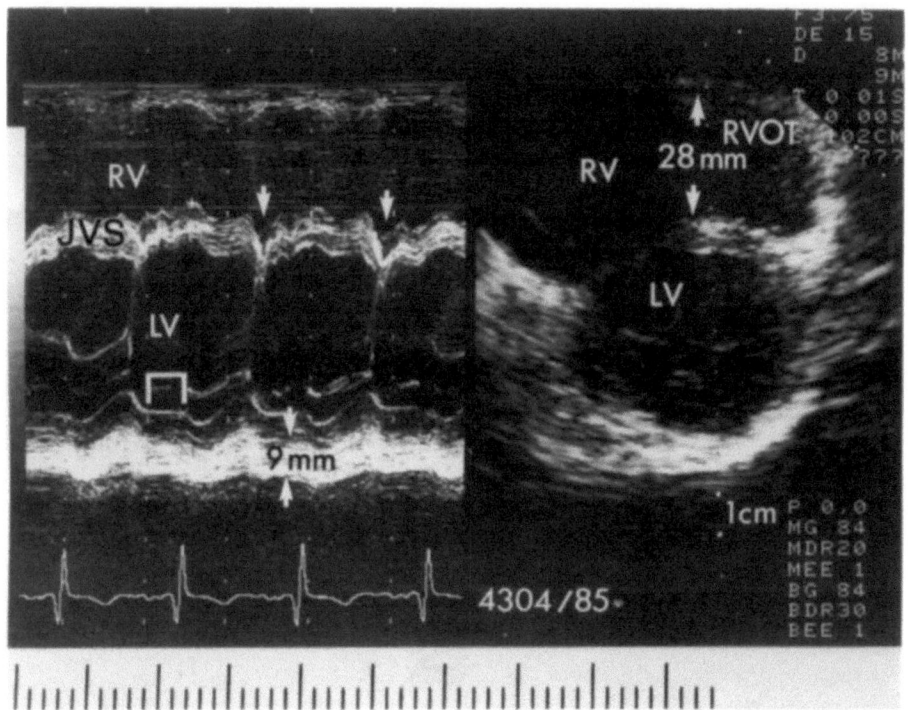

Abb. 23. Perikarditis constrictiva. Linke Bildhälfte: M-Mode-Echokardiogramm, Nachweis einer typischen pathologischen Septumbewegung (*Pfeile* oberhalb des interventrikulären Septums IVS). Die posteriore Bewegung des Septums in der frühen Diastole nach Öffnung der Mitralklappe entspricht dem Dip-Phänomen in der Ventrikeldruckkurve. Eingezeichnet wurde die Verdickung des Perikards auf 9 mm (Begrenzung durch *Pfeile*). Typisch ist auch die Horizontalbewegung der Hinterwand des linken Ventrikels (⊓).
Rechte Bildhälfte: zweidimensionales Echokardiogramm mit Markierung der Schnittebene (punktierte Linie), die dem M-Mode-Bild zugrunde liegt. *LV/RV* linker/rechter Ventrikel. *IVS* interventrikuläres Septum. *RVOT* rechtsventrikulärer Ausflußtrakt. Eingezeichnet ist im zweidimensionalen Bild auch die Weite des rechten Ventrikels. (Aufnahme von Prof. Erbel, Mainz)

Bewegungsstillstand äußert sich auch in dem früher beschriebenen frühdiastolischen Dip und dem gleichzeitig auftretenden Perikardzusatzton. Die frühdiastolische Füllungszeit ist wie JANOS et al. (1983) nachgewiesen haben, verkürzt, die Füllungsrate in dieser Phase deutlich erhöht. Diese Veränderungen lassen sich auch mit der Doppler-Echokardiographie, wie AGATSTON et al. (1984) gezeigt haben, gut erfassen. Als weitgehend charakteristisch werden auch eine Abflachung der systolischen Bewegung des Ventrikelseptums und eine paradoxe Bewegung in der Diastole angesehen. Bei erhaltenem Sinusrhythmus äußert sich die aktive Vorhofentleerung in einer kurzzeitigen anterioren Bewegung des interventrikulären Septums (FOWLER 1985) (Abb. 24). Der verminderten Bewegungsamplitude von Septum und Hinterwand steht eine gesteigerte Beweglichkeit der beiderseitigen Klappenebenen gegenüber, deren Sog auf vorgelagerte Vorhöfe und das venöse Zuflußsystem durch das Tiefertreten der Klappenebenen im

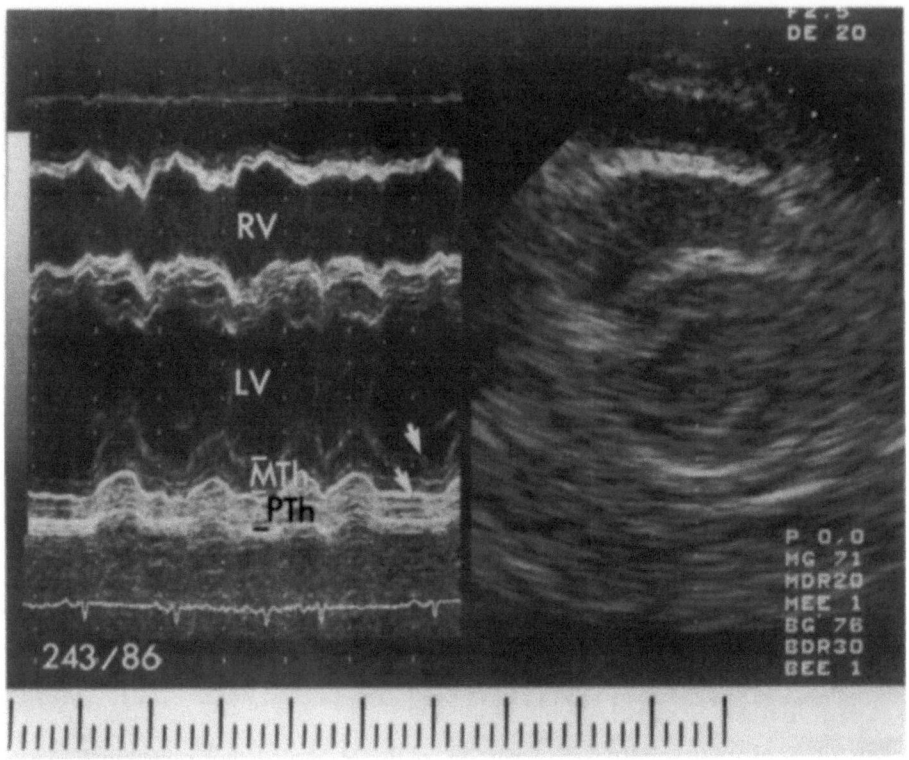

Abb. 24. Perikarditis constrictiva. *Linke Bildhälfte.* M-Mode-Echokardiogramm mit Nachweis einer pathologischen Septumbewegung, insbesondere aber einer Verdickung des Perikards auf 12 mm. Der obere Pfeil stellt die äußere Begrenzung des Myokard, der untere Pfeil die innere Begrenzung des verdickten Perikard dar. *Rechte Bildhälfte:* die punktierte senkrechte Linie gibt die Schnittebene des M-Mode-Echokardiogramms an. *RV/LV* linker/ rechter Ventrikel, *MTh* Myokarddicke, *PTh* Perikarddicke. (Aufnahme von Prof. Erbel, Mainz)

Druckablauf zum Ausdruck kommt. In der Mehrzahl der beobachteten Fälle ist der Ventrikeldurchmesser verkleinert, während die Vorhöfe ein größeres Volumen besitzen.

Einen Fortschritt in der Bewertung echokardiographischer Befunde hat die zweidimensionale Echokardiographie gebracht (WAHR u. SCHILLER 1982). Sie ist imstande, die konstriktive Schale in ihrer Gesamtheit in einem Vierkammerblick von der Herzspitze oder bei subxiphoidaler Anlotung darzustellen und auf diese Weise ein eindrucksvolles Bild des immobilen Herzens zu gewinnen. Zugleich läßt sich dabei in verschiedenen Darstellungsebenen auch die Dicke des Perikards, vor allem über den Vorhöfen und ebenso über die Kammer darstellen, wobei eine echoreiche Linie bei völliger Verlötung, zwei von einander getrennte Linien bei schmalen Ergüssen im Perikardraum erkennbar sind. Bei unmittelbarer Beobachtung des Bewegungsablaufes kann der frühdiastolische Stop nach schneller Füllung der Kammer erkannt werden, was PANDIAN et al. (1984) sowohl tierexperimentell wie auch an – allerdings wenigen – Patienten mit konstriktiver Perikarditis nachgewiesen haben. Die Hypermobilität der AV-Klappenebenen und die inspiratorisch erfolgende Septumbewegung in Richtung auf die linke Kammer lassen sich als Kriterium gleichfalls erfassen. Dieses Verfahren hat vor allem zur differentialdiagnostischen Abklärung gegenüber der myokardialen Herzinsuffizienz und der restriktiven Kardiomyopathie Bedeutung. Wesentliche Kriterien sind der Nachweis von Perikardverdickungen und die Darstellung eines normalen oder verdickten Kammermyokards. Horowitz et al. (1979) haben die systolische Septumverdickung bei der konstriktiven Perikarditis gegenüber der deutlich geringer ausgeprägten Verdickung bei der restriktiven Kardiomyopathie betont. Mit der 2D-Echokardiographie kann auch eine Erweiterung der Venae cavae und der Lebervenen erfaßt werden (Lewis 1982). Aussagen über die hämodynamische Rückwirkung sind auf Grund dieser Befunde aber nur in sehr begrenztem Umfang zu machen, so daß das echokardiographische Verfahren zwar eine hohe Sensitivität und damit eine besondere Bedeutung als diagnostisches Hinweissymptom besitzt, aber nur im Zusammenhang mit dem klinischen Befund oder Druckmessungen zur Diagnose eine Constrictio verwandt werden kann. Insbesondere bedeutet der Nachweis eines fibrosierten Perikards nicht in jedem Fall hämodynamische Folgewirkungen im Sinn einer Constrictio (Chandraratna 1983).

10. Röntgenologische Befunde

a) Thoraxdurchleuchtung und -aufnahme

Durchleuchtung und Herzfernaufnahme in mehreren Durchmessern gehören zum diagnostischen Standardprogramm. Neue Gesichtspunkte haben sich dabei gegenüber ausführlicheren früheren Darstellungen in röntgenologischen Standardwerken oder klinischen Übersichten (Schölmerich 1960) nicht ergeben. Unverändert sind Nachweis aufgehobener oder stark verminderter Randpulsation und Verkalkungszonen wichtige Hinweise für die Möglichkeit des Vorliegens einer Constrictio. Die Herzgröße ist dabei kein wesentliches diagnostisches Kriterium. Es kommen normale Herzgröße, Verkleinerung des Herzschattens und auch erhebliche Vergrößerungen vor. In über der Hälfte aller Fälle ist der Herzdurchmesser unter der halben Thoraxbreite. Bei ausgeprägtem Aszites liegt das Herz breit auf dem Zwerchfell auf, so daß eine Herzverbreiterung vorgetäuscht wird. In einem Drittel aller Fälle sind allerdings die Vorhöfe erweitert. In etwa 50% bestehen Verkalkungen, besonders über der Vorderseite des rechten Ventrikels und in dem zwerchfellnahen Bereich, sowie in der Atrioventrikulargrube. Die Abgrenzung von anderen Kalkimprägnierungen, etwa bei Verkalkung von Klappen oder Koronargefäßen oder Verkalkungszonen im Myokard oder verkalkten Thromben, gelingt durch Nachweis der jeweiligen Lokalisation, u. U. auch der Bewegungsamplitude bei Durchleuchtung. Hinweise auf eine stärkere Lungenstauung sind nur in 5–10% nachweisbar, Pleuraergüsse dagegen häufig (Darsee u. Braunwald 1980; Fowler 1985). Bemerkenswert ist der auch röntgenologisch mögliche Nachweis einer erweiterten Vena cava cranialis, der den Mediastinalschatten verbreitert. Die vor 20 Jahren noch bedeutsame Kymographie und Elektrokymographie haben keinerlei Bedeutung mehr.

b) Angiographische Befunde

Auch angiographische Befunde werden bei konstriktiver Perikarditis selten erhoben, nachdem die Ventrikeldimension durch Echokardiographie und Computertomographie sehr viel einfacher erfaßbar ist. Als charakteristisch gilt der Nachweis einer Erweiterung der Venae cavae und auch der Lungenvenen. Recht charakteristisch ist auch ein gerader Verlauf der rechten Vorhofbegrenzung oder eine konkave Formgebung in diesem Bereich (PUVANESWARY et al. 1982; GARCIA et al. 1983). SOTO et al. (1984) haben darauf hingewiesen, daß in Fällen von konstriktiver Perikarditis die septalen Arterien eine stärkere systolisch-diastolische Verlagerung erfahren als bei restriktiver Kardiomyopathie oder in Normalfällen. Diese Beobachtung wurde mit stärkerer Ausgleichsbewegung des Septums infolge Immobilität der übrigen Ventrikelwandung erklärt.

c) Computertomographie

Die Einführung der Computertomographie hat einen weiteren diagnostischen Fortschritt vermittelt, der den Nachweis von Verdickungen der Perikardblätter, Ergußbildungen und insbesondere auch lokal begrenzten Perikardfibrosen erleichtert (LACKNER et al. 1979; HEUSER et al. 1979; KÖSTER et al. 1981). Der Vorteil der Computertomographie liegt vor allem in einem exakten Nachweis einer Perikardverdickung und ihrer Lokalisation. ISNER et al. (1983) haben in systematischen Untersuchungen von Fällen mit Constrictio, solchen mit restriktiver Kardiomyopathie und an einem Vergleichskollektiv ohne kardiale Erkrankungen Messungen der Perikarddicke vorgenommen und teils operative, teils autoptische Bestätigung der Meßgenauigkeit erhalten. In 3 Fällen wurde eine Dicke von 20 mm, 5 mm und 4 mm computertomographisch bestimmt und später bestätigt. Die obere Grenze des Normwertes der Perikarddicke wird mit 2 mm angenommen. Allerdings ist der methodische Aufwand nicht gering. In den Untersuchungen von ISNER et al. (1983) wurden in 8 mm Abstand Schichten vom Aortenbogen bis zur oberem Leberbegrenzung erfaßt, so daß auch die Weite der Hohlvenen und der Lebervenen mitbestimmt werden konnte. In einer Untersuchung an 50 Patienten mit verschiedenen perikardialen Erkrankungen erwies sich das Computertomogramm im Hinblick auf die Quantifizierung einer Perikardverdickung im Vergleich zur Echokardiographie als überlegen. In 5 Fällen wurden Perikardverdickungen erfaßt, die echokardiographisch nicht nachweisbar waren. Die Computertomographie hat in ihrer Anwendung keine Begrenzung durch anatomische Gegebenheiten, die bei der Echokardiographie in etwa 10% aller Fälle eine Auswertung erschweren oder unmöglich machen. Andererseits lassen sich mit Hilfe der Computertomographie allenfalls indirekte Hinweise auf hämodynamische Rückwirkungen einer Constrictio wie Erweiterung der Venae cavae oder der Lungenvenen gewinnen. Diese Tatsache wird von allen Autoren betont (DOPPMANN et al. 1981; MONCADA et al. 1982; SILVERMAN et al. 1983). Für die differentialdiagnostische Abgrenzung von anderen Formen gestörter Compliance (Endomyokardfibrose, restriktive Kardiomyopathie, Herzamyloidose etc.) hat der Nachweis eines verdickten Perikard besondere Bedeutung (O'KEEFFE et al. 1984). Auch für die Operationsplanung hat die sehr exakt mögliche Lokalisierung von Perikardverdickungen Bedeutung (Abb. 25).

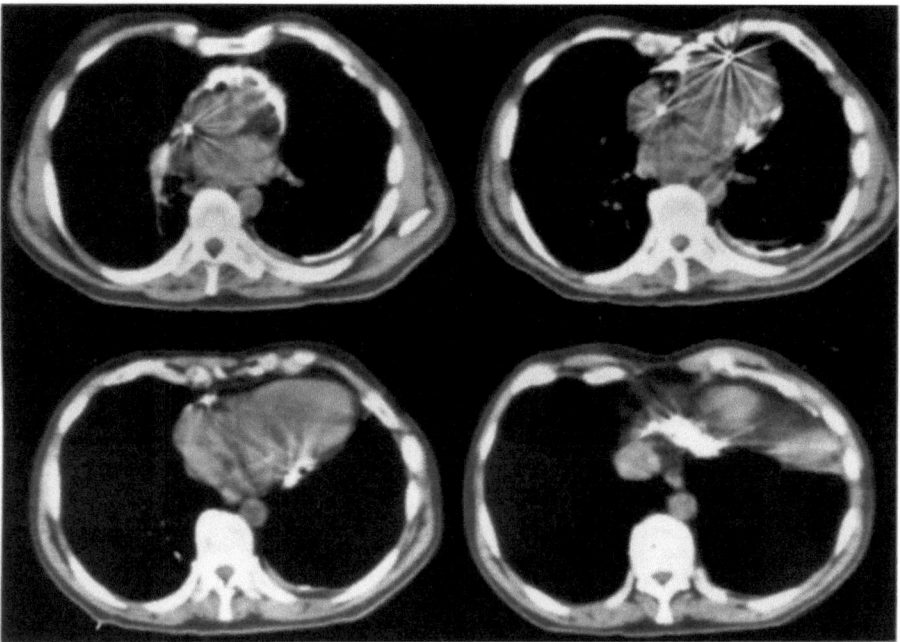

Abb. 25. R.W., geb. 18.02.1925: computertomographische Darstellung einer konstriktiven Perikarditis mit Verkalkungen der Perikardschwiele. Die Verkalkungen liegen vorwiegend an der Vorderwand des rechten Ventrikels, ziehen bis zu den Abgängen der großen Gefäße hoch. (Aufnahme von Prof. Thelen, Mainz)

VI. Diagnose

Die wesentlichen diagnostischen Kriterien sind Halsvenenstauung, Perikardton in der frühen Diastole, doppelter Venenkollaps oder ein tiefer Abfall in der Venenpulskurve in der Diastole sowie ausgeprägte Zeichen einer Rechtsherzinsuffizienz ohne Anhaltspunkte für Klappenfehler, Koronarsklerose, Hypertonie oder Kardiomyopathie. Die genannten Symptome sind zwar für eine Perikardkonstriktion charakteristisch, nicht aber spezifisch. Es bedarf also über die klinisch faßbaren Symptome hinaus in der Regel, abgesehen von anamnestischen Hinweisen auf eine mögliche Perikardalteration, des Einsatzes technischer Verfahren, um die Diagnose zu sichern (NISHIMURA et al. 1985). Unter den röntgenologischen Befunden ist der Nachweis einer Verkalkung wichtig, wenn auch gleichfalls nicht für eine Constrictio beweisend. Immerhin ist die Kombination der oben genannten Symptome mit einer Perikardverkalkung ein ziemlich sicheres Indiz für die Diagnose einer Constrictio. Der gleiche Gesichtspunkt gilt für den Nachweis einer Perikardverdickung mit Hilfe der Echokardiographie oder der Computertomographie, die als bildgebende Verfahren aber keine sichere Aussage über die funktionellen Rückwirkungen der anatomisch nachweisbaren Abnormität zulassen.

Wenn eine operative Behandlung zur Diskussion steht, was in den meisten Fällen notwendig ist, so ist eine Druckmessung in den einzelnen Herzabschnitten selten zu umgehen, bei der charakteristische, aber wiederum keineswegs spezifische Symptome zur Darstellung kommen. Dazu gehören identische enddiastolische Drücke in den Kammern bei gleichem Druckniveau im Pulmonalkapillarbereich und bei der Messung des diastolischen Pulmonalarteriendrucks sowie ein mehr oder weniger ausgeprägter diastolischer Dip. Diese Symptome finden sich aber auch bei einer beide Ventrikel betreffenden Restriktion mit Endokard- oder Myokardfibrose bzw. einer Durchsetzung beider Kammern mit Amyloid oder anderen Substanzen, die die Compliance hochgradig herabsetzen. KAUL et al. (1981) haben als Besonderheit eine Constrictio mit einem unveränderten Druckablauf nach einer postextrasystolischen Pause beschrieben und mit den besonderen Bedingungen der diastolischen Füllungsbehinderung erklärt. Die systematische Anwendung einer Stufendiagnostik, die von anamnestischen Gesichtspunkten ausgeht, klinische Symptome bewertet und technische Verfahren mit einbezieht, wird in den meisten Fällen die Diagnose ermöglichen. Es bleiben nur wenige Situationen, in denen erst eine Probethorakotomie mit Perikardinspektion die Diagnose ermöglicht.

VII. Differentialdiagnose

Die Zahl der differentialdiagnostisch in Frage kommenden Krankheitsbilder ist ungewöhnlich groß. Jedes der Kardinalsymptome muß im Licht einer andersartigen Verursachung bewertet werden. Das gilt für gesteigerten Venendruck, Aszites, Lebervergrößerung und Ödemneigung, die als Symptome einer Rechtsherzinsuffizienz oder einer Trikuspidalstenose nachgewiesen werden können. Ein Vena cava-Syndrom wird leicht als Zeichen einer Constrictio mißdeutet. Eine wichtige Differentialdiagnose ist ein Tumorbefall mit Kompression des rechten Vorhofs, der rechten Kammer, oder auch der Ausflußbahn des rechten Ventrikels. Die wichtigste Differentialdiagnose ist aber ohne Zweifel die restriktive Kardiomyopathie, die in ihrem hämodynamischen Profil der Constrictio weitgehend ähnelt (ROBBINS et al. 1983; ANDERSON 1983). Das gilt vor allem für die diffusen Myokardänderungen bei einer Herzamyloidose, Hämochromatose oder einer Glykogenspeicherkrankheit, bei denen die Diagnose auch unter Einsatz aller erwähnten Methoden gelegentlich nicht ohne Myokardbiopsie gestellt werden kann (KERN et al. 1982). Es liegen zahlreiche Arbeiten vor, die auf Grund echokardiographischer oder angiokardiographischer Untersuchungen eine Differenzierung versucht haben. Im angiographischen Bild haben sich, wie TYBERG et al. (1980) gezeigt haben, in der Füllungsgeschwindigkeit und im Füllungsvolumen des linken Ventrikels beim Vergleich von Patienten mit konstriktiver Perikarditis, Herzamyloidose und Gesunden deutliche Unterschiede ergeben. Nach Ablauf von 50% der Diastole betrug der Anteil des Füllungsvolumens am enddiastolischen Gesamtvolumen bei der Constrictio 85%, bei Amyloidose 50% und bei Gesunden 65%. Echokardiographisch ist die Zeit bis zur maximalen Füllung, gemessen am Ventrikeldurchmesser, bei der Constrictio deutlich kürzer als bei restriktiver Kardiomyopathie und bei Gesunden. JANOS et al. (1983) haben bei konstriktiver Perikarditis einen Abstand von 50 msec für die die Differenz zwischen minimaler und maximaler diastolischer Füllung gemessen, während der entsprechende Wert bei restriktiver Kardiomyopathie 110 msec betrug. TEI et al. (1983) konnten bei Constrictio als Folge der Vorhofaktion einen kurzzeitigen Bewegungsimpuls des interventrikulären Septums („notch") nachweisen, der bei der restriktiven Kardiomyopathie fehlt.

Bei linksseitiger Endokardfibrose oder der kongestiven Kardiomyopathie ist häufig schon der Nachweis einer stärkeren Lungenstauung ein Kriterium, das gegen eine Perikardkonstriktion spricht. In Enzelfällen haben intraperikardial auftretende Thrombusmassen, z. B. nach Blutung in das Perikard anläßlich einer Perikardpunktion, nach Herzinfarkt oder nach herzchirurgischen Eingriffen eine regionale Kompression zur Folge, die eine Constrictio vortäuscht (DUNLAP et al. 1982). Klappenfehler des Herzens werden angenommen, wenn umschriebene fibrotische Stränge die Ausfluß- oder Einflußbahn der Ventrikel strangulieren (BUBENHEIMER 1983; FOWLER 1985).

DELL'ITALIA u. WALSH (1984) haben bei einem massiven rechtsseitigen Pleuraerguß ein der Constrictio ähnliches hämodynamisches Profil beschrieben.

Eine auch unter dem Gesichtspunkt der operativen Therapie schwierige Differentialdiagnose ist eine Constrictio durch ausschließliche fibrotische Verdickung des Epikards, das auf Grund entzündlicher Prozesse auch ohne stärkere Verdikkung einen so erheblichen Grad von Festigkeit annehmen kann, daß eine Dehnung durch den diastolischen Zustrom nur begrenzt möglich ist. In solchen Fällen versagt auch die Echokardiographie. Ist das Füllungsvolumen der Kammern dabei nicht vermindert, so kann die Diagnose auch mit Hilfe von Druckmessungen in Ruhe nicht genügend sicher gestellt werden. BUSH (1982) hat bei einer solchen, als okkulte Constrictio bezeichneten Form vorgeschlagen, durch eine rasche Infusion einer Elektrolytlösung eine akute Vermehrung des Blutvolumens mit stärkerem Angebot zu erzeugen, wobei sich die typischen hämodynamischen Folgewirkungen im Druckablauf der Vorhöfe und Kammern und auch eine charakteristische Venenpulskurve ergeben. Es handelt sich bei den wenigen Fällen, über die BUSH (1982) berichtet hat, um Grenzfälle, auch im Hinblick auf die weitere Behandlung, die nicht in jedem Fall in einer operativen Entfernung der Epikardschwiele bestehen muß.

VIII. Verlauf und Prognose

Verlauf und Prognose der konstriktiven Perikarditis hängen vom Ausmaß der hämodynamischen Beeinträchtigung durch die Perikardfibrose mit oder ohne Verkalkung ab. Sie reicht von Einschränkungen der ventrikulären Compliance, die nur unter Belastung oder bei akuter Hypervolämie zum Ausdruck kommt, bis zur schwersten Verminderung der Herzfüllung und damit der Auswurfleistung unter dem Bild einer massiven Rechtsherzinsuffizienz. BUSH (1983) hat für die erstgenannte Variante den Begriff der okkulten Constrictio eingeführt. Bei Vermeidung von körperlicher Belastung, Flüssigkeitseinschränkung und salzarmer Kost ist die Langzeitprognose bei dieser Form gut. Relativ selten ist eine rasche Entwicklung zu ausgeprägter Constrictio, die frühzeitig zu Lebervergrößerung, Aszites, Ödemen, Venenstauung, hochgradig verminderter Belastbarkeit und kleiner Blutdruckamplitude bei hohem peripherem Widerstand führt. In der

Mehrzahl aller Fälle entwickelt sich die konstriktive Perikarditis langsam, über Monate oder sogar Jahre mit zunehmender Symptomatik, die früher häufig verkannt wurde, heute aber echokardiographisch einer Diagnose leicht zugänglich ist, so daß Langzeitverläufe kaum noch beobachtet werden. Ohne operative Intervention bietet sich das Bild einer der üblicherweise angewandten konservativen Herztherapie gegenüber refraktären Insuffizienz. Bei längerem Verlauf stellen sich Myokardatrophie, kardiale Leberzirrhose und Proteinverlust ein, der in Einzelfällen sogar die Symptomatologie eines nephrotischen Syndroms auslösen kann. Bei einer Perikardektomie im Zustand stärkerer Myokardatrophie besteht nach Entschwielung der Ventrikel die Gefahr einer akuten Dilatation des Herzens mit AV-Klappeninsuffizienz, die die unmittelbar postoperative Phase belastet.

IX. Therapie

Die Constrictio in ihrer ausgeprägten Form stellt eine mechanische Behinderung der Herzfunktion dar, die wirksam nur durch eine Entfernung der fibrotischen oder verkalkten Schwiele beseitigt werden kann. Die Indikation zur Perikardektomie ist also bei stärkeren klinischen Symptomen in jedem Fall gegeben, wenn keine Gegenindikation, z.B. durch höheres Alter, schwere myokardiale Beeinträchtigung und schwere Zuckererkrankungen besteht (FOWLER 1985). Bei geringen hämodynamischen Rückwirkungen ist eine konservative Therapie unter sorgfältiger Beobachtung des Verlaufes vertretbar. Das gilt z.B. für die von BUSH et al. (1977) und BUSH (1982) beschriebenen Fälle mit sog. okkulter Constrictio, deren gestörte Ventrikelfunktion nur unter Belastung oder im akuten Funktionstest nach Aufnahme größerer Flüssigkeitsmengen nachweisbar ist. Hierbei sind körperliche Schonung, kochsalzarme Diät und gegebenenfalls Diuretika indiziert. Eine Behandlung mit Herzglykosiden ist nur dann sinnvoll, wenn eine stärkere Myokardfibrose besteht und die mechanische Komponente der Einflußstauung vor dem rechten Herzen nicht dominant erscheint. Die Differenzierung der relativen Anteile am klinischen Bild erfordert allerdings einen hohen methodischen Aufwand (s. S. 668). In Fällen leichter Constrictio kommt auch eine Langzeittherapie mit Diuretika in Frage, die eine Vermehrung des Blutvolumens und eine Ansammlung von Ödemen unter Belastung verhindert. Andererseits kann durch Verminderung des Blutvolumens auch der Füllungsdruck inadäquat gesenkt werden, so daß die Auswurfleistung des Herzens sich vermindert. Bei ausgeprägter klinischer Symptomatologie ist eine Diuretikatherapie als Langzeitmaßnahme nicht indiziert, außer in Fällen, in denen eine Gegenindikation gegenüber einem operativen Eingriff besteht.

Als operationstechnischer Zugang wird von den meisten Autoren ein Interkostalschnitt mit transpleuralem Zugang im linksvorderen Thoraxabschnitt benutzt. Damit ist ein Zugang zu beiden Ventrikeln möglich. Einige erweitern diesen Eingriff durch eine Querspaltung des Sternums, um den Zugang zum rechten Vorhof und den Zuflußvenen des rechten Herzens zu verbessern (BAHNSON 1982). Alternativ kommt eine mediane Sternotomie in Frage, die von ANYANWU et al. (1984) bevorzugt wird. MILLER et al. (1982b) haben in drei Viertel ihrer 102 Fälle den linkslateralen Zugang, in einem Viertel die mediane Sternotomie durchgeführt und viermal einen subxiphoidalen Zugang gewählt. Zweimal wurde dabei ein kardiopulmonaler Bypass angewandt.

Die Gesichtspunkte des operationstaktischen Vorgehens orientieren sich am Umfang der geplanten Dekortikation. In der Anfangsphase der operativen Behandlung bestand die Überzeugung, es müßten alle Schwielen, auch über den Vorhöfen und insbesondere an den venösen Zuflüssen, beseitigt werden. Mit wenigen Ausnahmen, bei denen eine umschriebene fibrotische Einengung an der Einmündung der Vena cava inferior oder superior tatsächlich nachweisbar ist, erscheint eine weitgehende Entfernung der Schwiele nicht notwendig. Für die Verbesserung der Hämodynamik ist die Befreiung der Kammern entscheidend, wie HAMELMANN (1962) in der Auswertung des großen Zenkerschen Krankengutes gezeigt hat. Hierbei wird der Bereich der Dekortikation auf den vorderen und den seitlichen Bereich zwischen dem linken und rechten Nervus phrenicus beschränkt. Der operative Eingriff hat einige Risiken, die sich auch in der postoperativen Letalität zwischen 5 und 20% äußern. Abgesehen von dem höheren Risiko bei gleichzeitigen Vorliegen von anderen Herzerkrankungen wie Klappenfehlern, angeborenen Herzfehlern oder einer koronaren Herzerkrankung besteht die Gefahr, daß bei der Entfernung der Schwielen, insbesondere bei der Entfernung von Kalkplatten, eine stärkere Traumatisierung des Myokards oder gar eine Perforation von Ventrikel- oder Vorhofwandung zustande kommt. Besonders gefährdet ist dabei auch das Koronargefäßsystem, da die Koronargefäße z.T in die epikardialem Schwielen einbezogen sind. In diesem Bereich sollte die Schwiele u.U. als schmales Band bestehen bleiben. Besonders schwierig gestaltet sich die Entfernung einer epikardialen fibrotischen Verdickung, bei der eine schichtweise Ablösung vom subepikardialen Myokard komplikationsreich sein kann. Andererseits ist eine solche Maßnahme von besonderer Wichtigkeit. Unter den Mißerfolgen der Perikardektomie finden sich immer wieder Fälle, bei denen zwar das verdickte äußere Perikardblatt entfernt wurde, was vor allem bei Vorliegen von Restergüssen relativ leicht möglich ist, das verdickte Epikard aber in seiner Rückwirkung auf die diastolische Füllungsfähigkeit nicht genügend beachtet wird.

Es gilt als Regel, daß bei der Entfernung der Schwielen zunächst die linke Kammer entlastet werden muß. Bei primärer Entlastung der rechten Kammer besteht die Gefahr einer Überfüllung des Lungenkreislaufs, da das erhöhte Blutangebot von der linken Kammer nicht bewältigt werden kann.

Die unmittelbar postoperative Gefährdung steht auch in einem engen Zusammenhang mit dem Ausmaß der Atrophie der Muskulatur, die wiederum eine Funktion des Zeitablauf der Constrictio darstellt. Die Niederspannung im EKG ist ein Hinweissymptom auf eine solche Atrophie, wenn auch kein spezifisches Zeichen. Einige Herzzentren bevorzugen auch bei der Perikardektomie die Verwendung der Herzlungenmaschine, vor allem im Hinblick auf mögliche Verletzungen der Kammerwand, die unter diesen Bedingungen leichter korrigiert werden können.

X. Hämodynamische Ergebnisse der Perikardektomie

Die Ergebnisse sind von den Auswahlkriterien, den Begleiterkrankungen, dem Alter, der Dauer der Erkrankung und der speziellen Verursachung abhängig. Die

Angaben über die Operationsletalität, einschließlich der Dauer der postoperativen Krankenhausbehandlung, schwanken zwischen 5 und 20%. Die Bewertung solcher Angaben ist deshalb schwierig, weil häufig größere Fallzahlen erst in einem längerem Zeitraum gesammelt werden können, der in einigen Statistiken 20 – 30 Jahre umfaßt, so daß die Auswirkung operationstechnischer und anästhesiologischer Fortschritte in der Gesamtstatistik nicht zum Ausdruck kommt. HERRMANN et al. (1983) haben unter 24 operativ behandelten Fällen seit 1975 eine Letalität von 20,8% (5 Fälle) berichtet. Diese relativ hohe Letalität erklärt sich mit Einbeziehung von Patienten, bei denen gleichzeitig Klappenfehler operiert wurden, oder solchen, die an Mehr-Organerkrankungen litten. Im Vergleich zu anderen Statistiken war die mittlere Krankheitsdauer mit über 10 Jahren deutlich länger, die Schwere der hämodynamischen Rückwirkungen, gemessen an den Kriterien der New York Heart Association (NYHA) ausgeprägter. ANYANWU et al. (1984) haben aus der Münsteraner Klinik über 18 operativ behandelte Fälle seit 1974 berichtet, von denen 5 zusätzlich angeborene oder erworbene Herzfehler hatten. Es wurde ein Todesfall bei einem 62jährigen Patienten in der postoperativen Phase und ein Spättodesfall nach 18 Monaten bei gleichzeitigem Klappenfehler angegeben. SHEIKHZADEH et al. (1981) konnten über 57 operativ behandelte Fälle berichten, von denen 9 starben (15%). ROBERTSON u. MULDER (1984) geben eine Letalität von 10% bei 31 Fällen mit Constrictio an, wobei der Berichtszeitraum von 1955 – 1982 reicht. Die Letalität aller Perikardektomien unter Einschluß der Fälle ohne Constrictio lag in der gleichen Höhe. Bei MILLER et al. (1982b) betrug sie unter 102 Fällen, die in 7½ Jahren operiert wurden, 8,8%.

Es besteht Übereinstimmung, daß sich bei den Überlebenden in etwa 90% in Langzeitkontrollen die Hämodynamik entscheidend verbessert, in der überwiegenden Zahl sogar völlig normalisiert (GARCIA et al. 1983; MIZUNO u. AZANO 1983; ROBERTSON u. MULDER 1984). Die Kriterien sind dabei Vorhof- und Ventrikeldrücke sowie das Herzzeitvolumen. Während die so bestimmten hämodynamischen Meßwerte sich deutlich verbessern oder sogar normalisieren, bleibt ein präoperativ nachweisbares Vorhofflimmern meist bestehen, auch die Störungen der Erregungsrückbildungen im EKG sind konstant, die Niederspannung bildet sich aber im Abstand von einigen Monaten bei normalisiertem Auswurfvolumen des Herzens deutlich zurück. Erstaunlich ist auch die Restitution der Leberfunktion, gemessen an den Leberfunktionswerten und dem Serum-Eiweißgehalt. ANYANWU et al. (1984) weisen darauf hin, daß die Belastungsdyspnoe sich auch postoperativ als ziemlich konstant nachweisen läßt und auch eine Zyanose nicht in allen Fällen verschwindet.

J. Kongenitale Perikardanomalien

I. Perikarddefekte und -aplasien

1. Allgemeines

Fetale Entwicklungsstörungen der pleuroperikardialen oder perikardiodiaphragmalen Membran machen Perikarddefekte verständlich, die als totale Aplasien oder als partielle Defekte beobachtet werden. Sie sind ganz überwiegend linksseitig lokalisiert. SAINT PIERRE u. FROEMENT (1970) haben unter 153 aus der Literatur gesammelten Fällen in 9% eine totale Aplasie, in 70% eine linksseitige Entwicklungsstörung gesehen, darunter in je der Hälfte einen partiellen Defekt und eine komplette linksseitige Aplasie (PERSIGHEL u. ERBEL 1981). Rechtsseitig waren nur in 4% und zwar ausschließlich partielle Defekte nachweisbar. Die Zahl der perikardiodiaphragmalen Defekte betrug 17%. Die autoptisch nachweisbare Häufigkeit liegt bei 1:6000 bis 1:10 000. Eine gleichzeitige Manifestation von kongenitalen Anomalien des Herzens kommt in einem Drittel aller Fälle vor (SALLAM et al. 1982; CHIRIELLO et al. 1984). POULIAS et al. (1982) berichten über einen Fall mit ektopischem Herzen bei fehlendem Perikard.

2. Beschwerdebild und Symptomatologie

In der Mehrzahl der Fälle verursacht die Aplasie keine stärkeren Beschwerden. Von einem Teil der Patienten wird über Druck und Beklemmung in der Thoraxregion, in Einzelfällen auch über Synkopen geklagt. Bei totaler linksseitiger Aplasie des Perikards kommt es zu einer Linksverlagerung des Herzens mit gesteigerter Mobilität. Turbulenzerscheinungen der Blutströmung in der Systole verursachen ein systolisches Geräusch. Elektrokardiographisch besteht fast immer ein inkompletter Rechtsschenkelblock mit nach linkslateral verlagerter Übergangszone im QRS-Komplex (INOUE et al. 1981). Röntgenologisch imponieren deutlich prominenter Aortenknopf und ein verbreitertes und verlängertes Pulmonalissegment bei Linksverlagerung des Herzens. Zwischen dem linksseitigen Zwerchfell und dem unteren Herzrand sowie zwischen Aortenknopf und Pulmonalissegment läßt sich eine Aufhellungszone nachweisen, die einer Interposition von Lungengewebe entspricht (NASSER et al. 1970; NASSER 1982; 1985). Lungenszintigraphisch kann diese anatomische Besonderheit gut erfaßt werden (D'ALTORIA u. CARO 1977). Echokardiographisch werden neben der gesteigerten Mobilität des Herzens insgesamt paradoxe systolische Bewegung des Ventrikelseptums nach anterior angegeben (ROWLAND et al. 1982; NICOLASI et al. 1982). RUYS et al. (1983) konnten eine Expansion des linken Herzohres durch einen partiellen Perikarddefekt nachweisen und halten dieses Symptom für besonders charakteristisch.

Während totale Aplasien keine hämodynamischen Abweichungen erkennen lassen, können partielle Defekte zu hernienartigen Ausstülpungen von Herzanteilen, meist des linken Herzohres (NASSER et al. 1970), oder des gesamten linken Vorhofs (GOEBEL u. JENNI 1985) führen. In seltenen Fällen kann auch der linke Ventrikel ausgestülpt sein. SAITO u. HOTTA (1980) berichten über einen Todesfall bei einem 4jährigen Kind durch Strangulation der linken Kammer infolge der

Ausstülpung durch einen partiellen Perikarddefekt. Andererseits kann bei partiellen Defekten auch eine Verlagerung von Lungenanteilen in den Perikardraum vorkommen.

Defekte im perikardiodiaphragmalen Bereich sind in der Mehrzahl durch Fehlen des diaphragmalen Perikards, Defekte im linken Zwerchfell und ein Divertikel des linken Ventrikels gekennzeichnet (SYMBAS u. WARE 1973; LARRIEUX et al. 1980). Es gibt eine größere Anzahl von Mitteilungen über zusätzliche Defekte in dem thorako-abdominalen Bereich, insbesondere Dehiszenz oder Mißbildung im Sternalanteil.

3. Therapie

Eine operative Therapie ist bei kleineren Defekten von 1–2 cm in der Regel überflüssig, bei mittelgroßen zur Verhütung einer Strangulation aber indiziert, bei großen Defekten in der Regel nicht notwendig. Bei mittelgroßen kann der Defekt plastisch gedeckt werden oder aber in der Umwandlung eines partiellen in einen totalen Defekt bestehen. Über erfolgreiche operative Korrektur im perikardiodiaphragmalen Bereich haben SYMBAS u. WARE (1973) berichtet.

II. Perikardzysten

1. Definition

Perikardzysten stellen flüssigkeitsgefüllte, rundliche oder ovale Gebilde dar, die in zwei Drittel aller Fälle rechts parakardial im Herzzwerchfellwinkel gelegen sind, in den restlichen Fällen links parakardial oder selten in Hilushöhe, im oberen Perikardbereich. Die Häufigkeit wird von NASSER (1985) mit 1 auf 100 000 Einwohner geschätzt. Die Frage, ob Zysten und Divertikel die gleiche, aus Störungen der Ontogenese verständliche Entstehung haben, ist immer noch ungelöst. Der definitorische Unterschied zwischen Zysten und Divertikeln besteht darin, daß Zysten keine Kommunikation mit der Perikardhülle besitzen, Divertikel aber durch einen Stiel oder breitbasig eine Verbindung zum Herzbeutellumen aufweisen. NASSER (1985) neigt zu der Auffassung von LILLIE et al. (1950), der beide, Zysten und Divertikel, auf eine Persistenz des ventralen parietalen Recessus zurückführt. Dieser kann je nach Persistenz oder Obliteration des proximalen Anteils zu einer völligen Abtrennung oder einer Verbindung mit dem Perikard führen. LAMBERT (1940) hat die Entstehung von Zysten auf eine unvollständige Bildung des primitiven perikardialen Zooloms mit Persistenz von einzelnen Höhlen zurückgeführt, deren Grenzen in der normalen Ontogenese schwinden und einer geschlossenen Herzbeutelkavität Platz machen.

Klinisch stellen sich bei Zysten wie Divertikeln die gleichen Probleme, so daß NASSER (1985) eine Trennung nicht für zweckmäßig hält. Die terminologische Vielzahl in der älteren Literatur ist ausführlich von SCHÖLMERICH (1960) behandelt worden.

2. Beschwerdebild und Symptomatologie

Beschwerden werden nur in wenigen Fällen angegeben. FEIGIN et al. (1977) haben an 41 Fällen in einem Drittel aber Angaben über Beklemmung in der Herzgegend, Dyspnoe oder ständigen Hustenreiz gefunden. In 2 Fällen stellte sich sogar eine Bronchialobstruktion bei größeren Zysten ein. Röntgenologisch sind rundliche oder ovale Gebilde von unterschiedlicher Größe, meist in der Dimension von einigen Zentimetern Durchmesser, erkennbar. In Einzelfällen sind aber auch sehr viel größere Zysten mit bis zu 1 ltr. Inhalt beobachtet worden.

3. Diagnose

Die Verdachtsdiagnose wird in der Mehrzahl der Fälle auf Grund des röntgenologischen Nachweises eines scharf abgegrenzten „Tumors" rechts oder selten links parakardial gestellt (Abb. 26). Die bis zur Einführung bildgebender Verfahren häufig angewandten Anlage eines Pneumothorax oder der Versuch einer Punktion der tumorverdächtigen Struktur mit oder ohne Luftfüllung ist inzwischen durch Echokardiographie und Computertomographie weitgehend abgelöst (Abb. 27). MONCADA et al. (1982) und PEZZANO et al. (1983) haben mit Hilfe der 2D-Echokardiographie die differentialdiagnostische Abgrenzung der Zysten von soliden Tumoren und Aneurysmen demonstriert. Ebenso vermag die Computertomographie auf Grund der Dichteunterschiede flüssigkeitsgefüllter Zysten gegenüber Perikard-, Myokard- und Endokardtumoren eine Differentialdiagnose zu ermöglichen (MONCADA et al. 1982; PATEL et al. 1983; HYNES et al. 1983; NASSER 1985). In einem von ENGLE et al. (1983) mitgeteilten Fall haben allerdings Echokardiographie und Computertomographie die Fehlinterpretation einer Zyste als intrakardialen Tumor nicht vermeiden lassen.

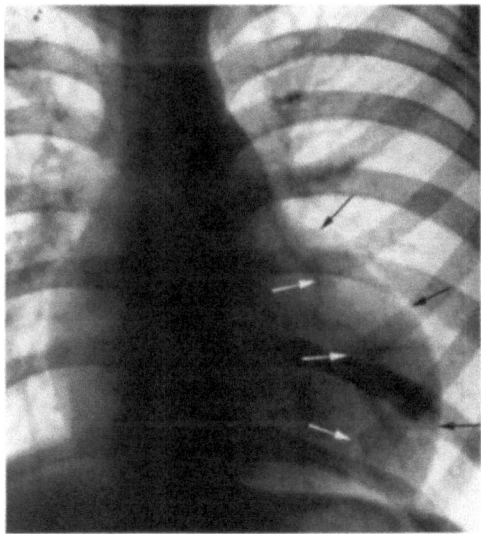

Abb. 26. Röntgenologische Darstellung einer am linken Herzrand gelegenen Perikardzyste. (*Weiße Pfeile:* laterale Begrenzung des linken Ventrikels, *schwarze Pfeile:* laterale Begrenzung der Perikardzyste)

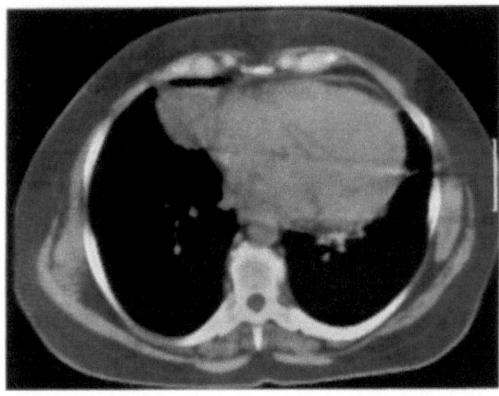

Abb. 27. Z.E., geb. 13.12.1925: computertomographische Darstellung einer neben dem rechten Vorhof gelegenen Perikardzyste. (Aufnahme von Prof. Thelen, Mainz)

Die Zahl der in den letzten Jahren mitgeteilten Sonderformen von Zysten ist ungewöhnlich groß. Sie umfassen bronchogene, lymphangiomatöse und teratomatöse Zysten des Perikards sowie Einzelfälle mit Penetration von Thymuszysten in den Herzbeutel.

4. Therapie

KLATTE u. JUNE (1972) konnten in 3 Fällen durch Punktion eine Entleerung der Zysten erreichen und beobachteten kein Rezidiv. In der Mehrzahl der Fälle wird aber schon allein unter dem Gesichtspunkt einer möglichen malignen Formation oder einer späteren malignen Entartung, z.B. bei teratomatösen Zysten, eine operative Entfernung vorgenommen. Möglicherweise relativiert sich diese therapeutische Strategie in symptomlosen Fällen mit der erhöhten diagnostischen Sicherheit durch bildgebende Verfahren, die mit der dadurch verbesserten Nadelführung einen primären Versuch der Entleerung nahelegen.

K. Pneumoperikard

I. Allgemeines

Eine Luftansammlung im Perikardraum als isoliertes Symptombild oder in Verbindung mit Luftansammlungen im Mediastinum oder in der Pleura war bis vor 3 Jahrzehnten ein relativ seltenes, wenngleich schon in der Mitte des vorigen Jahrhunderts von BRICHETAU (1844) beschriebenes Krankheitsbild. Im Zusammenhang mit einer Vermehrung von Thoraxtraumen, der Zunahme herzchirurgischer Eingriffe und vor allem als Folge einer ausgedehnten Anwendung von Überdruckbeatmung in der Neonatologie hat sich die Zahl vorwiegend kasuistischer Mitteilungen erheblich vermehrt. CUMMINGS et al. (1984) hat eine umfassende Übersicht über 251 Fälle aus der Literatur zusammengestellt (Tabelle 4).

Tabelle 4. Ursache eines Pneumoperikards. (Nach CUMMINGS et al. 1984)

Ursache	n	[%]
Trauma	154	(62)
Krankheiten benachbarter Organe	62	(25)
Lunge	28	
Ösophagus	15	
Magen	12	
Leber	4	
vom Perikard ausgehend	3	
Infektion durch gasbildene Erreger	10	(4)
Therapeutische und diagnostische Eingriffe	23	(9)

II. Pathogenese und pathologische Anatomie

Als Ursache einer Luftansammlung wird eine große Zahl von Einzelmechanismen angeführt. Darunter finden sich, abgesehen von den iatrogen induzierten Fällen, die aus diagnostischen Gründen vor der Einführung spezieller Untersuchungsverfahren, wie der Echokardiographie, häufiger vorgenommen wurden, folgende Auslösemechanismen: perforierende oder stumpfe Thoraxtraumen (SUGG et al. 1968; WESTABY 1977), operative Eingriffe im Thoraxbereich, vor allem herzchirurgischer Art (SCHUMACHER 1979; SHAWL u. CHUN 1982; HINTERAUER u. GÖBEL 1983), Ruptur von Cavernen oder Emphysemblasen in der Lunge (TOLEDO et al. 1972), Tumoreinbruch in das Perikard, Kommunikation mit lufthaltigen Organen aus dem Abdominalraum (GHAHREMANI et al. 1976), Pneumoperitoneum mit Luftdurchtritt durch das Zwerchfell und Mediastinalemphysem (DANNENMAIER u. KOHLSDORF 1984). In ätiologischer Hinsicht hat die Überdruckbeatmung, vor allem bei Frühgeborenen mit Atemnotsyndrom, die größte Bedeutung (COHEN et al. 1983). In Einzelfällen haben auch gasbildende Bakterien zu einem Pyopneumoperikard geführt.

Pathologisch anatomisch kommt es je nach der heterogenen Verursachung zu gleichzeitiger Ergußbildung von serösem, hämorrhagischem oder eitrigem Charakter, so daß die damit verbundenen Folgeerscheinungen wie Adhäsion, Constrictio und Tamponade in Einzelfällen beschrieben sind.

In der Zusammenstellung von CUMMINGS et al. (1984) sind unter 252 Fällen 62% traumatisch bedingt, 25% durch Erkrankung benachbarter Organe (Lunge, Ösophagus, Magen, Leber) ausgelöst und 4% Folgen bakterieller Infektionen mit gasbildenen Bakterien.

III. Klinische Symptomatologie

In Abhängigkeit von der unterschiedlichen Ätiologie und dem wechselnden pathologisch-anatomischen Bild ist auch die Symptomatologie nicht einheitlich. In einer großen Zahl von Pneumoperikardmanifestation bei Erwachsenen sind die klinischen Symptome wenig eindrucksvoll. Meist handelt es sich dabei um röntgenologische Zufallsbefunde, die die Luftansammlungen zwischen dem parietalen und viszeralen Perikard bei Durchleuchtung oder Röntgenaufnahme erkennen lassen. In anderen Fällen beherrscht das Grundleiden die Symptomatologie, insbesondere bei Tumoren im Thoraxbereich oder Perforationen aus Magen- Darmtrakt oder dem Ösophagus und der Leber. Bei Neugeborenen mit Überdruckbeatmung steht aber das dramatische Bild einer Tamponade durch Luftansammlung im Vordergrund. CUMMINGS et al. (1984) haben 94 Fälle mit Druckanstieg im Perikardraum analysiert, von denen 76 bei Neugeborenen mit Atemnotsyndrom und Überdruckbeatmung auftraten. In 11 Fällen lag ein Pyopneumoperikard vor, in der Mehrzahl durch Perforation von Magen, Ösophagus oder Leber. HIGGINS et al. (1979) haben die hämodynamischen Rückwirkungen der Tamponade in Abhängigkeit von dem intraperikardialen Druck analysiert.

Charakteristische diagnostische Zeichen sind Tympanie über der Herzregion und ein Mühlradgeräusch, das bei gleichzeitigem Erguß, vor allem eitriger Natur, ausgeprägt hörbar ist. Die Diagnose wird in der Regel auf Grund des typischen Röntgenbildes gestellt, wobei die Abgrenzung von einer mediastinalen Luftansammlung Schwierigkeiten bereiten kann. REID et al. (1983) haben echokardiographische Kriterien zur Abgrenzung eines Pneumoperikards von Pneumomediastinum mitgeteilt. Die Symptome einer Tamponade sind identisch mit denen einer Drucksteigerung im Perikard infolge rascher Flüssigkeitsansammlung. Charakteristisch sind also arterieller Druckabfall, Halsvenenstauung, Anstieg des Venendrucks, Dyspnoe, Tachykardie. Die Prognose ist in den Sammelübersichten, die Fälle aus einem größeren Zeitraum zusammenfassen, schlecht. Die Sterblichkeit liegt bei CUMMINGS et al. (1984) bei 54%, wobei allerdings auch die hohe Sterblichkeit des Grundleidens bedacht werden muß. COHEN et al. (1983) haben bei 55 aus der Literatur zusammengestellten Fällen einschließlich 13 eigener 23mal einen letalen Ausgang registriert.

IV. Therapie

Die Entfernung der Luft aus dem Perikardraum ist durch Punktion oder Saugdrainage möglich und bei größerer Luftansammlung, erst recht bei Symptomen der Tamponade, dringlich. Je nach Verursachung sind zusätzlich operative Maßnahmen indiziert, so bei Trauma, Perforation und nach thoraxchirurgischen Eingriffen. Kleinere Luftansammlungen werden in der Regel rasch spontan resorbiert, so daß sich speziellere Prozeduren erübrigen. So haben POLLAK u. ARNOLDNER (1984) einen Fall nach Perikardiotomie mit einer defekten Bülau-Drainage geschildert, der sich nach Behebung des Defektes trotz erheblicher Luftansammlung zurückbildete. DANNENMAIER u. KOHLSDORF (1984) beobachteten in einem Fall mit Mediastinalempysem nach Trauma gleichfalls eine spontane Rückbildung des vorhandenen Pneumoperikards ohne spezielle Therapie.

Eine umfangreiche Literatur befaßt sich mit therapeutischen Verfahren des Pneumoperikards bei Neugeborenen (LAWSON et al. 1980), wobei EMERY et al. (1978) die Applikation einer Dauerdrainage nach operativem Zugang empfehlen. In einer Übersicht von COHEN et al. (1983) liegt die Sterblichkeit bei 57%, wenn keine aktive Therapie durchgeführt wird. Nach Aspiration oder perkutaner Applikation eines Katheters lag die Letalität bei 21 bzw. 29%. Die mit chirurgischer Methodik vorgenommene Katheterapplikation verlief bei 12 Fällen ohne Todesfall. Auch in dieser Statistik ist bei den Letalitätszahlen der häufig ausgeprägte Entwicklungsrückstand der Frühgeborenen zu berücksichtigen.

L. Hydroperikard

Die ausgedehnte Anwendung echokardiographischer Untersuchungen hat die Inzidenz perikardialer Ergüsse stark erhöht. WESTER (1984) konnte bei 1000 konsekutiven echokardiographischen Untersuchungen in einer kardiologischen Ambulanz in 119 Fällen einen Perikarderguß, in zusätzlichen 34 Fällen eine Perikardverdickung nachweisen. Darunter fanden sich 19 Patienten mit kardialer Insuffizienz ohne Hinweis auf entzündliche Veränderungen und 35 mit Herzklappenfehlern, bei denen allerdings in 14 auch eine Perikardverdickung, also wahrscheinlich Residuen eines entzündlichen Prozesses nachweisbar waren. Vergleichbare Zahlen für Perikardergüsse finden sich auch bei CASALE et al. (1984), die bei Hypertonie und Klappenfehlern in 30 bzw. 28% einen Perikarderguß, selten allerdings größeren Ausmaßes, fanden (Tabelle 5). Bei Kardiomyopathien betrug die Häufigkeit 18%. Dabei handelt es sich um nicht entzündliche Ergüsse, die bei kardialer Insuffizienz auf einen Anstieg des zentralen venösen Drucks mit verschlechterten venösen Abflußbedingungen und eingeschränkter Drainagekapazität des Lymphgefäßsystems zurückzuführen sind. In den Untersuchungen von CASALE et al. (1984) verhält sich die Auswurffraktion umgekehrt proportional zur Ergußmenge. Das hämodynamische Bild wird dabei durch den Schweregrad der kardialen Insuffizienz, nicht durch den Perikarderguß bestimmt.

HAIAT et al. (1981) sowie HAIAT u. HALPHEN (1984) haben bei 46 Schwangeren im letzten Trimenon 19mal einen Perikarderguß nachgewiesen, darunter 2mal von ausgedehnter, 4mal von mittlerer, 13mal von kleiner Dimension, gemessen an den von HOROWITZ et al. (1974) festgelegten Kriterien. Das Hydroperikard wird

Tabelle 5. Häufigkeit und Menge eines Perikardergusses bei verschiedenen perikardialen und nicht primär perikardialen Krankheitsbildern. (Nach CASALE et al. 1984)

Diagnose	Kein Erguß	Erguß		Ergußmenge % der Fälle		
				gering	mittel	groß
		n	[%]			
Herzklappenfehler	82	32	(28)	17	7	3
Hypertonie	63	27	(30)	16	12	2
Ohne krankhaften Befund	77	1	(1)	1	0	0
Mitralklappenprolaps	26	4	(13)	13	0	0
Kardiomyopathie	22	4	(15)	8	4	4
Perikarderkrankungen	7	18	(72)	8	28	36
Herzinsuffizienz	125	59	(32)	15	11	6

in solchen Fällen als Manifestation der in den letzten Schwangerschaftswochen nachweisbaren versärkten Kochsalz- und Wasserretention angesehen. Die Gewichtszunahme der davon betroffenen Schwangeren lag deutlich über der von Graviden ohne Perikarderguß. Nach der Entbindung kam es in allen Fällen zur Normalisierung.

In Einzelfällen sind Perikardergüsse ohne Hinweis auf eine fortbestehende entzündliche Irritation über Jahre nachgewiesen worden. Die Pathogenese solcher Fälle ist bisher ungenügend erforscht. Eine besondere Rolle kommt nach den Befunden von MILLER et al. (1971), SHABETAI (1981) und SHABETAI et al. (1979) dem gestörten Lymphabstrom zu, der z. B. durch eine Strahlenexposition oder auch nach Abklingen eines entzündlichen Prozesses gestört bleiben kann, so daß „idiopathische" chronische Ergüsse ohne entzündliche Reaktion manifest werden können. Auch beim Perikarderguß des Myxödems wie bei Minoxidil-induziertem Perikarderguß (WEBB u. WHALE 1982; ZARUBA et al. 1982) sind entzündliche Veränderungen nicht regelmäßig nachweisbar. Die Abgrenzung eines Hydroperikard von Ergußbildungen mit geringer entzündlicher Aktivität ist dabei weitgehend arbitrarisch. Das gilt auch für Fälle mit Urämie unter Dialysebedingungen, bei denen sich renale Ödeme auch in Perikardergüssen manifestieren, ohne daß in jedem Fall entzündliche Veränderungen vorliegen. Eine Hypalbuminämie hat dabei die Bedeutung eines zusätzlichen Manifestationsfaktors.

Literatur

Abu-Dalu K, Eid A, Goitein K, Schiller M (1984) Pericardial tamponade complicating central venous catheterization in a newborn infant. Z Kinderchir 39:135–136

Adler R, Takahashi M, Wright HT (1978) Acute pericarditis associated with hepatitis B infection. Pediatrics 61:716

Agarwal KC, AliKhan MA, Falla A, Amato JJ (1984) Cardiac perforation from central venous catheters: Survival after cardiac tamponade in an infant. Pediatrics 73:333–338

Agatston AS, Rao A, Price RJ, Kinney EL (1984) Diagnosis of constrictive pericarditis by pulsed Doppler echocardiography. Am J Cardiol 54:929–930

Agner RC, Gallis HA (1979) Pericarditis. Differential diagnostic considerations. Arch Intern Med 139:407

Alcan KE, Zabetakis PM, Marino ND, Franzone AJ, Michaelis MF, Bruno MS (1982) Management of acute cardiac tamponade by subxiphoid pericardiotomy. JAMA 247:1143–1148

Alpert MA, Goldenberg SH, Singsen BH et al. (1983) cardiovascular manifestations of mixed connective tissue disease in adults. Circulation 68:1182–1193

Anders A, Breyer HG, Waldschmidt J (1981) Linksseitige Ventrikelruptur mit Perikard-Diaphragma-Verletzung. Chirurg 52:654–657

Anderson PAW (1983) Diagnostic problem: Constrictive pericarditis or restrictive cardiomyopathy? Cathet Cardiovasc Diagn 9:1–7

Anyanwu E, Kanu AJ, Achatzy R, Essink F, Müller US, Most E, Bender F, Dittrich H (1984) Klinik und Chirurgie der Pericarditis constrictiva. Herz/Kreislauf 16:387–392

Applefeld MM, Pollock SH (1980) Cardiac disease in patients who have malignancies. In: Current problems in cardiology, vol. 4. Year Book Med Publ, Chicago

Applefeld MM, Cole JF, Pollock SH et al. (1981) The late appearance of chronic pericardial disease in patients treated by radiotherapy for Hodgkin's disease. Ann Intern Med 94:338

Armstrong WF, Schilt BF, Helper DJ, Dillon JC, Feigenbaum H (1982) Diastolic collapse of the right ventricle with cardiac tamponade: An echocardiographic study. Circulation 65:1491–1496

Armstrong WF, Feigenbaum H, Dillon JC (1984) Acute right ventricular dilation and echocardiographic volume overload following pericardiocentesis for relief of cardiac tamponade. Am Heart J 107:1266–1270

Aronberg DJ, Peterson RR, Glazer HS, Sagel SS (1984) The superior sinus of the pericardium: CT Appearance. Radiology 153:489–492

Autenrieth G (1980) Perikarderkrankungen. Internist (Berlin) 21:17–24

Ayzenberg O, Oldfield GS, Stevens JE, Beck W (1984) Constrictive pericarditis following myocardial revascularization. S Afr Med J 65:739–741

Bahnson HT (1982) Surgical treatment of constrictive pericarditis. In: Reddy PS, Leon DF, Shaver JA: (eds) Pericardial disease. Raven Press, New York, p 299

Bähr R, Huzly A (1984) Seltene intraperikardiale Lokalisation eines Echinococcus granulosus. Fortschr Röntgenstr 141:107–108

Bakay C, Wijers TS (1984) Treatment of cardiac tamponade due to isolated chylopericardium following open heart surgery. J Cardiovasc Surg 25:249–251

Balakumaran K, Verbaan CJ, Essed CE, Nauta J, Bos E, Haalebos MMP, Penn O, Simoons ML, Hugenholtz PG (1984) Ventricular free wall rupture: sudden, subacute, slow, sealed and stabilized varieties. Eur Heart J 5:282–288

Bashour T, Kabbani SS, Ellertson DG, Crew J, Hanna ES (1983) Surgical salvage of heart rupture: Report of two cases and review of the literature. Ann Thorac Surg 36:209–213

Beck CS (1935) Two cardiac compression triads. JAMA 104:714–716

Beck OA, Schunder J, Hochrein H (1977) Perikarditis nach akutem Myokardinfarkt: Hämoperikardrisiko und Antikoagulantientherapie. Dtsch Med Wochenschr 102:559–563

Becker SA, Wishnitzer R, Botwin S, Eliraz A, Bass D (1981) Myoperikarditis associated with inflammatory bowel disease. J Clin Gastroenterol 3:267–270

Beitzke A, Trittenwein G, Rigler B, Grubbauer HM, Suppan C (1982) Eitrige Perikarditis bei abszedierender Pneumonie. Klin Paediatr 194:324–327

Bhatia, ML, Manjuran RJ (1975) Systolic time intervals in constrictive pericarditis. A study before and after digitalis. Br Heart J 37:1176–1183

Biamino G, Linderer Th, Schroeder R (1984) Funktion des Perikard für die Pumpleistung des Herzens unter physiologischen und pathologischen Bedingungen. In: Riecker G (Hrsg). Herzinsuffizienz. Springer, Berlin Heidelberg New York (Handbuch der inneren Medizin Bd IX/4, S 397–459)

Bienvenu P, Groussin P, Metman EH, Medelsi M, Morand P (1976) Maladie de Whipple avec localisation cardiaque. Ann Cardiol Angeiol (Paris) 25:207–216

Blake S (1983) The clinical diagnosis of constrictive pericarditis. Am Heart J 106:432–433

Blake S, Drury I, Hanly P, O'Neill H, O'Malley E (1982) Rheumatoid constrictive pericardits. Ir Med J 75:362–363

Blake S, Bonar S, O'Neill H, Hanly P, Drury I, Flanagan M, Garrett J (1983) Aetiology of chronic constrictive pericarditis. Br Heart J 50:273–276

Bleifeld W, Effert S, Hanrath P, Mathey D (1980) (eds) Evaluation of cardiac function by echocardiography. Springer, Berlin Heidelberg New York

Bolte HD (1982) Perikarditis. In: Riecker G (Hrsg) Klinische Kardiologie, 2. Aufl. Springer, Berlin Heidelberg New York

Brass H (1984) Pericarditis constrictiva und Beugekontraktur der Hände (Dupuytren) – ein Syndrom? Internist 25:569–570

Braunwald E (ed) (1984) Heart disease, 2nd edn. Saunders, Philadelphia

Brawley RK, Vesko JS, Morrow AG (1966) Cholesterol pericarditis, Considerations of its pathogenesis and treatment. Am J Med 41:235–248

Breyer RH, Rousou JA, Engelman RM, Lemeshow S (1985) Late postoperative tamponade following coronary artery bypass grafting in patients on antiplatelet therapy. Ann Thorac Surg 39:27–29

Bricheteau (1844) Observation d'hydropneumopéricarde accompagné d'un bruit de fluctuation perceptible à l'oreille. Arch Gen Med 4:334

Brody D, Copeland GD, Cox JW et al. (1973) Experimental and clinical aspects of total electrocardiographic alternation. Am J Cardiol 31:254–259

Brosius FC III, Waller BF, Roberts WC (1981) Radiation heart disease. Analysis of 16 young (aged 15–32 years) necropsy patients who received over 3,500 R to the heart. Am J Cardiol 70:519

Brown AK, Anderson V, Hall RJC, Harris I (1985) Cross-sectional echocardiographic findings in a patient with pyogenic pericardial effusion and cardiac tamponade. Eur Heart J 6:365–367

Browning CA, Bishop RL, Heilpern RJ, Singh JB, Spodick DH (1984) Accelerated constrictive pericarditis in procainamide-induced systemic lupus erythematosus. Am J Cardiol 53:376–377

Bubenheimer P (1983) Perikardschwiele – Pericarditis constrictiva? Herz Gefaesse 3:32–34

Buckingham TA, Wilner G, Sugar SJ (1983) Hemophilus influenzae pericarditis in adults. Arch Intern Med 143:1809–1810

Bulkley BH, Roberts WC (1975) The heart in SLE and the changes induced in it by corticosteroid therapy. Am J Med 58:243–264

Buselmeier TJ, Davin TD, Simmons RL, Najarian JS, Kjellstrand CM (1978) Treatment of intractable uremic pericardial effusion: Avoidance of pericardiectomy with local steroid instillation. JAMA 240:1358–1359

Bush CA (1982) Occult contrictive pericardial disease. In: Reddy PS, Leon DF, Shaver JA (eds) Pericardial disease. Raven, New York

Bush CA, Stang JM, Wooley CF, Kilman JW (1977) Occult constrictive pericardial disease. Diagnosis by rapid volume expansion and correcting by pericardiectomy. Circulation 56:924–930

Callahan JA, Seward JB, Tajik AJ, Holmes DR, Smith HC, Reeder GS, Miller FA (1983) Pericardiocentesis assisted by two-dimensional echocardiography. J Thorac Cardiovasc Surg 85:877–879

Callahan JA, Seward JB, Tajik AJ (1985) Cardiac tamponade: Pericardiocentesis directed by two-dimensional echocardiography. Mayo Clin Proc 60:344–347

Callahan M (1978) Acute traumatic cardiac tamponade: Diagnosis and treatment. JACC 7:306

Carey RM, Coleman M, Feder A (1973) Pericardial tamponade: A major presenting manifestation of hydralazine-induced lupus syndrome. Am J Med 58:84

Carroll N, Barrett JA (1984) Systemic lupus erythematosus presenting with cardiac tamponade. Br Heart J 51:452–453

Carsky EW, Mauceri RA, Azimi F (1980) The epicardial fat pad sign: Analysis of frontal and lateral chest radiographs in patients with pericardial effusion. Radiology 137:303

Casale PN, Devereux RB, Kligfield P, Eisenberg RR, Phillips MC (1984) Pericardial effusion: Relation of clinical, echocardiographic and electrocardiographic findings. J Electrocardiol 17:115–122

Chandraratna PA (1983) Echocardiographic evaluation of pericard disease. JAMA 250:2677–2680

Chang S, Chang JK (1980) A historical review of echocardiographic detection of pericardial effusion. Jpn Heart J 5:789–800

Charnilas Y, Levo Y, Weiss A et al (1977) Isolated idiopathic Chylopericardium. J Thorac Cardiovasc Surg 73:719–721

Cheatham JE, Grantham RN, Peyton MD, Thomson WM, Luckstead EF, Razook JD, Elkins RC (1980) Hemophilus influenzae purulent pericarditis in children: Diagnostic and therapeutic considerations. J Thorac Cardiovasc Surg 79:933

Chen JTT, Putman CE, Hedlund LW, Dahmash NS, Roberts L (1982) Widening of the subcarinal angle by pericardial effusion. AJR 139:883–887

Chesler E, Mitha AS, Matisonn RE (1976) The ECG of constrictive pericarditis pattern resembling right ventricular hypertrophy. Am Heart J 91:420

Chia BL, Choo M, Tan A, Ee B (1984) Echocardiographic abnormalities in tuberculous pericardial effusion. Am Heart J 107:1034–1035

Chiariello M, Indolfi C, Condorelli M (1984) Congenital absence of the pericardium associated with atrial septal defect and sick sinus syndrome. Int J Cardiol 5:527–530

Cikes I (1982) New echocardiographic possibilities in the etiological diagnosis and therapy of pericardial diseases. In: Hanrath P, Bleifeld W, Souquet J (eds) Cardiovascular diagnosis by ultrasound. Nijhoff, The Hague Boston London, p 188

Claeys M (1979) Identification of 6-Keto PGF 1α in pericardial and peritoneal fluid by GC/MS. Arch Int Pharmacodyn Ther 239:164–167

Clark DE, Wiles CS, Lim MK, Dunham CM, Rodrigues A (1983) Traumatic rupture of the pericardium. Surgery 93:495

Cohen DJ, Baumgart S, Stephenson LW (1983) Pneumopericardium in neonates: Is it peep or is it pip? Ann Thorac Surg 35:197–183

Cohen MV, Greenberg MA (1979) Constrictive pericarditis: Early and late complication of cardiac surgery. Am J Cardiol 43:657–661

Cohen SI, Kupersmith J, Aoresty J et al (1973) Pulsus paradoxus and Kussmaul sign in acute pulmonary embolism. Am J Cardiol 32:271

Cohn JN, Hamosh P (1982) Experimental observations on pulsus paradoxus and hepatojugular reflux. In: Reddy PS, Leon DF, Shaver JA (eds) Pericardial disease. Raven, New York

Connors JP, Kleiger RE, Shaw RC, Voiles JD, Clark RE, Harter H, Roper CL (1976) The indications for pericardiectomy in the uremic pericardial effusion. Surgery 80:689–694

Cooper DK, Cleland WP, Bentall HH (1978) Collagen diseases as a cause of constrictive pericarditis. Thorax 33:368–371

Cooper JAD, Weinbaum DL, Aldrich TK, Mandell GL (1981) Invasive aspergillosis of the lung and pericardium in a nonimmuno-compromised 33 year old man. Am J Med 71:903–907

Cosh JA (1983a) Spondylitis ankylosans und Morbus Reiter. Progressive systemische Sklerose. EULAR Bull XII:44–50

Cosh JA (1983b) Herzbeteiligung im Rahmen rheumatischer Erkrankungen. Lupus erythematodes (SLE) und das Herz. EULAR Bull XII:3–9

Cummings RG, Wesly RLR, Adams DH, Lowe JE (1984) Pneumopericardium resulting in cardiac tamponade. Ann Thorac Surg 37:511–518

Curtiss EI (1982) Electrocardiographic alterations in pericardial disease. In: Reddy PS, Leon DF, Shaver JA (eds) Pericardial disease. Raven, New York

Curtiss EI, Lindsey RL, Reddy PS (1982) Diagnostic criteria for pulsus paradoxus and abnormal inspiratory decrease of ejection time in cardiac tamponade. In: Reddy PS, Leon DF, Shaver JA (eds) Pericardial disease. Raven, New York

D'Altoria RA, Caro JY (1977) Congenital absence of the left pericardium detected by imaging of the lung: Case report. J Nucl Med 18:267

Dannenmaier B, Kohlsdorf CH (1984) Spontanes Pneumoperikard bei Mediastinalemphysem unklarer Genese. Med Welt 35:175–177

Darsee JR, Braunwald E (1980) Diseases of the pericardium. In: Braunwald E (ed) Heart diseases. Saunders, Philadelphia

Das S, Liebermann AN, Schussler GC (1982) Prolonged persistence of a large pericardial effusion and hemodynamic evidence of cardiac tamponade during treatment of myxedema. Clin Cardiol 5:459

D'Cruz IA, Cohen HC, Prabhu R et al. (1975) Diagnosis of cardiac tamponade by echocardiography. Changes in mitral valve motion and ventricular dimensions, with special reference to paradoxial pulse. Circulation 52:460

D'Cruz IA, Bhatt GR, Cohen HC, Glick G (1978) Echocardiographic detection of cardiac involvement in patients with chronic renal failure. Arch Intern Med 138:720

Dell'Italia LJ, Walsh RA (1984) Hemodynamic profile of constrictive pericarditis produced by massive right pleural effusion. Cathet Cardiovasc Diagn 10:471–477

Demetriades D (1984) Cardiac penetrating injuries: personal experience of 45 cases. Br J Surg 71:95–97

Desablens B, Lesbre JP, Wattebled R (1980) Maladie de Still de l'adulte avec péricardite chronique, syndrome sec et anomalies leucocytaires diverses. Sem Hop (Paris) 56:1163–1166

Desai HN (1979) Tuberculous pericarditis: A review of 100 cases. S Afr Med J 55:877–880

Devereux RB (1984) Echocardiography: State of the Art – 1984. Cardiology 71:118–135

Doherty JE, Jenkins BJ (1966) Radiocarbon cholesterol turnover in cholesterol pericarditis. Am J Med 41:322
Dönecke P (1984) Punktion und Drainage des Perikards mittels Pig-Tail-Katheters. DMW 109:1151–1154
Doppman JL, Rienmüller R, Lissner L et al. (1981) Computer tomography in constrictive pericardial disease. J Comput Assist Tomogr 5:1
Dow RW (1982) Myocardial rupture caused by trauma. Surgery 91:246–247
Dressler W (1956) A postmyocardial infarction syndrome. Preliminary report of a complication resembling idiopathic recurrent benign pericarditis. JAMA 160:1379
Dressler W (1959) Post-myocardial infarction syndrome: a report of 44 cases. Arch Intern Med 103:38
Dunlap TE, Sorkin RP, Mori KW, Popat KD (1982) Massive organized intrapericardial hematoma mimicking constrictive pericarditis. Am Heart J 104:1373–1375
Dunn RP (1975) Primary chylopericardium. A review of the literature and an illustrated case. Am Heart J 89:369–377
Dupond JL, Lecomte-Des-Floris RL (1982) Temporal arteritis manifested as an acute febrile pericarditis. JAMA 247:2371
Effert S, Hanrath W, Bleifeld (1979) Echokardiographie. Springer, Berlin Heidelberg New York
Emery RW, Lindsay WG, Nicoloff DM (1978) Placement of pericardial drainage tube for the treatment of pneumopericardium in the neonate. Ann Thorac Surg 26:84
Enenkel W (1986) Erkrankungen des Pericard. In: Brüschke G (Hrsg) Handbuch der Inneren Erkrankungen, Bd 1/2: Herz-, Kreislauf- und Gefäßerkrankungen. Fischer, Stuttgart
Eng RHK, Sen P, Brownw K et al. (1981) Candida pericarditis. Am J Med 70:867
Engel PJ (1982) Echocardiographic findings in pulsus paradoxus. In: Reddy PS, Leon DF, Shaver JA (eds) Pericardial disease. Raven, New York
Engel PJ, Hon H, Fowler NO, Plummer S (1982) Echocardiographic study of right ventricular wall motion in cardiac tamponade. Am J Cardiol 50:1018–1021
Engle DE, Tresch DD, Boncheck LI, Foley WD, Brooks HL (1983) Misdiagnosis of pericardial cyst by echocardiography and computed tomography scanning. Arch Intern Med 143:351–352
Engle MA (1982) Postpericardiotomy and allied syndromes. In: Reddy PS, Leon DF, Shaver JA (eds) Pericardial disease. Raven, New York, p 313
Engle MA (1983) Early and late manifestations of the postpericardiotomy syndrome. Int J Cardiol 4:451–454
Engle MA, Zabriskie JB, Senterfit LB, Tay DJ, Ebert PA (1975) Immunologic and virologic studies in the postpericardiotomy syndrome. J Pediatr 87:1103–1108
Engle MA, Gay WA, McCabe J, Longo E, Johnson D, Senterfit LB, Zabriskie JB (1981) Postpericardiotomy syndrome in adults: Incidence, Autoimmunity and Virology. Circulation (Suppl II) 64:58–60
Etienne J, Matillon Y, Lehot JJ, Brune J, Chomel JJ, Gilbert R, Aymard M (1982) Discovery of cytomegalovirus in pericarditis fluid from a patient with neoplasm. Infection 10:102
Faizallah R, Costello FC, Lee FI, Walker R (1982) Adult celiac disease and recurrent pericarditis. Dig Dis Sci 27:728–730
Fauci AS, Wolff SM (1974) Wegener's granulomatosis: Studies in eighteen patients and a review of the literature. Medicine (Baltimore) 52:535
Fauci AS, Haynes BF, Katz P et al. (1983) Wegener's granulomatosis: Prospective clinical and therapeutic experience with 85 patients for 21 years. Ann Intern Med 98:76
Feigenbaum H (1976) Echocardiography, 2nd edn. Lea & Febiger, Philadelphia
Feigenbaum H, Waldhausen JA, Hyde LP (1965) Ultrasound diagnosis of pericardial effusion. JAMA 191:107
Feigenbaum H, Zaky H, Grabhorn LL (1966) Cardiac motion in patients with pericardial effusion. A study using reflected ultrasound. Circulation 34:611
Feigin DS, Fenoglio JJ, McAllister HA, Madewell JE (1977) Pericardial cysts. A radiologic-pathologic correlation and review. Radiology 125:15–20

Feinroth MV, Goldstein EJC, Josephson A, Friedman EA (1981) Infektion complicating intrapericardial steroid instillation in uremic pericarditis. Clin Nephrol 15:331–333

Feldman WE (1979) Bacterial etiology and mortality of purulent pericarditis in pediatric patients. Am J Dis Child 133:641

Ferrans VJ, Roberts WC (1982) Pathology of pericardial effusion. In: Reddy PS, Leon DF, Shaver JA (eds) Pericardial disease. Raven, New York

Ferrans VJ, Ishihara T, Roberts WC (1982) Anatomy of the pericardium. In: Reddy PS, Leon DF, Shaver JA (eds) Pericardial disease. Raven, New York

Feteih W, Rao PS, Whisennand HH, Mardini MK, Lawrie GM (1983) Chylopericardium: New complication of Blalock-Taussig anastomosis. J Thorac Cardiovasc Surg 85:791–798

Finch MB, Boyd MW, Dinsmore W, Scott ME (1984) Cardiac involvement in rheumatoid patients before and after D-Penicillamine treatment: An echocardiographic study. Ir Med J 77:169–170

Firestein G, Hensley C, Varghese PJ (1980) Left ventricular function in presence of small pericardial effusion. Echocardiographic study. Br Heart J 43:382–387

Foster CJ (1982) Constrictive pericarditis complicating an endocardial pacemaker. Br Heart J 47:497–499

Fowler NO (1982) Constrictive pericarditis: New aspects. Am J Cardiol 50:1014–1017

Fowler NO (ed) (1985) The pericardium in health and disease. Futura, Mount Kisko, NY

Fowler NO, Manitsas GT (1973) Infectious pericarditis. Prog Cardiovasc Dis 16:323

Frame JR, Lucas SK, Pederson JA, Elkins RC (1983) Surgical treatment of pericarditis in the dialysis patient. Am J Surg 146:800–803

Frei D, Willimann P, Binswanger U (1979a) Uraemische Perikarditis. Aetiologie und Symptomatik. Dtsch Med Wochenschr 104:1660

Frei D, Willimann P, Binswanger U (1979b) Uraemische Perikarditis. Therapie und Komplikationen. Dtsch Med Wochenschr 104:1662

Friedland L, Snydman DR, Weingarden AS, Hedges TR, Brown R, Busky M (1984) Ocular and pericardial involvement in legionnaires' disease. Am J Med 77:1105–1107

Fukuhara T, Kinoshita M, Bito K, Sawamura M, Motomura M, Kawakita S, Kawanishi K (1983) Myopericarditis associated with echo virus Type 3 infection. Jpn Circ J 47:1274–1280

Fyfe DA, Hagler DJ, Puga FJ, Driscoll DJ (1984) Clinical and therapeutic aspects of haemophilus influenzae pericarditis in pediatric patients. Mayo Clin Proc 59:415–422

Gabor GE, Winsberg, F, Bloom HS (1971) Electrical and mechanical alternation in pericardial effusion. Chest 59:341–344

Garcia AA, Letona JML de, Vazquez CM, Maestu RP, Galiana JR, Alvarez RP, De la Paz MP, Pulpon LA, Garcia FD, Andrade MA (1983) Pericarditis constrictiva. Estudio de 59 casos. Rev Clin Esp 169:305–308

Garrett J, O'Neill H, Blake S (1984) Constrictive pericarditis associated with sarcoidosis. Am Heart J 107:394

Gaudelus J, Leraillez J, Dandine M, Nathanson M, Perelman R (1983) Péricardite purulente d'évolution constrictive subaiguë. Ann Pediatr (Paris) 30:15–20

Gayet C, Villard J, Andre-Fouet X, Baulieux J, Ducreux JC, Tempelhoff G, Buisson P, Vial P, Guerin JC, Pont M (1984) Superior vena caval thrombosis and recurrent pericarditis caused by a bronchogenic cyst. J Cardiovasc Surg (Torino) 25:86–89

Gehl L, Iskandrian AS, Goel I, Mintz GS, Kimbiris D, Bemis CE, Mundth ED, Segal BL (1982) Cardiac perforation with tamponade during cardiac catheterization. Cathet Cardiovasc Diagn 8:293–298

Ghahremani GG, Yaghmai I, Brooks JW, Hutton CF (1976) Pneumopericardium due to transdiaphragmatic perforation of a gastric ulcer. Am J Dig Dis 21:586–591

Gibson AT, Segal MB (1978) A study of the composition of pericardial fluid, with special reference to the probable mechanism of fluid formation. J Physiol (Lond) 277:367–377

Ginzton LE, Laks MM (1982) The differential diagnosis of acute pericarditis from the normal variant: New electrocardiographic criteria. Circulation 65:1004–1009

Goebel N, Jenni R (1983) Aneurysma des linken Vorhofs bei Perikarddefekt. J Kardiol 72:696–699

Goldberger AL, Shabetai R, Bhargava V, West BJ, Mandell AJ (1984) Nonlinear dynamics, electrical alternans, and pericardial tamponade. Am Heart J 107:1297–1299

Goldman S, Gall EP, Hager WD (1978) Rheumatoid pericarditis presenting as a mass lesion. Chest 73:550–552

Gondi B, Nanda NC (1984) Two-dimensional echocardiographic diagnosis of mediastinal hematoma causing cardiac tamponade. Am J Cardiol 53:974

Gooi HC, Smith JM (1978) Tuberculous pericarditis in Birmingham. Thorax 33:94–96

Gottdiener JS, Katin MJ, Borer JS, Bacharach SL, Green MV (1983) Late cardiac effects of therapeutic mediastinal irradiation. N Engl J Med 308:569–572

Greenall MJ, Blewitt RW, McMahon MJ (1975) Cardiac tamponade and central venous catheters. Br Med J I:595

Greenwood PV, Young DG (1984) Pericarditis resulting from infection and fistula between the left ventricle and transverse colon. Am J Med 76:953–955

Gremmel H, Löhr HH, Kaiser K, Vieten H (1979a) Offene Verletzungen und Fremdkörper des Herzens und der großen herznahen Gefäße. In: Vieten H (red. von) Röntgendiagnostik des Herzens und der Gefäße. Springer, Berlin Heidelberg New York (Handbuch der medizinischen Radiologie, Bd X/2c, S 1–179)

Gremmel H, Löhr HH, Kaiser K, Vieten H (1979b) Stumpftraumatische Schäden des Herzens und der großen herznahen Gefäße. In: Vieten H (red. von) Röntgendiagnostik des Herzens und der Gefäße. Springer, Berlin Heidelberg New York (Handbuch der medizinischen Radiologie, Bd X/2c, S 181–321)

Guberman BA, Fowler NO, Engel PJ et al (1981) Cardiac tamponade in medical patients. Circulation 64:633

Haiat R, Halphen C (1984) Silent pericardial effusion in late pregnancy: a new entity. Cardiovasc Intervent Radiol 7:267–269

Haiat R, Halphen C, Clement F, Michelon B (1981) Occult pericardial effusion in pregnancy. N Engl J Med 305:1096

Hakki AH, Iskandrian AS, Mintz GS (1982) Radionuclide ventriculographic findings in pericardial effusion. Clin Cardiol 5:455–457

Halevy A, Adam Y, Reif R, Eshchar J (1982) Perforation of right ventricle and pericard by a central venous catheter during total parenteral nutrition. J Parent Ent Nutr 6:460–461

Hamelmann H (1962) Die konstriktive Perikarditis und die Ergebnisse ihrer operativen Behandlung. Ergeb Chir Orthop 44:144

Hancock EW (1971) Subacute effusive-constrictive pericarditis. Circulation 43:183–192

Hancock EW (1982) Effusive-constrictive pericarditis. In: Reddy PS, Leon DF, Shaver JA (eds) Pericardial disease. Raven, New York

Hancock EW (1983a) Pericardial disease – differential diagnosis and management. Hosp Pract [Off] 18:101–112

Hancock EW (1983b) Heart disease after radiation. N Engl J Med 308:588

Hanley PC, Shub C, Lie JT (1984) Constrictive pericarditis associated with combined idiopathic retroperitoneal and mediastinal fibrosis. Mayo Clin Proc 5:300–304

Hansbrough JF, Narrod JA, Stiegmann GV (1982) Cardiac perforation and tamponade from a malpositioned subclavian dialysis catheter. Nephron 32:363–364

Harada K, Deki I, Okuni M (1978) Constrictive pericarditis with atrial septal defect in children. Jpn Heart J 19:531

Harbin AD, Gerson MC, O'Connell JP (1984) Simulation of acute myopericarditis by constrictive pericardial disease with endomyocardial fibrosis due to methysergide therapy. J Am Coll Cardiol 4:425

Hardisty CA, Naik DR, Munro DS (1980) Pericardial effusion in hypothyroidism. Clin Endocrinol (Oxf) 13:349

Harris JP, Nanda NC, Moxley R, Manning GA (1984) Myocardial perforation due to temporary transvenous pacing catheters in pediatric patients. Cathet Cardiovasc Diagn 10:329–333

Henry GW, Perry JR, Stiles AD, Lawson EA, Long WA (1984) Radionuclide diagnosis of cerebrospino-pericardial communication after ventriculoatrial catheter placement for hydrocephalus. Cathet Cardiovasc Diagn 10:349–352

Herrmann G, Gahl K, Simon R, Borst HG, Lichtlen PR (1983) Pericarditis constrictiva: Ergebnisse und Probleme konservativer und operativer Behandlung. Z Kardiol 72:504–513
Hertz CH, Edler J (1954) Die Registrierung von Herzwandbewegungen mit Hilfe des Ultraschallimpulsverfahrens. Acustica 6:361
Hertzeanu H, Almog C, Algom M (1983) Cardiac tamponade in Dressler's Syndrom. Cardiology 70:31–36
Heuer LJ (1979) Der besondere Fall. Perikarditis bei diabetischer Ketoazidose. Herz/Kreislauf 11:553–558
Heuser L, Tauchert M, Niehues B, Friedmann G, Behrenbeck DW (1979) Die axiale Computertomographie (CT) in der Diagnostik der Erkrankungen des Herzens und der Aorta. Dtsch Med Wochenschr 104:243–248
Higgins CB, Broderick TW, Edwards DK, Shumaker A (1979) The hemodynamic significance of massive pneumopericardium in preterm infants with respiratory distress syndrome. Pediatr Radiol 133:363
Hindermann-Fischer E, Amann FW, Jenzer HR, Blumberg A (1978) Urämische Perikarditis: Klinik, Echokardiographie, Therapie. Schweiz Med Wochenschr 108:1625–1632
Hinterauer L, Göbel N (1981) Koronarangiographische Befunde bei Pericarditis constrictiva. Fortschr Röntgenstr 135:311–315
Hinterauer L, Göbel N (1983) Pneumoperikard und Pneumoperitoneum nach aortokoronarer Bypassoperation. Fortschr Röntgenstr 138:750–751
Hinterauer L, Furger F, Steinbrunn W, Goebel N, Turina M (1982) Sinus-Valsalva-Aneurysma mit subanulärer Ruptur in den linken Ventrikel, Kompression der linken Kranzarterie und rezidivierender Perikarditis. Fortschr Röntgenstr 136:482–485
Hinterauer L, Goebel N, Kugelmeier J (1983) Ungewöhnliche radiologische Befunde bei operierter Pericarditis constrictiva. Fortschr Röntgenstr 138:147–150
Hochberg MS, Merrill WH, Gruber M, Mc Intosh CL, Henry WL, Morrow AG (1978) Delayed cardiac tamponade associated with prophylactic anticoagulation in patients undergoing coronary bypass grafting. Early diagnosis with two dimensional echocardiography. J Thorac Cardiovasc Surg 75:777
Holoshitz J, Schneider M, Yaretzky A, Bernheim J, Klajman A (1984) Listeria monocytogenes pericarditis in a chronically hemodialyzed patient. Am J Med Sci 288(1):34–37
Hölscher AH, Rahlf G, Wöltjen HH, Buchardi H (1978) Herzbeuteltamponade nach Ventrikelperforation durch zentrale Venenkatheter und Reizsonden. Anaesthesist 27:570–573
Holt JP (1970) The normal pericardium. Am J Cardiol 26:455
Holt JP, Rhode EA (1960) Pericardial and ventricular pressure. Circ Res 8:1171–1181
Holzmann M (1936) Elektrokardiographische Befunde bei Perikarditis. Helv Med Acta 3:731
Horowitz MS, Schultz CS, Stinson EB, Harrison DC, Popp RL (1974) Sensitivity and specificity of echocardiographic diagnosis of pericardial effusion. Circulation 50:239–247
Horowitz MS, Rossen R, Harrison DC (1979) Echocardiographic diagnosis of pericardial disease. Am Heart J 97:420–427
Hort W (1970) Der Herzbeutel und seine Bedeutung für das Herz. Ergeb Inn Med Kinderheilkd 29:1
Hort W, Bräun H (1961) Untersuchungen an normalen und pathologisch veränderten Herzbeuteln. Verh Dtsch Ges Pathol 45:271–275
Hort W, Bräun H (1962) Untersuchungen über Größe, Wandstärke und mikroskopischen Aufbau des Herzbeutels unter normalen und pathologischen Bedingungen. Arch Kreislaufforsch 38:1–22
Hudson REB (1982) The pathology of pericardial disease. In: Hurst JW (ed) The heart arteries and veins, 5th edn. McGraw-Hill, New York
Hurst JW (1982) The heart arteries and veins, 5th edn. McGraw-Hill, New York
Hynes JK, Tajik AJ, Osborn MJ, Orszulak TA, Seward JB (1983) Two-dimensional echocardiographic diagnosis of pericardial cyst. Mayo Clin Proc 58:60–63

Inoue H, Fujii J, Mashima S et al. (1981) Pseudo right atrial overloading pattern in complete defect of the left pericardium. J Electrocardiol 14:21
Ishihara T, Ferrans VJ, Jones M, Boyce SW, Roberts WC (1981) Structure of bovine parietal pericardium and of unimplanted Ionescu-Shiley pericardial valvular bioprostheses. J Thorac Cardiovasc Surg 81:747–757
Isner JM, Carter BL, Bankoff MS, Konstam MA, Salem DN (1982) Computed tomography in the diagnosis of pericardial heart disease. Ann Intern Med 97:473–479
Isner JM, Carter BL, Bankoff MS, Pastore JO, Ramaswamy K, McAdam KPWJ, Salem DN (1983) Differentiation of constrictive pericarditis from restrictive cardiomyopathy by computed tomographic imaging. Am Heart J 105:1019–1025
Jackson DH, Murphy GW (1976) Nonpenetrating cardiac trauma. Mod Concepts Cardiovasc Dis 45:123
Jacobson EJ, Reza MJ (1979) Constrictive pericarditis in SLE: Demonstration of immunoglobulin in the pericardium. Arthritis Rheum 21:972–974
Jamieson TW (1983) Adult Still's disease complicated by cardiac tamponade. JAMA 249:2065–2966
Janos GG, Arjunan K, Meyer RA, Engel P, Kaplan S (1983) Differentiation of constrictive pericarditis and restrictive cardiomyopathy using digitized echocardiography. J Am Coll Cardiol 1:541–549
Jaurrieta-Mas E, Rafecas A, Pallarés R, Sitges-Serra A, Sitges-Creus (1982) Successful diagnosis and treatment of cardiac perforation due to subclavian catheter during total parenteral nutrition J Parent Ent Nutr 6:157–159
Kahan A, Feldmann JL, Menkes CJ, Fontaine JL (1983) Polyarthrite juvénile compliquée de tamponade résidivante: Traitement par péricardiotomie et corticoides à forte dose. Ann Med Interne (Paris) 134:337–338
Kaiser E, Löweneck H (1981) Die Herzbeutelpunktion. MMW 123:1697–1698
Kaul U, Gupta CD, Anand IS, Bidwai PS, Wahi PL (1981) Characteristic postextrasystolic ventricular pressure response in constrictive pericarditis. Am Heart J 102:461–462
Kawai S, Okada R, Sugimoto H, Okada M, Fukuda Y (1983) An autopsied case of two-month-old infant with granulomatous pericarditis having severe vasculitis and valvulitis. Jpn Circ J 47:1325–1330
Kean BH, Breslau RC (1964) Parasites of the human heart. Grune & Stratton, New York
Kelly JK, Butt JC (1986) Fatal myxedema pericarditis in a Christian scientist. Am J Clin Pathol 86:113–116
Kerber RE, Sherman B (1975) Echocardiographic evaluation of pericardial effusion in myxedema. Incidence and biochemical and clinical correlations. Circulation 52:823
Kerber RE, Gascho JA, Litchfield R, Wolfson P, Otto D, Pandian NG (1982) Hemodynamic effects of volume expansion and Nitroprusside compared with pericardiocentesis in patients with acute cardiac tamponade. N Engl J Med 307:929–931
Kern MJ, Lorell BH, Grossman W (1982) Cardiac amyloidosis masquerading as constrictive pericarditis. Cathet Cardiovasc Diagn 8:629–635
Kern RA, Soloff LA, Snape WJ, Bello CT (1949) Pericardial effusion: A constant, early and major factor in the cardiac syndrome of hypothyroidism (Myxedema heart). Am J Med Sci 217:609–618
Khan AH (1975) Pericarditis of myocardial infarction: Review of the literature with case presentation. Am Heart J 90:788
Khan MY (1983) Subacute constrictive pericarditis from serratia marcescens bacteremia. Hum Pathol 14:1089–1091
Kindig JR, Goodman MR (1983) Clinical utility of pericardial fluid pH determination. Am J Med 75:1077–1079
King JB, Sapsford RN (1978) Acute rupture of the pericardium with delayed dislocation of the heart: A case report. Injury 9:303–306
King SB, Kutcher MA (1983) Constrictive pericarditis following cardiac surgery; a complication that does exist. Int J Cardiol 3:353–355
Kirchner SG, Heller RM, Sell SH, Altemeier WA III (1978) The radiological features of histoplasma pericarditis. Pediatr Radiol 7:7–9

Klacsman PG, Bulkley BH, Hutchins GM (1977) The changed spectrum of purulent pericarditis: An 86 year autopsy experience in 200 patients. Am J Med 63:666

Klatte EC, Yune HY (1972) Diagnose und Behandlung der Perikardzysten. Radiology 104:541–544

Kleinfeld M, Milles S, Lidsky M (1958) Mumps pericarditis: Review of the literature and report of a case. Am Heart J 55:153

Köhler E (1986) Ein- und zweidimensionale Echokardiographie. 3. Aufl. Enke, Stuttgart

Köhler E, Boldt-Gäth A, Bremer G, Goeckenjan G, Lakomek HJ (1982) Untersuchungen zur Häufigkeit abnormer kardialer Befunde bei Patienten mit Systemischem Lupus Erythematodes. Z Kardiol 71:93–101

Koshy E, Anand IS, Chugh KS, Gujral JS, Wahi PL (1982) Uraemic constrictive pericarditis with a review of literature. JAPI 30:236–238

Köster O, Lackner K, Grube E, Thurn P (1981) Computertomographische Diagnostik kardialer, perikardialer und parakardialer Raumforderungen. Z Kardiol 70:733–741

Krainin FM, Flessas AP, Spodick DH (1984) Infarction-associated pericarditis. N Engl J Med 311:1211–1214

Kramer P, Wigger W, Scheler F (1975) Management of uraemic pericarditis. Br Med J IV:564–566

Kramer P, Girndt J, Eisenhauer Th Bethge KP, Wigger W, Valentin R. (1984) Behandlung kardiovaskulärer Erkrankungen bei Dialysepatienten. Nieren Hochdruck 13:271–295

Kramer W, Cibis W, Krieger H, Wüsten B, Pralle H, Lasch HG (1984) Herzerkrankungen als Spätkomplikation nach kombinierter Polychemo- und Radiotherapie bei Morbus Hodgkin. Med Welt 35:1098–1102

Krayenbühl HP, Turina J, Forouzan A (1976) Diagnostik und Differentialdiagnose des Perikardergusses. Schweiz Med Wochenschr 106:393–400

Kriskorian JG, Hancock EW (1978) Pericardiocentesis. Am J Med 75:808–814

Kronzon I, Cohen ML, Winer HE (1983a) Contribution of echocardiography to the understanding of the pathophysiology of cardiac tamponade. J Am Coll Cardiol 4:1180–1182

Kronzon I, Cohen ML, Winer HE (1983b) Diastolic atrial compression: A sensitive echocardiographic sign of cardiac tamponade. J Am Coll Cardiol 2:770–775

Kussmaul A (1873) Über schwielige Mediastino-Perikarditis und den paradoxen Puls. Klin Wochenschr 10:433

Kutcher MA, King SB, Alimurung BN, Craver JM, Logue RB (1982) Constrictive pericarditis as a complication of cardiac surgery: Recognition of an entity. Am J Cardiol 50:742–748

Lackner K, Simon H, Thurn P (1979) Kardio-Computertomographie – neue Möglichkeiten in der radiologischen nicht invasiven Herzdiagnostik. Z Kardiol 68:667

Lackner K, Köster O, Thurn P (1982) Computertomographie des Mediastinums und des Herzens. Internist 23:57:65

Lambert AV (1940) Etiology of thin-walled thoracic cysts. J Thorac Cardivasc Surg 10:1

Larrieu AJ, Wiener I, Alexander R, Wolma FJ (1980) Pericardiodiaphragmatic hernia. Am J Surg 139:436–440

Lawson EE, Gould JB, Tarusch HW (1980) Neonatal pneumopericardium: current management. J Pediatr Surg 15:181

Lee P, Urowitz MB, Bookman AAM, Koehler BE (1977) Systemic lupus erythematosus. Q J Med 46:1–32

Le Gall G, Herne N, Marion J, Chagnon A, Flechaire A, Abgrall J (1982) Les frottements „péricardiques" de l'embolie pulmonaire. Sem Hop (Paris) 58:1480–1484

Levine HD (1973) Myocardial fibrosis in constrictive pericarditis. Electrocardiographic observations. Circulation 48:1268–1281

Lewis BS (1982) Real time two dimensional echocardiography in constrictive pericarditis. Am J Cardiol 49:1789–1793

Lieber IH, Rensimer ER, Ericsson CD, (1981) Campylobacter pericarditis in hypothyroidism. Am Heart J 102:462–463

Lillie WI, McDonald JR, Clagett OT (1950) Pericardial celomic cysts and pericardial diverticula: A concept of etiology and reports of cases. J Thorac Cardiovasc Surg 20:494

Lock JE, Bass JL, Kulik TJ, Fuhrman BP (1984) Chronic percutaneous pericardial drainage with modified pigtail catheters in children. Am J Cardiol 53:179–182

Lorell BH, Braunwald E (1984) Pericardial disease. In: Braunwald E (ed) Heart disease. Saunders, Philadelphia London Toronto, p 1470

Maisch B (1982) Immune reactions in tuberculous and chronic constrictive pericarditis. Am J Cardiol 50:1007–1013

Maisch B (1984) Humorale immunologische Effektormechanismen bei Perimyokarditis. Internist 25:155–164

Maisch B (1987) The sarcolemma as antigen in the secondary immunopathogenesis of myopericarditis. Eur Heart J 8:155–165

Mambo NC (1981) Diseases of the pericardium: Morphologic study of surgical specimens from 35 patients. Hum Pathol 12:978–987

Manyari DE, Kostuk WJ, Purves P (1983) Effect of pericardiocentesis on right and left ventricular function and volumes in pericardial effusion. Am J Cardiol 52:159–162

Markiewicz W, Monakier I, Brik A, Barouch Y, Hir J (1982) Clinic-echocardiographic correlations in pericardial effusion. Eur Heart J 3:260–266

Martin RG, Ruckdeschel JC, Chang P, Byhardt R, Bouchard J, Wernik PH (1975) Radiation-related pericarditis. Am J Cardiol 35:216–220

Martínez-Lavín M, Buendia A, Delgado E, Reyes P, Amigo MC, Sabanés J, Zghaib A, Attié F, Salinas L (1983) A familial syndrome of pericarditis, arthritis, and camptodactyly. N Engl J Med 309:224–225

Mäurer W, Rauch B, Schwarz F, Mehmel HC, Sengers J, Kübler WS (1981) Direkte Kontrastmitteldarstellung akuter und chronischer Perikardergüsse sowie des Herzbeutels. Dtsch Med Wochenschr 106:1571–1575

Mayfield W, Hurley EJ (1984) Blunt cardiac trauma. Am J Surg 148:162–167

Mayock R, Skale B, Kohler RB (1983) Legionella pneumophila pericarditis proved by culture of pericardial fluid. Am J Med 75:534:536

McDevitt DG, Glasgow JFT (1967) Lupus-like syndrome induced by procainamide. Br Med J 3:870

McWorter JE, Leroy EC (1974) Pericardial disease in scleroderma (systemic sclerosis). Am J Med 57:566–575

Meltzer P, Elkayam U, Parsons K, Gazzaniga A (1983) Esophageal-pericardial fistula presenting as pericarditis. Am Heart J 105:148

Meng RL, Strauss A, Milloy F, Kittle CF, Langston H (1979) Intrapericardial diaphragmatic hernia in adults. Ann Surg 189:359

Merkele F, Loos D, Busch U, Delius W (1980) Elektrischer Alternans bei großem Perikarderguß – Untersuchung mit ein- und zweidimensionaler Echokardiographie. Herz/Kreislauf 12:170–173

Merx W, Schweizer P, Krebs W, Effert S (1979) Verbesserte Punktionstechnik des Perikards und Quantifizierung von Perikardergüssen mittels Ultraschall. Dtsch Med Wochenschr 104:19–21

Michet CJ, Hunder GG (1984) The pericardium in rheumatic disease, Chap. 1. In: Ansell BM, Simkin PA (eds) The heart and rheumatic disease. Butterworth, London

Millard RW, Fowler NO, Gabel M (1983) Hemodynamic and regional blood flow distribution responses to Dextran, Hydralazine, Isoproterenol and Amrinone during experimental cardiac tamponade. J Am Coll Cardiol 1:1461–1470

Miller AJ, Pick R, Johnson PJ (1971) Lymphatic drainage of the heart. Am J Cardiol 26:463–466

Miller FA, Seward JB, Gersh BJ, Tajik AJ, Mucha P (1982c) Two-dimensional echocardiographic findings in cardiac trauma. Am J Cardiol 50:1022–1027

Miller JI, Mansour KA, Hatcher CR (1982b) Pericardiectomy: Current indications, concepts, and results in a university center. Ann Thorac Surg 34:40–45

Miller SW, Feldman L, Palacios I, Dinsmore RE, Newell JB, Gillam L, Weyman AE (1982a) Compression of the superior vena cava and right atrium in cardiac tamponade. Am J Cardiol 50:1287–1292

Mirada A, Rubiés-Prat J, Cerdá E, Foz M (1976) Pericarditis associated to acquired toxoplasmosis in a child. Cardiology 61:303–306

Mizuno A, Asano K (1983) Surgery for chronic pericarditis. – Thirty years' experience –. Jpn Circ J 47:1331–1333

Moncada R, Baker M, Salinas M, Demos TC, Churchill R, Love L, Reynes C, Hale D, Cardoso M, Pifarre R, Gunnar RM (1982) Diagnostic role of computed tomography in pericardial heart disease: Congenital defects, thickening, neoplasm, and effusions. Am Heart J 103:263–282

Mordowicz M, Brussieux J, Bonnette J, Boisivon A (1982) Les péricardites au cours des méningites a méningocoques. Sem Hop (Paris) 58:53–58

Morgan RJ, Stephenson LW, Woolf PK, Edie RN, Edmunds LH (1983) Surgical treatment of purulent pericarditis in children. J Thorac Cardiovasc Surg 85:527–531

Morris AL (1982) Pericarditis and impending rupture of aneurysms of the ascending aorta. CMAJ 126:1190

Nasser WK (1982) Congenital diseases of the pericardium. In: Reddy PS, Leon DF, Shaver JA (eds) Pericardial disease. Raven, New York

Nasser WK (1985) Congenital defects of the pericardium. In: Fowler NO (ed) The pericardium in health and disease. Futura, Mount Kisco, NY

Nasser WK, Helmen C, Tavel ME et al. (1970) Congenital absence of the left pericardium: Clinical, electrocardiographic, radiographic, hemodynamic, and angiographic findings in six cases. Circulation 41:469

Netz H, Hagel KJ, Rautenburg HW (1978) Entzündlche Perikardergüsse im Kindesalter. Med Welt 29:873–875

Nicolaou N, Katz G, Conlan AA (1984) Gastropericardial fistula presenting as acute cardiac tamponade. S Afr Med J 65:51–52

Nicolosi GL, Borgioni L, Alberti E, Burelli C, Maffesanti M, Mariono P, Slavich G, Zanittini D (1982) M-Mode and two-dimensional echocardiography in congenital absence of the pericardium. Chest 81:610–613

Nishimura RA, Connolly DC, Parkin TW, Stanson AW (1985) Constrictive pericarditis: Assessment of current diagnostic procedures. Mayo Clin Proc 60:397–401

Oetgen WJ, Mutter ML, Lawless OJ, Davida JE (1983) Cardiac abnormalities in mixed connective tissue disease. Chest 82:185–188

Ofori-Krakye SK, Tyberg TI, Geha AS et al. (1981) Late cardiac tamponade after open heart surgery: incidence, role of anticoagulants in its pathogenesis and its relationship to the postpericardiotomy syndrome. Circulation 63:1323–1328

O'Keeffe D, McCarthy P, O'Regan P (1984) Computed tomography in constrictive pericarditis. Ir Med J 77:172–174

Pace NL de, Nestico PF, Schwartz AB, Mintz GS, Schwartz JS, Kotler MN, Swartz C (1984) Predicting success of intensive dialysis in the treatment of uremic pericarditis. Am J Med 76:38–46

Pandian NG, Skorton DJ, Kieso RA, Kerber RE (1984) Diagnosis of constrictive pericarditis by two-dimensional echocardiography: Studies in a new experimental model and in patients. J Am Coll Cardiol 4:1164–1173

Paolillo V, Viglione G, Baduini G, Dor V, Angelino PF (1983) Chronic intrapericardial bleeding from a left ventricular aneurysm. Eur Heart J 4:747–748

Parving HH, Hansen JM, Nielsen SL, Rossing N, Munck O, Lassen A (1979) Mechanisms of edema formation in myxedema – increased protein extravasation and relatively slow lymphatic drainage. N Engl J Med 301:460

Patel BK, Markivee CR, George EA (1983) Pericardial cyst simulating intracardiac mass. AJR 141:292–294

Patwardhan RV, Heilpern RJ, Brewster AC, Darrah JJ (1983) Pleuropericarditis: An extraintestinal complication of inflammatory bowel disease. Arch Intern Med 143:94–96

Pearl W (1982) Pericarditis in juvenile rheumatoid arthritis. Pediatrics 70:154–155

Peheentupa J, Autio S, Leisti S, Raitta C, Tuuteri L (1973) Mulibrey nanism and autosomal recessive syndrome with pericardial constriction. Lancet II:351

Persigehl M, Erbel R (1981) Die angeborene linkssseitige Perikardaplasie. Fortschr Röntgenstr 135:541–547

Pezzano A, Belloni A, Faletra F, Binaghi G, Colli A, Rovelli F (1983) Value of two-dimensional echocardiography in the diagnosis of pericardial cysts. Eur Heart J 4:238–246

Picardi JL, Kauffman CA, Schwarz J, et al. (1976) Pericarditis caused by histoplasma capsulatum. Am J Cardiol 37:82

Pickens PV, Rosenshein M (1981) Histiocytosis X with pericardial effusion. JAMA 246:1810–1811

Pittman DL (1982) Histiocytosis X with pericardial effusion: Diagnosis questioned. JAMA 247:2660–2661

Pollak H, Arnolder O (1984) Iatrogenes Pneumoperikard nach subxiphoidaler Perikardektomie. Intensivmed 21:285–287

Poulias GE, Raftopoulos J, Polemis L, Skoutas B, Katsouli R (1982) Total thoracic ectopia cordis with complete absence of sternum and pericardium and double diverticulum. J Cardiovasc Surg (Torino) 23:75–78

Price EC, Dennis EW (1969) Electrical alternans: its mechanism demonstrated. Circulation (Suppl III) 39:165

Przybojewski JZ (1981) Rheumatic constrictive pericarditis. A case report and review of the literature. S Afr Med J 59:682

Puvaneswary M, Singham KT, Singh J (1982) Constrictive pericarditis: Clinical, hemodynamic and radiological correlation. Australas Radiol 26:53–59

Rankin RN, Raval B, Finley R (1980) Primary chylopericardium: combined lymphangiographic and CT diagnosis. J Comput Assist Tomogr 4:869

Rao VS, Rajashekaraiah KR, Rice T et al. (1980) Primary meningococcal pericarditis. South Med J 73:1276–1278

Reddy PS, Curtiss EL, O'Toole JD, Shaver JA (1978) Cardiac tamponade: Hemodynamic observations in man. Circulation 58:265–272

Reddy PS, Leon DF, Shaver JA (eds) (1982) Pericardial disease. Raven, New York

Reid CL, Chandraratna PAN, Kawanashi D, et al. (1983) Echocardiographic detection of pneumomediastinum and pneumopericardium: The air gap sign. J Am Coll Cardiol 1:916

Ribeiro P, Sapsford R, Evans T, Parcharidis G (1984) Constrictive pericarditis as a complication of coronary artery bypass surgery. Br Heart J 51:205–210

Ribeiro P, Shapiro L, Nihoyannopoulos P, Gonzales A, Oakley CM (1985) Pericarditis in infective endocarditis. Eur Heart J 6:975–978

Rifkin RD, Isner JM, Carter BL, Bankoff MS (1984) Combined posteroanterior subepicardial faat simulating the echocardiographic diagnosis of pericardial effusion. JACC 3:1333–1339

Robbins MA, Pizzarello RA, Stechel RP, Chiaramida SA, Gulotta SJ (1983) Resting and exercise hemodynamics in constrictive pericarditis and a case of cardiac amyloidosis mimicking constriction. Cathet Cardiovasc Diagn 9:463–471

Roberts WC, Ferrans VJ (1982) A Survey of the causes and consequences of pericardial heart disease. In: Reddy PS, Leon DF, Shaver JA (eds) Pericardial disease. Raven, New York

Roberts WC, Spray TL (1976) Pericardial heart disease: a study of its causes, consequences and morphologic features. Cardiovasc Clin 7:11–65

Robertson JM, Mulder DG (1984) Pericardiectomy: A changing scene. Am J Surg 148:86–92

Rodgers BM, Moulder PV, Delaney A (1979) Thoracoscopy: New method of early diagnosis of cardiac herniation. J Thorac Cardiovasc Surg 78:623

Rose DM, Colvin SP, Danilowicz D, Isom OW (1982) Cardiac tamponade secondary to chylopericardium following cardiac surgery. Case report and review of the literature. Ann Thorac Surg 34:333–334

Rowland TW, Twible EA, Nordwood WI et al. (1982) Partial absence of the left pericardium: diagnosis by two-dimensional echocardiography. Am J Dis Child 136:628

Roy VC, Unnitan RR, Bahuleyan CG (1986) Echocardiographic evaluation of pericardial effusion in hypothyroidism: incidence, biochemical and therapeutic correlations. J Assoc Physicians India 34:111–113

Ruckdeschel JC, Chang P, Martin RG, Byhardt RW, O'Connell MJ, Sutherland JC, Wiernik PH (1975) Radiation-related pericardial effusions in patients with Hodgkin's disease. Medicine (Baltimore) 54:245–259

Rutenberg HL (1971) Pericarditis associated with other systemic disorders. In: Cortes FM (ed) The pericardium and its disorders. Thomas, Springfield/IL, p 173

Ruys F, Paulus W, Stevens C, Brusaert D (1983) Expansion of the left atrial appendage is a distinctive cross-sectional echocardiographic feature of congenital defect of the pericardium. Eur Heart J 4:738–741

Sagristá-Sauleda J, Permanyer-Miralda G, Juste-Sánchez C, De Buen-Sánchez ML de, Pujadas-Capmany R, Arcalis-Arce L, Soler-Soler J (1982) Huge chronic pericardial effusion caused by toxoplasma gondii. Circulation 66:895–897

Saint Pierre A, Froement R (1970) Absences totales et partielles du pericarde. Arch Mal Coeur 63:638

Saito R, Hotta F (1980) Congenital pericardial defect associated with cardiac incarceration: case report. Am Heart J 100:866–870

Sallam AI, Khan NA, Yousof AM (1982) Congenital pericardial defect associated with atrial and ventricular septal defects. J Cardiovasc Surg 23:509–511

Savran SV, Ratshin RA, Shirley HJ et al. (1975) Idiopathic chylopericardium. Ann Intern Med 82:663

Schiller NB, Botwinick EH (1977) Right ventricular compression as a sign of cardiac tamponade: An analysis of echocardiographic ventricular dimensions and their clinical implications. Circulation 56:774–779

Schlosser V, Spillner G, Urbanyi B (1981) Schußverletzungen des cardiovasculären Systems. Angiologica 3:299–304

Schnittger I, Bowden RE, Abrams, Popp RL (1978) Echocardiography: Pericardial thickening and constrictive pericarditis. Am J Cardiol 42:388–395

Schölmerich J, Guzmann J, Costabel U, Adler CF, Gerok W (1982) Hämatoperikard mit Perikardtamponade infolge Ventrikelwandverletzung durch zentralen Venenkatheter. Inn Med 9:232–235

Schölmerich P (1960) Erkrankungen des Perikard. In: von Bergman G, Frey W, Schwiegk H (Hrsg) Handbuch der Inneren Medizin, 4. Aufl. Bd IX/2, S 1035–1177. Springer, Berlin Göttingen Heidelberg

Schölmerich P (1981) Erkrankungen des Perikards. In: Krayenbühl HP, Kübler W (Hrsg) Kardiologie in Klinik und Praxis. Thieme, Stuttgart New York

Schölmerich P, Theile U (1984) Perikarderkrankungen. In: Hornbostel H, Kaufmann W, Siegenthaler E (Hrsg) Innere Medizin in Praxis und Klinik, 3. Aufl. Thieme, Stuttgart New York

Schollmeyer P (1982) Perikarditis. In: Rosskamm H, Reindell H (Hrsg) Herzkrankheiten, 2. Aufl. Springer, Berlin Heidelberg New York

Schönwetter AH, Silber EN (1965) Penicillin hypersensitivity, acute pericarditis, and eosinophilia. JAMA 191:672

Schuhfried G (1979) Pneumopericardium in newborns during artificial ventilation. Paediatr Paedol 14:135

Schumacher KA (1979) Pneumoperikard und Kontrastmittelfüllung des Herzbeutels nach Ösophagoantrostomie. Fortschr Röntgenstr 130:370

Schurtz C, Lesbre JP, Kalisa A, Funck F, Simony J, Schmit JL, Andréjak MT (1982) Apport de l'echocardiographie dans les épanchements péricardiques et les tamponades. Nouv Presse Med 13:933–936

Schweizer P (1985) Herztumoren I: Grube E (Hrsg) 2-dimensionale Echokardiographie. Thieme, Stuttgart New York, S 253

Scully RE, Mark EJ, McNeely BU (1984) Weekly clinicopathological exercises. Case 27–1984. N Engl J Med 311:39–46

Settle HP, Adolph RJ, Fowler NO et al. (1977) Echocardiographic study of cardiac tamponade. Circulation 56:951

Settle HR, Engel PJ, Fowler NO et al. (1980) Echocardiographic study of the paradoxical arterial pulse in chronic obstructive lung disease. Circulation 62:1298
Shabetai R (1981) The pericardium. Grune & Stratton, New York
Shabetai R (1982) The pathophysiology of pulsus paradoxus in cardiac tamponade. In: Reddy PS, Leon FD, Shaver JA (eds) Pericardial disease. Raven, New York
Shabetai R (1985) Function of the pericardium. In: Fowler NO (ed) Pericardium in health and disease. Futura, Mount Kisco, NY
Shabetai R, Mangiardi L, Bhargava V, Ross J jr, Higgins CB (1979) The pericardium and cardiac function. Prog Cardiovasc Diss 22:107–134
Shah PM (1982) Echocardiography in pericardial diseases. In: Reddy PS, Leon FD, Shaver JA (eds) Pericardial disease. Raven, New York
Shapiro I, Buckingham RB (1981) Septic rheumatoid pericarditis complicating Felty's syndrome. Arthritis Rheum 24:1435
Shawl FA, Chun PKC (1982) Pneumopericardial tamponade postcoronary artery bypass sternal dehiscence. Am Heart J 104:160–163
Sheikhzadeh A, Ghabussi P, Safidpar M, Nazarian I (1981) Pericarditis constrictiva. Klinische, hämodynamische Befunde und operative Resultate. Herz/Kreislauf 13:107–112
Sherry DD, Patterson MWH, Petty RE (1982) The use of indomethacin in the treatment of pericarditis in childhood. J Pediatr 100:995
Siina A, Yaginuma T, Kando K, Kawai H, Hosada S (1979) Echocardiographic evaluation of impending cardiac tamponade. J Cardiol 9:55–563
Silverberg S, Oreopoulos DG, Wise DJ, Uden DE, Meindok H, Jones M, Rapoport A, Veber Ga de (1977) Pericarditis in patients undergoing long-term hemodialysis and peritoneal dialysis. Am J Med 63:874
Silverman ME (1982) Causes of pericarditis: visual clues. J Cardiovasc Med 7:1258–1261
Silverman PM, Harell GS, Korobkin M (1983) Computed tomography of the abnormal pericardium. AJR 140:1125–1129
Singh S, Wann LS, Schuchard GH, Klopfenstein HS, Leimgruber PP, Keelan MH, Brooks HL (1984) Right ventricular and right atrial collapse in patients with cardiac tamponade – a combined echocardiographic and hemodynamic study. Circulation 70:966–971
Sink JD, Spray TL, Rankin JS (1982) Hemophilus influenzae pericarditis. Clin Cardiol 5:547–549
Skinner JR, Toon RS, Kongtahworn C, Phillips SJ, Zeff RH (1984) Inflammatory epicardial reaction to processed bovine pericardium: Case report, J Thorac Cardiovasc Surg 88:789–791
Smith JW, Clemets P, Levisman J, Furst D, Foss M (1979) Echocardiographic features of progressive systemic sclerosis. Am J Med 66:28
Smith MD, Roberts-Thomson PJ, Geddes R (1984) Life threatening cardiac tamponade complicating a case of seronegative rheumatoid arthritis. Aust NZ J Med 14:56–58
Smolar EN, Rubin JE, Avramides A, Carter AC (1976) Cardiac tamponade in primary myxedema and review of literature. Am J Med Sci 272:345
Soto B, Shin MS, Arciniegas J, Ceballos R (1984) The septal arteries in the differential diagnosis of constrictive pericarditis. Am Heart J 108:332–336
Spector D, Alfred H, Siedlecki M, Briefel G (1983) A controlled study of the effect of indomethacin in uremic pericarditis. Kidney Int 24:663–669
Spitz HB, Holmes JC (1972) Right atrial contour in cardiac tamponade. Radiology 103:69
Spodick DH (1959) Acute pericarditis. Grune & Stratton, New York, p 79
Spodick D (1962) Electric alternation of the heart. Its relation to the kinetics and physiology on the heart during cardiac tamponade. Am J Cardiol 10:155–165
Spodick DH (1967) Acute cardiac tamponade: Pathologic physiology, diagnosis and management. Prog Cardiovasc Dis 10:64
Spodick DH (1973) Diagnostic electrocardiographic sequences in acute pericarditis. Significance of PR segment and PR vector changes. Circulation 48:575
Spodick DH (1975) Pericardial rub. Prospective, multiple observer investigation of pericardial friction in 100 patients. Am J Cardiol 35:357–362
Spodick DH (1981a) Perikarditis und Perikarderguß I. Tempo Medical 9 (18):46–48

Spodick DH (1981 b) Pericarditis und Perikarderguß II. Tempo Medical 9 (19):48–52
Spodick DH (1982) Infective pericarditis: Etiologic and clinical spectra. In: Reddy PS, Leon FD, Shaver JA (eds) Pericardial disease. Raven, New York
Spodick DH (1983a) Cardiac tamponade: a physiologic approach to diagnosis and treatment. J Cardiovasc Med 12:1085–1097
Spodick DH (1983 b) The normal and diseased pericardium: current concepts of pericardial physiology, diagnosis and treatment. J Am Coll Cardiol 1:240–250
Spodick DH (1984) Frequency of arrhythmias in acute pericarditis determined by Holter monitoring. Am J Cardiol 53:842–845
Spodick DH (1985) Electrocardiographic changes in acute pericarditis. In: Fowler NO (ed) The pericardium in health and disease. Futura, Mount Kisco, NY
Spodick DH, Paladino DM (1983) Exaggerated respiratory variation in left ventricular ejection time during lax pericardial effusion. Cardiology 70:1–5
Spodick DH, Paladino D, Flessas AP (1983) Respiratory effects on systolic time intervals during pericardial effusion. Am J Cardiol 51:1033–1935
Spooner EW, Duhns LR, Stern AM (1977) Diagnosis of pericardial effusion in children. A new radiographic sign. Am J Röntgenol 128:23–254
Stanley RJ, Subramanian R, Lie JT (1980) Cholesterol pericarditis terminating as constrictive pericarditis. Follow-up study of patient with 40 year history of disease. Am J Cardiol 46:511–514
Staubesand J (1963) Zur Histophysiologie des Herzbeutels. II. Mitteilung. Elektronenmikroskopische Untersuchungen über die Passage von Metallsolen durch mesotheliale Membranen. Z Zellforsch Mikrosk Anat 58:915–952
Staubesand J, Schmidt W (1960) Zur Histophysiologie des Herzbeutels. I. Mitteilung. Elektronenmikroskopische Beobachtungen an den Deckzellen des Peri- und Epikards. Z Zellforsch Mikrosk Anat 53:55–68
Stevenson LW, Child JS, Laks H, Kern L (1984) Incidence and significance of early pericardial effusions after cardiac surgery. Am J Cardiol 54:848–851
Steward JR, Gott VL (1983) The use of Seldinger wire technique for pericardiocentesis following cardiac surgery. Ann Thorac Surg 35:467–468
Stiegler H, Stelter WJ, Hahn D (1983) Eitrige Mediastinitis nach Zahnextraktion mit sympathischem Perikarderguß. Chirurg 54:617–620
Strauss JH, Eger H, Schmidt H, Kirchner K, Oehm CH (1983) Die durchleuchtungsgezielte perkutane Drainage von Perikardergüssen. Dtsch Gesundheitswes 38:1839–1842
Streifler J, Dux S, Garty M, Brosenfeld J (1981) Recurrent pericarditis: a rare complication of influenza vaccination. Br Med J [Clin Res] 283:526–527
Sugg WL, Rea WJ, Ecker RR et al. (1968) Penetrating wounds of the heart: an analysis of 459 cases. J Thorax Cardiocasc Surg 56:531
Sullam PM, Falk RH (1983) Cardiac tamponade with refeeding in malnutrition. Am Heart J 106:422–423
Swartz D, Livingston C, Tio F, Mack J, Trinkle JK Grover FL (1984) Intrapericardial diaphragmatic hernia after subxiphoid epicardial pacemaker insertion. J Thorac Cardiovasc Surg 88:631–637
Symbas PN, Ware RE (1973) Syndrome of defects of thoraco-abdominal wall, diaphragm, pericardium and heart: One-stage surgical repair and analysis of syndrome. J Thorac Cardiovasc Surg 65:914
Symbas PN, Harlaftis N, Waldo WJ (1976) Penetrating cardiac wounds: A comparison of different therapeutic methods. Ann Surg 183:377–381
Tajiri J, Morita M, Higashi K, Fujii H, Nakamura N, Sato T (1985) The cause of low voltage QRS complex in primary hypothyroidism. Pericardial effusion or thyroid hormone deficiency. Jpn Heart J 26:539–547
Talsma M, Vegting M, Hess J (1984) Generalised Coxsackie A9 infection with pericarditis. Br Heart J 52:683–685
Tei C, Child JS, Tanaka H et al. (1983) Atrial systolic notch on the interventricular septal echogram: An echocardiographic sign of constrictive pericarditis. J Am Coll Cardiol 1:907

Terho EO, Valta R, Tukiainen H et al. (1970) Myopericarditis associated with farmer's lung. Br Med J 197:335

Theologides A, Kennedy BH (1969) Toxoplasmic Myocarditis and pericarditis. Am J Med 47:169–174

Theuring F, Kehrbein RM, Barnbeck F, Peter KH (1982) Seltene Herzverletzung durch einen zentralen Venenkatheter. Dtsch Gesundhwes 37:39–40

Thijs JC, Bronsveld W (1982) Purulente pericarditis. Ned Tijdschr Geneeskd 22:10002–1006

Thomas CS jr, McGoon DC (1971) Isolated massive chylopericardium following cardiopulmonary bypass. J Thorac Cardiovasc Surg 61:945–948

Thompson ME, Kaushik M, Sharma JK, Reddy PS, Leb DE, Rault R (1982) Uremic pericarditis. In: Reddy PS, Leon FD, Shaver JA (eds) Pericardial disease. Raven, New York

Toledo TM, Moore WI, Nash DA, North RL (1972) Spontaneous pneumopericardium in acute asthma: Case report and review of the literature. Chest 62:118

Tourniaire J, Sassolas G, Touboul P, Lejeune H, Berger M (1983) Tamponade par péricardite subaiguë au cours de la maladie de Basedow. Presse Med (Paris) 12:1989–1990

Trappe HJ, Herrmann G, Daniel WG, Lichtlen PR (1986) Echokardiographischer Nachweis einer eingeschränkten linksventrikulären diastolischen Hinterwandbewegung bei Patienten mit Pericarditis constrictiva – Häufigkeit und Korrelation zu Hämodynamik und klinischem Verlauf. Z Kardiol 75:12–18

Tyberg TI, Goodyer AVN, Langou RA (1980) Genesis of pericardial knock in constrictive pericarditis. Am J Cardiol 46:570–575

Uren RF, McLaughlin AF, Cormack J (1969) Cardiac tamponade. Accurate diagnosis by radionuclide angiography. Aust NZ J Med 10:414

Valkenborgh P, Dequeker J, Gielen F, Geest H de (1976) Arthritis and heart lesions, a study of 25 cases with pericarditis or valvular lesions associated to inflammatory joint disease. Acta Cardiol 31:269–276

van der Meer J, Vellenga E, van der Wall E (1983) Mycoplasma pneumoniae als mogelijke oorzaak van pericarditis. Ned Tijdschr Geneeskd 127:1085–1087

van der Putte CJ (1976) Radiation pericarditis and myocardial fibrosis. Eur J Cardiol 4:213–218

Vandyke WH, Cure J, Chakko CS, Gheorghiade M (1983) Pulmonary edema after pericardiocentesis for cardiac tamponade. N Engl J Med 309:595–596

Verkleeren JL, Glover MU, Bloor C, Joswig BC (1983) Cardiac tamponade secondary to sarcoidosis. Am Heart J 106:601–603

Virmani R, Chun PKC, Dunn BE, Hartmen D, McAllister HA (1984) Eosinophilic constrictive pericarditis. Am Heart J 107:803–807

Volhard F, Schmieden V (1923) Über Erkennung und Behandlung der Umklammerung des Herzens durch schwielige Perikarditis. Klin Wochenschr 14:5

Voorhess ML, Husson GS, Blackman MS (1976) Growth failure with pericardial constriction. The syndrom of mulibrey nanism. Am J Dis Child 130:1146

Wahr DW, Schiller NB (1982) Evaluating myopericardial disease with echocardiography. J Cardiovasc Med 7:799–812

Walsh TJ, Bulkley B (1982) Aspergillus pericarditis: Clinical and pathologic features in the immunocompromised patient. Cancer 49:48–54

Wayne VS, Bishop RL, Spodick DH (1984) Dynamic effects of pericardial effusion without tamponade. Respiratory responsis in the absence of pulsus paradoxus. Br Heart J 51:202–204

Webb DB, Whale RJ (1982) Pleuropericardial effusion associated with minoxidil administration. Postgrad Med J 58:319–320

Wehr M (1981) Späte, serös-konstriktive chronische Perikarditis nach Strahlentherapie bei Morbus Hodgkin. Internist 22:749–753

Wehr M, Rosskopf BG, Schwenk D, Prignitz R (1983) Strahleninduzierte Perikarditis bei Patientinnen mit linksseitigem Mammakarzinom. Herz/Kreislauf 7:333–337

Wei JY, Taylor GJ, Aschuff SC (1978) Recurrent cardiac tamponade and large pericardial effusions: Management with an indwelling pericardial catheter. Am J Cardiol 42:281–282

Weir EK, Joffe HS (1977) Purulent pericarditis in children: An analysis of 28 cases. Thorax 32:438–443
Weiss JM, Spodick DH (1983) Association of left pleural effusion with pericardial disease. N Engl J Med 308:696
Westaby S (1977) Pneumopericardium and tension pneumopericardium after closed-chest injury. Thorax 32:91
Wester HA (1984) Zur Diagnostik von Perikarderkrankungen. Herz/Kreislauf 12:614–619
Westerhof DW, van der Putte CJ (1976) Radiation pericarditis and myocardial fibrosis. Eur J Cardiol 4:213–218
Wheat LJ, Stein L, Corya BC, Wass JL, Norton JA, Grider K, Slama TG, French ML, Kohler RB (1983) Pericarditis as manifestation of histoplasmosis during two large urban outbreaks. Medicine (Baltimore) 62:110–119
Williams IM, Hetzel MR (1978) Tuberculous pericarditis in south west London: An increasing problem. Thorax 33:816
Windsor HM, O'Rourke MF, Feneley MP (1984) Subacute heart rupture and hemopericardium following acute myocardial infarction: Report of succesful treatment and ten year follow-up. Aust NZ J Med 14:47–49
Winer HE, Kronzon I (1979) Absence of paradoxical pulse in patients with cardiac tamponade and atrial septal defects. Am J Cardiol 44:378
Winfield CR, Joseph SP (1980) Herpes zoster pericarditis. Br Heart J 43:597
Wong B, Murphy J, Chang JC et al. (1979) The risk of pericardiocentesis. Am J Cardiol 44:1110
Yancey CL, Doughty RA, Cohlan BA, Athreya BH (1981) Pericarditis and cardiac tamponade in juvenile rheumatoid arthritis. Pediatrics 68:369–373
Young EJ, Vainrub B, Musher DM (1978) Pericarditis due to histoplasmosis. JAMA 240:1750
Zaruba K, Rohacek M, Grauer W (1982) Flüssigkeitsretention mit Perikarderguß unter Behandlung mit Monoxidil. Dtsch Med Wochenschr 107:984–986

X. Herztumoren

F. KAINDL und H. ZILCHER

Mit 13 Abbildungen

A. Einleitung (geschichtlicher Überblick)

Obwohl die erste Beschreibung eines kardialen Tumors bereits auf das Jahr 1559 zurückgeht (COLUMBUS 1562), gelang die erste intravitale Diagnose eines primären kardialen Tumors, nämlich eines primären Sarkoms, erst im Jahre 1934 (BARNES et al. 1934). Die erste erfolgreiche Operation eines perikardialen Teratoms erfolgte im Jahre 1942. Begreiflicherweise waren die ersten chirurgischen Resektionsversuche auf Tumoren am Perikard bzw. an der epikardialen Oberfläche des Herzens beschränkt. Die erste Resektion eines eigentlich kardialen Tumors gelang MAURER (1952). Die erste präzise Diagnose eines im linken Vorhof gelegenen Myxoms mit Hilfe der Angiographie erfolgte 1952 durch GOLDBERG et al. (1952); dieses wurde 1954 durch CRAFOORD (1955) unter erstmaliger Anwendung eines kardiopulmonalen Bypasses erfolgreich reseziert. Als wichtigste nicht-invasive diagnostische Möglichkeit ist die Echokardiographie zu nennen, die erstmals 1959 zur Diagnose kardialer Tumoren durch EFFERT u. DOMANIG (1959) eingesetzt wurde. Eine breite Anwendung dieser Methode erfolgte durch SCHATTENBERG (1968). Dazu kam als weitere nicht invasive diagnostische Möglichkeit 1977 die Radionuklidventrikulographie (TAROLO et al. 1982), die Computertomographie (LACKNER et al. 1982a, b) und jüngst die Kernspinverfahren (TSCHOLAKOFF 1986; GRÖTZ et al. 1986).

B. Epidemiologie (Häufigkeit primärer und sekundärer Herztumoren) (McALLISTER u. FENOGLIO 1977; HALL u. COOLEY 1986)

Primäre kardiale Tumoren sind extrem selten: Bisher wurden in der Weltliteratur etwa 1000 Fälle primärer kardialer Tumoren beschrieben, davon bis zum Jahre 1968 700. In größeren Obduktionsserien wird die Häufigkeit primärer kardialer

---

Für die große Hilfe bei der Erstellung und Überarbeitung des Manuskriptes und der Abbildungen sind wir Herrn Dr. TIBOR DOUGLAS zu großem Dank verpflichtet. Außerdem gilt unser Dank Herrn Hofrat Dr. KARL PORTELE, dem Vorstand des Pathologisch-anatomischen Bundesmuseums, der uns den Zugang zu den einschlägigen Präparaten ermöglicht hat.

Tumoren mit 0,0017% (STRAUS u. MERLISS 1945, zwischen 1938 und 1942 unter 489 331 Autopsien), mit 0,03% (BENJAMIN 1939, unter 40 000 Autopsien) und 0,28% (FINE 1968; HEATH 1968) angegeben.

Bei *primären* kardialen Tumoren handelt es sich überwiegend um *benigne* Tumoren (75%). 25% aller kardialen Tumoren und 40% aller benignen kardialen Tumoren sind Myxome (MCALLISTER u. FENOGLIO 1977). Im Alter überwiegen Myxome mit einer Häufigkeit von 50%. Bei Kleinkindern unter einem Jahr sind 50–60% Rhabdomyome (MCALLISTER u. FENOGLIO 1977). Bei Kindern zwischen 1–15 Jahren lautet die Reihenfolge der Häufigkeit benigner kardialer Tumoren Myxome, Rhabdomyome und Fibrome (MCALLISTER u. FENOGLIO 1977).

Primäre maligne kardiale Tumoren sind seltener: Sie stellen insgesamt etwa 25% der primären kardialen Tumoren dar. Im Kindesalter sind es weniger als 10%. Unter den malignen Tumoren sind 30% Angiosarkome, 20% Rhabdomyosarkome, 15% Mesotheliome sowie 10% Fibrosarkome (MCALLISTER u. FENOGLIO 1977; FYKE III et al. 1985; HALL u. COOLEY 1986).

Im Gegensatz zu den primären kardialen Tumoren sind sekundäre (metastatische) kardiale Tumoren etwa 20–30mal häufiger (MCALLISTER u. FENOGLIO 1977; KOCHSIEK 1981; FIALA u. SCHNEIDER 1982).

C. Zur Pathogenese primärer kardialer Tumoren

Für die Entstehung primärer kardialer Tumoren sind die nachfolgend beschriebenen allgemeinen Prinzipien bestimmend, ohne daß daraus bereits für den Einzelfall gültige, konkrete Ursachen ableitbar sind.

Bei den benignen Tumoren handelt es sich um einen lokalen Wachstumsüberschuß infolge einer Entkoppelung zwischen Funktion und Wachstum. Die Ursachen dieser Entkoppelung sind nur teilweise bekannt: z. B. gibt es tumorinduzierende Viren, welche gleichzeitig mit der intrazellulären Virusvermehrung ein gesteigertes Zellwachstum auslösen. Das gesteigerte Zellwachstum kann über eine Hyperplasie (noch keine Entkoppelung zwischen Funktion und Wachstum) zu der Tumorbildung führen. Auch chemische Reize können eine Wachstumssteigerung und damit Hyperplasie und Entstehung benigner Tumoren bewirken; das Vorhandensein bestimmter Gewebsantigene (HLA-Antigene) spielt dabei mitunter eine Rolle, doch sind unsere Kenntnisse hierüber noch sehr lückenhaft (was im wesentlichen darauf beruht, daß gegenwärtig hierüber nur retrospektive Studien bestehen).

Nicht zu den eigentlichen Tumoren zählen Hamartome und Teratome. Hamartome sind Störungen des Gewebsaufbaues in einem beschränkten Gebiet, welche schon von Geburt an vorhanden sind oder kurz nach der Geburt entstehen. Sie wachsen mit dem Träger, und das Wachstum sistiert, wenn das Wachstum des Organismus aufhört. Das Wachstum geht hier nicht über definierbare Grenzen hinaus. Sie stehen an der Grenze zu den eigentlichen Neoplasmen, manche können sich auch später in echte Neoplasmen umwandeln. Bei den Teratomen handelt es sich um versprengte Überreste embryonalen Gewebes, welche stets aus

Anteilen aller 3 Keimblätter bestehen. Auch hier ist ein Übergang in eigentliche Neoplasmen – sogar eine maligne Transformation einzelner Anteile – möglich.

Maligne Tumoren entstehen infolge einer Transformation des genetischen Apparates der Zelle im Sinne einer Mutation. Daraus folgen die Kennzeichen der Malignität der betroffenen Zellen, nämlich Verlust der Kontakthemmung, ungebremste Zellproliferation, Infiltration und Destruktion des umliegenden Gewebes, auch Ablösung von Tumorzellen mit Invasion von Blut- und Lymphgefäßen und Fernabsiedelung (Bildung von Metastasen). Auch bei der malignen Transformation sind verschiedenste Faktoren (Karzinogene) wirksam. Die Möglichkeit einer malignen Transformation steht in Relation zu der Teilungsrate (mitotische Aktivität) der betroffenen Zellen. Die mitotische Aktivität von Herzmuskelzellen ist allerdings gering, daher das Überwiegen benigner primärer kardialer Tumoren. Chronische Irritation (viele Karzinogene wirken im Sinne einer chronischen Irritation) stimulieren die Zellteilung und begünstigen daher eine maligne Transformation.

Strittig allerdings ist die Pathogenese des Myxoms. SALYER et al. (1975) vertreten die Annahme, daß das Myxom aus der Organisation eines am Endokard haftenden Thrombus (bei gleichzeitiger Endokarditis an der Haftstelle des Thrombus) heraus entstünde. Diese Annahme sehen SALYER et al. durch den histologischen Aufbau des Myxoms gerechtfertigt: An der Basis des Myxoms findet sich eine stark vaskularisierte und darüber eine zellfreie Schicht, welche nur Grundsubstanz (saure Mukopolysaccharide) enthält. Zuoberst befinden sich Zellen mesenchymaler Abkunft, welche als multipotentielle Zellen in den Thrombus einwandern und die Grundsubstanz abgeben. Sie sind von mehreren Schichten von Endothelzellen bedeckt, welche vor allem in der Umgebung des Foramen ovale, von wo die meisten Myxome ausgehen, in Überzahl vorhanden sind. Diese Zellen bilden sozusagen das Reservoir für die Entstehung eines Myxomes. Nach den Vorstellungen von SALYER et al. (1975) kommt es vom basalen, vaskularisierten Granulationsgewebe her zu einem Influx von Flüssigkeit in die Schicht zwischen basalem Granulationsgewebe und dem bedeckenden Endothel und infolgedessen zu einer raschen Vergrößerung des so entstehenden Tumors. Der Influx von Flüssigkeit wird durch die Druckdifferenz zwischen den Gefäßen des Granulationsgewebes und dem Niederdruckgebiet (den Vorhöfen), wo die Mehrzahl der Myxome lokalisiert ist, begünstigt. In weiterer Folge wandern die multipotentiellen mesenchymalen Zellen ein, welche die Flüssigkeit durch Grundsubstanz ersetzen. Am Klappengewebe hingegen erfolgt nur eine fibröse Organisation, und es entsteht ein papillärer Tumor, welcher einer Lamblschen Exkreszenz gleicht. Analogien hierzu sehen SALYER et al. in der in vielen Punkten gleichartigen Organisation von Thromben bzw. Embolien in peripheren Venen und Arterien. Die Unterschiede zwischen Myxomen und papillären Läsionen bzw. in peripheren Gefäßen organisierten Thromben besteht darin, daß in letztere keine Gefäße einwachsen, welche für den Flüssigkeitseinstrom und das rasche Wachstum des Myxomes verantwortlich sind. Allerdings ist diese Hypothese von SALYER et al. (1975) nicht unwidersprochen geblieben (MCALLISTER u. FENOGLIO 1977).

D. Allgemeine Symptomatologie (MCALLISTER u. FENOGLIO 1977; COLUCCI u. BRAUNWALD 1980; ARCINIEGAS et al. 1980; SILVERMAN 1980; LARRIEN et al. 1982; THEILE 1984; HEUBLEIN 1986; HALL u. COOLEY 1986)

Kardiale Tumoren sind imstande, jede beliebige Herzkrankheit zu imitieren. Vor allem bei jüngeren Patienten mit einer Kombination der folgenden kardialen oder allgemeinen Symptome ungeklärter Ursache muß an die Möglichkeit eines kardialen Tumors gedacht werden: Perikarditis mit Erguß, kongestive Herzinsuffizienz, pulmonale Hypertension, Embolien, Arrhythmien, Thoraxschmerzen, allgemeine Symptome wie Fieber, Unwohlsein, Gewichtsabnahme, Polymyositis, Leberfunktionsstörungen, Raynaudsches Phänomen, Vermehrung der Globuline, erhöhte Blutsenkungsgeschwindigkeit, hämatologische Störungen wie hämolytische Anämie, Thrombozytopenie oder Polyzythämie.

Die Aufgliederung der Symptome erlaubt die Unterscheidung von

- intrakavitären Tumoren,
- intramuralen Tumoren,
- perikardialen Tumoren.

I. Intrakavitäre Symptome

In seltenen Fällen kann eine pulmonale Hypertension durch Embolie in die Lungenzirkulation sowohl aus dem rechten Herzen wie auch aus dem linken Herzen über arteriopulmonalvenöse Shunts verursacht sein. Wesentlich häufiger ist sie Folge einer hämodynamischen Obstruktion in Form einer Füllungsbehinderung des linken Ventrikels z. B. durch Myxome. Im rechten Herzen können intrakavitäre Tumoren – meist Myxome – durch hämodynamische Obstruktion des Einstroms in das rechte Herz eine venöse Einflußstauung verursachen. Auch eine Ausflußtraktobstruktion des linken Ventrikels, welche eine Subaortenstenose (IHSS, hypertrophe obstruktive Kardiomyopathie) imitiert, ist möglich.

Gestielte intrakavitäre Tumoren, in der Regel Myxome, welche in den Vorhöfen vor der Mitral- bzw. Trikuspidalklappe gelegen sind, können die Symptome einer Mitral- bzw. Trikuspidalstenose verursachen. Die Intensität dieser Geräusche wechselt je nach der augenblicklichen Lage des Tumors abhängig von der Körperposition. Es ist auch eine plötzliche totale Klappenobstruktion mit Sekundenherztod möglich. Tumoren, welche eine Ausflußtraktobstruktion meist des linken, aber bisweilen auch des rechten Ventrikels verursachen, sind für systolische Geräusche verantwortlich. Hier handelt es sich meist um gestielte Myxome bzw. Fibrome.

An den Klappen gelegene Herztumoren, wie das papilläre Fibroelastom, können gelegentlich mit koexistierenden rheumatischen oder luetischen Klappenerkrankungen (sowohl Insuffizienz wie auch Stenose) vorkommen.

II. Myokardiale Symptome

Intramurale Tumoren können die myokardiale Pumpfunktion behindern und zum Bilde einer kongestiven Herzinsuffizienz führen; Ursache ist das Massenwachstum des Tumors mit Verdrängung, d.h. Reduktion des kontraktionsfähigen Myokards. Gelegentlich werden auch die Zeichen einer restriktiven oder einer hypertrophen Kardiomyopathie beobachtet.

III. Perikardiale Symptome

Eine neoplastische Infiltration des Perikards – vorwiegend durch maligne Herztumoren – kann die Symptome einer Perikarditis mit zumeist hämorrhagischem Erguß und Herztamponade verursachen.

IV. Pektanginöse Symptome

Eine Behinderung der koronaren Zirkulation ist durch Tumorzellembolie in die Koronararterien möglich, häufiger jedoch durch Kompression von Koronararterien von außen her. Außerdem können Herztumoren, die im Sinus Valsalvae liegen – in der Regel papilläre Fibroelastome – die Koronarostien einengen oder verschließen.

V. Embolisation

Embolien sowohl in die pulmonale wie auch in die systemische Zirkulation sind ein häufiges Symptom vor allem der Myxome. Doch können Tumorembolien auch bei malignen primären und sekundären Herztumoren vorkommen. Bei den meisten Tumorembolien handelt es sich um Fragmente von Myxomen aufgrund deren brüchiger Konsistenz und intrakavitären Lokalisation. Es sind Teile der myxoiden Masse. Bei Embolisierung in periphere Arterien erlaubt die histologische Untersuchung des extrahierten Embolus oft die Diagnose.

Myxome embolisieren meist in systemische Arterien, weil sie im linken Herzen gelegen sind; bei Lage im rechten Herzen mit Drucksteigerung im rechten Vorhof kann durch ein offenes Foramen ovale eine gekreuzte Embolie in systemischen Arterien auftreten. Seltener sind Embolien in die pulmonale Zirkulation, entweder von im rechten Herzen gelegenen Myxomen, oder aber vom linken Herzen über intrakardiale Links-Rechts-Shunts bzw. durch arteriopulmonalvenöse Shunts.

Differentialdiagnostisch in Abgrenzung zu thrombembolischen Prozessen ist der Verdacht auf Tumorembolien dann gegeben, wenn
– der Perfusionsdefekt im Lungenszintigramm für längere Zeit bestehen bleibt,
– wenn der pulmonale Perfusionsdefekt auf eine Lunge beschränkt ist, die andere Lunge also frei von Perfusionsdefekten ist (COLUCCI u. BRAUNWALD 1980). Arterielle Embolien können grundstätzlich überall auftreten. Der Häufigkeit nach sind die Arterien der Extremitäten, des Gehirns, der Milz, des Myokards und der Nieren zu nennen. Multiple Embolien in verschiedenen Gefäßprovinzen mit konsekutiver Ausbildung von Aneurysmen können das Bild einer Panarteriitis nodosa vortäuschen.

VI. Arrhythmien

Diese sind eine häufige Folge von kardialen Tumoren. Meist handelt es sich um supraventrikuläre oder ventrikuläre Tachyarrhythmien, bedingt durch den das Reizbildungs- und Reizleitungssystem irritierenden Effekt von Tumoren, die in das Myokard einwachsen. Seltener hingegen sind Leitungsdefekte, z. B. AV-Blocks mit Adams-Stokesschen Anfällen (Mesotheliom des AV-Knotens), durch Kompression bzw. Zerstörung von Anteilen des Reizleitungssystems.

VII. Allgemeine Symptome

Sowohl maligne wie auch benigne kardiale Tumoren können allgemeine Symptome verursachen wie:
- Fieber,
- Gewichtsverlust, der bis zur Kachexie reichen kann,
- Unwohlsein,
- Arthralgien,
- Raynaudsches Phänomen,
- Exantheme,
- Trommelschlegelfinger,
- episodisch auftretende Persönlichkeitsveränderungen.

Der Grund hierfür sind wahrscheinlich sezernierte Tumorprodukte oder von Tumornekrosen stammende Substanzen.

VIII. Immunologie, Laborbefunde

- Hypergammaglobulinämie oder überhaupt Hyperglobulinämie.
- Erhöhung der Blutsenkungsgeschwindigkeit.

IX. Hämatologische Symptome

Es handelt sich um
- Thrombozytose,
- Thrombozytopenie,
- Polyzytämie,
- Leukozytose,
- Anämie (in den meisten Fällen eine hämolytische Anämie).

Die Ursachen hierfür sind unklar. Andererseits waren es in der Serie von LARRIEN et al. (1982) immerhin 12% der Patienten mit Vorhofmyxomen, die diesbezüglich völlig symptomlos blieben.

E. Diagnose von kardialen Tumoren (McAllister u. Fenoglio 1977; Colucci u. Braunwald 1980; Arciniegas et al. 1980; Silverman 1980; Larrien et al. 1982; Hall u. Cooley 1986)

I. EKG und Thoraxröntgen

EKG und Thoraxröntgen sind lediglich imstande, die Folgesymptome kardialer Tumoren wie hämodynamische Behinderung oder Arrhythmien nachzuweisen. Das Thoraxröntgen ist höchstens imstande, einen Tumor direkt nachzuweisen, wenn Kalzifikationen vorhanden sind, wie sie nicht selten bei rechtsatrialen Myxomen vorkommen (Colucci u. Braunwald 1980). Verkalkungen sind auch bei Rhabdomyomen, Fibromen, Harmartomen, Teratomen und Angiomen möglich.

II. Echokardiographie (Wolfe et al. 1969; Heublein et al. 1983; Krapf et al. 1985)

Die Diagnose kardialer Tumoren ist die Domäne der 2-dimensionalen Echokardiographie; sie ist sogar der Kardangiographie überlegen, die außerdem mit der Gefahr der Auslösung von Tumorembolien verbunden ist. Die Diagnose intramuraler Tumoren, welche weniger echogen sind als intrakavitäre Tumoren, erscheint nach wie vor schwierig (Feigenbaum 1976). Die 2-dimensionale Echokardiographie gestattet darüber hinaus die Beurteilung der Größe, Form und Beweglichkeit des Tumors (Abb. 1) (Engberding et al. 1985; Nellessen et al. 1986; Schaefer et al. 1987).

Die *Auskultation* bzw. das *Phonokardiogramm* ergeben bei mobilen linksatrialen Myxomen eine verstärkte Intensität des ersten Herztones mit nachfolgenden

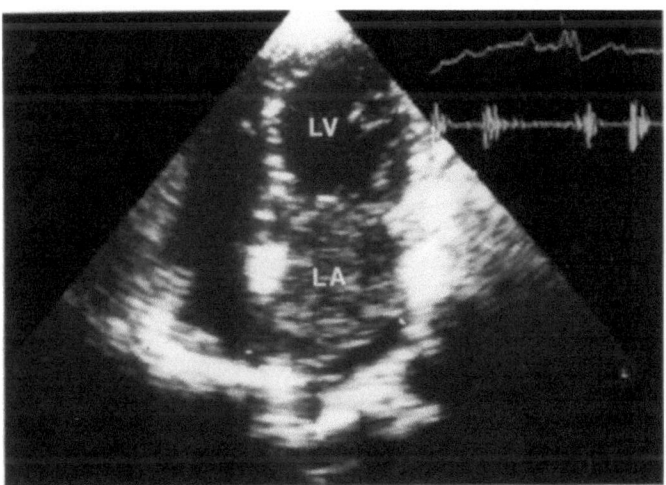

Abb. 1. Echokardiogramm im apikalen Vierkammerschnitt. Myxom des linken Vorhofs mit weitgehender Ausfüllung des Lumens. *LA*, linker Vorhof; *LV*, linker Ventrikel. (Aufnahme Prof. Dr. W. Kasper, Univ.-Klinikum Freiburg)

Vibrationen über die gesamte isovolumetrische Kontraktionszeit hinweg. Dazu finden sich frühdiastolische Geräusche, die wahrscheinlich den Prolaps des Tumors in den linken Ventrikel repräsentieren. In der Regel ist jedoch eine differentialdiagnostische Abgrenzung gegenüber anderen Erkrankungen der Mitralklappe nicht möglich. Das *Apexkardiogramm* zeigt manchmal einen geknoteten Anstieg, der jedoch nicht pathognomonisch ist (COLLUCI u. BRAUNWALD 1980).

III. Radionuklidmethoden (TAROLO et al. 1982)

Die Radionuklidventrikulographie mit radioaktiv markierten Mikrosphären, Albumin oder Erythrozyten (gated blood pool imaging) kann durch intrakavitäre Tumoren verursachte Füllungsdefekte aufdecken. Eine Abgrenzung gegenüber endokarditischen globulösen Vegetationen ist jedoch nicht möglich. Eingeschränkte Wandbeweglichkeit kann auf intramurale Tumoren hindeuten. Ergänzende diagnostische Untersuchungen sind notwendig (CHOLANKERILL et al. 1983).

IV. Computertomographie (KÖHLER et al. 1981; LACKNER et al. 1982; BUCK et al. 1983)

Sie stellt eine Untersuchungsmöglichkeit dar, die kalzifizierte Strukturen abgrenzt, die Beziehung von mediastinalen oder perikardialen Strukturen zum Herzen darstellt und bei intramural gelegenen Tumoren allfällige Änderungen der Dichte aufzeigen kann (Abb. 2) (NIEHUES et al. 1983; SCHARTL et al. 1983; LASEK et al. 1985).

V. Kardangiographie (COLUCCI u. BRAUNWALD 1980)

Die Kardangiographie hat heute viel an Bedeutung verloren, da in vielen Fällen die Echokardiographie allein zur Sicherung der Diagnose und zur Erstellung der Operationsindikation ausreicht. Zudem ist die Herzkatheterisation mit der Ge-

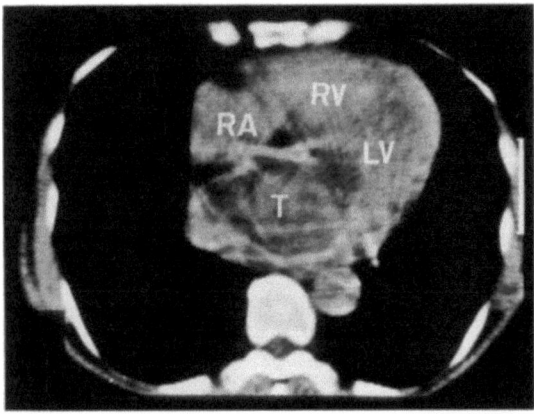

Abb. 2. Computertomogramm des Herzens, Vierkammerebene. Großer hypodenser Tumor des linken Vorhofs. Intraoperativ Vorhofmyxom. (Aufnahme Prof. Dr. M. Thelen, Univ.-Klinikum Mainz) *RV*, rechter Ventrikel; *RA*, rechter Vorhof; *T*, Tumor; *LV*, linker Ventrikel

fahr der Ablösung von Tumorfragmenten verbunden. Es wird daher empfohlen, sich, wann immer dies ausreichend ist, mit einer Angiographie von der Pulmonalarterie aus zufriedenzugeben. Die transseptale Punktion sollte möglichst vermieden werden, da sie mit besonders hoher Gefahr der Ablösung von Tumorfragmenten verbunden ist (COLUCCI u. BRAUNWALD 1980). Jedenfalls sollte vor jeder geplanten Angiographie eine Echokardiographie durchgeführt werden.

Die Druckmessung mittels Herzkatheter zeigt bei Vorhofsmyxomen meist beträchtliche spontane Schwankungen des enddiastolischen Druckgradienten durch die AV-Klappe. Diese Schwankungen, die unabhängig von Herzfrequenz und Rhythmusstörungen auftreten, stellen offensichtlich verschiedene Grade der Klappenobstruktion infolge von Tumorbewegungen dar. Gelegentlich werden bei intrakavitären, atrialen Tumoren beträchtliche diastolische Druckschwankungen, die mit der Atmung variieren, beobachtet. Die angiographisch dargestellten Füllungsdefekte können allerdings auch durch Abszesse, Thromben, lipomatöse Hypertrophie des Vorhofseptums, metastatische Tumoren und Aortenaneurysmen hervorgerufen werden.

Vor Anwendung der Echokardiographie haben falsch negative Angiogramme bei klinischem Verdacht auf Mitralklappenerkrankungen oft zur unrichtigen Diagnose eines rheumatisch bedingten Mitralvitiums geführt, so daß der Befund eines Vorhofmyxoms oft erst während der Operation gestellt wurde (DOMANIG et al. 1980).

F. Therapie von kardialen Tumoren (HATTLER u. SABISTON 1986)

Therapie der Wahl bei allen benignen kardialen Tumoren ist die Resektion. In vielen Fällen ist damit eine vollständige Heilung zu erreichen. Das Operationsrisiko ist seit Einführung des kardiopulmonalen Bypasses und vor allem seit Einführung moderner Myokardschutzmethoden (Kardioplegie und Oberflächenkühlung) sehr gering. Dazu bedenke man, daß – obwohl der Großteil (75%) der kardialen Tumoren als histologisch benigne Tumoren eingestuft werden kann – jeder kardiale Tumor potentiell tödlich ist. Es droht der plötzliche Tod durch Rhythmusstörungen, aber auch (seltener) durch intrakavitäre oder valvuläre Obstruktion und periphere Embolie. Bei intramuralen Tumoren droht die Gefahr einer Herzinsuffizienz. Die Operation sollte sofort nach Erstellung der Diagnose durchgeführt werden, da Komplikationen und Tod praktisch jederzeit auftreten können. Die Operation ist allerdings mit der Gefahr der Ablösung von Tumorfragmenten und deren embolischer Verschleppung und bei malignen Tumoren der Gefahr der Aussaat von Mikrometastasen verbunden. Der Eingriff sollte daher auf jeden Fall unter Sichtkontrolle erfolgen, Operationen bei geschlossenem Herzen sind abzulehnen, weil so die Resektion oft nicht komplett durchgeführt werden kann und die Inspektion aller 4 Herzkammern nicht möglich ist. Wegen der Gefahr von Embolien und Mikrometastasen wird die venöse Kanüle für den kardiopulmonalen Bypass zweckmäßigerweise in periphere Venen (Vena femoralis, Vena azygos) und nicht in den rechten Vorhof gelegt. Zudem ist der intrakavitäre Tumor möglichst en bloc zu entfernen. Rezidive von intrakavitären Myxomen sind nicht selten (RICHARDSON et al. 1979); sie wurden zuerst als Folge einer inkompletten Resektion aufgefaßt, können aber auch durch multizentrisches Wachstum und intrakardiale Implantation von Tumorteilen verursacht sein (DANG u. HURLEY 1978). Nach den Beobachtungen von LARRIEN et al. (1982) handelt es sich bei den Rezidiven manchmal um maligne Myxosarkome, obwohl diese Tumoren bei chirurgischer Inspektion und auch bei histologischer Untersuchung zunächst durchaus benigne wirken.

Oft ist auch bei benignen kardialen Tumoren, die intramural gelegen sind (Rhabdomyome, Lipome), die komplette Resektion des Tumors nicht möglich; trotzdem erweist sich in den meisten Fällen die Entfernung des obstruierenden Anteils als lebensverlängernd bis lebensrettend. Vor allem bei im Kindesalter auftretenden Rhabdomyomen kann eine inkomplette Resektion die Symptome beseitigen, da diese Tumoren meist kein großes Wachstumspotential besitzen und oft spontane Regressionstendenzen zeigen (PRICHARD 1951). Moderne Anästhesietechniken ermöglichen solche Operationen bereits bei Neugeborenen.

Ein neuer Weg in der Therapie inoperabler Herztumoren, der in einigen Fällen bereits erfolgreich beschritten worden ist (JAMIESON et al. 1981), besteht in der Möglichkeit einer Herztransplantation.

Voraussetzung ist, daß der Tumor noch nicht in die Vorhöfe eingewachsen ist, da ja die Vorhöfe mit dem Transplantat anastomosiert werden müssen und daß – sofern der Tumor maligne ist – die Herzgrenzen noch nicht überschritten und noch keine Fernmetastasen gesetzt wurden.

Bei malignen primären kardialen Tumoren hat sich die Operation zur kompletten Beseitigung des Tumors als ungeeignet erwiesen; entweder weil die intrakardialen Tumormassen zu groß bzw. das Wachstum des Tumors infiltrativ ist oder weil bereits Metastasen vorhanden sind. Die Operation dient in diesen Fällen meist nur der Sicherung der Diagnose eines Malignoms. Bei infiltrativem Wachstum mit hämorrhagischer Perikarditis kann als palliative Maßnahme eine Perikardiozentese durchgeführt werden. Die Kombination chirurgischer Maßnahmen mit Chemotherapie und/oder Strahlentherapie hat sich als erfolglos bzw. als Maßnahme von beschränktem Erfolg erwiesen. Nur vereinzelte Fallberichte geben Erfolge mit ein- bis dreijähriger Überlebenszeit an. Auch bei sekundären (metastatischen) kardialen Tumoren ist die Aussicht auf eine erfolgreiche Therapie gering und im wesentlichen von dem Ansprechen des Tumors auf chemotherapeutische und/oder strahlentherapeutische Maßnahmen nach chirurgischer Exzision des Primärtumors abhängig (SCHELD et al. 1982; SCHWESINGER et al. 1984).

G. Prognose

Selbst benigne kardiale Tumoren haben vor allem bei intrakavitärer Lokalisation eine ungünstige Prognose, tritt doch plötzlicher Tod infolge von Rhythmusstörungen oder infolge von hämodynamischer Obstruktion häufig auf. Zusätzlich besteht die Gefahr von Tumorembolien. Intramurale Tumoren sind wegen Rhythmusstörungen, Kompression von Koronararterien bzw. Entstehung einer Herzinsuffizienz gefährlich: die Prognose ist günstiger, wenn – wie bei den Rhabdomyomen – das Wachstumspotential gering oder eine Regressionstendenz vorhanden ist. Die Prognose primärer maligner kardialer Tumoren ist in der Regel sehr schlecht.

H. Systematische Übersicht über kardiale Tumoren

Die histologische Klassifikation in benigne und maligne Geschwülste ist von zweifelhaftem prognostischen Wert: Durch die kardiale Lokalisation ist die Gefahr von Arrhythmien, Herzinsuffizienz, hämodynamischer Obstruktion und Embolien sehr groß.

Synkopen und plötzlicher Tod sind häufiger durch Arrhythmien als durch hämodynamisch wirksame Obstruktion von Herzkammern oder Klappen bedingt.

I. Primäre kardiale Tumoren

Sie sind in der Regel mesodermalen (mesenchymalen) Ursprungs, selten ektodermalen (neuralen) oder gemischten Ursprungs (Teratome).

1. Benigne Tumoren

a) Myxom (MCALLISTER u. FENOGLIO 1977; COLUCCI u. BRAUNWALD 1980; ARCINIEGAS et al. 1980; SILVERMAN 1980; LARRIEN et al. 1982; DOMANIG et al. 1980; RICHARDSON et al. 1979; SCHELD et al. 1984; SCHRÖDER et al. 1983)

α) **Morphologie**
Es handelt sich um gestielte Tumoren, die zu 75% im linken, zu etwa 20% im rechten Vorhof lokalisiert sind; der Rest verteilt sich auf die Ventrikel (am seltensten im linken Ventrikel) oder auf mehrere Herzkammern. Meist sind sie mit einem breitbasigen kurzen Stiel am Vorhofseptum fixiert. Sie sind von weicher, gelatinöser Konsistenz und von grauer bis gelbbrauner Farbe (Abb. 3). Sie flottieren abhängig vom Herzzyklus in den betroffenen Herzkammern; sessile Myxome sind überaus selten. Meist erreichen die Myxome 4–8 cm, in einzelnen Fällen jedoch bis zu 15 cm im Durchmesser. Die Fixationsstelle befindet sich meist am Limbus der Fossa ovalis, gelegentlich auch an der Hinterwand des Atriums, im Herzohr, selten am Ventrikelseptum (den Ausflußtrakt der Kammern obstruierend), nie an den Herzklappen (FREDE et al. 1983).

Histologisch werden die Myxome als echte Tumorbildungen aufgefaßt: In einer myxoiden, aus sauren Mukopolysacchariden bestehenden (daher eosinophilen) Matrix finden sich polygonale Zellen vermutlich mesenchymaler Herkunft, welche anscheinend für die Produktion der genannten Mukopolysaccharide verantwortlich sind und sich auch zu Fibroblasten, glatten Muskelzellen bzw. Endothelzellen differenzieren können. Weiter finden sich Plasmazellen, Lymphozyten, Histiozyten, primitive kapillarähnliche Blutgefäße, Nekrosen, Hämorrhagien,

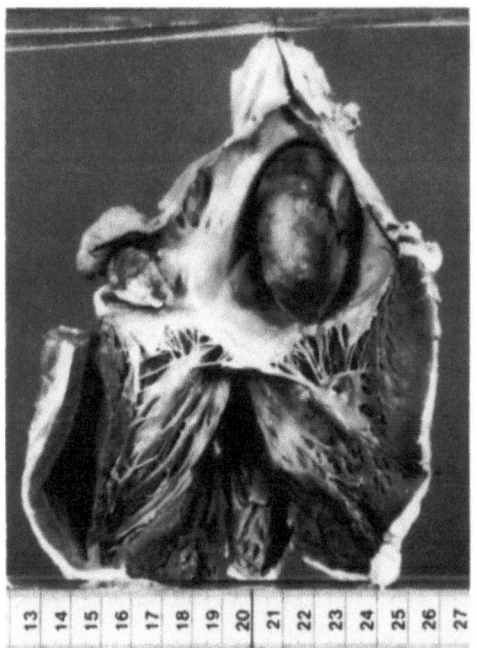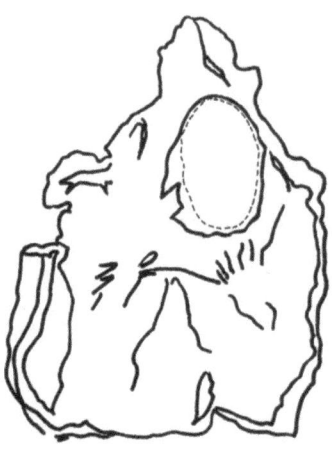

Abb. 3. Myxom des linken Vorhofs mit Schemazeichnung

Kalzifikationen, gelegentlich (bis zu 10% der Myxome) auch Verknöcherungsherde mit fokalen hämatopoetischen Inseln (SCHANZ u. SCHNEIDER 1984; HEDINGER 1987).

Elektronenmikroskopisch lassen sich sämtliche typischen Zellorganellen nachweisen, und in den Kulturen finden sich die charakteristischen polygonalen Zellen multipotentieller mesenchymaler Abkunft. Nach SALYER et al. (1975) kann ein muraler Thrombus zu einer fibrösen Narbe organisiert werden oder sich zu einer Lamblschen Exkreszenz bzw. aber zu einem Myxom entwickeln. Dagegen sprechen jedoch gewichtige Gründe (MCALLISTER u. FENOGLIO 1977): Eine Organisation von Myxomen zu fibrösen Narben ist noch nie beobachtet worden. Ein fluidaler Influx von myxomatösen Substanzen ist zwar im Niederdrucksystem der Vorhöfe denkbar, nicht aber für Myxome in den Ventrikelhöhlen. Murale Thromben finden sich in der Regel bei Patienten mit anderen kardialen Krankheiten, Myxome selbst sind jedoch nicht mit anderen Herzkrankheiten assoziiert.

β) Epidemiologie

Das Myxom ist mit 30–50% der häufigste Tumor, der im Herzen gefunden wird. Die Mehrzahl der Tumoren wird zwischen 30. und 60. Lebensjahr diagnostiziert. Frauen sind bis zu 3mal häufiger betroffen als Männer. Auch eine familiäre Häufung wird berichtet, was den Verdacht auf ein autosomaldominantes Erbleiden nahelegt (SCHWEIZER-CAGIANUT et al. 1982; RICHTER et al. 1985).

γ) Klinische Präsentation

Symptomatologie:

1. Symptome hämodynamischer Obstruktion bei Lokalisation im linken Vorhof wie bei einer Mitralstenose. Bei der selteneren Lokalisation im rechten Vorhof

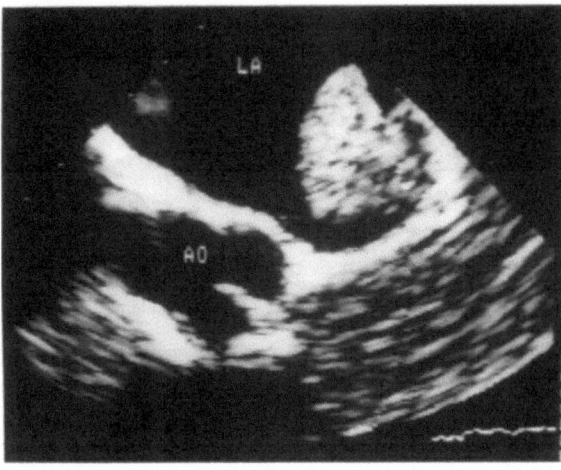

Abb. 4. Echokardiogramm in transösophagealer Darstellung. Linksatriales gestieltes Vorhofmyxom. Diagnose operativ gesichert. *LA*, linker Vorhof; *AO*, Aorta ascendens. (Aufnahme Prof. Dr. W. Kasper, Univ.-Klinikum Freiburg)

Zeichen der Einflußstauung (Obstruktion der Venae cavae) oder einer Trikuspidalstenose. Bei der sehr seltenen Lokalisation im rechten Ventrikel Zeichen einer Pulmonalstenose, ebenso wie bei der noch selteneren Lokalisation im linken Ventrikel Zeichen einer valvulären bzw. subvalvulären Aortenstenose.
2. Bei Lokalisation des Tumors im linken Vorhof finden sich systemische Embolien in 40%: vorzugsweise in Hirnarterien, Nierenarterien, Aortenbifurkation und Arterien der unteren Extremitäten. Embolisationen in den Lungenkreislauf vom rechten Vorhof aus sind selten (BORCK et al. 1983; GRILLE et al. 1984).
3. Supraventrikuläre Arrhythmien (Vorhofflimmern und Vorhofflattern) sowie Leitungsstörungen (Rechtsschenkelblock).
4. Allgemeinsymptome: eventuell Fieber bzw. erhöhte Blutsenkungsgeschwindigkeit (MANNS et al. 1986).
5. Bei 10–12% der Patienten finden sich keine kardialen Symptome, die Diagnose ergibt sich als Zufallsbefund.

δ) Diagnostik
Heute stellt die 2-dimensionale Echokardiographie das diagnostische Hilfsmittel der Wahl dar (Abb. 4). Mit Hilfe dieser Methode allein kann die Operationsindikation gestellt werden. Als weitere zuverlässige Methode steht heute die Computertomographie zur Verfügung (s. Abb. 2) (MATTERN et al. 1983; SALCEDO et al. 1983).

ε) Therapie (ENNKER et al. 1983; SCHELD et al. 1984; HATTLER u. SABISTON 1986)
Die Resektion eines Myxoms sollte am kardioplegisch ruhig gestellten Herzen erfolgen, um Tumorembolien, die während der Operation drohen, zu verhindern. Um alle Herzkammern inspizieren zu können, ist der biatriale Zugang zu wählen (MAURASTI et al. 1984). Wichtig ist es, die Haftstelle des Tumors an der Herzwand bis zum Endokard zu exzidieren (MAURASTI et al. 1984) und dann mit dem Thermokauter zu verschorfen, um Rezidive zu vermeiden. In der Literatur wurden bisher 26 Fälle von Rezidiven publiziert, wobei es sich auch um Myxosarkome

handeln kann, die histologisch nur schwer von benignen Myxomen zu unterscheiden sind. Als häufigste Ursache solcher Rezidive werden angenommen:

1. Inkomplette Exzision,
2. Intrakardiale Absiedlung von Tumorzellen,
3. periphere Embolisation von Tumorzellen,
4. Wachstum eines Tumors von einem zweiten Fokus ausgehend.

Daher erscheint es empfehlenswert, die Gegend um die Fossa ovalis komplett zu resezieren und eine Plastik mit einem Dacron-Patch vorzunehmen, da diese Gegend oft von potentiellen Zellen für eine Tumorbildung besiedelt ist.

b) Die Lamblschen Exkreszenzen (MCALLISTER u. FENOGLIO 1977)

Es handelt sich um kleine, filiforme Gebilde vorzugsweise an den Berührungsstellen der Herzklappen an deren Zuflußseite. Sie wurden 1856 von dem Wiener Pathologen LAMBL (1856) beschrieben. In der Form sind sie meistens papillenartig, ähnlich den allerdings größeren und oft auch am muralen Endokard lokalisierten papillären Fibroelastomen. Nach SALYER et al. (1975) entsprechen sie einer Organisationsform endothelisierter Thromben bestehend aus fibrösem Bindegewebe, bedeckt von Endothelzellen, welche in das benachbarte Endothel der Klappen übergehen.

Sie finden sich an 70–85% aller Herzklappen und treten bei 90% multipel auf. Am häufigsten sind die Aortenklappen von Erwachsenen oder aber die Trikuspidalklappen von Kindern betroffen.

Lamblsche Exkreszenzen sind harmlos, asymptomatisch, ein zufälliger Befund. Äußerst selten können sie eine Klappendysfunktion meist von Art einer Klappeninsuffizienz verursachen.

c) Papilläres Fibroelastom (MCALLISTER u. FENOGLIO 1977)

Meist asymptomatisch (Zufallsbefunde). Manchmal verursachen sie Klappendysfunktionen oder aber Angina pectoris infolge Obstruktion der Koronarostien; es werden sogar plötzliche Todesfälle berichtet.

Sie stellen etwa 8% aller benignen Herztumoren dar mit Bevorzugung des Erwachsenenalters.

Es handelt sich um tentakelförmige, im Blutstrom flottierende Gebilde, oft von einigen Zentimetern Länge, die von sämtlichen Stellen des Endokards, am häufigsten aber vom Endokard der Herzklappen, ausgehen. Histologisch bestehen sie aus den normalen Endokardkomponenten, nämlich aus fibrösem Gewebe, elastischen Fasern und glatten Muskelzellen, eingelagert in eine Matrix aus sauren Mukopolysacchariden, bedeckt von hyperplastischen Endothelzellen.

Gelegentlich treten auch sie multipel an mehreren Herzklappen und am muralen Endokard auf.

Pathogenetisch spricht vieles dafür (so die Ähnlichkeit mit Chordae tendinae, der Aufbau des Tumors aus normalen Komponenten des Endokards), daß es sich nicht um echte Neoplasmen, sondern um Hamartome handelt. Dagegen spricht allerdings, daß Kinder sehr selten betroffen sind, daß aber diese Tumoren meist bei älteren Personen mit langbestehenden Krankheiten vorkommen. Viele Autoren meinen, daß es sich um einen sekundären Prozeß nach mechanischer Abnützung, also einen degenerativen Prozeß handelt.

Die Exzision, notwendig bei symptomatischen Tumoren, bereitet meist keine Schwierigkeiten.

d) Rhabdomyom (MCALLISTER u. FENOGLIO 1977; COLUCCI u. BRAUNWALD 1980; ARCINIEGAS et al. 1980; LARRIEN et al. 1982; SCHNEIDER et al. 1986)

α) Epidemiologie

Es sind die häufigsten Tumoren im Kindes- und Jugendalter. Nach dem 15. Lebensjahr werden sie sehr selten gefunden. In der Serie von FENOGLIO u. MCALLISTER (1976) waren 78% der Betroffenen weniger als ein Jahr alt. In 30–50% sind Rhabdomyome mit tuberöser Sklerose assoziiert; auch ein gemeinsames Auftreten mit gutartigen Nierentumoren (Hamartomen, Angiomyolipomen) wird berichtet (HAUSDORF et al. 1983; SCHMALTZ u. SCHWEIZER 1982; GROSSE et al. 1984).

β) Morphologie

In 90% finden sich Rhabdomyome multipel in allen Herzanteilen. Meist aber gehen sie vom interventrikulären Septum und von den benachbarten Herzwänden aus. Es handelt sich um Tumoren einer Größe zwischen 1 und 20 mm, umschrieben, aber nicht von einer Kapsel umgeben, von weißer bis gelblich-bräunlicher Farbe, die sich etwa halbkugelig in das Lumen der Herzhöhlen vorwölben. Auch in den Papillarmuskeln wurden sie nachgewiesen. Gelegentlich formen sie exzessive Knotenbildungen.

Histologisch gehen die Rhabdomyome vom Myokard aus: Sie bestehen aus großen, runden, vakuolisierten Zellen mit feinen Protoplasmafäden, die sich vom im Zentrum gelegenen Zellkern zur Peripherie hin erstrecken, ähnlich wie eine Spinne in ihrem Netz. Daher auch der Name: Spider-Zellen. Diese Zellen enthalten Glykogen, weswegen die Krankheit auch als eine Form der Glykogenspeicherkrankheit angesehen wurde, sowie saure Mukopolysaccharide, die sich jedoch histochemisch anders als die intrazellulären Mukopolysaccharide bei der Glykogenspeicherkrankheit (van Gierke) verhalten. Das Glykogen kann interzellulär, in Abhängigkeit von Art und Geschwindigkeit der Fixation mit PAS (Schiffsches Reagens) oder aber mit Bests Karmin-Farbstoff nachgewiesen werden.

Ultrastrukturell finden sich rund um die Zellen des Rhabdomyoms Glanzstreifen, die sich – anders als bei den normalen Myokardzellen – nicht an den Polen, sondern an der gesamten Peripherie der Rhabdomyomzellen befinden. Die Glanzstreifen stellen jedoch wie bei normalen Myokardzellen die synzytiale Verbindung zu den anderen Tumorzellen dar.

Pathogenetisch wird das Rhabdomyom meist als Hamartom, abstammend von embryonalen Myokardzellen, angesehen. Dafür spricht auch die Beobachtung des Auftretens bei einem 6½ Monate alten Fetus. Es wird auch die Meinung vertreten, daß es sich um eine Wucherung embryonaler Purkinje-Zellen handelt (ELLIOT u. MCGEACHY 1962). Der Meinung, daß es sich nur um eine Abart einer Glykogenspeicherkrankheit handle, widerspricht die Tatsache, daß die Myokardzellen bei der Glykogenspeicherkrankheit normale Form und nicht die Spider-Zellform wie in den Rhabdomyomen aufweisen.

γ) Klinische Präsentation

FENOGLIO u. MCALLISTER (1977) unterscheiden 3 Gruppen von Patienten mit Rhabdomyomen, etwa zu je ⅓ in ihrer Serie vertreten:

1. Bei der ersten Gruppe handelt es sich um Neugeborene, die entweder bereits tot geboren oder in den ersten Lebenstagen verstorben sind. In dieser Gruppe hatten etwa 75% der Neugeborenen große intrakavitär gelegene Tumoren, die mindestens eine Herzklappe obstruierten. Eine Assoziation mit der tuberösen Sklerose in dieser Gruppe war sehr selten; allerdings ist anzumerken, daß die Diagnose einer tuberösen Sklerose in dieser Altersklasse schwierig ist. Als Todesursache wird die Klappenobstruktion angenommen, in einigen Fällen werden jedoch auch Rhythmusstörungen als Todesursache vermutet.

2. In der zweiten Gruppe waren die Rhabdomyome klein, in das Myokard eingebettet und mit tuberöser Sklerose (mentale Retardation, Krampfanfälle, multiple Harmartome in Gehirn, Nieren, Pankreas und Talgdrüsen) assoziiert. Schwere kardiale Symptome waren bei diesen Patienten selten. Der Tod tritt nach wechselndem Intervall meist infolge des Betroffenseins anderer Organe ein. Rhabdomyome werden als Zufallsbefund bei der Obduktion entdeckt.

3. Bei der dritten Gruppe waren deutliche kardiale Symptome vorhanden:
– Zyanose infolge Obstruktion der Trikuspidalklappe mit Rechts-links-Shunt durch ein offenes Foramen ovale, seltener auch Mitralklappenobstruktion,
– Mitralklappeninsuffizienz,
– Ausflußtraktobstruktion im rechten sowie auch im linken Ventrikel (wie bei Subaortenstenose),
– Herzinsuffizienz,
– Herzgeräusche,
– Herzvergrößerung und
– Herzrhythmusstörungen (supraventrikuläre und ventrikuläre Tachykardien, Bradykardien, wechselnde AV-Blocks, Kammerflimmern).

Bei 70% dieser Patienten handelte es sich um große, teils intrakavitär gelegene Tumoren, welche zumindest in einer Herzkammer den Blutstrom beträchtlich behinderten. Eine Assoziation mit tuberöser Sklerose war bei diesen Patienten nicht gegeben. Todesursache waren entweder Herzinsuffizienz oder Herzrhythmusstörungen.

δ) Diagnostik

Als relevante diagnostische Methoden sind Echokardiographie, Computertomographie, in Einzelfällen auch Herzkatheteruntersuchung mit Angiographie verfügbar.

ε) Therapie

Intrakavitäre Rhabdomyome lassen sich erfolgreich resezieren. Rezidive sind nicht zu befürchten, da nach der Geburt keine mitotische Aktivität mehr besteht. Intramural gelegene Knoten sind oft nicht oder nur partiell zu exzidieren. Allerdings ist die Wachstumstendenz des Tumors nach der Geburt gering, es sind sogar spontane Remissionen beobachtet worden. Nur bei multiplen Rhabdomyomknoten im Myokard ist keine Behandlung möglich.

e) Fibrom (MCALLISTER u. FENOGLIO 1977; COLUCCI u. BRAUNWALD 1980; ARCINIEGAS et al. 1980; SILVERMAN 1980; LARRIEN et al. 1982; HALL u. COOLEY 1986)

α) Epidemiologie
Obwohl Fibrome in allen Altersstufen gefunden werden können, wird die überwiegende Mehrzahl im Kindes- und Jugendalter diagnostiziert. Das Fibrom ist der zweithäufigste Tumor in diesem Alter. In der Serie von Hauert (FINE 1968) mit 32 Fällen wurde fast die Hälfte der Fibrome bei Kindern unter einem Jahr, die meisten anderen dieser Tumoren vor dem 10. Lebensjahr entdeckt; männliches und weibliches Geschlecht war etwa gleich häufig betroffen.

β) Morphologie
Es handelt sich um größere Knoten, meist zwischen 3 und 10 cm im Durchmesser, die fast immer im Ventrikelmyokard (Abb. 5) aber auch im interventrikulären Septum zu finden sind. Sie sind von grauweißlicher Farbe, nicht abgekapselt, sondern fingerartig mit dem umgebenden Myokard verzahnt (Abb. 5a). Manchmal ergibt sich daraus der Eindruck von satellitenartigen Knötchen an der Peripherie des Tumors, die jedoch immer mit der Hauptmasse des Tumors in Verbindung stehen. In der Regel tritt das Fibrom isoliert auf.

Es besteht aus reifen Fibroblasten, kardialen Muskelzellen und kollagenen Fasern. Vereinzelt bestehen im Zentrum Kalzifikation oder Ossifikation. Maligne Entartung wird nicht beobachtet. Mitosen finden sich selten.

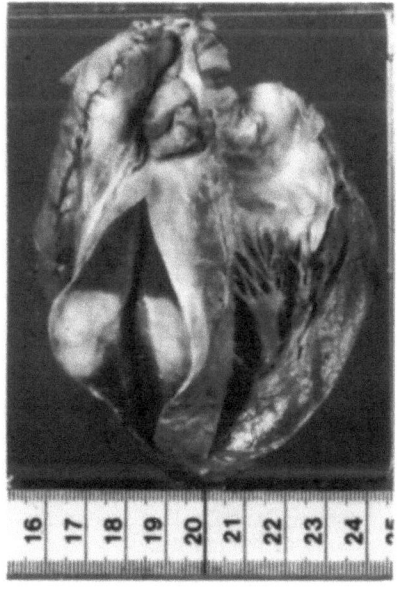
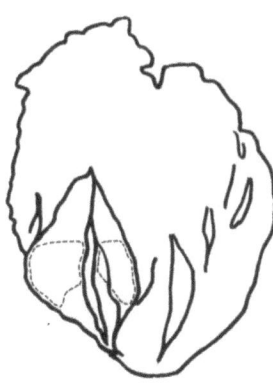

Abb. 5a. Fibrom des Myokards mit Schemazeichnung

Im wachsenden Tumor findet man normale Herzmuskelzellen, die degeneriert sind. Dies hat manche Pathologen zu der Annahme bewogen, daß es sich um ein abheilendes Rhabdomyom handle. Dagegen spricht die Tatsache, daß diese eingeschlossenen Zellen licht- und elektronenmikroskopisch als normale Herzmuskelzellen erscheinen und nicht die charakteristische Spider-Zellform wie die Zellen der Rhabdomyome aufweisen. Pathogenetisch handelt es sich wohl um Hamartome, obwohl sie manchmal auch als echte Neoplasmen aufgefaßt werden: Da die diagnostischen Kriterien umstritten sind, existieren auch Bezeichnungen wie Fibromyxom, fibroelastisches Hamartom, embryonales Mesenchymom, Fibrom, fibröses Rhabdomyom oder einfach mesoplastischer Tumor.

γ) Klinische Präsentation
Die klinischen Symptome sind vielfältig: Kardiomegalie mit mechanischer Behinderung des Kontraktionsablaufes, Behinderung des Blutstromes, Arrhythmien und Leitungsstörungen.

Plötzlicher Tod durch Rhythmusstörungen ist die häufigste Todesursache.

Klinische Verdachtsmomente sind Herzgeräusche verschiedenster Art, atypische Schmerzen im Bereich des Brustkorbes, Symptome einer Subaortenstenose, einer valvulären oder infundibulären Pulmonalstenose, Trikuspidalstenose.

δ) Diagnostik
Bei Vorhandensein von verdächtigen Symptomen, vor allem Kardiomegalie, wird die Diagnose mittels Echokardiographie, Herzkatheteruntersuchung und Angiographie, Computertomographie oder Kernspintomographie (Abb. 5b) gestellt.

ε) Therapie
Fibrome, die außerhalb des interventrikulären Septums gelegen sind, sind einer Exzision zugänglich. Die Prognose ist meist gut. Schwieriger, in manchen Fällen sogar unmöglich, ist die Exzision oder Resektion eines im Ventrikelseptum gelegenen Fibroms, vor allem wenn der Tumor in Nähe des Reizleitungssystems liegt. Diese Patienten erleiden meist letale Rhythmusstörungen. Die Möglichkeit einer Behandlung mit künstlichem Schrittmacher ist noch nicht genügend abgeklärt.

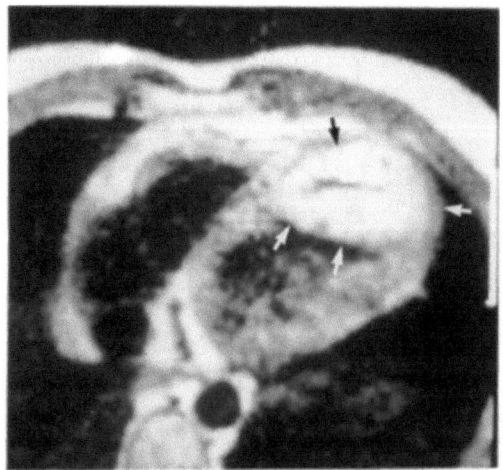

Abb. 5b. Kernspintomographische Aufnahme im Transversalschnitt des Herzens von diaphragmal gesehen. Ausgedehntes Fibrom des linksventrikulären Myokards im unteren Septum und im gesamten apikalen Segment, *Pfeile,* ↘. (Aufnahme Prof. Dr. H. Eichstädt, Univ.-Klinikum Rudolf Virchow, Berlin)

f) Lipom (MCALLISTER u. FENOGLIO 1977; COLUCCI u. BRAUNWALD 1980; ARCINIEGAS et al. 1980; SILVERMAN 1980; LARRIEN et al. 1982; HALL u. COOLEY 1986)

α) Epidemiologie

Echte Lipome des Herzens sind sehr selten. Meist handelt es sich um eine lipomatöse Hypertrophie des Vorhofseptums. Sie kommen in jeder Altersstufe vor; im Kindesalter sind sie selten. Männliches und weibliches Geschlecht erscheinen mit gleicher Häufigkeit betroffen.

β) Morphologie

Es handelt sich um gut abgekapselte, breitbasig oder polypoid aufsitzende Tumoren von 1–15 cm Durchmeser. Es werden jedoch auch Fälle von Lipommassen bis zu 2 kg berichtet. Sie liegen subendokardial oder intramural. Sie können aber auch vom Perikard ausgehen. In der Serie von FINE (1968) war ¼ der Lipome intramyokardial, die Hälfte subendokardial und ¼ subepikardial lokalisiert. Subendokardiale und intramurale Lipome wölben sich meist in die Herzhöhlen vor, am häufigsten in den linken oder rechten Ventrikel. Multiple kardiale Lipome sind häufig mit Lipomen der Weichteile anderswo im Körper assoziiert. Bei multiplem Auftreten ist auch an eine tuberöse Sklerose zu denken.

Die Wachstumstendenz der Lipome ist gering. Histologisch bestehen sie aus Fettzellen sowohl vom Typ der Fettzellen des Erwachsenen wie auch (selten) vom Typ des braunen Fettgewebes (sog. Hibernome). Häufig sind Herzmuskelfasern in Lipomen eingeschlossen, die jedoch nicht mit den Spider-Zellen eines Rhabdomyoms verwechselt werden dürfen. Lipome mit eingeschlossenen Muskelzellen heißen Myolipome, mit eingeschlossenem Bindegewebe Fibrolipome. Im Fettgewebe des Lipoms können Nekrosen entstehen, die zur Kalzifikation neigen (Röntgen- oder Computertomographie!).

γ) Diagnostik

Die Mehrzahl der Lipome ist symptomatisch:
Kardiomegalie bei exzessivem Größenwachstum,
Störungen des Kontraktionsablaufes bei intramuraler Lokalisation,
Obstruktion des Blutstromes bei subendokardialer Lokalisation,
Herzrhythmusstörungen sowie Leitungsstörungen bei intramuraler Lokalisation in Nähe des Reizleitungssystems,
Kompression des Herzens bei subepikardialer Lokalisation sowie durch Ergüsse in den Perikardialsack,
Parietale Lipome werden oft mit Perikardzysten verwechselt, Röntgen- oder Computertomographie (Kalzifikationen!),
Computertomographie,
Echokardiographie bzw. Kardangiographie (GOEBEL et al. 1984).

δ) Therapie

Asymptomatische Lipome bedürfen keiner Behandlung. Ansonsten ist der Versuch einer Resektion indiziert. Selbst wenn eine komplette Resektion nicht möglich ist, ist wegen der langsamen Wachstumstendenz die Prognose meist gut.

g) Die lipomatöse Hypertrophie des Vorhofseptums
(McAllister u. Fenoglio 1977)

α) Epidemiologie
Die lipomatöse Hypertrophie des Vorhofseptums ist wesentlich häufiger als echte Lipome des Herzens. In der Serie von McAllister u. Fenoglio (1977) fanden sich 12 Fälle, im Gegensatz dazu nur 8 echte Lipome. Die Mehrzahl der Patienten war über 70 Jahre alt.

β) Morphologie
Es handelt sich um eine nicht abgekapselte Fettgewebsmasse im Vorhofseptum meist ventral vor dem Foramen ovale gelegen, 1–8 cm im Durchmesser, welche sich in der Regel in den rechten Vorhof vorwölbt. Die Masse ist bräunlich gefärbt und relativ fest, üblicherweise im Bereich zweier internodaler (Torell und Wenckebachsches Bündel) Leitungsbahnen gelegen.

Histologisch besteht der Tumor aus adulten gelben und aus fetalen braunen Fettzellen. Meist überwiegt das braune Fettgewebe, in vielen Fällen besteht sogar der Gesamttumor aus braunem Fettgewebe. Die adulten Fettzellen sind in der Regel vakuolisiert, die fetalen Fettzellen granulär. Eine Korrelation zum Anteil des Körpers an Fettgewebe überhaupt, auch zu epikardialem Fett, ist nicht gegeben.

Häufig sind in das Fettgewebe des Tumors, vor allem an der Peripherie, Herzmuskelzellen eingeschlossen. Eine Beziehung zu Rhabdomyomzellen ist nicht gegeben.

γ) Klinische Präsentation
An Symptomen findet man: Supraventrikuläre, ventrikuläre Arrhythmien und auch Leitungsstörungen, die zu plötzlichem Tod führen können. Als weitere Todesursache wird intraktable Herzinsuffizienz angegeben. In der Serie von McAllister u. Fenoglio (1977) war die lipomatöse Hypertrophie des Vorhofseptums bei 28% (8 Fällen) tödlich. Von den restlichen 72% wiesen 11 Patienten Symptome auf: Herzrhythmusstörungen, Zeichen der Herzinsuffizienz. 10 Patienten waren asymptomatisch, der Tumor war ein Zufallsbefund bei der Obduktion.

δ) Diagnostik
Die zweidimensionale Echokardiographie, vorzugsweise mit intraoesophagealer Technik, eignet sich am besten zur Diagnose einer Hypertrophie des Vorhofseptums.

ε) Therapie
Bei Herzrhythmusstörungen ist antiarrhythmische Therapie, auch mit künstlichen Schrittmachern, versucht worden.

Da in vielen Fällen auch andere kardiopulmonale Erkrankungen bestehen, erscheint der Nachweis, daß die lipomatöse Hypertrophie des Vorhofseptums die Symptome verursacht, sehr schwierig.

h) Das Mesotheliom des AV-Knotens (MCALLISTER u. FENOGLIO 1977)

Diese Tumoren sind sehr selten: In der Serie von MCALLISTER u. FENOGLIO (1977) fanden sich nur 12 Fälle. Es handelt sich um bis zu 15 mm große, meist multizystische Tumoren im Bereich des AV-Knotens. MCALLISTER u. FENOGLIO (1977) plädieren für den Terminus „Tumoren des Reizleitungssystems", um diese pathologische Entität von anderen Mesotheliomen, z. B. des Perikards (welche als Perikardzysten erscheinen), abzugrenzen.

Histologisch bestehen diese Tumoren des Reizleitungssystems wahrscheinlich aus Zellen von embryonalen Überresten mesothelialer Epithelzellen, die während der embryonalen Entwicklung im Bereiche des AV-Knotens eingeschlossen wurden und dort zurückgeblieben sind. Die polygonalen mesothelialen Zellen liegen in Nestern beisammen; sie bilden mehrere Lagen, welche die zystischen Hohlräume umschließen. Sie haben ovoide Kerne, welche wie Kaffeebohnen eine längsverlaufende Furchung aufweisen. Färbung mit dem Schiffschen Reagenz und mit Alzian-Blau ergibt fokale Anfärbungen verschiedener Intensität, während das zystische Lumen und die interzellulären Räume ebenso wie manchmal auch intrazelluläre Herde eine starke Eosinophilie zeigen. Die wechselnd intensive positive Färbung mit Alzian-Blau ist eine generelle Eigenschaft der Tumoren des Reizleitungssystems. Diese Zellnester der mesothelialen Zellen sind in einem dichten Stroma von kollagenen und elastischen Fasern sowie Mastzellen gelegen. Der Ausdehnung nach durchsetzt das Mesotheliom manchmal den gesamten AV-Knoten und erstreckt sich distal bis ins Hissche Bündel hinein. Myokard und Klappengewebe sind üblicherweise frei.

Ultrastrukturell besteht eine verblüffende Ähnlichkeit mit adenomatoiden Tumoren der Hoden und der Ovarien. Vor allem jene polygonalen Zellen, die das Lumen der Zysten begrenzen, besitzen zahlreiche, weit auseinanderliegende Mikrovilli, die ihnen ein bürstenähnliches Aussehen verleihen. An der dem Lumen zugekehrten Oberfläche finden sich Desmosomen. Untereinander besitzen sie feste interzelluläre Verbindungen durch Desmosomen und Hemidesmosomen, also generelle Eigenschaften aller Mesotheliome. Sehr selten findet man andere von Epithel ausgekleidete Zysten im Herzen, 4–25 mm im Durchmesser, von kuboiden oder säulenförmigen, mit Zilien besetzten Zellen ausgekleidet.

Klinik: Mesotheliome gehen meist mit einem partiellen oder kompletten AV-Block einher. Todesursache ist manchmal Kammerflimmern, meistens Asystolie (Morgagni-Adams-Stokes-Anfall).

Therapie: Implantation eines künstlichen Schrittmachers kombiniert mit medikamentöser antiarrhythmischer Therapie.

j) Hämangiom (MCALLISTER u. FENOGLIO 1977)

Sie sind sehr selten. Morphologisch ähneln sie durchaus anderswo im Körper lokalisierten Hämangiomen und können im Herzen überall lokalisiert sein. Meist sind sie intramural gelegen, am häufigsten im intraventrikulären Septum. Manchmal finden sie sich auch im Reizleitungssystem (AV-Knoten), aber auch subendokardial als sessile oder polypoide intracavitäre Tumoren, 2–3,5 cm im Durchmesser (Abb. 6). Letztere sind den Myxomen ähnlich. Sie können auch im Perikard oder an der perikardialen Außenseite auftreten und so Perikardzysten äh-

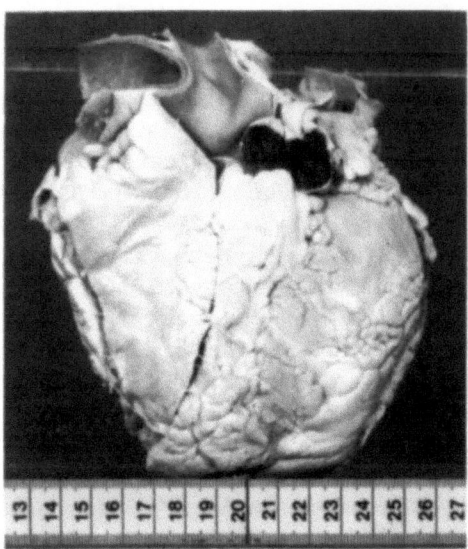
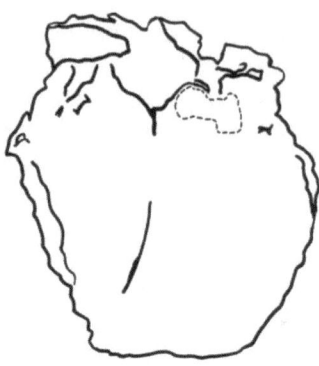

Abb. 6. Kavernöses Hämangiom mit Schemazeichnung

neln. Makroskopisch erscheinen sie hämorrhagisch. Mikroskopisch sind es von Endothel ausgekleidete Hohlräume, welche Blut, Lymphe oder Thromben enthalten. Je nach zugrundeliegenden Gefäßräumen unterscheidet man:

1. eigentliche Hämangiome,
2. Lymphangiome,
3. Angioretikulome.

Einteilung nach MCALLISTER u. FENOGLIO (1977):

1. Kapilläre Hämangiome, bestehend aus unregelmäßig angeordneten, meist eng beieinander liegenden kapillären Strukturen, die von flachen Endothelzellen mit wenig dazwischen gelegenem Stroma begrenzt werden.
2. Kavernöse Hämangiome, bestehend aus stark ausgeweiteten Gefäßhohlräumen, wiederum mit flachen Endothelzellen ausgekleidet, mit zahlreichen Herden von Bindegewebe zwischen den größeren Gefäßhohlräumen (Abb. 6).
3. Hämangioendotheliome, die den kapillären Hämangiomen ähneln, jedoch mit runden Endothelzellen oft in mehreren Schichten ausgekleidet sind und oft den gesamten Gefäßhohlraum ausfüllen. Spezifische Färbemethoden (zum Nachweis retikulärer Fasern) beweisen den vaskulären Charakter dieser Zellen.
4. Hämangioperizytome, bestehend aus proliferierenden Perizysten an der extraluminalen Seite der kapillaren Basalmembran; sie sind fast immer maligne.

Intramuskuläre Hämangiome bestehen aus Haufen von meist kapillarartigen Hohlräumen, die die Muskelbündel des Myokards komprimieren und verformen, jedoch nicht verdrängen oder ersetzen.

Mehr als die Hälfte aller Patienten aller Altersstufen zeigt keine Symptome.

Vorhandene Symptome sind von der Lokalisation des Tumors abhängig: bei intracavitären Hämangiomen wurden Symptome des Myxoms imitiert, bei perikardialer Lokalisation zeigten sich Kardiomegalie und rezidivierende Perikarder-

güsse, bei Lokalisation im Kammerseptum (AV-Bereich) Leitungsstörungen (totaler AV-Block) sowie tachykarde Herzrhythmusstörungen mit plötzlichem Tod.
Die Therapie besteht in der Exzision des Tumors.

k) Varizen und Blutzysten des Herzens (MCALLISTER u. FENOGLIO 1977)

Differentialdiagnostisch sind Hämangiome von Varizen und Blutzysten des Herzens abzugrenzen.

Bei den Varizen handelt es sich um dilatierte Blutgefäße im Subendokardium, die oft mit Hämangiomen verwechselt werden. Meist findet man sie im Subendokardium der Vorhöfe oder der Herzkammern. Histologisch handelt es sich um einzelne oder gehäuft nebeneinander liegende, normal geformte Blutgefäße, in der Regel Venen, welche dilatiert und häufig thrombosiert erscheinen. Sie ähneln Hämorrhoiden. Meist sind sie Zufallsbefunde bei der Obduktion; über ihre tatsächliche Häufigkeit findet man keine Angaben. Sie verursachen keine Symptome.

Bei den Blutzysten handelt es sich um Spaltbildungen zwischen Endokardzellen oder zwischen den Endokardzellen und dem darunter liegenden Bindegewebe (Stroma). Die so entstandenen Hohlräume enthalten Blut, welches wahrscheinlich vom intracavitären Blut herstammt. Es handelt sich weder um Blutgefäße noch um Hämangiome; sie haben keine klinische Bedeutung. Sie sind am häufigsten am Endokard der Klappen bei Neugeborenen und Kindern zu finden.

Die Begrenzung der Blutzysten besteht aus normalen Endokardzellen, eine Basalmembran zwischen der Auskleidung der Blutzysten und dem übrigen Endokard ist nicht vorhanden. Gelegentlich besteht der intravalvuläre Anteil der Blutzysten nur aus endokardialem Stroma.

l) Teratom (MCALLISTER u. FENOGLIO 1977; COLUCCI u. BRAUNWALD 1984; HALL u. COOLEY 1986)

α) Epidemiologie
Benigne Teratome im Bereich des Herzens und des Perikardiums sind sehr selten. In der Serie von MCALLISTER u. FENOGLIO (1977) fanden sich 14 Fälle, vorwiegend Kinder, bereits ab einem Alter von wenigen Tagen. Das weibliche Geschlecht überwiegt: In der genannten Serie fand sich nur ein männlicher Patient.

β) Morphologie
Teratome finden sich in der Regel intraperikardial, meist an der Herzbasis, an den Wurzeln der großen Gefäße (A. pulmonalis, Aorta); sie sind häufig sehr groß und können bis zu 15 cm Durchmesser erreichen. Oft erscheinen sie birnenförmig, gelappt, mit glatter Oberfläche und enthalten im Querschnitt zahlreiche, multilokuläre Zysten sowie dazwischen solides Gewebe.

Histologisch sollten Teratome aus Anteilen aller 3 Keimblätter bestehen. Ausnahmen sind die seltenen intrakardialen Teratome. Intraperikardiale Teratome ähneln im Aufbau durchaus den in anderen Körperregionen auftretenden Teratomen (z. B. den zystischen benignen Teratomen des Ovars).

Die Zysten intraperikardialer Teratome sind von einer ziliären, säulenförmigen Epithelschicht ausgekleidet. Daneben sind squamöse, übereinander gelagerte sowie pseudostratifizierte, säulenförmige, muzinsezernierende Epithelschichten nachzuweisen. In den soliden Gewebsanteilen finden sich Inseln neutralen Gewebes sowie Azini von drüsenartigem Gewebe, welches Schilddrüsen- oder Pankreasgewebe ähnelt. Im Stroma sind außerdem unregelmäßig verteilt glatte sowie quergestreifte Muskelfasern, welche Skelettmuskulatur und Darmwand imitieren. Auch Knorpel- und/oder Knochengewebe sowie hämatopoetisches Gewebe sind vorhanden.

Eine maligne Entartung ist sehr selten; dennoch empfiehlt sich die komplette Resektion.

γ) Klinische Präsentation
Kardiomegalie, Behinderung des Kontraktionsablaufes, Dyspnoe, bei Kindern Zyanose und Herzgeräusche, oder Rhythmusstörungen mit plötzlichem Tod.

δ) Diagnostik
Die Diagnose extrakardialer Massen, welche scheinbar eine Kardiomegalie verursachen, ist seit Einführung der Echokardiographie und Computertomographie leichter geworden.

ε) Therapie
Da diese Tumoren gewöhnlich an den Wurzeln der großen Gefäße haften und von Vasa vasorum, die von diesen Gefäßen abgehen, versorgt werden, muß die Resektion mit einer sorgfältigen Dissektion dieser einhergehen.

m) Bronchogene Zysten (McAllister u. Fenoglio 1977)
Bronchogene Zysten leiten sich von Anteilen des Mesoderms und des Entoderms ab. Die mesodermalen Anteile sind regelmäßig um eine mit Entoderm ausgekleidete Zyste angeordnet. Sie kommen auch in der Haut und im Mediastinum vor.

Man nimmt an, daß bronchogene Zysten entwicklungsgeschichtlich entweder von ausgewanderten und sequestrierten Zellen des Respirationstraktes stammen oder von präformierten Zysten im Bereich des Respirationstraktes, die während des embryonalen Stadiums verlagert worden sind. Kardiale bronchogene Zysten sind im Myokard eingeschlossen, manchmal ragen sie in die Herzhöhlen oder in das Perikard vor. Sie sind selten größer als 1–2 cm im Durchmesser. Sie kommen im Myokard der Ventrikelwände, der Papillarmuskeln, gelegentlich auch im Vorhofsmyokard (vorwiegend an der Vorhof-Kammergrenze) vor.

Mikroskopisch werden die Zysten entweder von einem Säulen- oder von einem kuboiden Epithel ausgekleidet, das mit Zilien besetzt ist. Häufig finden sich darin Becherzellen. Bei Entzündungsvorgängen an solchen Zysten ist das Säulenepithel durch geschichtetes Plattenepithel herdförmig ersetzt. Weiter enthält die Wand der Zyste glatte Muskelzellen, straffes Bindegewebe und Knorpelgewebe. Auch lymphknötchenähnliche Gebilde sowie Haufen von seromuzinösen Drüsen finden sich in der Zystenwand. Diese wellenmäßige, Bronchien imitierende Anordnung von Anteilen nur zweier Keimblätter ist Beweis für eine Malformation des Respirationstraktes und schließt ein Teratom aus.

Von bronchogenen Zysten (sowohl der Haut wie des Mediastinums und des Myokards) werden Männer etwa 2–3mal häufiger betroffen als Frauen. Meist sind diese Tumoren symptomlos und Zufallsbefunde bei Obduktionen; sie finden sich in allen Altersstufen. Nur sehr selten verursachen sie Symptome wie in der

Serie von MCALLISTER u. FENOGLIO (1977) beschrieben: 6 Monate altes Kleinkind mit Kardiomegalie infolge einer großen bronchogenen Zyste, welche in den rechten Ventrikel vorragte, die Trikuspidalklappe in den rechten Vorhof verdrängte und so ein lautes Herzgeräusch bewirkte.

In solchen Fällen ist der Versuch einer Exzision angezeigt.

n) Perikardzysten (MCALLISTER u. FENOGLIO 1977; COLUCCI u. BRAUNWALD 1980; ARCINIEGAS et al. 1980; SILVERMAN 1980; LARRIEN et al. 1982)

Es handelt sich um Zysten im parietalen Perikard, die gelegentlich mit dem Perikardialraum kommunizieren. Gewöhnlich sind sie benigne und asymptomatisch. Sie kommen meist in dem den rechten Ventrikel bedeckenden Perikard, häufig am kostodiaphragmalen Winkel vor. Etwa 25% der Perikardzysten finden sich im Perikard des linken Herzens, etwa 8% ragen in das vordere, obere oder das hintere Mediastinum vor. Die Größe dieser Zysten ist variabel, von 2–3 cm bis zu 16 cm im Durchmesser und mehr. An der äußeren Oberfläche erscheinen sie vielfach gelappt, dennoch enthalten sie oft nur einen Hohlraum, der allerdings durch Trabekel unterteilt ist. Der Inhalt besteht aus einer klaren gelblichen Flüssigkeit.

Die Wand der Perikardzysten besteht aus Bindegewebe mit zahlreichen kollagenen und elastischen Fasern, gegen den zystischen Hohlraum durch ein flaches, einschichtiges Mesothel begrenzt. Vereinzelt findet man darin Herde von hyperplastischen Mesothelzellen, Anhäufungen von Lymphozyten, Plasmazellen und Kalzifikationsherde.

Man nimmt an, daß Perikardzysten mit Perikarddivertikeln identisch sind. Es dürfte sich dabei um persistierende, blind endende Ausstülpungen des parietalen Perikards handeln.

Perikardzysten sind in der Regel asymptomatisch. Sie werden zufällig bei einer Röntgenuntersuchung oder Obduktion entdeckt. Symptome sind etwa bei 25–30% der Patienten vorhanden. Vorwiegend handelt es sich um Thoraxschmerzen. Röntgenologisch erscheinen die Zysten meist rund oder oval und von gleichmäßiger Röntgendichte. Männliches und weibliches Geschlecht erscheinen gleich häufig betroffen. Differentialdiagnostisch müssen die eigentlichen Perikardzysten von anderen Perikardtumoren abgegrenzt werden, was intravital nur bei soliden Tumoren mit Hilfe von Echokardiographie und Computertomographie möglich ist. Die Differentialdiagnose z.B. gegen Teratome kann erst nach Exzision gestellt werden.

Therapie: Resektion. Nach Entfernung der Zysten sind die Patienten in der Regel beschwerdefrei, ein Rezidiv ist niemals beobachtet worden.

Seltene, gelegentlich beobachtete primäre benigne kardiale Tumoren
(MCALLISTER u. FENOGLIO 1977)

o) Hamartom

Es handelt sich um Überreste embryonalen Gewebes, in der Mehrzahl um Lymphangiome, selten um arterielle oder venöse Malformationen (vaskuläre Hamartome).

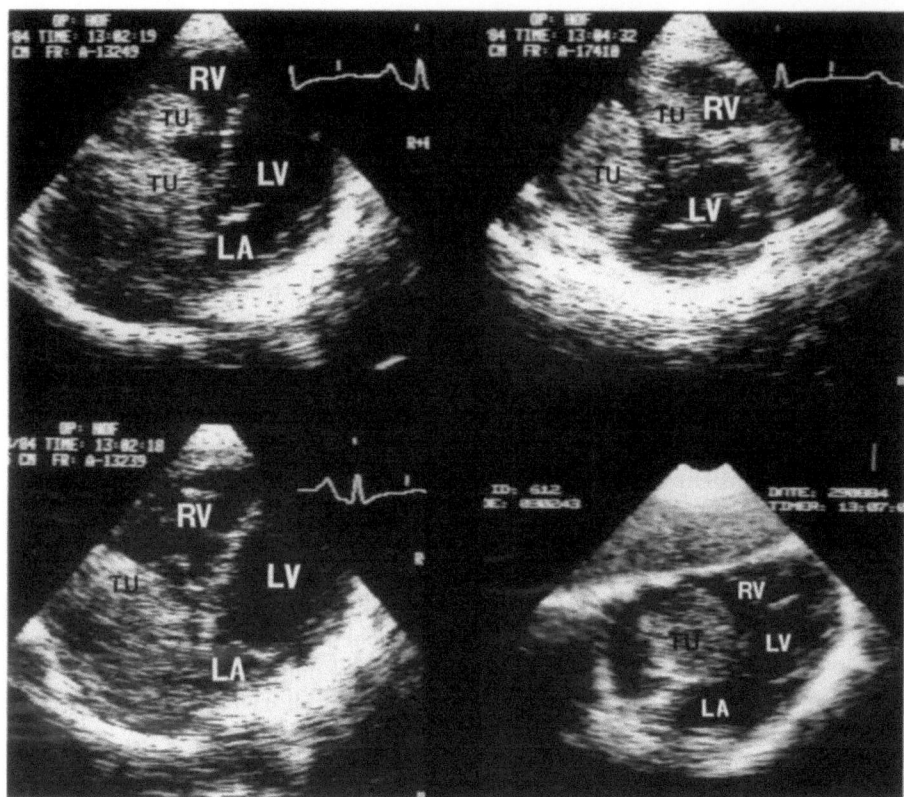

Abb. 7. Echokardiogramm Leiomyom des Uterus mit Wachstum über Vena ovarica, Vena cava inferior in den rechten Vorhof und den rechten Ventrikel. *LA*, li. Vorhof; *LV*, li. Ventrikel; *RV*, re. Ventrikel; *TU*, Tumormassen. (Aufnahme Prof. Dr. W. Kasper, Univ.-Klinikum Freiburg)

Bei den Lymphangiomen sind es Proliferationen von Lymphgefäßen ohne gleichzeitige Proliferation von Blutgefäßen, die selten im Herzen zu finden sind. Als Proliferationen werden sie nicht als eigentliche Tumoren betrachtet. Sie müssen jedoch von Lymphektasien abgegrenzt werden.

Differentialdiagnostisch wichtig ist die Tatsache, daß vor allem im parietalen Perikard auch heterotope Inseln von Thymusgewebe und Schilddrüsengewebe auftreten können. Maligne Entartungen dieser Gewebsinseln sind allerdings nie beobachtet worden.

p) Granulazelltumoren

Das sind äußerst selten vorkommende Zellanhäufungen an der epikardialen Oberfläche des Vorhofmyokards, meist multipel, die möglicherweise von quergestreiften Muskelzellen abstammen. Sie haben keinerlei klinische Bedeutung.

q) Leiomyome

In der Literatur ist bisher nur über wenige Fälle berichtet worden, unter denen einer im parietalen Perikard lokalisiert war. In dem auf Abb. 7 dargestellten Fall hatte sich ein Leiomyom des Uterus transvenös bis in das rechte Herz entwickelt.

r) Vom Nervengewebe abstammende kardiale Tumoren (MCALLISTER u. FENOGLIO 1977; GOPALAKRISHNAN u. TIEZOU 1978)

Neurofibrome kommen sehr selten (z. B. bei der Recklinghausenschen Erkrankung) im Herzen vor. Sie finden sich im Myokard der Ventrikel und auch im Perikard. Sie ähneln durchaus den bei der Recklinghausenschen Krankheit anderswo lokalisierten Neurofibromen (Haut, Nervengewebe).

Neuroblastome

Paragangliome (Chemodektome): Sie stammen vom chromaffinen Gewebe der Herznerven ab. Auch das Phäochromozytom ist als Paragangliom aufzufassen. Paragangliome finden sich gewöhnlich im Glomus caroticum, den aortalen Paraganglien, im Mediastinum, im Retroperitoneum. Im Herzen sind sie sehr selten, doch sind einige Fälle in der Literatur berichtet worden (GOPALAKRISHNAN u. TIEZOU 1978). Es besteht eine familiäre Häufung. Frauen sind häufiger betroffen als Männer; in etwa 10% wird eine maligne Entartung berichtet.

Neurilemmome (Schwannome): Diese Tumoren stammen vom Perineurium, den Zellen der Nervenscheiden größerer Nerven. Auch sie sind oft maligne.

2. Maligne Tumoren

(MCALLISTER u. FENOGLIO 1977; COLUCCI u. BRAUNWALD 1980; ARCINIEGAS et al. 1980; SILVERMAN 1980; LARRIEN et al. 1982; THEILE 1984).

25–30% aller primären kardialen Tumoren sind als maligne Tumoren zu klassifizieren. Eine weitere Differenzierung maligner primärer kardialer Tumoren nach den Zelltypen ist eigentlich nur von akademischem Interesse.

Betroffen sind meist Erwachsene oder ältere Personen. Von den im Kindesalter auftretenden Herztumoren sind nur etwa 10% als maligne anzusehen.

Fast alle malignen primären kardialen Tumoren sind Sarkome.

Lokalisationen sind der Häufigkeit nach: rechter Vorhof, linker Vorhof, rechter Ventrikel, linker Ventrikel, Septum interventriculare.

Die Seltenheit maligner kardialer Tumoren wird auf die geringe mitotische Aktivität des Herzmuskelgewebes zurückgeführt, das auf Schädigung eher mit dystrophischen Veränderungen als mit regenerativen, mitotischen Vorgängen reagiert. Das Wachstum kardialer Sarkome ist rasch, der Tod tritt meist innerhalb von Wochen bis wenigen Monaten ein. Das infiltrative Wachstum erstreckt sich über große Bezirke des Myokards mit Ausdehnung in die Herzhöhlen, wodurch der Blutstrom obstruiert werden kann, oder in das Perikard, häufig mit hämorrhagischem Perikarderguß und Herztamponade. Verdachtsmomente sind daher progressive, unerklärbare Herzinsuffizienz (meist rechts), Zeichen der Einflußstauung der oberen oder unteren Hohlvene, Schmerzen im Bereich des Brustkorbs, Herzrhythmusstörungen und plötzlicher Tod. Metastasen finden sich bei 75–80% aller primären kardialen Sarkome hauptsächlich in den Lungen, im Mediastinum, in den thorakalen Lymphknoten, in der Wirbelsäule, weniger oft in der Leber, den Nieren, dem Pankreas, der Milz, den Knochen, den Nebennieren und dem Darm.

a) Angiosarkom (MCALLISTER u. FENOGLIO 1977; GONSKA et al. 1984)

α) Epidemiologie
Unter den als Sarkome klassifizierten malignen primären kardialen Tumoren sind Angiosarkome am häufigsten. Das Alter der betroffenen Patienten beträgt in der Serie von MCALLISTER u. FENOGLIO (1977) in 70% zwischen 20 und 50 Jahren. Während für andere Sarkome keine Geschlechtsprädisposition gefunden wird, ist bei Angiosarkomen das männliche Geschlecht häufiger betroffen: Das Verhältnis von Männern zu Frauen wird mit 2:1 bis 3:1 angegeben.

β) Morphologie
Angiosarkome bestehen aus abnormen Proliferationen maligner Zellen, welche vaskuläre Kanäle bilden. Als Subtypen werden maligne Hämangioendotheliome, Angiosarkome, Kaposi-Sarkome, Angioretikuloendotheliome, kavernöse Angiosarkome und maligne Hämangioperizytome unterschieden. Hinsichtlich des Verlaufes ist jedoch diese morphologisch-histologische Differenzierung unwesentlich. Ausgangsort ist vorwiegend das rechte Herz und das zugehörige Perikard (etwa 80%). Das infiltrative Wachstum erstreckt sich meist in die Herzhöhlen mit Obstruktion von Herzklappen (bevorzugt sind Trikuspidalis und Pulmonalis), aber auch in das das Herz umgebende Gewebe, vorwiegend das Mediastinum. Etwa 80% metastasieren in die Lungen und in die mediastinalen Lymphknoten.

Mikroskopisch zeigen die Angiosarkome schlecht abgegrenzte, untereinander anastomosierende Gefäßkanäle, welche aus Anhäufungen atypischer, die Kriterien der Malignität aufweisender Endothelzellen bestehen. Charakteristisch sind herdförmige vaskuläre sowie solide Areale von Spindelzellen. Viele der kardialen Angiosarkome erfüllen die Kriterien des Kaposi-Sarkoms. Sie bestehen aus gefäßähnlichen Räumen mit dazwischen gelegenen Spindelzellen und Retikulumfasern. Bei etwa der Hälfte der Angiosarkome finden sich auch solide Areale runder oder länglicher Zellen, welche um einen kleinen Gefäßkanal gelegen sind, an Hämangioperizytome erinnernd, wenngleich eigentliche Hämangioperizytome sehr selten sind. Zum Unterschied von Mesentheliomen finden sich bei Angiosarkomen regelmäßig positive Färbungen mit Alcian-Blau und Retikulumfarbstoffen.

γ) Klinische Präsentation
Die meisten Patienten zeigen Symptome der Rechtsherzinsuffizienz oder perikardiale Symptome (Perikardergüsse, Schmerzen im Bereich des Brustkorbs). Auch systolische Geräusche, Herzrhythmusstörungen, Kardiomegalie, im EKG unspezifische ST-T-Veränderungen und sehr häufig Niedervoltage treten auf. Häufig sind Zeichen der Einflußstauung. In 25% der Fälle von MCALLISTER u. FENOGLIO (1977) zeigten die polypoiden Tumoren ein intrakavitäres Wachstum und obstruierten eine Klappe, an erster Stelle die Trikuspidalklappe.

Herztumoren

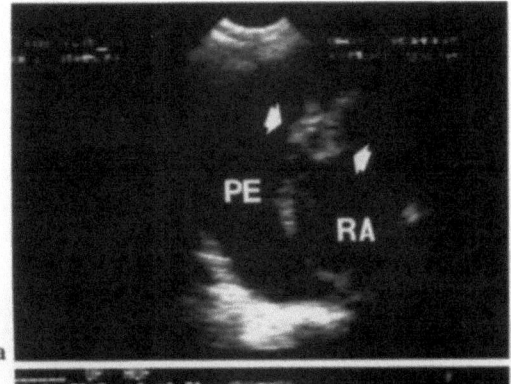
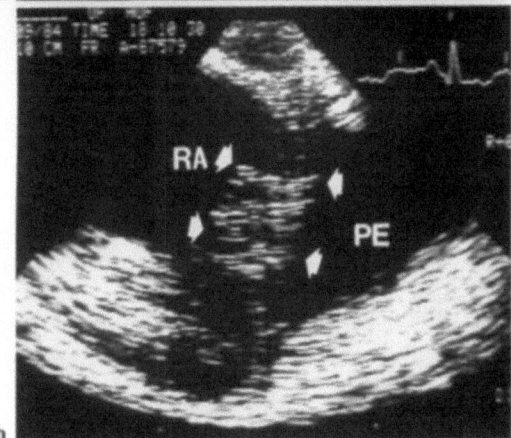

Abb. 8. a Echokardiogramm bei transthorakaler Aufnahme von subcostal. Angiosarkom der freien rechtsatrialen Wand. Diagnose histologisch gesichert. **b** Darstellung bei transösophagealer Aufnahmetechnik. *RA*, re. Vorhof; *PE*, Perikarderguß. (Prof. Dr. W. Kasper, Univ. Klinikum Freiburg)

δ) Diagnostik
Echokardiographie und Computertomographie erweisen sich als verläßlichste diagnostische Methoden (Abb. 8a, b) (WEYNE et al. 1985; CHALOUPKA et al. 1986).

ε) Therapie
Eine Exzision ist meist wegen des ausgedehnten infiltrativen Befalls des Perikardiums nicht möglich. Die Prognose ist äußerst ernst, die meisten Patienten versterben innerhalb eines Jahres nach Beginn der Symptome. Strahlen- und Chemotherapie können versucht werden (VERGNON et al. 1985; BAUMGART et al. 1986).

b) Rhabdomyosarkom (MCALLISTER u. FENOGLIO 1977)

α) Epidemiologie
Das Rhabdomyosarkom ist das zweithäufigste primäre Sarkom des Herzens. Eine Geschlechtsprädisposition ist nicht sicher gegeben.

β) Morphologie
Rhabdomyosarkome können in jeder Herzkammer, in 60% sogar multipel auftreten. Ausgangsort ist die quergestreifte Muskulatur des Myokards, in 50% war

das Perikard durch direkte Ausbreitung des Tumors betroffen. Auch Einwanderung in das Mediastinum oder in die Pleurahöhle (etwa 20%) ist bekannt. Eine diffuse Ausbreitung in das Perikard – wie bei Mesotheliomen – ist jedoch für Rhabdomyosarkome nicht charakteristisch. In 60% erstreckt sich ein großer Anteil des Tumors in die Herzhöhlen, mit zumindest partieller Obstruktion mindestens einer Herzklappe: Mitral- und Pulmonalklappe sind häufiger von der Obstruktion betroffen als Trikuspidal- und Aortenklappe. Die Klappen werden durch infiltratives Wachstum zerstört, teilweise sogar durch Tumorgewebe ersetzt. Makroskopisch erscheinen diese Tumoren als weiche, im Zentrum oft nekrotische Knoten.

Mikroskopisch unterscheidet man die seltenen juvenilen und die häufigeren adulten Formen. Der Unterschied liegt im Auftreten von Rhabdomyoblasten bei den juvenilen Formen. Rhabdomyosarkome zeigen gewöhnlich auffallenden Pleomorphismus sowie Anaplasie. Die Zellkerne erscheinen groß, vesikulär, mit großer Variation der Form und bisweilen pyknotischen Zellkernen. Häufig finden sich Riesenzellen und Mitosen, myxoide Areale, Spindelzellen sowie solide erscheinende Areale. Dazwischen sind nekrotische und hämorrhagische Gebiete. Bei der großen Variation der Zellen liegt der Schlüssel zur Diagnose in der Auffindung von Rhabdomyoblasten. Diese treten in vielen Formen auf:

1. *Tandemartig* hintereinander gelegene Zellkerne, verbunden durch Zytoplasmastränge.
2. *Tennisschlägerartige* Zellen mit einem einzelnen Zellkern und einem stielartig ausgezogenen Zellkörper, der in einer Spitze endet.
3. *Runde* Zellen mit einem Zellkern und reichlich Zytoplasma, manchmal auch Riesenzellen mit mehreren Zellkernen und ebenfalls reichlich Zytoplasma.
4. *Spinnennetzartige* Zellen mit peripher gelegenen Vakuolen.

Das Zytoplasma der Rhabdomyoblasten ist oft stark eosinophil granuliert; lichtmikroskopisch ist eine Querstreifung bei 20 bis 30%, elektronenmikroskopisch hingegen bei 90% festzustellen. Ultrastrukturell bestehen die Zellen aus dicken und dünnen Filamenten sowie Z-Streifen, unregelmäßig angeordnet, in chaotischen Haufen.

γ) Klinische Präsentation

Es überwiegen unspezifische Symptome wie Fieber, Gewichtsverlust. Appetitlosigkeit und allgemeines Krankheitsgefühl. Dazu kommen perikardiale Symptome wie Brustkorbschmerzen, Pleura- und Perikardergüsse, Dyspnoe, Embolien sowohl im Lungenkreislauf wie auch im Systemkreislauf. Häufig besteht eine Kardiomegalie. Im EKG zeigen sich ST-T-Veränderungen, Niedervoltage, Schenkelblockbildungen und supraventrikuläre sowie ventrikuläre Arrhythmien. In rund 50% findet man systolische Herzgeräusche, welche oftmals plötzlich im Verlauf der Erkrankung auftreten, sowie Zeichen von Herzinsuffizienz.

δ) Diagnostik

Echokardiographie und Computertomographie sind die verläßlichsten Untersuchungstechniken.

ε) Therapie
Die Exzision der Hauptmasse des Tumors wird mit Strahlentherapie und Chemotherapie kombiniert. Die Prognose ist schlecht, die Mehrzahl der Patienten verstirbt innerhalb eines Jahres nach Erstellung der Diagnose.

c) Fibrosarkom (MCALLISTER u. FENOGLIO 1977)

α) Epidemiologie
Fibrosarkome treten in allen Altersstufen auf. Eine Geschlechtsprädisposition wird nicht berichtet.

β) Morphologie
Es handelt sich um knotige, infiltrierende Tumoren von grau bis grau-weißlicher Farbe, fischfleischartig, von eher fester Konsistenz. Rechtes und linkes Herz werden gleich häufig betroffen. In 60–70% wird ein multiples Auftreten berichtet. Häufig sind sowohl das parietale wie auch das viszerale Perikard betroffen. Bei etwa 50% ist zumindestens ein Teil des Tumors intrakavitär gelegen, mit Obstruktion einer Klappe oder Destruktion eines Klappensegels (meist der Mitralklappe, seltener der Pulmonal- oder der Trikuspidalklappe).

Mikroskopisch besteht das Fibrosarkom aus Fibroblasten, ähnlich wie das histologisch schwer zu differenzierende fibröse Histiozytom. Es handelt sich um Spindelzellen mit elongierten Zellkernen sowie ausgezogenem Zytoplasma, welche stumpf enden. Pleomorphismus und Anaplasie sind in der Regel gering, Mitosen jedoch häufig. Die Spindelzellen sind in Bündeln oder faszikelartig angeordnet, welche zueinander spitze Winkel bilden. Innerhalb des Tumors sind myxoide Veränderungen häufig, Tumornekrosen hingegen sind selten. Fibröse Histiozytome zeigen eine bunte Mischung von Spindelzellen und Riesenzellen, daneben charakteristische, bleiche Zellen von ovoider Form mit endoplasmatischem Retikulum und aufgerauhter Oberfläche. In den verschiedenen Serien zeigt ein Drittel Fernmetastasen, jedoch nur selten ein direktes Einwachsen in benachbartes Gewebe.

γ) Klinische Präsentation
Man findet systolische Geräusche von wechselnder Intensität, dazu unspezifische ST-T-Veränderungen, Niedervoltage, Schenkelblockbilder, Arrhythmien (vor allem supraventrikulärer Genese) sowie Zeichen eines perikardialen Befalls mit Fieber, Dyspnoe und Thoraxschmerzen.

δ) Diagnostik
Neben der Echokardiographie und der Computertomographie eignet sich auch die Angiographie zur Diagnostik dieses Tumors.

ε) Therapie
Exzision sowie Chemotherapie und Strahlentherapie sind bei malignen Tumoren fibroblastischer Herkunft wenig effektiv. Alle Patienten der Serie von MCALLISTER u. FENOGLIO (1977) starben postoperativ innerhalb von 2 Jahren nach Erstellung der Diagnose.

d) Mesotheliom (MCALLISTER u. FENOGLIO 1977)

Es sind maligne Tumoren, welche von den Mesothelzellen des Perikards ausgehen.

α) Epidemiologie
Alle Altersstufen sind gleichmäßig betroffen; Männer werden doppelt so häufig betroffen wie Frauen.

β) Morphologie
Es handelt sich um diffuse Neubildungen, die sowohl das viszerale wie auch das parietale Perikard befallen. Makroskopisch erscheinen sie flächig oder knotig, in der Regel engen sie die diastolische Erschlaffung ein. Wie bei konstriktiver Perikarditis umschließen sie auch die großen Gefäße. Infiltratives Wachstum in benachbartes Gewebe ist die Regel. Oft ist auch das Epikard in großem Ausmaße diffus betroffen, selten jedoch sind Endokard und Herzhöhlen zum Unterschied zu den primären Sarkomen des Herzens befallen. Mesotheliome des Perikards sind selten. Benigne Mesotheliome hingegen sind als reaktive mesotheliale Hyperplasien aufzufassen und treten bei Patienten mit perikardialen Grundkrankheiten wie chronischer oder rheumatischer Perikarditis fokal oder diffus auf. Perikardiale Mesotheliome sind von pleuralen Mesotheliomen histologisch nicht zu unterscheiden.

Histologisch werden fibröse, epitheliale und gemischt fibrös epitheliale Mesotheliome unterschieden. Fernmetastasen sind sehr selten. Ausbreitung in benachbartes Gewebe, wie Pleura, Mediastinum, mediastinale Lymphknoten, durch das Zwerchfell in das Peritoneum ist häufig.

Histologisch bestehen Mesotheliome aus tubulären Kanälen oder soliden Streifen von malignen Zellen, welche den Anschein epithelartiger Zellen erwecken oder Spindelzellen imitieren, die von Fibroblasten abstammen. Nicht selten sind beide Zelltypen vorhanden. Gewöhnlich sind die Zellen des Mesothelioms regulär; Pleomorphismus und Anaplasie sind selten, nur die Zellgröße variiert. Es finden sich vielkernige Zellen, auch Mitosen, nicht jedoch atypische Mitosen. Fast stets zeigen die Mesotheliome positive Färbungen mit Alcian-Blau und kolloidalem Eisen. Ultrastrukturell finden sich Mikrofilamente, Lipidtröpfchen und Glykogengranula. Da Perikardergüsse sehr häufig sind, ist die Diagnose oft auch durch Analyse abpunktierter Perikardflüssigkeit möglich.

γ) Klinische Präsentation
Häufigste Symptome sind Atemnot und die Zeichen eines Perikardergusses. Der Perikarderguß ist häufig rezidivierend, und die zytologische Untersuchung des Ergusses führt meist zur Diagnose. Nicht selten entwickelt sich eine konstriktive Perikarditis. Manchmal sind nur Fieber, Gewichtsverlust und allgemeines Krankheitsgefühl die einzigen Symptome. Das Thoraxröntgenbild zeigt meist eine Kardiomegalie.

δ) Diagnose
Echokardiographie und Computertomographie sowie die Zytologie des punktierten Perikardergusses sind die wichtigsten diagnostischen Methoden.

ε) **Therapie**
Eine Exzision des Tumors ist meist nicht möglich, vorübergehende Besserungen werden von Chemotherapie und Strahlentherapie berichtet. Die Prognose ist schlecht, etwa 60% der Patienten versterben innerhalb von 6 Monaten nach Erstellung der Diagnose.

e) **Maligne Lymphome** (MCALLISTER u. FENOGLIO 1977)

Primäre Lymphome des Herzens sind per definitionem auf Herz und Perikard beschränkt.

α) **Epidemiologie**
Die berichteten Fälle maligner Lymphome des Herzens treten in jedem Lebensalter auf. Eine Geschlechtsprädisposition besteht nicht.

β) **Morphologie**
Myokard sowie viszerales und parietales Perikard können auch diffus betroffen sein.

γ) **Klinische Präsentation**
Charakteristische Symptome sind Kardiomegalie und Zeichen von Herzinsuffizienz. Auch intrakavitäre Lokalisation mit partieller Obstruktion von Klappen wird beschrieben.

δ) **Therapie**
Für extranodale maligne Lymphome wird Exzision des Tumors, gefolgt von Strahlentherapie, empfohlen. In der Serie von MCALLISTER u. FENOGLIO (1977) jedoch wurde bei keinem der Patienten die Diagnose ante mortem erstellt; alle Patienten verstarben innerhalb eines Jahres nach Auftreten der Symptome.

f) **Extraskelettale Osteosarkome** (MCALLISTER u. FENOGLIO 1977)

Es handelt sich um maligne Tumoren, welche partiell oder total aus osteoidem Gewebe, eingelagert in ein sarkomatöses Stroma, bestehen. Eigentliche Unterschiede zwischen dem im Skelettsystem auftretenden Osteosarkomen und extraskelettalen Osteosarkomen bestehen nicht. In den Fällen der Serie von MCALLISTER u. FENOGLIO (1977) war die Hauptmasse des Tumors stets im Herzen lokalisiert, Metastasen betrafen das Skelettsystem nicht.

Morphologisch treten diese Tumoren in sämtlichen Herzhöhlen auf und verursachen auch Obstruktion von Mitral-, Trikuspidal- bzw. Pulmonalklappe. Histologisch handelt es sich um osteoide Herde mit eingelagerten sarkomatösen Zellen (multinukleäre Riesenzellen und pleomorphe Rundzellen). Auch fibroblasten- und osteoblastenähnliche Zellen werden gefunden. Daneben können Herde von chondrosarkomartigem Gewebe auftreten. Auch Fälle von Chondrosarkomen im Herzen werden berichtet.

Klinische Symptome sind Herzinsuffizienz sowie plötzlich auftretende Herzgeräusche. *Therapeutisch* ist eine Exzision des Tumors mit nachfolgender Strahlen- bzw. Chemotherapie zu versuchen.

g) Von den Nervenscheiden ausgehende maligne Herztumoren (MCALLISTER u. FENOGLIO 1977)

Es handelt sich um maligne Tumoren, welche von den Schwannschen Zellen oder von dem Perineurium ausgehen. Sie sind selten und am häufigsten im viszeralen Perikard der Herzbasis lokalisiert. Sie gehen von größeren Herznerven aus. Daher sind diese Tumoren an den großen Gefäßen oder an den Vorhöfen anzutreffen. Stets ist das darunterliegende Myokard involviert. Der Tumor kann ins Mediastinum einwachsen und Fernmetastasen in der Lunge setzen. Oft ist bereits bei Erstellung der Diagnose der Tumor zu groß und das infiltrative Wachstum zu weit fortgeschritten, um den Ausgangsort mit Sicherheit festzustellen, doch ist es wahrscheinlich, daß in den meisten Fällen diese Tumoren von Nerven des kardialen Plexus bzw. des N. vagus ausgehen.

Histologisch bestehen diese Tumoren aus plumpen Spindelzellen mit ovoiden Zellkernen, in Faszikeln angeordnet, sehr stark den Schwannschen Zellformationen ähnelnd („heringskelettartig" bezeichnet). Pleomorphismus, atypische Zellkernformen sowie zahlreiche Mitosen sprechen für die Malignität.

Klinische Symptome sind Thoraxschmerzen, Perikardergüsse, Dyspnoe, unspezifische ST-T-Veränderungen sowie Niedervoltage im EKG. Interessanterweise waren in der Serie von MCALLISTER u. FENOGLIO (1977) nur männliche Patienten. Zur *Diagnose* eignen sich die Angiokardiographie und Echokardiographie.

Therapie: Exzision mit nachfolgender Strahlen- bzw. Chemotherapie. Die Prognose ist sehr ungünstig; der Tod tritt meist innerhalb eines Jahres nach der Diagnosestellung ein.

h) Malignes Teratom (MCALLISTER u. FENOGLIO 1977)

Maligne Teratome sind Tumoren mit Anteilen sämtlicher drei Keimblätter. Bei dem malignen Element kann es sich um ein Karzinom oder ein Sarkom (je nach Keimblattanteil, von dem die maligne Entartung ausgeht) handeln. Bei dem Teratomkarzinom ist der maligne Anteil ein embryonales Karzinom. Diese malignen Tumoren sind vorwiegend intraperikardial an den Wurzeln der großen Gefäße lokalisiert und wachsen in das Myokard ein; Fernmetastasen finden sich in den Lungen. Der maligne Anteil kann ein Plattenepithelkarzinom, aber auch ein Chorionkarzinom sein. Maligne Teratome treten vorwiegend im Kindesalter auf; Mädchen scheinen häufiger betroffen als Knaben.

Klinische Symptome sind Zeichen der Herzinsuffizienz, Arrhythmien, unspezifische EKG-Veränderungen.

Therapeutisch ist der Versuch einer Exzision der perikardialen Tumormasse angezeigt; oft jedoch ist dies wegen der Infiltration des Myokards nicht möglich. Die Prognose ist sehr schlecht; in der genannten Serie verstarben die Kinder innerhalb von 3 Monaten nach Beginn der Symptome.

j) Thymom (MCALLISTER u. FENOGLIO 1977)

Es handelt sich um primäre Tumoren, die von der Thymusdrüse ausgehen und im vorderen Mediastinum etabliert sind. Gelegentlich treten primäre Thymome auch innerhalb des Perikards auf. Thymome können von im Perikard glegenen Thymusresten ausgehen. Nur wenn das vordere Mediastinum nicht befallen ist, kann man von primären perikardialen Thymomen sprechen. Sie treten häufiger bei Frauen auf.

Klinische Symptome sind Herzinsuffizienz, Perikardergüsse, im Perikard oder im hinteren Mediastinum lokalisierte Tumormassen. Der perikardiale Tumor findet sich meist an der Herzbasis oder an der vorderen Herzfläche.

k) Leiomyosarkom (McAllister u. Fenoglio 1977)

Es handelt sich um Sarkome, die von glatten Muskelzellen ausgehen und äußerst selten im Herzen bzw. im Perikard vorkommen. Der einzige Fall in der Serie von McAllister u. Fenoglio (1977) war ein intrakavitärer Tumor im linken Vorhof, welcher Arrhythmien (Vorhofflimmern), Synkopen, Thoraxschmerzen und Fieber verursachte.

l) Liposarkom (McAllister u. Fenoglio 1977; Pizzarello et al. 1985).

Im Gegensatz zu den häufigen Lipomen sind Liposarkome des Herzens äußerst selten. Der einzige Fall in der Serie von (McAllister u. Fenoglio 1977) war ein großer Tumor im Myokard des rechten Vorhofes, der in das Perikard einwuchs und die beiden Hohlvenen konstringierte.

m) Synoviales Sarkom (McAllister u. Fenoglio 1977)

Bei dem von McAllister u. Fenoglio (1977) angegebenen Fall (dem einzigen der bisher in der Literatur beschrieben wurde) handelte es sich um eine 10 mal 15 cm große Tumormasse, die vom Perikard der Herzbasis ausging und den Ausflußtrakt des rechten Ventrikels infiltrierte.

n) Myxosarkom (Larrien et al. 1982)

Bei Rezidiven von Myxomen handelt es sich meist um Myxosarkome (Abb. 9a, b).

II. Sekundäre (metastatische) kardiale Tumoren (Bisel et al. 1953;
Young u. Goldman 1954; Gassmann et al. 1955; Goudie 1955; Haufling 1960; Berge u. Sievers 1968; Malagret u. Aliga 1968; McAllister u. Fenoglio 1977; Kochsiek 1981; Norell et al. 1984; Hall u. Cooley 1986)

1. Epidemiologie

Sekundäre (metastatische) Tumoren des Herzens und des Perikards sind 20 bis 40mal häufiger als primäre. Bei metastasierenden malignen Neoplasmen ist das Herz in 10–20% der Fälle betroffen.

Sämtliche bekannten malignen Neoplasmen (Ausnahme die primär das ZNS betreffenden Tumoren) können kardiale Metastasen setzen. Am häufigsten finden sich kardiale bzw. perikardiale Metastasen bei Lungenkarzinom (28%),

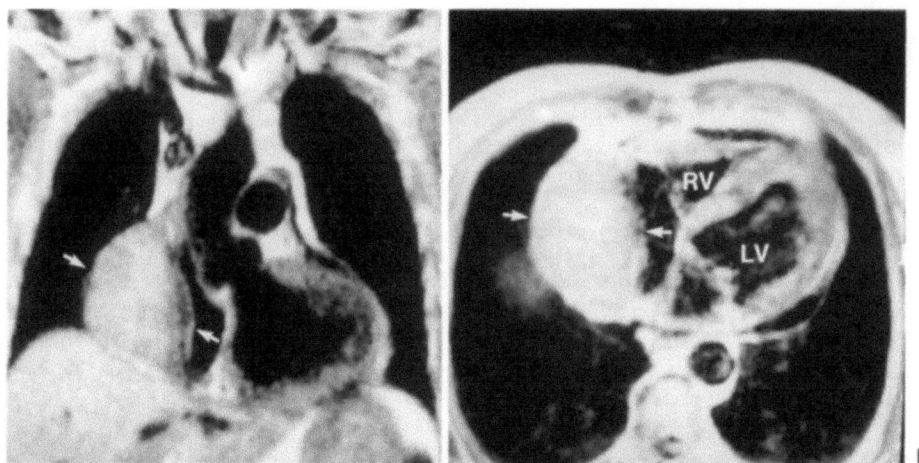

Abb. 9. a Frontalschnitt des Herzens im Kernspintomogramm (anteriorposterior). Ausgedehntes Myxosarkom der Lateralwand des rechten Vorhofs mit erheblicher Einflußstauung. **b** Transversalschnitt des Herzens von diaphragmal gesehen bei dem gleichen Patienten. Kleiner rechter Ventrikel oben, großer rechter Ventrikel rechts im Bild. Der links gelegene rechte Vorhof wird durch das Myxosarkom erheblich imprimiert. *Pfeile,* →; *RV,* rechter Ventrikel; *LV,* linker Ventrikel (Aufnahme Prof. Dr. H. Eichstädt, Univ.-Klinikum Rudolf Virchow, Berlin)

Mammakarzinom (21%), malignen Lymphomen (22%) und Leukämie (46%), Melanomen (37%), Hypernephromen (23%), Sarkomen (26%) und Schilddrüsenkarzinomen (30%), wobei sich die Zahlangaben auf die Häufigkeit, mit der sie kardiale Metastasen setzen, beziehen (KAYSER et al. 1986; SKHVATSABAJA 1986). Wie kann nun das Herz von sekundären malignen Tumoren betroffen werden?

1. Durch direkte Ausbreitung (Einwachsen) des malignen Tumors von benachbarten Gewebsstrukturen aus: Bronchus- Mamma- und Ösophaguskarzinom (Abb. 10).

2. Wachstum per continuitatem entlang präformierter Kanäle: Hypernephrom und Hepatome über die untere Hohlvene, Bronchuskarzinom entlang von Lymphgefäßen oder Lungenvenen (Abb. 11). So wird angenommen, daß die meisten Karzinome das Herz und das Perikard überwiegend an der Herzbasis durch retrograde Ausbreitung über Lymphbahnen im vorderen Mediastinum sowie am Perikard der Herzbasis erreichen.

3. Hämatogene Metastasierung ist der übliche Weg kardialen Befalls bei Sarkomen, Lymphomen, Leukämien und Melanomen (selten bei Karzinomen).

4. Lymphogene Metastasierung ist für kardiale Metastasen nicht üblich. Ausgenommen die retrograde Ausbreitung entlang der präformierten Kanäle der Lymphbahnen.

Kardiale Metastasen sind in der Regel solid, klein und multipel. Größere, konfluierende Tumoren auf metastatischer Grundlage sind äußerst selten, ebenso Tumornekrosen. Sämtliche Teile des Herzens können von Metastasen betroffen sein: Perikard, Myokard, Reizleitungssystem (AV-Knoten, His-Bündel und Tawara-Schenkel) (TOMINAGA et al. 1986).

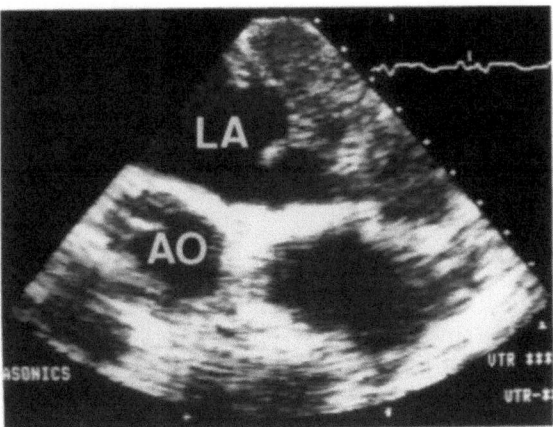

Abb. 10. Echokardiogramm bei transösophagealer Aufnahmetechnik. Infiltrierend wachsendes Bronchialkarzinom mit Infiltration der linken Vorhofwandung und Einbruch in den linken Vorhof. *LA*, li. Vorhof; *AO*, Aorta. (Aufnahme Prof. Dr. W. Kasper, Freiburg)

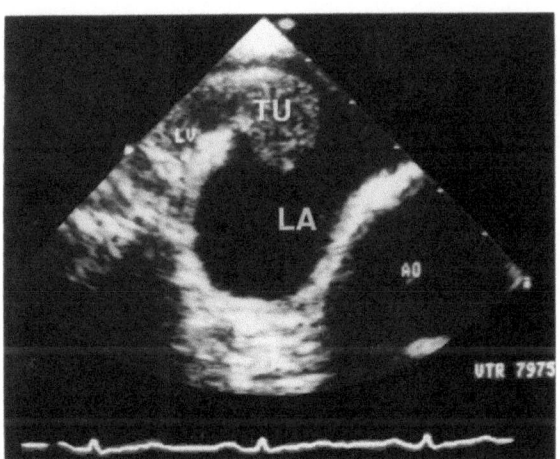

Abb. 11. Echokardiogramm in transösophagealer Darstellung. Metastase eines Mammakarzinoms (operativ gesichert), die intraduktal durch eine Lungenvene in den linken Vorhof prolabiert war. *LV*, Lungenvene; *AO*, Aorta ascendens; *TU*, Tumormasse. (Aufnahme Prof. Dr. W. Kasper, Univ.-Klinikum Freiburg)

2. Klinische Präsentation

Die Mehrzahl der Patienten mit kardialen Metastasen ist frei von spezifischen, auf die Präsenz kardialer Tumoren hinweisenden Symptomen: Kardiale Symptome werden nur in 10% angegeben. Nach MCALLISTER u. FENOGLIO (1977) zeigten nur 25% eine Beeinträchtigung der Herzfunktion. Die Ursache dafür dürfte jedoch in erster Linie darin begründet sein, daß Patienten mit kardialen Metastasen generell schwer krank sind, also eine weit ausgebreitete metastasierende Erkrankung auch anderer Organe aufweisen, so daß kardiale Befunde oft übersehen werden bzw. angesichts der Grundkrankheit und des metastatischen Befalls zahlreicher anderer Systeme in den Hintergrund treten. Kardiale Metastasen sind in der Regel mit 3 Kardinalsymptomen verbunden:

1. Herzvergrößerung, die sich rasch und ohne suffiziente Erklärung entwickelt.
2. Kardiale Dekompensation unter dem Bilde einer kongestiven Insuffizienz.
3. Arrhythmien.

Obwohl keines dieser Symptome spezifisch ist, sollte vor allem ihr Zusammentreffen den Kliniker auf die Möglichkeit sekundärer (metastatischer) kardialer Tumoren lenken. Spezifische Symptome sind solche, die von der befallenen kardialen Struktur oder dem Ausgangsort des primären Tumors abhängig sind, wie z. B. Tumoren der Lunge oder der Mamma, welche per continuitatem das Perikard oft, ohne das Herz selbst zu betreffen, erreichen, oder Melanome und Leukämien, welche selten das Perikard allein, sondern meist Perikard und Myokard betreffen. Gelegentlich können kardiale Metastasen mit den Symptomen eines akuten Myokardinfarktes verbunden sein, entweder durch Tumorembolie, die von einem intrakavitär gelegenen Tumor ausgeht, durch Einwachsen in eine Koronararterie oder durch Kompression einer solchen von außen her. Intrakavitäre Metastasen können auch den Blutstrom behindern (CHAM et al. 1975). Arrhythmien sind entweder Ausdruck eines metastatischen Befalls des Reizleitunssystems oder aber des Myokards überhaupt; meist handelt es sich um Vorhofflimmern, Vorhofflattern, paroxysmale supraventrikuläre Tachykardien, AV-nodale Rhythmen, Blockierungen des Reizleitungssystems sowie ventrikuläre Tachykardien oder Kammerflimmern. Plötzliches Auftreten von Arrhythmien bei Patienten mit bekannten malignen Neoplasmen ist oft erster Hinweis auf den Befall des Herzens durch Metastasen. Ausschlaggebend für das Auftreten von Arrhythmien sind in erster Linie die Lokalisation und weniger die Größe des Tumors. Ist das Perikard von Metastasen betroffen, so treten sehr häufig Perikardergüsse auf.

Bei der Diagnose helfen die charakteristische Herzvergrößerung sowie das Auftreten von perikardialen Reibegeräuschen. Auch die Perikardiozentese mit zytologischer Untersuchung der abpunktierten Flüssigkeit ermöglicht die Diagnose.

Auch Symptome einer konstriktiven Perikarditis werden gelegentlich gefunden. Herzbeuteltamponade ist eine häufige Todesursache.

Die kongestive Herzinsuffizienz betrifft meist das rechte Herz. Das EKG zeigt unspezifische ST-T-Veränderungen sowie in rund 15 % eine Sinustachykardie.

Neben Arrhythmien findet man Zeichen der Herzinsuffizienz mit Kardiomegalie. Als Ausdruck einer Verdrängung des Myokards durch Tumorgewebe gelten Galopprhythmus, Pulsus alternans sowie Wechsel in der Intensität von Herztönen.

Gelegentlich sind metastatische Tumoren auch teilweise oder ganz intrakavitär gelegen; gewöhnlich dann, wenn Tumorzellen im Endokard oder an den Herzklappen implantiert werden, manchmal auch mit parietalen Thromben verbunden. Man findet dann Zeichen der Obstruktion von Klappenostien mit Herzgeräuschen wechselnder Intensität, manchmal auch als Folge direkten Befalls der Herzklappen Zeichen von Klappenstenosen oder Klappeninsuffizienzen. Mali-

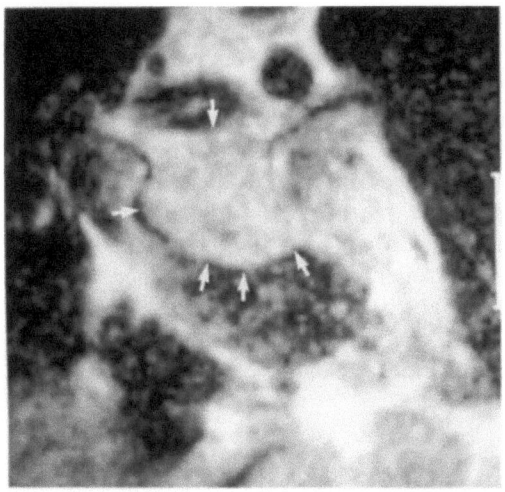

Abb. 12. Kernspintomogramm im Frontalschnitt des Herzens (anteriorposterior) in einer sehr weit dorsal gelegenen Schicht. Zentrales Bronchialkarzinom, welches per continuitatem in den linken Vorhof eingebrochen ist. Impression des Vorhofdaches und der V. pulmonalis sup. dext. *Pfeile,* →.
(Aufnahme Prof. Dr. H. Eichstädt, Univ.-Klinikum Rudolf Virchow, Berlin)

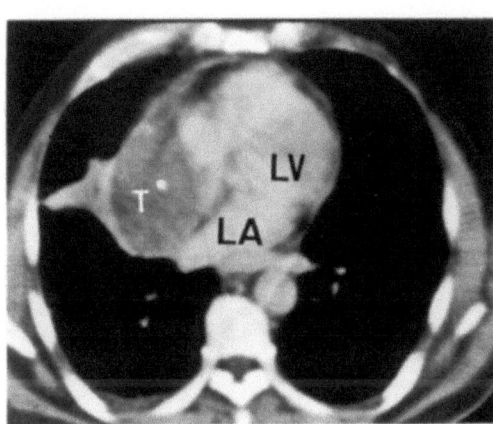

Abb. 13. Axiales Computertomogramm des Herzens. Vierkammerebene. Ausgedehnte hypodense Raumforderung des rechten Vorhofs. Histologisch in den Vorhof einbrechendes Bronchialkarzinom. Segmentatelektase des rechten Mittellappens. *T*, Tumor; *LV*, linker Ventrikel; *LA*, linker Vorhof.
(Aufnahme Prof. Dr. M. Thelen, Univ.-Klinikum Mainz)

gne primäre und metastasierende Tumoren sind in der Regel mit Zeichen der Klappeninsuffizienz verbunden, im Gegensatz zu den benignen intrakavitären Tumoren, wie den Myxomen, welche häufiger Symptome der Klappenstenose verursachen.

3. Diagnostik

Neben klinischen Symptomen bei Vorhandensein eines bekannten primären Neoplasmas sind als verläßlichste Methoden Echokardiographie, Computertomographie, neuerdings auch die Kernspintomographie, sowie Perikardiozentese mit zytologischer Untersuchung des Punktats zu nennen (Abb. 12, 13).

4. Therapie (POOLE et al. 1983, 1984; REECE et al. 1984)

Die Therapie ist fast immer nur symptomatisch und beschränkt sich auf Kontrolle der Arrhythmien und Behandlung der Herzinsuffizienz. Eine spezifische Therapie wird nach Beseitigung des primären Tumors durch strahlen- (CAPPELL u. ANDERSON 1972) bzw. chemotherapeutische Maßnahmen der Metastasen versucht. Erfolge sind durch die Strahlentherapie bei perikardialen Ergüssen als Folge perikardialer Metastasen berichtet worden (CAPPELL u. ANDERSON 1972). Operative Verfahren mit strahlen- und/oder chemotherapeutischer Nachbehandlung haben temporäre Erfolge gezeigt (SMITH 1986; SCHLOSSER et al. 1986). Allerdings können auch strahlen- sowie chemotherapeutische Maßnahmen zu kardialen Symptomen führen, die denen eines metastatischen Herzbefalls nicht unähnlich sind (z. B. Perikarditis).

Literatur s. S. 764

XI. Perikardtumoren

P. SCHÖLMERICH

Mit 3 Abbildungen

A. Ätiologie

Primäre Tumoren des Herzbeutels führen, soweit sie gutartig sind, wie Lipome (STEGARU-HELLRING et al. 1984), Angiome (RIGGS et al. 1984), Fibrome und Teratome (FAROOKI et al. 1982; DE GEETER et al. 1983), nur gelegentlich zu hämodynamischen Rückwirkungen. Angiome können aber Blutungen auslösen, Teratome mechanische Behinderungen der Vorhof- oder Kammerfunktion. Zusammenfassende Darstellungen finden sich im deutschen Schrifttum bei SCHÖLMERICH (1960) und SCHÖLMERICH (1974). Die Mehrzahl der primären Perikardtumoren stellen Sarkome und Mesotheliome dar. Eine besondere Rolle spielen dabei Angiosarkome, über die von POOLE-WILSON et al. (1976) berichtet wurde. Vereinzelt sind auch maligne Thymome beschrieben worden (VACHEROT et al. 1984). Das klinische Bild wird häufig durch einen hämorrhagischen Perikarderguß charakterisiert, der zur Tamponade disponiert. In anderen Fällen entwickelt sich aber auch eine Constrictio (BEITZKE et al. 1981; COPLAN et al. 1984).

Sehr viel häufiger ist eine metastatische Beteiligung des Perikards. Es wird damit gerechnet, daß etwa 10% aller bösartigen Tumoren kardiale Metastasen aufweisen, von denen bei 80% auch das Perikard befallen (DARSEE u. BRAUNWALD 1984; SHABETAI 1981; REDDY et al. 1982; FOWLER 1985) ist. Die verbesserten diagnostischen Möglichkeiten, vor allem die Anwendung der Echokardiographie, haben auch hier Früherkennung und klinische Erfassung in größerem Umfang möglich gemacht. Der größte Anteil unter den metastatischen Perikarderkrankungen wird von Bronchialkarzinomen ausgelöst (QURAISHI et al. 1983), gefolgt von Mammatumoren (LÓPEZ et al. 1983). Weitere Ursachen sind Hodgkin-Lymphome (POSNER et al. 1981; SCANELL u. ARETZ 1981; JOCHELSON et al. 1983) und Leukosen (MAAOUNI et al. 1982; CHU et al. 1983). In Einzelfällen war die Perikardbeteiligung die erste Manifestation einer myeloischen Leukämie (CASSIS et al. 1982). BJÖRKHOLM et al. (1982) beschrieben eine Myeloblastenleukämie mit Myokardruptur und letaler Blutung in das Perikard.

B. Pathologische Anatomie

Die pathologisch-anatomischen Ausdrucksformen eines Perikardbefalls bei primären oder sekundären Tumoren umfassen das ganze Spektrum von Perikarderkrankungen überhaupt. Es kommen Begleitergüsse ohne Tumorzellennachweis,

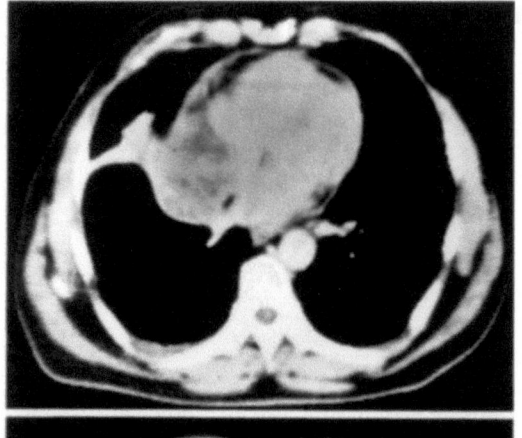
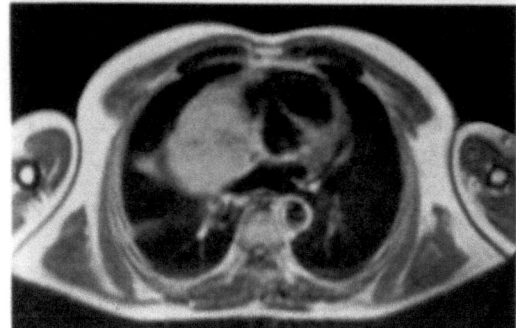

Abb. 1a, b. E.H., geb. 28.01.23. Peripheres Bronchialkarzinom mit Einbruch des Tumors in Perikard und Myokard. **a** Computertomographische Darstellung der Perikardinfiltration durch den Tumor mit Begleiterguß; **b** kernspintomographisches Bild, das den Einbruch des Tumors in Perikard und Myokard erkennen läßt. (Aufn. Prof. Thelen, Mainz)

stark fibrinhaltige Flüssigkeitsansammlungen mit oder ohne Nachweis von Tumorzellen, Verdickungen des Perikards durch Tumormassen und ausgeprägte Konstriktion sowohl durch fibröse Umwandlung der Perikardblätter wie durch mechanische Behinderung von Herzanteilen vor. Bei metastatischen Tumoren ist die Mehrzahl der Ergüsse hämorrhagischer Natur. Der Befall des Perikards bei metastasierenden Tumoren erfolgt in der Mehrzahl durch unmittelbares Übergreifen parakardial gelegener maligner Erkrankungen, z.B. bei Bronchialkarzinom oder malignen Lymphomen im Hilusbereich (Abb. 1a, b). Bei einer Minderzahl ist eine hämatogene Invasion erkennbar. Einige Tumoren haben eine besondere Praedilektion für bestimmte Perikardanteile, so metastasiert das Melanom häufiger in den epikardialen Bereich, während das Bronchialkarzinom in stärkerem Umfang den parietalen Anteil des Perikards befällt. Hämorrhagien ereignen sich durch Koronargefäßarrosion, im Rahmen eines infiltrierenden Wachstums von Geschwülsten oder Metastasen oder, vor allem bei Leukosen, in Folge von Gerinnungsstörungen.

C. Klinische Symptomatologie

Das klinische Bild ist außerordentlich variabel, was bei der heterogenen Ätiologie und Pathogenese verständlich ist. Es kommen alle Formen von fibrinöser Perikarditis mit Perikardreiben als einzigem Symptom über mehr oder weniger ausgedehnte Ergüsse bis zur Tamponade durch hämorrhagischen Erguß oder Constrictio vor. THEILE et al. (1972) und POSNER et al. (1981) haben die Symptomatik zusammengefaßt. Besondere Bedeutung kommt dabei der Tamponade zu, die als Ursache in großen Statistiken von Perikarderkrankungen mit Tamponade ein Drittel aller Fälle ausmacht (FOWLER 1985). Die Krankheitsentwicklung läßt dabei oft eine dramatische Progression erkennen. Eine größere Blutung ins Perikard kann in wenigen Minuten eine Tamponade auslösen, die sofortiger Notfalltherapie bedarf.

D. Diagnose

Diagnostische Hinweise sind alle Symptome einer kardialen Leistungsminderung oder auch einer unerklärten Tachykardie, Halsvenenstauung, Thoraxschmerzen, Dyspnoe, soweit sie nicht durch das Grundleiden unmittelbar ausreichend erklärt sind. Röntgenologische Untersuchungen legen bei Kardiomegalie oder unregelmäßiger Herzkontur den Verdacht auf eine kardiale Beteiligung bei Tumoren im Sinn einer Metastasierung oder auf einen primären Herz- oder Perikardtumor nahe. Unter den diagnostischen Methoden ist die Echokardiographie heute Me-

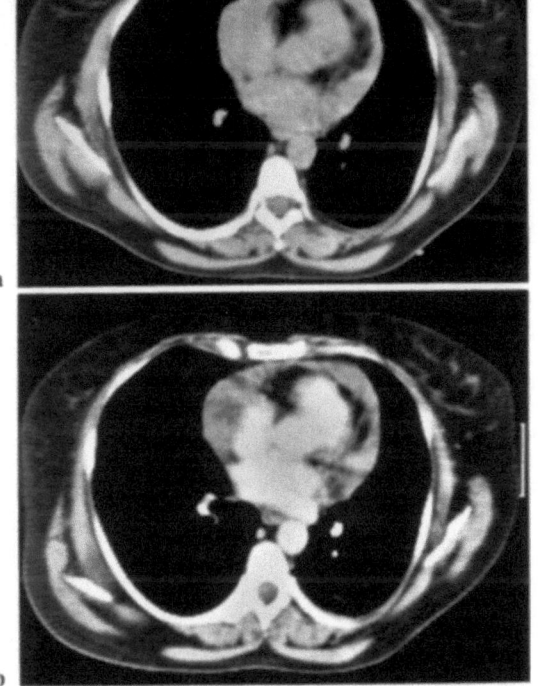

Abb. 2a, b. K.C., geb. 17.01.37. Metastasierendes Karzinom, das Myokard und Perikard befallen hat. Ausgedehnter das gesamte Herz umgebender Erguß mit unregelmäßiger Kontur der myokardialen Begrenzung als Zeichen einer Karzinose. **a** Nativaufnahme; **b** Aufnahme mit Kontrastmittel. (Aufn. Prof. Thelen, Mainz)

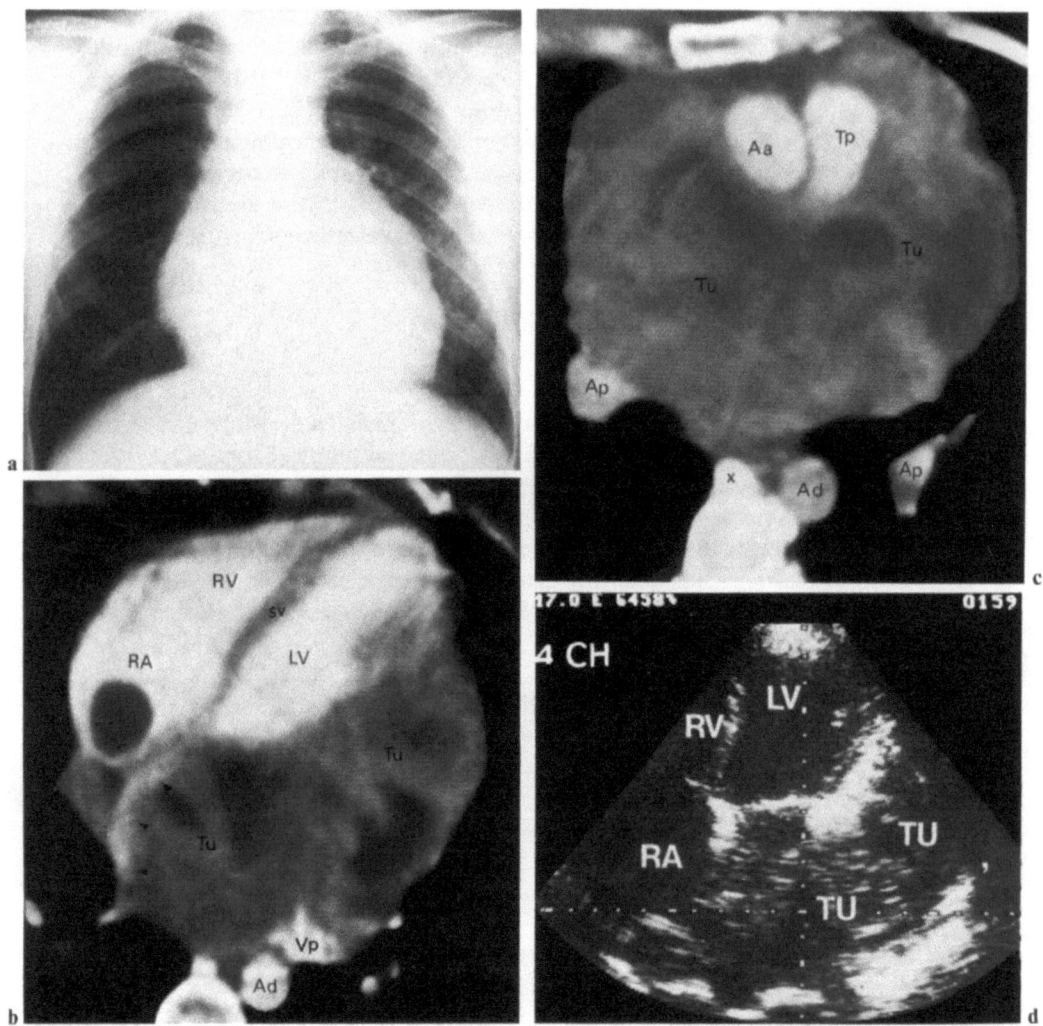

Abb. 3a–d. 28 J., männlich. Fibröses Mesotheliom des Perikards. Operativ und histologisch gesichert. **a** Thorax d. v.: Vergrößerung des Herzens mit höckeriger Herzrandkontur. Doppelkonturen am rechten und linken Herzrand. Erweiterung der V. cava sup. Lungenstauung links. **b** CT des Herzens in Höhe der Einmündung der Lungenvenen: Verlegung des linken Vorhoflumens bis auf ein kleines Restlumen entlang des Septum interatriale (▶). Tumorthrombus (*Tu*) im rechten Vorhof. Infiltration des linken Ventrikels. Stenosierung der li. Lungenvenen bei ihrer Einmündung. **c** CT des Herzens in Höhe des Truncus pulmonalis: Verlagerung von Aorta ascendens und Truncus pulmonalis nach ventral durch Tumormassen (*TU*) über dem rechten und linken Herzen im Sinus transversus pericardii. Fehlende Abgrenzung der V. cava sup. Erweiterte V. azygos (*x*). **d** Echokardiographie des Herzens in der 4-Kammer-Blickebene (*4-CH*) von der Herzspitze aus: Tumor (*TU*) im Bereich der Lateralwand des Herzens. Invasives Wachstum in den linken und rechten Vorhof. Kompression des linksventrikulären Lumens. *Aa* bzw. *Ad*, Aorta ascendens bzw. descendens, *Tp*, Truncus pulmonalis, *Ap* bzw. *Vp*, A. bzw. V. pulmonalis, *RV* bzw. *LV*, rechter bzw. linker Ventrikel, *RA*, rechter Vorhof, *sv*, Septum interventriculare. (Aus KÖSTER et al. 1981)

thode der Wahl, da sie vor allem als 2D-Echokardiographie Lokalisation und Ausdehnung des Tumors am besten erfassen läßt (FAROOKI et al. 1982; LÓPEZ et al. 1983; ILICETO et al. 1984; SCHWEITZER 1985). In einigen Fällen (DE GEETER et al. 1984; RIGGS 1984) war es sogar möglich, Perikardtumoren intrauterin beim Feten zu erfassen und post partum operativ zu beseitigen. Möglicherweise kann die transösophageale Echokardiographie die Diagnostik noch weiter verbessern (NELLESSEN et al. 1986).

Lokalisation und Ausdehnung lassen sich meist noch besser als mit Hilfe der Echokardiographie durch die Verwendung der Computertomographie erfassen (KÖSTER et al. 1981; CLAUSEN et al. 1983; GO et al. 1985), vor allem wenn Pleuraergüsse oder parakardiale Lymphome vorliegen (Abb. 2a, b; 3a–d). In Untersuchungen von JOCHELSON et al. (1983) über 12 Fälle mit malignem Lymphom war die Computertomographie auch geeignet, die optimale Strategie der Strahlentherapie festzulegen. Auch COPLAN et al. (1984) konnten mit Hilfe der CT die Natur eines echofreien Raumes im Echokardiogramm, der einen Perikarderguß nahelegte, als Tumormasse klären.

Bei Nachweis von Perikardergüssen im Rahmen von malignen Erkrankungen stellt die zytologische Untersuchung des Punktates eine wesentliche diagnostische Hilfe dar. Bei bestehendem Tumorbefall kann auf diese Weise die definitive Diagnose in 50–85% erbracht werden (LÓPEZ et al. 1983). Bei negativem zytologischem Befund oder bei fehlendem Erguß und dringendem Verdacht auf Perikardbeteiligung ist eine Perikardbiopsie indiziert, die bei subxiphoidalem Zugang in fast 100% diagnostisch ergiebig ist (POSNER et al. 1981). TATSUTA et al. (1984) konnten bei zytologischen Untersuchungen und gleichzeitiger Bestimmung des CEA in allerdings nur 7 untersuchten Fällen die Diagnose einer malignen Perikarditis stellen, während sie ohne Bewertung des CEA nur in 87% gelang. Als seltener Befund wurde von SATZ et al. (1983) im Perikardpunktat von 2 Patienten mit Bronchialkarzinom eine hohe Konzentration von Iso-Amylase nachgewiesen, die offenbar von Tumorzellen sezerniert wurde, wie elektronenmikroskopisch zu erkennen war.

E. Verlauf und Prognose

Abgesehen von hämodynamisch wirksamen akuten Komplikationen wie Tamponade oder der Entwicklung einer Constrictio ist die Prognose abhängig vom Grundleiden. Primäre Todesfälle durch einen Perikardbefall sind selten, wenn die Diagnose gestellt wird.

F. Therapie

Die Behandlung des Tumorleidens richtet sich nach der speziellen Natur des Tumors, dessen Stadium und dem Allgemeinzustand des Erkrankten, wobei Strahlenapplikation, Chemotherapie und operative Maßnahmen in ihrer speziellen Indikation abgewogen werden müssen. Gutartige Tumoren können in der Regel operativ erfolgreich beseitigt werden (STEGARU-HELLRING et al. 1984).

Maligne Primärtumoren des Perikard wie Sarkome und Mesotheliome haben eine schlechte Prognose auch bei Anwendung der eben genannten therapeutischen Verfahren. Bei metastasierenden Perikardtumoren ist die Überlebenszeit bei Bronchialkarzinom und Mammakarzinom nur in begrenztem Umfang durch Strahlentherapie oder Chemotherapie zu verlängern. Die Überlebenszeit bei 30 Fällen von Bronchialkarzinom, über die QURAISHI et al. (1984) berichten, betrug im Mittel 22 Wochen. Morbus Hodgkin und Leukosen haben dank neuerer therapeutischer Verfahren, vor allem chemotherapeutischer Natur, eine bessere Prognose, in einigen Fällen sind gute Langzeitergebnisse erzielt worden (CHU et al. 1983). Bei den therapeutischen Überlegungen ist auch zu erwägen, ob eine intraperikardiale Applikation von Radioisotopen, von Chemotherapeutika oder Substanzen, die eine Obliteration des Herzbeutels bewirken wie Tetrazyklin (DAVIS et al. 1984), indiziert ist.

Literatur zu den Kapiteln X. Herztumoren und XI. Perikardtumoren

Arciniegas E, Halzimi M, Zia Q et al (1980) Primary cardiac tumors in children. J Thorac Cardiovasc Surg 79:582

Barnes AR, Beaver DC, Snell AM (1934) Primary sarcoma of the heart. Report a case with ECG and pathological studies. Am Heart J 9:480

Batchelor TM, Mann ME (1945) Congenital glycogenic tumors of the heart. Arch Pathol 39:67

Baumgart P, Engberding R, Fiedler V, Müller US, Spieker C, Vetter H (1986) Hämangiosarkom des Herzens. Klin Wochenschr 64:1134–1138

Beitzke A, Becker H, Urban Ch, Mutz I (1981) Perikardiales Rhabdomysarkom im Säuglingsalter. Monatsschr Kinderheilkd 129:703–707

Benjamin HS (1939) Primary fibromyxoma of the heart. Arch Pathol 27:950

Berge T, Sievers G (1968) Myocardial metastases. A pathological and electrocardiographic study. Br Heart J 30:383

Bisel HF, Wroblenski F, LaDeu JS (1953) Incidence and clinical manifestations of cardiac metastases. JAMA 153:712

Björkholm M, Öst A, Biberfeld P (1982) Myocardial rupture with cardiac tamponade as a lethal early manifestation of akute myeloblastic leukemia. Cancer 50:1867–1869

Borck V, Piechowiak H, Aders M (1983) Linksseitiges Vorhofmyxom als Ursache rezidivierter systemischer Embolien. Münch Med Wochenschr 125:555

Buck J, Heuck F, Both A, Seitz KH (1983) Informationswert der Röntgencomputertomographie bei Vorhoftumoren des Herzens. Fortschr Geb Röntgenstr Nuklearmed 138:36–41

Cappell DF, Anderson JR (1972) Tumours: Origin, nature and causation. In: Muir's textbook of pathology, 9th edn. Arnold, London

Cassis N, Porterfield J, Rogers JS, Shah S, Storey E (1982) Massive hemopericardium as the initial manifestation of chronic myelogenous leukemia. Arch Intern Med 142:2193–2194

Chaloupka JC, Fishman EK, Siegelman SS (1986) Use of CT in the Evaluation of Primary Cardiac Tumors. Cardiovasc Intervent Radiol 9:132–135

Cham WC, Freiman AH, Carstens PHB et al (1975) Radiation therapy of cardiac and pericardial metastases. Radiology 144:701–704

Cholankerill JV, Millman AE, Ramamurti S et al (1983) Computerized tomography in intracardiac tumors. Comput Radiol 7 (5):311–8

Chu JY, Demello D, O'Connor DM, Chen SC, Gale GB (1983) Pericarditis as presenting manifestation of acute nonlymphocytic leukemia in a young child. Cancer 52:322–324

Claussen C, Köhler D, Schartl M, Felix R (1983) Computertomographische und echokardiographische Diagnostik intrakardialer Raumforderungen. Fortschr Geb Röntgenstr Nuklearmed 138:296–301

Colucci WS, Braunwald E (1980) Primary tumors of the heart. In: Braunwald E (ed) Heart disease. Saunders, Philadelphia

Colucci WS, Braunwald E (1984) Primary Tumors of the Heart. In: Braunwald E (ed) Heart disease. Saunders, Philadelphia London

Columbus MR (1562) Libri 15 De re anatomica, Paris

Coplan NL, Kennish AJ, Burgess NL, Deligdish L, Goldman ME (1984) Pericardial mesothelioma masquerading as a benign pericardial effusion. J Am Coll Cardiol 4:1307–1310

Crafoord CL (1955) Case report. In: Lam CR (ed) Proceedings, Internal Symposium on Cardiovascular Surgery. Saunders, Philadelphia, p 202

Dang CR, Hurley EJ (1978) Contralateral recurrent myxoma of the heart. Ann Thorac Surg 21:59

Darsee JR, Braunwald E (1980) Diseases of the pericardium. In: Braunwald E (ed) Heart diseases. Saunders, Philadelphia

Davis S, Rambotti P, Grignani F (1984) Intrapericardial tetracycline sclerosis in the treatment of malignant pericardial effusion: An analysis of thirty-three cases. J Clin Oncol 2:631–636

Domanig E, Riss E, Laczkovics A, Navratil J (1980) 21. Tagungsbericht Österr. Chirurgie Ges 1022–27, Wien, 4–7 Juni 1980

Effert S, Domanig E (1959) The diagnosis of intra-atrial tumor and thrombi by the ultrasonic echo method. Ger Med Mon 4:1

Eliott GB, McGeachy WG (1962) The monster Purkinje cell nature of so called "congenital rhabdomyoma of heart". A forme fruste of tuberous sclerosis. Am Heart J 63 (5):636–643

Engberding R, Dittrich H, Bassewitz DB v, Most E, Pfefferkorn J, Reich G (1985) Klinische und echokardiographische Befunde bei 12 Patienten mit Herztumoren. Herz Kreisl 17:171–180

Ennker J, Daniel W, Doehring W, Oelert H (1983) Surgical experience with left atrial myxomas. Herz 8:227–233

Farooki ZQ, Arciniegas E, Hakimi M, Clapp S, Jackson W, Green EW (1982) Real-time echocardiographic features of intrapericardial teratoma. J Clin Ultrasound 10:125–128

Feigenbaum H (1976) Cardiac tumors. In: Feigenbaum H (ed) Echocardiography, 2nd edn. Lea & Febiger, Philadelphia, pp 447–459

Fenoglio JJ, McAllister HA (1976) Cardiac rhabdomyoma: A clinicopathologic and electron microscopic study. Am J Cardiol 38:241

Fiala W, Schneider J (1982) Herzmetastasen maligner Tumoren. Schweiz Med Wochenschr 112:1497–1501

Fine G (1968) Neoplasmas of the pericardium and heart. In: Gould SE (ed) Pathology of the heart and blood vessels. Thomas, Springfield, JL, pp 851

Fowler NO (ed) (1985) The pericardium in health and disease. Futura, Mount Kisko, NY

Frede KE, Hasse J, Stulz P, Grädel E (1983) Herzmyxom und Myxomrezidiv. Dtsch Med Wochenschr 108:1663–1667

Fyke III FE, Seward, JB, Edwards WD, Miller FA, Reeder GS, Schattenberg TT, Shub C, Callahan JA, Tajik AJ (1985) Primary Cardiac Tumors: Experience With 30 Consecutive Patients Since the Introduction of Two-Dimensional Echocardiography. J Am Coll Cardiol 5:1465–1473

Gassman HS, Meadows R, Baher LA (1955) Metastatic tumors of the heart. Am J Med 19:357

Geeter B de, Kretz JG, Nisand I, Eisenmann B, Kieny MT, Kieny R (1983) Intrapericardial teratoma in a newborn infant: Use of fetal echocardiography. Ann Thorac Surg 35:664–666

Go RT, O'Donnell JK, Underwood DA, Feiglin DH, Salcedo EE, Pantoja M, Macintyre WJ, Meaney TF (1985) Comparison of gated cardiac MRI and 2D echocardiography of intracardiac neoplasms. AJR 145:21–25

Goebel N, Gander M, Jenni R, Turina M (1984) Lipom des linken Ventrikels und Insulinom des Pankreas. Z Kardiol 73:792–795

Goldberg HP, Glenn F, Dotter CT et al (1952) Myxoma of the left atrium. Diagnosis made during life with operative and postmortem findings. Circulation 6:762

Gonska BD, Rahlf G, Kreuzer H (1984) Primäre Angiosarkome des Herzens-Bericht über drei Fälle und Literaturübersicht. Z Kardiol 73:273–268

Gopalakrishnan R, Tiezou RA (1978) Cardiac paraganglioma (chemodectoma). Thorac Cardiovasc Surg 76:184

Goudie RB (1955) Secondary tumours of the heart and pericardium. Br Heart J 17:183

Grille W, Kokenge F, Kolenda KD, Löffler H, Schöttler M, Yankah Ch A, Wacker HH (1984) Rezidivierende Lungenarterienembolien und Verbrauchskoagulopathie bei rechtsatrialem Myxom. Klin Wochenschr 62:354–359

Grosse KP, Stolte M, Strehl E (1984) Rhabdomyome des Herzens bei tuberöser Sklerose. Therapiewoche 7:932–941

Grötz J, Steiner G, Josephs W, Sorge B, Wiechmann HW, Beyer HK (1986) Darstellung intra- und parakardialer raumfordernder Prozesse mit der magnetischen Resonanztomographie. Dtsch Med Wochenschr 111:1994–1998

Hall RJ, Cooley DA (1986) Neoplastic Heart Disease. In: Hurst WJ (ed) The heart. McGraw-Hill New York, London Toronto

Hattler G, Sabiston DC (1986) Cardiac neoplasms. In: Sabiston DC (ed), Textbook of surgery. Saunders, Philadelphia

Haufling SM (1960) Metastatic cancer to the heart. Circulation 22:474

Hausdorf G, Schröder S, Sieg K, Kabisch H, Hellwege HH (1983) Diagnose des kardialen Rhabdomyoms im Neugeborenenalter. Z Kardiol 72:57–60

Heath D (1968) Pathology of cardiac tumors. Am J Cardiol 21:315

Hedinger Chr (1987) Kombination von Herzmyxomen mit primärer nodulärer Dysplasie der Nebennierenrinde, fleckförmigen Hautpigmentierungen und myxomartigen Tumoren anderer Lokalisation – ein eigenartiger familiärer Symptomenkomplex („Swiss-Syndrome"). Schweiz Med Wochenschr 117:591–594

Heublein B (1986) Tumoren des Herzens. In: Brüschke G (Hrsg) Handbuch der Inneren Erkrankungen Bd Herz-, Kreislauf- und Gefäßerkrankungen. Fischer, Stuttgart

Heublein B, Münster W, Möller S, Rössler U, Sandring KH, Steidl Ch (1983) Was leistet die zweidimensionale Echokardiographie in der Diagnostik von Herztumoren? DG Z Klin Med 38:1919–1925

Iliceto S, Quagliara D, Calabrese P, Rizzon P (1984) Visualization of pericardial thymoma and evaluation of chemotherapy by two-dimensional echocardiography. Am Heart J 107:605–606

Jamieson SW, Gaudiani VA, Reitz BA et al (1981) Operative treatment of an unresectable tumour of the left ventricle. J Thorac Cardiovasc Surg 81 (5):797–799

Jochelson MS, Balikian JP, Mauch P, Liebman H (1983) Peri- and paracardial involvement in lymphoma: A radiographic study of 11 cases. AJR 140:483–488

Kayser K, Mattfeldt T, Mobius HJ (1986) Herzmetastasierung beim primären Bronchuskarzinom. Pathologe 7:143–148

Kochsiek K (1981) Tumoren des Herzens. In: Krayenbühl HP, Kübler W (Hrsg) Kardiologie in Klinik und Praxis. Thieme, Stuttgart New York

Köhler E, Böcker K, Leuner Ch, Jungblut R, Schoppe W, Nessler L, Minami K, Loogen F (1981) Die diagnostische Wertigkeit von M-Mode, zweidimensionaler Echokardiographie und Computertomographie im Vergleich zur Herzkatheteruntersuchung bei der Erkennung kardialer Tumoren. Z Kardiol 70:582

Köster O, Lackner K, Grube E, Thurn P (1981) Computertomographische Diagnostik kardialer, perikardialer und parakardialer Raumforderungen. Z Kardiol 70:733–741

Krapf R, Baur HR, Gander MP, Stocker F (1985) Echokardiographischer Nachweis intrakavitärer Ventrikeltumoren. Z Kardiol 74:670–672

Lackner K, Harder Th, Franken Th, Mattern M, Fricke GR (1982a) Nachweis intrakardialer Tumoren mit der digitalen Videosubtraktionsangiographie (DVSA). Fortschr Röntgenstr 137:632–636

Lackner K, Köster O, Thurn P (1982 b) Computertomographie des Mediastinums und des Herzens. Internist 23:57-65

Lambl VA (1856) Papilläre Excrescenzen an der Semilunarklappe der Aorta. Wien Med Wochenschr 6:244

Larrien AJ, Jamieson WRE, Tyers GFO (1982) Primary cardiac tumors. J Thorac Cardiovasc Surg 83:339

Lasek G, Schulz HG, Krosse B, Neugebauer A, Trenckmann H, Huppert P (1985) Computertomographische Diagnostik der kardialen und parakardialen Raumforderungen. Z Ges Inn Med 40:257-260

López JM, Delgado JL, Tovar E, González AG (1983) Massive pericardial effusion produced by extracardiac malignant neoplasms. Arch Intern Med 143:1815-1816

Maaouni A, Abdelali S, Khalil A, Belaidi H, Alaoui BY, Kabbaj M, Berbich A (1982) Péricardite et Leucémie myéloïde chronique. Sem Hop (Paris) 58:1581-1583

Malaret GE, Aliga P (1968) Metastatic disease to the heart. Cancer 22:457

Manns M, Haist A, Mohr-Kahaly S, Erbel R, Olshausen K v., Staritz M, Wanitschke R, Oelert H, Meyer zum Büschenfelde KH (1986) Myxom des rechten Vorhofs. Dtsch Med Wochenschr 111:1106-1109

Mattern H, Fricke G, Orellano L, Harder Th, Franken Th, Runkel W, Bechtelsheimer H, Kirchoff PG (1983) Klinik und nichtinvasive Diagnostik von kardialen Myxomen. Z Kardiol 72:286-291

Maurasti A, Obeid AI, Potts JL (1984) Approach in the management of atrial myxoma with long-term follow up. Ann Thorac Surg 38:53

Maurer EF (1952) Successful removal of the heart. J Thorac Cardiovasc Surg 23:473

McAllister HA, Fenoglio JJ (1977) Tumors of the cardiovascular system. Armed Forces Institute of Pathology, Bethesda

Müller GA, Klysc Th, Marcovic-Lipkovski, Seipel L, Waller HD (1987) Phänotypische Heterogenität kardialer Myxome. Klin Wochenschr 65:912-919

Nellessen U, Daniel WG, Lichtlen PR (1986) Bedeutung der transösophagealen Echokardiographie in der Diagnostik kardialer und parakardialer raumfordernder Prozesse. Z Kardiol 75:91-98

Niehues B, Heuser L, Jansen W, Hilger HH (1983) Noninvasive detection of intracardiac tumors by ultrasound and computed tomography. Cardiovasc Intervent Radiol 6:30-36

Norell MS, Sarvascaran R, Sutton GC (1984) Solitary tumour metastasis: a rare cause of right ventricular outflow tract obstruction and sudden death. Eur Heart J 5:684-688

Pizzarello RA, Goldberg SM, Goldman MA, Gottesman R, Fetten JV, Brown N, Kahn EI, Stein HL (1985) Tumor of the heart diagnosed by magnetic resonance imaging. J Am Coll Cardiol 5:989-991

Poole GV, Meredith JW, Breyer RH, Mills SA (1983) Surgical implications in malignant cardiac disease. Ann Thorac Surg 36:484-494

Poole GV, Breyer RH, Holliday RH, Hudspeth AS, Johnston FR, Cordell AR, Mills SA (1984) Tumors of the heart: Surgical considerations. J Cardiovasc Surg 25:5-11

Poole-Wilson PA, Farnsworth A, Braimbridge MV, Pambakian H (1976) Angiosarcoma of pericardium. Problems in diagnosis and management. Br Heart J 38:240-243

Posner, MR, Cohen GI, Skarin AT (1981) Pericardial disease in patients with cancer. Am J Med 71:407-413

Prichard RW (1951) Tumors of the heart. Review of the subject and report of 150 cases. Arch Pathol 51:98

Quraishi MA, Costanzi JJ. Hokanson J (1983) The natural history of lung cancer with pericardial metastases. Cancer 51:740-742

Reddy PS, Leon DF, Shaver JA (ed) (1982) Pericardial disease. Raven, New York

Reece IJ, Cooley DA, Frazier OH, Hallman GL, Powers PL, Montero CG (1984) Cardiac tumors. J Thorac Cardiovasc Surg 88:439-446

Richardson JV, Brandt B, Doty DB et al (1979) Surgical treatment of atrial myxomas. Early and late results of 11 operations and review of the literature. Ann Thorac Surg 28:354

Richter G, Zegelman M, Wagner R, Satter P, Egidy H v (1985) Familiäre Häufung von kardialen Myxomen. Z Kardiol 74:60–63

Riggs T, Sholl JS, Ilbawi M, Gardner T (1984) In utero diagnosis of pericardial tumor with successful surgical repair. Pediatr Cardiol 5:23–26

Salcedo EE, Adams KV, Lever HM, Gill CC, Lombardo H (1983) Echocardiographic findings in 25 patients with left atrial myxoma. J Am coll Cardiol 4:1162–1166

Salyer WR, Page DL, Hutchins GM (1975) The development of cardiac myxomas and papillary endocardial lesions from mural thrombus. Am Heart J 89:4

Satz N, Münch R, Kuhlmann U, Pedio G, Gut D, Pei P, Ammann RW (1983) High amylase content of neoplastic pleural and pericardial effusion probably secondary to amylase producing tumor cells: Report of 2 cases. Klin Wochenschr 61:91–94

Scannell JG, Aretz TH (1981) Pericardial disorder after treatment of Hodgkin's disease. N Engl J Med 305:1081–1087

Schäfer RO, Pahl L, Wallrabe D, Adrian B, Zott HJ, Cobet H, Menz M (1987) Zur Diagnostik von Herztumoren – Beitrag der zweidimensionalen und Doppler-Echokardiographie. Z Gesamte Inn Med 42:511–516

Schanz U, Schneider J (1984) Endokardmyxome. Schweiz Med Wochenschr 114:850–857

Schartl M, Claussen C, Disselhoff W, Köhler D, Felix R, Schmutzler H (1983) Diagnostik intra- und parakardialer Raumforderungen: Vergleiche zwischen zweidimensionaler Echokardiographie und Computertomographie. Z Kardiol 72:334–339

Schattenberg TT (1968) Echocardiographic diagnosis of left atrial myxoma. Mayo Clin Proc 620:43

Scheld HH, Hehrlein FW, Kracht J, Fraedrich G (1982) Primäre Herztumoren. Med Welt 33:709–717

Scheld HH, Mulch J, Herlein FW (1984) Myxome des Herzens. Herz/Kreislauf 16 (4):181

Schlosser V, Kasper W, Böhm N (1987) Primäre und sekundäre Herztumoren. MMW 129:309–311

Schmaltz AA, Steil E, Budwig G, Huth Ch, Fischbach H (1984) Echokardiographische Diagnose und erfolgreiche Resektion eines linksventrikulären Rhabdomyoms im Neugeborenenalter. Klin Pädiat 196:307–310

Schneider A, Tschirky B, Arbenz U, Fanconi A (1986) Kardiale Rhabdomyome bei familiärer tuberöser Sklerose. Helvetica Paediatrica Acta 41:77–85

Schölmerich P (1960) Erkrankungen des Perikard. In: von Bergmann G, Frey W, Schwiegk H (Hrsg) Handbuch der inneren Medizin, 4. Aufl, Bd IX/2, S 1035–1177. Springer, Berlin Göttingen Heidelberg

Schölmerich P (1974) Herz- und Perikardtumoren In: Vieten H (red von) Röntgendiagnostik des Herzens und der Gefäße. Springer, Berlin Heidelberg New York (Handbuch der medizinischen Radiologie, Bd X/2 b, S 37–63)

Schröder S, Hausdorff G, Becker K, Thier W, Klöppel G (1983) Gutartige Tumoren des Herzens. Med Welt 34:542–547

Schweizer P (1985) Herztumoren I. In: Grube E (Hrsg) 2-dimensionale Echokardiographie, Thieme, Stuttgart New York, S 253

Schweizer-Cagianut M, Salomon F, Hedinger ChrE (1982) Primary adrenocortical nodular dysplasia with Cushing's Syndrome and cardiac myxomas. Virchos Arch 397:183–192

Schwesinger G, Meyer B, Suchodoletz U v (1984) Zur Häufigkeit primärer Herztumoren. Z Ges Inn Med 39:368–370

Shabetai R (1981) The pericardium. Grune & Stratton, New York

Silverman NA (1980) Primary cardiac tumors. Ann Surg 191:127

Skhvatsabaja LV (1986) Secondary malignant lesions of the heart and pericardium in neoplastic disease. Oncology 43:103–106

Smith Ch (1986) Tumors of the heart. Pathology Laboratory Med 110:371–374

Stegaru-Hellring B, Miokowic̀ A, Heene DL, Satter P (1984) Massives Perikardlipom – Ursache kongestiver Kardiomyopathie. Herz/Kreislauf 9:476–480

Straus R, Merliss R (1945) Primary tumors of the heart. Arch Pathol 39:74

Tarolo GL, Picozzi R, Zatta G et al (1982) Detection of left atrial myxoma by Fourier phase image. Eur J Nucl Med 7 (12):559–61

Tatsuta M, Yamamura H, Yamamoto R, Ichii M, Iishi H, Noguchi S (1984) Carcinoembryonic antigens in the pericardial fluid of patients with malignant pericarditis. Oncology 41:328–330
Theile U (1984) Herztumoren. In: Hornbostel H, Kaufmann W, Siegenthaler W (Hrsg) Innere Medizin in Praxis und Klinik. Thieme, Stuttgart New York
Theile U, Schönborn H, Eckhardt R (1972) Klinik und Therapie der Tumorperikarditis. Therapiewoche 22:776–784
Tominaga K, Shinkai T, Eguchi K, Saijo N, Sasaki Y, Beppu Y, Nishikawa K (1986) The value of two-dimensional echocardiography in detecting malignant tumors in the heart. Cancer 58:1641–1647
Tscholakoff D (1986) Magnetische Resonanztomographie (MRT) in der Kreislauf- und Lungendiagnostik. Acta Med Austriaca 13:61–66
Vacherot B, Marguery O, Cassan Ph, Levy R (1984) Péricardite révélatrice d'un thymome malin. Sem Hop (Paris) 60:2026–2027
Vergnon JM, Vincent M, Perinetti M, Loire R, Cordier JF, Brune J (1985) Chemotherapy of metastatic primary cardiac sarcomas. Am Heart J 110:679–680
Weyne AE, Heyndrickx GR, Cuvelier CC, Afschrift MB, Kunnen MF, Derom FE (1985) Cardiac imaging techniques in the diagnosis of angiosarcoma of the heart. Postgraduate Med J 61:271–275
Wolfe SB, Popp RL, Feigenbaum H (1969) Diagnosis of atrial tumors by ultrasound. Circulation 39:615
Young JM, Goldman JR (1954) Tumor metastasis of the heart. Circulation 9:220

Sachverzeichnis

α-, β-Rezeptorenblocker-Phäochromozytom, Behandlung 380
Abstoßungsreaktionen nach Herztransplantation 326–328
Abszeß, Myokard, nach Aneurysmektomie 265
–, –, Differentialdiagnose: Herztumor 727
–, –, Listeria-Infektion 263
–, Myokarditis, Scharlach 265
–, –, septische 262
Abszesse, multiple, Myokardnekrose, bakterielle Endokarditis 266
Accretio pericardii nach Herzinfarkt 634
– – s. Perikarditis, konstriktive
Acebutolol, dilatative Kardiomyopathie, Therapie, randomisierte Studie 46
–, hämodynamische Wirkungen 423
ACE-Inhibitoren, hämodynamische Wirkungen, chronische Herzinsuffizienz, „Nonresponder" 50
Adams-Stokes-Anfälle, hypertrophische Kardiomyopathie 517
–, myotonische Dystrophie (Curschmann-Steinert-Batten) 464
–, Polyneuropathien 498
Adipositas, Kardiomyopathie, Pathologie, Pathophysiologie, Klinik 363, 362
Adrenalin, Freisetzung, Nikotin 434
–, hämodynamische Wirkungen 426, 427
adrenerge Bronchodilatatoren, Kardiotoxizität 396
Adriamycin, Kardiotoxizität, tödliches Risiko 399, 400
Aerosole, Kardiotoxizität 435
AIDS, HIV-Infektion, Myokarditis 255
Akromegalie, Pathologie, Pathophysiologie, Klinik, Therapie 370–372
Albinismus, hypertrophische, nicht obstruktive Kardiomyopathie 560
Aldosteron, Plasmakonzentration, Abnahme, Captopril-Wirkung 50
Alkohol, Kardiotoxizität 19, 21, 428–432
Alkoholismus, „Holiday-Heart"-Syndrom 428

Alhoholismus, latente Kardiomyopathie 131, 135, 140
–, „Münchner Bierherz" 366
Allergie s. Antikörper, Immunologie
–, Perikarditis, Medikamentenwirkung 646
–, –, Reaktion von Soforttyp 211
Alphavireninfektionen, myokardiale Beteiligung 254
Amiodaron, Arrhythmien, ventrikuläre, Typ „Torsades de pointes", Provokation 417, 419
Amöbenperikarditis, Pathogenese, Pathologie, Klinik 633
Amyloidose, Biopsie, Differentialdiagnose 125, 126
–, Genetik, Klinik 548–550
–, Myokard, Differentialdiagnose, CT 686, 688
–, –, dilatative, hypertrophische obstruktive Kardiomyopathie, Differentialdiagnose 348
–, –, Amyloidose, Hämodynamik 352, 353
–, –, Pathologie, Diagnose, Klinik, Therapie 347–359
–, restriktiv-obliterative Kardiomyopathie 157
–, senile 347
–, Technetium-Pyrophosphatszintigraphie 27
Amylopectinose, Kardiomyopathie 536
amyotrophische Lateralsklerose („Maladie de Charcot") Diagnose, Klinik 495, 496
Anämie, Pathophysiologie 384
–, Sichelzell-, Pathophysiologie, Klinik, Therapie 384–387
Anamnese, dilatative Kardiomyopathie 21
–, latente Kardiomyopathie 137
Anaphylaxie, Echinokokkose, Schock, Antigenwirkung der Hydatidenflüssigkeit 273
–, kardiale Mitreaktion 211

Aneurysma, Aorta, Differentialdiagnose: Herztumor 727
–, –, drohende Ruptur, Perikarditis 647
–, –, Ehlers-Danlos-Syndrom 521
–, –, Perforation, Herztamponade 648
–, Herzwand, Chagas-Erkrankung 270
–, –, Herzinfarkt, chirurgische Therapie 635
–, –, tuberkulöse Myokarditis, chirurgische Korrektur 260
–, Koronararterien, Kawasaki-Krankheit 333
–, linker Ventrikel, progressive Muskeldystrophie Duchenne 457
–, Sarkoidose, Myokard 338, 339, 344
Aneurysmektomie, Myokardabszess 265
Angiokardiographie, Amyloidose, Myokard 354
–, Echokardiographie, Kernspintomographie, Kombination, hypertrophische obstruktive Kardiomyopathie 86, 88
–, endokardiale Fibroelastose 176
–, Endokarditis Löffler 174
–, Endomyokardfibrose 163, 164
–, Friedreichsche Ataxie 486
–, gezielte, Herzkatheterdiagnostik, Schweregrad, dilatative Kardiomyopathie 30–34
–, Herztamponade 656, 657
–, Herztumoren 727
–, Karzinoid-Syndrom 359
–, konstriktive Perikarditis 686
–, Myokardhypertrophie, Rückbildung unter Propranolol-, Verapamil-Behandlung 99
–, Myokarditis 201
–, myotone Dystrophie (Curschmann-Steinert-Batten) 465
–, Noonan-Syndrom 552
–, s. Radionuklid-Angiographie
–, restriktive, obliterative Kardiomyopathie 156
–, SAM-bedingte Obstruktion, Ventrikelkavum 75
–, Septumdicke, Bestimmung, Differentialdiagnose, Kardiomyopathie 86
–, „Swinging heart", Herztamponade 656, 657
Angiokeratoma corporis diffusum universale, Genetik, Herzbeteiligung 530
Angiom, Angiosarkom, Perikard 761
Angiosarkom, Herz, Pathologie, Klinik 746, 747
Angiotensin, Reduktion der Obstruktion, hypertrophische obstruktive Kardiomyopathie, Belastungstest 76, 77

Angiotensin-Converting-Enzyme-Inhibitoren (ACE-Hemmer) „First dose effect" 405
–, –, urämische Kardiomyopathie 370
Antiarrhythmika, Echokardiographie, negativ-inotrope Wirkung, Quantifizierung 421
–, kardiovaskuläre Nebenwirkungen 416–422
–, Therapie, dilatative Kardiomyopathie 54
–, Todesfälle, paradoxe Nebenwirkungen 106
Antidepressiva, kardiovaskuläre Effekte, Intoxikation 412
Antidiabetika, Kardiotoxizität 403
Antihypertensiva, Kardiotoxizität 404, 405
Antikoagulantien, Kartiotoxizität 405
–, Therapie, Endokarditis Löffler 176
–, –, Infarktperikarditis 635
–, –, Komplikation: Herztamponade 648
–, –, thrombo-embolische Komplikationen 53
–, –, Vorhofflimmern, hypertrophische obstruktive Kardiomyopathie 100
Antikörper, antimyokardiale, Postinfarktsyndrom 234, 235
–, antisarkolemmale, Postkardiotomiesyndrom 232, 234
–, –, radiogene Perikarditis 235
–, Anti-Virus-Kapsidantigen, Infektionshäufigkeit, Bundesrepublik 250
–, Aorta, Plaques, Mukopolysaccharidose 539
–, Endokard, Myokard, rheumatisches Fieber 213, 215, 218
–, gebundene zirkulierende, Karditis, postmyokarditische Kardiomyopathie 227, 228
–, herzmuskelspezifische, gegen Myofibrillen (Actomyosin-Typ) 15, 209
–, herzmuskelspezifische, gegen Myolemm 15, 205, 210, 229, 230
–, kardiale Antigene, Definition 209, 210
–, komplementfixierende, Biopsie, Differentialdiagnose, dilatative Kardiomyopathie 228, 229
–, Myasthenia gravis pseudoparalytica 470
–, Sinusknotensyndrom, AV-Block 236
–, Zytomegalie-Virus, Serokonversion 249, 250

Aortenaneurysma, Differentialdiagnose: Herztumor 727
–, drohende Ruptur, Perikarditis 647
–, Ehlers-Danlos-Syndrom 521

Aortenaneurysma, Perforation, Herztamponade 648
–, Ruptur, Marfan-Syndrom 520
Aorteninsuffizienz, Herztamponade 659
–, Marfan-Syndrom 520
–, Paralysis periodica paramyotonica 468
Aortenklappe, Echokardiographie, systolische Schließungsbewegung, hypertrophische obstruktive Kardiomyopathie 76, 84
–, –, vorzeitiger Schluß, dilatative Kardiomyopathie 25
–, Lamblsche Exkreszenzen 732
–, mittsystolische Schließungsbewegung, Echokardiogramm 84
–, – –, Phonokardiogramm 83
Aortenstenose, endokardiale Fibroelastose 177
–, Friedreichsche Ataxie 486
–, subvalvuläre, Glykogenose 534
–, –, Mittelgesichtshypoplasie, Hornhauttrübung 559
–, –, Myositis 479
–, supravalvuläre, Differentialdiagnose 91
–, valvuläre, supra-, subvalvuläre, Kombination, Diagnostik 92
Aortenvitium, asymmetrische Septumhypertrophie, operative Korrektur 127
–, Differentialdiagnose: Hypertrophische, nicht obstruktive Kardiomyopathie 124
Apexkardiogramm, hypertrophische nicht obstruktive Kardiomyopathie 123
–, Vorhof-, Ventrikeldrucke, hypertrophische obstruktive Kardiomyopathie 83
apikale hypertrophische Kardiomyopathie, subaortale obstruktive Kardiomyopathie, Terminologie 70
Aplasie, Perikard 693
Appetitzügler, Herz-Kreislaufwirkungen 414
–, pulmonaler Hypertonus 416
arteriokoronarvenöse Laktat-Differenz, latente Kardiomyopathie 139, 140
Arthritis, rheumatische, konstriktive Perikarditis 677
–, –, Perikarditis, Myokarditis 2, 21, 58, 184, 187, 189, 211–215, 332, 643, 644, 666
Arthus-Reaktion, rheumatische Karditis, Pathophysiologie 212
Arzneimittelallergie, Myokarditis, Medikamentenliste 328
Aschoff-Knötchen, rheumatisches Fieber, Karditis 212, 214
„Asiatische Grippe," Influenza A- und B-Infektion, Myokarditis 252–254

Aspergillose, Myokard, Klinik, Prognose 280
Asthma bronchiale, Bronchodilatatoren, adrenerge, Kardiotoxizität 396
–, –, kardialer Tod, Aerosole 435
–, –, Theophyllin, plötzlicher Herztod 415
Aszites, Endokarditis Löffler 171
–, Endomyokardfibrose 160, 163
–, konstriktive Perikarditis 676
Ataxie, familiäre, spastische 492
–, zerebellare (Nonne-Pierre-Marie) 492
Atrophia musculorum spinalis pseudomyopathica (Wohlfahrt, Kugelberg, Welander), Kardiomyopathie 493, 494
Autoantikörper, dilatative Kardiomyopathien 226
–, Herzmuskelgewebe, pathogenetische Funktion 15
Autoimmunkrankheiten, Chagas-Krankheit 270
–, Myasthenia gravis pseudoparalytica 468, 469
–, Myokarditis, Pathogenese 187, 189
–, Postkardiotomie-, Postperikardiotomie-Syndrom 232, 234
AV-Knoten, Mesotheliom 739

B-Lymphozyten, Antikörpersynthese, Suppressorzellaktivität 16
β-Rezeptorenblocker, Antiarrhythmika, unerwünschte elektrophysiologische Wirkungen 416
–, Digitalistherapie, Vorhofflimmern 95
–, dilatative Kardiomyopathie, Prognose, Therapieergebnisse 46, 47
–, hypertrophische obstruktive Kardiomyopathie 95, 96, 99, 100
–, Nebenwirkungen, Komplikationen, vergleichende Langzeitstudie 98, 99, 416, 422–424
β–, Phäochromozytom, Behandlung 380
–, therapeutische Idealforderungen 96
β-Rezeptorenstimulantien, dilatative Kardiomyopathie, Prognose, Therapieergebnisse 52
bakterielle Perikarditis, Ätiologie, Erregerspektrum, Klinik, Therapie 604, 605, 626–629
Balint-Syndrom, Endokarditis Löffler 171
Bandwurmerkrankungen, Myokarditis, Diagnose, Klinik, Therapie 273–275
Beckenvenenthrombose, Kontrazeption 407
Beckersche Erkrankung, Endomyokardfibrose 167, 168
„Beriberi-Herz," Vitamin B_1-Mangel, Kardiomyopathie 366

Bilharziose, kardiovaskuläre Krankheitserscheinungen 276
biochemische Befunde, Amyloidose 347
– –, Chyloperikard 673
– –, dilatative Kardiomyopathie 13
– –, Perikarderguß, Hypothyreose, Myxödem 671
Biopsie, allergische Karditis 219
–, Amyloidose, Myokard 354
–, Antikörper, gebundene, postmyokarditische Kardiomyopathie 227, 228
–, dilatative Kardiomyopathie, Hinweise für akute Myokarditis 17, 55
–, Endokarditis, Löffler 174
–, Endomyokard, dilatative Kardiomyopathie, Sensitivität, Spezifität, Trefferquote 13, 23, 27, 28, 36
–, –, herzmuskelspezifische Antikörper 15, 16
–, Endomyokardfibrose 164, 165
–, Morbus Gaucher 527
–, –, Muskel-, progressive Muskeldystrophie (Erb) 454
–, Myokardhypertrophie, Rückbildung unter Propranolol-, Verapamil-Behandlung 99
–, Myokarditis, diagnostischer Stellenwert 204
–, –, eosinophile 331
–, –, Toxoplasmose-Infektion 268
–, Perikarderguß, Differentialdiagnose 669
–, –, Zytologie 647
–, Perikardtumoren 765
–, Pseudoxanthoma elasticum, Grönblad-Strandberg-Syndrom 525
–, „Red body"-Myopathie 474
–, Riesenzellmyokarditis 332
–, Ventrikelseptum, latente Kardiomyopathie 132, 134, 137
Blei, Kardiotoxizität 436
Botulismus, Myokarditis, toxische 262
Brustkorbverletzungen, traumatische Myokard-, Perikardschädigung 635, 636

Cannabis, hämodynamische Wirkungen 432
Captopril, hämodynamische Wirkungen, chronische Herzinsuffizienz, „Nonresponder" 50
–, – –, „First dose effect" 405
Cardiac Index, Amyloidose, Myokard 354
– –, Behandlung mit Hydralazin, hämodynamische Wirkungen 49

Cardiac Index, Behandlung mit Phosphodiesterase-Inhibitoren 53
– –, Myokarditis, Hämodynamik 200
– –' prognostische Aussagekraft 43, 45
– –, progressive Muskeldystrophie Duchenne 457
– –, Wirkung von β-Rezeptorenstimulantien 52
Carnavan's disease, Enzephalopathie, Kardiomyopathie 496
Carnitinmangel-Myopathie, kongenitale, Diagnose, Pathophysiologie, Klinik 476, 477
Chagas-Krankheit, Kardiomyopathie, Pathogenese, Klinik, Prognose, Therapie 268–271
–, Myokarditis 185, 187, 188, 189
Chemodektom, Herztumor 745
Chemotherapie, Perikardtumoren 765, 766
Chinidin, Tachyarrhythmien, Provokation 417, 418
chirurgische Behandlung, Ahromegalie 372
– –, Aneurysma, Kammerwand, tuberkulöse Myokarditis 260
– –, Chyloperikard 672, 673
– –, Echinokokkuszysten, Myokard 275
– –, –, Perikard 633
– –, Herztamponade 661–665
– –, –, Indikationsstellung 636, 638
– –, Herztransplantation, Abstoßungsreaktionen 326–328
– –, –, dilatative Kardiomyopathie 55–57
– –, Herztumoren 727, 728, 731, 747, 749
– –, Hyperthyreose 375
– –, hypertrophische, nicht obstruktive-Kardiomyopathie 129
– –, –, obstruktive Kardiomyopathie 101
– –, Karzinoid-Syndrom 359
– –, Komplikationen, bakteriell bedingte 265
– –, konstriktive Perikarditis 690–692
– –, Lasermyoplastie 101
– –, Mitralklappenersatz 55
– –, Myektomie 101–109
– –, Myokardruptur, Herzinfarkt 635, 638
– –, Perikarddefekte, Aplasie 694
– –, Perikardtumoren 765, 766
– –, Perikardzyste, Divertikel 696
– –, Phäochromozytom 380
– –, postoperative Perikardreaktionen 599
– –, Thymektomie, Myasthenia gravis pseudoparalytica 470
–, Trikuspidalklappen-Ersatz, Karzinoid-Syndrom 359

Sachverzeichnis

chirurgische Behandlung, tuberkulöse Perikarditis 631
– –, urämische Perikarditis 643
– –, Ventrikelruptur, Myokardtuberkulose 260
– –, –, Salmonellose 261
Chlamydiaerkrankungen, Myokarditis, EKG, Krankheitsverlauf 257
Cholesterinperikarditis, Hypothyreose, Myxödem, Diagnose, Klinik, Therapie 670, 671
–, Pathologie 606
chronische Polyarthritis, Perikarditis 644
Chyloperikard, Herztamponade 648
–, Pathogenese, Klinik, Therapie 672, 673
^{67}Ga-Citratszintigraphie, dilatative Kardiomyopathie, Sensitivität, Spezifität 27, 28
–, Kawasaki-Krankheit 333
–, latente Kardiomyopathie 134, 187, 139
–, Myokardabszesse, Differentialdiagnose 266
–, Myokarditis 202, 205
–, –, Lyme-Borreliose-Infektion, Diagnose 259
–, positive, Prognose, immunsuppressive Behandlung 55
–, Virus-Myokarditis, Übergang in Kardiomyopathie 55
CK-MB, Aktivitätskurven, akute infektiöse Myoperikarditis 203, 204
Clostridien, Myokarditis, toxische 262
Coffein, akute, chronische Toxizität 433–435
–, Herzinfarkt, Risiko 432
Computertomographie, akute Perikarditis, Differentialdiagnose 621
–, Angiosarkom, Herz 747
–, Bronchialkarzinom, Einbruch in das Perikard 762
–, Dosimetrie, Strahlentherapie 576
–, Herztamponade 657, 658
–, –, chirurgische Eingriffe, Indikationsstellung 618, 621, 636, 638
–, hypertrophische nicht obstruktive Kardiomyopathie 120, 123
–, –, obstruktive Kardiomyopathie, Differentialdiagnose 86, 90
–, konstriktive Perikarditis 686
–, Perikarddicke, Messung, konstriktive Perikarditis 686
–, Perikarderguß 599, 618, 657, 658, 669
–, Perikarderkrankungen 618–620
–, Perikardtumoren 763, 765
–, Perikardzyste 696
–, Verkalkungen, Perikardschwielen, konstriktive Perikarditis 687

Concretio pericardii, Definition, Einteilung 215
– – s. Perikarditis, konstriktive
– s. Panzerherz
Constrictio cordis, chronische Perikarditis 665, 673, 675
– –, experimentelle 675
– –, Hämodynamik 660
– –, okkulte Perikardkonstriktion 682
– – s. Perikarditis, konstriktive
Cor pulmonale, Mukoviszidose 542, 543
– – Strahlenreaktion 588
Coxsackie-Virus, akute Perikarditis 623
–, Infektion, akute, chronische, dilatative Kardiomyopathie, Übergang 246, 247
–, –, Endomyokardfibrose, klinisches Endstadium 254
–, –, Klinik, Pathologie 177, 195, 244–255
–, –, Mortalität, Prognose 246
–, –, pränatale, diaplazentare 245
–, –, Säuglings-Myokarditis, Histologie 245
–, –, zytotoxische Killerzellen 254
–, Karditis, immunserologisches Muster 225, 230, 231
–, Myokarditis, EKG 195
–, –, Epidemiologie 184, 188
Cushing-Syndrom, Pathophysiologie 377

Dallas-Kriterien, Myokarditis, Klassifizierung, Endomyokardbiopsie 183, 330
Diabetes mellitus, Antidiabetika, Kardiotoxizität 403
– –, Hämochromatose, idiopathische 545
– –, Kardiomyopathie, Pathologie, Pathophysiologie 360–363
– –, latente Kardiomyopathie 135
Dialyse, urämische Perikarditis 599, 641, 642
Digitalis, Behandlung, Amyloidose des Myokard 354, 355
–, –, β-Rezeptorenblocker, Vorhofflimmern 95
–, –, Endokarditis Löffler 176
–, –, Karzinoid-Syndrom 359
–, chronische Herzinsuffizienz, Therapie-Stufenplan 47, 51
–, Kardiotoxizität 425, 426
dilatative Kardiomyopathie, Adriamycin, Kardiotoxizität 400
– –, akute, chronische Coxsackievirusinfektion, Übergang 246, 247
– –, Alkoholabusus, Zusammenhänge 19, 21, 429
– –, Amyloidose, Differentialdiagnose 348

dilatative Kardiomyopathie, Anamnese 21
– –, Angiokardiographie, Katheterdiagnostik, Schweregrad, Beurteilung 30–34
– –, Antikörper antisarkolemmale, komplementfixierende 15, 16, 229
– –, –, gebundene, zirkulierende 228
– –, Apexkardiogramm, Besserung des Befundes nach β-Rezeptorentherapie 46
– –, Ätiologie 13, 14
– –, Autoantikörper 226
– –, biochemische Befunde 13
– –, chronisches „low-output-Syndrom" 23
– –, ^{67}Ga-Citratszintigraphie, Sensitivität, Spezifität 27, 28
– –, Coxsackiespezifische RNA-Sequenzen 247
– –, Definition, Einteilung 3, 4, 9, 215–219
– –, diabetische Kardiomyopathie, Herzinsuffizienz 362
– –, Differentialdiagnose: Coxsackievirusinfektion, Zusammenhänge 246, 247
– –, –, koronare Herzkrankheit, Myokardinfarkt, Positronenemissionstomographie, Thalliumszintigraphie 30
– –, –, latente Kardiomyopathie 141
– –, –, Myokarditis, Perimyokarditis 205
– –, –, zirkulierende Immunkomplexe 231
– –, –, urämische Kardiomyopathie 369
– –, dystrophische, Typ Becker-Kiener 460
– –, Echokardiographie 24–26
– –, EKG 23, 24, 39, 40
– –, elektronenmikroskopischen Befunde 12
– –, elektrophysiologische Befunde 34, 35
– –, Endomyokardbiopsie, Histologie,- Schweregrad, Prognose 13, 17, 18, 23, 27, 36, 44
– –, genetische (familiäre) Disposition 14
– –, Geschichtliches 1–5, 9
– –, Hämodynamik 20, 21, 32, 33, 42
– –, Häufigkeit 9, 10, 14
– –, Helfer-, Suppressor-Zell-Quotient 16
– –, Herpes simplex-Infektion 248
– –, Herzinsuffizienz, akute, kongestive, postmyokarditische Genese 18, 21
– –, –, echokardiographische Zeichen 24–26
– –, Herzkatheterdiagnostik, Angiokardiographie, Beurteilung des Schweregrades 30–34

dilatative Kardiomyopathie, Herzkatheterdiagnostik, Prognose 38, 42, 43
– –, Herztransplantation 55, 56, 57
– –, Histokompatibilität, HLA-Genkonstellation 17
– –, Histologie 10, 11, 13
– –, Hypertonie, Kofaktor zur Genese 19, 20, 21
– –, Immunpathogenese, Regulatormechanismen 14, 15, 216–231
– –, intrakardiales EKG 34, 35
– –, „ischämische", Reizleitungsstörungen 35
– –, Kindesalter, echokardiographische Verlaufsbeobachtungen 26
– –, Klassifikation, WHO/ISFC-Expertengruppe 1980 2, 3, 5
– –, klinische Symptome, Schweregrad, prognostische Faktoren 21–23, 39
– –, kongenitales Syndrom (Mitralinsuffizienz, AV-Block, ventrikuläre-Arrhythmien) 14
– –, Latenzperiode 38
– –, Lebensalter 22
– –, Lymphozytensubpopulationen, Vergleich mit gesunden Probanden 219, 221
– –, lymphozyten-vermittelte Zytotoxizität 16
– –, metabolische Disposition, Selen-Mangelzustände 18, 19
– –, Mortalität 38, 39, 40, 42, 43
– –, Myokardbiopsie 11, 17, 18, 23, 27, 36, 44
– –, Myokarditis, Flavivireninfektion 255
– –, Myositis, Dermatomyositis, Polymyositis 478, 479
– –, nuklearmedizinische Untersuchungsverfahren 27–30
– –, Pathogenese 4, 13–20, 219
– –, pathologische Anatomie 10–12
– –, Pathophysiologie 20, 21
– –, Positronenemissionstomographie, ^{14}C-Palmitatanreicherung, Differentialdiagnose 30
– –, postmyokarditische Genese, Häufigkeit 17, 18
– –, Prognose, prognostische Faktoren 38–45, 46, 47
– –, progressive Muskeldystrophie Duchenne 457
– –, Radionuklidangiographie, Ejektionsfraktion 29
– –, „Red body"-Myopathie 475
– –, Sarkoidose 338
– –, Schwangerschaft 14, 20
– –, Sektionsbefunde 9, 42

dilatative Stadieneinteilung 22, 23, 30–34, 39, 46
– –, T-Suppressorzellaktivität 16, 221
– –, Technetium-Szintigraphie 27
– –, Thalliumszintigraphie, Perfusionsdefekte, Differenzierung gegenüber koronarer Herzkrankheit 30
– –, Therapie 46–57
– –, Todesursachen 39, 54
– –, Übergang in latente Kardiomyopathie 141
– –, Überlebenskurven 207
– –, Ursachen 13–20
– –, Verlauf, prognostische Faktoren 26, 38–45, 47, 48
– –, Virusmyokarditis 17, 18, 330
– –, WHO-Klassifizierung 3
– –, zelluläre Effektormechanismen 223, 224
– –, zentronukleäre Myopathie 476
Diphtherie, Myokarditis, Diagnose, Klinik, Behandlung 262–264
Disopyramid, hämodynamische Nebenwirkungen 417, 420
Diuretika, chronische Herzinsuffizienz, Therapie-Stufenplan 47, 51
–, Therapie, Endokarditis Löffler 176
–, –, Endomyokardfibrose 167
–, –, hypertrophische nicht obstruktive-Kardiomyopathie 129
–, –, Karzinoidsyndrom 359
Doppler-Echokardiographie, hypertrophische obstruktive Kardiomyopathie 85, 86
–, konstriktive Perikarditis 683
Dressler-Syndrom, Herztamponade 648
Druckgradient, intraventrikulärer, obstruktive Kardiomyopathie 86, 88
–, –, – –, Ausgleich durch transaortale Myektomie 103
Druckkurven, Aorta, zweigipfeliger Verlauf, Flatterbewegung 76, 87
–, Karotispuls-, „Spike und dome Phänomene", hypertrophische obstruktive Kardiomyopathie 83, 89
Druckmessung, Amyloidose, Myokard, „square root"-Zeichen 352, 353
–, enddiastolischer Druckanstieg, „square root"-Zeichen, Endomyokardfibrose 161, 162
–, Endokarditis Löffler 172, 173
–, Friedreichsche Ataxie 486
–, Hämochromatose, Myokard 356
–, Herztamponade 659, 660
–, Herztumoren 727
–, hypertrophische nicht obstruktive Kardiomyopathie 120, 121

Druckmessung, konstriktive Perikarditis 680, 681
–, linker Ventrikel, intrakavitäre Druckdifferenz, körperliche Belastung, Valsalva-Versuch 76
–, obstruktive Kardiomyopathie 74
–, paradoxes Druckverhalten (Brockenbrough-Phänomen) 87
–, vor und nach Perikardiozentese, Differentialdiagnose: Urämische Perikarditis 642
–, Venenpuls, „doppelter Kollaps", konstriktive Perikarditis 676, 679
–, Virusmyokarditis 200
Ductus thoracicus, Chyloperikard, Ursachen 672
Dystrophie, myotonische (Curschmann, Steinert, Batten), Kardiomyopathie 464–467

Echinokokkose, Myokardbeteiligung, Symptomatologie, Prognose, Therapie 273–275
Echinokokkus, Zysten, Perikard 633
Echoviren, Infektion, Myokarditis, Diagnose, Klinik 247, 248
effusiv-konstriktive Perikarditis, Hämodynamik 682
Ehlers-Danlos-Syndrom, familiäre spastische Ataxie 492
–, Klinik, Genetik, Pathogenese 520, 521
–, Eisenspeicherung, Kardiomyopathie 355–357, 545–550
Elektrolytstoffwechsel, ACE-Hemmer, Verbesserung 50
–, Unterernährung 365
Elektrolytstörungen, Paralysis periodica paramyotonica 468
Elektronenmikroskopie, dilatative Kardiomyopathie, Faserdegeneration 12
–, – –, Kearns-Sayre-Syndrom 473
–, hypertrophische nicht obstruktive Kardiomyopathie 125
–, –, obstruktive Kardiomyopathie, Fehlanordnung der Myofibrillen 74
–, Iso-Amylase-Sekretion, Perikardtumoren 765
–, Karditis, radiogene 581, 585
–, latente Kardiomyopathie 132
–, Myokard, Mukopolysaccharidose 537, 539
–, Myxom, Herz 730
–, Rhabdomyom 733
–, Sarkoidose 341
–, toxische Myokardschädigung 396
Elektrophysiologie, Antiarrhythmika, Nebenwirkungen 416

Elektrophysiologie, dilatative Kardiomyopathie 33–35
Embolie, Endokarditis Löffler 171, 176
–, Friedreichsche Ataxie 487
–, Herztumor, Koronararterien 722, 723, 731
–, Hirn-, nach transaortaler Myektomie 101
–, hypertrophische, obstruktive Kardiomyopathie 77
–, peripartale Kardiomyopathie 382
–, Thrombo-, plötzlicher Herztod 39, 53
–, –, Vorhofflimmern, hypertrophische obstruktive Kardiomyopathie 77, 93
–, tropische Endomyokardfibrose 159
–, tumorbedingte 722, 723, 731
Embolien, systemische, pulmonale, dilatative Kardiomyopathie, Häufigkeit 23, 53
Emissionstomographie, Thallium 201, hypertrophische obstruktive Kardiomyopathie, atypische 85, 86
Enalapril, hämodynamische Wirkungen, chronische Herzinsuffizienz 50
Endokard, Amyloidose-Ablagerungen 349
–, Antikörper, rheumatisches Fieber 213
–, Beckersche Erkrankung 168
–, Fibrose, Differentialdiagnose 689
–, papilläres Fibroelastom 732
–, Plaques, Karzinoid-Syndrom 358
–, Strahlenreaktion 582
–, Verdickung, Pseudoxanthoma elasticum, Grönblad-Strandberg-Syndrom 524
Endokardektomie, Endokarditis Löffler 176
–, Endomyokardfibrose 167
endokardiale Fibroelastose, Diagnose, Klinik, Therapie 176, 177
– –, Morbus Sandhoff 528
– –, Mukopolysaccharidose 539
– –, restriktive (obliterative) Kardiomyopathie 157
Endokarditis, bakterielle 264, 265
–, Campylobacter-Infektion 260
–, eosinophile, Endokardfibrose 331
–, infektiöse, antimyokardiale Antikörper 215
–, –, Differentialdiagnose 232, 264, 265
–, Klappen-, Prognose, letale Ausgänge 106
–, Löffler, Angiographie 174
–, –, Balintsyndrom 171
–, –, Differentialdagnose 172, 175
–, –, Druckmessung 172, 173
–, –, Echokardiographie 171
–, –, EKG 171

Endokarditis, bakterielle, Endomyokard-Biopsie 174
–, –, Endomyokardfibrose 175
–, –, Hämodynamik 172–174
–, –, Häufigkeit 168
–, –, Histologie, Histochemie 169, 175
–, –, hypereosinophiles Syndrom 168, 176
–, –, Klinik 170, 171
–, –, Pathologie 168–170
–, –, Pathophysiologie 174, 175
–, –, Stadieneinteilung 170
–, –, Therapie 176
–, Neugeborenen-Sepsis 265
–, rheumatische, Histologie, Pathologie 214
–, Toxoplasmose-Infektion 267
Endomyokardbiopsie, Abstoßungsreaktionen nach Herztransplantation, Graduierung 326, 327
–, Adriamycin-induzierte Kardiotoxizität 400, 401
–, Amyloidose, Myokard 354
–, Antikörper, Immunglobulinsubklassen 227, 228
–, biochemische Analyse, Verlauf, Prognose, dilatative Kardiomyopathie 44
–, 67-Ga-Citratszintigraphie, Myokard, Prognose, immunsuppressive Therapie 55
–, diagnostische Fragestellungen 191
–, dilatative Kardiomyopathie, Sensitivität, Spezifität, Trefferquote 13, 17, 23, 27, 28, 36, 191
–, Endokarditis Löffler 174
–, Endomyokardfibrose 164, 165
–, Hämochromatose, Myokard 356, 357
–, Herzmuskel spezifische Antikörper 15, 205
–, hypertrophische nicht obstruktive Kardiomyopathie 121 124, 125
–, immunologische Effektormechanismen 219, 225
–, kongenitale Myopathie, Kearns-Sayre-Syndrom 474
–, latente Kardiomyopathie 132, 134, 137
–, Myokardhypertrophie, Rückbildung unter Propranolol-, Verapamil-Behandlung
–, Myokarditis, Dallas- Kriterien, diagnostischer Stellenwert 183, 204, 205
–, –, Fleckfieber, Rickettsien-Infektion 257
–, –, Toxoplasmaerreger, Nachweis 268
–, –, Verlaufsbeobachtung 184, 190, 191
–, Virusmyokarditis, Übergang in Kardiomyopathie 55

Endomyokardfibrose, Endstadium nach Influenza A2-Infektion 254
–, Glykogenose 534
–, Myokarditis, eosinophile, toxische, Zusammenhänge 331
–, radiogene 579, 582
–, restriktive Kardiomyopathie 126
–, tropische, Angiokardiographie 163, 164
–, –, Ätiologie 166
–, –, Auskultation 160
–, –, Differentialdiagnose 162, 175
–, –, Echokardiographie 164
–, –, Endomyokardbiopsie 164, 165
–, –, Epidemiologie, Todesursache 156, 157, 165
–, –, Hämodynamik 161–163
–, –, Häufigkeit 165
–, –, Histologie 159, 164, 166
–, –, Klinik 159, 160
–, –, Lebensalter 157
–, –, Löfflersche Endokarditis 175, 176
–, –, Lokalisation, Verteilungsmuster 158
–, –, Pathologie 157–159
–, –, Radiologie 160, 161,
–, –, Therapie 167
–, –, Verteilungsmuster, Klassifizierung 158, 159
Enzephalopathie, Wernicke (Leight-Syndrom) 496
Eosinophilie, Endomyokardfibrose 167, 168
–, hypereosinophiles Syndrom, Definition 168, 175
–, Myokarditis 189
–, toxische Wirkung, Endokarditis Löffler 168, 175
Epidemiologie, Chagas-Krankheit 268
–, Endomyokardfibrose 165
–, Herztumoren 719, 730, 733, 735, 737, 738, 741, 746, 748, 753
–, metastatische Tumoren, Herz 753, 754
–, Myokarditis 184
–, Sichelzellanämie 384
–, Zystizerkose 275
Epikard, Granulome, Perikarditis, chronische Polyarthritis 644
–, Verdickung, konstriktive Perikarditis, Differentialdiagnose 689
Epstein-Barr-Virusinfektion, Karditis, immunserologisches Muster 225, 230
–, Myokarditis, Diagnose, Klinik 249, 250
Ernährungskrankheiten, dilatative Kardiomyopathie 18
Exophthalmus, tropische Endomyokardfibrose 160

Familiäre spastische Ataxie, Ehlers-Danlos-Syndrom, Mitralklappenprolaps 492
Fehldiagnosen, Constrictio cordis, Herzinsuffizienz 676
–, Katheterperforation 638
–, myokardiale Insuffizienz: konstriktive Perikarditis 600
–, Myokardtumor 126
–, Perikardtumor, Zyste 695
Fenoterol, kardiotoxische Wirkung, Neugeborenes 397
Fibroelastom, papilläres, Herzklappen, Endokard 732
Fibrom (Fibrosarkom), Myokard, Pathologie, Klinik, Therapie 735, 736, 749, 750
–, Perikard 761
Flaviviren, Myokarditis, Gelbfieber-, Denguefieber-Epidemien 254
Fleckfieber, Myokardbefall 256
Framingham-Studie, Risikofaktoren, koronare Herzkrankheit 360
Frank-Starling-Kurve, „supernormaler Verlauf", dilatative Kardiomyopathie 20
Friedreichsche Ataxie, Klinik, Neurologie, Diagnose, Behandlung 480–491
Funktionsstörung, linker Ventrikel, dilatative Kardiomyopathie, Ausmaß, Prognose 20–22, 31, 32, 43
–, – –, endomyokardiale Biopsie 13
–, – –, hypertrophische obstruktive Kardiomyopathie, Pathophysiologie 74–78
–, – –, Radionuklidangiographie 29, 30

genetische Defekte, Amyloidose 27, 125, 126, 157, 347–349, 548–550
– –, Atrophia musculorum spinalis pseudomyopathica 493
– –, Carnitinmangel-Myopathie 476, 477
– –, Edwards-Syndrom, Myokardfibrose 559
– –, Ehlers-Danlos-Syndrom 521
– –, Eisenspeicherung, vermehrte 355–357, 545–550
– –, familiäre Bindegewebskrankheiten 519–526
– –, –, Kardiomyopathie, Hypogonadismus, Kollagenombildung 558
– –, –, Speicherkrankheiten des Kohlenhydratstoffwechsels 534–542
– –, – – des Lipidstoffwechsels 526–534
– –, Friedreichsche Ataxie 480–491
– –, Fukosidose 560

genetische Defekte, Glykogenose Typ II, III, IV 534, 535, 536
– –, Hämochromatose, idiopathische 355–357, 545–550
– –, hypertrophische Kardiomyopathie 515–519
– –, – –, Albinismus 560
– –, – –, MADD 560
– –, – –, Minderwuchs, endokrine Störungen 554–558
– –, hypertrophisch-obstruktive Kardiomyopathie, Neurofibromatose 561
– –, Kardiomyopathie, Genitalfehlbildung, geistige Behinderung 558
– –, Kollagenkrankheiten 519–526
– –, kongenitale Myopathien 471–477
– –, Leopard-Syndrom 552–554
– –, Marfan-Syndrom 519
– –, Morbus Fabry 529–531
– –, Morbus Gaucher 526–528
– –, Morbus Hurler 540, 541
– –, Morbus Pfaundler-Hurler 538–540
– –, Mukopolysaccharidosen 537–541
– –, Mukoviszidose 542–545
– –, Multicore-Myopathie 476
– –, Myasthenia gravis pseudoparalytica 468, 469
– –, Myopathia distalis tarda hereditaria-Welander 463
– –, myotonische Dystrophie (Curschmann-Steinert-Batten) 464
– –, Noonan-Syndrom 550–552
– –, Oxalose 541, 542
– –, Perikard 693–696
– –, progressive Muskeldystrophien 454–464
– –, Pseudoxanthoma elasticum 523
– –, Refsum-Syndrom 531–534
– –, TBG-Mangel, hypertrophische obstruktive Kardiomyopathie 559
– –, Thalassämie 546–548
– –, zerebellare Heredoataxien (Nonne-Pierre-Marie) 492
– –, zystische Pankreasfibrose 542–545
Geschichtliches, Kardiomyopathie, dilatative 9
–, Postkardiotomiesyndrom 232
Glomus caroticum, Paragangliome, Herztumoren 745
Glykogenosen Typ II, III, IV, Klinik, Pathogenese 534, 535, 536
Glykogenspeicherkrankheit, Differentialdiagnose, konstriktive Perikarditis 688
Grönblad-Strandberg-Syndrom, Klinik, Genetik, autoptische Befunde 522–526
Guillain-Barré-Syndrom, infektiöse Mononukleose 250

Halothan, Narkosezwischenfälle, progressive Muskeldystrophie Duchenne 459
Hämangioendotheliom, Hämangioperizytom, Herz 746
Hämangiom, Myokard 739, 740
Hamartom, Herz 720
Hämatoperikard, Antikoagulantien-Therapie, Komplikation: Herztamponade 405
–, Computertomographie 620
–, Differentialdiagnose 634
–, Herzinfarkt 634
–, –, Tamponade 655
–, Herztamponade 648
–, Myokardruptur, Herzinfarkt 635
–, Pilzinfektionen 631
–, Röntgenbefunde 656, 657
–, Virusmyokarditis, Perikarditis 624
Hämatothorax, Herz, Stich-, Schußverletzungen, Herztamponade 637
Hämochromatose, Differentialdiagnose, konstriktive Perikarditis 688
–, Myokard, Pathologie, Klinik, Therapie 355–357, 545, 546
–, restriktiv- obliterative Kardiomyopathie 157
Hämodialyse, urämische Perikarditis 641, 642
Hashimoto-Thyreoiditis, Hypothyreose, Pathophysiologie 375
Hepatitisvirusinfektion, Klinik, tödlich verlaufender Fall 251
Hepatomegalie, Endokarditis Löffler 171
Hepatosplenomegalie, Morbus Gaucher 526
–, Mukopolysaccharidose 538
–, Thalassämie 546
Herpes zoster, Myokarditis, plötzlicher Herztod 248
Herz, akute, chronische Strahlenreaktion 580–582
–, Anaphylaxie, kardiale Mitreaktionen 211
–, -Atrophie, Morbus Addison 377
–, „Beriberi-Herz" 366
–, biologisch effektive Strahlendosis 575
–, Cardiac Index, Behandlung mit Hydralazin, hämodynamische Wirkungen 49
–, – –, – mit Phosphodiesterase-Inhibitoren 53
–, – –, hypertrophische obstruktive Kardiomyopthie 74
–, – –, prognostische Aussagekraft 43, 45
–, Constrictio cordis, siehe Perikarditis, konstriktive
–, Dekortikation, konstriktive Perikarditis 691

Herz, Hernie, Perikarddefekte 693
-, -, Perikardruptur, hämodynamische Wirkungen 637
-, „Holiday-Heart-Syndrom", Alkoholwirkung 428
-, immunologische Reaktionen, Erkrankungen des Reizleitungssystems 236
-, - -, Postkardiotomie-, Postperikardiotomie-, Postinfarkt-Syndrom 232- 235
-, - -, radiogene Myokarditis, Perikarditis 234, 235
-, - -, T-Lymphozyten, Zytotoxizität, Effektormechanismen 209, 210, 217, 218, 224
-, kardiogener Schock, akute Myokarditis 184, 192
-, Kardioversion, traumatische Perikardschädigung 636
-, Minutenvolumen, Anämie 384
-, -, β-Rezeptoren-Wirkung 423
-, -, Dialyse, urämische Kardiomyopathie 368
-, -, -Myokarditis 199, 200
-, -, Polyzythämie 383
-, „Münchner Bierherz" 366
-, progressive Muskeldystrophie Duchenne 455, 456
-, Schlag-, Minutenvolumen, hypertrophische obstruktive Kardiomyopathie, Pathophysiologie 74-78
-, -, -, Steigerung, β-Rezeptorenblocker 97
-, -, -, Unterernährung 365
-, Schlagvolumen, Endomyokardfibrose 162
-, -, Strahlenreaktion 588
-, Sokolow-Lyon-Index, obstruktive Kardiomyopathie 81
-, -, - -, Senkung nach transatrialer Myektomie 103
-, Starling-Kurve, Perikardfunktion 603
-, Strahlensensibilität, Strahlentoleranz 578
-, Strahlenwirkung 573-597
-, Strangulation, Perikarddefekt, plötzlicher Herztod 693
-, „swinging heart", Herztamponade, Echokardiographie 652-655
-, - -, Perikarderguß, Echokardiographie 617, 667, 668
-, Verkalkungen, Echinokokkuszysten 633
-, Verletzungen, siehe Trauma
Herzauskultation, akute Perikarditis 607
-, Amyloidose 349

Herzauskultation, Constrictio cordis 678
-, Differentialdiagnose 22, 34, 80, 82, 83, 89, 91
-, dilatative Kardiomyopathie 22, 34
-, Endomyokardfibrose 160
-, Herztamponade 651
-, hypertrophische nicht obstruktive Kardiomyopathie 122
-, - obstruktive Kardiomyopathie 80, 89
-, konstriktive Perikarditis 676
-, Perikarderguß 667
-, Phonokardiographie 82, 83
-, progressive Muskeldystrophie Duchenne 455
Herzbeutel, Concretio pericardii, Definition 215
-, Perikard, Perikarditis, Perimyokarditis
Herzbeutelerguß, s. Herztamponade, Perikarderguß
Herzdekompensation, Herzmetastasen 756
-, postoperative, Verschlechterung durch positiv-inotrope Substanzen 92
Herzerkrankungen, Alkoholabusus, dilative Kardiomyopathie 19
-, entzündliche, s. Endokarditis, Myokarditis, Perikarditis
-, -, Endomyokardbiopsie 13, 36
Herzgewicht, Adipositas, Kardiomyopathie 363
-, Amyloidose 348
-, Endokartitis Löffler 168
-, Endomyokardfibrose, tropische 157
-, hypertrophische nicht obstruktive Kardiomyopathie 112
-, - obstruktive Kardiomyopathie 73
-, Hypothyreose 376
-, Lipomatose, Myokard 363
-, Morbus Fabry 531
Herzglykoside, Kardiotoxizität 425, 426
- siehe Digitalis
Herzhöhlen, asymmetrische Einengung, idiopathische Kardiomyopathie 71
-, Deformierung, hypertrophische nicht obstruktive Kardiomyopathie, Echokardiogramm 119
-, -, Rhabdomyom 733
-, Dilatation, alkoholische Kardiomyopathie 431
-, -, Ehlers-Danlos-Syndrom 521
-, -, peri-, postpartale Kardiomyopathie 381
-, SAM-bedingte Obstruktion 75
-, Vergrößerung, peri-, postpartale Kardiomyopathie 382
Herzinfarkt, allergische Reaktionen vom Soforttyp 211

Herzinfarkt, Amyloidose 348, 350
–, Auslösung, Triggermechanismus 245
–, Coffein, Risikofaktor 432
–, Diabetes mellitus 360, 362
–, Differentialdiagnose: hypertrophische nicht obstruktive Kardiomyopathie 124
–, –, Kardiomyopathie, Positronenemissionstomographie, Thalliumszintigraphie 30
–, 5-Fluoruracil-induzierter 401
–, Hämatoperikard, Herztamponade 655
–, Infarktperikarditis 599, 605, 621, 634, 635
–, Kindesalter, Pseudoxanthoma elasticum, Grönblad-Strandberg, Syndrom 523
–, Kontrazeptiva 407
–, Morbus Hunter 541
–, Myokardabszeß 262
– –, Myokarditis, Listeria-Infektion 263
–, Narben, echokardiographischer Nachweis, dilatative Kardiomyopathie 26
–, Nikotinabusus 433
–, Pentazocin-induzierter 411
–, Perikarderguß, Perikarditis, Häufigkeit 604, 605
–, Perikarditis, Hämatoperikard, Herztamponade, nach Antikoagulantientherapie 406
–, –, Pathogenese, Klinik, Therapie 634, 635
–, Phäochromozytom, 379
–, Postmyokardinfarktsyndrom 549, 634, 635
–, Risiko, Trinkwasserbeschaffenheit 438
–, –, Vitamin-D-Überdosierung 414
–, Zeichen, Häufigkeit, dilatative Kardiomyopathie 23
Herzinsuffizienz, Adriamycin, Kardiotoxizität 400
–, Akromegalie 371, 372
–, akute, Myokarditis 192
–, –, Therapie mit Vasodilatantien 48, 49, 50
–, Amyloidose 348, 349
–, angeborene, hypertrophische Kardiomyopathie 517
–, Auslösung durch Disopyramid 420
–, β-Rezeptorenblocker, Wirkung 422
–, Beckersche Erkrankung 167
–, Belastungs-, symptomatisches Stadium, dilatative Kardiomyopathie 22
–, Carnitinmangel-Myopathie 477
–, Chinidin-Verträglichkeit 418
–, chronisch-kongestive, Behandlung mit ACE-Hemmern, hämodynamische Wirkungen 50, 51

Herzinsuffizienz, chronisch-kongestive, Hepatitis-B-Virusinfektion 251
–, –, Prognose, Behandlung mit Captopril 50, 51
–, –, –, Langzeit-EKG 40
–, –, Stufenplan, Therapie 47, 48
–, Diabetes mellitus 360, 361, 362, 364
–, dilatative Kardiomyopathie, Hämodynamik, Herzindex 20, 21, 34
–, dystrophische Kardiomyopathie, Becker-Kiener 460
–, echokardiographische Zeichen 24–26
–, Ehlers-Danlos-Syndrom 521
–, enddiastolischer und endsystolischer Volumenindex, Zunahme, hypertrophische obstruktive Kardiomyopathie 75
–, Endokarditis, bakterielle 266
–, – Löffler 176
–, Gasbrandinfektion 262
–, Herzmetastasen 756
–, Herztamponade 658, 659
–, Herztumoren 728, 746, 756
–, Infarktperikarditis 635
–, Influenza A- und B-Infektion („Asiatische Grippe") 254
–, Kalziumantagonisten, β-Rezeptorenblocker, Kombinationswirkung 423, 424
–, manifeste, Mortalität, Prognose, dilative Kardiomyopathie 38, 43
–, Morbus Conn 378
–, Morbus Hunter 541
–, Mukoviszidose 542–545, 547
–, Muskeldystrophie, Erb-Landouzy-Dejerine 464
–, Myasthenia gravis pseudoparalytica 470
–, Myokarditis, Flavivireninfektion, Übergang in dilatative Kardiomyopathie 255
–, Myositis, Dermatomyositis, Polymyositis 478
–, myotonische Dystrophie (Curschmann-Steinert-Batten) 466
–, Oxalose 542
–, Perikarderguß, Häufigkeit, Menge 699
–, Perikarditis, Perikarderguß, Häufigkeit 604, 605
–, peri-, postpartale Kardiomyopathie 381, 382
–, Phäochromozytom 379
–, progressive Musheldystrophie Duchenne 455, 458
–, Propranolol-, Verapamil-Behandlung, hochdosierte 99
–, Pseudoxanthoma elasticum, Grönblad-Strandberg-Syndrom 523

Sachverzeichnis

Herzinsuffizienz, Ruhe-, Thrombo-Emboliegefahr, Antikoagulantien-Therapie 53
–, Thalassämie 546, 548
–, Therapie, ACE-Hemmer 50, 51
–, –, β-Rezeptorenblocker 52
–, –, Digitalis, Diuretika 47, 48, 51
–, therapierefraktäre, Constrictio cordis 676
–, –, Cyclophosphamid-induzierte Kardiotoxizität 402
–, –, Glykogenose 534
–, –, konstriktive Perikarditis 676
–, –, Mumps-Myokarditis 252
–, –, plötzlicher Herztod, Häufigkeit, Prognose 39, 41
–, –, Strahlenreaktion, Myokard 589
–, urämische Kardiomyopathie 367, 369
Herzkammern, enddiastolische und endsystolische Volumina, hypertrophische obstruktive Kardiomyopathie 70, 74
–, erhöhte endsystolische und enddiastolische Volumina, dilative Kardiomyopathie, Prognose 31, 32, 43
–, subaortale Obstruktion, Einengung, Angiographie 88
Herzkatheter, Diagnostik s. Druckmessung
–, –, Friedreichsche Ataxie 486
–, –, gezielte Angiokardiographie, Koronarangiographie, dilatative Kardiomyopathie, Prognose 30–34, 42, 43
–, –, hyperplastische nicht obstruktive Kardiomyopathie 123, 124
–, –, hypertrophische obstruktive Kardiomyopathie 90
–, –, Operationsindikation 90
–, –, Provokationsmaßnahmen 87
–, Einschwemmkatheter-Untersuchung, latente Kardiomyopathie 139
–, Herztumoren 727
–, Noonan-Syndrom 552
–, Perforation, Hämatoperikard, Constrictio cordis 674
–, –, Myokard, Herztamponade 636, 638, 649, 655
– restriktive Kardiomyopathie, Muskeldystrophie 461
–, Sondierung, linker Ventrikel, transseptaler Weg 86
Herzklappen, Lamblsche Exkreszenzen 732
–, Obstruktion, Herztumoren 721, 727, 746,
–, papilläres Fibroelastom 732
–, Rhabdomyom, Rhabdomyosarkom 734, 748

Herzklappen, Veränderungen, Mukopolysaccharidose 539, 540
–, –, Strahlenreaktion 582
Herzmuskel, Antikörper 15, 205, 209, 210, 213, 215, 218, 227, 228, 229, 230, 232, 234, 235, 236, 249, 250
–, Atrophie, Unterernährung 365, 366
–, Durchblutung, ACE-Inhibitoren 50
–, Immunpathogenese, perimyokardiale Erkrankungen 209, 210
–, Kardiotoxizität 395–451
–, Kontraktilitätsminderung, Narkotika 409, 410
–, maximale Sauerstoffaufnahme, Captoprilwirkung 50
–, Mikrozirkulation, Störungen, tierexperimentelle Studien 19
–, Mumps-Virus, Nachweis im Immunfluoreszenztest, Züchtung 251
–, s. Myokard
–, ^{14}C-Palmitat-Anreicherung, Positronenemissionstomographie 30
–, spezifische Autoantikörper 226
–, Stoffwechselerkrankungen, Differentialdiagnose 205
–, verminderte Dehnbarkeit, hypertrophische, obstruktive Kardiomyopathie, Pathophysiologie 74–78
–, RS-Viruserkrankung 252
–, Wandbewegungen, Hypo-, Akinesie, gezielte Angiographie 31
–, zytotoxische T-Lymphozyten, Effektormechanismen 209, 210, 217, 218
Herzmuskelerkrankungen, Einteilung nach morphologisch-hämodynamischen Kriterien 3
–, entzündliche, siehe Myokarditis
–, spezifische, WHO-Klassifizierung, Probleme 3–5
Herzmuskelgewebe, Autoantikörper, pathogenetische Funktion 15, 16
–, Elektronenmikroskopie, dilatative Kardiomyopathie, Degeneration der Myofibrillen 12
–, –, hypertrophische obstruktive Kardiomyopathie, Fehlanordnung der Myofibrillen 73, 74
–, Sauerstoffverbrauch, hypertrophe obstruktive Kardiomyopathie 77
–, –, Opiate 411
Herzrhythmusstörungen s. Arrhythmien
Herzschrittmacher, Amyloidose, Kardiomyopathie 549
–, AV-Knoten-Mesotheliom 739
–, Implantation, hypertrophische obstruktive Kardiomyopathie 101

Herzschrittmacher, Implantation, Morbus Wohlfahrt-Kugelberg-Wehander 494
–, –, myotone Dystonie 466
–, –, Mumps-Myokarditis 251, 252
–, Myokarditis, diphtherische, toxische 263
–, –, Lyme-Borreliose-Infektion 259
–, –, Mykoplasmainfektion 256
–, Perforation, Myokard, Perikard 636, 638
–, Tumoren, Reizleitungssystem 739
Herztamponade, Amöben-Perikarditis 633
–, Antikongulantien-Terapie, Komplikation 405
–, Ätiologie 648
–, Auskultation 609
–, „Becksche Trias" 660
–, chirurgische Behandlung 661–665
–, chronische Perikarditis 665
–, Computertomogramm 657, 658
–, Diagnose 660, 661
–, Differentialdiagnose 620, 621, 634, 642, 661
–, Druckmessung 659, 660
–, Echokardiographie 652–655
–, EKG 655, 656
–, Hämodynamik 659
–, Herztumoren 745, 756
–, Herzverletzungen 649, 650
–, idiopathische Perikarditis 626
–, Myokardruptur, Herzinfarkt 635
–, „Myxödemherz" 672
–, neoplastische Infiltration 723
–, Notfallsituation, Ätiologie, Diagnose, Klinik, Therapie 600, 648–665
–, Pathogenese 648
–, Perikardektomie, tuberkulöse Perikarditis 630, 648
–, Perikarderguß, Druck-Volumen-Beziehung, kritische Grenze 604
–, –, HIV-Infektion 255
–, –, Myxödem 650
–, Perikardiozentese, hämodynamische Wirkungen 660, 664
–, –, Technik, Komplikationen 661–663
–, Perikardtumoren 723, 763
–, plötzlicher Herztod, Myokardruptur, Infarkt 635
–, Pneumoperikard 698
–, Prognose 661
–, Pulsus paradoxus 657, 658
–, rheumatische Perikarditis 643
–, Röntgenbefunde 656, 657
–, Stich-, Schußverletzungen 636, 637
–, Strahlenreaktion, Myokard, Perikard, Diagnose, Therapie 639, 640

Herztamponade, Szintigramm 657
–, Therapie 661–665
–, tuberkulöse Perikarditis 631, 648
–, urämische Perikarditis 641, 642, 643, 648
–, Ursachen 649
Herztod, plötzlicher, dilatative Kardiomyopathie, Häufigkeit, Verhütung 39, 40, 41, 42, 54
–, –, Gefährdung, Herzrhythmusstörungen 23, 40, 41, 42
–, –, Myokarditis 195, 248
–, –, Propranolol-, Verapamil-Behandlung, hochdosierte 99
–, –, Rückfall-Fieber 258
–, –, tuberkulöse Myokarditis 260
Herztransplantation, Abstoßungsreaktion, Endomyokardbiopsie 191
–, Abstoßungsreaktionen 208, 326–328
–, dilatative Kardiomyopathie, Fünf-Jahres-Überlebensraten, Stanford-University, Medizinische Hochschule Hannover 56
–, Herpes simplex-Infektionen 248
–, Herztumoren 728
–, immunsuppressive Therapie, Toxoplasmose-Infektion 267, 268
–, kardiale Amyloidose, primäre 355
–, Niereninsuffizienz, chronische, Komplikationen 599
Herztumoren, Angiographie 727
–, Angiosarkom, Pathologie, Klinik 746, 747
–, Arrhythmien 724, 727, 731, 746
–, AV-Knoten, Mesotheliom 739
–, Chemodektom 745
–, chirurgische Behandlung 727, 728, 731, 734
–, Diagnose 725, 726, 731, 734, 737, 747
–, Differentialdiagnose 126, 723, 727, 747
–, Embolisation 723, 727, 731
–, Epidemiologie 729, 730, 733, 735, 737, 738, 741, 746, 748, 753
–, Fibrom, Fibrosarkom 735, 749
–, Hämangioendotheliom, Hämangioperizytom 746
–, Hämangiom 739, 740
–, Hamartom 743, 744
–, Häufigkeit 719
–, Herztransplantation 728
–, Kaposi-Sarkom 746
–, Klassifizierung 729, 745
–, Klinik 730, 734, 736, 738, 742, 746, 750, 755
–, Leiomyosarkom 753
–, Lipom, Neugeborenes, Kindesalter, Operation 728

Herztumoren, Liposarkom 753
-, Lymphangiom 743, 744
-, Lymphom, malignes 751
-, Mesotheliom, Pathologie, Klinik, Therapie 739, 750, 751
-, metastatische, Epidemiologie, Diagnose, Klinik 753-758
-, Morphologie 729, 733, 735, 737, 738, 741, 746, 749, 750
-, Myxom 723, 727, 728, 729, 730, 757
-, Myxosarkom 731, 753, 754
-, Neuroblastom, Neurilemmom 745
-, Osteosarkom 751
-, papilläres Fibroelastom 732
-, Paragangliome 745
-, Pathogenese 720, 721
-, Pathologie 729, 733, 735, 737, 738, 741, 746, 749, 750
-, plötzlicher Herztod 727, 728, 732
-, Prognose 728
-, Resektion 727, 728, 731, 734, 736, 737, 738, 749, 751, 757
-, Rhabdomyom, Neugeborenes, Kindesalter, Operation 728
-, -, Rhabdomyosarkom, Pathologie, Klinik, Therapie 733, 747
-, Sarkome 746, 747
-, Schwannome 745
, sekundäre, metastatische 753
-, Symptomatologie 722, 724, 730
-, Teratom, Pathologie, Klinik, Therapie 741, 742, 752
-, Therapie 727, 731, 734, 736, 737, 738, 749, 751, 757
-, Thymom 752, 753
Herzvergrößerung s. Kardiomegalie
Herzvolumen nach Strahlentherapie 588
Histiozytosis X, Perikarditis 646
Histochemie, Biopsie-Analyse, prognostische Hinweise 44, 45
Histochemie, IgG, Induktion der Eosinophilen-Degranulation 175
Histokompatibilität, HLA-Genkonstellation, dilative Kardiomyopathie 17
Histologie, Amyloidose 348
-, Angiosarkom, Herz 746
-, Beckersche Erkrankung 167, 168
-, bronchogene Zysten 742
-, Cholesterinperikarditis 670
-, Coxsackievirusinfektion, Säuglingsmyokarditis 245
-, diabetische Kardiomyopathie 360, 361
-, dilatative Kardiomyopathie 10, 11, 13
-, Ehlers-Danlos-Syndrom 521, 522
-, Endokarditis, bakterielle 266
-, - Löffler 169
-, Endomyokardfibrose 159, 164, 166

Histologie, endomyokardiale Biopsie, biochemische Analyse, prognostische Hinweise 44, 45
-, Hämochromatose, Myokard 355
-, hypertrophische nicht obstruktive Kardiomyopathie 125
-, - obstruktive Kardiomyopathie 73, 74
-, Immun-, Karditis 227-229
-, juvenile Zeroidlipofuszinose 497
-, latente Kardiomyopathie 132
-, Lues, Gummen des Myokard 259
-, Mesotheliom, Herz 750
-, Morbus Fabry 529, 531
-, Mukopolysaccharidose 539
-, Myokarditis 187, 190
-, -, Differentialdiagnose, Problematik 4
-, -, Morbus Weil 258
-, Myositis, Dermatomyositis, Polymyositis 478
-, myotonische Dystonie 466
-, Myxom, Herz 729
-, Perikard 601
-, peri-, postpartale Kardiomyopathie 382
-, Rhabdomyom, Rhabdomyosarkom 733, 748
-, rheumatische Karditis 212, 214, 219
-, urämische Kardiomyopathie 368
Histoplasmose, Perikarditis 631
HIV-Infektion, myokardiale Beteiligung 255
Hochvolttherapie, strahleninduzierte Perikardreaktionen 639
Hospitalinfektion, Myokarditis, Ursachen 265
Hydralazin (Dihydralazin), Behandlung, hämodynamische Wirkungen 49
Hydroperikard, Diagnose, Klinik 699, 700
hypereosinophiles Syndrom, Definition 168, 176
-, Endokardfibrose, Differentialdiagnose 331
-, Myokarditis 189
-, Perikarditis 606
Hyperglykämie, Pathophysiologie 362
Hyperthyreose, Herztamponade 650
-, Kardiomyopathie, Pathogenese, Pathologie, Klinik, Therapie 372-375
Hypertonie, Adipositas, Kardiomyopathie 363, 364
-, Akromegalie 371, 372
-, Antihypertensiva, Kardiotoxizität 404, 405
-, asymmetrische Septumverdickung, Obstruktion, Differentialdiagnose 91
-, - -, - Terminologie 70-72

Hypertonie, dilatative Kardiomyopathie, Kofaktor zur Genese 19, 20, 21, 59
–, hypertrophische obstruktive Kardiomyopathie 124
–, Kontrazeptiva 407
–, latente Kardiomyopathie 131, 135, 140
–, Morbus Conn 378
–, Morbus Cushing 377
–, Perikarderguß, Häufigkeit, Menge 699
–, Phäochromozytom 378
–, Pseudoxanthoma elasticum, Grönblad-Strandberg-Syndrom 523
–, pulmonaler, hypertrophisch-obstruktive Kardiomyopathie 77
–, –, Senkung durch transaortale Myektomie 102
hypertrophische, nicht obstruktive Kardiomyopathie, Albinismus 560
–, – – –, Computertomogramm 120
–, – – –, Definition 110
–, – – –, Differentialdiagnose 112, 122, 205, 206, 369
–, – – –, Echokardiogramm 118–120
–, – – –, EKG-Befunde 116, 117, 122
–, – – –, Elektronenmikroskopie 125
–, – – –, Erbgang, Familienuntersuchungen 515–518, 554
–, – – –, Hämodynamik 120
–, – – –, Häufigkeit 113, 114
–, – – –, Herztumoren, Differentialdiagnose 126
–, – – –, Karotispulskurve 118, 123
–, – – –, Klinik 116
–, – – –, Komplikationen 128, 129
–, – – –, Koronarangiographie 114, 121
–, – – –, Minderwuchs, endokrine Störungen 554
–, – – –, myotone Dystrophie (Curschmann-Steinert-Batten) 465
–, – – –, Noonan-Syndrom 552
–, – – –, Pathologie 111, 112
–, – – –, Pathophysiologie 112, 113
–, – – –, Phonokardiogramm 118
–, – – –, plötzlicher Herztod, maligne Arrhythmien, Risiko 129, 516, 518
–, – – –, Prognose 128
–, – – –, progressive Muskeldystrophie-Duchenne 457
–, – – –, Symptomatologie 115, 116
–, – – –, Therapie 127–129
–, – – –, Ventrikulographie 121
–, – – –, Zwillingsbeobachtungen 518
–, – – –, WPW-Syndrom 517, 518
hypertrophische, obstruktive Kardiomyopathie, Amyloidose, Differentialdiagnose 348
–, – –, apikale Manifestation 70

hypertrophische, obstruktive Kardiomyopathie, Ätiologie 71, 72, 73, 78
–, – –, chirurgische Eingriffe 101
–, – –, Definition, Terminologie 70–72
–, – –, Differentialdiagnose 90, 91, 205, 206
–, – –, Druckdifferenz, Provokation, Valsalva-Preßversuch 70, 86, 87
–, – –, Echokardiogramm 83–85
–, – –, EKG-Befunde 81, 82
–, – –, Elektronenmikroskopie 74
–, – –, Erbgang, Familienuntersuchungen 78, 79, 93, 515–518
–, – –, Hämodynamik 74–78, 86, 87
–, – –, hämodynamische Befunde, unter medikamentöser Therapie 97–99
–, – –, hämodynamische Befunde nach transaortaler Myektomie 102–105
–, – –, Häufigkeit 78–80
–, – –, Herzschrittmacherimplantation 101
–, – –, Herztransplantation, Indikationsstellung, Spätergebnisse 55, 56, 67
–, – –, Histologie 73, 74
–, – –, intraoperative Laser-Myoplastie 101
–, – –, intraventrikuläre Stenose, Lokalisation 70, 71
–, – –, klinische Befunde 80, 84, 94
–, – –, klinische Ergebnisse, nach transaortaler Myektomie 102–105
–, – –, klinische, hämodynamische Ergebnisse 102–105
–, – –, körperliche Belastung, Risiko des plötzlichen Herztodes 106
–, – –, Langzeit-EKG 92
–, – –, Langzeit-EKG, nach transaortaler Myektomie 103, 105
–, – –, Lentiginosissyndrom, Haut 85
–, – –, medikamentöse Behandlung 94–101
–, – –, Myektomie, Indikationsstellung 105
–, – –, Myokarditis, Behandlung mit Antibiotika 100
–, – –, Myositis, Dermatomyositis, Polymyositis 479
–, – –, Neurofibromatose 561
–, – –, Noonan-Syndrom 551, 552, 554
–, – –, Operationsletalität, Komplikationen 101
–, – –, Pathologie 72–74
–, – –, Pathophysiologie 74–78
–, – –, phonokardiographische Befunde 82, 83
–, – –, plötzlicher Herztod, Pathophysiologie 92, 93

hypertrophische, obstruktive Kardiomyopathie, postoperatives Bild 92
–, – –, Prognose 106–109
–, – –, –, Verlauf 92–94
–, – –, randomisierte Langzeitstudien 106
–, – –, Symtomatologie 80
–, – –, systolische Vorwärtsbewegung des vorderen Mitralsegels (SAM) Hämodynamik 75, 84
–, – –, TBG-Mangel 559
–, – –, Therapie, Antiarrhythmika, Todesfälle, paradoxe Nebenwirkungen 106
–, – –, –, Antikoagulantien 100
–, – –, –, β-Rezeptorenblocker, klinische Langzeitergebnisse 95, 98–100
–, – –, –, Herzschrittmacher-Implantation 101
–, – –, –, intraoperative Laser-Myoplastie 101
–, – –, –, Kalziumantagonisten 96, 100
–, – –, –, Myektomie, klinische und hämodynamische Ergebnisse 102–105
–, – –, –, Myektomie, Operationsletalität, Komplikationen 101
–, – –, –, Myektomie, Prognose 106–109
–, – –, –, Vergleich der medikamentösen und operativen Behandlung 102
–, – –, –, Todesursachen, Analyse 92
–, – –, –, postoperative 101
–, – –, typische, Definition 70
–, – –, –, Operationsindikation 105
–, – –, Ventrikulographie 74, 87–89
–, – –, Verlauf, nach transaortaler Myektomie 105–109
–, – –, WHO-Klassifizierung 3–5
Hypotension, Antidepressiva 412
Hypothyreose, Cholesterinperikarditis 671
–, Kardiomyopathie, Pathogenese, Pathologie, Klinik, Therapie 375–377

Idiopathische hypertrophische Subaortenstenose, Definition, Terminologie 72
–, Kardiomyopathie, verschiedene Formen, Schema 71
IgG, Antikörper, gebundene, koronare Herzerkrankung 227, 228
– –, eosinophile Granulozyten, erhöhte Bindungskapazität 175
–, Myokarditis, Prognose 206
IgM, Antikörper, Myokarditis, Perimyokarditis 58, 227, 228
Immunologie, Abstoßungsreaktion nach Herztransplantation 327
Immunologie, Anaphylaxie, kardiale Mitreaktion 211
–, Antikörper, antimyokardiale, infektiöse Endokarditis, Myokarditis 15, 205, 209, 210, 215, 217
–, –, Endomyokardbiopsie 227, 228
–, –, gebundene, zirkulierende, Karditis 228, 229
–, –, komplementfixierende, Kardiopathie, Differentialdiagnose 228, 229
–, Autoantikörper, dilatative Kardiomyopathien 226
–, dilatative Kardiomyopathie 14, 15
–, Echinokokkus-Zyste, Hydatidenflüssigkeit 273
–, Immundefekte, Hospitalinfektionen, Pathogenese 265
–, Immunfluoreszenztest, direkter, indirekter 209
–, Immunhistologie, Myokard 227–229
–, Immunreaktionen, primäre, sekundäre, Myokarditis 216–218, 222
–, Kardiotoxizität, zellspezifische 224
–, Lymphokine, immunsuppressive Faktoren, Prognose 211
–, T-Lymphozyten, Effektormechanismen, Herzmuskel 210, 221
–, Lymphozytensubpopulationen, dilatative Kardiomyopathie, Karditis 219–221
–, Lymphozytentoxizität, Herzmuskelzellen 210, 217, 218, 221, 224
–, Myasthenia gravis pseudoparalytica 470
–, Myokarditis, Autoimmunkrankheit 187, 189
–, –, eosinophile 330
–, –, IgM-Antikörpertiter 58
–, –, immunhistologische Befunde 186, 187
–, Perikarditis, radiogene 235
–, Postinfarktsyndrom 234
–, Postkardiotomie-Postperikardiotomie-Syndrom 232–234
–, Regulatormechanismen 221, 223, 225
–, rheumatisches Fieber 211–215
–, Serokonversion, CMV-Myokarditis 249, 250
–, Serumkrankheit, kardiale Reaktionen vom Soforttyp 211
–, Toxoplasmose 267
– –, Virusmyokarditis 186, 188, 189
–, –, Übergang der akuten in die chronische Verlaufsform 191
–, –, virale RNA-Sequenzen 5
–, Zytolyseindex, Virusmyokarditis 230
immunologische Disposition, dilatative Kardiomyopathie 14, 15, 16

immunsuppressive Therapie, Komplikationen 265
– –, Myokarditis 208, 265
Impfreaktionen, Pathogenese, Klinik, Komplikationen 329
Infarktperikarditis, Häufigkeit, Klinik, Therapie 599, 604, 605, 622, 634, 635
infektiöse Mononukleose, kardiale Beteiligung, Diagnose, Klinik 249, 250
Influenza A und B, „Asiatische Grippe", Myokarditis, EKG, Prognose 252–254
ischämische dilatative Kardiomyopathie, Verlauf, Prognose, Langzeit-EKG 42
Isoprenalin, kardiotoxischer Effekt 397, 398
Isoproterenol, Behandlung, hypertrophische obstruktive Kardiomyopathie 96

juvenile rheumatoide Arthritis, Perikarditis 644

Kadmium, Kardiotoxizität 436
Kaffee, Kardiotoxizität 432
Kalziumantagonisten, elektrophysiologische Nebenwirkungen 416, 424
–, Herzinsuffizienz, vasodilatierender Effekt 424
–, Therapie, hypertrophische nicht obstruktive Kardiomyopathie 128
–, –, – obstruktive Kardiomyopathie 96, 100
–, –, urämische Kardiomyopathie 370
Kaposi-Sarkom, Herz 746
–, HIV-Infektion (AIDS) 255
Kardiomyopathie, alkoholische 429–431
–, Amyloidose, Differentialdiagnose, CT 686
–, amyotrophische Lateralsklerose 496
–, Atrophia musculorum spinalis pseudomyopathica (Wohlfahrt, Kugelberg, Welander) 493, 494
–, atrophisierende Prozesse des ZNS 480–496
–, chondrodystrophische Myotonie (Schwartz-Jampel) 467
–, dystrophische Prozesse des ZNS 496, 497
–, familiärer Hypogonadismus, Kollagenombildung 558
–, Friedreichsche Ataxie 482, 484, 489
–, Glykogenosen 534, 535, 536
–, Hämochromatose, idiopathische 355–357, 545, 546, 547
–, HLA-Typen, Korrelationen 519
–, infantile spinale Muskelatrophie (Werdnig-Hoffmann) 493

Kardiomyopathie, juvenile Zeroidlipofuszinose 497
–, Kearns-Sayre-Syndrom 472
–, kongenitale Myopathien 471–477
–, konstriktive Perikarditis 675
–, Leopard-Syndrom 554–557
–, Mukopolysaccharidose 538
–, Muskelatrophie, pyramidal-motorisches System 493–496
–, s. Muskeldystrophien
–, Myasthenia gravis pseudoparalytica (Erb-Goldflam) 468–470
–, Myopathia distalis tarda hereditaria Welander 463
–, Myopathie, skeletale, Häufigkeit 454
–, Myositiden 477, 478
–, Myotonia congenita (Thomsen) 467
–, myotonische Dystrophie (Curschmann-Steinert-Batten) 464–467
–, „Myxödemherz" 672
–, Noonan-Syndrom 551
–, Oxalose 542
–, Paralysis periodica paramyotonica 468
–, Paramyotonia congenita (von Eulenburg) 467
–, Paraplegie, familiäre, spastische 497, 498
–, Perikarderguß, Häufigkeit, Menge 699
–, peripartale, postpartale, Pathologie, Klinik, Therapie 380–383
–, Polyneuropathien 498, 499
–, primäre, sekundäre, WHO-Klassifikation 3
–, –, Skelettmuskelbeteiligung 479
–, progressive Lentiginose 522
–, –, Muskeldystrophien (Erb) 453–464
–, Strahlenwirkung 573–597
–, toxische, Rauschmittel 432
–, zerebellare Heredoataxien (Nonne-Pierre-Marie) 492
Kardiotoxizität, adrenerge Bronchodilatatoren 396
–, Adriamycin, tödliches Risiko 399, 400
–, Aerosole 435
–, Antiarrhythmika 416–422
–, Antidiabetika 403, 404
–, Antihypertensiva 404, 405
–, Antikoagulantien 405, 406
–, Äthylalkohol 428–432
–, β-Rezeptorenblocker 422–424
–, β-2-Sympathomimetika, Theophyllin 397
–, Blei 436
–, „Calcium-overload"-Theorie 395, 398
–, Coffein 432
–, Cyclophosphamid 402
–, Daunorubicin 401

Kardiotoxizität, Definition 395
-, Emetin 402
-, Herzglykoside 425, 426
-, Isoprenalin 397, 398
-, Kadmium 436
-, Kalziumantagonisten 424, 425
-, Katecholamine 396, 397, 398, 401
-, Kobalt 437
-, Kohlenwasserstoffe, halogenierte 435, 436
-, Kontrazeptiva 406-408
-, Lithiumsalze 408
-, Mechanismus 395, 407
-, Narkotika 409, 410
-, Neuroleptika 410, 411
-, Nickel 437
-, Nikotin 433-435
-, Rauschmittel 432
-, Spurenelemente 436
-, Sulfonyl-Harnstoff 403, 404
-, Sympathomimetika 426, 427
-, Theophyllin 397
-, Untersuchungsmethoden 396
-, Vindesin 401
-, Zytostatika 399
Karditis, Campylobacter-Infektion 260
Karditis s. Endokarditis, Myokarditis, Perikarditis
-, Lyme-Borreliose 258
-, radiogene 573-597
Karotispulskurve, hypertrophische, nicht obstruktive Kardiomyopathie 118, 123
-, -, obstruktive Kardiomyopathie 83
Karzinoid-Syndrom, Pathologie, Klinik, Therapie 357-359
-, restriktiv-obliterative Kardiomyopathie 157
Katecholamine, Freisetzung durch Nikotin 433
-, Halothan, Arrhythmien, Kombinationswirkung 410
-, kardiotoxischer Effekt 396, 397, 398, 401
Kawasaki-Krankheit, Pathologie, Klinik, Therapie 333, 334
Kearns-Sayre-Syndrom, kongenitale Myopathie 471
Kernspintomographie, Bronchialkarzinom, Einbruch in das Perikard 762
-, Fibrom, linker Ventrikel 736
-, Hypertrophie, rechts-, linksventrikuläre, Differentialdiagnose 86
-, Infiltration, Vorhof, Bronchialkarzinom 757
- -, Myokarditis 203
-, Myxosarkom, rechter Vorhof 754

Kindesalter, akute Myokarditis, HBDH-Bestimmung 203
-, -, Perikarditis 605, 606
-, -, rheumatisches Fieber 643
-, - -, Tuberkulose 629, 330
-, Atrophia musculorum spinalis pseudomyopathica 493
-, bakterielle Perikarditis 628
-, chondrodystrophische Myotonie (Schwartz-Jampel) 467
-, chronischer Perikarderguß, Xantomatose 670
-, Coxsackievirusinfektion, pathologisch-anatomische Veränderungen 244, 245
-, Edwards-Syndrom 559
-, Ehlers-Danlos-Syndrom 521
-, endokardiale Fibroelastose 157, 176
-, Endomyokardfibrose, tropische 157
-, Enzephalopathie Wernicke (Leigh-Syndrom) 496
-, Glykogenose 534, 536
-, Hämochromatose 546
-, Herzinfarkt, Pseudoxanthoma elasticum, Grönblad-Strandberg-Syndrom 523
-, Herztamponade, Punktion 662
-, Herztumoren, Operation 728
-, hypertrophische nicht obstruktive Kardiomyopathie 128, 517
-, infantile progressive Poliodystrophie (Alpers) 477
-, - spinale Muskelatrophie (Werdnig-Hoffmann) 493
-, juvenile Zeroidlipofuszinose (Spielmeyer-Vogt-Sjögren) 497
-, Kardiomegalie, Diabetes mellitus 362
-, Katheterverletzungen, Herztamponade 638, 649
-, Kawasaki-Krankheit 333, 334
-, kongentiale Myopathien 471-477
-, kongenitaler AV-Block, Kollagenerkrankung, Immunologie 236
-, Lamblsche Exkreszenzen, Herzklappen 732
-, Lipidgranulomatose, Perikarditis 670
-, Lues, Myokardbefall durch Gummen, Klinik 259
-, Marfan-Syndrom 519, 520
-, Morbus Gaucher 526, 527
-, Morbus Hunter 540, 541
-, Morbus Pfaundler-Hurler 538-540
-, Mukopolysaccharidosen 537-541
-, Mukoviszidose 543
-, Multicore-Myopathie 476
-, Muskeldystrophie, autosomal-rezessive 462

Kindesalter, Myasthenia gravis pseudoparalytica (Erb-Goldflam) 469
–, Myokarditis, Chagas-Krankheit 269
–, –, Herpes-zoster-Infektion 248, 249
–, –, Meningokokkeninfektion 264
–, –, Mumpsvirusinfektion, plötzlicher Herztod 251
–, –, Ornithose, Psittakose 257
–, –, Parainfluenzavirus-Erkrankung 252
–, –, pötzlicher Herztod 192, 195, 252
–, –, Prognose 206
–, –, Röteln-Virusinfektion 254
–, –, Toxoplasmose-Infektion 267
–, –, tuberkulöse 260
–, –, Zytomegalie-Virusinfektion 249
–, myotonische Dystrophie, Mortalität 466
–, Noonan-Syndrom 551
–, Perikarditis, Lipidgranulomatose 670
–, –, Röntgenologie 610
–, –, Xantomatose 670
–, plötzlicher Herztod 192, 195, 251, 252, 366, 469, 693
–, progressive Muskeldystrophie Duchenne 454, 455, 457, 459, 460
–, Pseudoxanthoma elasticum, Herzinfarkt 522, 523
–, Sichelzellanämie 384
–, Unterernährung, Kwashiorkor 366
–, RS-Viruserkrankung 252
–, Xantomatose, chronischer Perikarderguß 670
–, Zöliakie, Perikarditis 646
–, zystische Pankreasfibrose 543
Klassifizierung, Abstoßungsreaktionen nach Herztransplantation 326
–, Amyloidose, Myokard 347, 348
–, dilatative Kardiomyopathie 215–219
–, Endokarditis Löffler 170
–, Endomyokardfibrose, Lokalisation 158, 159
–, Herztumoren 729, 740, 745
–, Muskeldystrophien, progressive 454
–, Myokarderkrankungen, Kriterien, Terminologie, WHO/JSFC-Expertengruppe 1–5
–, Myokarditis 183, 188, 189, 190, 215–219
–, Perikarditis, Perimyokarditis 215–219
–, radiogene Herzveränderungen 582
klinische Symptome, Schweregrade, Einteilung, New York Heart Association 94
– –, –, Hämodynamik, Prognose, Mortalität 39
Kobalt, Kardiotoxizität 437

Koffein, Herz-Kreislaufwirkungen 414, 415
Kohlenwasserstoffe, halogenierte, Kardiotoxizität 435, 436
Kokain, toxische Kardiomyopathie 432
Kollagenkrankheiten, Ehlers-Danlos-Syndrom 520
–, fibrinöse Perikarditis 666
–, Grönblad-Strandberg-Syndrom 522–526
–, konstriktive Perikarditis 674
–, Marfan-Syndrom 519
–, Myokarderkrankungen, Ursachen 2
–, Myokarditis, eosinophile, allergischhyperergische Reaktionen 331
–, –, Klassifizierung, Klinik 183, 192
–, Perikarditis, CREST-Syndrom 604, 646
–, Pseudoxanthoma elasticum 522–526
–, Riesenzell-Myokarditis, Differentialdiagnose 332
konnatale Lues, Myokardbefall durch Gummen, Klinik 259
konstriktive Perikarditis, s. Perikarditis, konstriktive
Kontraindikationen, positiv inotrope Substanzen, Nitropräparate, hypertrophe obstruktive Kardiomyopathie 95
Kontrazeptiva, Kardiotoxizität 406–408
Koronarangiographie, gezielte, Angiokardiographie, Beurteilung des Schweregrades, dilatative Kardiomyopathie 30–34
–, hypertrophische nicht obstruktive Kardiomyopathie 114, 121
–, Kawasaki-Krankheit 333
–, latente Kardiomyopathie 131, 135, 138
–, urämische Kardiomyopathie 370
Koronararterien, Aneurysma, Ehlers-Danlos-Syndrom 521
–, –, Perikarditis 647
–, Durchblutung, hypertrophische obliterative Kardiomyopathie, Laktatextraktion 77, 89
–, Obstruktion, papilläres Fibroelastom 732
–, radiogene Veränderungen 582
–, Schädigung, Nikotinabusus 434
–, Sklerose, Pseudoxanthoma elasticum, Grönblad-Strandberg-Syndrom 524
–, Stenose, Mukopolysaccharidose 537
–, Tumoreinbruch 762
–, Tumorzell-Embolie 723
koronare Hämodynamik, Myokardenergetik, Beziehung zur Klinik, dilatative Kardiomyopathie 33, 34
koronare Herzkrankheit, Antikörper antimyokardiale 234

koronare Herzkrankheit, Antikörper, IgG-Typ 227, 228
–, –, Differentialdiagnose: Herzinfarkt, Kardiomyopathie, Emissionstomographie, Thalliumszintigraphie 30
– –, –: Hypertrophische nicht obstruktive Kardiomyopathie 124
– –, Framingham-Studie, Risikofaktoren 360
– –, hypertrophische obstruktive Kardiomyopatie 77, 78, 516
– –, konstriktive Perikarditis, Operationsrisiko 691
– –, latente Kardiomyopathie, Differentialdiagnose 138, 140
– –, links-, rechtsventrikuläre Ejektionsfraktionen, dilatative Kardiomyopathie 29
– –, Nikotinabusus 433
– –, radiogene 582
– –, Risiko, Trinkwasserbeschaffenheit 438
– –, Thalliumszintigraphie, Differenzierung gegenüber dilatativer Kardiomyopathie 30
– –, urämische Kardiomyopathie 367, 369
Koronarreserve, Verminderung, durch Elektrostimulation induzierte Tachykardie 33
Kortikosteroide, Therapie, Indikationsstellung 622
Kreatinkinase, Aktivitätskurven, akute Myoperikarditis 204
Kwashiorkor, Unterernährung, Kindesalter 366

Lamblsche Exkreszenzen, Herzklappen 732
Langzeit-EKG, Alkoholwirkung 428
–, Aminophyllin,-Theophyllin-Wirkung 415
–, dilatative Kardiomyopathie 24
–, hypertrophische nicht obstruktive Kardiomyopathie 117
–, – obstruktive Kardiomyopathie 92
–, – – –, nach transaortaler Myektomie 103
–, maligne Arrhythythmien, plötzlicher Herztod 93
–, myotonische Dystrophie Curschmann-Steinert-Batten 464
–, prognostische Bedeutung 40–42, 93
–, urämische Kardiomyopathie 370
Laser-Myoplastie, intraoperative, hypertrophische obstruktive Kardiomyopathie 101

latente Kardiomyopathie, arterio-koronarvenöse Laktat-Differenz 139, 140
– –, Ätiologie 130, 133–135
– –, Definition 130, 131
– –, Differentialdiagnose 130, 137, 140
– –, EKG-Veränderungen 136, 138, 140
– –, Elektronenmikroskopie 132
– –, Endomyokardbiopsie 132, 137
– –, Häufigkeit 135
– –, Histologie 132
– –, Lebensalter 135
– –, Pathologie 132
– –, Pathophysiologie 133–135
– –, Prognose 141, 142
– –, Radionuklidventrikulographie 140
– –, Symptomatologie 136
– –, Thallium-Szintigramm 134, 137, 139
– –, Therapie 141
– –, Ventrikulographie 138
L-Dopa, Therapie, Herzinsuffizienz 52
Lebensalter, Coxsackivirusinfektion, pathologisch-anatomische Befunde 244, 245
–, dilatative Kardiomyopathie, Zeitpunkt der Diagnosestellung, Prognose 22, 40
–, endokardiale Fibroelastose 176
–, Endomyokardfibrose, tropische 157
–, hypertrophische nicht obstruktive Kardiomyopathie 114, 518
–, – obstruktive Kardiomyopathie, Operationsindikation 78, 105
–, infektiöse Mononukleose 250
–, latente Kardiomyopathie 135
Leber, Hepatosplenomegalie, Endomyokardfibrose 160
Leberabszess, Amöbenruhr, Perikarditis 633
Lebermetastasen, Karzinoid-Syndrom, kardiale Beteiligung 357
Leberstauung, akute Myokarditis, Herzinsuffizienz 192
Leberzirrhose, kardiale, konstriktive Perikarditis 689
–, Myokarditis, Epidemiologie 185, 186
–, Thalassämie 546
Legionellose, Myokarditis, Diagnose, Klinik, Therapie 261
Leigh-Syndrom, Kardiomyopathie 496
Leopard-Syndrom, Kardiomyopathie 554–557
Leptospirosen, Myokarditis, Diagnose, Verlauf 258
Letalität, bakterielle Perikarditis 629
–, Endokarditis Löffler 176
–, Herzbeutelpunktion 661
–, Infarktperikarditis 635
–, konstriktive Perikarditis 692

Letalität, Myokarditis, diphtherische, toxische 263
–, –, Gelbfieber, Denguefieber 254
–, –, Rickettsiosen 257
–, peri-, postpartale Kardiomyopathie 382
–, transaortale Myektomie, hypertrophische obstruktive Kardiomyotomie 101
–, urämische Kardiomyopathie 369
Leukämie, Immunsuppression, Echoviren-Infektion, Myokarditis 247
–, Myokard, Ruptur 761
–, Myokarditis 183
–, Perikard 761
Lidocain, negativ-inotrope Wirkung 417, 418, 419
Linksherzinsuffizienz, akute, dilatative Kardiomyopathie, klinische Stadieneinteilung 22, 31
Lipidgranulomatose, chronische Perikarditis 670
Lipidstoffwechsel, familiäre Speicherkrankheiten 526–534
Lipom, Herz, Neugeborenes, Kindesalter, Operation 728
–, Myokard, Perikard 737
–, Perikard 761
Lipomatose, Myokard, Funktionsstörung 363
Listeria-Infektion, Myokarditis 263
Lithiumsalze, Kardiotoxizität, EKG-Veränderungen 408
Löfflersche Endokarditis s. Endokarditis Löffler
Lues, Myokardbefall durch Gummen, Klinik 259
Lunge, Lymphangioleiomyomatose, Chyloperikard 672
Lungenarterie, Angiographie, Herztumoren 727
Lungenembolie, Differentialdiagnose: Infarktperikarditis 634
–, Friedreichsche Ataxie 487
–, Kontrazeptiva 407
–, plötzlicher Herztod, dilatative Kardiomyopathie 53
–, Pulsus paradoxus 652, 659
Lungenemphysem, chronisch-obstruktives, Pulsus paradoxus 652
Lungenkreislauf, Druckerhöhung, dilatative Kardiomyopathie 31
–, –, hypertrophische obstruktive Kardiomyopathie 77
–, –, Senkung nach transaortaler Myektomie 102
–, Endokarditis Löffler 172
– s. pulmonaler Hypertonus

Lungenkreislauf, Schocklunge, septischer Schock 265, 266
–, Stauung, konstriktive Perikarditis 676
–, Stauung, pulmonaler Hypertonus, hypertrophische nicht obstruktive Kardiomyopathie 112
Lungenödem, Adrenalin-Wirkung 427
–, Aerosole, „Sniffing" 435
–, akutes, β-Rezeptorblocker, Nebenwirkungen 99
–, Endokarditis Löffler 171
–, Endomyokardfibrose 160
Lyme-Borreliose, Myokarditis, Diagnose, Verlauf 258, 259
Lymphangioleiomyomatose, Lunge, Chyloperikard 672
Lymphangiom, Myokard 743, 744
Lymphknotensyndrom, mukokutanes (Kawasaki-Krankheit) 333, 334
Lymphom, malignes, Perikard, CT 765
Lymphozyten, B-, Epstein-Barr-Nuklear-Antigen-positive 250
–, B-, T-Helferzellen, Abstoßungsreaktion nach Herztransplantation 327
–, infektiöse Mononukleose, kardiale Beteiligung 249, 250
–, Kardiotoxizität 210, 217, 219, 223, 224
–, Lymphozytotoxizität, Postkardiotomiesyndrom 233
–, Subpopulationen, Karditis, dilatative Kardiomyopathie 219, 220
–, –, Postkardiotomiesyndrom 232, 233
–, T-Suppressoraktivität 16, 221–223
–, T-Zellfunktion, Chagas-Krankheit 269
–, T-, zytotoxische Effektormechanismen 210, 217, 221, 223, 224
–, zytotoxische Killerzellen, Coxsackie-Infektion 254
Lymphsystem, Thrombose, Verletzung, Chyloperikard 672

Malaria, Myokarditis, Epidemiologie, Klinik, Therapie 271–273
Magen-Darmkanal, Amyloidose 349
–, Endokarditis Löffler 171
–, intraperikardiale Verlagerung, Perikard-, Zwerchfellruptur 637, 638
–, Morbus Whipple, Perikarditis 646
–, Mukoviszidose 542
–, Sichelzellanämie 386
Marfan-Syndrom, Klinik, Herzbeteiligung 519, 520
Mediastinalemphysem, Differentialdiagnose 621
–, Pneumoperikard 697
Mediastinum, Hamartom, lymphangiöses, Chyloperikard 672

Megavolt-Strahlentherapie, Kardiomyopathie 574
Melanom, Perikard, Metastasierung 762
Meningokokken, Myokarditis, Diagnose, Klinik, Therapie 264
Mesotheliom, AV-Knoten, Myokard 739, 750, 751
–, Perikard, Myokard, CT, Echokardiogramm 761, 764
Metastasen, Herztumoren 753, 745, 746, 753–758
–, Myokard, Perikard, CT 763
Metoprolol, β-Rezeptorenblocker, Therapie, dilatative Kardiomyopathie 46
–, Tachyarrhythmien, Provokation 417
Mikrozirkulation, diabetische Kardiomyopathie 360, 361, 362
–, radiogene Myokardveränderungen 584
–, „small vessel disease", latente Kardiomyopathie 130
–, tropische Endomyokardfibrose 159
Mitochondropathien, neuromuskuläre, Kearn-Sayre-Syndrom 471
Mitralklappe, Amyloidablagerungen 349, 351
–, Echokardiographie, kleinamplitudige Öffnungsbewegungen, verzögerter Schluß 25
–, Myxom 722
–, Prolaps-Syndrom, Akromegalie 372
–, –, Ehlers-Danlos-Syndrom 521
–, –, familiäre spastische Ataxie 492
–, –, hypertrophische obstruktive Kardiomyopathie, „systolic anterior motion" (SAM), vorderes Mitralsegel
–, –, Marfan-Syndrom 519, 520
–, –, myotone Dystrophie Curschmann, Steinert, Batten 465
–, –, Perikarderguß, Häufigkeit, Menge 699
–, –, progressive Muskeldystrophie Duchenne 455, 457, 459
–, –, SAM-bedingtes 75
–, Rhabdomyom 734
–, Venturi-Effekt 75
Mitralklappenersatz, Endokarditis Löffler 167
–, Endomyokardfibrose 167
–, hypertrophische obstruktive Kardiomyopathie 101, 103
–, Myokarditis, Komplikationen 265
Mitralklappeninsuffizienz, endokardiale Fibroelastose 177
–, Endokarditis Löffler 171, 174
–, Endomyokardfibrose 158, 160
–, funktionelle, dilatative Kardiomyopathie 21, 34

Mitralklappeninsuffizienz, funktionelle, hypertrophische obstruktive Kardiomyopathie 72, 76
–, hypertrophische, nicht obstruktive Kardiomyopathie 121
–, Marfan-Syndrom 520
–, Myositis, generalisierte 479
–, restriktive, obliterative Kardiomyopthie 156
–, Sarkoidose, Myokard 337
–, Syndrom der kongenitalen dilatativen Kardiomyopathien 14
Mitralsegel, Fibrose, Endokarditis Löffler 172
Mitralsegel, Fixierung, Endomyokardfibrose 158
–, Verdickung, Pseudoxanthoma elasticum, Grönblad-Strandberg-Syndrom 524, 525
Mitralsegel, vorderes, systolische Vorwärtsbewegung (SAM), echokardiographische Darstellung 83, 84, 85, 118, 124, 197
–, –, systolische Vorwärtsbewegung (SAM), Pathophysiologie 74, 75
–, –, Verdickung, Pathologie, obstruktive Kardiomyopathie 72
Morbus Addison, Pathophysiologie 377
Morbus Boeck, Myokarditis, Perimyokarditis, Pathogenese, Klinik, Differentialdiagnose 183, 184, 187, 189, 192, 205
Morbus Conn, Pathophysiologie 378
Morbus Curschmann-Steinert-Batten, Herzbeteiligung 454
Morbus Cushing, Pathophysiologie 377
Morbus Duchenne, Diagnose, Klinik, Pathologie, Therapie 454–460
Morbus Fabry, Differentialdiagnose 123
– –, Klinik, Pathogenese 529, 530
– –, Myokard, elektronenmikroskopisches Bild 125
Morbus Friedreich, Herzbeteiligung 453
Morbus Friedreich, Neurologie, Klinik, Diagnose, Behandlung 480–491
Morbus Gaucher, Klinik, Genetik 526–528
Morbus Hodgkin, Myokardmanifestation 235, 246
– –, Perikard 761
Morbus Hunter, Klinik, Pathogenese 540, 541
Morbus Kiener-Becker, Herzbeteiligung 453, 453
– –, Klinik 460
Morbus Kugelberg-Welander, Atrophia musculorum spinalis 493

Morbus Pfaundler-Hurler, Klinik, Pathogenese 538–540
Morbus Roussy-Levy, Herzbeteiligung 453, 454
Morbus Sandhoff, Klinik, Pathogenese 528
Morbus Weil, Myokarditis, Diagnose, Verlauf 258
Morbus Whipple, Perikarditis 646
Mortalität, Adipositas, Lipomatose, Kardiomyopathie 364
–, Coxsackievirusinfektion 246
–, Diabetes mellitus, Behandlung mit Sulfonyl-Harnstoffen 403, 404
–, dilatative Kardiomyopathie 38, 39, 40, 42, 43
–, – –, Senkung durch Therapie 48, 51, 53, 54, 56
–, Diphtherie, toxische Myokarditis 263
–, Herzglykosidintoxikation 425
–, myotonische Dystrophie, Kindesalter 466
–, operative, Endokarditis Löffler 176
–, –, Endomyokardfibrose 167
–, –, hypertrophische obstruktive Kardiomyopathie 101, 102
–, Pneumoperikard 698
Mukopolysaccharidose, Typ I, II, Klinik, Pathogenese 537–541
Mukoviszidose, Klinik, Pathogenese, Myokardbeteiligung 542–545
Mumps, Myokarditis, EKG-Veränderungen, Klinik 251
–, Virusperikarditis 623
Muskelatrophie, amyotrophische Lateralsklerose („Maladie de Charcot") 495, 496
–, Morbus Wohlfahrt-Kugelberg-Welander 493, 494
–, neurogene fazioskapulohumerale 494
Muskeldystrophien, „Acadian ataxia" 491
–, amyotrophische Lateralsklerose („Maladie de Charcot") 495
–, Atrophia musculorum spinalis pseudomyopathica (Wohlfahrt-Kugelberg-Welander) 493
–, Beckengürtel-Typ 461, 462
–, benigne Formen, Typ Becker-Kiener, Typ Emery-Dreifuß-Hogan 460, 461
– Carnavan's disease 496
–, Carnitinmangel-Myopathien 476
–, chondrodystrophische Myotonie (Schwartz-Jampel) 467, 468
–, Dermatomyositis 477
–, Emery-Dreifuß-Hogan-Typ 460, 461
–, endemische Myalgie 478

Muskeldystrophien, Erb-Landouzy-Dejerine 462, 463
–, familiäre spastische Ataxie 492
–, – – Paraplegie 497
–, fazioskapulohumeraler Typ (Erb-Landouzy-Dejerine) 462
–, Friedreichsche Ataxie 480–491
–, Gliedergürteltyp 461, 462
–, infantile spinale Muskelatrophie (Werdnig-Hoffmann) 493
–, juvenile Zeroidlipofuszinose (Spielmeyer-Vogt-Sjögren) 497
–, Kearns-Sayre-Syndrom 471–474
–, kongenitale Myopathie 471–477
–, maligne Form (infantiler Beckengürteltyp Duchenne) 454–460
–, mitochondriale „Ragged red"-Fasermyopathie 474
–, Multicore-Myopathie 476
–, Myasthenia gravis pseudoparalytica (Erb-Goldflam) 468–470
–, Myopathia distalis tarda hereditaria Welander 463
–, Myositiden 477, 478
–, Myotonia congenita (Thomsen) 467
–, myotonische Dystrophie (Curschmann-Steinert-Batten) 464–467
–, okulokraniosomatische Syndrome 471–474
–, Paralysis periodica paramyotonica 468
–, Paramyotonia congenita (von Eulenburg) 467
–, peroneale Muskelatrophie (Charcot-Marie-Tooth) 498
–, Polymyositis 477
–, Polyneuropathien 498
–, progressive infantile Poliodystrophie (Alpers) 477
–, – (Erb), Kardiomyopathie 453–464
–, „Red body"-Myopathie (Stäbchenmyopathie) 474, 475
–, skapulohumerodistale 460, 461, 462
–, skapuloperoneales Syndrom 463
–, Wernicke Enzephalopathie (Leigh-Syndrom) 496
–, Zentralnervensystem, atrophisierende Prozesse 480
–, –, dystrophische Prozesse 496
–, zentronukleäre („myotubuläre") Myopathie 476
–, zerebellare Heredoataxie (Nonne-Pierre-Marie) 492
Muskelrelaxantien, Kreislaufwirkungen 408, 409
Muskulatur, maximale Sauerstoffaufnahme, ACE-Inhibitoren, Verbesserung 50

Sachverzeichnis

Myasthenia gravis pseudoparalytica (Erb-Goldflam) Kardiomyopathie 454, 465–470
Myektomie, hypertrophische nicht obstruktive Kardiomyopathie 127, 129
–, Prognose 106–109
–, transaortale, hämodynamische, klinische Ergebnisse 102–105
–, –, Komplikationen 101, 102
–, –, Linksdilatation 75, 90, 102
–, –, Operationsindikationen 105, 106
–, –, Operationsletalität 101, 102
Myocardial depressant factor, Myokardfunktionsstörungen 266
Myodegeneratio cordis, Definition, Geschichtliches 1
Myokard, Abszeß, Myokarditis, Listeria-Infektion 263
–, –, Pathophysiologie 262
–, –, Salmonellen-Myokarditis 261
–, Abszesse, Aspergillus-Infektion 280
–, –, bakterielle Endokarditis 266
–, –, Streptokokken-Infektion 265
–, alkoholtoxische Schädigung 366
–, Amyloidose, Pathologie, Diagnose, Klinik, Therapie 347–359
–, Antikörper, Komplementfixierende, Differentialdiagnose, dilatative Kardiomyopathie 228, 229
–, Atrophie, konstriktive Perikarditis 675, 681
–, Beckersche Erkrankung 168
–, Biopsie, dilatative Kardiomyopathie 11
–, –, konstriktive Perikarditis 688
–, Chemodektome 745
–, ^{67}Ga-Citratszintigraphie, dilatative Kardiomyopathie, Differentialdiagnose: Myokarditis 27, 28
–, – Endomyokard-Biopsie, immunsuppressive Therapie 55
–, Coxsackie-Virusnachweis 246
–, diabetische Kardiomyopathie 360–363
–, Dystrophie, progressive Muskeldystrophie Duchenne 457, 458
–, Echinokokken-Zysten, Befall 273–275
–, Fibrom 735
–, Fibrose, Akromegalie 371
–, –, Atrophia musculorum spinalis pseudomyopathica 494
–, –, Chlamydienerkrankung 257
–, –, Echokardiographie, Herzbestrahlung 576, 582, 584
–, –, Ehlers-Danlos-Syndrom 521, 522
–, –, Endokarditis Löffler 169
–, –, konstriktive Perikarditis 675
–, –, Marfan-Syndrom 520

Myokard, Fibrose, progressive Muskeldystrophie Duchenne 458
–, –, skapulohumerodistale Muskeldystrophie 461
–, –, Verteilungsmuster 584
–, Funktionsminderung, Disopyramid 420
–, genetische Defekte, Edwards-Syndrom mit Myokardfibrose 559
–, – –, Eisenspeicherung, vermehrte 545–550
–, – –, familiäre Bindegewebs-Krankheiten 519–526
–, – –, – Kardiomyopathie, Hypogonadismus, Kollagenombildung 558
–, – –, – Speicherkrankheiten des Kohlenhydratstoffwechsels 534–542
–, – –, – Speicherkrankheiten des Lipidstoffwechsels 526–534
–, – –, Fukosidose 560
–, – –, hypertrophische Kardiomyopathie 515–519
–, – –, – Kardiomyopathie, Albinismus 560
–, – –, – Kardiomyopathie, MADD 560
–, – –, – Kardiomyopathie, Minderwuchs, endokrine Störungen 554–558
–, – –, hypertrophisch-obstruktive Kardiomyopathie, Neurofibromatose 561
–, – –, Kardiomyopathie, Genitalfehlbildung, geistige Behinderung 558
–, – –, Kollagenkrankheiten 519–526
–, – –, Leopard-Syndrom 552–554
–, – –, Mitochondriopathien, Kearns-Sayre-Syndrom 473
–, – –, Mittelgesichtshypoplasie, subvalvuläre Aortenstenose, Hornhauttrübung 559
–, – –, Mukoviszidose 542–545
–, – –, Noonan-Syndrom 550–552
–, – –, TBG-Mangel, hypertrophische obstruktive Kardiomyopathie 559
–, – –, zystische Pankreasfibrose 542–545
–, Gummen, Lues, Klinik 259
–, Hämangiom 739, 740
–, Hämochromatose, Pathologie, Klinik, Therapie 355–357
–, hyperergische Reaktionen 328–330
–, Hyperthyreose, Pathologie, Klinik, Therapie 372–375
–, Hypertrophie, Rückbildung unter Propranolol-, Verapamil-Behandlung 99
, hypertrophische Kardiomyopathie, angeborene Texturstörung 516
–, Hypoxie, Aerosolwirkung 435
–, –, Laktatextraktion, Kardiomyopathien 77, 131, 133, 134
–, –, Phäochromozytom 379

Myokard, Hypoxie, Sichelzellanämie 385
–, Infiltration, Bronchialkarzinom 762
–, Ischämie, adrenerge Bronchodilatatoren 396
–, –, Urämie 369
–, Isoprenalin, kardiotoxische Wirkung 397, 398
–, Karzinoid-Syndrom 357–359
–, Karzinommetastasen, CT 763
–, kontraktile Proteine, Wirkung positiv inotroper Medikamente 51
–, Kontraktilitätsindices, Abnahme, Kompensationsmechanismen, Kardiomyopathie 31, 32
–, Lipom, Liposarkom, Klinik, Therapie 737, 753
–, Lipomatose, Herzinsuffizienz 363
–, lymphozytäre Kardiotoxizität 210, 217, 219, 223, 224
–, Lymphozyteninfiltrate, Mumps-Virusinfektion 251
–, metastatische Tumoren 753–758
–, Mitochondriopathie, Kearns-Sayre-Syndrom 473
–, Morbus Fabry, Elektronenmikroskopie 125
–, Morbus Gaucher 526–528
–, Morbus Hodgkin, radiogene Myokarditis, Differentialdiagnose 235
–, Mukoviszidose 542–545
–, s. Muskeldystrophien
–, „myocardial depressant factor" 266
–, Neuroblastome 745
–, Paragangliome 745
– Perforation, Katheter, Herztamponade 636, 638
–, peripartale, postpartale Veränderungen 380–383
–, Pilzinfektionen, Diagnose, Klinik, Therapie 278–280
–, Pseudoxanthoma elasticum, Grönblad-Strandberg-Syndrom 523, 524
–, ^{99m}Tc-Pyrophosphatanreicherung, Amyloidose 351, 352
–, ^{99m}Tc-Pyrophosphat-Szintigramm, Kardiomyopathie 27
–, Refsum-Syndrom 531–534
–, Rhabdomyom 733, 734
– Rhabdomyosarkom 747
–, Ruptur, Herzinfarkt 635
–, –, Myeloblastenleukämie 761
–, Sarkoidose, Diagnose, Klinik, Therapie 59, 337–344
–, Schädigung, Phäochromozytom 378, 379, 380
–, –, toxische siehe Kardiotoxizität
–, Schilddrüsenhormonwirkungen 373

Myokard, Schwannome 745
–, Stich-, Schußverletzungen 637
–, Störungen der Mikrozirkulation, dilatative Kardiomyopathie 14, 19
–, Strahlenwirkung 573–597, 639, 640
–, Trichinose 277
–, Tuberkulose, pathologisch-anatomische Formen 259
–, Tumoren, Diagnostik, Klinik, Therapie 719–759
–, Unterernährung, Pathologie, Pathophysiologie, Klinik 364–366
–, urämische Kardiomyopathie, Pathologie, Pathophysiologie, Klinik, Therapie 367–370
–, Verdickung, hypertrophe obstruktive Kardiomyopathie, Ätiologie, Definition, Pathophysiologie 70, 72, 74
–, Verkalkungen, Panzerherz 675
–, Verletzungen, Katheterperforation, Herztamponade 649, 650
–, Vitaminmangelzustände 366, 367
–, zystische Pankreasfibrose 543, 544
–, Zystizerkose, Epidemiologie, Klinik 275
Myokarderkrankungen, Definition, Klassifizierung Kriterien 1–5
–, kardiale Dekompensation, Besonderheiten, hypertrophische obstruktive Kardiomyopathie 75
–, s. Myokard, Myokarditis
–, Ursachen 2
Myokardinfarkt s. Herzinfarkt
Myokarditis, AIDS 255
–, akute, chronische, Geschichtliches 1
–, –, –, pathologisch-anatomische Kriterien, lymphozytäre Zellinfiltration, Differentialdiagnose 37
–, –, CK-MB-Aktivitätskurven 203, 204
–, –, kardiogener Schock 184
–, –, Kreatinkinase, Aktivitätskurve 204
–, –, Übergang in die chronische Verlaufsform 206
–, –, Übergang in dilatative Myokardiopathie, diagnostische Kriterien, Häufigkeit 17, 18, 55
–, allergische, allergisch-hyperergische Reaktionen 331
–, –, Antikörper, antimyokardiale, gebundene, zirkulierende 215, 217, 218, 228, 229
–, –, –, –, pathogenetische Schlüsselrolle 229, 230
–, –, Autoantikörper 226
–, –, Einteilung 188
–, –, Endokardfibrose, pathophysiologische Zusammenhänge 331

Sachverzeichnis 797

Myokarditis, allergische, humorale Effektormechanismen 225, 226
–, –, Immunpathogenese 209, 210
–, –, Impfreaktionen 329
–, –, Insektenstich 329
–, –, lymphozytäre Kardiotoxizität 224
–, –, Lymphozytensubpopulationen 219–221
–, –, durch Medikamente ausgelöste 328
–, –, Methyldopa-Behandlung 405
–, –, primäre, sekundäre Immunreaktionen 222
–, –, Reaktionen vom Soforttyp 211
–, –, rheumatisches Fieber 211–215
–, –, Zytotoxizität, T-Lymphozyten, Effektormechanismen 210–218
–, Alphavireninfektion 254
–, Angiokardiographie 30–34, 75, 86, 88, 99, 156, 163, 164, 174, 176, 201
–, Ätiologie 184, 186, 187
–, Autoimmunkrankheiten 187, 189
–, bakterielle, Diagnose, Klinik, Therapie 255–266
–, –, Pathogenese 186
–, Bandwurmerkrankungen, Diagnose, Klinik, Therapie 273–275
–, Campylobacter-Infektion 260
–, Chagaserkrankung 185, 187, 188, 189, 268–271
–, Chlamydienerkrankung 257, 262
–, chronische, Prognose 207
–, –, virale Entzündung, virale RNA-Sequenzen 5
–, ^{67}Ga-Citrat-Szintigraphie 27, 28, 55, 202, 205, 259
–, –, Differentialdiagnose 27, 28, 58
–, Clostridieninfektion 262
–, Coxsackie-Infektion, EKG-Veränderungen 195
–, –, Epidemiologie 184, 188
–, –, immunserologisches Muster 225, 230, 231
–, Coxsackiespezifische RNA-Sequenzen 247
–, „Dallaskriterien", Einteilung 4
–, –, Endomyokardbiopsie, Verlaufsbeobachtung 183, 184, 190, 191
–, Definition, Einteilung 183, 188, 190, 215–219
–, Diagnose 204–206, 246, 255, 259, 260, 261, 263
–, Differentialdiagnose 37, 58, 85, 86, 172, 175, 184, 204–206, 228
–, –: Latente Kardiomyopathie 130, 140
–, –, zirkulierende Immunkomplexe 231
–, diffuse, konnatale Lues 259

Myokarditis, diphtherische, Diagnose, Klinik, Behandlung 262–264
–, Echokardiographie 194, 196, 197, 204
–, Echoviren-Infektion 247, 248
–, EKG-Veränderungen, diagnostischer Stellenwert, Prognose 193–196, 204, 205, 206
–, Endomyokardbiopsie, diagnostischer Stellenwert 204, 205
–, eosinophile 189, 330, 331
–, Epidemiologie 184, 185
–, fokale, Phäochromozytom 379
–, Friedreichsche Ataxie 488
–, Gelbfieber-, Denguefieber-Epidemien 254
–, granulomatöse, Einteilung, Histologie 183, 189, 214
–, Grundkrankheiten 185, 186, 187, 204
–, Hämodynamik 198, 199
–, Häufigkeit 185, 247
–, histiozytoide 330, 332
–, Histologie, Dallas-Kriterien 187, 189, 190, 245, 330
–, histologische Diagnose, Endomyokardbiopsie, 67 Ga-Citratszintigraphie 55
–, – –, –, Kriterien, Problemstellung 37, 58
–, Historie des Begriffs 1
–, Hospitalinfektion 265
–, humorale Effektormechanismen 225, 226
–, hypereosinophiles Syndrom 168, 176, 189
–, hypertrophische nicht obstruktive Kardiomyopathie, Differentialdiagnose 124
–, IgG-Antikörpertiter, Prognose 206
–, –, Anstieg 58, 227, 228
–, immunhistologische Befunde 186, 187, 191
–, Immunisierung durch Impfung 248
–, immunologische Prozesse, pathogenetische Mechanismen 5
–, Immunpathogenese 209, 210
–, immunsuppressive Therapie 208
–, infektiöse bakterielle, Diagnose, Klinik 255–266
–, –, CK-MB-Aktivitätskurven 203, 204
–, –, Definition, Klassifizierung 183, 188
–, –, Helminthosen 273–277
–, –, Ornithose, Psittakose, Richettsien 257
–, –, Pilzinfektionen 278–280
–, –, Protozoen-Infektionen 267–273
–, –, Viruskrankheiten 244–255
–, Influenza A- und B-Infektion („Asiatische Grippe") 252–254
–, Kardiomegalie, Lymphozytentoxizität 224

Myokarditis, Kardioviren 248
– s. Karditis
–, Kindesalter 195, 203, 206, 244, 245, 248, 249
–, Klassifizierung 183, 189, 190
–, –, „Dallas-Kriterien", Endomyokardbiopsie
–, Klinik 183, 184, 192
–, Kollagenkrankheiten 183, 192, 236
–, Laborbefunde 203, 204
–, Legionellose, Diagnostik, Klinik, Therapie 261
–, Leptospirosen-Infektion 258
–, Leukämie 183, 247
–, Listeria-Infektion 263
–, Lokalisation, Folgen für das klinische Bild 184
–, Lues, Myokardbefall, Gummen 259
–, Lyme-Borreliose, Diagnose, Verlauf 258, 259
–, Lymphokine, immunsuppressive Faktoren, Prognose 211
–, Lymphozytensubpopulationen 219, 220
–, Malaria, Epidemiologie, Klinik, Therapie 271–273
–, Meningokokken-Infektion, Klinik, Therapie 264
–, Morbus Weil, Diagnose, Verlauf 258
–, Myasthenia gravis pseudoparalytica 469, 470
–, Myositis, Dermatomyositis, Polymyositis 478
–, Ornithose, EKG, Verlauf 257
–, Parainfluenzaerkrankung 252
–, Parasiteninfektion 187, 188
–, Pathogenese 184, 186, 187, 189
–, Pathologie 185, 187–189
–, Pathophysiologie 186
–, Pilzinfektionen 266
–, plötzlicher Herztod 93, 106, 129, 192, 195, 219, 246, 248, 251, 252
–, postmyokarditische Kardiomyopathie, gebundene Antikörper 227
–, Prognose 206
–, Protozoen-Infektionen 188, 267–273
– Q-Fieber 257
–, radiogene, Immunpathogenese 235
–, Radionuklidventrikulographie 202, 205
– rheumatisches Fieber 187, 189, 211, 643
–, Rickettsien-Infektion 256, 257
–, Riesenzell-, Autoimmunprozesse 187, 189
–, – –, Histologie, rheumatische Karditis 212
–, – –, Pathogenese, Klinik 332
–, Röntgenbefunde 198–201

Myokarditis, RS-Viruserkrankung 252
–, Rückfallfieber 258
–, Salmonelleninfektion 260, 261
–, Sarkoidose, Differentialdiagnose 205
–, –, Pathogenese, Klassifizierung, Klinik 183, 184, 187, 189, 337–346
–, Säuglingsalter, pränatale, diaplazentare Infektion, Klinik 245, 246
–, Scharlach-, Klinik 264, 265
–, sekundäre Immunpathognese 216–218
–, septische, Abszedierung 262
–, –, EKG-Veränderungen 194
–, –, Häufigkeit, Pathophysiologie, Einteilung 185, 186, 187, 188
–, –, Septikämie, septischer Schock 265, 266
–, Spirochätenerkrankungen, Diagnose, Verlauf, Therapie 257–259
–, Staphylokokken-, Streptokokkeninfektion 264, 265
–, Strahlenreaktion 573–597
–, Szintigraphie 27, 28, 55, 202, 205, 259
–, Therapie 207, 208, 256, 257, 258, 259, 260, 261, 263
–, toxisch-allergische, Immunologie 183, 186, 188
–, toxische, Clostridien-Infektion 262
–, –, diphtherische 262–264
–, –, Endomyokardfibrose, Zusammenhänge 331
–, –, Insektenstich 329, 330
–, Toxoplasmose-Infektion, Diagnose, Klinik, Verlauf 267, 268
–, tuberkulöse, Klinik 259, 260
–, Überlebenskurven 207
–, Varizellen-Herpes-zoster–Infektion 248
–, virusbedingte 177, 184, 188, 191, 195, 200, 201, 204, 225, 230, 231, 244–255
–, –, Übergang in dilatative Kardiomyopathie, endomyokardiale Biopsie, ^{67}Ga-Citratszintigraphie 55, 246, 247
–, Waterhouse-Friederichsen-Syndrom 264
–, Yersinia-Infektion 262
–, Zellmorphologie 330
–, zelluläre Effektormechanismen 223, 224
–, Zytomegalievirus-Infektion 249
Myokardnekrose, Coxsackievirusinfektion 245
–, Endokarditis, bakterielle, multiple Abzesse 266
–, Katecholamine, Phäochromozytom 397
–, Kearns-Sayre-Syndrom 473
–, Myositis, Dermatomyositis, Polymyositis 478
–, tuberkulöse Myokarditis 260

Sachverzeichnis 799

Myopathien s. Muskeldystrophien
Myopathien, kongenitale, Carnitin-
 mangel-Myopathie 476, 477
-, -, infantile Poliodystrophie
 (Alpers) 477
-, -, Kardiomyopathie 471-477
-, -, mitochondriale Myopathie 471
-, -, okulokraniosomatische Syndrome,
 Kearns-Sayre 471, 472, 474
-, -, „Red body"-Myopathie (Stäbchen-
 myopathie) 474, 475
-, skeletale Herzbeteiligung 454
-, -, zentronukleäre („myelotubuläre")
 Myopathie 476
Myoperikarditis, akute, infektiöse,
 CK-MB-Aktivitätskurven 203, 204
-, Cocksackievirusinfektion, EKG,
 Verlauf 246
-, -, Mumps 623
-, EKG-Veränderungen 611
-, Meningokokken-Infektion 264
Myositis, Kardiomyopathie 477
Myotonia congenita (Thomsen), Kardio-
 myopathie 467
Myotonie, chondrodystrophische
 (Schwartz-Jampel), Kardiomyopa-
 thie 467
Myxödem, Perikarderguß, Herztam-
 ponade 630
-, -, Pathogenese, Klinik, Behand-
 lung 671, 672
„Myxödemherz," EKG, Myo-
 kardschädigung 672
Myxom, Herz, Pathogenese 721, 722
-, Vorhof 723, 727, 728, 729, 730, 731,
 757
Myxosarkom, Rezidive, Klinik, Kernspin-
 tomogramm 731, 753, 754

Narkotika, kardiodepressive
 Wirkung 409, 410
Neugeborenes, Atemnotsyndrom,
 Pneumoperikard, Therapie 698, 699
-, Coxsackie B4-Infektion, Verlauf,
 Prognose 246
-, Fenoterol, kardiotoxische Wirkung 397
-, Herztumoren, Operation 728
-, Mukoviszidose 542-545
-, Myokarditis, konnatale Toxoplasmose,
 Myokardverkalkung 267
-, Perikardtumor, Operation 765
-, Rhabdomyom, Herzklappen 734
-, Sepsis, Streptokokken-Infektion 265
-, Ventrikelseptumhypertrophie 79
-, Virusperikarditis 623
-, zentralvenöser Katheter,
 Perforation 638

Neuroblastom, Neurolemmom, Herztu-
 moren 745
Neurofibromatose, hypertrophische, ob-
 struktive Kardiomyopathie 561
Neuroleptika, Kreislaufwirkungen, Kar-
 diotoxizität 410, 411
Neutronenstrahlung, Wirkung auf das
 Herz 575, 584
Nickel, Kardiotoxizität 437
Niere, Amyloidose 349
-, Durchblutung, Besserung durch Capto-
 pril 50
-, Nephritis, infektiöse Mononukleo-
 se 250
Niereninsuffizienz, akute Perikarditis 605
-, chronische, Dialyse, Transplanta-
 tion 599
-, -, urämische Kardiomyopathie 367,
 369
-, Myokarditis, Epidemiologie 185, 186
-, Oxalose 542
-, urämische Perikarditis 640
Nifedipin, Rhythmusstörungen 424
-, Senkung des peripheren Widerstands,
 linksventrikuläre Funktion 77, 100
Nikotin, Toxizität, akute, chro-
 nische 433-435
Nitrate, Behandlung, hämodynamische
 Wirkungen 49
-, Kontraindikation: Hypertrophische ob-
 struktive Kardiomyopathie 95
Noradrenalin, Freisetzung, Nikotin 434
-, hämodynamische Wirkungen 427
-, Kardiotoxizität 397
-, Phäochromozytom 378, 379, 380
-, Plasmakonzentration, Abnahme, Cap-
 topril-Wirkung 50

Operation s. chirurgische Behandlung
Opiate, Kreislaufwirkungen 411
Ornithose, Myokarditis, EKG, Ver-
 lauf 257
Osteosarkom, Herz 751
Oxalose, Klinik, Pathogenese 541, 542

Pankarditis, radiogene, Dosis-Effektkur-
 ve 579
-, rheumatisches Fieber 643
Pankreasfibrose, Klinik, Pathogenese,
 Herzbeteiligung 542-545
Panzerherz, Ätiologie 674
-, Angiokardiographie 686
-, Computertomographie 686
-, Concretio pericardii, Definition, Eintei-
 lung 215
-, Diagnose 687
-, Differentialdiagnose 688, 689

Panzerherz, Echokardiographie 682-685
-, EKG 613, 677, 678
-, Hämodynamik 659, 660
-, „inneres", restriktive (obliterative) Kardiomyopathie 156
-, intrakardiale Druckmessung 680-682
-, Klinik 676
-, Pathologie 675
-, Perikardektomie, hämodynamische Ergebnisse 691, 692
-, s. Perikarditis, konstriktive
-, Phonokardiographie 678, 679
-, Prognose 689
-, Röntgenbefunde 685
-, Therapie 690
-, tuberkulöse Perikarditis 629
-, Venenpulsregistrierung 679, 680
-, Verkalkungen, Pathologie 675
Paragangliom, Herztumor 745
Parainfluenzaerkrankungen, Riesenzellpneumonie, Myokarditis mit tödlichem Ausgang 252
Paralysis periodica paramyotonica, Kardiomyopathie 468
Paramyotonica congenita (von Eulenburg), Kardiomyopathie 467
Paraplegie, familiäre, spastische, Kardiomyopathie 497, 498
parenterale Ernährung, Komplikation: Sondenperforation 627, 638
Pathologie, Adipositas, Lipomatose, Kardiomyopathie 363
-, Adriamycin-induzierte Kardiotoxizität 401
-, Akromegalie, Herzveränderungen 370, 371
-, akute Perikarditis 606
-, - -, Herzinfarkt 634
-, - -, rheumatisches Fieber 643
-, Amyloidose 348
-, Angiosarkom, Herz 746
-, bakterielle Perikarditis 628
-, Beckersche Erkrankung 167
-, Coxsackievirusinfektion 244
-, diabetische Kardiomyopathie 360, 361
-, dilatative Kardiomyopathie 10-12
-, Echinokokkus-Zyste, re. und li. Ventrikel 274
-, Endocarditis rheumatica 214
-, Endokarditis Löffler 168-170
-, Endomyokardfibrose, tropische 157-159
-, Friedreichsche Ataxie 488
-, Herzmuskelatrophie, Unterernährung 365, 366
-, Herztumoren 729, 733, 735, 737, 738, 741, 747, 748, 749, 750

Pathologie, Hyperthyreose 373, 374
-, hypertrophische nicht obstruktive Kardiomyopathie 111, 112
-, - obstruktive Kardiomyopathie 72-74
-, Hypothyreose 376
-, idiopathische Perikarditis 625, 626
-, Infarktperikarditis 634
-, Kardiomyopathie, Myositis 478
-, Karzinoid-Syndrom 358
-, Kawasaki-Krankheit 333
-, kongenitale Myopathie, Kearns-Sayre-Syndrom 473, 474
-, konstriktive Perikarditis 675
-, latente Kardiomyopathie 132
-, metastatische Tumoren, Herz 754
-, Myasthenia gravis pseudoparalytica 469
-, Myokardbefall, Rickettsiosen 256
-, Myokarditis 185, 187-189
-, -, Dallaskriterien, Endomyokardbiopsie 183
-, Myokard-Tuberkulose 259, 260
-, myotonische Dystonie (Curschmann-Steinert-Batten) 466
-, Perikarditis, chronische Polyarthritis 644
-, -, Pilzinfektionen 631
- Perikardtumoren 761, 762
-, peri-, postpartale Kardiomyopathie 381
-, Phäochromozytom 378, 379
-, progressive Muskeldystrophie Duchenne 458, 459
-, rheumatische Perikarditis 643
-, Sarkoidose 337
-, Sichelzellanämie 385
-, traumatische Perikardschädigung 636
-, tuberkulöse Perikarditis 630
- urämische Kardiomyopathie 368
-,-, Perikarditis 641
-, Virusperikarditis 624
Periarteriitis nodosa, eosinophile Myokarditis 331
Perikard, Accretio, s. Perikarditis, konstriktive
-, Anatomie 600-602
-, Angiosarkom 746
-, Anomalien, kongenitale 693-696
-, Biopsie, Differentialdiagnose, Perikarderguß 669
-, -, Indikationsstellung 765
-, Blutung, Herztamponade 648
-, Blutungen, Computertomographie 620
-, -, Stich-Schußverletzungen, Herztamponade 637
-, Computertomogramm 618, 619
-, Concretio, Constricto cordis, s. Perikarditis, konstriktive

Sachverzeichnis

Perikard, Defekte, angeborene 693–696
–, Dicke, Messung, konstriktive Perikarditis, 686
–, Drucksteigerung, Herztamponade 648, 660
–, Echinokokkuszysten 633
–, Echokardiographie 613, 614
–, Fibrose, Echokardiographie 615
–, –, konstriktive Perikarditis 673
–, Funktion 602, 603
–, Granulome, konstriktive Perikarditis 675
–, Hydroperikard 699, 700
–, Lipom 737
–, metastatische Tumoren 753–758
–, Physiologie 602, 603
–, Pneumoperikard 697–699
–, Punktion, hämodynamische Wirkungen 660, 664
–, –, Herzbeutelerguß, echokardiographische Kontrolle 670
–, –, Herztamponade 636, 637
–, –, Parasitennachweis 633
–, –, Perikard, s. Perikardiozentese
–, –, Pneumoperikard 697
–, –, Strahlenreaktion 640
–, –, Technik, Komplikationen 661–664
–, –, Zystenentleerung 696
–, Reaktionen, postoperative 599
–, Rhabdomyosarkom 747, 748
–, Ruptur, Hernie, Herzteile 637
–, –, intraperikardiale Verlagerung von Darmanteilen 637, 638
–, Stich-, Schußverletzungen, Herztamponade 635, 637, 649
–, Thymom 750
–, traumatische Schädigung 635–638
–, – –, Constrictio cordis, klinische Entität 674
–, Tumoren 737, 746, 747, 748, 750, 753–758
–, Verletzungen 635–638
–, –, Concretio pericardii 674
–, –, Pneumoperikard 697
–, Zysten, Klinik, Therapie 743
–, Zystizerkose 633
Perikarddivertikel, Definition, Klinik, Therapie 694–696
Perikarddrainage, Perikarderguß, Computertomogramm 669
Perikardektomie, Cholesterinperikarditis 671
–, hämodynamische Wirkung 691, 692
–, konstriktive Perikarditis 690, 691
–, Perikarderguß 670
–, Pneumoperikard 698
–, tuberkulöse Perikarditis 631

Perikardektomie, urämische Perikarditis 643
Perikarderguß, Amyloidose des Myokard 351
–, Angiosarkom, Herz 746
–, Antikörper, gebundene, zirkulierende 228
–, Auskultation 608
–, Biopsie, Differentialdiagnose 669
–, Cholesterinperikarditis 666, 670, 671
–, chronische Perikarditis 665–673
–, Chyloperikard 672, 673
–, Computertomographie 618, 619, 657, 658, 669
–, Diagnose, Differentialdiagnose 620, 621, 669
–, Druck-Volumenbeziehung 603, 604
–, Echokardiographie 613–618, 667–669
–, –, Herztamponade 652–655
–, effusiv-konstriktive Perikarditis 666
–, EKG 612
–, Endokarditis Löffler 169
–, Endomyokardfibrose 160, 164
–, Flüssigkeitsvolumen, echokardiographische Quantifizierung 614, 617
–, –, kritische Grenze 604
–, Hämodialysebehandlung, Urämie 666
–, Hämodynamik 659, 668
–, Häufigkeit, Menge 699
– s. Herzbeutelerguß
– s. Herztamponade
–, Herztamponade, EKG 655
–, Herztumoren 666, 722, 745
–, HIV-Infektion 255
–, Hypothyreose, Myxödem 375, 376, 377, 666
–, idiopathische Perikarditis 604, 666
–, konstriktive Perikarditis 675
–, Lokalisation 615
–, Mesotheliom 750
–, Methyldopa, Therapie 405
–, Myokarditis, Meningokokkeninfektion 264
–, –, Toxoplasmose-Infektion 267
–, Myxödem, Herztamponade 630, 671, 672
–, Parasitennachweis 633
–, Perikardtumoren 666, 761, 762, 763, 765
–, Pilzinfektionen 631
–, Pneumo-, Hydroperikard 697, 699
–, Postinfarktsyndrom 235, 666
–, Postperikardiotomie-Syndrom 232, 666
–, Prognose 669, 670
–, Punktion, Echokardiograhie 662, 663
–, –, zytologische Untersuchung 647

Perikarderguß, rheumatisches Fieber 604, 622, 643, 666
-, Röntgenologie 609
-, Rötelnvirus-Infektion 254
-, Sarkoidose 343, 344
-, Skorbut 367
-, Strahlenreaktion 590, 604, 639, 640, 666
-, „Swinging heart", Echokardiographie 667, 668
-, Szintigramm 657
-, Therapie 670
-, traumatisch bedingter 636, 666
-, Tuberkulose 666
-, urämische Kardiomyopathie 368, 666
-, urämische Perikarditis 604, 605, 641, 666
-, Ursachen 604
-, weißes Blutbild, lymphozytäre Kardiotoxizität 219, 224
Perikarderkrankungen, Computertomographie 618-620
- EKG-Befunde 610
-, Häufigkeit 599
-, Herzfunktion 603
-, Herzinfarkt 634, 635, 666
-, parasitäre, Ätiologie, Pathologie, Klinik, Therapie 632-634
Perikardfibrose, Strahlenreaktion 581
Perikardiozentese, Chyloperikard 673
- Druckmessung, vor und nach-, Differentialdiagnose: Urämische Perikarditis 642
-, Herztamponade, Echokardiographie 636, 642, 661, 662
-, s. Perikard, Punktion
Perikarditis, akute, Ätiologie 605
-, -, Auskultation 607
-, -, Computertomographie 618-620
- - Diagnose 620, 621
-, -, Differentialdiagnose 162, 205, 331, 356, 608, 620, 632, 647, 648, 756
-, -, Echokardiographie 613-618
-, -, EKG 610-613
-, -, Folgeerscheinungen 623
-, -, Häufigkeit 604
-, -, Klinik 606, 621
-, -, Pathogenese 604, 605
-, -, Pathologie 606
-, -, Phonokardiographie 607, 608
-, -, rheumatisches Fieber 643
-, -, Röntgenbefunde 609, 610
-, -, Symptomatologie 606, 607
-, -, Therapie 622, 623
-, -, Ursachen 604, 605
-, -, virusbedingte 623-625

Perikarditis, allergische, medikamentös induzierte 646
-, -, Reaktionen vom Soforttyp 211
-, Antikörper, gebundene, zirkulierende 228
- bakterielle, Ätiologie, Erregerspektrum, Klinik, Therapie 264, 265, 604, 605, 626-629
-, -, Constrictio cordis 674
-, -, Pneumoperikard 697
-, Chagas-Krankheit 269
-, Cholesterin-, Klinik, Behandlung 666, 670
-, chronische, Diagnose, Differentialdiagnose 669
-, -, Echokardiographie 667, 668
-, -, Manifestationsformen 665
-, -, Perikarderguß 666-669
-, -, Polyarthritis 644
-, -, Therapie 670
-, Chyloperikard 672
-, Constrictio cordis 674
-, Coxsackievirusinfektion 244
-, Definition, Einteilung 215-219
-, Differentialdiagnose 124, 205
-, Echinokokkus-Zyste, Perforation 273
-, effusiv-konstriktive, Urämie 642, 666, 675
-, fibrinöse, Differentialdiagnose 205, 621, 622
-, -, Klinik 665, 666
-, Hämodialysebehandlung, Urämie 666
-, Herzinfarkt 634, 635
-, Herztamponade 655
-, Herztumor 666, 722
-, Histiozytosis X 646
-, Histoplasma-Infektion 279
-, humorale Effektormechanismen 225, 226
-, idiopathische, Ätiologie, Diagnose, Klinik 625, 626, 666
-, -, Constrictio cordis 674
-, konstriktive, Ätiologie 674
-, -, Amöbenruhr 633
-, -, chirurgische Behandlung 690-692
-, -, Computertomographie 686
-, -, Diagnose 687
-, -, Differentialdiagnose 140, 156, 162, 688, 689, 756
-, -, doppelter Venenkollaps 676, 679
-, -, Echokardiographie 682-685
-, -, EKG 677, 678
-, -, Hämodynamik 660
-, -, intrakardiale Druckmessung 680-682
-, -, Klinik 676
-, -, nach Herzinfarkt 634

Sachverzeichnis

Perikarditis, konstriktive, operative Behandlung 690, 691
–, –, Pathologie 675
–, –, Phonokardiographie 678
–, –, radiogene 582, 589
–, –, rheumatisches Fieber 643, 644
–, –, Röntgenbefunde 685, 686
–, –, Strahlenreaktion, Spätveränderungen 639, 640
–, –, subakute, Urämie 642
–, –, Trauma 636
–, –, tuberkulöse 629
–, –, Tumoreinbruch, Herzbeutel 762
–, –, urämische Kardiomyopathie 368
–, –, Ursachen 674
–, –, Venendruckmessung, „doppelter Kollaps" 676, 679
– s. Karditis, Perimyokarditis
–, Lipidgranulomatose 670
–, Morbus Gaucher 527
–, Mykoplasma-Infektion 256
–, Myokardinfarkt 406, 634 635
–, Myxödem 671
–, parasitär bedingte 632–634
–, Perikardtumoren 666, 763, 764
–, Pilzinfektionen, Ätiologie, Pathologie, Klinik, Therapie 631, 632
–, Postkardiotomie-, Postperikardiotomie-Syndrom 232, 666
–, radiogene, Constrictio cordis 674
–, –, Immunpathogenese 235, 581, 582, 589, 590, 666
–, rheumatisches Fieber, konstriktive Perikarditis 674
–, Salmonellen-Infektion 261
–, Sarkoidose, Myokard 338
–, Toxoplasmose-Infektion 267
–, traumatische, Häufigkeit, Diagnose, Klinik, Therapie 599, 604, 605, 635–638
–, tuberkulöse, Ätiologie, Diagnose, Klinik, Pathologie, Therapie 629–631, 666
–, –, Constrictio cordis 674
–, –, herzmuskelspezifische Antikörper 15
–, urämische, Häufigkeit, Diagnose, Klinik, Therapie 599, 640–643, 666
–, – Kardiomyopathie 367, 368
–, Viridansstreptokokken-Infektion 265
–, virusbedigte 622–625, 666
–, Xantomatose, jugendliche 670
–, zelluläre Effektormechanismen 217–224
Perikardtumoren, Ätiologie 761
–, Diagnose, CT, Kernspintomographie 762, 763, 764
–, intrauterine Diagnose 765
–, Klinik 762, 763

Perikardtumoren, Metastasen 761
–, Pathologie 761, 762
–, Pneumoperikard 697
–, Prognose 765
–, Therapie 765, 766
Perikardzysten, Diagnose, Klinik, Therapie 694–696
Perimyokarditis, akute, virale herzmuskelspezifische Antikörper 15
–, Antikörper, IgM-Typ 227, 228
–, Campylobacter-Infektion 260
–, Definition, Einteilung 215–219
–, Differentialdiagnose 205
–, humorale Effektormechanismen 225, 226
–, Lymphozytensubpopulationen, Vergleich mit gesunden Probanden 219–221
–, Methyldopa, Therapie 405
–, Morbus Weil 258
–, Mykoplasma-Infektion 256
–, Rötelnvirus-Infektion 254
–, zielzellspezifische Aktivität 223
Phäochromozytom, Ätiologie, Pathogenese, Pathologie, Klinik, Therapie 378–380
–, Katecholamine, Kardiotoxizität 397
Phenothiazine, Herz-Kreislaufwirkungen 413
Phonokardiogramm, akute Perikarditis 607, 608
–, hypertropische nicht obstruktive Kardiomyopathie 118
–, – obstruktive Kardiomyopathie 82, 83
–, konstriktive Perikarditis 678, 679
Phosphodiesterase-Inhibitoren, positivinotrope, vasodilatierende Wirkung 53
Physiologie, Perikard 602, 603
Pickwickier-Syndrom, Adipositas, Kardiomyopathie 363
Pilzinfektionen, Myokard, Diagnose, Klinik, Therapie 278–280
–, Perikarditis 631, 632
Pirbuterol, β-2-Rezeptoren-Stimulation, hämodynamische Wirkungen 52
plötzlicher Herztod, allergische Karditis 219
–, Aminophyllin-, Theophyllin-Überdosierung 415
–, Amyloidose, Myokard, Digitalisbehandlung 355
–, Antiarrythmika, negativ-inotrope Wirkung 417, 420
–, Antidepressiva, trizyklische, Überdosierung 413
–, Coxsackievirusinfektion 246
–, Diabetes mellitus 360

plötzlicher Herztod, dilatative Kardiomyopathie, Häufigkeit, Verhütung durch Therapie 39, 40, 41, 42, 54
–, Fibrom, Myokard 736
–, Herzinfarkt, Myokardruptur, Tamponade 635
–, Herzstrangulation, Perikarddefekt 693
–, Herztumoren 722, 727, 728, 732
–, hypertrophische, nicht obstruktive Kardiomyopathie, Risiko 129, 516, 518, 520
–, – obstruktive Kardiomyopathie, statistische Korrelationen 93
–, Kindesalter 192, 195, 252, 366
–, Klappen-Endokarditis 106
–, körperliche Belastung, Zusammenhänge 94, 106
–, Kwashiorkor, Kindesalter 366
–, lipomatöse Hypertrophie, Vorhofseptum 738
–, Marfan-Syndrom, Aortenaneurysma, Ruptur 520
–, Muskeldystrophie, Emery-Dreifuß-Hogan 461
–, –, Erb-Landouzy-Dejerine 463
–, Myasthenia gravis pseudoparalytica 469
–, Myokarditis, Herpes-Zoster-Infektion 248
–, –, Kindesalter 192, 195, 251, 252
–, –, Meningokokkeninfektion 264
–, –, Mumps-Virusinfektion 251
–, –, Rückfallfieber 258
–, Myokardruptur, Herzinfarkt 635
–, myotonische Dystrophie (Curschmann-Steinert-Batten) 464, 465
–, „Myxödemherz" 672
–, Neuroleptika 411
–, Nikotinabusus 433
–, Phäochromozytom 379
–, progressive Muskeldystrophie Duchenne 459
–, skapulohumerodistale Muskeldystrophie 461
–, Skorbut-Kardiomyopathie 367
–, tuberkulöse Myokarditis 260
–, Propranolol-, Verapamil-Behandlung, hochdosierte 99
Pneumoperikard, Pathognese, Klinik, Therapie 697–699
–, traumatisches, hämodynamische Wirkungen 636, 637, 638
Pneumothorax, Differentialdiagnose 621
Polyneuropathien, Kardiomyopathie 498, 499
Polytrauma, Perikard-, Zwerchfellruptur 637, 638

Polyzythämie, Hämodynamik 383
Pontiak-Fieber, Myokarditis 261
positiv-inotrope Substanzen, Kontraindikation, hypertrophische obstruktive Kardiomyopathie 95
–, pharmakologische Wirkungen 51, 52, 53
–, postoperative Herzdekompensation, Verschlechterung 92
Positronenemissionstomographie, hypertrophische obstruktive Kardiomyopathie, Indikationsstellung 85, 86
–, ^{14}C-Palmitat-Anreicherung, dilatative Kardiomyopathie 30
Postinfarktsyndrom, Definition, Pathogenese, Diagnose, Klinik, 234, 235, 622
–, Häufigkeit 599
Postkardiotomiesyndrom, humorale Effektormechanismen 233, 234
–, Klinik, Differentialdiagnose 232
–, Lymphozytensubpopulationen 232, 233
postmyokarditische Kardiomyopathie, gebundene Antikörper, Myokardbiopsie 227, 228
Postperikardiotomie-Syndrom, Herztamponade 648, 666
–, Perikarditis, Verlaufsformen, Häufigkeit 605, 622
Prazosin, hämodynamische Wirkungen, Kurzzeittoleranz, „First-dose effect" 49, 405
Procainamid, Tachykardie, ventrikuläre, Provokation 417
Prognose, akute Perikarditis, nach Herzinfarkt
–, alkoholische Kardiomyopathie 430, 431
–, bakterielle Perikarditis 629
–, chronisch-kongestive Herzinsuffizienz, Langzeit-EKG 40
–, Coxsackievirusinfektion 246, 247
–, dilatative Kardiomyopathie 26, 38
–, – –, Einfluß von ACE-Inhibitoren 50, 51
–, – –, Lebensalter, Begleitkrankheiten 39
–, – –, β-Rezeptorenblocker 46
–, endokardiale Fibroblastose 176
–, Endomyokard-Biopsie 13, 44, 45
–, Friedreichsche Ataxie 487, 488
–, Glykogenose 534
–, Herztamponade 661
–, Herztransplantation, Abstoßungsreaktionen 327, 328
–, Herztumoren 728
–, hypertrophische, nicht obstruktive Kardiomyopathie 128, 129

Prognose, hypertrophische, obstruktive
  Kardiomyopathie,
  β-Rezeptorenblocker 96, 97
–, Infarktperikarditis 635
–, Kawasaki-Krankheit 334
–, konstriktive Perikarditis 689
–, Langzeit-EKG 40–42, 92
–, latente Kardiomyopathie 141, 142
–, Marfan-Syndrom 519, 520
–, Mortalität, hämodynamische
  Befunde 42–44
–, Mukoviszidose 543
–, Myokarditis, Campylobacter-
  Infektion 260
–, –, Candida-Infektion 279
–, –, Chagas-Krankheit 270, 271
–, –, immunsuppressive Faktoren,
  Lymphokine 206, 211
–, –, Influenza A- und B-Infektion
  („Asiatische Grippe") 254
–, –, Lyme-Borreliose-Infektion 259
–, –, Salmonelleninfektion 261
–, –, Toxoplasmose 268
–, Perikardtumoren 765, 766
–, peri-, postpartale Kardiomyopathie 382
–, Pneumoperikard 698
–, progressive Muskeldystrophie
  Duchenne 457, 458
–, Refsum-Syndrom 532
–, Röntgen-Thoraxbild, Herzgröße,
  Lungenkreislauf 39, 40
–, urämische Kardiomyopathie 369
–, Virusperikarditis 625
Propranolol, AV-Block, Nebenwirkungen 423
–, Herzinsuffizienz, lebensbedrohende Provokation 423
–, Therapie, hypertrophische nicht obstruktive Kardiomyopathie 128
–, –, obstruktive Kardiomyopathie, Langzeitergebnisse 95, 96, 97
–, –, Vergleich mit operativen Ergebnissen 102
–, Vergleichende Studien, Verapamil,
  Placebo 98, 99
Protozoen-Infektionen, Myokardbefall 267–273
– Myokarditis, Einteilung 188
Pseudoxanthoma elasticum, Klinik, Genetik, autoptische Befunde 522–526
Psittakose, Myokarditis, EKG, Verlauf 257
pulmonaler Hypertonus, Appetitzügler,
  α- und β-Adrenozeptoren-stimulierende
  Wirkung 416
–, Akromegalie 371
–, endokardiale Fibroelastose 177

pulmonaler Hypertonus, Endomyokardfibrose 162
–, Herztumor 722
–, latente Kardiomyopathie 134, 137, 142
–, progressive Muskeldystrophie Duchenne 458
Pulmonalklappenersatz, Karzinoidsyndrom 359
Pulsus paradoxus, Herztamponade,
  Pathophysiologie 658, 660
–, konstriktive Perikarditis 677
–, traumatische Perikardschädigung 636
pyramidal-motorisches System, Muskelatrophie, Kardiomyopathie 493–496

Q-Fieber, Myokarditis 257
Quadratwurzelphänomen (Square-root-Sign), Druckablauf, konstriktive Perikarditis 680

Radionuklidangiographie, Adriamycininduzierte Kardiotoxizität 400
–, dilatative Kardiomyopathie, verminderte regionale, globale Ejektionsfraktionen 29
–, myotone Dystrophie (Curschmann-Steinert-Batten) 465
Radionuklidventrikulographie, Friedreichsche Ataxie 485, 486
–, latente Kardiomyopathie 140
–, Myokarditis 202, 205
–, Strahlenreaktion, Myokard 588
Rauchen, Kontrazeptiva, potenzierende Risikofaktoren s. Nikotin 407
Rauschmittel, Kardiotoxizität 432
Refsum-Syndrom, Klinik, Pathogenese, Genetik 531–534
Reizleitungstörungen, akute Myokarditis 184, 192, 194, 196
–, Amyloidose 348, 350
Reizleitungssystem, Antiarrhythmika, Nebenwirkungen 416–422
–, s. Arrhythmien, AV-Block, Links-Schenkelblock
–, dilatative Kardiomyopathie 23, 35
–, Diphtherie, toxische Myokarditis 263
–, Erkrankungen, Immunologie 236
–, Herzglykoside 425, 426
–, Infarktperikarditis 635
–, Kalziumantagonisten 424
–, kongenitale Myopathie, Kearns-Sayre-Syndrom 474
–, Leopard-Syndrom 557
–, Mesotheliom 739
–, Myokarditis, Chagas-Krankheit 270
–, Oxalose, Kristallablagerungen 542
–, radiogene 582, 585, 586, 589, 590

Renin-Angiotensin-Aldosteron-System, Hypertonie, Kontrazeptiva 407
restriktive (-obliterative) Kardiomyopathie, Beckersche Erkrankung 167, 168
– – –, Definition 156
– – –, Differentialdiagnose: Pericarditis constrictiva 156, 688
– – –, endokardiale Fibroelastose 176, 177
– – –, Endokarditis Löffler 168–176
– – –, Endomyokardfibrose, tropische 157–167
– – –, Häufigkeit 156, 165
– – –, Muskeldystrophie Emery-Dreifuß-Hogan 461
– – –, Myositis 478
– – –, tropische Endomyokardfibrose 157
Rhabdomyom, Herz, Neugeborenes, Kindesalter, Operation 728
–, Rhabdomyosarkom
– –, Herz, Pathologie, Klinik, Therapie 733, 747
rheumatisches Fieber akutes, Myokarditis, Pathophysiologie 184, 187, 189
– – –, Perikarditis 643
– –, Cholesterinperikarditis 671
– –, dilatative Kardiomyopathie, Differentialdiagnose, Zusammenhänge 2, 21, 58
– –, fibrinöse Perikarditis 666
– –, Immunologie 211–215
– –, Riesenzell-Myokarditis, Differentialdiagnose 332
– –, sekundäre Immunpathogenese 213
Rickettsien, Myokardbefall, Fleckfieber, Zeckenbiß-Fieber, Diagnose, Verlauf 256
Riesenzellmyokarditis, Myasthenia gravis pseudoparalytica 469
–, Pathogenese, Differentialdiagnose, Klinik 332
Risikofaktoren, Coffein 432
–, Herzinfarkt, Koffein-Überdosierung 414
–, Nikotin 433–435
–, Rauchen, Kontrazeptiva 407
–, trizyklische Antidepression 413
–, Vitamin D-Überdosierung 414
Rocky-Mountains-Fieber, Myokarditis, Diagnose, Verlauf 256, 257
Röteln, Virusmyokarditis 254
RS-Viruserkrankung, kardiale Komplikationen 252
Rückfallfieber, Myokarditis, Diagnose, Verlauf 258

Salbutamol, β-Rezeptorenstimulation, hämodynamische Toleranz 52
–, hämodynamische Wirkungen 397
–, Therapie, Herzinsuffizienz 52
Sarkoidose, konstriktive Perikarditis 674
–, Myokarditis 183, 184, 187, 189, 192
–, –, Differentialdiagnose, Myokardszintigramm 59, 205, 332
–, –, Pathologie, Klinik, Therapie 337–346
Sarkom, Perikard 761
Sauerstoffsättigung, arterielle, Endomyokardfibrose 162
Säuglingsalter, angeborene Lues 259
–, Coxsackievirusinfektion, erhöhtes Risiko 244, 246
– s. genetische Defekte, s. Muskeldystrophien
–, kongenitale Myopathien 411–477
–, Mukoviszidose 542–545
–, Virusmyokarditis, pränatale diaplazentale Infektion 245
Scharlach, Myokarditis 264, 265
Schistosomiasis, kardiovaskuläre Krankheitserscheinungen 276
Schock, anaphylaktischer, Echinokokkose 273
–, Behandlung, Katecholamine, Kardiotoxität 397
– Herztampomade 651
–, kardiogene, akute Myokarditis 184
–, Morbus Weil 258
–, Myokarditis, Rückfallfieber 258
–, Pulsus paradoxus 659
–, septischer, Klinik 266
–, –, Myokarditis, Meningokokkeninfektion 264
–, –, Pathogenese 261
–, Verbrauchskoagulopathie, Malaria tropica 272
–, –, Staphylokokken-Infektion 265
Schwangerschaft, dilatative Kardiomyopathie 14, 20
–, konstriktive Perikarditis 600
–, Mukoviszidose 543
–, Myokarditis, Toxoplasmose-Infektion 268
–, peripartale, Postpartum-Kardiomyopathie, Rezidive 380–383
Schwannom, Herztumor 745
Sektionsbefunde, dilatative Kardiomyopathie 10, 36
–, Endokarditis Löffler 168, 171
–, entzündliche Herzerkrankungen 36, 247
–, Friedreichsche Ataxie 488

Sachverzeichnis

Sektionsbefunde, Gelbfieber, Denguefieber-Epidemien 254
–, hypertrophische nicht obstruktive Kardiomyopathie 112
–, juvenile Zeroidlipofuszinose 497
–, Lues, Myokardbefall durch Gummen 259
–, Morbus Gaucher 527
–, Myokardabszeß, Listeria-Infektion 264
–, Myokarditis 185
–, –, Influenza A- und B-Infektion („Asiatische Grippe") 253
–, –, Mumps-Virusinfektion 251
–, –, Ornithose, Psittakose 257
–, –, Poliomyelitisvirusinfektion 247
–, –, Rückfallfieber 258
–, –, Salmonelleninfektion 260
–, Pseudoxanthoma elasticum, Grönblad-Strandberg-Syndrom 523, 524
–, radiogene Myokardveränderungen 583
–, Rickettsiosen 256
Sepsis, Septikämie, septischer Schock, Ursachen, Klinik 264, 265, 266
Septum interventriculare, pathologische Bewegung: konstriktive Perikarditis 683, 684
Serotonin, Karzinoid-Syndrom, Pathophysiologie 357
Serumkrankheit, Myokarditis, allergische Reaktionen vom Soforttyp 211
Sichelzellanämie, Ätiologie, Pathologie, Klinik, Therapie 384–287
Sinus Valsalvae, Aneurysma, Perikarditis 647
Sinusbrachykardie, Carbamazepin-Anwendung 406
–, Clonidin-Anwendung 405
–, Lithium-induzierte 408
Sinusknotensyndrom, Antikörper, Pathologie 236
–, Friedreichsche Ataxie 484
–, Myokarditis, diphtherische, toxische 263
Sinustachykardie, Antidepressiva, Überdosierung 412
–, digitalisrefraktäre, Strahlenreaktion 589
–, dilatative Kardiomyopathie, symptomatisches Stadium 22
–, Endomyokardfibrose 161
–, Hyperthyreose 374
Sklettmuskelerkrankungen, neuromuskuläre, Kardiomyopathie 453–514
Skorbut, Kardiomyopathie, plötzlicher Herztod 367

Sokolow-Lyon-Index, Linkshypertrophie, obstruktive Kardiomyopathie 81
–, –, – –, Senkung nach transaortaler Myektomie 103
Speicherkrankheiten, Amyloidose 27, 125, 126, 157, 347–359, 548–550
–, Eisenspeicherung, vermehrte 355–357, 545–550
–, Endomyokardbiopsie, Indikationsstellung 191
–, Glykogen, endokardiale Fibroelastose 177
–, Glykogenosen II, III, IV 534, 535, 536
–, Hämosiderose, idiopathische 355–357, 545–550
–, hypertrophische nicht obstruktive Kardiomyopathie, Differentialdiagnose 121, 122, 123
–, Kohlenhydratstoffwechsel 534–542
–, Lipidstoffwechsel 526–534
–, Mukopolysacchidosen 537–541
–, Oxalose 541, 542
–, Phospholipid, Morbus Fabry, Differentialdiagnose 123
Spirochätenerkrankungen, Myokarditis, Diagnose, Verlauf, Therapie 257–259
Sportherz, hypertrophische nicht obstruktive Kardiomyopathie, Differentialdiagnose 124, 125
Spurenelemente, kardiovaskuläre Toxizität 436
Stadieneinteilung, dilatative Kardiomyopathie, Angiokardiographie, Herzkatheterdiagnostik 30–34
–, – –, klinische Symptome 22, 23
–, – –, prognostische Faktoren 39
–, Endokarditis Löffler 170
–, Endomyokardfibrose 158, 159
–, hypertrophische obstruktive Kardiomyopathie, Kriterien der New York Heart Association 94
–, – – –, Operationsindikation 105
–, Myokarditis, „Dallas-Kriterien" 330
Staphylokokken, Myokarditis 265
Stoffwechselerkrankungen, Amyloidose 27, 125, 126, 157, 347–359, 548–550
–, Azetylcholin-, Myasthenia gravis pseudoparalytica 468
–, Carnitinmangel-Myopathien 476, 477
–, Diabetes mellitus 135, 360–364, 403, 545
–, Glykogenosen, Typ II, III, IV 534, 535, 536
–, Hämosiderose 355–357, 545–550
–, Herzbeteiligung, Endomyokard-Biopsie 13
–, Kohlenhydratstoffwechsel 534–542

Stoffwechselerkrankungen, Lipidstoffwechsel 526– 534
–, Mukopolysaccharidosen 537–541
–, Nemaline-Anhäufung, „Red body"-Myopathie 475
–, Oxalose 541, 542
–, Selen-Mangel, dilatative Kardiomyopathie 18, 19
Strahlentherapie, Dosisverteilung am Herz 576, 577, 578
–, Pankarditis, radiogene 573–597
–, Zeit-Dosisbeziehung 576
Streptokokken A, B,C,D, Myokarditis 264, 265
Sulfonylharnstoffe, kardiotoxische Wirkung 403, 404
Suppressor-Zell-Aktivität, dilatative Kardiomyopathie 16
Sympathomimetika, Kardiotoxizität 426, 427
Szintigramm, Amyloidose, Myokard 351, 352
–, Chyloperikard 673
–, dilatative Kardiomyopathie, Sensitivität, Spezifität 27, 28, 30
–, Friedreichsche Ataxie 482, 485, 486
–, Herztamponade 657
–, Indikationsstellung, Differentialdiagnose, verschiedene Formen der Kardiomyopathie 85, 86
–, latente Kardiomyopathie 134, 137, 139
–, Myokard, Kawasaki-Krankheit 333
–, –, Marfan-Syndrom 520
–, Myokarditis 202, 205
–, –, Legionellose 261
–, –, Lyme-Borreliose-Infektion, Diagnose 259
–, Perikarddefekte, Aplasie angeborene 693
–, Perikarderguß 657
–, –, Myokardnekrose, Cocksackievirusinfektion 245

Tabakkonsum, akute, chronische Toxizität 433, 434
Tachyarrythmien, Antiarrythmika, Provokation 417
–, hypertrophische Kardiomyopathie 516
Tachykardie-Bradykardie-Syndrom, Pathologie, Immunologie 236
^{99m}Tc-Pyrophosphat-Szintigraphie, Amyloidose des Myokard 351, 352
–, Myokarditis 202
Technik, Herzbeutelpunktion 661–663
–, operative, konstriktive Perikarditis 690, 691

Teratom, Myokard, Pathologie, Klinik, Behandlung 720, 741, 742
–, Perikard 761
Terazosin, Trimazosin, hämodynamische Wirkungen, Kurzzeittoleranz 49
Thalassämie, Klinik, Genetik 546–548
Thalliumszintigraphie, Angiokardiographie, Echokardiographie, Computertomographie, Kombination, hypertrophische obstruktive Kardiomyopathie 86
–, Friedreichsche Ataxie 485, 486
–, Kernspintomographie, Differentialdiagnose: Atypische Formen der Kardiomyopathie 85, 86
–, koronare Herzkrankheit, dilatative Kardiomyopathie, Differenzierung 30
–, latente Kardiomyopathie 134, 137, 139
–, Myokarditis, Legionellose 261
–, Sarkoidose 344
Theophyllin, kardiotoxischer Effekt 397, 415, 416, 417
Thorakotomie, Herztamponade 636
Thoraxtrauma, Perikarderguß, Punktion, Perikardektomie 670, 672
Thromboembolie, Gefahr, Vorhofflimmern, hypertrophe obstruktive Kardiomyopathie 77, 89, 93
–, Häufigkeit, dilatative Kardiomyopathie 39, 53
–, Komplikationen, Behandlung mit Antikoagulantien 53
–, –, Prognose, plötzlicher Herztod 39
–, Kontrazeptiva 407
Thrombose, Chagas-Krankheit 271
–, Chyloperikard 672
–, Differentialdiagnose: Herztumor 727
–, echokardiographischer Nachweis 25
–, Endokarditis Löffler 169, 170, 171, 172, 174
–, Endomyokardfibrose 158, 159, 164
–, hypertrophische, obstruktive Kardiomyopathie 77
–, linker Vorhof, Diagnostik, hypertrophische obstruktive Kardiomyopathie 89
–, Lymphgefäße, Chyloperikard 672
–, Verkalkung, konstriktive Perikarditis 685
–, Zytomegalie-Virusinfektion, intrauterine Übertragung 249
Thymektomie, Myasthenia gravis pseudoparalytica 470
Thymom, Myasthenia gravis pseudoparalytica 469, 470
T-Lymphozyten, zytotoxische, Effektormechanismen 210, 217, 221, 223, 224

Sachverzeichnis

Todesfälle, Antiarrhythmika, paradoxe Nebenwirkungen 106
–, –, Aminophyllin, Theophyllin 415
–, Asthma bronchiale, adrenerge Bronchodilatatoren 396
–, – –, Aerosole 435
–, Coxsackievirusinfektion, Säuglings-, Kindesalter 244, 245
–, Kammerflimmern, Virusmyokarditis, IgA$_2$-mediierte Immunantwort 331
–, Klappenendokarditis, hypertrophe obstruktive Kardiomyopathie, Prognose 106
–, Myokarditis 195
–, –, diphtherische, toxische 263
–, –, Hepatitisvirus B-Infektion 251
–, –, Morbus Hodgkin 246
–, –, Mumps 252
–, –, Parainfluenzaviruserkrankung 252
–, –, Salmonelleninfektion 261
–, Myokardruptur, Leukämie 761
–, Pankarditis, radiogene 580
–, s. plötzlicher Herztod
–, Spät-, peri-, postpartale Kardiomyopathie 382
Todesursachen, Akromegalie 372
–, Diabetes mellitus 360
–, dilatative Kardiomyopathie 39–45
–, Endomyokardfibrose 156
–, Glykogenose 534
–, Herzbeutelpunktion 662
–, Herzglykosid-Intoxikation 425
–, Katheterperforation, Blutung, Herztamponade 638
–, Marfan-Syndrom 520
–, Myokardruptur, Herzinfarkt 635
–, Perikardruptur 637, 638
–, progressive Muskeldystrophie Duchenne 458
toxische Myokardschädigung, s. Kardiotoxität
Toxoplasmose, Myokarditis, Diagnose, Klinik, Verlauf 267, 268
–, Perikarditis 632, 633
Trauma, Ductus thoracicus, Chyloperikard 672
–, Herztamponade 649
–, Katheterperforation, Myokard, Herztamponade 655
–, Perikard, Constrictio cordis 674
–, Perikarderguß, Punktion 662, 663
–, Perikardschädigung 599, 605, 606, 635–638
–, Pneumoperikard 697
Trichinose, Myokardbefall 277
Trikuspidalinsuffizienz, Endokarditis Löffler 173

Trikuspidalinsuffizienz, Endomyokardfibrose 158, 163
–, Karzinoid-Syndrom 358, 359
–, restriktiv-obliterative Kardiomyopathie 156
Trikuspidalklappe, Lamblsche Exkreszenzen 732
–, Myxom 722
–, Obstruktion, Angiosarkom 746
–, Rhabdomyom 734
Trikuspidalklappen-Ersatz, Karzinoid-Syndrom 359
Trikuspidalstenose, konstriktive Perikarditis, Differentialdiagnose 688
Trinkwasserbeschaffenheit, kardiovaskuläres Risiko 437, 438
Trommelschlegelfinger, Endomyokardfibrose 160
Tsutsugamushi-Fieber, Myokarditis 256, 257
Tuberkulose, Cholesterinperikarditis 671
–, Myokarditis, interstitielle, miliare, Klinik 259, 260
–, Riesenzell-Myokarditis, Differentialdiagnose 332
Tumor, Embolie 723
–, Obstruktion, Ductus thoracicus, Chyloperikard 672
–, Perikardinfiltration, Pneumoperikard 697
Tumoren, Herz, s. Herztumoren
–, Karzinoid-Syndrom 357–359
–, Myokard-, Differentialdiagnose 126
–, Myokarditis, Häufigkeit, Epidemiologie 185, 186
–, Nebennierenmark-, Phäochromozytom 378–380
–, Nebennierenrinden-, Morbus Conn 378
–, paraneoplastisches Syndrom 377
–, Perikard, s. Perikardtumoren
–, Reizleitungssystem 739
–, Strahlentherapie, radiogene Perikardreaktionen 639
–, Thymom, Myasthenia gravis pseudoparalytica 469, 470
–, Vorhofkompression, Differentialdiagnose 688

Uhlsche Erkrankung, Ventrikeldysplasie, Differentialdiagnose 130
Unterernährung, Kardiomyopathie, Pathologie, Pathophysiologie, Klinik 364–366
Urämie, Herztamponade 648
–, konstriktive Perikarditis 674

Urämie, Myokardiopathie, Pathologie, Pathophysiologie, Klinik, Therapie 367–370
–, Perikarditis, Pathogenese, Pathologie, Klinik, Therapie 640–643, 666

V. cava, Obstruktion, Vorhofmyxom 730
V. cava superior, Differenz: Minimale, maximale Weite, Herztamponade 657
–, Erweiterung, konstriktive Perikarditis 685
V. cava-Syndrom, konstriktive Perikarditis 676
Valsalva-Preßversuch, Provokation des Druckgradienten, hypertrophische obstruktive Kardiomyopathie 70
Venendruck, Erhöhung, Endomyokardfibrose 160, 161, 162
Venenpuls, „doppelter Kollaps", konstriktive Perikarditis 676, 679
Ventrikelseptum, asymmetrische Hypertrophie, Aortenvitium, operative Korrektur 127
–, – –, obstruktive, Begriffsdefinition 71
–, – –, Terminologie 110, 111
–, Biopsie, latente Kardiomyopathie 132, 134, 137
–, Echinokokken-Zysten, Befall 273
–, Hypertrophie, Differentialdiagnose 126
–, –, Echokardiogramm 85, 86, 119
–, –, –, nach transaortaler Myektomie 104
–, –, Friedreichsche Ataxie 484, 485
–, –, genetische, familiäre Disposition 78, 515–518
–, –, hypertrophische obstruktive Kardiomyopathie 71, 72, 83, 84
–, –, kongenitale Myopathien 471, 479
–, –, Noonan-Syndrom 552
–, maligne Tumoren 745
–, Mesotheliom, CT, Echokardiogramm 764
–, pathologische Bewegung, konstriktive Perikarditis 683, 684
–, Perforation, multiple Abszesse des Myokard 266
–, Rhabdomyom 733
–, transaortale Myektomie, hypertrophische obstruktive Kardiomyopathie 127, 129
–, – –, Indikationsstellung, Prognose, hypertrophische obstruktive Kardiomyopathie 105–109
–, – –, Komplikationen, Operationsletalität 101, 102
–, – –, subaortale, Linksdilatation 75, 90
–, transatriale Myektomie, klinische, hämodynamische Ergebnisse 102–105

Ventrikelseptum, Verdickung, Endomyokarditis Löffler 171
–, Verkalkung, Coxsackievirusinfektion 246
–, Vorwölbung, linksventrikulärer Ausflußtrakt, Angiokardiographie 88
Ventrikulographie, Endokarditis Löffler, Endomyokardbiopsie 174
–, endsystolisches und enddiastolisches Ventrikelvolumen, obstruktive Kardiomyopathie, Pathophysiologie 74, 87–89
–, hypertrophische nicht obstruktive Kardiomyopathie 121
–, latente Kardiomyopathie 138
–, Virusmyokarditis 201
Ventrikulotomie, hypertrophische obstruktive Kardiomyopathie 101
Verapamil, Behandlung, hypertrophische nicht obstruktive Kardiomyopathie 128
–, –, – obstruktive Kardiomyopathie 95, 96
–, hochdosierte Anwendung, Alternative zur β-Rezeptorenblocker-Therapie, Verlaufsbeobachtungen 98
–, Kontraindikation, progressive Muskeldystrophie Duchenne 459
–, Rhythmusstörungen 424, 425
–, tödlicher Zwischenfall 99
–, vergleichende Studien, Propranolol, Plazebo 98, 99
Verbrauchskoagulopathie, septischer Schock, plötzlicher Herztod 264, 265
Vererbung, s. genetische Defekte
–, hypertrophische Kardiomyopathie 515–518
Verkalkungen, Endomyokardfibrose 160, 161
–, fibrinöse Perikarditis 666
–, Herz, Echinokokkuszysten 633
–, Herzklappen, Skorbut 367
–, konstriktive Perikarditis 675, 687
–, Mitralklappe, Ehlers-Danlos-Syndrom 521
–, Mitralring, Diabetes mellitus 360
–, –, Marfan-Syndrom 520
–, –, Sarkoidose 338
–, Myokard, Echinokokkose 273, 274
–, –, Zystizerkose 275
–, Myokarditis, Neugeborenes, Toxoplasmose-Infektion 267
–, Perikard, Differentialdiagnose 352
–, –, Panzerherz 675
–, Perikardschwielen, CT 687
–, tuberkulöse Perikarditis 629
–, Ventrikelseptum, Coxsackievirusinfektion 246

Verkalkungen, Vitamin D-Überdosierung 414
Viren, kardiotrope, herzmuskelspezifische Antikörper 15, 205
–, tumorinduzierende, Herz 720
Viruserkrankungen, Coxsackie-B-Infektion, endokardiale Fibroelastose 177
–, fieberhafte, dilatative Kardiomyopathie 21
Virusmyokarditis, Adenoviren 251
–, Ätiologie 230
–, Alphavirusinfektionen 254
–, Anti-Virus-Kapsidantigen-Nachweis 250
–, Coronavirusinfektion 255
–, Coxsackie-Infektion 177, 184, 188, 195, 225, 230, 231, 244–247
–, „Dallas-Kriterien", Stadieneinteilung, Übergang in dilatative Kardiomyopathie 330
–, dilatative Kardiomyopathie 17, 18, 215–231
–, Echovireninfektion 247
–, Einteilung 184, 188, 191
–, Epstein-Barr-Virus, immunserologisches Muster 225
–, Epidemiologie, Ätiologie, Pathogenese 186, 187
–, Flavivireninfektion 254
–, Guillain-Barré-Syndrom 250
–, Hämodynamik 200
–, Hepatitisvirus B 251
–, Herpesviruserkrankungen 248
–, HIV-Infektionen 255
–, Immunreaktionen, primäre, sekundäre 222
–, immunsuppressive Behandlung, Myokarditis mit tödlichem Ausgang 252
–, infektiöse Mononukleose 249
–, Influenza A und B, „Asiatische Grippe", Klinik, Prognose 252–254
–, Kardiovireninfektion 248
–, Kreatinkinase, Aktivitätskurve 204
–, Masern, Komplikationen 252
–, Mumps 251
–, Parainfluenzaerkrankungen 252
–, Pockenviruserkrankungen 248
–, Poliomyelitisvirusinfektion 247
–, Prognose 206
–, Röteln 254
–, RS-Viruserkrankung 252
–, Varizellen-Herpes Zoster 248
–, Ventrikulographie 201
–, zelluläre, humorale immunologische Reaktionen 215–224
–, Zytolyseindex 230
–, Zytomegalieinfektionen 249

Virusperikarditis, Ätiologie, Diagnose, Klinik, Therapie 622–625
–, Constrictio cordis 674
–, Häufigkeit, Beschwerden 605, 606, 607
Vitamin D, Überdosierung, Gefahren 414
Vitaminmangelzustände, „Beriberi-Herz", Skorbut 366, 367
Vorhofseptum, lipomatöse Hypertrophie 738
Vorhofseptumdefekt, Constrictio cordis 674

Waterhouse-Friederichsen-Syndrom, Myokarditis, Meningokokken-Infektion 264
WHO-Klassifizierung, Herzmuskelerkrankungen, Probleme 2–5
–, Myokarditis 183
WPW-Syndrom, Glykogenose 534
–, hypertrophische Kardiomyopathie 517, 518

Xanthomatose, jugendliche, Perikardreaktionen 670

Yersinia, Myokarditis 262

Zentralnervensystem, atrophisierende Prozesse, Kardiomyopathie 480–496
–, dystrophische Prozesse, Kardiomyopathie 496–498
zerebellare Heredoataxien (Nonne-Pierre-Marie), Kardiomyopathie 492
Zigarettenrauchen, chronisch-toxische Wirkungen 434
Zwerchfell, myotonische Dystrophie (Curschmann-Steinert-Batten) 464
–, Ruptur, Trauma, Hämodynamik 637
Zysten, teratomatöse, Perikard 696
zystische Pankreasfibrose, Klinik, Pathogenese, Herzbeteiligung 542–545
Zystizerkose, Myokard, Epidemiologie, Klinik 275
–, Perikard 633
Zytologie, Perikarderguß, Punktion 647, 669
–, Perikardtumoren 765
Zytomegalie-Virus, Infektion, Diagnose, Klinik 249
Zytostatika, Kardiotoxizität 399
Zytotoxizität, Autoantikörper, Herzmuskel 210
–, „Killerzellen", Coxsackie-Infektion 254
–, lymphozytenvermittelte, dilatative Kardiomyopathie 16
–, s. Kardiotoxizität
–, zelluläre immunologische Reaktionen 222, 223, 224

Handbuch der inneren Medizin

(Herausgegeben von E. Buchborn): **Band IX: Herz und Kreislauf**

Teil 1

Herzrhythmusstörungen

Bearbeitet von zahlreichen Fachwissenschaftlern
Herausgeber: **B. Lüderitz**
1983. 410 Abbildungen, 106 Tabellen.
XXVI, 1151 Seiten. Gebunden DM 340,-.
Subskriptionspreis: Gebunden DM 272,-.
ISBN 3-540-12079-3

Inhaltsübersicht: Anatomie und pathologische Anatomie des spezifischen Reizbildungs- und Erregungsleitungssystems sowie des kontraktilen Myokards. – Pathophysiologische Grundlagen. – Elektrophysiologie und Pharmakologie antiarrhythmischer Substanzen. – Ätiologie kardialer Rhythmusstörungen. – Hämodynamische Auswirkungen kardialer Arrythmien. – Differentialdiagnose der Herzrhythmusstörungen. – Medikamentöse Therapie kardialer Rhythmusstörungen. – Herzrhythmusstörungen beim Schock. – Elektrotherapie von Herzrhythmusstörungen. – Operative Therapie von Herzrhythmusstörungen. – Sachverzeichnis.

Teil 2

Schock

Bearbeitet von zahlreichen Fachwissenschaftlern
Herausgeber: **G. Riecker**
1984. 120 Abbildungen. 47 Tabellen. XIV, 432 Seiten.
Gebunden DM 200,-.
Subskriptionspreis: Gebunden DM 160,-.
ISBN 3-540-12543-4

Springer-Verlag Berlin
Heidelberg New York London
Paris Tokyo Hong Kong

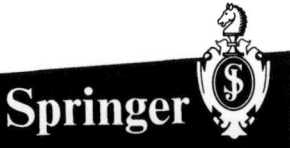

Handbuch der inneren Medizin

(Herausgegeben von E. Buchborn): **Band IX: Herz und Kreislauf**

Teil 3

Koronarerkrankungen

Bearbeitet von zahlreichen Fachwissenschaftlern
Herausgeber: **H. Roskamm**

1984. 315 Abbildungen. 149 Tabellen. XXXV, 1386 Seiten.
Gebunden DM 510,-. Subskriptionspreis: Gebunden
DM 408,-. ISBN 3-540-13021-7

Teil 4

Herzinsuffizienz

Bearbeitet von zahlreichen Fachwissenschaftlern
Herausgeber: **G. Riecker**

1984. 198 Abbildungen. 74 Tabellen. XVIII, 834 Seiten.
Gebunden DM 340,-. Subskriptionspreis: Gebunden
DM 272,-. ISBN 3-540-13022-5

Inhaltsübersicht: Einleitung. - Pathologische Anatomie der chronischen Herzinsuffizienz. - Die Regulation der Proteinsynthese am normalen Herzen und unter pathologischen Bedingungen. - Grundprozesse der elektro-mechanischen Koppelung im Myokard. - Hämodynamik, Koronardurchblutung und Sauerstoffbedarf des normalen und insuffizienten Herzens. - Echokardiographische Befunde bei der chronischen Herzinsuffizienz. - Chronische Herzinsuffizienz im Gefolge von Herzmuskelerkrankungen. - Herzdynamik, Klinik und Therapie. - Dynamik, Diagnostik und Therapie des Hochdruckherzens. - Globale und regionale Kontraktionsstörungen des Herzens bei koronarer Herzkrankheit. - Das chronische Cor pulmonale. - Funktion des Perikards für die Pumpleistung des Herzens unter physiologischen und pathologischen Bedingungen. - Die rhythmogene Herzinsuffizienz. - Die Pathogenese des kardialen Ödems. - Vasopression (Rolle des antidiuretischen Hormons in der Ödempathogenese). - Therapie der akuten und chronischen Herzinsuffizienz mit Herzglykosiden. - Der Einsatz von Vasodilatantien bei chronischer Herzinsuffizienz. - Die Anwendung von Diuretika bei der akuten und chronischen Herzinsuffizienz. - Sachverzeichnis.

Die restlichen Bandteile befinden sich in Vorbereitung
- **Endokarditis und Herzklappenfehler**
- **Hypertonie-Hypotonie**
- **Gefäßkrankheiten (Aorta und große Gefäße, peripherer Kreislauf)**

(Der Subskriptionspreis gilt bei Verpflichtung zur Abnahme aller Teilbände bis zum Erscheinen des letzten Teilbandes von Band IX)

Springer-Verlag Berlin
Heidelberg New York London
Paris Tokyo Hong Kong

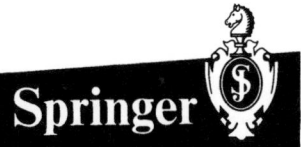

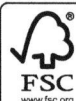

MIX
Papier aus verantwortungsvollen Quellen
Paper from responsible sources
FSC® C105338

If you have any concerns about our products,
you can contact us on
ProductSafety@springernature.com

In case Publisher is established outside the EU,
the EU authorized representative is:
**Springer Nature Customer Service Center GmbH
Europaplatz 3, 69115 Heidelberg, Germany**

Printed by Libri Plureos GmbH
in Hamburg, Germany